Bauer · Frömming · Führer
Lehrbuch der
Pharmazeutischen Technologie

Lehrbuch der Pharmazeutischen Technologie

Mit einer Einführung in die Biopharmazie

Begründet von
Kurt H. Bauer, Freiburg
Karl-Heinz Frömming, Berlin
Claus Führer, Braunschweig

Bearbeitet von
Bernhard C. Lippold, Düsseldorf
Christel Müller-Goymann, Braunschweig
Rolf Schubert, Freiburg

Mit Beiträgen von
Herbert Egermann, Engelbert Graf, Hans Leuenberger,
Hans Peter Merkle, Jobst B. Mielck, Heinz Schilcher und
Wolfgang Süß

8. durchgesehene und aktualisierte Auflage
mit 310 Abbildungen und 95 Tabellen

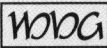 Wissenschaftliche Verlagsgesellschaft mbH Stuttgart

Ein Warenzeichen kann warenrechtlich geschützt sein, auch wenn ein Hinweis auf etwa bestehende Schutzrechte fehlt.

Die Deutsche Bibliothek – CIP-Einheitsaufnahme

Bibliografische Information Der Deutschen Bibliothek
Die Deutsche Bibliothek verzeichnet diese Publikation in der Deutschen Nationalbibliografie;
detaillierte bibliografische Daten sind im Internet über http://dnb.ddb.de abrufbar.

ISBN-10:   3-8047-2222-9
ISBN-13: 978-3-8047-2222-4

© 2006 Wissenschaftliche Verlagsgesellschaft mbH Stuttgart
Birkenwaldstraße 44, 70191 Stuttgart
Printed in Germany
Satz: Ludwig Auer GmbH, Donauwörth
Druck und Bindung: Ludwig Auer GmbH, Donauwörth
Umschlaggestaltung: Atelier Schäfer, Esslingen

Adressen der Autoren

Prof. Dr. Kurt H. Bauer
Institut für Pharmazeutische Wissenschaften,
Lehrstuhl für Pharmazeutische Technologie
und Biopharmazie
Hermann-Herder-Straße 9
79104 Freiburg

Prof. Dr. Karl-Heinz Frömming
Institut für Pharmazie
Kelchstraße 31
12169 Berlin

Prof. Dr. Claus Führer
Institut für Pharmazeutische Technologie
Mendelssohnstraße 1
38106 Braunschweig

Prof. Dr. Bernhard C. Lippold
Institut für Pharmazeutische Technologie
und Biopharmazie
Universitätsstraße 1
40225 Düsseldorf

Prof. Dr. Christel Müller-Goymann
Institut für Pharmazeutische Technologie
Mendelssohnstraße 1
38106 Braunschweig

Prof. Dr. Rolf Schubert
Institut für Pharmazeutische Wissenschaften,
Lehrstuhl für Pharmazeutische Technologie
und Biopharmazie
Hermann-Herder-Straße 9
79104 Freiburg

Mitarbeiter

Prof. Dr. Herbert Egermann
Institut für Pharmazie der Universität Innsbruck
Innrain 52 d, Josef-Moeller-Haus
A-6020 Innsbruck

Prof. Dr. Engelbert Graf
Pharmazeutisches Institut der Universität
Tübingen
Auf der Morgenstelle 8
72076 Tübingen

Prof. Dr. Hans Leuenberger
Pharmazeutisches Institut der Universität Basel
Klingelbergstraße 50
CH-4056 Basel

Prof. Dr. Hans Peter Merkle
ETH Zürich, Dept. Pharmazie
Galenische Pharmazie
Winterthurer Straße 190
CH-8052 Zürich

Prof. Dr. Jobst B. Mielck
Institut für Pharmazie der Universität Hamburg
Bundesstraße 45
20146 Hamburg

Prof. Dr. Heinz Schilcher
Alfred-Neumann-Anger 17
81737 München

Prof. Dr. Wolfgang Süß
Pharmazeutische Technologie
Institut für Pharmazie
der Universität Leipzig
Schönauer Straße 160
04207 Leipzig

Vorwort zur 8. Auflage

16 Jahre nach Erscheinen der 1. Auflage lag im Jahre 2002 bereits die 7. Auflage vor. Sie wurde in allen Fällen überarbeitet, ergänzt und durchweg aktualisiert, aber auch von überholten Fakten befreit. Dabei wurde auch der Prüfungsstoffkatalog der seit dem 1. Oktober 2001 in Kraft befindlichen Approbationsordnung berücksichtigt.

Bei der vorliegenden vier Jahre später erscheinenden 8. Auflage handelt es sich um eine durchgesehene, aktualisierte Auflage mit weitgehend unverändertem Umbruch.

Der ursprüngliche Titel „Lehrbuch der Pharmazeutischen Technologie" wurde in der 7. Auflage durch den Untertitel „Einführung in die Biopharmazie" ergänzt. Dies erfolgte im Hinblick auf die Zuordnung der Biopharmazie zu dem Stoffgebiet Pharmazeutische Technologie in der neuen Approbationsordnung. Eine ausführliche Abhandlung der Pharmakokinetik und Biopharmazie muss natürlich den speziellen Lehrbüchern vorbehalten bleiben.

Ein neues Autorenteam stand bereit, die Arbeiten der bisherigen Autoren zu übernehmen. In der 7. Auflage waren erstmals die Professoren B. C. Lippold (Universität Düsseldorf), Frau Ch. Müller-Goymann (Technische Universität Braunschweig) und R. Schubert (Universität Freiburg) voll verantwortlich als Autoren mit eingebunden. Die bisherigen Autoren üben ab der 8. Auflage eine beratende Funktion aus.

Die prinzipielle Struktur des Buches ist unverändert geblieben. Im Mittelpunkt stehen die speziellen Arzneiformen-Kapitel 8 bis 18, die sich meist in die Abschnitte Allgemeines und Definitionen, Beschreibung des Aufbaus der Arzneiform, Herstellungsmöglichkeiten, Verwendungen, Qualitätsprüfungen und spezielle biopharmazeutische Probleme gliedern. Die den Arzneiformen vorangestellten Kapitel fassen die für alle Darreichungsformen prinzipiellen Probleme bei der Entwicklung und Qualitätssicherung von Arzneimitteln, Grundlagen der Statistik, der Reaktionsgeschwindigkeiten und der Physikalischen Chemie sowie die zur Herstellung stabiler Arzneiformen wesentlichen Verfahren und Grundoperationen übersichtlich zusammen.

Ein weiteres Kapitel beschreibt die Anforderungen an Hilfsstoffe und führt die wichtigsten Hilfsstoffe, die für die Herstellung mehrerer Arznei-

formen Bedeutung haben, auf. Spezielle Hilfsstoffe bzw. Grundlagen, z. B. Hartfett bzw. Salbengrundlagen, sind bei dem betreffenden Arzneiformen-Kapitel beschrieben. Kapitel 7 behandelt grundsätzliche pharmakokinetische und biopharmazeutische Probleme.

Den Abschluss des Buches bilden die Kapitel 19 bis 23 über Homöophatische Zubereitungen und Darreichungsformen, Verbandstoffe, Primärpackmittel, Kompatibilität und Stabilität sowie Arzneiformen der Zukunft.

Gegenüber der 6. Auflage waren in die 7. Auflage insbesondere folgende Themenbereiche bzw. relevante Änderungen neu aufgenommen.

Im Kapitel „Einführung in die Entwicklung von Arzneimitteln, Medizinprodukten und in die Qualitätssicherung" werden nicht nur Probleme der Entwicklung von Arzneimitteln, sondern auch die Abgrenzung der Medizinprodukte von den Arzneimitteln und die entsprechenden gesetzlichen Regelungen sowie die europäischen Zulassungsverfahren für Arzneimittel angeführt. In den einführenden Kapiteln sind eine eingehende Beschreibung des Konfidenzintervalls für Bioäquivalenzbestimmungen sowie des „Biopharmaceutical Classification Systems (BCS)" aufgenommen.

Das Kapitel „Parenteralia" ist unter anderem durch die Herstellung von Zytostatikalösungen, von radioaktiven Arzneimitteln, von Röntgen- und Magnetresonanz-Diagnostika sowie durch Beschreibung von Isolatoren ergänzt worden. Das ursprüngliche Kapitel „Suppositorien und Vaginalzubereitungen" ist um die intrauterinen Darreichungsformen erweitert worden. Im Kapitel „Feste Darreichungsformen" sind unter anderem moderne Methoden zur Teilchengrößenbestimmung neu berücksichtigt. Im Kapitel „Mikropartikeln, Nanopartikeln, Liposomen als partikuläre Trägersysteme" haben gemäß ihrer inzwischen gewachsenen Bedeutung die Liposomen eine eingehendere Behandlung erfahren. Völlig umgestaltet ist das bisherige Kapitel „Therapeutische Systeme". An seine Stelle ist das Kapitel „Wirkstoffhaltige Pflaster" getreten, in dem neben den Transdermalen Therapeutischen Systemen wirkstoffhaltige Pflaster zur Lokaltherapie beschrieben werden. Die Abschnitte über die okularen und intrauterinen Therapeutischen Systeme, die osmotisch wirksamen Therapeutischen Systeme sowie die Infusionspumpen sind den Kapiteln der entsprechenden Arzneiformen zugeordnet. Im Homöophathie-Kapitel sind die durch das HAB 2002 bedingten Änderungen berücksichtigt. Weitgehend neu gestaltet ist das Verbandstoff-Kapitel. Hier wurden nicht der pharmazeutischen Technologie zuzuordnende Bereiche gestrichen. Dafür sind Abschnitte über interaktive (hydroaktive) Wundauflagen sowie die bisher nicht berücksichtigten chirurgischen Nahtmaterialien neu aufgenommen. Das Kapitel „Arzneiformen der Zukunft" enthält einen neuen Abschnitt Trägersysteme für Nukleinsäuren.

Durchweg wurden die seit der 6. Auflage neu erschienenen Arzneibücher bzw. deren Nachträge berücksichtigt und die Literatur aktualisiert. Zur Vertiefung in die Stoffgebiete wird auf die weiterführende Literatur verwiesen.

Auch seit Erscheinen der 6. Auflage sind uns zahlreiche Verbesserungsvorschläge, Anregungen und kritische Anmerkungen zugegangen, wofür wir dankbar sind. Namentlich erwähnen möchten wir Herrn Dr. J. Norwig (BfArM) für wertvolle Hinweise betreffend gesetzliche Regelungen sowie die Professoren H. Rupprecht (Regensburg) und P.C. Schmidt (Tübingen).

Ein besonderer Dank gilt dem Lektor der Wissenschaftlichen Verlagsgesellschaft, Herrn Dr. E. Scholz, für die harmonische Zusammenarbeit.

Frühjahr 2006   Die Autoren

Vorwort zur 1. Auflage

Die pharmazeutische Technologie hat sich unter den pharmazeutischen Wissenschaften einen festen Platz erobert. Als angewandtes Fach basiert sie in erster Linie auf physikalischen, physikalisch-chemischen und chemischen Grundlagen sowie auf der Pharmakokinetik und Biopharmazie. Das Lehrbuch versucht dies auch durch die Wahl von drei Autoren als Herausgeber zu berücksichtigen, deren fachliche Interessengebiete unterschiedlich gelagert sind. So werden auch die industriellen Belange der Herstellung von Arznei- und Darreichungsformen angemessen berücksichtigt. Durch Hinzuziehung einiger weiterer Mitarbeiter wird vorhandenes spezielles Fachwissen genutzt.

Das Buch ist in erster Linie als Lehrbuch für die pharmazeutisch-technologische Ausbildung der Pharmaziestudenten gedacht. Es setzt Grundkenntnisse der chemischen, physikalischen, physikalisch-chemischen Grundvorlesungen sowie die Absolvierung der propädeutischen Lehrveranstaltungen voraus. Es soll dem Studenten das Verständnis für die Belange der Arzneimittelherstellung in der pharmazeutischen Industrie, in der Offizin- und in der Krankenhausapotheke vermitteln. Es wird versucht, Zusammenhänge zwischen unterschiedlichen Arznei- und Darreichungsformen aufzuzeigen. Daher sind zum Beispiel wichtige, für mehrere Arzneiformen benötigte Hilfsstoffe in einem gesonderten Kapitel beschrieben. Es sollen aber auch Hinweise für die zukünftige Arzneimittel-Entwicklung aufgezeigt werden, um so dem Studenten vielleicht Anregungen für eine spätere Beschäftigung mit pharmazeutisch-technologischen Problemen zu geben. Darüber hinaus soll das Buch aber auch dem in der Praxis stehenden Apotheker sowie anderen Naturwissenschaftlern, die sich mit der pharmazeutischen Technologie beschäftigen, die Möglichkeit geben, sich über Grundlagen und den aktuellen Stand dieses Fachgebietes zu informieren.

Die Verfasser möchten allen, die durch Anregungen, Materialüberlassung, Herstellung von Zeichnungsvorlagen und der Manuskripterstellung usw. zum Gelingen dieses Buches beigetragen haben, danken. Ein besonderer Dank gilt den Herren Dr. P. Fuchs und Prof. Dr. H. Sucker als Berater des Georg Thieme Verlags für anregende Diskussionen.

Herbst 1986

K. H. Bauer, K.-H. Frömming, C. Führer

Inhaltsverzeichnis

Kapitel 8

Flüssige Arzneiformen 233

Kapitel 9

Parenteralia, einschließlich Blutzubereitungen, Sera und Impfstoffe 238

Kapitel 10

Darreichungsformen zur Anwendung am Auge 254

Kapitel 11

Inhalationen, Aerosole 263

Abkürzungen

ABC	Area between the Curves
AMG 76	2. Arzneimittelgesetz, Gesetz zur Neuordnung des Arzneimittelrechts vom 24. August 1976
ASTM	American Society for Testing and Materials
AUC	Area Under the Curve, Fläche unter der Kurve
B	(Wirkstoff im) Blutkompartiment, Zentralkompartiment
BfArM	Bundesinstitut für Arzneimittel und Medizinprodukte, ehemals: Institut für Arzneimittel des Bundesgesundheitsamtes (BGA)
BP	British Pharmacopoeia
BPC	British Pharmaceutical Codex
BV	Bioverfügbarkeit
C	Konzentration
CAP	Celluloseacetatphthalat
CL	Clearance
CMC	kritische Mizellbildungskonzentration
CMC-Na	Carboxymethylcellulose-Na Beachte: CMC wird gleichzeitig auch für kritische Mizellbildungskonzentration verwendet!
C_s, c_s	Sättigungskonzentration, Löslichkeit
C_{ss}	Konzentration im Steady State
d	Dicke
D	Diffusionskoeffizient
D	Dosis
DAB	Deutsches Arzneibuch 2005
DAC	Deutscher Arzneimittel-Codex 2005
DIN	Deutsche Industrie Norm
DMA-MMA	Dimethylaminomethylacrylat-Methylmethacrylat-Copolymer
DP	durchschnittlicher Polymerisationsgrad
DS	durchschnittlicher Substitutionsgrad
DSC	Differential Scanning Calorimetry
DTA	Differentialthermoanalyse, Differential Thermal Analysis
EC	Ethylcellulose
EU	Europäische Union
Ep.	Erstarrungspunkt
f	Bioverfügbarkeitsfaktor
FCKW	Fluorchlorkohlenwasserstoff
FDA	Food and Drug Administration amerikanische Gesundheitsbehörde
FIP	Fédération Internationale Pharmaceutique, Internationale Pharmazeutische Vereinigung
FKW	Fluorkohlenwasserstoff, voll fluoriert
G	(Wirkstoff im) Gewebekompartiment
GI	(Wirkstoff im) Gastrointestinaltrakt

GMP	Good Manufacturing Practices, Gute Herstellungspraktiken
HAB	Homöopathisches Arzneibuch 2005
HEC	Hydroxyethylcellulose
HFKW	Fluorkohlenwasserstoff
HLB	Hydrophilic Lipophilic Balance, Hydrophiles-lipophiles Gleichgewicht
HPC	Hydroxypropylcellulose
HPMC	Hydroxypropylmethylcellulose, auch MHPC
HPMCAS	Hydroxypropylmethylcelluloseacetatsuccinat
HPMCP	Hydroxypropylmethylcellulose-phthalat
i. m.	intramuskulär
i. v.	intravenös
INN	International Nonproprietary Name, von der WHO festgelegter internationaler Freiname
ISO	International Standard Organization
k	Geschwindigkeitskonstante, z. B. k_a = Resorptionsgeschwindigkeitskonstante k_e = Eliminationsgeschwindigkeitskonstante
KBE	Kolonie-bildende Einheiten
LADME	Liberation, Absorption, Distribution, Metabolisierung, Exkretion
MAK-Werte	maximale Arbeitsplatzkonzentration
MAT	Mean Absorption Time
MBK	Minimale bakterizide Konzentration
MC	Methylcellulose
MDT	Mean Dissolution Time
MFT	Mindestfilmbildetemperatur
MHEC	Methylhydroxyethylcellulose
MHK	Minimale Hemmkonzentration
M_m	gewichtsmittlere relative Molekülmasse
M_n	zahlenmittlere relative Molekülmasse
MPG	Medizinproduktegesetz
MRT	Mean Residence Time
NF	National Formulary 23
ÖAB	Österreichisches Arzneibuch
p. o.	peroral
PA	Polyacrylsäure (Carbomer)
PE	Polyethylen
PEG	Polyethylenglykol (Macrogol), auch PEO
PEMMA	Poly(ethacrylat-methylmethacrylat)
Ph. Eur.	Pharmacopoea Europaea 5. Ausgabe 2005

PIC	Pharmaceutical Inspections Convention, Grundregeln für die sachgemäße Herstellung pharmazeutischer Produkte
PMEA	Methacrylsäure-Ethacrylat-Copolymer
PMMA	Methacrylsäure-Methacrylat-Copolymer
PP	Polypropylen
ppb	parts per billion, 1:1 000 000 000, 1:1 Milliarde
ppm	parts per million, 1:1 000 000, 1:1 Million
PVAc	Polyvinylacetat
PVAl	Polyvinylalkohol
PVC	Polyvinylchlorid
PVP	Polyvinylpyrrolidon (Polyvidon)
Q	freigesetzte Wirkstoffmenge pro Flächeneinheit
r	Radius
RT	Raumtemperatur

SAL	Sterility Assurance Level, Sterilitätssicherheitswert
s. c.	subcutan
Sdp.	Siedepunkt
Smp.	Schmelzpunkt
t	Zeit
$t_{1/2}$	Halbwertszeit
TAMCl-EA-MMA	Trimethylammonium-ethylmethacrylatchlorid-Ethylacrylat-Methylmethacrylat-Copolymer
T_g	Glasübergangstemperatur
TG	Thermogravimetrie
TG	Treibgas
U	(Wirkstoff im) Urin
USP	United States Pharmacopeia 28
V	fiktives Verteilungsvolumen
WHO	World Health Organisation, Weltgesundheitsorganisation

Einführung in die Entwicklung von Arzneimitteln, Medizinprodukten und in die Qualitätssicherung

1 Definitionen, Richtlinien und Entwicklung

Arzneimittel

Arzneimittel können auf ärztliche Verordnung bereitete **individuelle Rezepturen** oder auf Vorrat hergestellte **Fertigarzneimittel** sein. Der wirksame Bestandteil eines Arzneimittels ist der **Wirkstoff**, auch **Arzneistoff** genannt. In diesem Buch wird der Begriff Wirkstoff verwendet. Bei Arzneimitteln, die Pflanzenauszüge enthalten, können mehrere Inhaltsstoffe an der Wirkung beteiligt sein.

Ein Arzneimittel besteht in den seltensten Fällen aus dem Wirkstoff allein. Es enthält noch – meist mehrere – **Hilfsstoffe**. Bei Salben und Suppositorien spricht man bei der wirkstofffreien Rezeptur auch von **Grundlage**.

Wirkstoffe, Hilfsstoffe und Grundlagen werden in einem oder mehreren Herstellungsschritten zur Darreichungsform bzw. zur Arzneiform verarbeitet. Die **Darreichungsform** ist die eigentliche zu applizierende Form, wie Tablette, Kapsel, Suppositorium oder Augentropfen. Unter **Arzneiformen** versteht man neben den bei den Darreichungsformen aufgeführten Beispielen auch solche, die vor der Anwendung noch in die eigentliche Darreichungsform überführt werden müssen, wie Lyophilisate oder Trockensäfte. So können zu den Darreichungsformen Tropfen oder Säfte die Arzneiformen Lösungen und Suspensionen verarbeitet werden. Vielfach ist die Herstellung von **Zwischenprodukten** erforderlich. Das Zwischenprodukt Drageekern wird zur Arznei- bzw. Darreichungsform Dragee verarbeitet. Die Verarbeitung des Wirkstoffs zu Darreichungsformen ermöglicht die Herstellung eines applikationsfähigen, stabilen, optimal wirksamen Arzneimittels. Erfolgt die Verarbeitung eines bestimmten Wirkstoffs nach einer vorliegenden **Rezeptur** zu einer bestimmten Darreichungs- oder Arzneiform, so erhält man eine **Arzneizubereitung**, z. B. Vitamin-C-Tabletten be-

stimmter Wirk- und Hilfsstoff-Zusammensetzung. Arzneimittel werden als abgeteilte Dosis in Einzeldosisbehältnissen oder nichtabgeteilt in Mehrfachdosisbehältnissen verpackt.

Am Anfang der **Arzneimittelentwicklung** steht die chemische bzw. biotechnologische **Wirkstoffsynthese** einschließlich Strukturaufklärung oder die **Naturstoffisolierung** aus pflanzlichem, seltener aus tierischem Material.

In der **vor- bzw. präklinischen Prüfung** erfolgt das orientierende **pharmakologische Screening**. In vitro, z. B. an Zellkulturen, und an Kleintieren wird eine grobe Wirkungsanalyse durchgeführt. Dies erfordert bereits erste Kenntnisse über physikalische und physikalisch-chemische Eigenschaften des Wirkstoffs.

Für die sich anschließenden speziellen **pharmakodynamischen, pharmakokinetischen** und **biopharmazeutischen Untersuchungen** und für die ersten **Toxizitätsuntersuchungen** bei kurzfristiger Anwendung – jeweils am Tier durchzuführen – sind weitergehende Kenntnisse der physikalischen und physikalisch-chemischen Eigenschaften des Wirkstoffs erforderlich. Beispiele sind Löslichkeitsverhalten in verschiedenen Lösungsmitteln, pK-Werte von Wirkstoffsäuren und -basen, Kristallmodifikationen, Hygroskopizität, chemische Stabilität, Verteilungsverhalten, Wechselwirkungen mit wichtigen Hilfsstoffen, Zuordnung zu dem Biopharmazeutischen Klassifizierungssystem, BCS (s. Kap. 7, Abschn. 4.2) usw. Diese Untersuchungen werden in der **Präformulierungsphase** durchgeführt.

Gleichzeitig müssen geeignete analytische Verfahren für diese Untersuchungen und zur Bestimmung des Wirkstoffs und wichtiger Metaboliten im Plasma, Harn usw. entwickelt werden. In der vorklinischen Prüfung erfolgt bereits die Entwicklung meist mehrerer Arznei- bzw. Darreichungsformen.

Lassen die bisherigen Untersuchungen eine Prüfung am Menschen verantworten, wird in der **klinischen Prüfung Phase I** an wenigen freiwilligen Probanden der neue Wirkstoff erstmals angewendet. Insbesondere sollen hier Informationen über die Verträglichkeit am Menschen sowie über die Pharmakokinetik, die Metabolisierung und den Grad der Übereinstimmung mit den präklinischen Tierversuchen erhalten werden. Möglichst einfach zusammengesetzte Zubereitungen, wie Lösungen, Suspensionen oder Kapselpräparate, werden verwendet. Daneben beginnen ausgedehnte tierexperimentelle Untersuchungen über Teratologie, Kanzerogenität, Mutagenität und chronische Toxizität.

Die **klinische Prüfung Phase II** bringt erste begrenzte klinische Anwendung an 100 bis 300 Patienten in ausgesuchten Kliniken. Das wichtigste Ziel ist der Nachweis der **Wirksamkeit** und einer Überlegenheit gegenüber der Standardtherapie. Das endgültige Dosierungsschema mit der endgültigen therapiegerechten Zubereitung wird aufgestellt.

In der **klinischen Prüfung Phase III** schließt sich eine breit angelegte, bis zu drei Jahren dauernde Studie in Kliniken und bei praktizierenden Ärzten an, wobei das Arzneimittel oft mehreren tausend Patienten verabreicht wird. Hierdurch sollen neben der Wirksamkeit das Nebenwirkungsspektrum, Interaktionen, Wirkungen und Nebenwirkungen bei Begleiterkrankungen, z.B. bei Niereninsuffizienz, erfasst werden. Ein wesentliches Anliegen ist also die Prüfung der **Unbedenklichkeit**.

Für die klinischen Prüfungen der Phasen I und II werden nur kleinere Mengen des Arzneimittels benötigt. Bei erfolgversprechendem Verlauf beginnt die Umstellung der Herstellung auf den halbtechnischen und schließlich auf den Produktionsmaßstab. Dies wird als **Scaling-up** bezeichnet. Hierbei können unerwartete Herstellungsprobleme auftreten. Daneben laufen ausgedehnte Stabilitätsuntersuchungen.

Am Ende der Entwicklung steht nach entsprechender Antragstellung die **Zulassung** durch die zulassende Behörde. In der Bundesrepublik Deutschland ist dies für die meisten Arzneimittel derzeit noch das Bundesinstitut für Arzneimittel und Medizinprodukte (BfArM). Diese nationale Zulassung gilt nur für die Bundesrepublik.

Eine für alle EG-Länder gültige Zulassung muss bei der in London ansässigen Europäischen Agentur zur Bewertung von Arzneimitteln (EMEA) beantragt werden. Diese **zentrale Zulassung** ist z.B. für neue biotechnologisch hergestellte Arzneimittel verbindlich. Von dem zentralen Zulassungsverfahren ist das **dezentrale Zulassungsverfahren** (Verfahren der gegenseitigen Anerkennung, Mutual Recognition Procedure, MRP) zu unterscheiden. Das pharmazeutische Unternehmen eines EU-Mitgliedslandes beantragt zunächst die nationale Zulassung für ein neues Arzneimittel. Auf Basis dieser Erstzulassung kann anschließend die Zulassung in weiteren EU-Ländern beantragt werden.

In Zukunft wird in den Ländern der EU die Zulassung von Human- und Tierarzneimitteln vermehrt einer EU-Behörde übertragen werden.

Statistisch gesehen gelangen von 10 000 synthetisierten Verbindungen etwa 20 in die präklinische Prüfung, 10 in die Phase I, 5 in die Phase II und 2 in die Phase III. Nach etwa 10 bis 12 Jahren kann ein neu entwickelter Wirkstoff schließlich in einem Arzneimittel in den Markt eingeführt werden.

Aber auch nach der Zulassung und der anschließenden Ausbietung ist das neue Arzneimittel einer laufenden Beobachtung durch den Apotheker und die verordnenden Ärzte unterworfen. In dieser **klinischen Prüfung Phase IV** sollen insbesondere sich eventuell erst nach längerem Gebrauch manifestierende Nebenwirkungen und Interaktionen so früh wie möglich erkannt werden.

Ausgangspunkt für die derzeitigen Anforderungen an die **pharmazeutische Qualität** von Arzneimitteln und damit an die Zulassungsunterlagen sind die 1968 herausgegebenen WHO-Empfehlungen „**Grundregeln für die Herstellung und Qualitätskontrolle von Arzneimitteln**" (**GMP-Regeln** = Good Manufacturing Practice). Sie haben Eingang in die **EG-GMP-Richtlinie** „**Grundsätze und Leitlinien der guten Herstellungspraxis für zur Anwendung am Menschen bestimmte Arzneimittel**" gefunden.

Diese EG-Richtlinie musste erst in nationales Recht überführt werden, um Rechtsverbindlichkeit in einem Mitgliedsland zu erlangen. Auf Grund der Vorschriften des **Arzneimittelgesetzes** (AMG) geschah das in der Bundesrepublik Deutschland insbesondere durch die „**Betriebsverordnung für pharmazeutische Unternehmer**" (PharmBetrV) und die „**Apothekenbetriebsordnung**" (ApBetrO).

Detaillierte Angaben zum Erreichen des angestrebten Qualitätsziels bei der Herstellung eines Arzneimittels sind in dem **EG-GMP-Leitfaden** und in **ergänzenden Leitlinien** festgelegt. Solche Leitlinien gibt es zum Beispiel für die Herstellung von sterilen Arzneimitteln, von pflanzlichen Arzneimitteln, von Liquida, Cremes und Salben. Die Leitlinien repräsentieren die aktuellen Mindestanforderungen nach dem Stand von Wissenschaft und Technik. Eine Reihe von Leitlinien wurde unter den Begriff **Arzneimittelprüfrichtlinie** zusammengefasst. Diese enthalten detaillierte Anforderungen, die von der Zulassungsbehörde an die Zulassungsunterlagen zu stellen sind.

Behörden und Industrie der wichtigsten Industrieländer versuchen zur Zeit, Regeln weltweit auszuarbeiten und damit die Zulassungsverfahren zu vereinheitlichen.

Bereits 1970 haben die Länder der EU, Australien, Ungarn und die Tschechoslowakei mit dem **PIC-GMP-Leitfaden (PIC = Pharmazeutische Inspektions-Convention)** die Anforderungen vereinheitlicht. Der PIC-GMP-Leitfaden wurde später dem EG-GMP-Leitfaden angeglichen. In der **Internationalen Konferenz zur Harmonisierung (ICH)** erarbeiteten Industrie und Behörden in der EU, in Japan und den USA gemeinsame Leitlinien für die Durchführung toxikologischer Studien und für klinische Studien **(Good Clinical Practice, GCP)** sowie für **Untersuchungen zur Erreichung größtmöglicher pharmazeutischer Qualität**. Die toxikologischen Untersuchungen müssen den Richtlinien der Guten Laborpraxis **(Good Laboratory Practice, GLP)** unter Einhaltung der jeweiligen Tierschutzgesetze entsprechen. Weitere Leitlinien folgen oder sind bereits ausgearbeitet worden.

Fertigarzneimittel, die nach Auslaufen des Patentschutzes einen Wirkstoff unter einer nicht wortgeschützten internationalen Bezeichnung (INN = International Non-Proprietary Names) enthalten, heißen **Generika**.

So ist der geschützte Name Aspirin® nur dem Ursprungshersteller vorbehalten. Alle Nachahmerprodukte müssen den Freinamen Acetylsalicylsäure für die Bezeichnung des Wirkstoffes benutzen.

Standardzulassungen können durch Rechtsverordnung mit Zustimmung des Bundesrates für bestimmte Arzneimittel oder Arzneimittelgruppen oder für Arzneimittel in bestimmten Abgabeformen erlassen werden, soweit eine unmittelbare oder mittelbare Gefährdung der Gesundheit von Mensch und Tier nicht zu befürchten ist und Anforderungen an die erforderliche Qualität und Wirksamkeit erwiesen sind.

Dies ermöglicht, dass häufig verordnete Rezepturen in den Verkehr gebracht werden können.

Für die ausgewählten Arzneimittel werden Qualität, Kennzeichnung und Angaben zur Packungsbeilage durch Monographien in der **Verordnung über Standardzulassungen** und ihre Änderungsverordnungen festgelegt.

Auch alle in Apotheken und Krankenhausapotheken im Voraus hergestellten Fertigarzneimittel müssen zugelassen sein.

Ausnahmen bestehen lediglich für aufgrund nachweislich häufiger ärztlicher oder zahnärztlicher Verschreibung in einer Apotheke hergestellte Arzneimittel. In diesem Fall ist die Herstellung in Chargengröße bis zu hundert abgabefertigen Packungen an einem Tag im Rahmen des üblichen Apothekenbetriebes ohne eine Zulassung gestattet. Die Abgabe muss in dieser Apotheke erfolgen.

Eine wichtige Bedeutung in der Arzneimittelherstellung hat das **Arzneibuch**. Es ist eine Sammlung wissenschaftlich anerkannter pharmazeutischer Regeln über Qualität, Prüfung, Lagerung, Abgabe und Bezeichnung von Arzneimitteln. Es umfasst allgemeine, normenartige Vorschriften, Prüfmethoden und monographieartig beschriebene Wirkstoffe, Hilfsstoffe, Arznei- und Darreichungsformen sowie Regeln über die Beschaffenheit von Behältnissen.

Das Arzneibuch der Bundesrepublik Deutschland besteht aus dem Europäischen Arzneibuch (Ph. Eur.) mit jährlichen Nachtragsbänden, dem Deutschen Arzneibuch (DAB) mit den nur für die Bundesrepublik Deutschland geltenden Arzneibuchvorschriften und dem Homöopathischen Arzneibuch (HAB).

Der Einfachheit halber wird in diesem Buch vom Arzneibuch (Ph. Eur. und DAB) und dem Homöopathischen Arzneibuch gesprochen. Bei der Anführung ausländischer Arzneibücher wird der Ausdruck **Pharmakopöe** verwendet. Wichtige ausländische Pharmakopöen sind z. B. die amerikanische (United States Pharmacopeia, USP) und die britische Pharmakopöe (British Pharmacopoeia, BP).

Wichtige Wirkstoffe, Hilfsstoffe und Arzneizubereitungen, die in das Arzneibuch noch nicht aufgenommen sind oder für eine Aufnahme nicht in Frage kommen, sind im **Deutschen Arzneimittel-Codex (DAC)** monographieartig aufgeführt. Er wird von der Bundesvereinigung Deutscher Apothekerverbände (ABDA) erarbeitet. Er ist jedoch nicht rechtsverbindlich. Die Loseblattsammlung wird laufend aktualisiert. Eine Sammlung von Rezepturen, die in der Apothekenpraxis häufiger verordnet werden, ist in dem **Neuen Rezeptur-Formularium (NRF)** zusammengefasst.

Medizinprodukte

Medizinprodukte dienen wie Arzneimittel der Erkennung, Verhütung, Behandlung oder Linderung von Krankheiten. Sie unterscheiden sich von den Arzneimitteln dadurch, dass der Zweck der Medizinprodukte vorwiegend auf physikalischem Weg erreicht wird. Arzneimittel wirken dagegen vorwiegend auf pharmakologischem Weg. Medizinprodukte unterliegen nicht dem Arzneimittelgesetz, sondern dem **Medizinproduktegesetz** (MPG 1994).

Anstelle des für Arzneimittel verbindlichen Zulassungsverfahrens muss der Hersteller eines Medizinproduktes mit einem **Konformitätsbewertungsverfahren** nachweisen, dass sein Produkt den so genannten **Grundlegenden Anforderungen** gerecht wird. Die Grundlegenden Anforderungen beinhalten den Nachweis der

- Qualität,
- Sicherheit und Unbedenklichkeit und
- Erfüllung der vom Hersteller vorgegebenen Zweckbestimmung.

Die Art des Nachweises richtet sich nach dem Gefährdungspotential des Medizinproduktes. Hierzu werden die Produkte in die EU-einheitlichen Klassen I, IIa, IIb, III mit steigendem Risikopotential eingeteilt. Zur Klasse I gehören zum Beispiel nichtinvasive Produkte mit kurzer Anwendungszeit, zur Klasse III Implantate im Herz-, Kreislauf- und Nervensystem.

Die Bewertung der Produkte der Klasse I kann in der Regel vom Hersteller selbst vorgenommen werden. Die Bewertung der Produkte mit höherem Risikopotential hat von einer von der Behörde festzulegenden „Benannten Stelle" – z. B. TÜV, DEKRA – zu erfolgen. Bei positivem Ergebnis der Bewertung erhält das Produkt das **CE-Zeichen**, wodurch seine Verkehrsfähigkeit ausgedrückt wird.

Während der Vertrieb von Arzneimitteln apothekenpflichtig ist, ist für die meisten Medizinprodukte der Vertriebsweg nicht vorgeschrieben. Ausnahmen bestehen für verschreibungspflichtige Produkte, wie Dialyselösungen oder Intrauterinpessare.

Nicht in allen Fällen ist die Zuordnung eines Produktes als Arzneimittel oder Medizinprodukt von vornherein eindeutig. Beispiele für Medizinprodukte sind Verbandmittel, Desinfektionsmittel, Kontaktlinsenpflegemittel, Ultraschallkontaktgel, Nasenspüllösungen mit Natriumchlorid, Einmalhandschuhe, Fieberthermometer, Inhalationsgeräte, Blutdruckmessgeräte, Herzschrittmacher, Kondome.

2 Qualitätssicherung

Qualitätssicherung ist ein weitreichendes Konzept, das alle Punkte abdeckt, welche die Qualität eines Produktes beeinflussen. Qualitätssicherung stellt die Gesamtheit aller Maßnahmen dar, die getroffen werden, um sicherzustellen, dass die Arzneimittel die für den beabsichtigten Gebrauch erforderliche Qualität aufweisen.

Nach der Betriebsverordnung für pharmazeutische Unternehmer müssen Betriebe und Einrichtungen ein funktionierendes pharmazeutisches **Qualitätssicherungssystem** betreiben.

Qualitätssicherung umfasst mehrere Ebenen. Ein Qualitätssicherungssystem muss von der Unternehmensleitung getragen und fixiert werden. Es umfasst die strategische Planung und die Zuteilung der finanziellen Mittel.

Die **Qualitätssicherung auf der operativen Ebene** hat sicherzustellen, dass ein Produkt dem Modell, das zur Zulassung gebracht wurde, innerhalb festgelegter Toleranzen entspricht. Ein **Qualitätssicherungshandbuch** beinhaltet alle relevanten Programme, Pläne, Vorschriften, Anweisungen und Aufzeichnungen. Diese Aufzeichnungen müssen zu nahezu sämtlichen Tätigkeiten in den Bereichen der Herstellung und der Qualitätskontrolle verfasst und aktualisiert werden. Dabei sind alle Arbeitsschritte in Form detaillierter so genannter **Standard Operating Procedures (SOPs)** niedergelegt.

Die **Qualitätssicherung im Bereich der Herstellung** gliedert sich in die Qualitätsplanung, die Qualitätslenkung und die Qualitätsprüfung. Nach dem AMG fällt dies in den Aufgabenbereich des Herstellungsleiters und des Kontrollleiters eines pharmazeutischen Herstellerbetriebes. Die Aufgaben des **Herstellungsleiters** erstrecken sich auf die Herstellung, die Lagerung, die Kennzeichnung und die Beifügung der Packungsbeilage.

Der **Kontrollleiter** ist für die erforderliche Qualität des Arzneimittels verantwortlich.

Die Qualität ist durch laufende Prüfungen in allen Stufen der Herstellung und durch einwandfreie Dokumentation zu sichern. Durch die

Dokumentation aller Herstellungsschritte und aller Qualitätskontrollen müssen Fehler oder Reklamationen nachträglich aufklärbar sein. Um Übertragungs- oder Rechenfehler, z. B. bei der Einwaage, auszuschalten, müssen Originalbelege und Ausdrucke in der Dokumentation abgeheftet werden.

Die Prüfungen der Qualität im Bereich der Herstellung werden in Eingangs-, Inprozess- und Endkontrolle unterteilt. Im Rahmen der **Eingangskontrolle** werden die Ausgangsstoffe auf ihre Identität, Reinheit und sonstige einwandfreie Beschaffenheit geprüft. Bei Wirkstoffen erfolgt eine zusätzliche Bestimmung des Gehaltes. Bevor die Freigabe erteilt wird, befinden sich die Ausgangsstoffe in Quarantäne.

Unter **Inprozess-Kontrollen** versteht man Kontrollmaßnahmen, die während der Herstellung chargen- und nichtchargenbezogen bis zur Fertigstellung des Endproduktes durchgeführt werden.

Hierdurch soll gewährleistet werden, dass das Produkt seiner Spezifikation entspricht. Etwaige Fehler sollen rechtzeitig erkannt werden. Es kommen in erster Linie einfache, schnelle Untersuchungsmethoden in Betracht. Es können sowohl messende als auch attributive Prüfungen mit Ja/Nein-Entscheidungen sein (s. Kap. 2, Abschn. 6.2 und 6.4). Bei den Inprozess-Kontrollen, z. B. im Rahmen der Herstellung fester Arzneiformen, sind auch die folgenden Kriterien zu prüfen:

- die **Funktion von Herstellungsmaschinen,** z. B. Produktionsraten, Temperaturverläufe, Pressdrücke bei Tablettenmaschinen, Trocknungstemperaturen und Strömungsgeschwindigkeiten bei Trocknern,
- der **Zustand von Betriebsmitteln**, z. B. von Filtern und Sieben,
- die **Eigenschaften von Zwischenprodukten,** z. B. der Feuchtigkeitsgehalt, das Partikelspektrum, die Schütt- und Stampfdichten von Pulvermischungen und Granulaten, der pH-Wert, die Viskosität oder die Konsistenz von flüssigen oder halbfesten Zwischenprodukten, Ausbeuten und
- die **Eigenschaften von Behältnissen,** z. B. Dichtigkeit, Codierung etc.

In der **Endkontrolle** erfolgen die mit dem fertigen Arzneimittel durchzuführenden Qualitätsuntersuchungen. Die Lagerung von **Rückstellmustern** über mehrere Jahre nach der Herstellung jeder Charge soll auch spätere Nachprüfungen ermöglichen.

Industriell werden Arzneimittel meist in Chargen hergestellt. Unter einer **Charge** versteht man die in einem einheitlichen Herstellungsgang erzeugte Menge eines Arzneimittels. Die Sicherstellung von **Chargenhomogenität** und **Chargenkonformität,** das heißt von Einheitlichkeit einer Charge und Übereinstimmung zwischen verschiedenen Chargen, erfordert auch die laufende systematische Überprüfung der Anlage, Geräte und Verfahren daraufhin, ob sie für den vorgesehenen Zweck geeignet sind. Dies ist ein Bereich der Validierung. **Validierung** bezeichnet das Erbringen und Dokumentieren des Nachweises, dass eine Methode zuverlässig innerhalb festgelegter Grenzen zum erwarteten Ergebnis führt (s. a. Kap. 5, Abschn. 5.2). Dabei ist es wichtig, die Methode bezüglich ihrer Schwachpunkte zu testen; dies wird als **Challenging zum Auffinden von Weak Points** bezeichnet.

Bei der Überprüfung von Geräten und Apparaturen wird von **Qualifizierung** gesprochen. Alle zur Herstellung von Arzneimitteln herangezogenen technischen Vorrichtungen und Anlagen müssen vor ihrem Einsatz wie die Methoden sorgfältig geprüft werden, ob sie den an sie gestellten Erwartungen in Bezug auf Sicherheit und Leistung gerecht werden.

Das Qualitätssicherungssystem verlangt aber auch die Kontrolle der erforderlichen Validierungen, die Kontrolle der Aus- und Weiterbildung des Personals sowie die Kontrolle der Wartung und Pflege der Geräte.

Der EG-GMP-Leitfaden empfiehlt die **Selbstinspektion** als Mittel zur betriebsinternen Überwachung der Regeln der guten Herstellungspraxis. Sie soll den gesamten Bereich der Herstellung und Qualitätskontrolle, beginnend bei personalbezogenen Belangen, über Räumlichkeiten und Dokumentation bis zur Abwicklung von Rückrufen von Arzneimitteln einbeziehen.

In den GMP-Richtlinien werden demnach nicht nur die Probleme des gewissenhaften Arbeitens und der lückenlosen Dokumentation auf allen Stufen der Produktion und Qualitätskontrolle geregelt, sondern sehr wesentlich auch die organisatorischen Probleme dargestellt.

Die Qualität ist von Anfang an zu planen und in das Arzneimittel „hineinzuproduzieren". Sie ist durch laufende Kontrollen in allen Stufen der Herstellung und einwandfreie Dokumentation zu sichern. Später kann Qualität nicht mehr „hineingeprüft" werden.

Verunreinigungen jeglicher Art müssen ebenfalls von Anfang an vermieden werden. Neben mikrobiellen Verunreinigungen sind hier insbesondere **Cross-Contaminations** zu erwähnen. Dies sind gegenseitige „Über-Kreuz"-Verunreinigungen durch andere Wirkstoffe, die z. B. als Staub von im gleichen Raum ablaufenden anderen Fabrikationsvorgängen übertragen werden.

In diesem Zusammenhang besitzt die optimale Reinigung von technischen Anlagen und die **Reinigungsvalidierung** besondere Bedeutung. Bei der sich immer stärker durchsetzenden so genannten **CIP-Reinigung, clean(ing) in place**, ist kein Zerlegen des Systems notwendig, sondern es läuft ein standardisierter, weitgehend automatisierter und gut kontrollierbarer Reinigungsprozess vor Ort ab. Die Überprüfung bzw. Validierung der Reinigung erfolgt mittels Analyse der Spülflüssigkeit und mittels Wischtest (swab).

Anstelle der Begriffe Qualitätssicherung und Qualitätssicherungssystem werden vermehrt die Begriffe **Qualitätsmanagement (QM)** und **Qualitätsmanagementsystem (QMS)** verwendet.

Die für die Bundesrepublik Deutschland wichtigen Grundlagen der Qualitätskontrolle sind in den EG-Richtlinien und in der Arzneimittelprüfrichtlinie zusammengefasst worden.

Weiterführende Literatur

Anhalt, E. (2000), Medizinproduktegesetz, Dtsch. Apoth. Ztg. 140, 1466.

Auterhoff, G. (Hrsg.) (2002), EC Guide to Good Manufacturing Practice for Medicinal Products and Active Pharmacentical Ingredients, 4th. ed., Editio Cantor Verl., Aulendorf.

Baehr, M. (1999), Herstellung von Medizinprodukten in der Apotheke, Krankenhauspharmazie 20, 232.

Blasius, H. (1996), Klinische Prüfung von Arzneimitteln, PTA heute 10, 1248.

Blasius, H. (1999), Das Arzneimittelgesetz – Kein Buch mit sieben Siegeln, PTA heute 13, 411.

Gierszewski, B., Römling, R. (2002), Reinigungsvalidierung in der Pharmazie – „Nicht nur sauber, sondern rein", GIT Labor – Fachzeitschr. *12,* 1353.

Glaser, E. (1982), Der Weg vom Arzneistoff zum Arzneimittel – die Prüfverfahren, Dtsch. Apoth. Ztg. 122, 348.

Hefendehl, F. W., Muazzam, U. A. (1999), Gute regulatorische Praxis, Arzneimittelzulassung – Pharmazeutische Qualität, Wissenschaftliche Verlagsges. mbH, Stuttgart.

Hügel, H., Fischer, J., Kohm, B. (2000), Pharmazeutische Gesetzeskunde, Textsammlung für Studium und Praxis, 32. Aufl., Deutscher Apotheker Verlag, Stuttgart.

Kapp, W. (1980), Präklinische und klinische Prüfung von Arzneimitteln, Schriftenreihe der Bundesapothekerkammer, Bd. X, Weiße Reihe, S. 239.

Medizinproduktgesetz (2002), Pharm. Ztg. *147,* 3421.

Morris, J. H. (1990), Development of pharmaceutics and process validation, Drug Dev. Ind. Pharm. 16, 1749.

Schäfer, C., Doneth, I. (2003), Hilfsmittel und Medizinprodukte, Wissenschaftliche Verlagsges. mbH, Stuttgart.

Schneppe, T., Müller, R. H. (2003), Qualitätsmanagement und Validierung, 2. Aufl., Editio Cantor Verl., Aulendorf.

Scholtholt, J. (1996), Die neuen Zulassungssysteme für Arzneimittel in Europa, PZ Prisma 3, 54.

Wilson, O., Blanke, G., Apotheken- und Arzneimittelrecht, Loseblatt-Werk, Govi Verlag, Frankfurt/M.

Kapitel 2

Statistische Methoden zur Planung und Auswertung

Das Kapitel „Statistische Methoden zur Planung und Auswertung" von Versuchsergebnissen kann in diesem Rahmen höchstens einen kleinen Einblick in dieses aus der modernen Forschung, Entwicklung und Qualitätssicherung nicht mehr wegzudenkende Fachgebiet geben.

Beispiele aus dem Bereich der Fehlerrechnung, der klassischen und statistischen Versuchsplanung sowie der Qualitätskontrolle sollen im Folgenden verdeutlichen, dass die beschriebenen Methoden wertvolle *Arbeits-* und *Entscheidungshilfen* darstellen. Eine wesentliche Einsicht dürfte in der Feststellung liegen, dass eine 100 %ige Sicherheit eines Ergebnisses oder einer Aussage praktisch immer in unerreichbarer Ferne liegt. Trotzdem erlauben die verfügbaren statistischen Methoden, *Aussagen* über die *Qualität eines Produktes zu quantifizieren.* Es erstaunt deshalb nicht, dass diese Methoden integrierender Bestandteil von Arzneibüchern sind.

1 Fehlerrechnung

Mess- und Beobachtungsfehler. Als **Messfehler** bezeichnet man einen auf mangelnder Präzision des Messinstrumentes beruhenden Fehler, z. B. **ungenaue** oder sogar falsche **Eichung** des Gerätes. Da ein solcher Fehler **regelmäßig,** d. h. systematisch auftritt, wird er auch als **systematischer Fehler** bezeichnet. Wird ein Instrument abgelesen, so entsteht ein **Beobachtungsfehler** oder **Ablesefehler,** welcher sich nicht vermeiden lässt. Sehr deutlich wird dies, wenn beim Ablesen einer Digitalanzeige, z. B. einer Digitalwaage, die letzte Ziffer schwankt und deshalb nicht genau ablesbar ist. Dieser nicht vermeidbare Fehler wird als **zufälliger statistischer Fehler** bezeichnet. Weitere zufällige Fehler können durch **unkontrollierbare** zufällige Einflüsse während des Messvorganges hervorgerufen werden.

Wesentliche Ziffern. In der Praxis begnügt man

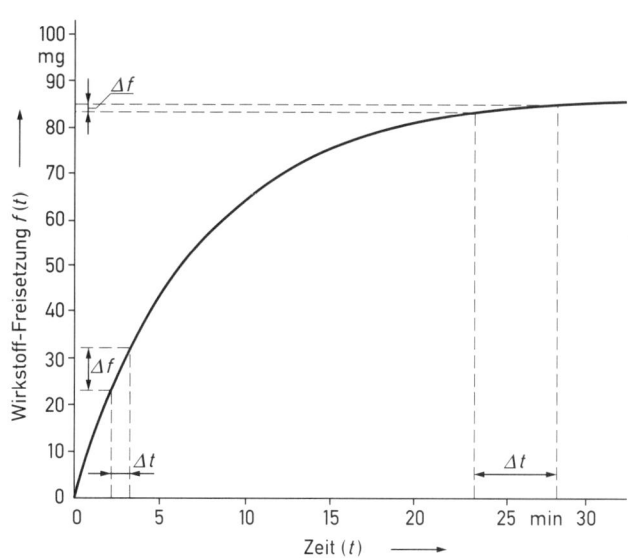

Abb. **2.1**   Fehlerfortpflanzung.
Messfehler Δt und Auswirkung auf die
Funktion $f(t)$: Δf.

sich im Allgemeinen mit der Angabe von drei wesentlichen bzw. zuverlässigen Ziffern. Die Angabe von mehr als drei Ziffern muss überprüft werden, ob sie sinnvoll ist oder nur ein genaues Resultat vortäuscht.

Fehlerfortpflanzungsgesetz. Je nach funktionellem Zusammenhang können die Fehler der einzelnen Messgrößen mehr oder weniger stark in eine Auswertung eingehen. Wie aus Abb. **2.1** ersichtlich, ist zur Erfassung des exakten Wirkstoff-Freigabeprofiles wichtig, die freigesetzte Wirkstoffmenge zu Beginn häufig und zu exakten Zeiten zu bestimmen. Zu späteren Zeiten im flachen Kurvenabschnitt ist es nicht mehr notwendig, häufige Messungen durchzuführen. Der exakte Zeitpunkt einer späteren Messung, wenn ca. 100 % des Wirkstoffes freigesetzt sind, ist ebenfalls weniger wichtig.

Nach C. F. Gauß werden die Fehler der einzelnen Einflussgrößen quadratisch addiert. Bei dieser Addition werden die Fehler gewichtet. Der Gewichtsfaktor lässt sich aus dem mathematischen Zusammenhang der Einflussgröße bzw. Variablen x_i ermitteln und entspricht dem Quadrat der 1. Ableitung nach x_i. Mit der 1. Ableitung geht als Gewichtsfaktor die Steilheit der Funktion ein. Abb. **2.1** zeigt deutlich, dass ein Messfehler Δt zu verschiedenen Messzeiten zu verschiedenen Bestimmungsfehlern Δf der Funktion $f(t)$ führt.

Damit das Gaußsche Fehlerfortpflanzungsgesetz anwendbar ist, muss vorausgesetzt werden, dass die Messgrößen oder statistisch gesprochen die Zufallsgrößen $\bar{x}_i$ normal verteilt sind.

2   Normal- bzw. Gauß-Verteilung

2.1 Klasseneinteilung und graphische Darstellung

Angenommen eine bestimmte Messung, z. B. die Messung der Gleichförmigkeit einzelner Tablettenmassen, wird $n = 30$-mal durchgeführt. Dabei unterscheiden sich die Messwerte nur zufällig voneinander und können klassiert werden. Zu diesem Zweck unterteilt man die Spannweite der gefundenen Resultate, d. h. die Differenz zwischen dem größten und kleinsten Messwert, in im Allgemeinen identische Intervalle. Im folgenden Beispiel der Massenverteilung einer 100-mg-Tablette wurde eine Klassenbreite (Intervall) von 1 mg gewählt. Fällt ein Wert genau auf den Grenzwert zwischen zwei Klassen, wird dieser Wert zur Hälfte der oberen und zur Hälfte der unteren Klasse zugeordnet. Bei der Klasseneinteilung wird die kontinuierliche Variable, z. B. die Tablettenmasse, in eine diskrete Messgröße umgewandelt. Diese diskrete Messgröße entspricht wertmäßig der Mitte des Klassenintervalls, d. h. dass beispielsweise alle Messgrößen des Intervalls 100,0 mg bis 101,0 mg den diskreten Messwert 100,5 mg zugeordnet bekommen. Im Gegensatz dazu kann eine Messgröße auch direkt diskret anfallen, z. B. die Messgröße Augenzahl beim Würfelspiel. Die in Tab. **2.1** aufgeführten Messresultate entsprechen dem unveränderten Protokoll (**Urliste**) der Messresultate.

Zur Ermittlung der Spannweite wurden in Tab. **2.1** die kleinste und die größte Tablettenmasse hervorgehoben. Die Spannweite R beträgt 104,8 mg – 96,8 mg = 8 mg. Im Allgemeinen sind

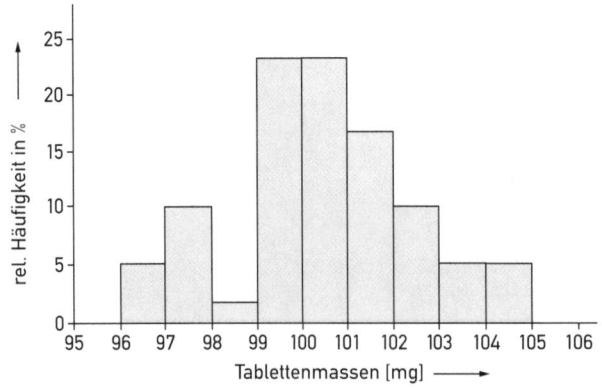

Abb. **2.2**   Darstellung der Tablettenmassen als Histogramm.

Tabelle **2.1**   Urliste der Massen von 30 Tabletten (in mg).

99,2 / 99,1 / 100,2 / **104,8** / 100,3 / 101,8 / **96,8** / 99,8 / 103,9 / 99,8
99,3 / 97,8 / 97,0 / 102,5 / 100,4 / 102,3 / 99,9 / 104,0 / 98,0 / 97,6
101,7 / 101,9 / 100,3 / 100,0 / 101,3 / 101,3 / 100,0 / 102,3 / 100,3 / 100,1

$\bar{x}_1 = 100{,}46$ mg; $s_1^2 = 3{,}96$ $(\text{mg})^2$

Tabelle **2.2**   Strichliste, relative Häufigkeit und Summenhäufigkeit bei der Bestimmung der Gleichförmigkeit der Masse.

Absolute Häufigkeit	0	I'/₂	¹/₂ II'/₂	'/₂	₶₶₶ I'/₂'/₂	'/₂'/₂I ₶₶₶	₶₶₶	III	I'/₂	I'/₂
Massenintervall (mg)	95,0– 96,0	96,0– 97,0	97,0– 98,0	98,0– 99,0	99,0– 100,0	100,0– 101,0	101,0– 102,0	102,0– 103,0	103,0– 104,0	104,0– 105,0
Klassennummer	1	2	3	4	5	6	7	8	9	10
Relative Häufigkeit in %	0	5,0	10,0	1,7	23,3	23,3	16,7	10,0	5,0	5,0
Summenhäufigkeit Σ %	0,0	5,0	15,0	16,7	40,0	63,3	80,0	90,0	95,0	100,0

ca. 10 Klassen als Feineinteilung sinnvoll. Bei diesem Beispiel bieten sich 9 bis 10 Klassen mit einer einheitlichen Klassenbreite von 1 mg an. In Tab. **2.2** sind die Klassenintervalle und die gezählten Häufigkeiten in Form einer **Strichliste** zusammengestellt. Als Resultat einer graphischen Darstellung bei gleichen Klassenbreiten erhält man eine **Häufigkeitsverteilung** in der Form eines Histogrammes.

Ein **Histogramm** kann auf der Basis der absoluten oder relativen Häufigkeit (s. Abb. **2.2**) erstellt werden.

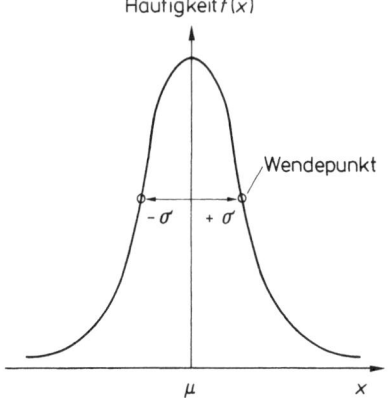

Abb. **2.3**   Normalverteilung $f(x)$. Grundgesamtheit mit Mittelwert μ und Standardabweichung $\pm\,\sigma$ des Einzelwertes x.

2.2 Normalverteilte Messwerte

Die Angabe der Strichliste und der Klasseneinteilung entspricht einer gewissen Datenreduktion. Für die Praxis ist nun wichtig, dass die meisten Messwerte normalverteilt sind, d. h. dass die relativen Häufigkeiten ungefähr einer Gaußschen Häufigkeitsverteilung (Normalverteilung) gehorchen. Diese Tatsache erlaubt eine zusätzliche Datenreduktion, da zur Beschreibung der Normalverteilung zwei Angaben genügen, nämlich Mittelwert μ und Standardabweichung σ (s. Abb. **2.3**). Die Summe aller relativen Häufigkeiten (Fläche unter der Kurve) ergibt 100 % (alle möglichen Ereignisse). Der Mittelwert μ entspricht approximativ dem arithmetischen Mittelwert $\bar{x}$ der 30 gemessenen Tablettenmassen. Die Varianz σ^2 entspricht dabei ungefähr der Varianz s^2 der 30 Tablettenmassen (Stichprobe!).

Bei der standardisierten Normalverteilung wird der Ursprung des Koordinatensystems mit dem Mittelwert μ der Verteilung gleichgesetzt. Man erhält als Konsequenz Häufigkeitsangaben (Wahrscheinlichkeiten) über positive und negative Abweichungen vom Mittelwert μ. Anstelle der Variablen x in Abb. **2.3** steht dann die normierte Variable $z = (x - \mu)/\sigma$ (s. a. Abb. **2.8**).

2.3 Grundgesamtheit, Stichprobe, Schätzwerte

Im Falle einer Bestimmung der Gleichförmigkeit der Masse (s. Tab. **2.1**) wurde eine Stichprobe von 30 Tabletten geprüft. Die Massenverteilung (s. Abb. **2.2**) folgt nur angenähert einer Normalverteilung.

Man geht aber davon aus, dass für die Grundgesamtheit eine Normalverteilung vorliegt. Unter Grundgesamtheit wird dabei die Gesamtheit aller Tabletten der mittels Stichproben geprüften Charge verstanden. Die Resultate der Stichprobe ergeben deshalb nur eine approximative Darstellung der zugrunde liegenden Normalverteilung. Richtigerweise wird deshalb der Mittelwert $\bar{x}$ als Schätzwert des Mittelwertes μ der Grundgesamtheit bezeichnet. Die gleiche Aussage gilt auch für die Varianz s^2 der Stichprobe, die als Schätzwert der wahren bzw. exakten Varianz σ^2 der Grundgesamtheit angenommen wird.

$$\bar{x} = \frac{1}{n} \sum_{i=1}^{n} x_i \approx \mu \qquad (1)$$

$$s^2 = \sum_{i=1}^{n} \frac{(x_i - \bar{x})^2}{n-1} \approx \sigma^2 \qquad (2)$$

Beim Beispiel von Tab. **2.1** erhält man folgende Schätzwerte für die Grundgesamtheit der Tablettenmassen

$$\mu \approx \bar{x} = 100,46 \, \text{mg} \qquad (3)$$

Standardabweichung

$$\sigma \approx s = \sqrt{\sum_{i=1}^{n} \frac{(x_i - \bar{x})^2}{n-1}} = 1,99 \, \text{mg} \qquad (4)$$

Da nicht notwendigerweise jede Charge über normalverteilte Tablettenmassen verfügt, muss

unter Umständen zuerst geprüft werden, ob die Tablettenmassen normalverteilt sind.

2.4 Prüfung auf Normalverteilung

Zur Prüfung und Charakterisierung einer Normalverteilung sind mindestens 30 Messwerte erforderlich. Falls die Messwerte einer Normalverteilung folgen, erhält man auf dem Wahrscheinlichkeitspapier der Normalverteilung eine Gerade (s. Abschn. 3). Im Diagramm (s. Abb. **2.4**) sind die Messwerte der Tablettenmassen und die entsprechenden kumulativen Häufigkeiten eingetragen. Mit Hilfe des Wahrscheinlichkeitspapiers lässt sich der Mittelwert μ der Normalverteilung abschätzen. Nach Definition sind 50 % aller Messwerte kleiner als μ und 50 % aller Messwerte größer als μ. Die Breite der Verteilung ist durch die Standardabweichung $\pm \sigma$ vorgegeben. Wie durch numerische Integration der Normalverteilung (Fläche unter der Kurve) gezeigt werden kann, sind im Bereich ($\mu \pm \sigma$) 67 % aller Messwerte zu erwarten. Außerhalb dieses Bereiches liegen 33 % aller Messwerte, d. h. im Rahmen der kumulativen Verteilung liegen 16,5 % aller Werte unterhalb ($\mu - \sigma$) und 16,5 % aller Werte oberhalb ($\mu + \sigma$).

Falls kein Wahrscheinlichkeitspapier zur Verfügung steht, erlaubt diese Auftragung der Probitwerte auf der Ordinate eine lineare Darstellung (s. Abb. **2.4** und Tab. **2.3**).

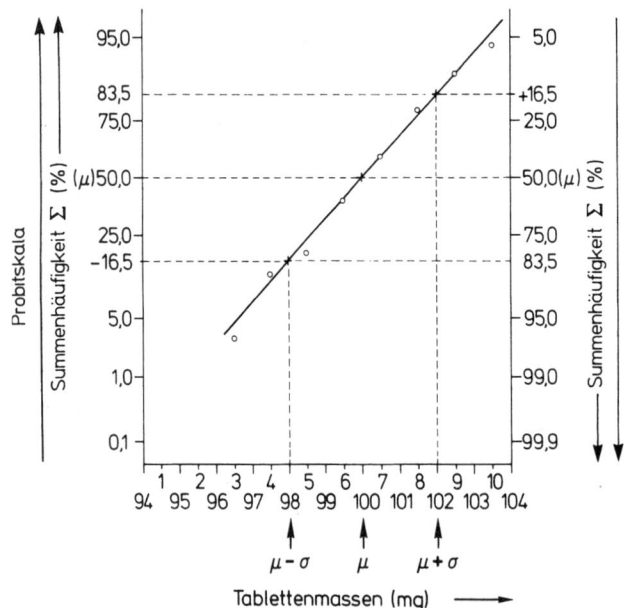

Abb. **2.4** Prüfung auf Normalverteilung. Die Gerade schneidet die 50 %-Häufigkeitslinie beim Mittelwert μ der Verteilung und definiert die Standardabweichung ($+ \sigma$) durch die Resthäufigkeiten von 16,5 % oberhalb ($\mu + \sigma$) bzw. 16,5 % unterhalb von ($\mu - \sigma$).

Tabelle **2.3** Probitskala (z. B. in cm mit Angabe der entsprechenden Summenhäufigkeit in %).
Durch Umwandlung der Summenhäufigkeit in Probits kann die Prüfung auf Normalverteilung auf normalem
Millimeterpapier durchgeführt werden. Beispiel: 16 % = 4,01 cm; 84 % = 5,99 cm.

%	0	1	2	3	4↓	5	6↓	7	8	9
0		2,67	2,95	3,12	3,25	3,36	3,45	3,52	3,59	3,66
→ 10	3,72	3,77	3,83	3,87	3,92	3,96	**4,01**	4,05	4,08	4,12
20	4,16	4,19	4,23	4,26	4,29	4,33	4,36	4,39	4,42	4,45
30	4,48	4,50	4,53	4,56	4,59	4,61	4,64	4,67	4,69	4,72
40	4,75	4,77	4,80	4,82	4,85	4,87	4,90	4,92	4,95	4,97
50	5,00	5,03	5,05	5,08	5,10	5,13	5,15	5,18	5,20	5,23
60	5,25	5,28	5,31	5,33	5,36	5,39	5,41	5,44	5,47	5,50
70	5,52	5,55	5,58	5,61	5,64	5,67	5,71	5,74	5,77	5,81
→ 80	5,84	5,88	5,92	5,95	**5,99**	6,04	6,08	6,13	6,18	6,23
90	6,28	6,34	6,41	6,48	6,55	6,64	6,75	6,88	7,05	7,33

2.5 Konfidenzintervall einer Stichprobe und Vergleich mit dem Sollwert

Da der Mittelwert $\bar{x}$ einer Stichprobe als Schätzwert des Mittelwerts μ der Grundgesamtheit gilt und nicht oder nur zufällig mit μ übereinstimmt, lässt sich aus den Daten der Stichprobe ein Intervall berechnen, in dessen Grenzen der wahre Mittelwert μ der Grundgesamtheit mit einer definierten Aussagesicherheit liegt. Dieses Intervall wird als **Konfidenzintervall KI** oder **Vertrauensbereich** bezeichnet und berechnet sich nach Formel:

$$\text{Konfidenzintervall KI} = \bar{x} \pm \frac{s \cdot t}{\sqrt{n}} \qquad (5)$$

$\bar{x}$ = Mittelwert der Stichprobe
s = Standardabweichung der Stichprobe
n = Stichprobenumfang
t = tabellierter Wert der Student-Verteilung für eine definierte Aussagesicherheit (meist 95 %)

Angewendet auf das Beispiel in Tab. 2.1 ergibt sich als Konfidenzintervall 100,46 mg ± 0,74 mg.

Der wahre Mittelwert μ der Grundgesamtheit liegt mit 95 %iger Aussagewahrscheinlichkeit in den Grenzen von 99,72 mg bis 101,20 mg.

Das Konfidenzintervall der Stichprobe, in dem der wahre Mittelwert mit 95 %iger Wahrscheinlichkeit liegt, muss sich innerhalb festgesetzter Schranken (z. B. ± 5 % bei Tablettenmassen oder + 25 % und – 20 % bei Bioäquivalenzprüfungen) um den Sollwert befinden.

Die Bestimmung von Konfidenzintervallen ist auch bei anderen Fragestellungen gebräuchlich, z. B. um die Bioverfügbarkeit zweier Fertigarzneimittel zu vergleichen und auf Bioäquivalenz zu prüfen (s. Abschn. 4 und Kap. 7, Abschn. 4). Bioäquivalenz gilt mit 95 %iger Wahrscheinlichkeit als gegeben, wenn KI vollständig innerhalb der **Westlake-Grenzen** von + 25 % und – 20 % der mit 100 % festgesetzten Bezugsgröße eines Fertigarzneimittels, in der Regel des Originalpräparats, liegt.

2.6 Lineare Regression und Korrelation

Die Aufgabe bei einer linearen Regression liegt darin, eine Menge von Messpunkten „möglichst gut" durch eine Gerade anzunähern. Diese Gerade kann „von Auge" ermittelt werden, jedoch auch objektiv mathematisch nach der Methode der kleinsten quadratischen Abweichungen berechnet werden. Die Gerade

$$Y(x) = ax + b \qquad (6)$$

ist genau dann eine Regressionsgerade, wenn die Quadratsumme QS einem Minimum entspricht:

$$QS = \Sigma(y_i - Y(x_i))^2 = \Sigma(y_i - ax_i - b)^2 = \text{Min!} \quad (7)$$

y_i, x_i Messwertepaare, wobei y die abhängige Variable und x die unabhängige vorgegebene Variable kennzeichnet.

Damit diese Bedingung erfüllt ist, müssen bekanntlich die ersten Ableitungen nach den Parametern a und b Null sein:

$$\frac{\partial QS}{\partial a} = -2\Sigma x_i (y_i - ax_i - b) = 0 \qquad (8)$$

$$\frac{\partial QS}{\partial b} = -2\Sigma (y_i - ax_i - b) = 0. \qquad (9)$$

Die beiden rechten Seiten stellen zwei lineare Bestimmungsgleichungen für die Parameter a und b dar.

Bei insgesamt n zusammenhängenden Wertepaaren x_i und y_i ergibt sich damit die folgende Berechnungsvorschrift

$$a = \frac{n\Sigma x_i y_i - \Sigma x_i \Sigma y_i}{n\Sigma x_i^2 - (\Sigma x_i)^2} \qquad (10)$$

$$b = \frac{\Sigma y_i - a\Sigma x_i}{n}. \qquad (11)$$

Der Parameter a wird als Regressionskoeffizient bezeichnet.

Korrelationskoeffizient. Bei einem funktionalen linearen Zusammenhang

$$y = ax + b \qquad (12)$$

gilt auch die Umkehrung

$$x = \frac{y - b}{a} = \frac{1}{a}\,y - \frac{b}{a}, \qquad (13)$$

d. h. wird x mit y vertauscht, ergibt sich wiederum ein linearer Zusammenhang:

$$x = a'\,y + b'. \qquad (14)$$

Vergleicht man Gl. (13) mit Gl. (14), so gilt

$$a' = \frac{1}{a}, \quad \text{d. h.} \quad a' \cdot a = 1. \qquad (15)$$

Diese Beziehung (15) gilt nur streng für einen echten funktionalen Zusammenhang. Ist dieser nicht gewährleistet, beträgt der Wert von $a' \cdot a < 1$. Die Größe beschreibt folglich den Grad des Zusammenhangs oder der Korrelation. Die Quadratwurzel $\sqrt{a' \cdot a}$ wird als **Korrelationskoeffizient** r bezeichnet und berechnet sich zu:

$$r = \frac{n\Sigma x_i y_i - \Sigma x_i \Sigma y_i}{\sqrt{[n\Sigma x_i^2 - (\Sigma x_i)^2][n\Sigma y_i^2 - (\Sigma y_i)^2]}}. \qquad (16)$$

Es muss jedoch betont werden, dass ein guter bis sehr guter Korrelationskoeffizient r (z. B. > 0,98) noch nicht bedeutet, dass tatsächlich ein kausaler Zusammenhang zwischen den Größen y_i und x_i existiert. So ist beispielsweise bekannt, dass zwischen der Abnahme der Anzahl Störche im Elsass und der Abnahme der Kindergeburten eine sehr gute Korrelation existiert.

2.7 Statistische Versuchsplanung

Klassische Versuchsplanung. Bei der klassischen Versuchsplanung wird nur eine Variable bzw. ein Faktor zur Zeit verändert. Die übrigen Variablen werden bei den Versuchen konstant gehalten. Im Folgenden wird aus didaktischen Gründen ein konstruiertes Beispiel besprochen.

Als Zielgröße bei unseren Experimenten sei die Verbesserung der Auflösungsgeschwindigkeit einer Tablette vorgegeben. Da es sich um einen relativ gut löslichen Wirkstoff handelt, kann dies beispielsweise durch eine Verbesserung der Tablettenzerfallszeit geschehen. In einem ersten Experiment wird deshalb die Menge Maisstärke in der Formulierung erhöht. Wie Tab. **2.4** zeigt, ist das Resultat recht enttäuschend.

Tabelle **2.4**   Klassische Versuchsplanung.

Versuchs-Nr.	Menge Maisstärke	Wirkstoff-Freisetzung nach 1 h in %
1	A_0	82
2	A_1	82

Die Freisetzung beträgt immer nur 82 %. Deshalb wird ein anderer Faktor herangezogen. Es ist bekannt, dass die Presskraft für die Zerfallszeit ein kritischer Faktor sein kann. Eine Erhöhung der Presskraft kann eine Verlängerung der Zerfallszeit mit schlechterer Wirkstoff-Freisetzung wie auch das umgekehrte bewirken. Bei der ursprünglichen Formulierung mit der Maisstärkemenge A_0 wird deshalb die Presskraft von P_0 auf P_1 (s. Tab. **2.5**) erhöht.

In diesem Fall wird wiederum keine Verbesserung der Wirkstoff-Freisetzung erhalten. Bei dieser klassischen Versuchsplanung kann der Effekt E der Faktoren A (Maisstärke) und P (Presskraft) wie folgt definiert werden.

$$E_A = R_2\,(A_1, P_0) - R_1\,(A_0, P_0)$$
$$E_A = 82\,\% - 82\,\% = 0\,\%$$

$$E_P = R_3\,(A_0, P_1) - R_1\,(A_0, P_0)$$
$$E_P = 78\,\% - 82\,\% = -4\,\%$$

Tabelle **2.5**   Klassische Versuchsplanung.

Versuchs-Nr.	Menge Maisstärke	Press-kraft	Resultat R (Wirkstoff-Freisetzung nach 1 h in %)
1	A_0	P_0	82 %
3	A_0	P_1	78 %

2^n-Faktorenversuchsplanung bzw. 2^n-Design. Wird die Zahl 2 in den Exponenten eingesetzt, bedeutet dies, dass zwei Faktoren geprüft werden. Im Falle des vorher erwähnten Beispieles also die Menge Maisstärke und der Pressdruck. Die Basiszahl 2 bedeutet zwei Einstellungen pro Faktor. Die abgekürzte Bezeichnung dieses Versuchsplanes 2^2 ergibt zudem als Resultat auch die Anzahl der notwendigen Versuche: $2^2 = 4$. In das Beispiel übertragen ist deshalb neben den drei klassischen Versuchen (A_0, P_0); (A_1, P_0); (A_0, P_1) noch ein 4. Versuch bei hoher Presskraft P_1 und hohem Maisstärkeanteil A_1 durchzuführen, d. h. in abgekürzter Form der Versuch A_1, P_1. Tab. **2.6** zeigt die Zusammenstellung der Versuche nach dieser Versuchsplanung zusammen mit den Resultaten.

Tabelle **2.6**   Statistische Versuchsplanung.

Versuchs-Nr.	Kombination	Resultat R (Wirkstoff-Freisetzung nach 1 h in %)
1	(A_0, P_0)	82
2	(A_1, P_0)	82
3	(A_0, P_1)	78
4	(A_1, P_1)	95

Abb. **2.5** zeigt dieselben Ergebnisse, jedoch in einer zweidimensionalen Höhenlinien-Darstellung. Hierbei entspricht eine einzelne Höhenlinie einer Linie gleicher Wirkstoff-Freisetzung.

Bei der statistischen Versuchsplanung werden nun die Effekte (E_A bzw. E_P) der Faktoren A und P wie folgt definiert.

$$E_A = \frac{95\,\% + 82\,\%}{2} - \frac{82\,\% + 78\,\%}{2} = +8{,}5\,\%$$

bzw.

$$E_A = \frac{R_4\,(A_1, P_1) + R_2\,(A_1, P_0)}{2} - \frac{R_1\,(A_0, P_0) + R_3\,(A_0, P_1)}{2}$$

$$E_P = \frac{95\,\% + 78\,\%}{2} - \frac{82\,\% + 82\,\%}{2} = +4{,}5\,\%$$

bzw.

$$E_P = \frac{R_4\,(A_1, P_1) + R_3\,(A_0, P_1)}{2} - \frac{R_2\,(A_1, P_0) + R_1\,(A_0, P_0)}{2}$$

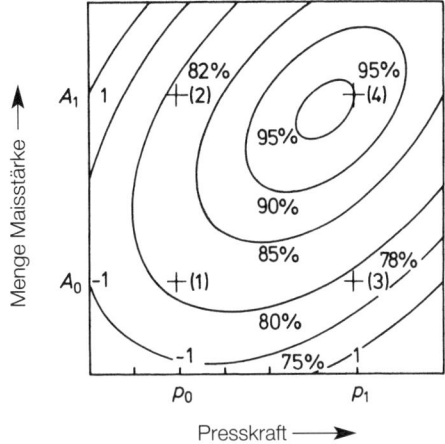

Abb. **2.5**   Höhenliniendarstellung der Wirkstoff-Freisetzungs-Resultate nach 1 h eines 2^2-Faktorenversuches.

Woher stammt dieser große Unterschied der Resultate der statistischen bzw. faktoriellen verglichen mit der klassischen Versuchsplanung? Warum erhält man mittels statistischer Versuchsplanung, wie dies aus Abb. **2.5** erkennbar ist, eine genauere Beschreibung des Sachverhaltes?

Der Grund liegt in der vorhandenen Wechselwirkung zwischen den beiden Faktoren Presskraft und Menge Maisstärke, die mittels klassischer Versuchsplanung nicht erkannt werden konnte. Im Gegensatz dazu kann diese Wechselwirkung mittels statistischer Versuchsplanung sogar quantifiziert werden:

$$E_{A,P} = \frac{95\,\% + 82\,\%}{2} - \frac{82\,\% + 78\,\%}{2} = +8{,}5\,\%$$

bzw.

$$E_{A,P} = \frac{R_4\,(A_1, P_1) + R_1\,(A_0, P_0)}{2} - \frac{R_3\,(A_0, P_1) + R_2\,(A_1, P_0)}{2}$$

Gemäß Abb. **2.5** entspricht $E_{A,P}$ der Differenz der Mittelwerte „übers Kreuz". Diese so quantifizierte Wechselwirkung lässt sich auch graphisch darstellen (s. Abb. **2.6**).

Der Effekt der Menge Maisstärke wird hier in Form zweier Geraden dargestellt, wobei die einzelne Gerade der Presskraft P_0 bzw. P_1 zugeordnet ist. Man erkennt deutlich, wie sehr der Effekt der Maisstärke von der Wahl der Presskraft ab-

Tabelle **2.7**   Tablettenmassen von 30 Tabletten (mg).

100,1 / 98,9 / 95,5 / 97,9 / 99,8 / 100,6 / 99,0 / 97,0 / 96,9 / 99,4
100,4 / 102,5 / 98,8 / 99,3 / 101,4 / 99,4 / 98,4 / 99,5 / 101,1 / 100,4
101,6 / 100,5 / 101,8 / 100,8 / 100,5 / 98,8 / 101,5 / 101,1 / 101,6 / 100,1

$\bar{x}_2 = 99,82$ mg; $s_2^2 = 2,56$ (mg)^2

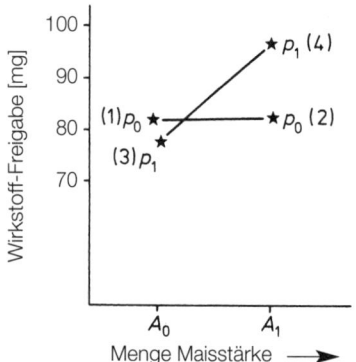

Abb. **2.6**   Resultate eines 2^2-Faktorenversuches mit Wechselwirkungen.

hängt. Bei fehlender Wechselwirkung der Faktoren treten in dieser Darstellung zwei parallele Geraden auf. Die oben berechnete Wechselwirkung entspricht genau dem Unterschied in der Steigung der beiden Geraden.

Was sind Wechselwirkungen? Wechselwirkungen können chemischer Art sein, z. B. bei der Reaktion von Wirkstoffen mit Hilfsstoffen, aber auch physikalischer Art, z. B. bei einer speziellen Wirkstoffaffinität zu einem Hilfsstoff. Zusammenfassend ist zu sagen: Dank Faktorenversuchsplanung werden

1. bessere Schätzwerte für die Effekte der Faktoren gewonnen und
2. weitere wichtige mögliche Wechselwirkungen zwischen den Faktoren erkannt und quantifiziert

Dieser zweite Punkt ist besonders wichtig, da speziell in der pharmazeutischen Technologie häufig Wechselwirkungen in Form galenischer Effekte auftreten.

3   Statistische Prüfverfahren

3.1   Qualitative Beurteilung mittels Wahrscheinlichkeitspapier

Mittels Wahrscheinlichkeitspapier wurden die Tablettenmassen aus Tab. **2.1** auf Normalverteilung geprüft (s. Abb. **2.4**). In Tab. **2.7** sind die Tablettenmassen von 30 weiteren Tabletten zusammengestellt. Neben einer Prüfung auf Normalverteilung stellt sich nun die Frage, ob diese 30 Tablettenmassen der gleichen Grundgesamtheit wie die Tablettenmassen der Tab. **2.1** entstammen. Wurden beispielsweise diese 30 neuen Werte von Tabletten der gleichen Tablettencharge gewonnen? Falls diese Tabletten zur gleichen Tablettencharge gehören, dann sollten sie auch der gleichen Grundgesamtheit entstammen.

Zur Beurteilung, ob die Tablettenmassen aus Tab. **2.7** zur gleichen Normalverteilung gehören, existieren spezielle Prüfverfahren (*F*-Test, Abschn. 3.4, *t*-Test, Abschn. 3.5). Unabhängig von diesen Prüfmethoden können analog, wie im Falle des Beispiels der Tab. **2.1**, die Tablettenmassen mittels Wahrscheinlichkeitspapier auf Normalverteilung geprüft werden. Trägt man beide Verteilungen im gleichen Diagramm ein, so kann man qualitativ beurteilen, ob beide Verteilungen zur gleichen Grundgesamtheit gehören oder nicht. Die qualitative Beurteilung dieser Diagramme liefert die Grundlage für das Verständnis der rechnerischen Prüfmethoden. Folgende Fälle sind dabei denkbar:

a) „Die 2. Gerade ist parallel verschoben", d. h. beide Verteilungen haben dieselbe Varianz s_x^2 (Maß für die Steigung der Geraden).
b) „Drehung der 2. Geraden um $\bar{x}$", d. h. beide Verteilungen besitzen den gleichen Mittelwert $\bar{x}$.
c) Bei einer „Drehung und Parallelverschiebung der 2. Geraden" unterscheiden sich $\bar{x}_2$ von $\bar{x}_1$ und s_2^2 von s_1^2.

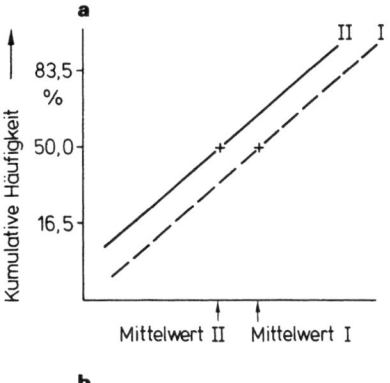

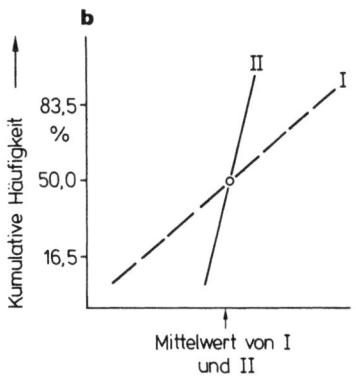

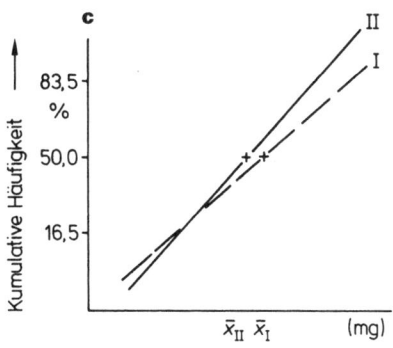

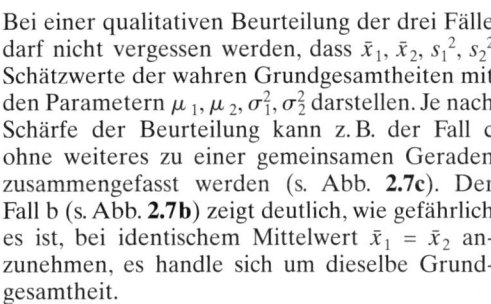

Abb. **2.7a–c** Prüfung zweier Stichproben (je 30 Tablettengewichte) auf Normalverteilung. Entstammen beide Stichproben der gleichen Grundgesamtheit?
a „Parallel-Verschiebung der Geraden"; die Steigung der Geraden ist ein Maß für die Standardabweichung s
(I und II haben gleiche s_x, aber einen anderen Mittelwert)
b „Drehung der Geraden um $\bar{x}$" (gleicher Mittelwert, unterschiedliche s_x)
c „Drehung und Parallelverschiebung" (verschiedene Mittelwerte, verschiedene s_x)

Bei einer qualitativen Beurteilung der drei Fälle darf nicht vergessen werden, dass $\bar{x}_1$, $\bar{x}_2$, s_1^2, s_2^2 Schätzwerte der wahren Grundgesamtheiten mit den Parametern μ_1, μ_2, σ_1^2, σ_2^2 darstellen. Je nach Schärfe der Beurteilung kann z. B. der Fall c ohne weiteres zu einer gemeinsamen Geraden zusammengefasst werden (s. Abb. **2.7c**). Der Fall b (s. Abb. **2.7b**) zeigt deutlich, wie gefährlich es ist, bei identischem Mittelwert $\bar{x}_1 = \bar{x}_2$ anzunehmen, es handle sich um dieselbe Grundgesamtheit.

Merke deshalb: Falls Mittelwerte auf signifikante Unterschiede geprüft werden sollen (*t*-Test), muss vorher abgeklärt werden, ob sie derselben Grundgesamtheit entstammen, d. h. ob sich die Schätzwerte der entsprechenden Varianzen s_1^2, s_2^2 bzw. die Steigungen der Geraden im Wahrscheinlichkeitsnetz unterscheiden oder nicht (*F*-Test).

3.2 Erstellen von Hypothesen

Bei statistischen Prüfverfahren ist es sehr wichtig, folgende Punkte zu beachten:

- Der Statistiker stellt immer die Nullhypothese H_0 auf, die lautet: „Es gibt keinen Unterschied", z. B. zwischen zwei Streuungen der Messung s_1^2 und s_2^2. Die mögliche Widerlegung der Hypothese H_0 wird vorgezogen, da es im Allgemeinen einfacher ist, etwas zu widerlegen als etwas zu beweisen.
- Bevor man die Nullhypothese H_0 aufstellt, muss man sich Klarheit verschaffen, mit welcher Sicherheit (Signifikanz-Niveau $S = 90\%$, 95%, 99% etc.) bzw. mit welcher Irrtumswahrscheinlichkeit ($\alpha = 10\%$, 5%, 1% etc.) man die Nullhypothese verwerfen oder annehmen will. Wird die Nullhypothese verworfen, ist mit entsprechender Sicherheit von signifikanten Unterschieden zwischen den geprüften Parametern auszugehen.

Werden diese beiden Punkte befolgt, so wird die Benutzung der Tabellenwerte der Prüfverteilungen wesentlich erleichtert.

3.3 Fehler 1. und 2. Art

Bei der Prüfung der Nullhypothese H_0 (es besteht kein Unterschied) existiert die Wahrscheinlichkeit eines Irrtums, da die Entscheidung auf einem begrenzten Stichprobenumfang beruht. Die Wahl der Irrtumswahrscheinlichkeit α richtet sich nach Stichprobenumfang und Zielsetzung. Erwartet man einen Unterschied, so darf die Irrtumswahrscheinlichkeit nicht zu klein gewählt werden ($\alpha > 0{,}05$)! Der Grund liegt darin, dass für $\alpha = 0.00$ die Nullhypothese H_0 nie verworfen wird, da nie mit einer 100 %igen Sicherheit $S = 1 - \alpha$ ausgeschlossen werden kann, dass z. B. zwei unterschiedliche Mittelwerte doch noch zur gleichen Grundgesamtheit gehören. Mit anderen Worten heißt dies, falls α zu klein gewählt wird, steigt das Risiko, dass sich die beiden Mittelwerte doch tatsächlich unterscheiden, obwohl die Nullhypothese H_0 angenommen wurde. Bei der Prüfung der Nullhypothese H_0 können deshalb folgende Fehlentscheidungen auftreten:

- H_0 wird fälschlicherweise verworfen = Fehler 1. Art (Irrtumswahrscheinlichkeit α),
- H_0 wird fälschlicherweise angenommen = Fehler 2. Art (Irrtumswahrscheinlichkeit β).

Die Irrtumswahrscheinlichkeit α entspricht bei der Qualitätskontrolle dem Produzentenrisiko und die Irrtumswahrscheinlichkeit β dem Konsumentenrisiko.

Beispiel: Wird bei einem Vergleich festgestellt, dass ein Generikum dem Original nicht entspricht, obwohl es in Wirklichkeit gleichwertig ist, so macht man einen Fehler 1. Art (H_0 wird abgelehnt). Der Hersteller wird das Generikum nicht vermarkten, der Fehler geht zu seinen Lasten (Produzentenrisiko, s. Abschn. **6.3**).

Stellt sich durch den Vergleich heraus, dass beide Medikamente gleichwertig sind (H_0 wird angenommen), obwohl tatsächlich das Generikum dem Original nicht entspricht, so wird ein Fehler 2. Art begangen. Dieser geht bei Markteinführung zu Lasten des Patienten (Konsumentenrisiko, s. Abschn. **6.3**).

3.4 Prüfung auf signifikante Unterschiede von Varianzen (*F*-Test)

Wie in Abb. **2.7b** gezeigt wurde, ist es sehr gefährlich, bei Gleichheit von Mittelwerten davon auszugehen, dass sie der gleichen Grundgesamtheit angehören, bevor abgeklärt wurde, ob sich die Standardabweichungen s_1 und s_2 der beiden Stichproben signifikant unterscheiden.

Zur praktischen Durchführung des Prüftestes legt man die Irrtumswahrscheinlichkeit α mit z. B. 5 % fest und bildet das Verhältnis der Varianzen

$$F_b = \frac{s_1^2}{s_2^2} \quad s_1^2 > s_2^2$$

s_1^2 bzw. s_2^2 stammt aus den Stichproben mit den Stichprobenumfängen n_1 bzw. n_2 (Anzahl Messwerte der Stichprobe). Für die Freiheitsgrade f_1 bzw. f_2 der Varianzen gilt

$$f_1 = n_1 - 1$$
$$f_2 = n_2 - 1$$

Die Nullhypothese H_0 lautet: Bei einer Irrtumswahrscheinlichkeit von $\alpha = 5\,\%$ unterscheiden sich s_1^2 und s_2^2 nicht bzw. nur zufällig voneinander.

H_0 wird *angenommen*, falls

$$F_b < F_t(\alpha, f_1, f_2)$$

F_b berechneter *F*-Wert
F_t tabellierter *F*-Wert (abhängig von α, f_1, f_2)

H_0 wird *abgelehnt*, falls

$$F_b > F_t(\alpha, f_1, f_2).$$

Beispiel: Massenverteilungen (s. Tab. **2.1** und Tab. **2.7**)

$$s_1^2 = 3{,}96 \ (\text{mg})^2$$
$$s_2^2 = 2{,}56 \ (\text{mg})^2$$

$$F_b = \frac{s_1^2}{s_2^2} = 1{,}55$$

$$F_t(5\,\%, 29, 29) = 1{,}86 \ (\text{s. Tab. } \mathbf{2.8})$$
$$F_b < F_t \gg H_0 \text{ wird angenommen.}$$

Die Varianzen s_1^2 und s_2^2 sind nicht signifikant verschieden.

Eine Prüfung auf signifikante Unterschiede der Mittelwerte $\bar{x}_1$, $\bar{x}_2$ ist zulässig.

Die Namen *F*-Test und *F*-Verteilung (s. Tab. **2.8**) gehen auf den englischen Statistiker R. A. Fisher zurück.

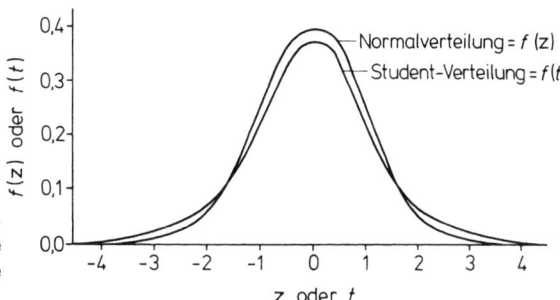

Abb. **2.8** Wahrscheinlichkeitsdichte der standardisierten Normalverteilung (normierte Variable $z = (x - \mu)/\sigma$) bzw. der Student-Verteilung (normierte Variable $t = (x - \mu)/s$) für den Freiheitsgrad $f = 4$.

3.5 Prüfung auf signifikante Unterschiede von Mittelwerten (*t*-Test)

Bei dieser Prüfung kommt die Student-Verteilung (t-Verteilung) zur Anwendung. Sie unterscheidet sich nur wenig von der Normalverteilung (s. Abb. **2.8**). Die t-Verteilung berücksichtigt, dass anstelle der unbekannten wahren Varianz σ^2 nur die Schätzung s^2, die vom **Freiheitsgrad** f, d. h. der Stichprobengröße abhängt, bekannt ist. Anstelle der normierten Variablen $z = (x - \mu)/\sigma$ der Normalverteilung tritt nun $t = (x - \mu)/s$. Für große Freiheitsgrade f ($f \to \infty$) geht der Wert t in den Wert von z über.

Unterscheiden sich gemäß *F*-Test die Varianzen s_1^2 und s_2^2 nicht signifikant, so spricht man von einer **Homogenität der Streuung**. In diesem Fall kann überprüft werden, ob sich die Mittelwerte $\bar{x}_1$ und $\bar{x}_2$ nicht bzw. nur zufällig unterscheiden.

Nullhypothese H_0: Mit einer Irrtumswahrscheinlichkeit $\alpha = 5\,\%$ unterscheiden sich $\bar{x}_1$ und $\bar{x}_2$ nur zufällig.

Nach Student gilt als Maßzahl für den *t*-Test:

mit

$$t_b = \frac{\bar{x}_1 - \bar{x}_2}{s_d} \cdot \sqrt{\frac{n_1 n_2}{n_1 + n_2}}$$

$$s_d^2 = \frac{s_1^2\,(n_1 - 1) + s_2^2\,(n_2 - 1)}{n_1 + n_2 - 2}.$$

Tabelle **2.8** Ausschnitt aus der Tabelle der oberen Signifikanzschranken der *F*-Verteilung (aus Wissenschaftliche Tabellen Geigy, 1980) einer Irrtumswahrscheinlichkeit $\alpha = 5\,\%$ (Näheres im Text).
$P = 0{,}95$ = Integral von ∞ bis $F_{f1,\ f2}$ (Werte in der Tabelle); f = Freiheitsgrade

					Freiheitsgrad $f_1 = 29$					
f_1	... 22	24	26	28	30	32	35	40	45	...∞
f_2										
20	2,1016	2,0825	2,0660	2,0517	2,0391	2,0280	2,0135	1,9938	1,9783	
21	2,0733	2,0540	2,0374	2,0229	2,0102	1,9990	1,9844	1,9645	1,9488	
22	2,0478	2,0283	2,0116	1,9970	1,9842	1,9729	1,9581	1,9380	1,9221	
23	2,0246	2,0050	1,9881	1,9734	1,9605	1,9491	1,9342	1,9139	1,8979	
24	2,0035	1,9838	1,9668	1,9520	1,9390	1,9274	1,9124	1,8920	1,8757	
25	1,9842	1,9643	1,9472	1,9323	1,9192	1,9076	1,8924	1,8718	1,8554	
26	1,9664	1,9464	1,9292	1,9142	1,9010	1,8893	1,8740	1,8533	1,8367	
27	1,9500	1,9299	1,9126	1,8975	1,8842	1,8725	1,8571	1,8361	1,8195	
28	1,9349	1,9147	1,8973	1,8821	1,8687	1,8568	1,8414	1,8203	1,8035	
→ **29***	1,9208	1,9005	1,8830	**1,8677**	**1,8543**	1,8424	1,8268	1,8055	1,7886	
30	1,9077	1,8874	1,8698	1,8544	1,8409	1,8289	1,8132	1,7918	1,7748	
31	1,8956	1,8751	1,8574	1,8419	1,8283	1,8163	1,8005	1,7790	1,7618	
32	1,8842	1,8636	1,8458	1,8303	1,8166	1,8045	1,7886	1,7670	1,7497	
33	1,8735	1,8528	1,8350	1,8194	1,8056	1,7934	1,7775	1,7557	1,7383	
34	1,8634	1,8427	1,8248	1,8091	1,7953	1,7830	1,7670	1,7451	1,7276	

* Freiheitsgrad $f_2 = 29$

Der Freiheitsgrad f für die Maßzahl t beträgt

$$f = n_1 + n_2 - 2.$$

Die Nullhypothese wird angenommen bei

$$t_b < t_t(2\alpha, f).$$

t_b berechneter t-Wert
t_t tabellierter t-Wert

Beispiel (s. Tab. **2.1** und Tab. **2.7**, Werte der Massen):

$$\bar{x}_1 = 100{,}46\,\text{mg} \qquad s_1^2 = 3{,}96\,(\text{mg})^2$$
$$\bar{x}_2 = 99{,}82\,\text{mg} \qquad s_2^2 = 2{,}56\,(\text{mg})^2$$

$$t_t(2\alpha = 5\%, f = 58) = 2{,}00$$

$$t_b = \frac{100{,}46 - 99{,}82}{1{,}81} \sqrt{\frac{30 \cdot 30}{60}} = 1{,}37$$

(s. Tab. **2.9**)

$$t_b = 1{,}37 < 2{,}00 = t_t,$$

d. h. die Nullhypothese wird angenommen: Beide Stichproben sind mit 95 %iger Sicherheit nicht signifikant verschieden und entstammen der gleichen Grundgesamtheit.

Der Begriff der **Grundgesamtheit** kann hier wie folgt erweitert werden: Bei einem validierten Herstellungsprozess, also bei gleichem Produkt, gleichen Maschinen und gleicher Maschineneinstellung, können auch verschiedene Chargen einer identischen Formulierung bezüglich der Tablettenmassen der gleichen Grundgesamtheit entstammen. Es ist nicht notwendig, dass beide Stichproben (s. Tab. **2.1** und Tab. **2.7**) der gleichen Charge angehören.

Bei der Benutzung der t-Verteilung (s. Tab. **2.9**) ist noch darauf hinzuweisen, dass in der Praxis in den meisten Fällen der **zweiseitige t-Test**, d. h. $2P = 0{,}05$ bzw. $2\alpha = 5\%$ zur Anwendung kommt. Ein **einseitiger t-Test** ist nur dann berechtigt, wenn über die Richtung eines eventuellen Größenunterschiedes *a priori* eine Aussage möglich ist. So darf bei einer Haltbarkeitsprüfung

Tabelle **2.9**   Ausschnitt aus der Tabelle der t-Verteilung (aus Wissenschaftliche Tabellen Geigy, 1980); Signifikanzschranken der Student-Verteilung $f = 51 - 70$.
P = Integral von ∞ bis t_0 = Integral von $-\infty$ bis $-t_0$; Werte für t_0 in der Tabelle; f = Freiheitsgrade

												zweiseitiger Test ↓		
2P	0,98	0,95	0,90	0,80	0,70	0,60	0,50	0,40	0,30	0,20	0,10	**0,05**	0,02	0,01
P f	0,49	0,475	0,45	0,40	0,35	0,30	0,25	0,20	0,15	0,10	0,05	0,025	0,01	0,005
51	0,0252	0,0630	0,1263	0,2547	0,3875	0,5277	0,6793	0,8487	1,0471	1,2984	1,6753	2,0076	2,4017	2,6757
52	0,0252	0,0630	0,1263	0,2546	0,3875	0,5276	0,6792	0,8486	1,0469	1,2980	1,6747	2,0066	2,4002	2,6737
53	0,0252	0,0630	0,1263	0,2546	0,3874	0,5276	0,6791	0,8485	1,0467	1,2977	1,6741	2,0057	2,3988	2,6718
54	0,0252	0,0630	0,1263	0,2546	0,3874	0,5275	0,6791	0,8483	1,0465	1,2974	1,6736	2,0049	2,3974	2,6700
55	0,0252	0,0630	0,1262	0,2546	0,3873	0,5275	0,6790	0,8482	1,0463	1,2971	1,6730	2,0040	2,3961	2,6682
56	0,0252	0,0630	0,1262	0,2546	0,3873	0,5274	0,6789	0,8481	1,0461	1,2969	1,6725	2,0032	2,3948	2,6665
57	0,0252	0,0630	0,1262	0,2545	0,3873	0,5273	0,6788	0,8480	1,0459	1,2966	1,6720	2,0025	2,3936	2,6649
→ 58	0,0252	0,0630	0,1262	0,2545	0,3872	0,5273	0,6787	0,8479	1,0458	1,2963	1,6716	**2,0017**	2,3924	2,6633
59	0,0252	0,0630	0,1262	0,2545	0,3872	0,5272	0,6787	0,8478	1,0456	1,2961	1,6711	2,0010	2,3912	2,6618
60	0,0252	0,0630	0,1262	0,2545	0,3872	0,5272	0,6786	0,8477	1,0455	1,2958	1,6706	2,0003	2,3901	2,6603
61	0,0252	0,0630	0,1262	0,2545	0,3871	0,5272	0,6785	0,8476	1,0453	1,2956	1,6702	1,9996	2,3890	2,6589
62	0,0252	0,0630	0,1262	0,2544	0,3871	0,5271	0,6785	0,8475	1,0452	1,2954	1,6698	1,9990	2,3880	2,6575
63	0,0252	0,0630	0,1262	0,2544	0,3871	0,5271	0,6784	0,8474	1,0450	1,2951	1,6694	1,9983	2,3870	2,6561
64	0,0252	0,0630	0,1262	0,2544	0,3871	0,5270	0,6783	0,8473	1,0449	1,2949	1,6690	1,9977	2,3860	2,6549
65	0,0252	0,0629	0,1262	0,2544	0,3870	0,5270	0,6783	0,8472	1,0448	1,2947	1,6686	1,9971	2,3851	2,6536
66	0,0252	0,0629	0,1261	0,2544	0,3870	0,5269	0,6782	0,8471	1,0446	1,2945	1,6683	1,9966	2,3842	2,6524
67	0,0252	0,0629	0,1261	0,2544	0,3870	0,5269	0,6782	0,8470	1,0445	1,2943	1,6679	1,9960	2,3833	2,6512
68	0,0252	0,0629	0,1261	0,2543	0,3870	0,5269	0,6781	0,8469	1,0444	1,2941	1,6676	1,9955	2,3824	2,6501
69	0,0252	0,0629	0,1261	0,2543	0,3869	0,5268	0,6781	0,8469	1,0443	1,2939	1,6672	1,9949	2,3816	2,6490
70	0,0252	0,0629	0,1261	0,2543	0,3869	0,5268	0,6780	0,8468	1,0442	1,2938	1,6669	1,9944	2,3808	2,6479

einer Arzneiform davon ausgegangen werden, dass der Wirkstoffgehalt der Arzneiform mit der Zeit nur abnehmen und nicht zunehmen wird. In diesem Fall ist man berechtigt, den einseitigen *t*-Test zu verwenden.

4 Bioäquivalenz-Prüfungen

Das Ziel einer Bioäquivalenzstudie von zwei wirkstoffgleichen Arzneimitteln ist der Nachweis, dass etwaige Unterschiede in einer **Zielgröße** (AUC; C_{max}, t_{max}, s. Kap. 7, Abschn. 4.2.1) zwischen den untersuchten Präparaten mit hinreichend großer Wahrscheinlichkeit innerhalb eines als äquivalent betrachteten **Bioäquivalenzbereiches** (Bandbreite) liegen.

Die hierzu anzuwendenden statistischen Verfahren waren lange umstritten. Bisher sind für schnellfreisetzende perorale Zubereitungen allgemein anerkannte Vorgehensweisen entwickelt, während die Behandlung von Retardzubereitungen noch nicht abschließend geregelt ist.

Die statistische vergleichende Bewertung der Flächen unter den Plasmaspiegel-Zeit-Kurven erfolgt meist über die Berechnung des 90 %- bzw. 95 %-Vertrauensbereiches (Konfidenzintervalles [s. Abschn. 2.5]). Dieser Wert gibt den Bereich an, in dem mit 90 % bzw. 95 % Wahrscheinlichkeit der tatsächliche relative Bioverfügbarkeitswert des Untersuchungspräparates liegt. Die Lage des Vertrauensbereiches wird dabei sowohl durch den berechneten Mittelwert als auch durch die Varianz der für die einzelnen Probanden analysierten Werte bestimmt. Je größer die Streuung eines Präparates ist, umso breiter wird der berechnete Vertrauensbereich ausfallen. Als Bioäquivalenzbereich hat sich das von Westlake vorgeschlagene Limit von 80–125 % um den Mittelwert des Vergleichspräparates bewährt. Dies ist

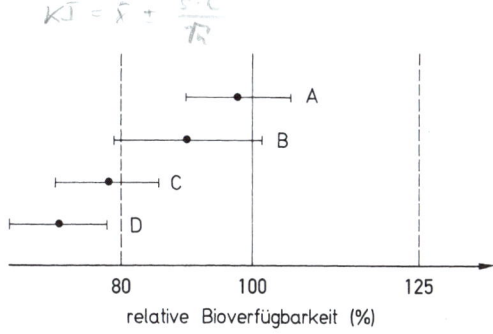

Abb. **2.9** Bioäquivalenzentscheidung durch Berechnung des 95 %-Vertrauensbereiches (nach Blume et al., 1987).

jedoch ein willkürlich gewählter Bereich. Wenn innerhalb dieser Bandbreite der ermittelte 90 %- bzw. 95 %-Vertrauensbereich liegt, kann das Untersuchungspräparat als bioäquivalent angesehen werden (Inklusionsregel).

So ist für das in Abb. **2.9** dargestellte Präparat A Bioäquivalenz bewiesen, während Präparat D bioinäquivalent ist. Für die Präparate B und C lässt sich im vorliegenden Fall noch keine exakte Entscheidung fällen. Hierfür gibt es zwei Gründe: Es liegt tatsächlich Bioinäquivalenz vor oder durch ein ungenügendes Versuchsdesign, z. B. eine zu geringe Probandenzahl, ist der Nachweis der tatsächlich vorliegenden Bioäquivalenz nicht möglich.

Für die Berechnung der Vertrauensbereiche stehen unterschiedliche Verfahren zur Verfügung. Sie werden unter Zugrundelegung der Normalverteilung, der logarithmischen Normalverteilung oder mit Hilfe nichtparametrischer Verfahren bestimmt.

Für die Beurteilung der C_{max}-Werte wird wegen der verminderten Genauigkeit der Bestimmbarkeit häufig ein Bioäquivalenzbereich zwischen 70 und 130 % akzeptiert. Eine statistische Absicherung der t_{max}-Werte ist nicht unbedingt erforderlich.

5 Inprozess-Kontrolle

Streuung eines Einzelwertes, eines Mittelwertes. Falls die Messwerte normal verteilt sind (s. Abb. **2.4**), befinden sich 2/3 aller Werte im Bereich $\mu\,(\approx \bar{x}) \pm \sigma_x$. Jede Wiederholung einer Messung liefert einen Messpunkt, der in 2/3 aller Fälle innerhalb des Bereiches ($\mu \pm \sigma_x$) zu liegen kommt. Der Messpunkt hat auch zu 1/3 die Chance, außerhalb des Bereiches ($\mu \pm \sigma_x$) zu liegen. Wird eine Messserie wiederholt, so erhält man erneut als Messresultat einen Mittelwert $\bar{x}_2$.

Die Mittelwerte verschiedener Messserien streuen um den Mittelwert μ der Grundgesamtheit, wobei folgender Zusammenhang zwischen der Varianz s_x^2 der Einzelwerte einer Messserie und der Varianz $s_{\bar{x}}^2$ der Mittelwerte oder des zugehörigen Mittelwertes besteht:

$$s_{\bar{x}}^2 = \frac{s_x^2}{n}$$

n Anzahl Messwerte der Messserie

Gemäß dem Grenzwertsatz der Statistik sind Mittelwerte „von Hause aus" normalverteilt.

Mittelwerte müssen deshalb nicht zuerst auf Normalverteilung geprüft werden.

Vertrauensbereich eines Einzelwertes, eines Mittelwertes. Im Folgenden wird vorausgesetzt, dass die Einzelwerte normal verteilt sind, d. h. $2/3$ aller Einzelwerte liegen im Intervall $\mu \pm \sigma_x$. Erweitert man gemäß Abb. **2.4** (Wahrscheinlichkeitspapier) dieses Intervall auf die Größe $\mu \pm 2\sigma_x$, so kommen rund 95 % aller Einzelwerte in diesen Bereich. Im Falle von $\mu \pm 3\sigma_x$ liegen über 99,9 % aller Messwerte in diesem Bereich. Diese erweiterten Intervalle werden als Vertrauensbereiche mit den Signifikanzniveaus $S \approx 95\,\%$, $S > 99,9\,\%$ bzw. mit den Irrtumswahrscheinlichkeiten $\alpha \approx 5\,\%$, $\alpha < 0,1\,\%$ bezeichnet.

Sinngemäß gelten entsprechende Vertrauensintervalle für die Mittelwerte $\bar{x}$: $\mu \pm 2\sigma_{\bar{x}}$: entspricht dem Vertrauensintervall mit $S \approx 95\,\%$; $\mu \pm 3\sigma_{\bar{x}}$: dem Vertrauensintervall mit $S > 99,9\,\%$. Bei einer Wiederholung einer Messserie ist es höchst unwahrscheinlich (Irrtumswahrscheinlichkeit < 0,1 %), dass der neue Mittelwert außerhalb des Bereiches $\mu \pm 3\sigma_{\bar{x}}$: zu liegen kommt. Diese Eigenschaft der normalverteilten Mittelwerte besitzt bei der Erstellung von Inprozess-Kontrollkarten große praktische Bedeutung.

Inprozess-Kontrollkarte. Unter der Voraussetzung, dass die Tabletten der Tab. **2.1** und **2.7** aus der gleichen Tablettencharge stammen, sammelt man halbstündlich 10 Tabletten direkt ab Tablettiermaschine. In Tab. **2.1** sind die Resultate der ersten 90 min und in Tab. **2.7** die Resultate der nächsten 90 min zusammengestellt. Es wurden immer 10 Tabletten gemeinsam gewogen, um den Mittelwert (Summengewicht/10) auf einfache Weise zu ermitteln. Zur Berechnung der Standardabweichung müssen die 10 Tablettenmassen der ersten Serie *einzeln* bestimmt werden.

In Tab. **2.10** sind die Messergebnisse, die zur Durchführung der Inprozess-Kontrolle benötigt werden, zusammengestellt. Die Werte entstammen Tab. **2.1** und **2.7**. Der Mittelwert der ersten 10 Tabletten (1. Serie) wird mit $\bar{x}(1)$ bezeichnet. Zu $\bar{x}(1)$ gehört die Varianz $s_x^2(1)$ der Einzelwerte und $s_{\bar{x}}^2(1)$ des Mittelwertes:

$$\bar{x}(1) = 100,57 \text{ mg}$$
$$s_x^2(1) = 5,57 \text{ (mg)}^2$$
$$s_{\bar{x}}^2(1) = \frac{s_x^2}{10} = 0,557 \text{ (mg)}^2$$

$$s_{\bar{x}} \quad = 0,7464 \text{ mg}$$
$$2s_{\bar{x}} \quad = 1,49 \text{ mg}$$
$$3s_{\bar{x}} \quad = 2,24 \text{ mg}$$

In der Kontrollkarte muss sich der angestrebte Mittelwert μ der Grundgesamtheit immer auf den Sollwert (100 mg) beziehen.

Als **Warngrenzen** werden zur Sollwertlinie parallele Geraden im Abstand $\pm 2s_{\bar{x}}$ und als **Regelgrenzen** bzw. **Eingriffsgrenzen** parallele Geraden im Abstand von $\pm 3s_{\bar{x}}$ gezogen. In der Praxis wird oft auf das Einzeichnen von Warngrenzen verzichtet.

Der Prozess gilt als beherrscht, wenn die Regelgrenzen nicht überschritten werden und wenn nicht in einer Reihenfolge sechs Mittelwerte systematisch über oder unterhalb des Sollwertes zu liegen kommen. Ist dies der Fall, wird korrigierend in den Prozess eingegriffen.

Anstelle von $\bar{x}$, $s_{\bar{x}}$-Kontrollkarten (s. Abb. **2.10**) werden in der Praxis auch Median, Spannweite-Karten eingesetzt. Es sei in diesem Zusammenhang auf die Speziallliteratur verwiesen.

Tabelle **2.10**   Werte der Inprozess-Kontrolle (Tablettenmassen in mg).

$\bar{x}(1) = 100,57$	$\bar{x}(2) = 99,88$	$\bar{x}(3) = 100,92$
$\bar{x}(4) = 98,5$	$\bar{x}(5) = 100,12$	$\bar{x}(6) = 100,83$

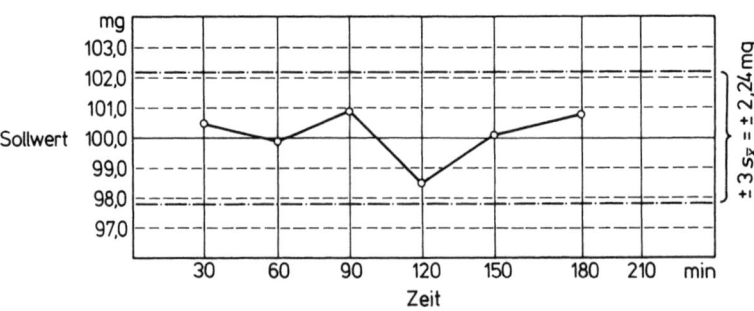

Abb. **2.10**
Inprozess-Kontrollkarte.

6 Endprüfungen

6.1 Prüfung nach Variablen

Bei der Inprozess-Kontrolle (Abschn. 5) wurden sich kontinuierlich verändernde Messwerte, z. B. Tablettenmassen, geprüft. Durch Bestimmung von Mittelwert $\bar{x}$ und Standardabweichung s_x erhält man eine Aussage über die Qualität der Charge. Diese Art Qualitätsprüfung wird als **Prüfung nach Variablen** bezeichnet. Für den Mittelwert $\bar{x}$ und gegebenenfalls auch für die Standardabweichung s_x werden dabei **Spezifikationen,** d. h. obere und untere Limits von $\bar{x}$ und unter Umständen s_x festgelegt. Werden diese Limits überschritten, so wird in den Herstellungsprozess eingegriffen. Diese Inprozess-Kontrollen können keine Endkontrollen ersetzen, doch ist es von Vorteil, wenn die Resultate im Sinne einer umfassenden Qualitätssicherung gemeinsam bewertet werden. Eine Vorschrift für eine Endkontrolle kann dabei ebenfalls einer Prüfung nach Variablen entsprechen und sich unter Umständen von einer Inprozess-Prüfung nicht unterscheiden. Eine Prüfung nach Variablen ist jedoch in vielen Fällen sehr aufwendig. Man weicht deshalb gerne auf eine Prüfung nach Attributen aus.

6.2 Prüfung nach Attributen

Bei der Prüfung nach Attributen geht es um eine „gut/schlecht"-Prüfung, indem eine bestimmte Anzahl von Einzelwerten aus einer **Stichprobe** klar definierte Anforderungen bezüglich eines Qualitätsmerkmales erfüllen muss. So dürfen beispielsweise bei der Prüfung auf **Gleichförmigkeit der Masse** einzeldosierter Arzneiformen nach dem Arzneibuch höchstens 2 von 20 geprüften Einheiten (z. B. Tabletten) um einen höheren Prozentsatz als in der Tab. **2.11** angegeben ist, von der Durchschnittsmasse abweichen; jedoch darf bei keiner Einheit die Masse mehr als um das Doppelte dieses Prozentsatzes abweichen.

Bei der **Prüfung auf Gleichförmigkeit des Gehaltes** einzeldosierter Arzneiformen nach dem Arzneibuch geht es ebenfalls um eine Prüfung nach Attributen. Der zweistufige Prüfplan wird im Detail im Kapitel Operationscharakteristik eines attributiven Prüfplanes (Abschn. 6.4) beschrieben. Im Falle der Prüfung auf die Gleichförmigkeit des Gehalts einzeldosierter Arzneiformen werden im Sinne einer ergänzenden Prüfung nach Variablen zusätzliche Anforderungen an die relative Standardabweichung der Gehaltsbestimmungen gestellt: Für jeweils zehn Dosierungseinheiten müssen die Resultate der Gehaltsbestimmung innerhalb eines Bereiches von 85–115 % liegen, bezogen auf den Sollgehalt, wobei die aus den Prüfresultaten ermittelte relative Standardabweichung den Wert von 6 % nicht überschreiten darf. Liegt eine Einheit außerhalb des Bereiches von 85–115 % und reicht keine über den Bereich von 75–125 % hinaus *oder* liegt die relative Standardabweichung über 6 %, so werden 20 weitere Einheiten einer Gehaltsprüfung unterworfen. Die Charge wird akzeptiert, wenn nicht mehr als ein Resultat von 30 Werten außerhalb des Bereiches 85–115 % und kein Wert außerhalb 75–125 % liegt und wenn die aus den 30 Einzelwerten ermittelte relative Standardabweichung den Wert von 7,8 % nicht überschreitet. Prüfpläne zur Qualitätssicherung beinhalten im Sinne einer statistischen Prüfung eine nicht zu vermeidende Unsicherheit, dass eine gute Charge fälschlicherweise zurückgewiesen (Produzentenrisiko) oder eine schlechte Charge fälschlicherweise akzeptiert worden ist (Konsumentenrisiko).

Tabelle **2.11**   Gleichförmigkeit der Masse einzeldosierter Arzneiformen.

Arzneiform	Durchschnitts-masse in mg	Höchstzulässige Abweichungen von der Durchschnitts-masse in %
Nichtüberzogene Tabletten, Filmtabletten	80 oder weniger	10
	mehr als 80 und weniger als 250	7,5
	250 und mehr	5
Kapseln, nicht-überzogene Granulate und Pulver	weniger als 300	10
	300 und mehr	7,5
Pulver zur Her-stellung von Parenteralia*	mehr als 40	10
Suppositorien und Vaginal-kugeln	ohne Unterscheidung der Massen	5

* Wenn die Durchschnittsmasse gleich oder kleiner als 40 mg ist, wird die Zubereitung nicht dieser Prüfung auf Gleichförmigkeit der Masse, sondern der Prüfung auf Gleichförmigkeit des Gehaltes unterzogen.

6.3 Produzenten- und Konsumentenrisiko

Bei einer Stichprobe besteht immer die Möglichkeit, dass sie prozentual mehr oder auch weniger fehlerhafte Stücke (Tabletten) aufweist als die Grundgesamtheit, z. B. gesamte Tablettencharge. Aufgrund des Resultates der Stichprobe kann deshalb fälschlicherweise eine Charge zurückgewiesen werden, obwohl die Charge in Ordnung ist. Diese Möglichkeit wird als Produzentenrisiko α bezeichnet. Anderseits besteht auch eine Möglichkeit, dass eine schlechte Charge aufgrund des Stichprobenresultates fälschlicherweise akzeptiert wird. Diese Möglichkeit wird als Konsumentenrisiko β bezeichnet. Über die Schärfe oder Strenge eines attributiven Prüfplanes, d. h. über das Ausmaß der Risiken α und β, gibt die Operationscharakteristik Auskunft.

6.4 Operationscharakteristik eines attributiven Prüfplanes

Der Prüfplan der Gleichförmigkeit des Gehaltes (Arzneibuch) kennt 2 Stufen, wobei folgende Entscheidungen getroffen werden können:

1. Die Stichprobe enthält Tabletten, die mehr als ± 25 % vom deklarierten Gehalt abweichen → Charge wird abgelehnt, da sie Tabletten mit größeren Fehlern (fehlerhafte Tabletten) enthält.

2. Die Stichprobe enthält Tabletten, die maximal ± 15 % vom deklarierten Gehalt abweichen → Charge wird akzeptiert.

3. Falls in der 1. Stufe des Stichprobenplanes maximal 1 Tablette mit kleinerem Fehler gefunden wird, die weniger als ± 25 %, jedoch mehr als ± 15 % vom deklarierten Wert abweicht (Tabletten mit kleinerem Fehler), muss der Stichprobenumfang von 10 auf 30 Tabletten erhöht werden. Es gilt dann:

$$n_1 = 10; \quad c_1 = 1$$

(eine Tablette mit kleinerem Fehler, $c_1 = 1$)

$$n_2 = 20; \quad c_2 = 0$$

(fehlerlose Tabletten, $c_2 = 0$)

Die Charge wird akzeptiert, falls bei der Prüfung weiterer 20 Tabletten keine fehlerhafte Tablette gefunden wird. Vom Anwender her gesehen ist es interessant, die Wahrscheinlichkeit zu kennen, in der Stichprobe von 10 bzw. 20 Tabletten $c = 0$, $c = 1$ oder $c = 2$ fehlerhafte Tabletten zu finden. Diese Wahrscheinlichkeit $W(c)$ hängt natürlich vom Prozentsatz p der in der Charge in Wahrheit vorhandenen fehlerhaften Tabletten ab. Näherungsweise lässt sich diese Wahrscheinlichkeit $W(c)$ mittels Poisson-Statistik berechnen. Exaktere Werte erhält man auf der Basis der Binomialverteilung. Im Folgenden wird die einfachere Poisson-Verteilung benutzt, um das Prinzip der

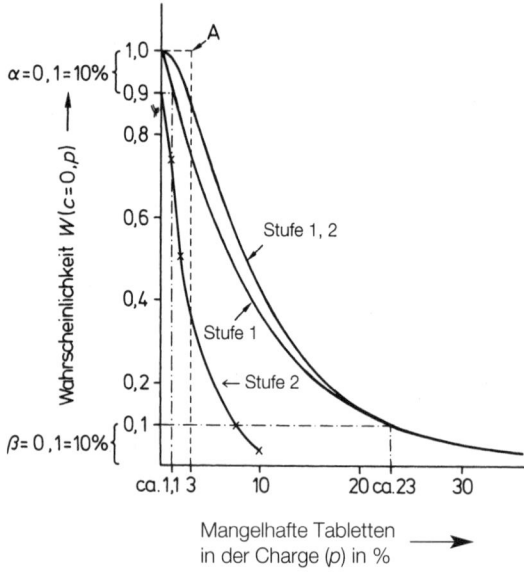

Abb. **2.11**   Operationscharakteristik des Prüfplanes für die Bestimmung der Gleichförmigkeit des Wirkstoffgehaltes in Tabletten.
Stufe 1: $n = 10$ $c = 0$ (fehlerlose Tabletten);
Stufe 1, 2: $n_1 = 10$ $c_1 = 1$ (1 Tablette mit kleinerem
            $n_2 = 20$ $c_2 = 0$ Fehler);
Stufe 2: $n_2 = 30$ $c_2 = 0$ (fehlerlose Tabletten)

A: Theoretische Operationscharakteristik, falls die gesamte Charge geprüft wird und die Chargen mit mehr als 3 % mangelhaften Tabletten zurückgewiesen werden.

Tabelle **2.12**   Wahrscheinlichkeiten $W(c = 0, p)$, in einer Stichprobe von 10 Tabletten und einer Tablettencharge mit $p\%$ fehlerhaften Tabletten **keine** fehlerhafte Tablette zu finden.

$W(c = 0, p)$	0,905	**0,90**	0,819	0,741	0,607	0,50	0,368	0,135	**0,10**
p (%)	1	1,1	2	3	5	6,9	10	20	23

$\alpha = 10\,\%$ $\beta = 10\,\%$

Berechnung einer Operationscharakteristik an einem Beispiel zu demonstrieren. Für die Wahrscheinlichkeit $W(c)$ gilt:

mit
$$W(c) = \frac{e^{-\lambda}\lambda^c}{c!}$$

$$\lambda = n \cdot p.$$

p fehlerhafte Tabletten in der Charge (%)
n Stichprobenumfang
c Anzahl fehlerhafter Tabletten in der Stichprobe

Beispiel: 1. Stufe des Prüfplanes der Gehaltseinheitlichkeit
$$n = 10; \quad c = 0.$$
Es werden die Wahrscheinlichkeiten $W(c, p)$ für $p = 1\%, 1,1\%, 2\%, 3\%, 5\%, 6,9\%, 10\%, 20\%, 23\%$ berechnet (s. Tab. **2.12**).

$$W(c, p) = \frac{e^{-10p}(10p)^0}{0!} = e^{-10p}$$

$$W(c = 0, p = 1\%) = e^{-0,1} = \underline{0,905}$$

Auf der Basis der Werte $W(c = 0, p)$ lässt sich die Operationscharakteristik des Prüfplanes (1. Stufe) erstellen (s. Abb. **2.11**). In 10 % aller Fälle wird eine Charge mit 23 % mangelhaften Tabletten angenommen (Konsumentenrisiko $\beta = 10\,\%$).

Die Annahmekennlinie (Operationscharakteristik) beschreibt in Abhängigkeit der effektiv in der Charge vorhandenen fehlerhaften Tabletten das Produzentenrisiko (Irrtumswahrscheinlichkeit α) und das Konsumentenrisiko β. Beträgt der Fehlerprozentsatz in der Charge 1,1 %, so

trägt der Produzent ein Risiko $\alpha = 10\,\%$, dass die Charge irrtümlicherweise zurückgewiesen wird. Die Annahmewahrscheinlichkeit beträgt 90 %. Beträgt der Fehlerprozentsatz ca. 7 %, so ist die Chance, dass die Charge noch angenommen wird, 50 %. Bei 23 % fehlerhaften Tabletten beträgt die Ablehnungswahrscheinlichkeit 90 %. Das Konsumentenrisiko beträgt demzufolge 10 %, d. h. in 10 % aller Fälle kann er eine Charge mit 23 % fehlerhaften Tabletten erhalten.

Die Schärfe des Prüfverfahrens hängt von der Anzahl n der geprüften Tabletten ab. Ideal wäre die punktierte Kennlinie A, wie sie in Abb. **2.11** dargestellt ist. Diese Operationscharakteristik ist praktisch nur bei einer Prüfung der gesamten Charge anwendbar, wobei die Charge bei mehr als 3 % mangelhaften Tabletten zurückgewiesen wird.

Eine wesentlich schärfere Kennlinie als beim Prüfen der 1. Stufe erhält man, wenn zu Beginn 30 Tabletten untersucht werden und ebenfalls $c = 0$ (keine mangelhaften bzw. fehlerhaften) verlangt wird (s. Tab. **2.13**).

$$W(c = 0, p) = e^{-30p}$$

Falls $c = 1$ erlaubt ist und gemäß Stufenprüfplan vorgegangen wird, so erhält man eine Kennlinie, die ungefähr der 1. Stufe des Prüfplanes bei $c = 0$ entspricht.

Tabelle **2.13**   Wahrscheinlichkeiten $W(c = 0, p)$, in einer Stichprobe von 30 Tabletten und einer Tablettencharge mit $p\%$ mangelhaften Tabletten keine mangelhafte Tablette zu finden.

$W(c=0, n=30, p)$	0,90	0,74	0,50	0,20	0,10	0,05
p (%)	0,35	1	2,3	5,3	7,7	10

Weiterführende Literatur

Bandemer, H. (1994), Statistische Versuchsplanung, 4. Aufl., G. Teubner Verlag, Leipzig.

Boniface, D. (1994), Experimental Design and Statistical Methods, Chapman & Hall, London.

Davies, D. L. (1956), Design and Analysis of Industrial Experiments, Oliver & Boyd Verlag, Edinburgh.

Lasch, D. (1992), Statistische Versuchsplanung, Gustav Fischer Verlag, Stuttgart.

Lehmacher, W., van Eimeren, W. (1986), Therapiewoche 36, 413.

Leuenberger, H., Becher, W. (1975), Pharm. Acta Helv. *50,* 88–91.

Nüesch, E. (1981), in Biopharmazie, Meier, J., Rettig, H., Hess, H. (Herausg.), Kapitel: Planung und Auswertung von Bioverfügbarkeitsversuchen, S. 387, Georg Thieme Verlag, Stuttgart.

Sachs, L. (1972), Statistische Auswertungsmethoden, Springer Verlag, Berlin, Göttingen, Heidelberg, S. 142 ff.

Sucker, H., Fuchs, P., Speiser, P. (1991), Pharmazeutische Technologie, 2. Aufl., Georg Thieme Verlag, Stuttgart, S. 125–144.

Abbildungsnachweise

Blume, H., Siewert, M., Stüber, W., Steinigen, M., Morck, H. (1987), Bioäquivalent oder nicht Bioäquivalent, Werbe- und Vertriebsgesellschaft Deutscher Apotheker, Frankfurt/Main.

Wissenschaftliche Tabellen Geigy (1980), Bd. 3 Statistik, Documenta Geigy, Basel, S. 31, 41 und 203.

Kapitel 3

Geschwindigkeiten der Veränderung von Systemeigenschaften

1 Kinetik, Allgemeines

Die zeitliche Abhängigkeit des Zustandes eines Systems wird durch die Reaktionskinetik oder kurz Kinetik beschrieben. Mit Hilfe kinetischer Gesetzmäßigkeiten lassen sich die verschiedensten Vorgänge erfassen, wie chemische Prozesse, physikalische oder mikrobiologische Veränderungen und vieles andere mehr. Die Beobachtung der Kinetik ist im Zusammenhang mit Herstellungsprozessen, Stabilitätsfragen (s. Kap. 22) oder aber auch der Frage nach den Wirkstoffkonzentrationsabläufen im Organismus nach Verabfolgung eines Arzneimittels interessant (s. Kap. 7).

Im Allgemeinen wird der zeitliche Verlauf der Zustandsänderung anhand eines charakteristischen gut messbaren Merkmals, wie z. B. der Konzentration einer Komponente des Systems oder einer physikalischen Größe, mit mathematischen Näherungsfunktionen beschrieben. Diese sollen unbeschadet komplizierterer Zusammenhänge eine möglichst einfache formale Analogie herstellen. Der Konzentrationsverlauf eines Wirkstoffs im Plasma wird durch eine große Zahl von Teilprozessen beeinflusst, die kaum in ihrer Gesamtheit aufzuzählen sein dürften. Dennoch ist es möglich, über grobe Vereinfachungen Gleichungen zu entwickeln, die formal den Konzentrationsverlauf im Plasma ausreichend wiedergeben. Andererseits ist es aber auch bei einfachen physikalischen Vorgängen oder auch chemischen Reaktionen möglich, unmittelbar die tatsächlichen Funktionen aus bekannten Gesetzmäßigkeiten abzuleiten.

Grundsätzlich ist zwischen Kinetiken in homogenen und heterogenen Systemen zu unterscheiden. Eine Kinetik eines **homogenen** Systems liegt dann vor, wenn die betreffenden Veränderungen ausschließlich innerhalb ein und derselben Phase eines Systems ablaufen, wie z. B. die Hydrolyse eines gelösten Wirkstoffs in einer wässrigen Lösung, die Sedimentation der Partikel in einer Suspension oder die Diffusion der Substanz in einer Lösung. Werden bei den in Frage kommenden Vorgängen Phasengrenzflächen durchwandert oder finden Adsorptionen oder Desorptionen an Grenzflächen statt, so liegen Kinetiken in **heterogenen** Systemen vor.

Man unterscheidet ferner lineare und nichtlineare Kinetiken. Unter einer **linearen** Kinetik versteht man eine solche, bei der über den gesamten Prozess die Geschwindigkeit der Veränderungen entweder konstant ist oder einer oder mehrerer während des Prozesses sich verändernder Größen direkt proportional ist. Bei einer **nichtlinearen** Kinetik besteht eine derartige einfache Gesetzmäßigkeit näherungsweise höchstens in einem bestimmten Bereich des Prozesses. Hierunter fallen z. B. Enzymreaktionen, bei denen in hohen Substratkonzentrationen Sättigungen auftreten können.

1.1 Lineare Kinetik

1.1.1 Reaktionsordnung und -molekularität

Die „Reaktionsmolekularität" gibt an, wie viele Moleküle stöchiometrisch an einer Reaktion beteiligt sind. Da eine Reaktion im Allgemeinen in einer Folge von Elementarreaktionen abläuft, von denen eine die langsamste ist und damit die Geschwindigkeit der gesamten Reaktion bestimmt, sagt die Reaktionsordnung meist nichts über die Molekularität der Reaktion aus.

Es ist häufig der Fall, dass in der Elementarreaktion, die als langsamste die Geschwindigkeit der Gesamtreaktion bestimmt, mehr als ein Reaktionspartner in die Geschwindigkeitsgleichung eingeht und die kinetische Untersuchung dennoch die Reaktionsordnung 1 ergibt.

Beispiele sind Reaktionen zwischen einer Substanz A und einem Molekül des überschüssigen Lösungsmittels B oder die Reaktion zwischen einem Estermolekül und einem Hydroxyl-Ion in gepufferter alkalischer Lösung. Im ersten Fall wird durch die vollständige Umsetzung von A nur ein verschwindend kleiner Anteil an B verbraucht: $B_0 - B \approx B_0$; im zweiten Fall wird die Konzentration an Hydroxyl-Ionen durch das Säure-Basen-Paar des Puffers konstant gehalten. In beiden Fällen handelt es sich prinzipiell um eine bimolekulare Reaktion, wobei sich jedoch die Konzentration nur eines Reaktionspartners merklich ändert, während die des zweiten konstant bleibt. Gl. (12) für eine Reaktion 2. Ordnung reduziert sich folglich mit

$$B_0 \gg A_0$$

und deshalb $B_t \approx B_0$ zu

$$-\frac{dA}{dt} = {}^2k \cdot B_0 \cdot A = {}^1k' \cdot A. \tag{20}$$

Eine solche bimolekulare Reaktion lässt sich nicht von einer monomolekularen durch kinetische Untersuchungen unterscheiden. Dafür ist der Ausdruck „pseudo-1." Ordnung üblich, besser ist die moderne Trennung in Reaktionsordnung für das kinetische Geschehen und die Molekularität für den Vorgang auf der nicht direkt beobachtbaren molekularen Ebene.

Durch Konstanthalten der Menge eines Reaktionspartners kann eine bimolekulare Reaktion eine Kinetik 1. Ordnung aufweisen. Ebenso kann unter bestimmten Voraussetzungen eine monomolekulare oder auch eine bimolekulare Reaktion die Kinetik einer nullten Ordnung zeigen, wenn die am geschwindigkeitsbestimmenden Schritt beteiligten Mengen der reagierenden Substanzen konstant gehalten werden (s. Gl. (3)). Ein Beispiel hierfür ist die Reaktion einer Substanz, die in ihrer gesättigten Lösung im Gleichgewicht mit ungelöster Substanz vorliegt.

Dies ist in einer Suspension unter der entscheidenden Voraussetzung der Fall, dass die Lösungsgeschwindigkeit deutlich größer ist als die Reaktionsgeschwindigkeit. Aus Gl. (3) wird dann Gl. (21).

$$-\frac{dA}{dt} = {}^1k \cdot A_s \tag{21}$$

A_s entspricht der Menge gelöster Substanz einer gesättigten Lösung, wobei diese Menge A_s in einem definierten Volumen der Arzneizubereitung konstant bleibt, solange eine gesättigte Lösung vorliegt. Das Produkt ${}^1k \cdot A_s$ kann damit zur Geschwindigkeitskonstanten einer Reaktion nullter Ordnung zusammengefasst werden (Gl. (22)).

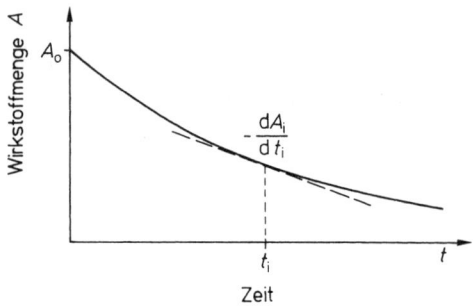

Abb. **3.1** Häufig beobachteter Verlauf der Abnahme der Restmenge oder der Restkonzentration eines Wirkstoffs A in einer Arzneiform mit der Zeit t; die Reaktionsgeschwindigkeit zu einer Zeit t_i ist die Steigung der Tangente an die Kurve im Punkt $(A, t)_i$.

$$-\frac{dA}{dt} = {}^0k' \tag{22}$$

Die Reaktionsgeschwindigkeit ${}^0k'$ enthält folglich den Betrag der ständig vorhandenen Menge A_s als Faktor.

Erst wenn der gesamte Feststoff in Lösung gegangen ist, wird A_s unterschritten und damit zu einer Variablen. Die Reaktionsordnung wird nun von null in 1 übergehen.

1.1.2 Reaktionen verschiedener Ordnungen

Häufig ergibt eine graphische Darstellung der Restmenge A bzw. der Restkonzentration $c\,(A)$ an Wirkstoff gegen die Zeit eine Ähnlichkeit mit dem Kurvenverlauf, wie er in Abb. **3.1** gezeigt ist.

Die zeitliche Änderung der Restmenge A an Wirkstoff ist die momentane Reaktionsgeschwindigkeit RG. Sie ist in jedem Zeitpunkt t_i gegeben durch die Steigung der Tangente an die Kurve, ausgedrückt als Differentialquotient

$$RG = -\frac{dA}{dt}. \tag{1}$$

In Abb. **3.1** hat die Kurve bei $t = 0$ die größte Steigung, die mit kleiner werdendem Wert von A abnimmt.

$$\frac{dA}{dt} = k \cdot A_t^{\alpha} \cdot B_t^{\beta} \cdot C_t^{\gamma} \cdots$$

mit Reaktionsordnung

$$n = \alpha + \beta + \gamma + \dots$$

Die Reaktionsordnung n ist die Summe der Exponenten der Ausdrücke für die Menge oder Konzentration auf der rechten Seite der Geschwindigkeitsgleichung einer Reaktion.

Reaktionen 1. Ordnung

Die einfachste Annahme zur Beschreibung des oben genannten Zusammenhangs ist die Annahme einer Proportionalität, d. h. die Änderung der Menge A mit der Zeit t ist proportional der Restmenge (exponentieller Verlauf).

$$- \frac{dA}{dt} \sim A_t \qquad (2)$$

Nach Einführen einer Proportionalitätskonstanten lässt sich daraus die Geschwindigkeitsgleichung formulieren

$$- \frac{dA}{dt} = k \cdot A_t. \qquad (3)$$

Die Konstante k ist die Reaktionsgeschwindigkeitskonstante, abgekürzt RGK. Ihre Dimension ist in diesem Fall (Zeit^{-1}).

In Gl. (3) hängt die Reaktionsgeschwindigkeit nur von einem einzigen Mengen-Ausdruck ab. Man nennt eine hierdurch beschriebene Reaktion eine Reaktion 1. Ordnung.

Die jeweilige Geschwindigkeitskonstante wird zur entsprechenden Kennzeichnung häufig mit einem Präfix versehen, z. B. für eine Reaktion 1. Ordnung als ^1k.

Die Integration von Gl. (3) zwischen den Grenzen t = 0 und t → ∞ führt zu Gl. (4)

$$A_t = A_0 \cdot e^{-^1kt} \qquad (4)$$

$$\ln A_t = \ln A_0 - ^1kt \text{ bzw.} \qquad (5a)$$

$$\log A_t = \log A_0 - \frac{^1kt}{2{,}303} \qquad (5b)$$

Diese gestattet, die Restmenge A nach einer beliebigen Zeit t zu berechnen bzw. aus der graphischen Darstellung (s. Abb. **3.2**) der Gl. (5a) als

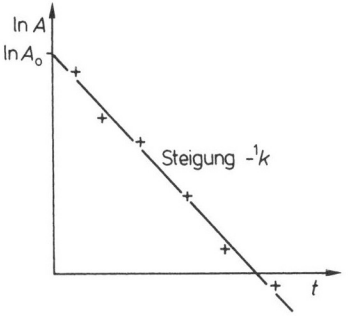

Abb. **3.2** Graphische Ermittlung der Geschwindigkeitskonstanten einer Reaktion 1. Ordnung.

Gerade abzulesen. ^1k ist dabei die Steigung der Geraden.

Anstelle von ^1k mit der Dimension (Zeit^{-1}) werden häufig Ausdrücke benutzt, welche die Dimension (Zeit) besitzen. Bei der Beurteilung der Stabilität ist die Zeit von Interesse, innerhalb der die deklarierte Wirkstoffmenge in einer Arzneiform auf 90 % abnimmt. Diese Zeit nennt man $t_{90\%}$. In der Reaktionskinetik und in der Biopharmazie wird oft die Halbwertszeit $t_{50\%}$ verwendet. Diese Größen hängen auf einfache Weise mit der Reaktionsgeschwindigkeitskonstanten 1. Ordnung zusammen, was für $t_{90\%}$ gezeigt werden soll.

In das logarithmierte Zeitgesetz (Gl. (5a)) wird anstelle der Variablen t der Parameter $t_{90\%}$ eingesetzt. Damit wird zugleich festgelegt, dass $At_{90\%}$ gleich 9/10 A_0 ist.

$$\ln \frac{9}{10} A_0 = \ln A_0 - ^1k \cdot t_{90\%}, \qquad (6)$$

Die Auflösung von Gl. (6) nach $t_{90\%}$ ergibt Gl. (7).

$$t_{90\%} = \frac{\ln (10/9)}{^1k} = \frac{0{,}105}{^1k} \qquad (7)$$

Für die Halbwertszeit ergibt sich analog

$$t_{50\%} = \frac{\ln 2}{^1k} = \frac{0{,}693}{^1k} \qquad (6)$$

Dieses Ergebnis besagt, dass die Parameter $t_{90\%}$ und $t_{50\%}$ bei einer Reaktion 1. Ordnung unabhängig von der Menge sind. Deshalb können in Gl. (6) statt A_0 beliebige Größen A_t eingesetzt werden.

Die Kenntnis der Halbwertszeit bei einer Reaktion 1. Ordnung ermöglicht die Bestimmung der Zeit bis zum praktisch vollständigen Reaktionsende: Nach fünf Halbwertszeiten ist die Ausgangskonzentration auf 3,125 % (2^{-5}) ihres Wertes, nach zehn Halbwertszeiten auf weniger als 1 Promill (2^{-10}) gesunken.

Die logarithmierte Form des Zeitgesetzes (Gl. (5a und 5b)) ermöglicht eine einfache und meist genügend aussagekräftige Prüfung darauf, ob die experimentell verfolgte Reaktion mit Gl. (3) bis Gl. (5a und 5b) befriedigend beschrieben werden kann. Dies wird angenommen, wenn analog Abb. **3.2** die aus den Messwerten errechneten Wertepaare $(\ln A, t)_i$ zufällig um eine Ausgleichsgerade angeordnet erscheinen.

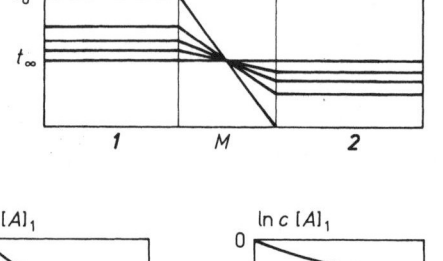

Abb. 3.3 Diffusion einer Substanz A durch eine Membran M vom Kompartiment 1 zum Kompartiment 2 in einem geschlossenen System (a) und unter Sinkbedingungen (b).

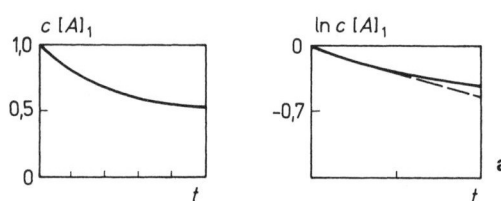

a In einem geschlossenen System mit Konzentrationsausgleich ergibt die Auftragung von ln $c[A]_1$ gegen t *keine* Gerade.

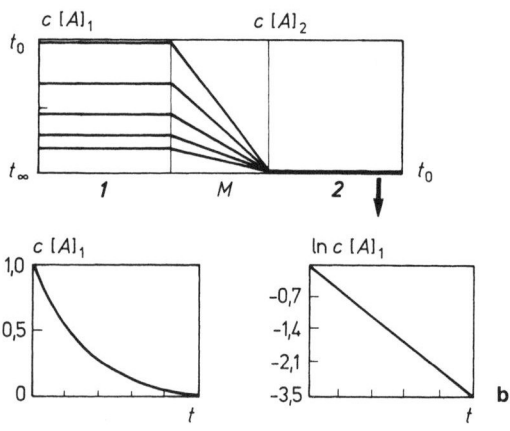

b Bei Sinkbedingungen wird die im Kompartiment 2 ankommende Substanz A sofort abgeführt. ↓ = Sink (Abfluss).

Dies erlaubt jedoch nicht die Berechnung, sondern nur eine grobe Schätzung der Parameter A_0 und ^1k mit Hilfe der linearen Regression (Kap. 2.6); diese basiert auf der Annahme, dass Abweichungen zufällig, d. h. um den Mittelwert normalverteilt sind; die Transformation A_t zu ln A_t macht die Abweichungen asymmetrisch und erzeugt damit systematische Fehler (s. Kap. 2, Abschn. 1).

Die Kinetik 1. Ordnung ergibt auch außerhalb des Gebietes von chemischen Reaktionen ein brauchbares Modell zur näherungsweisen Beschreibung von Veränderungen, wie am Beispiel der Diffusion gezeigt werden soll:

Die Diffusion eines gelösten Stoffes innerhalb ein und derselben Phase erfolgt grundsätzlich nach einer Kinetik 1. Ordnung, die sich im 1. Fickschen Gesetz (s. Kap. 4, Abschn. 2.3.5) niederschlägt. Danach ist die Diffusionsgeschwindigkeit proportional dem Konzentrationsgradienten, d. h. dem Unterschied der Konzentrationen über die Dicke der Membran, der sich durch den Diffusionsstrom mehr oder minder rasch abbaut. Werden zwei Kompartimente unterschiedlicher Konzentration durch eine dünne Membran voneinander getrennt, welche von den gelösten Molekülen nur schwer durchdrungen werden kann, wird der Konzentrationsgradient im Wesentlichen auf die Membran selbst beschränkt. Die Diffusionsgeschwindigkeit ist dann der Differenz der Konzentrationen in den beiden Kompartimenten proportional. Ist das System in sich geschlossen, kommt der Diffusionsstrom zum Stillstand, wenn in beiden Kompartimenten die gleiche Konzentration herrscht. Kinetisch betrachtet sind dann die Geschwindigkeiten des Übergangs von Stoff aus den Kompartimenten in das jeweils andere gleich groß, so dass ein Gleichgewicht herrscht.

Einen derartigen Vorgang veranschaulicht die Abb. **3.3a**. Die im Kompartiment 1 vorliegende Konzentration der interessierenden Substanz A sei $c(A)_1$, während die Konzentration im Kompartiment 2 durch $c(A)_2$ symbolisiert wird. Zur Zeit t_0 sei $c(A)_1$ hoch und $c(A)_2 = 0$. Zur Zeit t_∞ ist $c(A)_1 = c(A)_2$. Sind beide Kompartimente gleich groß, so stellt sich zur Zeit t_∞ in beiden Kompartimenten die halbe Ausgangskonzentration des Kompartiments 1 ein. Trägt man die Konzentration des Kompartiments 1 gegen die Zeit auf, erhält man eine fallende, von der Ausgangskonzentration asymptotisch in den Gleichgewichtswert einlaufende Kurve. Das Diagramm $\ln c(A)_1$ gegen t ist hier nicht linear, erst $\ln (c(A)_{1,\infty} - c(A)_1)$ gegen t stellt eine fallende Gerade dar.

Es ist auch eine zweite Bedingung vorstellbar, dass nämlich die gesamte im Kompartiment 2 auftretende Substanzmenge sofort eliminiert wird, z. B. durch einen raschen Übertritt in ein drittes Kompartiment oder durch chemische Veränderung. In diesem Fall herrscht im Kompartiment 2 nur eine geringe, in ihrem Einfluss auf die Kinetik des Stoffübergangs zu vernachlässigende Konzentration (Sinkbedingung).

Der gesamte Konzentrationsgradient durch die Membran entspricht dann praktisch der Konzentration von A im Kompartiment 1. Damit ist die Diffusionsgeschwindigkeit direkt proportional $c(A)_1$. Die Diffusionsgeschwindigkeit wird null und der Stoffübergang ist beendet, wenn im Kompartiment 1 die Konzentration 0 erreicht ist. Dieser Vorgang ist schematisch in Abb. **3.3b** wiedergegeben.

Diese Verhältnisse liegen z. B. oft bei der Aufnahme von Wirkstoffen aus Arzneiformen (Invasion) in den lebenden Organismus vor (s. Kap. 7, Abschn. 1). Wenn also Kompartiment 1 das Lumen des Gastrointestinaltraktes simuliert, würde Kompartiment 2 das Volumen der Körperflüssigkeiten bedeuten; der schnelle Abfluss aus 2 in Abb. **3.3b** simuliert dann das Entfernen von A aus den Körperflüssigkeiten, Elimination genannt. Diese ist wieder in der Regel ein Prozess 1. Ordnung.

Ein anderes Beispiel ist die Geschwindigkeit, mit der eine Flüssigkeit aus einer Öffnung im Boden eines Behälters ausströmt. Sie ist dem herrschenden hydrostatischen Druck h und damit der jeweiligen Höhe der Flüssigkeitssäule über der Öffnung proportional, d. h. $-\mathrm{d}V/\mathrm{d}t \sim h$.

Ebenso entlädt sich ein elektrischer Kondensator nach Kurzschließen mit einer Geschwindigkeit, die der jeweiligen restlichen Ladung des Kondensators proportional ist. Beide zuletzt genannten Beispiele werden in der Biopharmazie bei der Simulierung der Konzentrationsabläufe von Wirkstoffen im Organismus verwendet (hydraulisches bzw. elektronisches Analogon).

Das Modell der Reaktion 1. Ordnung wird auch verwendet, um die zeitliche Abnahme der Anzahl Mikroorganismen, N, ausgehend von einem Anfangswert ("bioburden"), N_o, in einem kontaminierten Medium unter mikrobiziden Bedingungen zu beschreiben:

$$N = N_o \cdot \exp(-{}^1k\,t) \tag{9}$$

Daraus kann, analog zur Ableitung des Wertes für $t_{90\%}$ (S. 26, Gl. (6)), ein Zeitraum abgeleitet werden, innerhalb dessen die Zahl Mikroorganismen von 100 % auf 10 % (oder *um* 90 %) abgenommen hat. In der Technologie der Sterilisation mit Hitze wird dieser Wert als D-Wert (Dezimalreduktionswert) mit der Dimension [Zeit] bezeichnet (s. Kap. 5, Abschn. 5.1.1):

$$t_{10\%} = D = \ln 10\,/\,{}^1k \tag{10}$$

Reaktionen 2. Ordnung

Wenn die graphische Darstellung der Messwertpaare zwar im Kurvenverlauf dem Typ in Abb. **3.1** entspricht, die aus den Messwertepaaren errechneten Wertepaare $(\ln A, t)_i$ jedoch keine Gerade entsprechend Abb. **3.2** ergeben, ist die Reaktionsgeschwindigkeit nicht allein der jeweils vorhandenen Menge proportional (Gl. (2)). Die zutreffende Annahme könnte sein, dass zwei Reaktanden an der Reaktion beteiligt sind

$$A + B \rightarrow \text{Produkte}$$

und gemeinsam die Reaktionsgeschwindigkeit bestimmen.

Die Reaktionsgeschwindigkeit RG ist dann den Mengen beider Reaktanden proportional (Gl. (11)).

$$RG = -\frac{\mathrm{d}A}{\mathrm{d}t} = -\frac{\mathrm{d}B}{\mathrm{d}t} \sim A \cdot B \tag{11}$$

Entsprechend ergibt sich Gl. (12).

$$-\frac{\mathrm{d}A}{\mathrm{d}t} = -{}^2k \cdot A \cdot B \tag{12}$$

Die Dimension der Geschwindigkeitskonstanten ist von der Dimension von A und B abhängig, d. h. bei Verwendung von z. B. Mengen (Zeit $^{-1}$ · Menge $^{-1}$). In Gl. (12) stehen für die Geschwindigkeit auf der rechten Seite zwei Mengen-Ausdrücke, jeweils mit dem Exponenten 1. Entsprechend wird die Reaktion eine Reaktion zweiter Ordnung genannt und die Reaktionsgeschwindigkeitskonstante häufig mit dem Präfix 2 gekennzeichnet (^2k).

Die Integration von Gl. (12) ergibt Gl. (13).

$$\ln \frac{B_t}{B_0} - \ln \frac{A_t}{A_0} = (A_0 - B_0) \cdot {}^2kt \qquad (13)$$

Für den Sonderfall, dass zu Beginn der Reaktion die Menge von A gleich der von B ist, vereinfacht sich Gl. (12) zu

$$-\frac{dA}{dt} = {}^2k \cdot A^2, \qquad (14)$$

die Integration von Gl. (14) ergibt Gl. (15)

$$\frac{1}{A_t} = \frac{1}{A_0} + {}^2kt. \qquad (15)$$

Die graphischen Darstellungen nach Gl. (13) und Gl. (15) finden sich in Abb. **3.4**.

Die Halbwertszeit $t_{50\%}$ einer Reaktion 2. Ordnung ist für den einfacheren Fall ($A_0 = B_0$) gegeben durch

$$t_{50\%} = \frac{1}{A_0 \cdot {}^2k} \qquad (16)$$

und ist damit umgekehrt proportional zur jeweiligen Anfangsmenge. Sie ist nicht mehr konzentrationsunabhängig wie bei Reaktionen 1. Ordnung.

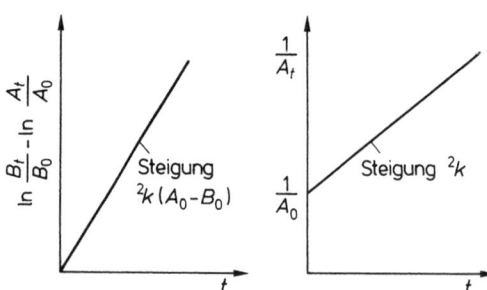

Abb. **3.4** Graphische Darstellung der linearisierten Funktionen für eine Reaktion 2. Ordnung. **a** $A_0 \neq B_0$, **b** $A_0 = B_0$.

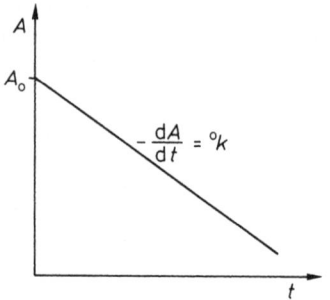

Abb. **3.5** Verlauf einer Reaktion nullter Ordnung.

Reaktionen nullter Ordnung

Ergibt sich beim Auftragen der Restmenge A gegen die Zeit eine Gerade entsprechend Abb. **3.5**, so ist die Geschwindigkeit der Reaktion konstant, d. h. je Zeiteinheit werden immer gleiche Mengen an Substanz umgesetzt. Dies tritt auf, wenn die Geschwindigkeit z. B. bei einer photochemischen Reaktion durch die Menge des absorbierten Lichtes oder bei einer katalysierten Reaktion durch die begrenzte, stets vollständig mit reagierenden Molekülen belegte Kontaktfläche des Katalysators bestimmt wird.

Entsprechend Abb. **3.5** kann die Geschwindigkeitsgleichung sehr einfach nach Gl. (17) formuliert werden

$$-\frac{dA}{dt} = {}^0k. \qquad (17)$$

Die Summe der Exponenten der Ausdrücke für die Menge auf der rechten Seite von Gl. (17) ist null, da die Menge formal als $A^0 = 1$ auftaucht. Entsprechend der Definition für Reaktionsordnungen ist die Ordnung hier null. Die Geschwindigkeitskonstante hat die Dimension (Menge · Zeit^{-1}) für den Fall, dass die Restmenge Stoff gemessen wurde. Durch Integration ergibt Gl. (17) das Zeitgesetz Gl. (18).

$$A_t = A_0 - {}^0k \cdot t \qquad (18)$$

Die Halbwertszeit beträgt (Gl. (19))

$$t_{50\%} = \frac{A_0}{2 \cdot {}^0k} \qquad (19)$$

und ist somit abhängig von der Anfangsmenge Wirkstoff im Gegensatz zur Reaktion 1. Ordnung.

1.1.3 Vergleich der Geschwindigkeiten von Reaktionen nullter, 1. und 2. Ordnung

Wie zu Beginn des Kapitels 3 ausgeführt, werden die Gleichungen der Kinetik chemischer Reaktionen in der Pharmazeutischen Technologie vor allem als mathematische Werkzeuge benutzt, um Messwerte innerhalb einer gegebenen Genauigkeit zu interpolieren. Die Zuordnung zu einer bestimmten Reaktionsordnung hat daher eher formalen, mathematisch-statistischen Charakter.

Nimmt man an, dass Modellreaktionen jeweils nullter, 1. und 2. Ordnung numerisch gleiche Geschwindigkeitskonstanten besitzen, so ergeben sich die in Abb. **3.6** gezeigten Kurvenverläufe: die niedrigste Ordnung ergibt die schnellste Änderung.

Zu Beginn unterscheiden sich die Kurvenverläufe, wenn auch systematisch, so doch nur wenig; oft wird die fälschliche Annahme einer zu niedrigen Ordnung zu einem tolerierbaren Fehler führen, solange nur der Anfangsbereich von Bedeutung ist. Im Bereich der Stabilität von Arzneimitteln (s. Kap. 22) kann ein anderer Gesichtspunkt zusätzliche Bedeutung gewinnen: Beschreibt der Kurvenverlauf für die Reaktion 2. Ordnung in Abb. **3.6** die Zersetzung eines Wirkstoffes, so führt die fälschliche Annahme einer Reaktion nullter Ordnung bei größeren Werten von t bzw. größerem Verlust an A zwar zu einer systematischen Abweichung zwischen tatsächlichem Restgehalt an Wirkstoff und den nach der entsprechenden Gleichung extrapolierten Werten, die Extrapolation ergibt aber immer zu kleine Restgehalte. Damit wird die Verwendungsfrist für das Arzneimittel verkürzt.

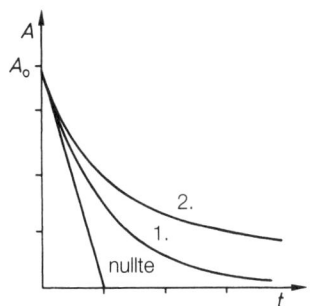

Abb. **3.6** Vergleich der Reaktionsverläufe bei Annahme verschiedener Ordnungen (nullter, 1., 2.) mit numerisch gleichen Geschwindigkeitskonstanten.

1.2 Nichtlineare Kinetik

Ein wichtiger Fall der nichtlinearen Kinetik in homogenen Systemen ist die enzymatische Umsetzung von Wirkstoffen bei unterschiedlichen Verhältnissen zwischen den Konzentrationen an Substrat bzw. Enzym (Michaelis-Menten-Kinetik). Man nimmt an, dass das Enzym E und sein Substrat S miteinander unter Bildung eines instabilen Komplexes ES reagieren, bei dessen Zerfall das Reaktionsprodukt P und freies Enzym E entstehen:

$$E + S \underset{k_{-s}}{\overset{k_s}{\rightleftharpoons}} ES \underset{k_{-p}}{\overset{k_p}{\rightleftharpoons}} E + P$$

Da $k_{-p} \ll k_p$ ist, wird die Geschwindigkeit v der Umsetzung von S oder der Bildung von P:

$$v = -\frac{dc(S)}{dt} \approx k_p \cdot c(ES) \tag{23}$$

Wenn das Substrat gegenüber dem Enzym in großem Überschuss ist, wird das gesamte Enzym als Komplex vorliegen und die Reaktionsgeschwindigkeit ein Maximum (v_{max}) erreichen.

$$v_{max} = k_p \cdot c(E) \tag{24}$$

Aus der Geschwindigkeit der Bildung von ES aus E und S und des Verschwindens von ES in beiden Richtungen ergibt sich im stationären Zustand, d. h. im Fließgleichgewicht:

$$\frac{[c(E) - c(ES)] \cdot c(S)}{c(ES)} =$$

$$\frac{(v_{max} - v) \cdot c(S)}{v} = \frac{k_{-s} + k_p}{k_s} = K_m \tag{25}$$

Durch Umformung erhält man daraus die **Michaelis-Menten-Gleichung**

$$v = \frac{v_{max} \cdot c(S)}{K_m + c(S)} \tag{25a}$$

K_m Michaelis-Konstante

K_m lässt sich experimentell durch die Messung der Geschwindigkeit v bei zunehmender Substratkonzentration $c(S)$ bestimmen. Nach Gl. (25a) ergibt sich, dass K_m der Substratkonzentration bei $v = 1/2\, v_{max}$ entspricht. Die direkte Auftragung von v gegen $c(S)$ (Abb. **3.7**) zeigt dies

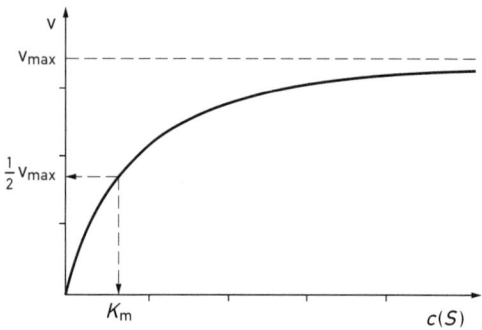

Abb. **3.7** Direkte Darstellung der Abhängigkeit der Geschwindigkeit v einer enzymatischen Reaktion von der Substratkonzentration c(S).

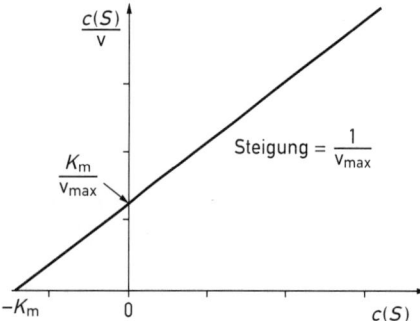

Abb. **3.8** Ermittlung von K_m und v_{max} mit Hilfe der linearen Darstellung der Michaelis-Menten-Gleichung nach Hanes.

anschaulich. Da v_{max} selbst jedoch nie ganz erreicht wird, werden v_{max} und K_m am besten durch Linearisierung der Gl. (25a) ermittelt, z. B. in Form des Hanes-Diagramms (Abb **3.8**) nach Gl. (25b), die sich durch Multiplikation der reziproken Gl. (25a) mit $c(S)$ ergibt:

$$\frac{c(S)}{v} = \frac{c(S)}{v_{max}} + \frac{K_m}{v_{max}} \qquad (25b)$$

Das Hanes-Diagramm ist wegen gleichmäßiger Fehlergrenzen bei konstantem absolutem Fehler besser geeignet als die vielfach verwendete doppelt-reziproke Darstellung der Michaelis-Menten-Gleichung nach Lineweaver-Burk.

Darüber hinaus lässt sich durch Umformen von Gl. (25) in mehreren Schritten die Reaktionsgeschwindigkeit $v = -\, dc(S)/dt$ für die Metabolisierung des Substrats erhalten.

$$-\frac{dc(S)}{dt} = \frac{v_{max}}{K_m + c(S)} \cdot c(S) \qquad (26)$$

Anstelle der einfachen Reaktionsgeschwindigkeitskonstanten k von Gl. (3) erhält man einen von der Substratkonzentration abhängigen Ausdruck, der zu nichtlinearem Verhalten führt.

Falls $c(S)$ sehr groß ist gegenüber K_m, vereinfacht sich Gl. (26) zu

$$-\frac{dc(S)}{dt} = v_{max} \qquad (27)$$

Gl. (27) ist identisch mit Gl. (17) für Reaktionen nullter Ordnung. Der konstante Abfall nach einer Reaktion nullter Ordnung ist immer bei hohen Substratkonzentrationen bzw. sehr niedrigen Enzymkonzentrationen zu beobachten, z. B. beim Ethanolabbau im Menschen.

Bei sehr kleinen Substratkonzentrationen im Vergleich zur Enzymkapazität gilt $c(S) \ll K_m$

$$-\frac{dc(S)}{dt} = \frac{v_{max}}{K_m}\, c(S) = k' \cdot c(S) \qquad (28)$$

Gl. (28) ist identisch mit Gl. (3) von Abschn. 1.1.1 für Reaktionen 1. Ordnung. Dies ist der Normalfall bei der Metabolisierung von Wirkstoffen. Aber auch bei sehr kleinen Ethanolkonzentrationen geht der Abbau in den nichtlinearen Bereich über (s. Abb. **3.9**).

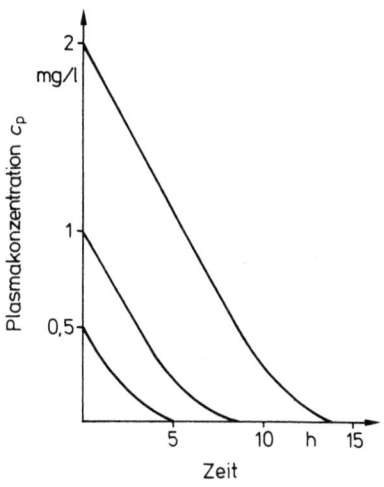

Abb. **3.9** Verlauf der Plasmakonzentrationen von Ethanol bei verschieden hohen Anfangskonzentrationen.

Damit erweisen sich in der Pharmakokinetik die Reaktionen nullter und 1. Ordnung als Grenzfälle der Michaelis-Menten-Kinetik.

1.3 Heterogene Reaktionen

Wie bereits erwähnt (s. Abschn. 1), treten heterogene Reaktionen in Mehrphasensystemen auf. Bei Überwiegen des Volumenanteils kohärenter flüssiger Phasen, was z. B. bei Suspensionen der Fall ist, können einfache Reaktionsordnungen resultieren (s. Abschnitt 1.1.1).

Die Anreicherung von Reaktanden oder von Reaktionsmedien, wie Lösungsmitteln an Grenzflächen, und die Verteilung von Reaktanden zwischen verschiedenen Phasen eines Systems können Mechanismus, Geschwindigkeit und Ausmaß einer Reaktion beeinflussen. Bindungskonstanten für Reaktanden an der Grenzfläche, d. h. Konstanten für die Lage der Gleichgewichte zwischen Adsorption und Desorption sowohl bei der Chemisorption wie bei der Physisorption, spielen ebenso eine Rolle wie die Bindungskapazität der Grenzfläche. Bei Pulvern und Komprimaten erfolgt Sorption an der Grenzfläche fest/gasförmig, bei Suspensionen an der Grenzfläche fest/flüssig. Weiterhin können Reaktanden an Emulgatorfilme in Emulsionen und an kolloide, gerüstbildende Komponenten in Gelen in begrenztem Ausmaß, meist reversibel, gebunden werden. In Emulsionen und Cremes wird eine Verteilung der Reaktanden zwischen Phasen stattfinden, so dass Verteilungskoeffizienten und Diffusionskoeffizienten die Kinetik einer Reaktion beeinflussen können. In formal ähnlicher Weise kann die Permeation gasförmiger Reaktanden, z. B. Wasserdampf oder Sauerstoff, durch polymeres Hüllmaterial, Packmittel oder Schichten bereits gebildeter Reaktionsprodukte die Kinetik einer Reaktion mitbestimmen.

Noch weniger übersichtlich wird der Verlauf, wenn sich durch die Reaktion die Art und Zahl der Phasen ändern. Reaktionsprodukte können flüssig sein und ein hohes Lösungsvermögen für ein Edukt haben. Damit kann z. B. eine Hydrolyse, die zunächst in fester Phase mit wenig adsorbiertem Wasser oder mit einzelnen Wassermolekülen aus dem Dampfraum abläuft, in eine Reaktion übergehen, die in hochkonzentrierter oder gesättigter Lösung fortschreitet. Ein Beispiel ist die hohe Löslichkeit von p-Aminosalicylsäure in ihrem Decarboxylierungsprodukt m-Aminophenol. Ein Produkt kann auch den Schmelzpunkt des Eduktes erniedrigen und über ein Eutektikum eine flüssige Phase mit veränderter Kinetik erzeugen.

Heterogene Reaktionen können während Herstellungsprozessen ablaufen und zur Qualität des Produktes beitragen, z. B. bei der Polymerisation emulgierter Monomere zu dem Zwischenprodukt Latexdispersion. Im Rahmen von Herstellungsverfahren sind sie aber eher auf physikalische Veränderungen beschränkt. Heterogene chemische Reaktionen laufen dagegen häufig während der Lagerung disperser Arzneiformen ab und sind somit für die Haltbarkeit der Produkte von Bedeutung (s. Kap. 22). Wenn dabei nur der chemisch-analytisch bestimmbare Gehalt an Wirkstoff betroffen ist, gelingt es oft in dem nur kleinen interessierenden Umsatzbereich von 10 %, die Abnahme der Restmenge Wirkstoff über die Zeit mit einfachen Zeitgesetzen zu beschreiben (vgl. Abschn. 1.1.3). Dies unterstreicht erneut, dass die benutzten mathematischen Funktionen den Mechanismus der Reaktion nur selten erfassen können.

2 Einflussgrößen im Rahmen der Reaktionskinetik

Katalyse und log k/pH-Profil

Katalysatoren erhöhen die Geschwindigkeiten von chemischen Reaktionen, ohne selbst Bestandteil der Reaktionsprodukte zu werden. Dies gilt sowohl für irreversible wie auch für beide Schritte reversibler Reaktionen. Von Bedeutung sind die *spezifische* Säure-Basen-Katalyse, d. h. Katalyse durch H_3O^+ und durch OH^-, sowie die *allgemeine* Säure-Basen-Katalyse, z. B. durch konjugierte Säure-Basen-Paare von Puffersubstanzen.

Reaktionen zwischen Ionen in Lösungen werden in ihrer Kinetik auch durch die Ionenstärke und die Polarität des Lösungsmittels beeinflusst.

Viele für die Haltbarkeit wichtige solvolytische Reaktionen von Wirkstoffen in Arzneiformen verlaufen spezifisch Säure-Basen-katalysiert, wie z. B. die Hydrolyse von Estern in wässriger Lösung. Für die Kinetik ist es von den zahlreichen Schritten der Gesamtreaktion derjenige entscheidend, welcher am langsamsten verläuft und damit die Geschwindigkeit der Gesamtreaktion bestimmt.

Dieser geschwindigkeitsbestimmende Schritt ist bei der von Hydroxonium-Ionen katalysierten Reaktion die Protonierung des Esters am Carbonyl-Sauerstoff:

$$-\frac{dc(A)}{dt} = k_{H^+} \cdot c(A) \cdot c(H_3O^+) \qquad (29)$$

Bei der Katalyse durch Hydroxyl-Ionen greift ein solches Ion im geschwindigkeitsbestimmenden Schritt am positiven Kohlenstoff-Atom der polarisierten Carbonyl-Gruppe an:

$$- \frac{dc(A)}{dt} = k_{OH^-} \cdot c(A) \cdot c(OH^-) \qquad (30)$$

Zusätzlich kann eine spontane Hydrolyse ohne Beteiligung der Katalysatoren ablaufen.

$$- \frac{dc(A)}{dt} = k_0\, c(A)$$

In Bereichen in der Nähe des Neutralpunktes addieren sich die einzelnen Reaktionen und Gleichungen

$$- \frac{dc(A)}{dt} = [k_{H^+} \cdot c(H_3O^+) + \qquad (31)$$

$$k_{OH^-} \cdot c(OH^-) + k_0]c(A)$$

Wenn die Reaktion in saurer Lösung abläuft, ist $c(OH^-)$ nahe null, und damit ist auch das Produkt $k_{OH^-} \cdot c(OH^-)$ in Gl. (31) vernachlässigbar. Wird die Lösung gepuffert, ohne dass durch die Puffersubstanz eine allgemeine Säure-Basen-Katalyse bewirkt wird, bleibt $c(H_3O^+)$ konstant. Die Reaktion läuft dann nach 1. Ordnung ab (s. Abschn. 1.1.1). Entsprechendes gilt für die Hydrolyse in alkalischer Lösung. Die beobachtete Reaktionsgeschwindigkeitskonstante k_{beob} ist gegeben durch die Summe aus dem Produkt der Geschwindigkeitskonstanten der betreffenden Katalyse und der Konzentration der beteiligten Ionenart, wobei vereinfachend angenommen werden soll, dass eine spontane Hydrolyse ohne Bedeutung ist.

$$k_{beob} = k_{H^+} \cdot c(H_3O^+) \qquad (32a)$$
$$k_{beob} = k_{OH^-} \cdot c(OH^-) \qquad (32b)$$

Wird in den logarithmierten Gln. (32a) und (32b) $c(H_3O^+)$ durch den pH und $c(OH^-)$ durch pH und pK_w ausgedrückt, ergeben sich Geraden-Gleichungen.

$$\log k_{beob} = \log k_{H^+} - pH \qquad (33a)$$
$$\log k_{beob} = \log k_{OH^-} - pK_w + pH \qquad (33b)$$

Auftragen des Logarithmus der beobachteten Reaktionsgeschwindigkeitskonstanten gegen den pH-Wert ergibt das **log k/pH-Profil,** eine aus zwei Geraden zusammengesetzte Kurve mit negativer Steigung im sauren und positiver Steigung im

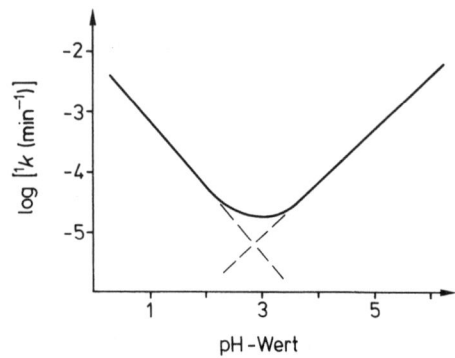

Abb. **3.10**   log k/pH-Profil der Hydrolyse eines Esters nach 1. Ordnung.

alkalischen Bereich. Die Steigungen betragen -1 bzw. $+1$, wenn jeweils ein Ion mit einem Ester-Molekül reagiert. Aus dem Unterschied in den Zahlenwerten für k_{H^+} und k_{OH^-}, wobei k_{OH^-} bei Carbonsäureestern und -amiden meist größer ist als k_{H^+}, ergibt sich die Lage des Minimums des log k/pH-Profils (s. Abb. **3.10**). Ist k_{OH^-} größer als k_{H^+}, liegt das Minimum für k_{beob} und damit zugleich das Stabilitätsmaximum bei pH <7.

Bei ionischen Substanzen wird der Verlauf des Profils komplizierter (s. Abb. **3.11**), was am Beispiel der Acetylsalicylsäure gezeigt werden soll. Das Anion der Säure ist durch die negative Ladung gegenüber dem Angriff des gleichsinnig geladenen Hydroxyl-Ions stabilisiert. Mit steigendem pH-Wert steigt zwar die Konzentration an OH-Ionen, aber auch diejenige der Wirkstoff-Anionen. Über einen bestimmten, engen Bereich

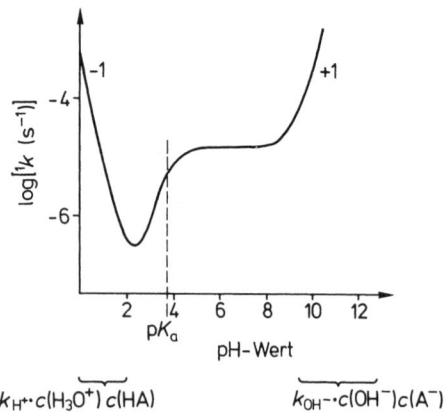

$$k_{H^+} \cdot c(H_3O^+)\, c(HA) \qquad\qquad k_{OH^-} \cdot c(OH^-)\, c(A^-)$$

Abb. **3.11**   log k/pH-Profil für die Hydrolyse von Acetylsalicylsäure.

des pH-Werts kompensieren sich diese Effekte. Der mit steigendem pH-Wert folgende, breite Bereich der pH-unabhängigen Hydrolysegeschwindigkeit wird dem Angriff von Wasser zugeschrieben. Dieser Angriff wird intramolekular nukleophil durch die benachbarte Carboxyl-Gruppe katalysiert. Es bildet sich intermediär ein gemischtes Anhydrid der Salicylsäure. Damit wird aber auch die kinetische Kontrolle der Gesamtreaktion verschoben: im geschwindigkeitsbestimmenden Schritt wird das genannte Anhydrid hydrolysiert. Erst bei deutlich höherem pH-Wert zeigt das Profil wieder den erwarteten Anstieg von + 1.

Temperatur

Chemische Reaktionen werden meist durch Erhöhung der Temperatur beschleunigt. Ursache ist die kinetische Energie, welche die Edukte aufnehmen müssen, um bei Kollision einen aktivierten Komplex bilden zu können, der dann zu den Produkten mit niedrigerem Gehalt an freier Enthalpie reagieren kann, sowie die Aktivierungsentropie. Diese ist negativ, wenn sich der Ordnungsgrad der Reaktanden im Übergangszustand vergrößert, was meistens der Fall ist.

Die Änderung der Reaktionsgeschwindigkeitskonstanten mit der Temperatur lautet in differentieller Darstellung

$$\frac{\mathrm{d}\ln k(T)}{\mathrm{d}T} = -\frac{E(T)}{RT^2} \tag{34}$$

worin E ein Energiebetrag ($\mathrm{J \cdot mol^{-1}}$), T die absolute Temperatur (K) und R die allgemeine Gaskonstante ($\mathrm{J \cdot mol^{-1} \cdot K^{-1}}$) ist. Die Integration von Gl (34) ergibt Gl. (35):

$$\ln k = \mathrm{const.} - \left(\frac{E(T)}{R \cdot T}\right) \tag{35}$$

Die Konstante in Gl. (35) besitzt dieselbe Dimension wie k. Sie wird auch als Stoßfaktor bezeichnet; sie berücksichtigt die Energieverteilung der kollidierenden Moleküle und ihre Orientierung, welche die Wahrscheinlichkeit der Reaktion nach einer Kollision bestimmt.

Mit **A als Stoßfaktor** (Reaktionsgeschwindigkeitskonstante bei $\frac{1}{T} \to 0$ bzw. $T \to \infty$) und $E(T)$ = E_A als näherungsweise, temperaturunabhängige, **molare Aktivierungsenergie** ergibt sich die

Arrhenius-Gleichung (Gl. (36)), hier in exponentieller Form geschrieben:

$$-k = A \cdot e^{-\frac{E_A}{R \cdot T}} \tag{36}$$

wobei der Exponentialterm die Stoßausbeute wiedergibt.

Nach Logarithmieren von Gl. (35) ergibt ln k, aufgetragen gegen die reziproke Temperatur, eine Gerade, aus deren Steigung die Aktivierungsenergie errechnet werden kann (s. Abb. **3.12a**).

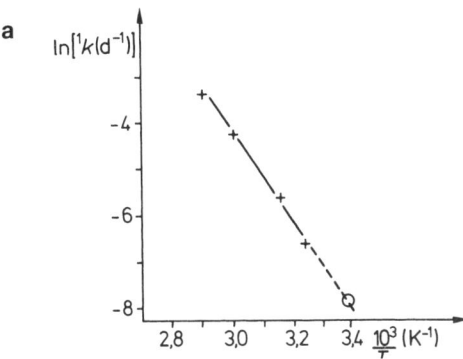

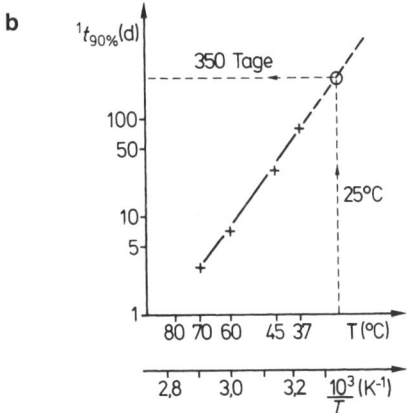

Abb. **3.12** Zusammenhang zwischen Reaktionsgeschwindigkeitskonstanten und Temperatur. Bei linearem Zusammenhang zwischen ln k und $\frac{1}{T}$ (**a**) bzw. log $t_{90\%}$ und $\frac{1}{T}$ (**b**) besteht die Möglichkeit, unter Beachtung der statistischen Sicherheit von erhöhten Temperaturen auf Raumtemperatur zu extrapolieren.

In (**b**) wurde die Ordinate logarithmisch geteilt, die Abszisse im unteren Maßstab linear („halblogarithmisches" Funktionspapier). Damit können auf der Ordinate die numeri von $t_{90\%}$ eingetragen und abgelesen werden.

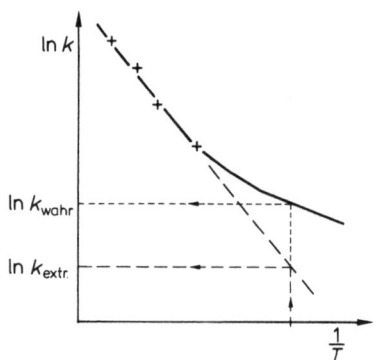

Abb. **3.13** Arrhenius-Diagramm bei Änderung des Mechanismus bzw. des geschwindigkeitsbestimmenden Schrittes im extrapolierten Bereich und Gefahr, ein zu kleines ln k durch Extrapolation zu erhalten.

Weiterführende Literatur

Bisswanger, H. (2000), Enzymkinetik, Theorie und Methoden, 3. Aufl., Wiley-VCH, Weinheim, New York, Chichester, Brisbane, Singapore, Toronto.

Carstensen, J. Th. (1972), Theory of Pharmaceutical Systems, Vol. II, Aademic Press, New York, London, S. 295 ff.

Frost, A. A., Pearson, R. G. (1973), Kinetik und Mechanismen homogener chemischer Reaktionen, Verlag Chemie, Weinheim.

Karlson, P., Doenecke, D., Koolman, J. (1994), Kurzes Lehrbuch der Biochemie für Mediziner und Naturwissenschaftler, Georg Thieme Verlag, Stuttgart, New York.

Leuenberger, H. (Martin, A. N. [2002]), Physikalische Pharmazie, 4. Aufl., Wissenschaftliche Verlagsgesellschaft mbH, Stuttgart, Kap. 8.

Moore, W. J., Hummel, D. O. (1986), Physikalische Chemie, Walter de Gruyter Verlag, Berlin, New York.

Schwetlick, K. (1971), Kinetische Methoden zur Untersuchung von Reaktionsmechanismen, Deutscher Verlag der Wissenschaften, Berlin.

Swinborne, E. S. (1975), Auswertung kinetischer Messungen, Taschentext 37, Verlag Chemie, Weinheim, Deerfield Beach, Florida, Basel.

Da bei Reaktionen 1. Ordnung die Halbwertszeit $t_{50\%}$ sowie $t_{90\%}$ der Geschwindigkeitskonstanten umgekehrt proportional sind (s. Abschn. 1.1.1), kann das „Arrhenius-Diagramm" auch mit diesen Parametern gezeichnet werden (s. Abb. **3.12b**), was für Überlegungen zur Laufzeit von Arzneimitteln besonders praktisch ist. Bei der Auswertung ist zu berücksichtigen, dass in der Steigung weitere Energiebeträge für die Temperaturänderungen von Parametern enthalten sein können, die in die beobachtete Geschwindigkeitskonstante einbezogen wurden, z. B. Lösungsenthalpie bei Suspensionen.

Ist k_{beob} aus mehreren individuellen Geschwindigkeitskonstanten einer komplexen Reaktion zusammengesetzt, sind die Beiträge zur Aktivierungsenergie E_A nicht mehr additiv. Deshalb wird das Arrhenius-Diagramm hier keine Gerade ergeben. Dieses tritt ebenso auf, wenn innerhalb des beobachteten Temperaturintervalls der geschwindigkeitsbestimmende Schritt der Reaktionsfolge verlagert wird oder sich der Mechanismus ändert. Eine Extrapolation von Geschwindigkeitskonstanten bei höheren Temperaturen auf Raumtemperatur, wie sie bei beschleunigten Haltbarkeitsprüfungen vorgenommen wird (s. Kap. 22, Abschn. 5.1.2), ist deshalb nicht frei von Risiken (s. Abb. **3.13**).

Kapitel 4

Physikalisch-chemische Grundlagen für Arzneiformen

Die pharmazeutische Technologie wird vorwiegend von physikalischen und physikalisch-chemischen Phänomenen beherrscht, deren Kenntnis für eine moderne, gezielte Entwicklungsarbeit Voraussetzung ist. Sie ermöglicht, langwierige und unökonomische, rein empirische Arbeit zu umgehen und eröffnet erst befriedigende Interpretationen von Produktionsfehlern. Im Folgenden sind einige der wesentlichen Grundlagen zusammengestellt.

1 Allgemeines, Definitionen

Systeme sind willkürlich gewählte Betrachtungsräume. So kann man z. B. bei einer Arzneizubereitung, die eine Suspension darstellt, folgende Betrachtungsräume heranziehen:

1. ein einzelnes Suspensionspartikel,
2. die Gesamtheit aller suspendierten Partikeln,
3. die Suspension als solche,
4. die Suspension in ihrem Behältnis einschließlich der mit in dem Behältnis eingeschlossenen Luft,
5. die gesamte Zubereitung einschließlich der Verpackung.

Systeme bestehen aus einer oder mehreren **Komponenten**. Auch der Begriff der Komponenten ist durch den Zweck der jeweiligen Betrachtung vorgegeben. So kann eine Suspension als ein *Zweikomponentensystem* angesehen werden, z. B. bestehend aus den Feststoffpartikeln und einer Lösung. Betrachtet man die Lösung bereits als eine Kombination aus zwei oder mehreren Komponenten, so ist die betreffende Suspension als *Mehrkomponentensystem* zu betrachten. Auch kann es zweckmäßig sein, zwischen den Feststoffpartikeln zu differenzieren, z. B. nach der stofflichen Zusammensetzung, dem kristallographischen Zustand oder der Partikelgrößenfraktion.

Der Phasenbegriff wurde von Gibbs eingeführt. Eine **Phase** ist die Gesamtheit aller Volumenelemente eines Systems, die in sich homogen sind und untereinander den gleichen Aufbau besitzen. Dementsprechend ist eine Phase ein Bereich, in dem entlang eines räumlichen Vektors keine sprunghafte Änderung irgendeiner physikalischen oder chemischen Eigenschaft auftritt. Phasenübergänge zwischen unterschiedlichen Phasen sind dagegen durch sprunghafte Veränderungen solcher Eigenschaften in den Phasengrenzen charakterisiert (s. Abschn. 3). Zur Forderung der Homogenität der Phase gehört zwangsläufig, dass die Zahl der im Phaseninneren befindlichen Materiebausteine unverhältnismäßig groß gegenüber der Zahl der Materiebausteine der Phasengrenzfläche sein muss.

Nach dieser Definition stellt die Gesamtheit der Partikeln eines Aerosols, einer Emulsion, einer Suspension oder eines Pulvers jeweils nur eine Phase dar. Bei dem eingangs verwendeten Beispiel stellt das einzelne Suspensionspartikel ein Einphasensystem, die Suspension ein Zweiphasensystem und die fertige Arznei in ihrer Verpackung ein Mehrphasensystem dar.

Der Phasenbegriff ist vom Stoffbegriff und vom Aggregatzustand unabhängig. Lösungen sind so gesehen als homogene Mischungen Einphasen-Systeme aus zwei oder mehreren Stoffen, wogegen Systeme aus z. B. Eis und Wasser oder Wasser und Wasserdampf Zweiphasensysteme mit nur einem Stoff sind. Im Tripelpunkt des Wassers, in dem ein Gleichgewicht zwischen Wasserdampf, Wasser und Eis vorliegt, ist sogar ein Dreiphasenzustand aus einem einzigen Stoff gegeben. In den letztgenannten Fällen haben die verschiedenen Phasen unterschiedliche Aggregatzustände und folglich einen unterschiedlichen inneren Aufbau. Es ist aber auch möglich, dass eine Substanz in ein und demselben Aggregatzustand zwei- oder mehrphasige Systeme bildet. Im festen Aggregatzustand wird dies z. B. durch Mischungen verschiedener Modifikationen dieser Substanz verifiziert.

Die Zahl der möglichen Phasen ist durch das **Gibbssche Phasengesetz** vorgegeben. Danach gilt für heterogene thermodynamische Gleichgewichte, an denen N verschiedene Komponenten beteiligt sind und F Freiheitsgrade möglich sind – wie z. B. Variation der Temperatur, Variation des Druckes oder Variation der Zusammensetzung der einzelnen Phasen – zwischen der Zahl der möglichen Phasen P und den genannten Größen die folgende Beziehung:

$$P + F = N + 2$$

Für ein Einstoff-Dreiphasen-System, wie z. B. Wasser im Gleichgewicht mit seinem eigenen Dampf und Eis, ist $P = 3$, $N = 1$ und folglich $F = 0$. Dieses System erlaubt keine Veränderungen in Bezug auf Temperatur und Druck. Es wird daher als nonvariant bezeichnet und ist nur im Tripelpunkt in dieser Form existent. Zweiphasige Zustände des Wassers sind auf der Sublimationskurve, der Siedekurve oder der Schmelzkurve existent. Mit $P = 2$ und $N = 1$ ist $F = 1$, d. h. die Systeme sind monovariant. Entweder der Druck oder die Temperatur können frei gewählt werden, ohne dass sich an der Zweiphasigkeit etwas ändert. Entsprechend dem Verlauf der Sublimationskurve, der Siedekurve oder der Schmelzkurve ist mit der freien Änderung der Temperatur der Druck festgelegt, unter dem die Zweiphasigkeit noch bestehen bleibt und umgekehrt. Eine freie Variabilität beider Größen liegt bei einphasigen Systemen vor.

Bei Substanzmischungen tritt neben Temperatur und Druck als weitere variable thermodynamische Größe die Konzentration.

Mischungen aus mehreren Komponenten sind **disperse Systeme**. Unterschiede ergeben sich nur durch den Zerteilungsgrad.

Häufig kann man zwischen einer zerteilten, dispersen bzw. inkohärenten Komponente und einer zusammenhängenden, kohärenten unterscheiden.

Je nach dem Zerteilungsgrad bzw. der Dispersität lassen sich disperse Systeme entsprechend Tab. **4.1** klassifizieren.

Tabelle **4.1**   Größenklassifizierung disperser Systeme.

System	Partikelgröße
molekulardispers, echte Lösungen	< 1 nm
kolloiddispers	1 nm–ca. 500 nm
grobdispers	> 500 nm
mikroskopisch grobdispers	ca. 500 nm–100 μm
makroskopisch grobdispers	> 100 μm

Die Grenzen dieser Klassifizierung sind willkürlich. Dies wird entsprechend deutlich an der Tatsache, dass Lösungen niedermolekularer Verbindungen als molekulardispers bezeichnet werden, Lösungen aber von Oligomeren und Polymeren dem kolloiddispersen Bereich zugerechnet werden müssen. Ebenso ist der Übergang vom kolloiden in den grobdispersen Bereich willkürlich an der Wellenlänge des sichtbaren Lichtes und damit am Auftreten des Tyndall-Effektes oder an der mikroskopischen Auflösbarkeit orientiert. Näheres zum dispersen Bereich s. Abschn. 5, zum kolloiddispersen Bereich s. Abschn. 4.

Bei verdünnten homogenen Mischungen, bei denen die niedrigkonzentrierte Komponente im zur Verfügung stehenden Raum rein zufallsverteilt ist, wie z. B. bei den verdünnten Lösungen, ist die Unterscheidung zwischen der dispersen und der zusammenhängenden Komponente eindeutig. Diese Eindeutigkeit geht bei höheren Konzentrationen verloren. So ist es nicht sinnvoll, bei einer molekulardispersen 1:1-Mischung zwischen einer dispersen und einer kohärenten Komponente zu unterscheiden.

Anhand der Tab. **4.1** wird die Sinnfälligkeit einer Unterscheidung der Begriffe Komponente und Phase deutlich. Lösungen sind disperse Zwei- oder Mehrkomponentensysteme, nicht aber disperse Zwei- oder Mehrphasensysteme. Ist mindestens eine der Komponenten ein Feststoff, kann das System Bi- oder Trikohärenz annehmen. Die beteiligten Komponenten durchdringen sich in diesen Systemen gegenseitig, aber es bleibt jede für sich zusammenhängend. Hierfür sei als Beispiel aus dem grobdispersen Bereich der feste offene Schaum und aus dem kolloiddispersen das Gel erwähnt. Auch sind kompliziertere Mehrkomponenten-Mischsysteme möglich, in denen z. B. mehrere kohärente und zerteilte Phasen nebeneinander vorliegen (s. Kap. 12, Abschn. 5).

2   Einphasen-Systeme

2.1 Flüssigkeiten

Flüssigkeiten sind Körper, die in der Lage sind, unter dem Einfluss der Schwerkraft ihre Form dem zur Verfügung stehenden Raum so anzupassen, dass ihr Schwerpunkt die tiefstmögliche Lage einnimmt. Im Gegensatz zu Feststoffen sind Flüssigkeiten nicht formstabil.

Die Beweglichkeit verdanken ideale Flüssigkeiten ihrem amorphen Aufbau, d. h. der Tatsache, dass ihre Bauelemente (Moleküle) keine Ordnungszustände gegeneinander einnehmen. Dabei können sich durchaus die Molekülabstände bevorzugt innerhalb eines bestimmten Bereiches bewegen, oder es können sogar bestimmte mittlere Abstände bevorzugt auftreten. Die relativ große Toleranz gegenüber räumlichen Verschiebungen gibt den Molekülen die Möglichkeit, völlig unregelmäßige thermische Bewegungen in allen Raumrichtungen durchzuführen.

Die intermolekularen Wechselwirkungen erlauben nur sehr energiereichen Molekülen die Oberfläche zu verlassen und in den Gasraum überzutreten. Im Wesentlichen verlassen aber die Moleküle ihre gegenseitige Einflusssphäre nicht, so dass der Charakter einer kondensierten Materie gewahrt bleibt.

Nichtideale Flüssigkeiten sind durch mehr oder minder hohe Ordnungszustände zwischen den Molekülen ausgezeichnet. Zu ihnen gehören die in Abschn. 4 (Kolloide) näher beschriebenen Flüssigkristalle, aber auch das Wasser, das im Abschn. 2.3 (Lösungen) abgehandelt werden soll. Ordnungszustände bewirken im Allgemeinen einen Feststoffcharakter. Ist jedoch die intermolekulare Bindung so schwach, dass sie durch äußere mechanische Kräfte leicht überwunden werden kann, nimmt die Materie Flüssigkeitscharakter an. Dies ist auch der Fall, wenn der Aufbau durch kurzlebige, sich ständig verändernde Molekülschwärme (Cluster) gekennzeichnet ist.

2.1.1 Mechanische Eigenschaften von Flüssigkeiten, Viskosität

Flüssigkeiten sind im Gegensatz zu Feststoffen fließfähige Systeme, d. h. sie erleiden unter dem Einfluss äußerer Kräfte irreversible Formveränderungen. Diesen setzen sie einen Widerstand entgegen, der in Analogie zur Festkörperreibung auch als „innere Reibung" bezeichnet wird. Der spezifische, für die Substanz charakteristische Widerstand wird als deren Zähigkeit oder auch Viskosität bezeichnet. Fließfähigkeit und Zähigkeit bzw. Viskosität sind demnach gegenläufige Begriffe. Die Lehre von den Fließeigenschaften oder Fließfähigkeiten heißt **Rheologie**.

Zur Beschreibung der Viskosität kann die in Abb. **4.1** schematisch dargestellte Modellbetrachtung herangezogen werden, wonach eine Platte 1 gegen eine Unterlage 2 mit der Geschwindigkeit v parallel verschoben wird. Zwischen der festen Unterlage 2 und der Platte 1 befindet sich die zu untersuchende Flüssigkeit mit der Schichtdicke h.

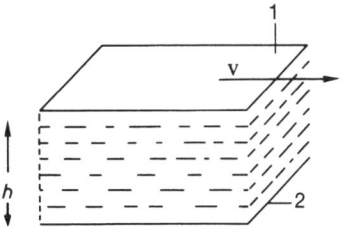

Abb. **4.1** Modellbetrachtung zur Beschreibung der Viskosität.

Für die Vorwärtsbewegung ist eine Kraft F erforderlich, die umso größer ist, je größer die Fläche A der Platte 1 bzw. 2 ist. Die Normierung dieser Kraft über die Fläche ist die Schubspannung τ. Diese Schubspannung muss umso größer sein, je zäher die Flüssigkeit, ausgedrückt durch den Viskositätskoeffizienten η, ist. Sie ist ferner proportional zum Geschwindigkeitsgradienten D, d. h. der Relativgeschwindigkeit der Platte 1 gegenüber der Platte 2, und umgekehrt proportional zum Abstand zwischen den beiden Platten.

2.1.2 Idealviskosität

Nach Newton ist die Viskosität einer idealviskosen Flüssigkeit durch die in Gl. (1) dargestellte Beziehung gegeben

$$\frac{F}{A} = \tau = \eta \, \frac{dv}{dh} = \eta D \tag{1}$$

$F/A = \tau$ Schubspannung,
η Viskositätskoeffizient,
$D = dv/dh$ Schergefälle, Schergeschwindigkeitsgefälle bzw. Geschwindigkeitsgefälle

Flüssigkeiten, die dieser Gesetzmäßigkeit folgen, werden als **Newtonsche Flüssigkeiten** bezeichnet.

Das Schergefälle D hat die Dimension s^{-1}. Die Schubspannung ist dimensionsgleich zu einem Druck mit Nm^{-2} bzw. Pa. Sie unterscheidet sich jedoch von einem Druck dadurch, dass der ihr zugrunde liegende Kraftvektor parallel zur Fläche und beim Druck senkrecht zur Fläche orientiert ist. Der Viskositätskoeffizient η hat die Dimension Pa · s und unterscheidet sich darin als innerer Reibungskoeffizient von Flüssigkeiten von den Reibungskoeffizienten der Festkörperreibung, die dimensionslos sind.

Da die Fließfähigkeit einer Flüssigkeit umgekehrt proportional zu deren Viskosität ist, kann

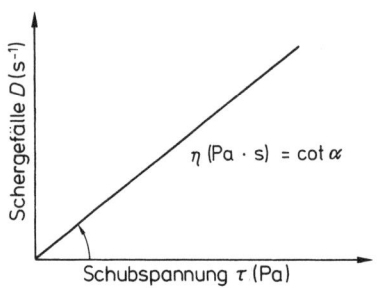

Abb. **4.2** Idealviskoses Fließverhalten.

sie in Rheogrammen wiedergegeben werden, die umgekehrte Viskositätsdiagramme darstellen. Hierzu wird wie in Abb. **4.2** das Schergefälle D über der Schubspannung τ aufgetragen.

Im Falle einer idealviskosen Flüssigkeit resultiert eine Gerade, deren Steilheit dem Fließvermögen, die reziproke Steilheit dagegen der Viskosität entspricht. Abweichungen vom geradlinigen Verlauf des Rheogrammes, die bei strukturviskosen Körpern auftreten, werden an späterer Stelle behandelt (s. Abschn. 2.1.4).

2.1.3 Bestimmungsmethoden für die Viskosität idealviskoser Flüssigkeiten

Die Viskosität idealviskoser Flüssigkeiten lässt sich mit hoher Genauigkeit mit einem **Kapillarviskosimeter** bestimmen. In Abb. **4.3** ist schematisch das Kapillarviskosimeter nach Ubbelohde wiedergegeben.

Beim Kapillarviskosimeter macht man sich die Tatsache zunutze, dass die Auslaufgeschwindigkeit einer Flüssigkeit aus einer Kapillare der Viskosität umgekehrt proportional ist. Die Auslaufgeschwindigkeit folgt dem **Hagen-Poiseuilleschen-Gesetz** (Gl. (2)), wonach

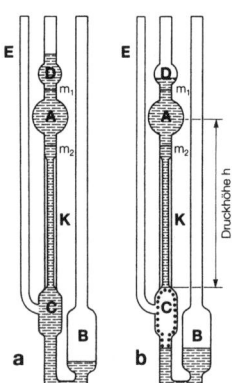

Abb. **4.3** Kapillarviskosimeter nach Ubbelohde

a Viskosimeter nach dem Hochsaugen der Messflüssigkeit

b Viskosimeter während der Messung

$$\frac{V}{t} = \frac{\Delta p \pi r^4}{8 \eta l} \quad (2)$$

ist.

Hierin bedeuten V das in der Zeit t durch die Kapillare laufende Flüssigkeitsvolumen, Δp die sich aus der Dichte und der Höhe der Flüssigkeitssäule ergebende Druckdifferenz zwischen dem Anfang und dem Ende der Kapillare, l die Länge der Kapillare, r deren Radius und η die Viskosität der Flüssigkeit. In das Vorratsgefäß B am rechten Schenkel des Viskosimeters wird die zu untersuchende Flüssigkeit eingefüllt; anschließend wird das Belüftungsrohr E verschlossen und die Flüssigkeit durch die Kapillare K bis zur Füllung der beiden Vorratskugeln A und D hochgesaugt. Zur Messung lässt man sie durch die Kapillare K zurücklaufen und misst die Zeit, die verstreicht, wenn der Meniskus von der oberen Messmarke m_1 zur unteren Messmarke m_2 abfällt. Über das zur Messung geöffnete Belüftungsrohr E wird die Erweiterung C unterhalb der Kapillare belüftet, so dass in dieser Erweiterung unter der Kapillare ein konstanter Druck, nämlich der Atmosphärendruck herrscht. Auf diese Weise geht in die Messung lediglich die Druckabnahme durch das Abfallen des Meniskus zwischen den beiden Marken ein, nicht aber das Ansteigen der Flüssigkeitssäule in dem im rechten Schenkel der Apparatur befindlichen Vorratsgefäß B. Da die Viskosität stark temperaturabhängig sein kann, wird die Messung in einem Temperiergefäß durchgeführt. Die Viskosität kann dann nach Gl. (3) berechnet werden.

$$\eta = \frac{\rho g \pi h r^4 t}{8 l V} \quad (3)$$

worin V das Volumen der unmittelbar über der Kapillare befindlichen Kugel A zwischen den beiden Messmarken m_1 und m_2, h die mittlere Druckhöhe entsprechend Abb. 4.3b, r der Radius der Kapillare, ρ die Dichte der Flüssigkeit und g die Erdbeschleunigung sind. Im Allgemeinen bedient man sich einer Gerätekonstanten k, die mit Hilfe von Flüssigkeiten bekannter Viskosität ermittelt wird. Mit dieser vereinfacht sich die Formel zu Gl. (4).

$$\eta = \rho k t \quad (4)$$

Die Größe η/ρ wird als **kinematische Viskosität** v bezeichnet (Gl. (5))

$$v = \frac{\eta}{\rho} = k \cdot t \quad (5)$$

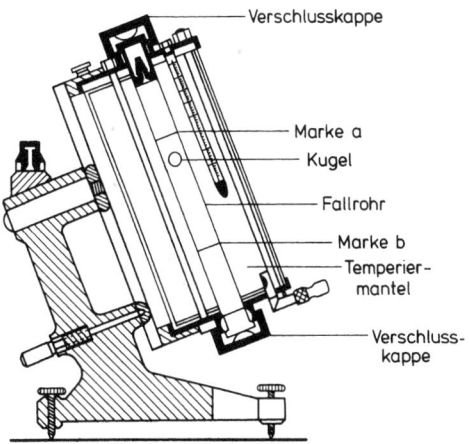

Abb. **4.4**   Kugelfallviskosimeter nach Höppler.

$$v = \frac{2}{9} \cdot \frac{(\rho_K - \rho_D) \cdot r^2 g}{\eta} \quad (6)$$

nem vertikal stehenden Rohr wird ein Fallkörper stets eine unregelmäßige Pendelbewegung durchführen. Aus diesem Grund wird beim Kugelfallviskosimeter das Messrohr etwas schräg gestellt, so dass die Kugel auf der Innenwand des Rohres abrollt. Dies gewährleistet eine hohe Reproduzierbarkeit der Messung, verursacht aber auch, dass die Fallgeschwindigkeit nicht exakt dem Stokesschen Gesetz folgt. Am einfachsten bedient man sich einer Gerätekonstanten, die mit Hilfe von Flüssigkeiten bekannter Viskosität ermittelt wird. Unter Berücksichtigung dieser Konstanten k lässt sich die Viskosität der zu untersuchenden Flüssigkeit festlegen (Gl. (7)).

$$\eta = k \cdot (\rho_K - \rho_D) \cdot t \quad (7)$$

ρ_K Dichte der fallenden Kugel
ρ_D Dichte der Flüssigkeit
t Fallzeit der Kugel zwischen den beiden Marken

Ein zweiter sehr gebräuchlicher Viskosimetertyp für die Bestimmung der Viskosität von idealviskosen Flüssigkeiten ist das **Kugelfallviskosimeter**. In Abb. **4.4** ist schematisch das Kugelfallviskosimeter nach Höppler wiedergegeben.

Es besteht aus einem in einem Temperiermantel befindlichen schräg stehenden Rohr, in das die zu untersuchende Flüssigkeit eingefüllt wird. Gleichzeitig wird in das Rohr eine Kugel höherer Dichte eingebracht. Das Viskosimeter, das drehbar an einem Stativ befestigt ist, wird zunächst nach oben umgedreht, so dass die Kugel durch die Flüssigkeit in den Oberteil des Viskosimeters fällt. Zur Messung wird das Viskosimeter wieder in die Messstellung gebracht. Damit fällt die Kugel in umgekehrter Richtung und passiert dabei zwei Messmarken. Die Kugel wird anfangs eine beschleunigte Bewegung durchführen und schließlich eine Gleichgewichtsgeschwindigkeit erreichen. Die obere Messmarke ist so angebracht, dass die Kugel sich beim Passieren dieser Messmarke auf jeden Fall schon im Bereich der konstanten Geschwindigkeit befindet. Es wird dann die Zeit ermittelt, die die Kugel von dieser oberen Messmarke bis zur unteren Messmarke benötigt.

Das Messprinzip lehnt sich an das **Stokessche Gesetz** an (s. Abschn. 5.3), wonach sich die Fallgeschwindigkeit eines Körpers in einem Medium im Gleichgewichtszustand aus der Dichtedifferenz zwischen diesem Körper und dem umgebenden Medium ($\rho_K - \rho_D$), dem Radius des Körpers r, der Erdbeschleunigung g und der Viskosität errechnet (Gl. (6)).

Zur Erfüllung des Stokesschen Gesetzes müsste die Kugel frei vertikal fallen, eine Bedingung, die sich nicht ohne weiteres verifizieren lässt. In ei-

Sowohl das Kapillarviskosimeter als auch das Kugelfallviskosimeter gestatten nur eine Einpunktmessung mit einer aus der Geometrie und den Dichten resultierenden Schubspannung und dem sich daraus einstellenden konstanten Schergefälle. Beide Größen sind praktisch nicht überschaubar. Dennoch ist es möglich, bei Messungen ein und derselben Flüssigkeit in verschiedenen Kapillarviskosimetern unterschiedlichen Kapillardurchmessers oder in einem Kugelfallviskosimeter mit Kugeln unterschiedlichen Durchmessers bzw. unterschiedlicher Dichte Schubspannung und Schergefälle zu variieren. Da bei diesen Geräten weder die Schubspannung noch das Schergefälle eindeutig bestimmbar sind, ist es nur möglich, über die jeweilige Gerätekonstante die Viskosität zu ermitteln. Unter Variation der Bedingungen muss bei einem idealviskosen Fließverhalten stets der gleiche Viskositätswert resultieren. Treten Abweichungen auf, so ist die betreffende Substanz nicht idealviskos, sondern strukturviskos.

2.1.4 Strukturviskosität

Während beim idealviskosen Fließverhalten das Rheogramm eine Gerade darstellt, deren Steigung das Fließvermögen, die reziproke Steigung dagegen die Viskosität widerspiegelt, zeichnen sich strukturviskose Körper durch eine Nichtlinearität im Rheogramm aus, d.h. durch ein veränderliches Fließvermögen bzw. durch eine

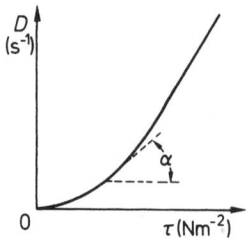

Abb. **4.5**   Pseudoplastisches Fließen, Casson-Körper.

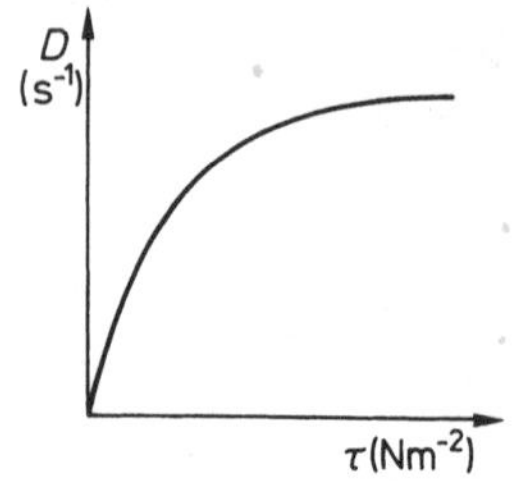

Abb. **4.6**   Dilatantes Fließen.

veränderliche Zähigkeit. Der Verlauf der Rheogramme strukturviskoser Körper wird durch die Viskositätsfunktion der reziproken Steigung bzw. des reziproken Differentialquotienten der Kurve η^* charakterisiert. Früher wurde η^* als Quasiviskosität bezeichnet.

Ausgehend von steigenden Schubspannungswerten unterscheidet man je nach Art der Änderung der Fließfähigkeit der Systeme drei verschiedene Grundtypen der Strukturviskosität.

Ein **pseudoplastisches Fließen** liegt dann vor, wenn die Flüssigkeit mit zunehmender Scherbeanspruchung eine zunehmende Fließfähigkeit zeigt. Dabei kann durchaus der Anfangsteil des Rheogramms annähernd linear entsprechend einer Idealviskosität sein. Die Veränderlichkeit der Steigung wird dann erst oberhalb einer bestimmten Schubspannung merkbar. Auch bei hohen Schubspannungswerten kann sich wieder annähernd ideales Fließverhalten einstellen. Ein derartiges Diagramm ist in der Abb. **4.5** dargestellt. Pseudoplastische Körper werden auch als **Casson-Körper** bezeichnet.

Pseudoplastisches Fließen wird bei Suspensionen mit anisometrischen Teilchen (Plättchen oder Nadeln) und bei kolloiden Lösungen langkettiger Makromoleküle beobachtet.

Der zweite Typ, das **dilatante Fließen**, zeigt einen umgekehrten Verlauf (s. Abb. **4.6**). Die Steilheit

der Kurve nimmt mit zunehmender Scherbeanspruchung immer weiter ab, was einer zunehmenden Viskosität oder einer abnehmenden Fließfähigkeit gleichkommt. Im Extremfall können dilatante Körper Flüssigkeiten darstellen, die bei Einwirkung hoher Scherkräfte zu hochelastischen Festkörpern werden. Dilatante Körper sind hochkonzentrierte Pasten.

Den dritten Typ stellt das **plastische Fließen** dar. In diesem Fall setzt die Fließfähigkeit erst oberhalb einer bestimmten Schubspannung, dem Fließpunkt ein. Bis zu dieser Schubspannung ist das Material formstabil. Dies erkennt man im Rheogramm an der Tatsache, dass der Anfangsteil des Diagramms mit der Abszisse zusammenfällt. Hierbei ist das Fließvermögen demnach 0 und die Viskosität unendlich. Damit liegt bis zu dieser Belastung ein Festkörper vor. Erst oberhalb des Fließpunktes steigt die Kurve an und geht entweder rasch in eine Gerade über oder es zeigt sich eine über einen längeren Bereich allmählich zunehmende Steigung. Im ersten Fall stellt sich eine konstante Fließfähigkeit ein. Ein derartiges Material wird **Bingham-Körper** genannt. Im zweiten Fall nimmt die Fließfähigkeit fortlaufend wie beim Casson-Körper zu. Deshalb und unter Berücksichtigung des Fließpunktes bezeichnet man derartige Materialien als plastische Körper mit Casson-Charakteristik. Die beiden entsprechenden Diagramme sind in den Abb. **4.7** und **4.8** wiedergegeben.

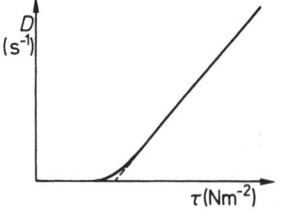

Abb. **4.7**   Plastisches Fließen, Bingham-Körper.

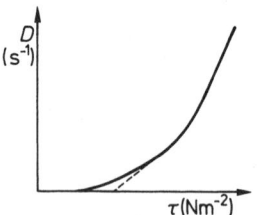

Abb. **4.8**   Plastisches Fließen mit Casson-Charakteristik.

Strukturviskose Materialien verändern ihr Fließvermögen unter der Scherung durch strukturelle Veränderungen, die durch den mechanischen Einfluss ausgelöst werden. Hierzu gehören z. B. Ausrichtungen von Molekülen oder Suspensionspartikeln, Zerstörung des inneren Zusammenhalts eines Festkörpers oder Störung bzw. Verdrängung eines interpartikulären Flüssigkeitsfilms bei hochkonzentrierten Suspensionen. Diese Phänomene werden im Einzelnen in nachstehenden Abschnitten und Kapiteln abgehandelt.

Die viskositätsbeeinflussenden Strukturen bauen sich in der Regel nicht spontan, sondern erst mit einiger Verzögerung wieder auf. Wird nach Durchlaufen eines Diagramms mit zunehmenden Schubspannungswerten die Schubspannung allmählich wieder zurückgenommen, so folgt bei starken Verzögerungen im Wiederaufbau des Systems die absteigende Kurve nicht dem Anstiegsdiagramm. Es ist vielmehr eine Hysteresis zu beobachten, die selbstverständlich auch von der Geschwindigkeit abhängt, mit der der gesamte Kurvenzug durchmessen wird. Der verzögerte Wiederaufbau eines plastischen Körpers nach vorherigem Strukturabbau wird als **Thixotropie** bezeichnet (s. Abb. **4.9a**). Die Hysteresisfläche ist umso größer, je langsamer der Wiederaufbau erfolgt. Der Begriff Thixotropie lässt sich sinngemäß auch auf pseudoplastische Körper ausdehnen, obgleich er ursprünglich nur für plastische definiert wurde.

Das Gegenteil der Thixotropie, das einer zeitabhängigen Verflüssigung bei abnehmender Scherbelastung entspricht und von einem dilatanten Fließverhalten ausgeht, wird als **Antithixotropie** oder **Rheopexie** bezeichnet.

Der Wiederaufbau des Ruhezustandes eines festeren Systems, wie z. B. eines Gels, lässt sich manchmal durch leichte mechanische Beeinflussungen fördern.

Wird ein plastischer Körper durch Scherung irreversibel verflüssigt, dann ist dies eine **Rheodestruktion** (s. Abb. **4.9b**).

Häufig zu beobachten ist ein zusammengesetztes Fließverhalten, bei dem z. B. bei geringeren Scherbeanspruchungen idealviskoses Fließverhalten vorliegt, das pseudoplastisch wird, bei höheren Schubspannungswerten in eine leichte Dilatanz übergeht und schließlich in einen geradlinigen Verlauf einmündet. Ein derartiger Kurvenverlauf ist in der Abb. **4.10** dargestellt.

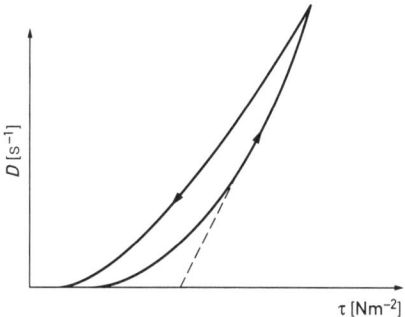

Abb. **4.9a**   Plastisch thixotroper Körper.

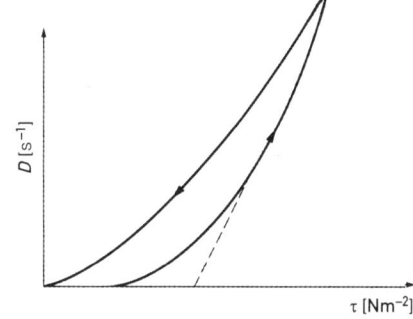

Abb. **4.9b**   Rheodestruktion eines plastischen Körpers.

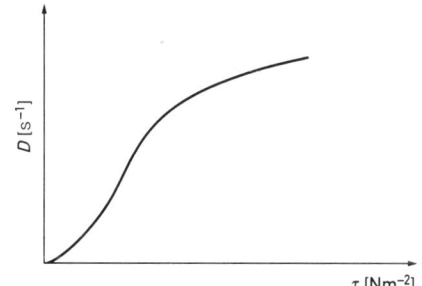

Abb. **4.10**   Zusammengesetztes Fließverhalten.

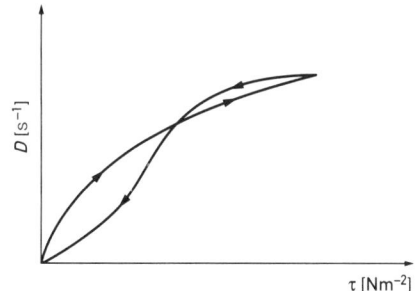

Abb. **4.11**   Dilatantes Fließen mit komplexem Abwärtsdiagramm.

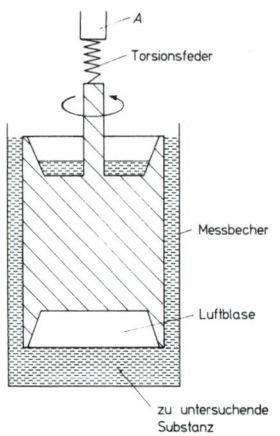

Abb. **4.12** Zylinder-Becher-Einrichtung, beim Searle-Prinzip ist der Probenbecher fest, während der Messkörper rotiert; beim Couette-Prinzip ist der Messkörper fest und der Probenbecher rotiert.

Auch die Abwärtskurve kann einen komplexen Verlauf haben, wie aus der Abb. **4.11** zu ersehen ist, in der ein dilatanter Körper mit einer solchen Charakteristik wiedergegeben ist. Komplexe Diagramme deuten immer auf mehrfache ineinander übergehende Strukturumwandlungen hin.

2.1.5 Rheologische Untersuchungen strukturviskoser Flüssigkeiten

Strukturviskose Flüssigkeiten, deren Viskositäten von der Scherbeanspruchung abhängen, lassen sich am einfachsten mit einem **Rotationsviskosimeter** untersuchen. Hierzu stehen zwei unterschiedliche Einrichtungen zur Verfügung.

1. Zylinder-Becher-Einrichtung (Abb. **4.12**) und
2. Platte-Kegel-Einrichtung (Abb. **4.13**).

Bei der Zylinder-Becher-Einrichtung befindet sich die zu untersuchende Probe in einem Becher

definierten Innendurchmessers, in den ein zylindrischer Messkörper mit ebenfalls definiertem Durchmesser eintaucht. Zwischen Messkörper und Becher muss sich ein an allen Stellen absolut gleichmäßig schmaler, konzentrischer Spalt befinden. Der Messkörper ist entweder über eine Torsionsfeder oder direkt mit der Welle A verbunden.

Die Messungen können nach zwei verschiedenen Prinzipien erfolgen:

1. Nach dem **Couette-Prinzip**, wobei der Probenbecher über eine Torsionsfeder angetrieben mit einer vorgegebenen Winkelgeschwindigkeit um seine Achse rotiert, während die Achse A starr am Geräterahmen fixiert ist;

2. Nach dem **Searle-Prinzip**, wobei der Probenbecher fest steht, während die Welle A, die über eine Torsionsfeder mit dem Messkörper verbunden ist, mit der vorgegebenen Winkelgeschwindigkeit angetrieben wird.

In beiden Fällen stellt sich eine der Zähigkeit der Flüssigkeit proportionale Verdrillung der Torsionsfeder ein. Die Verdrillung dieser Feder lässt sich aus der Winkelverschiebung zwischen der Welle A und dem Probenbecher ablesen. Sie ist bei bekannter Federkonstante ein unmittelbares Maß für das an der Torsionsfeder angreifende Drehmoment.

Die tangential am Zylindermantel des Messkörpers angreifende Kraft F ergibt sich aus dem Drehmoment M und dem Radius des Messkörpers nach Gl. (8).

$$F = \frac{M}{r} \text{ (in N)} \tag{8}$$

Die Schubspannung τ, die als Kraft pro Fläche definiert ist, errechnet sich dann aus der Fläche des Zylindermantels nach Gl. (9)

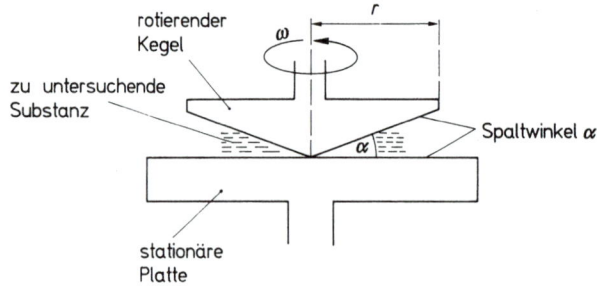

Abb. **4.13** Platte-Kegel-Einrichtung zur Rotationsviskosimetrie.

$$\tau = \frac{F}{2\pi rh} = \frac{M}{2\pi r^2 h} \text{ (in Pa)} \qquad (9)$$

Aus der im Bogenmaß angegebenen Winkelgeschwindigkeit ω errechnet sich unter Annahme eines linearen Scherprofils das Geschwindigkeitsgefälle D nach Gl. (10).

$$D = \frac{2\omega r_a^2}{r_a^2 - r_i^2} \text{ (in s}^{-1}) \qquad 10)$$

r_a Radius des Messbechers
r_i Radius des Messzylinders

Die zweite gebräuchliche Einrichtung ist die **Platte-Kegel-Einrichtung** (Abb. **4.13**).

Die Platte-Kegel-Einrichtung besteht aus einer kreisrunden planen Scheibe, der Platte, auf die die zu untersuchende Substanz ausgestrichen wird. Auf diese ruhende Scheibe wird mit Hilfe einer Feder ein Kegel mit einem gegebenen Öffnungswinkel gedrückt. Der Kegel wird mit bestimmten Umdrehungsgeschwindigkeiten ω in Rotation versetzt und das erforderliche Drehmoment M gemessen. Bei dieser Messeinrichtung errechnet sich die Schubspannung τ nach Gl. (11).

$$\tau = \frac{3M}{2\pi r^3} \text{ (in Nm}^{-2}) \qquad 11)$$

r Kegelradius

Das Schergefälle D ergibt sich aus der Winkelgeschwindigkeit ω und dem Spaltwinkel zwischen Platte und Kegel α nach Gl. (12)

$$D = \frac{\omega}{\alpha} \text{ (in s}^{-1}) \qquad 12)$$

2.1.6 Strömungsarten

Die vorstehenden Überlegungen zu den Fließeigenschaften von Flüssigkeiten sowie die entsprechenden Messmethoden setzen eine **laminare Strömung** voraus. Unter einer laminaren Strömung ist eine idealisierte Fließbewegung zu verstehen, bei der sich die einzelnen Schichten des Gutes parallel zueinander ohne gegenseitigen Energieaustausch bewegen. Moleküle in einer Schicht beharren in ihrer Bewegungsrichtung und können sich folglich nicht über die verschiedenen Schichten austauschen.

Der laminaren Strömung steht die ideal **turbulente Bewegung** gegenüber, bei der die Geschwindigkeiten und die Bewegungsrichtungen

der Materiebausteine rein zufällig verteilt sind. Damit kommt es zwangsläufig unter Energieaustausch zu häufigen Zusammenstößen. Die Zusammenstöße führen zu Änderungen in Richtung und Intensität der Bewegung der betroffenen Materieteilchen. Einem derartigen Bewegungszustand entspricht die thermische oder auch Brownsche Bewegung in Gasen oder in Flüssigkeiten. In Mischern versucht man solche Materialbewegungen aufzubauen, ohne sie jedoch vollständig verifizieren zu können. Der laminaren Strömung können sich turbulente Bewegungen überlagern. Dies führt zur **turbulenten Strömung**. Die turbulente Strömung einer Flüssigkeit in einem Rohr macht sich durch einen erhöhten Strömungswiderstand, aber auch durch ein besonderes Strömungsprofil bemerkbar. Bei diesem ist der Geschwindigkeitsgradient im Bereich der Rohrwandung besonders steil, während über nahezu dem gesamten übrigen Querschnitt die Strömungsgeschwindigkeit nur geringe Unterschiede aufweist.

Die turbulente Strömung tritt dann auf, wenn die **Reynolds-Zahl** *Re* einen bestimmten Wert überschreitet, der selbst allerdings wiederum von weiteren Faktoren, die die Strömungsbedingungen charakterisieren, abhängt.

Die Reynolds-Zahl *Re* bei der Durchströmung eines Rohres mit dem Durchmesser d errechnet sich aus

$$\text{R}e = \frac{\overline{v} \cdot d \cdot \rho}{\eta} \qquad 13)$$

$\overline{v}$ mittlere Fließgeschwindigkeit
d Partikeldurchmesser
ρ Dichte der Flüssigkeit und
η ihre Viskosität

2.2   Feststoffe

2.2.1 Innere Struktur

Feststoffe sind formstabile, unter dem Einfluss mäßiger mechanischer Kräfte elastische Körper.

Ideale Festkörper sind kristallin, d. h. sie zeichnen sich durch einen hohen Ordnungszustand aus, der sich über alle Bauelemente der Materie, d. h. die Atome und Moleküle, erstreckt. Diese führen thermisch unregelmäßige oszillierende Bewegungen durch. Dabei verlassen sie die durch den Ordnungszustand vorgegebenen Schwerpunktlagen nur geringfügig, so dass ein Platzwechsel wie in Flüssigkeiten nur vereinzelt vorkommt. Mit steigender Temperatur nimmt die

Amplitude der Bewegung zu, bis schließlich der Ordnungszustand am Schmelzpunkt zusammenbricht. Kristalline Feststoffe zeichnen sich gegenüber amorphen Feststoffen durch einen Schmelzpunkt aus. Dieser ist umso schärfer, je störungsfreier das Kristallisat ausgebildet ist. Amorphe Körper erweichen zunehmend mit steigender Temperatur, bis sie schließlich zunächst in eine zähe und dann niedrig viskose Flüssigkeit übergehen.

Viele amorphe Körper zeigen einen Temperaturbereich, in dem sich der Wechsel vom Festkörper zur Flüssigkeit und umgekehrt mehr oder minder deutlich vollzieht. Demzufolge wird amorphen Substanzen eine dem Schmelzpunkt vergleichbare Temperatur zugeordnet, die **Glasübergangstemperatur** T_g. Unterhalb dieser Temperatur liegen amorphe Körper glasartig vor, darüber gummielastisch. Bei höheren Temperaturen erfolgt Erweichung bzw. Verflüssigung (s. Kap. 6, Abschn. 3.2).

Aus dem Ordnungszustand kristalliner Feststoffe ergibt sich in allen drei Raumrichtungen eine Periodizität, d. h. die kristallographische Struktur stellt ein dreidimensionales Gitter dar. Im Gegensatz zu diesen echt kristallinen Zuständen können die in Abschn. 4.3 beschriebenen flüssigkristallinen Strukturen auch zwei- bzw. eindimensional sein oder überhaupt keine Periodizität aufweisen. Im Unterschied zu Kristallen ist die Nahordnung aufgehoben. Es bestehen nur Fernordnungen.

Alle periodischen Ordnungszustände lassen sich durch eine elementare geometrische Figur beschreiben, die wiederholt aneinandergelagert das betreffende Gitter ausmacht. Der kürzeste Abstand zwischen zwei identischen Gitterbausteinen wird als Identitätsperiode bezeichnet. Identische Gitterbausteine sind die kleinsten Einheiten der Materie, die unter sich gleich sind und die die gleiche Umgebung besitzen. Dies können chemisch identische Moleküle sein, welche die gleiche Anordnung zu ihren Nachbarmolekülen besitzen und deren Umgebung den gleichen chemischen und geometrischen Aufbau aufweist. Aus dieser Bedingung geht zwangsläufig hervor, dass identische Moleküle nur solche sein können, welche die gleiche Konformation und die gleiche Orientierung haben. Einander entsprechende Atome verschiedener identischer Moleküle sind ebenfalls identische Gitterbausteine. Ihr kürzester Abstand ist wiederum die Identitätsperiode.

Je nachdem, ob die Materie sich aus einer einzigen Atomart, aus Ionen oder diskreten Molekülen aufbaut, spricht man von Atom-, Ion- oder Molekülkristallen, denen als Ordnungszustand ein Atom-, Ion- oder Molekülgitter zugrunde liegt. Organische Wirkstoffe kristallisieren demnach in Molekülgittern.

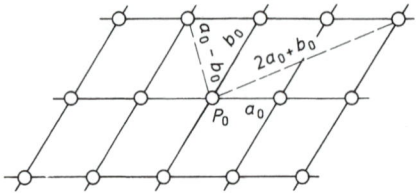

Abb. **4.14**   Zweidimensionales Gitter (aus Hellenthal, 1988) (Punktnetz oder Netzebene).

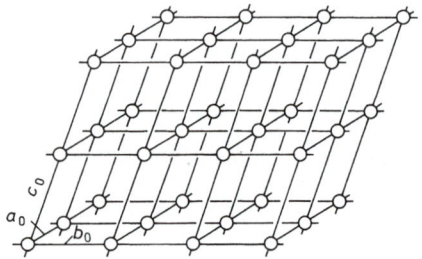

Abb. **4.15**   Dreidimensionales Gitter (aus Kleber, 1967) (Raumgitter).

Bei einem zweidimensionalen Gitter, wie z. B. dem in der Abb. **4.14** wiedergegebenen, ist die kleinste, das Gitter beschreibende geometrische Elementareinheit ein Elementarparallelogramm.

Dreidimensionalen Gittern liegt eine räumliche geometrische Einheit zugrunde, die Elementarzelle, die ein Parallelepiped ist (Abb. **4.15**).

Die Darstellung der Elementarzelle erfolgt rein rationell geometrisch und ist völlig unabhängig von den das Gitter zusammenhaltenden Valenzen. Aus diesem Grund ist es möglich, alle Ordnungszustände in wenigen Gittertypen zusammenzufassen, die sich in den sieben Kristallsystemen und den daraus erweiterten 14 Bravais-Gittern widerspiegeln. Die Elementarzellen von den 14 verschiedenen Bravais-Gittern sind in der Abb. **4.16** dargestellt.

Häufig ist ein und dieselbe chemische Substanz in der Lage, Festkörper auszubilden, denen verschiedene Ordnungszustände zugrunde liegen. Ist dies der Fall, so bezeichnet man die betreffende Substanz als **polymorph**. Die einzelnen Ordnungszustände sind die verschiedenen polymorphen Formen oder **Modifikationen**. Man beachte: Der Polymorphie-Begriff bezieht sich nur auf die Art des Ordnungszustandes der Atome bzw. Moleküle untereinander, d. h. auf die innere Struktur der Materie, und hat nichts mit der äußeren Form zu tun. Es ist durchaus denkbar, dass eine Substanz in ein und demselben inneren Aufbau je nach den äußeren Gegebenheiten in Form von Nadeln oder in Form von Blättchen kristallisiert. In diesem Fall liegt jedoch immer die gleiche Modifikation vor.

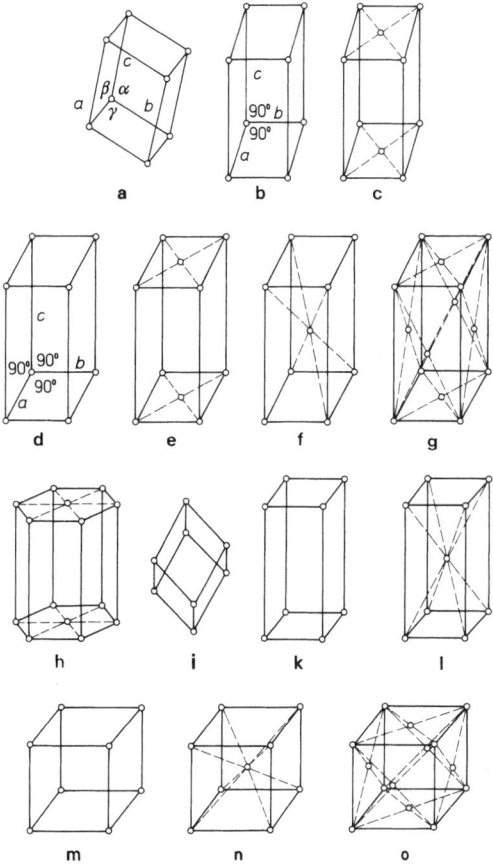

Abb. **4.16** Bravais-Gitter (Translationsgitter)
a triklines (einfach primitives) Gitter, **b** einfach monoklines Gitter, **c** flächenzentriertes monoklines Gitter, **d** einfach rhombisches Gitter, **e** basisflächenzentriertes rhombisches Gitter, **f** innenzentriertes rhombisches Gitter, **g** allseitig flächenzentriertes rhombisches Gitter, **h** hexagonales Gitter, **i** rhomboedrisches Gitter, **k** einfach tetragonales Gitter, **l** innenzentriertes tetragonales Gitter, **m** einfach kubisches Gitter, **n** innenzentriertes kubisches Gitter, **o** flächenzentriertes kubisches Gitter (aus Kleber, 1967).

Verschiedene Modifikationen ein und derselben Substanz müssen nicht unterschiedlichen Bravais-Gittern entsprechen. Es ist z. B. durchaus möglich, dass eine Substanz zwei oder sogar mehrere verschiedene monokline Modifikationen auszubilden vermag. Die Struktur unterscheidet sich dann im Ausmaß der einzelnen Dimensionen, wie z. B. in der Größe des Neigungswinkels oder in den Längen der Identitätsperioden. Die verschiedenen Modifikationen einer polymorphen Substanz können sich in ihren physikalischen Eigenschaften oft stark voneinander unterscheiden. Besonders deutlich wird dies im Bereich der anorganischen Chemie. Es sei an die Modifikationen des Kohlenstoffs, Graphit und Diamant, an die des Phosphors, Selens, Arsens, Antimons und des Schwefels erinnert.

Der kristalline Aufbau und damit der Feststoffcharakter geht bei den Molekülgittern organischer Substanzen ausschließlich auf Nebenvalenzen zurück.

Die verschiedenartigen Sekundärbindungen, die in der Regel organische Moleküle zu ihren Nachbarmolekülen aufbauen können, führen dazu, dass im hohen Ordnungszustand eines Kristallgitters innerhalb des geordneten Verbandes die Art und Stärke der intermolekularen Bindungen streng richtungsabhängig sind. Durch jeden Molekülkristall lassen sich Gitterebenen legen, die sich je nach ihrer Orientierung zum Gitter in der Art und Konzentration der sie schneidenden Sekundärbindungen deutlich unterscheiden. Hieraus erklärt sich die Existenz von bevorzugten Spalt- oder Gleitebenen, die bevorzugt unpolar sind und bei mechanischer Verformung sehr häufig zu einer Vergrößerung des hydrophoben Charakters der Oberfläche führen (s. Abschn. 2.2.3).

Molekülkristalle neigen besonders stark zur Polymorphie. Im Allgemeinen kann man davon ausgehen, dass die verschiedenen polymorphen Formen einer Substanz wegen des unterschiedlichen Ordnungszustandes auch durch unterschiedliche Absättigung der Nebenvalenzen der Moleküle ausgezeichnet sind. Ist dies der Fall, so kommt ihnen auch eine unterschiedliche thermodynamische Stabilität zu. Die verschiedenen Modifikationen einer polymorphen Substanz besitzen demnach meistens ein unterschiedliches Energieniveau. Dies führt dazu, dass sie unterschiedliches Schmelzverhalten und einen unterschiedlichen Dampfdruck besitzen.

Besteht die Möglichkeit, zwei Formen thermisch reversibel ineinander umzuwandeln, so verhalten

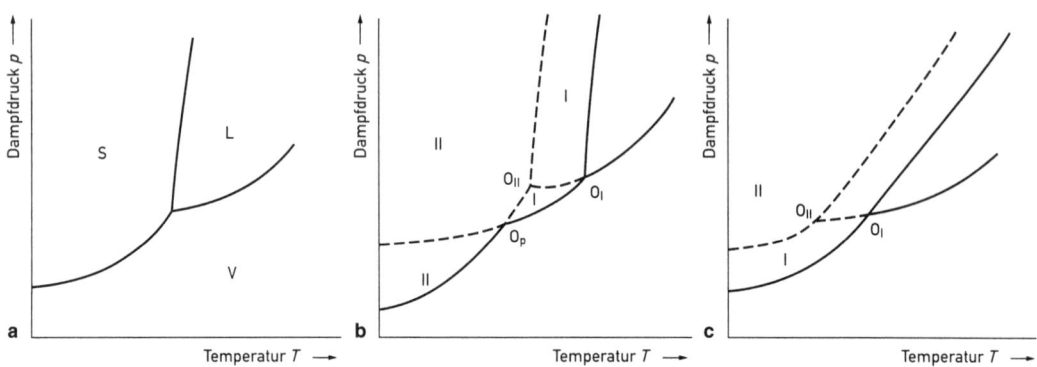

Abb. **4.17** Zustandsdiagramme einer **a** monomorphen Substanz, **b** dimorphen enantiotropen Substanz und **c** dimorphen monotropen Substanz.

sie sich gegeneinander **enantiotrop**. Ist diese Umwandlung nur in einer Richtung möglich, so liegt **monotropes** Verhalten vor.

Die Modifikation mit dem höchsten Schmelzpunkt ist die Modifikation I, die des nächst tieferen die Modifikation II usw. Daneben sind auch andere ältere Bezeichnungsweisen noch gebräuchlich.

Die Zustandsdiagramme polymorpher Substanzen setzen sich aus den Zustandsdiagrammen der einzelnen Modifikationen zusammen (s. Abb. **4.17a–c**).

Im Diagramm der monomorphen Substanz ist das gasförmige Zustandsgebiet mit V, das Gebiet der Schmelze mit L und das des festen kristallinen Aggregatzustandes mit S gekennzeichnet. Zwischen V und S liegt die Sublimationskurve, zwischen S und L die Schmelzkurve und zwischen L und V die Siedekurve.

Bei den Diagrammen der dimorphen Substanzen sind jeweils zwei Sublimationskurven und zwei Schmelzkurven zu erkennen, die den entsprechenden Modifikationen zuzuordnen sind. Da beide Modifikationen die gleiche Schmelze liefern, gibt es in diesen Diagrammen auch nur eine Siedekurve. Die Modifikation I ist definitionsgemäß diejenige, die den höchsten Schmelzpunkt besitzt. Demnach ist die jeweils weiter rechts liegende Schmelzkurve die der Modifikation I.

Die thermodynamisch stabilste Modifikation ist grundsätzlich diejenige, die den niedrigsten Dampfdruck besitzt. Der Dampfdruck der Substanzen in den verschiedenen Modifikationen

lässt sich an den Sublimationskurven ablesen. Das Diagramm der monotropen Substanz zeigt, dass über den gesamten Temperaturbereich, in dem der feste Aggregatzustand möglich ist, die Modifikation I als die stabile Modifikation bezeichnet werden kann. Die Modifikation II ist stets energiereicher. Dagegen zeigt das enantiotrope Verhalten einen Schnittpunkt der beiden Sublimationskurven O_p. Bei Temperaturen oberhalb dieses Schnittpunktes ist die Modifikation I die stabile und die Modifikation II die energiereichere. Unterhalb des Schnittpunktes ist dagegen die Dampfdruckkurve der Modifikation II unter der der Modifikation I, so dass die Modifikation II zur stabilen geworden ist. Der Schnittpunkt repräsentiert die Phasenumwandlungstemperatur von I nach II und umgekehrt. O_I bzw. O_{II} sind die Tripelpunkte der beiden Modifikationen.

Aufgrund des unterschiedlichen thermodynamischen Zustandes kommen den verschiedenen Modifikationen einer Substanz auch unterschiedliche Löslichkeiten in einem gegebenen Lösungsmittel zu. Dabei verhalten sich die Löslichkeiten wie die Dampfdrücke (s. Abschn. 2.3.4). In Tabellenwerken für die Praxis wird oft für jede chemische Verbindung nur eine Löslichkeit unbeschadet einer Polymorphie angegeben. Dabei handelt es sich im Allgemeinen um die Löslichkeit der am häufigsten zu beobachtenden Modifikation.

Energiereiche Modifikationen, die auf thermischem Wege oder durch Kristallisation aus bestimmten Lösungsmitteln gewonnen werden, können **metastabil** sein, d. h. sie gehen nicht von selbst unter Energieabgabe in eine energie-ärmere Form über. Für eine derartige Umwandlung ist eine Aktivierungsenergie erforderlich, die durch Temperaturerhöhung oder andere Anregungen dem System zugeführt werden muss, um die Phasentransformation einzuleiten. Hiervon wird in der Technik häufig Gebrauch gemacht, indem man metastabile Zustände durch **Tempern**, d. h. längeres – teilweise nur geringfügiges – Erwärmen abbaut und in den stabilen Zustand überführt.

Zahlreiche Wirkstoffe kommen in einem metastabilen Zustand in den Handel. Bei einigen ist die Begründung dafür darin zu suchen, dass die betreffende Form zufällig aus der Wirkstoffentwicklung hervorgegangen ist. In neuerer Zeit wurde aber auch versucht, gezielt energiereiche metastabile Formen herzustellen, um deren günstige Lösungseigenschaften für die Wirkstoff-Freisetzung nach der Applikation zu nutzen (s. Kap. 7, Abschn. 4.2.2, Polymorphe Formen).

Zu unterschiedlichen kristallographischen Formen gehören auch die **pseudopolymorphen** Formen. Pseudopolymorphe Formen sind solche, an deren Aufbau nicht nur die betreffende Substanz, sondern auch Fremdsubstanzen durch Ausbildung von Mischkristallisaten, Solvaten oder Hydraten beteiligt sind.

Mischkristallisate sind Kristallisate aus zwei oder mehreren chemischen Stoffen, wobei die beteiligten Komponenten eine spezielle gemeinsame kristallographische Struktur aufbauen. **Solvate** und **Hydrate** sind als Sonderfälle aufzufassen, bei denen eine der Mischungskomponenten ein Lösungsmittel darstellt, wobei mit Wasser Hydrate gebildet werden.

Hydrate sind von besonderer Bedeutung. Sie bauen sich aufgrund der strengen Strukturbedingungen stöchiometrisch auf und zeigen oft ein signifikant schlechteres Lösungsverhalten als die wasserfreien Formen, da das Kristallwasser zusätzliche Sekundärvalenzen im Molekülverband abzusättigen vermag. Diese können unter Umständen aus sterischen Gründen in der wasserfreien Form keine Absättigung erfahren. Dadurch sind die kristallwasserhaltigen Formen thermodynamisch stabiler. Allerdings kann dieser Unterschied häufig nicht unmittelbar beobachtet werden, da die wasserfreien Kristallisate oft bereits beim ersten Kontakt mit Wasser zunächst in die Hydratformen übergehen und sich dann erst lösen, so dass die Lösungseigenschaften der wasserfreien Form durch die der kristallwasserhaltigen diktiert werden.

2.2.2 Spezielle Untersuchungsmethoden für Festkörper

Die Beurteilung, in welchem kristallographischen Zustand pulverförmiges kristallines Material vorliegt, kann eindeutig nur mit Hilfe der **Röntgenfeinstrukturuntersuchung** durchgeführt werden. Hierfür stehen drei verschiedene Methoden zur Verfügung:

- Debye-Scherrer-Methode,
- Guinier-Methode und
- Goniometerverfahren.

Den Untersuchungsmethoden liegt die Tatsache zugrunde, dass beim Durchstrahlen einer geordneten Materie mit Röntgenlicht Interferenzerscheinungen auftreten. Die Winkel, unter denen die Interferenzen beobachtet werden können, hängen von der Wellenlänge des Röntgenlichts und den geometrischen Dimensionen, in denen Periodizitäten im strukturellen Aufbau der Materie vorkommen, ab. Damit ist die gesamte Geometrie regelmäßig vorkommender Anordnungen von Atomen, Atomgruppen oder Molekülen erfassbar. Unterschiede gegenüber gegebenen Standards lassen sich aus dem Fingerprint des Interferenzbildes leicht erkennen.

Mit Hilfe **thermoanalytischer Methoden** lassen sich Phasentransformationen, d. h. Veränderungen im Zustand der Materie in Abhängigkeit von der Temperatur, beobachten. Sie geben wichtige Hinweise über mögliches Verhalten eines Wirkstoffes während der Verarbeitung.

Die **Differenzthermoanalyse** (DTA) und die **Dynamische Differenzkalorimetrie** (DDK, engl. DSC) erfassen alle Vorgänge, bei denen Energie verbraucht oder abgegeben wird, also endotherme und exotherme Phasentransformationen.

Bei beiden Analysenmethoden wird die zu untersuchende Substanz in einen Tiegel eingeschweißt und zugleich mit einer Vergleichssubstanz oder nur einem Referenztiegel in einen heizbaren Messkopf eingebracht. Bei der Differenzthermoanalyse wird nun die Heizung so gesteuert, dass die Temperatur des Vergleichstiegels mit konstanter Geschwindigkeit steigt. Dadurch wird auch auf die zu untersuchende Substanz eine pro Zeiteinheit konstante Wärmemenge übertragen. Die Temperaturdifferenz zwischen der Probe und dem Vergleichstiegel wird so lange konstant sein, so lange sich die Wärmekapazität der Probe nicht ändert. Im Augenblick einer Phasentransformation von einer Modifikation in eine andere oder im Augenblick des Schmelzvorganges wird jedoch Wärme für den betreffenden Phasenüber-

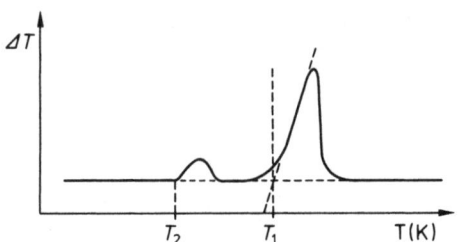

Abb. **4.18** Typisches DTA-Diagramm einer polymorphen Substanz.

gang verbraucht, die für eine weitere Erwärmung nicht mehr zur Verfügung steht. Hieraus resultiert eine zunehmende Temperaturdifferenz zwischen Vergleichstiegel und Probe. Es vergrößert sich aber auch die Temperaturdifferenz zwischen der Probe und dem Ofen, wodurch ein verstärkter Wärmefluss zur Probe zustandekommt. Nach vollendeter Phasentransformation gleicht sich wegen dieses stärkeren Wärmeflusses die Temperaturdifferenz zwischen den beiden Tiegeln wieder aus. Es wird also die Temperaturdifferenz ΔT zwischen den beiden Tiegeln in Abhängigkeit von der Temperatur bei einer vorgegebenen Heizrate beobachtet. Ein entsprechendes Thermogramm ist in der Abb. **4.18** wiedergegeben.

Es ist auch denkbar, dass exotherme Phasenumwandlungen auftreten, wie z. B. eine bei höherer Temperatur ausgelöste Rekristallisation oder Umwandlung in eine stabilere Form. In diesem Fall entsteht ebenfalls ein Peak, jedoch nach der umgekehrten Richtung.

Bei der DSC-Methode werden beide Tiegel, der Probentiegel und der Vergleichstiegel, völlig getrennt oder mit entsprechenden Zusatzheizungen so beheizt, dass ihre Temperaturen gleichmäßig ansteigen und die Temperaturdifferenz zwischen beiden Null ist. Dies ist nur dann möglich, wenn im Augenblick der Phasentransformation aus der Zusatzheizung der Probe zusätzlich die für die betreffende Phasenumwandlung erforderliche Wärmemenge zugeführt wird. Es ist nun relativ leicht möglich, die jeweilige Temperatur, bei der die Phasentransformation eintritt, und die für die Umwandlung verbrauchte Wärmemenge in Form der verbrauchten zusätzlichen elektrischen Energie zu bestimmen. Auf diese Weise ist es auch möglich, die quantitative Zusammensetzung der Substanz in Bezug auf ihre verschiedenen kristallographischen Formen zu ermitteln.

Um festzustellen, ob und gegebenenfalls in welchem molaren Verhältnis eine Substanz Kristallwasser oder andere flüchtige Solvatbildner enthält, kann man sich der **Thermogravimetrie** (TG) bedienen. Bei diesem Analysenverfahren wird die zu untersuchende Substanz in eine Mikrowaage eingebracht und mit konstanter Geschwindigkeit aufgeheizt. Da sich das Kristallwasser in kristallwasserhaltigen Substanzen in einem ganz bestimmten Bindungszustand befindet, wird es auch innerhalb eines relativ engen Temperaturbereichs freigegeben. Man beobachtet also in einem Temperaturbereich, der auch durch die DSC- oder DTA-Analyse als Phasentransformation erkennbar ist, eine signifikante Massenveränderung.

Mit Hilfe der thermomechanischen Analyse (TMA), der **Dilatometrie**, wird das Volumen einer Probe und damit indirekt deren Dichte in Abhängigkeit von der Temperatur untersucht. Modifikationsänderungen, Schmelzprozesse und andere Änderungen des Ordnungszustandes, die mit Dichteänderungen einhergehen, können auch dann, wenn sie langsam verlaufen, beobachtet werden. Sie geben sich durch Abweichungen von der aus einer normalen thermischen Ausdehnung zu erwartenden Temperatur-Dichte-Charakteristik zu erkennen. Weitere Verfahren, wie die Festkörper-Kernresonanzspektroskopie und IR-Spektroskopie, ergänzen die Röntgenfeinstrukturuntersuchungen und thermoanalytischen Methoden bei der Identifizierung polymorpher und pseudopolymorpher Formen.

Die Kenntnis des Phasenverhaltens der Wirk- und der Hilfsstoffe ist insofern für die Arzneibereitung von großer Bedeutung, als hierbei auf die bearbeitete Substanz thermische oder mechanische Energie übertragen wird, die unter Umständen unerwünschte Phasentransformationen auslösen kann.

2.2.3 Mechanische Eigenschaften von Festkörpern

Wird ein Körper durch eine mechanische Kraft belastet, so treten in ihm Materialspannungen σ auf. Diese sind als die auf jede Flächeneinheit entfallenden Teilkräfte nach Gl. (14) zu definieren,

$$\sigma = \frac{F}{A} \quad \text{(in Nm}^{-2}) \tag{14}$$

oder bei ungleicher Kraftverteilung:

$$\sigma = \frac{\mathrm{d}F}{\mathrm{d}A} \ (\text{in Nm}^{-2})$$

σ hat also die Dimension eines Druckes.

Ein elastischer Festkörper deformiert sich dabei nach dem **Hookeschen Gesetz** proportional zur Materialspannung im Sinne einer Längenänderung Δl. Die auf seine ursprüngliche Länge l bezogene relative Längenänderung ist danach nach Gl. (15)

$$\frac{\Delta l}{l} = \frac{1}{E} \cdot \sigma \tag{15}$$

E Konstante (Elastizitätsmodul)

Der Vergleich zwischen einer elastischen Festkörperverformung und dem Fließen einer Flüssigkeit lässt sich unter Berücksichtigung der Gln. (1) und (15) durch folgende Betrachtung durchführen:

Bei Einwirkung einer Schubspannung τ auf einen elastischen Festkörper resultiert eine für die Dauer der Belastung konstante geometrische Verformung γ, ausgedrückt in der Gl. (15) durch die relative Längenänderung $\Delta l/l$. Danach gilt:

$$\tau = E \cdot \gamma \tag{16}$$

Ideale Flüssigkeiten reagieren auf eine mechanische Belastung nicht mit einer konstanten Verformung, sondern mit einer konstanten Verformungsgeschwindigkeit $\dot\gamma$. Diese findet ihren Ausdruck im Schergefälle $\mathrm{d}v/\mathrm{d}x$. Damit gilt für ideale Flüssigkeiten:

$$\tau = \eta \cdot \dot\gamma \tag{17}$$

Das Hookesche Gesetz besitzt je nach Art des betreffenden Festkörpers einen mehr oder minder breiten Gültigkeitsbereich. Wird die relative Längenänderung so groß, dass dieser Gültigkeitsbereich überschritten wird, so tritt überelastische Verformung auf, bei der zunächst die Materialspannung σ unproportional mit abnehmender Steilheit zunimmt. Schließlich geht die Verformung in eine irreversible Verformung, das plastische Fließen, über oder wird durch einen Bruch abgeschlossen (s. Abb. **4.19**). Man unterscheidet je nach dem Verhalten der Materialien unter der irreversiblen Verformung plastische und spröde Substanzen. Für die Tablettierung wird eine gute **plastische Verformbarkeit** erwartet, dagegen ist für Mahloperationen die spröde Substanz besser geeignet. Unter hohem Druck

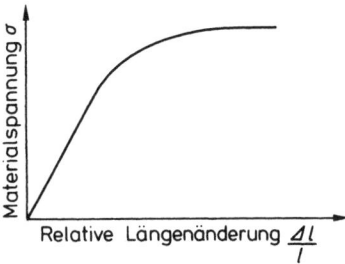

Abb. **4.19** Verformungscharakteristik eines plastischen Festkörpers.

können spröde Materialien eine plastische Verformbarkeit annehmen, während plastische Materialien bei tiefen Temperaturen spröde werden können.

Festkörper, die durch überelastische Beanspruchungen in den Zustand des plastischen Fließens übergehen, nehmen damit nicht die Eigenschaften von echten Flüssigkeiten an. In einer Flüssigkeit führen die Bausteine der Materie durch die thermische Bewegung einen ständigen Platzwechsel durch, der ihr die Möglichkeit gibt, bereits sehr kleinen auf sie einwirkenden Kräften auszuweichen. Bei der plastischen Verformung der Feststoffe, die normalerweise kristallin sind, bleibt der Ordnungszustand im Wesentlichen erhalten. Die Materiebausteine führen thermische Oszillationen um die Gleichgewichtslagen durch, so dass damit Platzwechsel äußerst selten vorkommen dürften. Die Fließbewegung kommt dadurch zustande, dass entlang bevorzugter Gleitebenen des Gitters bei Überschreiten einer bestimmten Materialspannung irreversible Verschiebungen auftreten.

Während bei geringfügigen Beanspruchungen mit elastischer Verformung die aus der Gleichgewichtslage verdrängten Bausteine wieder in ihre alten Positionen zurückfallen können, ist bei größeren Verschiebungen die Möglichkeit gegeben, dass die Materiebausteine der Gleitebene von Gleichgewichtslage zu Gleichgewichtslage sprunghaft verschoben werden. Dabei wird mit jedem Translationsschritt zunächst zur Verdrängung aus der Gleichgewichtslage mechanische Energie in das Gitter eingebracht. Diese wird nach Überschreiten des Potentialmaximums beim Einfallen in die nächste Gleichgewichtsposition als Wärme wieder freigesetzt. Aus diesem Grund ist jede plastische Verformung mit einer Umwandlung mechanischer in thermische Energie verbunden. Der größte Teil der für die Tablet-

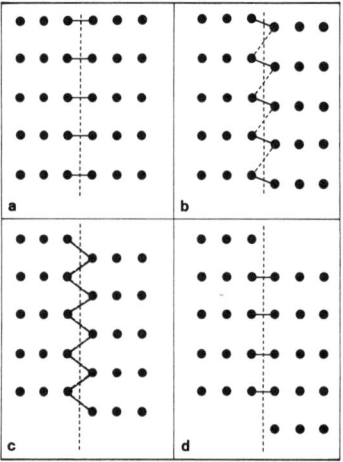

Abb. **4.20a–d**   Plastische Verformung, schematisch.

tierung aufzuwendenden mechanischen Energie wird in diesem Sinne verbraucht.

In der Abb. **4.20** ist der Vorgang einer plastischen Verformung schematisch wiedergegeben. Der rechte Teil des dargestellten Gitters wird durch Scherung gegenüber dem linken nach unten verschoben. Die gestrichelte Linie stellt die Scherebene dar, entlang der das Gleiten erfolgt. Damit die Übersicht erhalten bleibt, sind die Bindungen nur in der Scherebene eingezeichnet. In Abb. **4.20b** ist eine Auslenkung der der Gleitebene benachbarten Gitterpunkte nur soweit erfolgt, dass sie bei Nachlassen der Beanspruchung in ihre alten Positionen unter elastischer Rückverformung des betreffenden Körpers zurückfallen können. Ist bei stärkerer Beanspruchung die Mittellage wie in Abb. **4.20c**, die die höchste potentielle Energie beinhaltet und daher ein labiles Gleichgewicht darstellt, erreicht, so genügt nur noch ein kleiner Anstoß, um die Gitterpunkte unter Abbau der potentiellen Energie in die nächste stabile Gleichgewichtsposition (Abb. **4.20d**) einfallen zu lassen.

Damit ist die plastische Verformung über einen Translationsschritt abgelaufen. Um die Verformung fortzusetzen, ist für jeden weiteren Translationsschritt ein weiterer Betrag mechanischer Energie erforderlich. Damit ist die für eine plastische Verformung aufzuwendende mechanische Energie vom Ausmaß der Verformung abhängig. Da die bevorzugten Gleitebenen diejenigen Ebenen des Gitters sind, die von den schwächsten Wechselwirkungen geschnitten werden, und nur ein kleiner Teil der Bindungen des Gitters für die Verformung aufgebrochen werden muss, liegt der für eine plastische Verformung erforderliche Energiebetrag im Allgemeinen weit unter der Schmelzenthalpie der Substanz.

Diese Darstellung des Vorgangs des plastischen Fließens ist insofern etwas vereinfacht, als dabei von einem störungsfreien Gitter ausgegangen wurde und der Vorstellung, dass alle Gitterpunkte im Bereich der Gleitebene gleichzeitig verschoben werden. Bei Realkristallen kann man aber beobachten, dass die Verschiebungen an Fehlstellen, insbesondere solchen der Oberfläche, beginnen und sich dann schrittweise, tausendfüßlerartig, fortpflanzen. Aus diesem Grund sind auch Kristalle mit einer höheren Fehlstellenkonzentration oft leichter verformbar als fehlerfreie Idealkristalle.

Auch der spröde Bruch vollzieht sich entlang bevorzugter Spaltebenen. Vereinfachend kann man sich vorstellen, dass im Gegensatz zur plastischen Verformung die Wechselwirkungen nicht gleitend von einer Position zur nächsten übergeben werden, sondern während der Verschiebung abreißen.

2.2.4 Viskoelastizität

Ein idealelastischer Festkörper folgt mit seiner Längenänderung dem Verlauf der auf ihn einwirkenden Kraftänderungen und damit Materialspannungsänderungen trägheitslos. Bei einer nahezu sprunghaften Änderung der Materialspannung, wie im oberen Teil der Abb. **4.21a** dargestellt, tritt demnach auch eine entsprechende sprunghafte Änderung der geometrischen Abmessungen (Abb. **4.21a** unterer Teil) ein.

Häufig ist jedoch eine zeitliche Verzögerung in der Einstellung des mechanischen Gleichgewichts zu beobachten. Hieraus resultiert eine Verformungscharakteristik entsprechend Abb. **4.21b**.

Man beachte, dass die nach einer gewissen Zeit eintretende Verformung derjenigen entspricht, die auch bei idealelastischen Verformungseigenschaften beobachtet wird. Somit stellt sich auch nach vollständiger Entlastung der ursprüngliche Zustand wieder ein. Körper, die eine derartige Charakteristik zeigen, werden als viskoelastische Festkörper bezeichnet. Ganz besonders ist ein derartiges Verhalten bei makromolekularen Substanzen zu beobachten. Die verzögerte Gleichgewichtseinstellung kann unter anderem damit erklärt werden, dass die Mo-

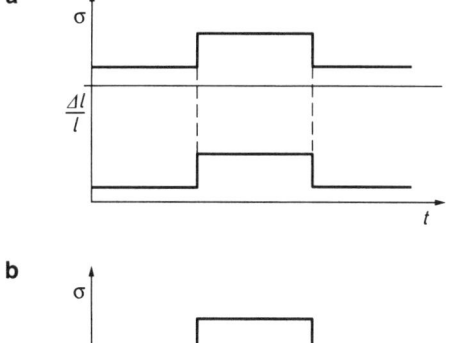

a

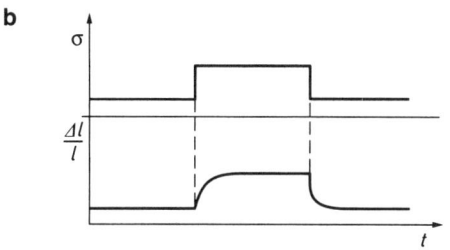

b

Abb. **4.21a** Zeitlicher Verlauf der idealelastischen Verformung,

b zeitlicher Verlauf der Verformung eines viskoelastischen Festkörpers.

leküle durch die thermische Bewegung in die Lage versetzt werden, die Form des betreffenden Körpers dem Spannungszustand anzupassen.

Im Gegensatz zum Festkörper antwortet eine Flüssigkeit auf entsprechende innere Spannungen mit einer fortlaufenden irreversiblen Verformung. Wird eine ideale Flüssigkeit einer sprunghaften Schubspannungsänderung ausgesetzt, so wird ein zeitlicher Verformungsverlauf entsprechend Abb. **4.22a** erhalten.

Aber auch Flüssigkeiten können eine Verzögerung im Auslösen des Fließvorgangs und auch eine Rückfederung bei der Entspannung zeigen. Man spricht in diesem Fall von einer viskoelastischen Flüssigkeit. Ein entsprechendes Diagramm ist in Abb. **4.22b** dargestellt.

2.3   Lösungen

2.3.1 Definitionen

Lösungen sind homogene Verteilungen von zwei oder mehreren unterschiedlichen Stoffen ineinander. Man unterscheidet

- echte Lösungen und
- kolloidale Lösungen.

Lösungen im engeren Sinn zeichnen sich durch signifikant unterschiedliche Konzentrationen der Mischungspartner aus, so dass zwischen der gelösten, dispergierten Substanz und dem Lösungsmittel unterschieden werden kann. In echten Lösungen ist die gelöste Substanz molekulardispers im Lösungsmittel zerteilt, d. h. sie liegt in diskreten Einzelmolekülen vor. Bei den kolloidalen Lösungen sind die zerteilten Partikeln von kolloidaler Größe.

Im Gegensatz zu den grobdispersen Systemen zeichnen sich Lösungen dadurch aus, dass viele physikalische Eigenschaften der zu lösenden Substanz mit dem Lösungsvorgang verloren gehen.

Der Begriff „Lösung" wird bei Systemen des gasförmigen Aggregatzustandes nicht angewendet. Dies hat seine Berechtigung, da Gase grundsätzlich als vorwiegend indifferent gegeneinander angesehen werden können. Sie sind dementsprechend auch in jedem Verhältnis miteinander mischbar, wobei sämtliche physikalischen Eigenschaften des Gesamtsystems aus denen der Einzelkomponenten unter Berücksichtigung des Mengenverhältnisses der Mischung abgeleitet werden können. Dagegen wird der Lösungsbegriff bei festen und bei flüssigen Systemen angewandt. Danach lässt sich zwischen festen und flüssigen Lösungen unterscheiden.

2.3.2 Konzentrationsangaben

Die **Konzentration** einer in einer Lösung vertretenen Substanz kann zweckentsprechend auf verschiedene Weise beschrieben werden. Dabei

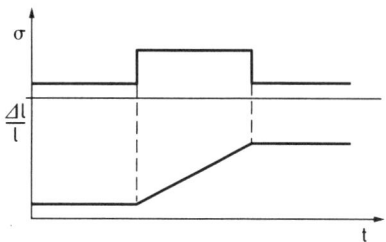

Abb. **4.22a** Zeitlicher Verformungsverlauf einer idealen Flüssigkeit,

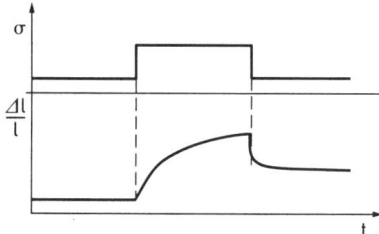

b zeitlicher Verformungsverlauf einer viskoelastischen Flüssigkeit.

werden die nachfolgend aufgeführten Größen in Anteilen ausgedrückt. Die Anteile aller Komponenten einer Mischung ergänzen sich zu 1, womit zwangsläufig jede einzelne Komponente nur Anteilswerte unter 1 annehmen kann.

Die Komponente 1 einer aus den Substanzen 1, 2, 3, 4 usw. bestehenden Mischung besitzt den **Massenanteil** w_1 (Gl. (18)),

$$w_1 = \frac{m_1}{m_1 + m_2 + m_3 + m_4 + \ldots} \quad (18)$$

worin m_1 die Masse der in die Mischung eingebrachten Komponente 1, m_2 die Masse der in die Mischung eingebrachten Komponente 2, usw. ist.

Der **Volumenanteil** oder auch Volumenbruch Φ_1 der Komponente 1 errechnet sich entsprechend Gl. (19)

$$\Phi_1 = \frac{V_1}{V_1 + V_2 + V_3 + V_4 + \ldots} \quad (19)$$

worin $V_1, V_2, V_3, V_4, \ldots$ die Volumina der in die Mischung eingebrachten Komponenten sind.

Der **Molenbruch** oder **Stoffmengenanteil** stellt den Molzahlanteil der einzelnen Komponenten dar. Nach Gl. (20) ist der Molenbruch der Substanz 1

$$X_1 = \frac{n_1}{n_1 + n_2 + n_3 + n_4 + \ldots} \quad (20)$$

worin $n_1, n_2, n_3, n_4, \ldots$ die Molzahlen der in die Mischung eingebrachten Komponenten 1, 2, 3, 4, \ldots sind.

Unter der **Stoffmengenkonzentration** (früher Molarität) wird die in einem Liter Lösung vorhandene Molzahl der betreffenden Komponente verstanden. Die Stoffmengenkonzentration (in mol/l) der Komponente 1, c_1, errechnet sich nach Gl. (21)

$$c_1 = \frac{n_1}{V} \quad (21)$$

worin n_1 die in dem Volumen V der Lösung vorhandene Molzahl der Komponente 1 ist.

Molalität ist die Molzahl einer Komponente einer Lösung, die in 1000 g Lösungsmittel enthalten ist (in mol/kg). Sind in einer Lösung außer der interessierenden Substanz und dem Lösungsmittel weitere Komponenten enthalten, so werden sie bei der Berechnung der Molalität dem

Lösungsmittel zugeschlagen. Die Molalität der Komponente 1, b_1, errechnet sich demnach nach Gl. (22)

$$b_1 = 1000 \cdot \frac{n_1}{m_s} \quad (22)$$

worin unter m_s die Gesamtmasse der Mischung der Komponenten 2, 3, 4 usw. einschließlich des Lösungsmittels mit Ausnahme der der Komponente 1 zu verstehen ist.

Die Konzentration einer Komponente in einer Lösung kann durch vier verschiedene prozentuale Angaben gekennzeichnet werden, die ihren Niederschlag im Arzneibuch gefunden haben.

■ Prozent (*m/m*) (Prozentgehalt Masse in Masse) bedeutet die Anzahl Gramm einer Substanz in 100 Gramm Endprodukt (SI: Masseanteil).
■ Prozent (V/V) (Prozentgehalt Volumen in Volumen) bedeutet die Anzahl Milliliter einer Substanz in 100 Milliliter Endprodukt (SI: Volumenkonzentration).
■ Prozent (*V/m*) (Prozentgehalt Volumen in Masse) bedeutet die Anzahl Milliliter einer Substanz in 100 Gramm Endprodukt (SI: nicht definiert).
■ Prozent (*m*/V) (Prozentgehalt Masse in Volumen) bedeutet die Anzahl Gramm einer Substanz in 100 Milliliter Endprodukt (SI: Massenkonzentration).

Im Kommentar zum Arzneibuch wird allerdings darauf hingewiesen, dass diese Bezeichnungen nicht exakt sind. So müsste es z. B. statt „Prozentgehalt Masse in Masse" richtig heißen „Masseanteil in %".

Unter einer **idealen Lösung** wird eine Mischung von zwei oder mehreren Komponenten verstanden, die nach einem reinen Substitutionsprinzip aufgebaut sind. Das bedeutet, dass die Mischungspartner untereinander sehr ähnlich sind und daher beliebig ausgetauscht werden können.

2.3.3 Thermodynamik der Lösung

Mit der Durchmischung zweier Komponenten geht eine Entropieänderung ΔS einher, die zu einer Änderung der freien Enthalpie ΔG führt.

Danach gilt für **ideale Mischungen** (Gl. (23)):

$$\Delta G = - T \Delta S \quad (23)$$

Die Änderung der freien Enthalpie einer jeden Komponente (1 bzw. 2) ergibt sich bei einer idealen Mischung allein aus der mengenmäßigen Zusammensetzung und der absoluten Temperatur (Gl. (24)).

$\Delta G_1 = n_1 \cdot R \cdot T \ln x_1$ und $\Delta G_2 = n_2 \cdot R \cdot T \ln x_2$.

Mit $\Delta G = \Delta G_1 + \Delta G_2$ gilt:

$$\Delta G = n_1 \cdot R \cdot T \ln x_1 + n_2 \cdot R \cdot T \ln x_2 \quad (24)$$

Da der Stoffmengenanteil stets eine Zahl unter 1 ist, muss dieser Gleichung zufolge bei einer idealen Mischung ΔG grundsätzlich negativ sein. Dies bedeutet, dass der durchmischte Zustand thermodynamisch stabil ist.

Reale Mischungen zeichnen sich dadurch aus, dass mit der Mischung eine Enthalpieänderung ΔH einhergeht, die zwangsläufig auch zu einer Änderung der inneren Energie des Gesamtsystems führt. Die Enthalpieänderung wird dadurch bewirkt, dass die beiden Mischungspartner sich nicht ohne weiteres gegeneinander substituieren lassen bzw. nicht als indifferent gegeneinander bezeichnet werden können. Dies kann z. B. dadurch gegeben sein, dass die beiden Partner eine besonders hohe oder auch eine besonders geringe Affinität zueinander haben. Im ersten Fall tritt mit der Durchmischung ein Energiegewinn, im zweiten Fall ein Energieverlust auf.

Die Änderung der freien Enthalpie ΔG des Gesamtsystems ist dann:

$$\Delta G = \Delta H - T \Delta S \quad (25)$$

Bei hoher Affinität der Mischungspartner zueinander ist ΔH negativ und verstärkt damit die thermodynamische Stabilität der Lösung. Der Lösungsvorgang ist exotherm. Bei einer gegenseitigen Störung der Mischungspartner wird ΔH positiv und schwächt damit den Effekt der freien Enthalpieänderung ab, so dass damit die Lösung zunehmend an Stabilität verliert. Wird ΔG durch eine Überkompensation von $T \Delta S$ durch ΔH positiv, so ist die Lösung thermodynamisch instabil und zerfällt in ein Zweiphasen-System.

Ideale Mischungsbedingungen sind demnach grundsätzlich immer dann zu erwarten, wenn die Mischungsenthalpie null ist. Dies ist dann der Fall, wenn die kohäsiven Wechselwirkungen der Moleküle der an der Mischung beteiligten Ausgangsmaterialien völlig identisch sind, so dass sich mit der Durchmischung am Energiezustand der Moleküle nichts ändert. Diese Bedingung ist nur näherungsweise erfüllbar, da die Mischungspartner grundsätzlich – wenn auch unter Umständen nur in einem sehr geringen Maße – Unterschiede in ihrem Aufbau und damit in ihren Eigenschaften haben müssen. Auch ist die ideale

Mischungsbedingung annähernd nur bei amorphen Flüssigkeiten verifizierbar. Bei kristallinen Feststoffen muss vor dem Durchmischungsprozess das Gitter abgebaut, also eine sich aus der Schmelzenthalpie errechnende Energie zugeführt werden.

Als kohäsive Wechselwirkungen werden alle intermolekularen Kräfte bezeichnet, die den Zusammenhalt der Materie verursachen. Sie finden ein Maß in dem totalen **Kohäsionsparameter** δ_t, der auch als **Löslichkeitsparameter** oder **Hildebrandparameter** bezeichnet wird. Dieser setzt sich aus den verschiedenen partiellen Löslichkeitsparametern für die Dispersionswechselwirkung δ_D, die polare Wechselwirkung δ_p und die Wasserstoffbrückenwechselwirkung δ_H zusammen.

$$\delta_t^2 = \delta_D^2 + \delta_p^2 + \delta_H^2 \quad (26)$$

Der totale Löslichkeitsparameter steht in einem unmittelbaren logischen Zusammenhang mit der Verdampfungswärme bzw. Verdampfungsenthalpie ΔH_v der betreffenden Substanz, ihrem molaren Volumen V und lässt sich nach Gl. (27) berechnen.

$$\delta_t = \sqrt{\Delta H_v - \frac{R \cdot T}{V}} \quad (27)$$

Löslichkeitsparameter über die verschiedensten Verbindungen finden sich bereits in vielen Tabellenwerken.

Sie lassen sich auch aus der chemischen Strukturformel mit Hilfe der an ihrem Aufbau beteiligten Gruppen und dem Molvolumen abschätzen. Dabei kommt den einzelnen Atomgruppierungen eine charakteristische Gruppennummer F zu, von denen einige in der Tab. **4.2** aufgelistet sind.

Aus den Gruppenanziehungskonstanten F und dem Molvolumen V errechnet sich der Löslichkeitsparameter (Gl. (28)).

$$\delta = \frac{\Sigma F}{V} \quad (28)$$

Das Quadrat des totalen Löslichkeitsparameters wird als die **kohäsive Energiedichte** bezeichnet.

Werden zwei Komponenten 1 und 2 mit unterschiedlichen totalen Löslichkeitsparametern δ_1 und δ_2 vermischt, tritt eine wechselseitige Störung auf, die sich in der Störungsdichte $(\delta_1 - \delta_2)^2$ niederschlägt. Aus dieser lässt sich die

Tabelle **4.2** Gruppenanziehungskonstanten F verschiedener Atomgruppen (aus Barton, 1983) [molare Gruppenanziehungskontante F ($\sqrt{J}$ cm^3/mol), 25 °C].

Gruppe	Bindungstyp	F	Gruppe	Bindungstyp	F
-CH$_3$	gesättigt	303,4	-NH$_2$	prim. Amin	463,5
-CH$_2$-	gesättigt	269,0	-NH-	sek. Amin	368,2
>CH-	gesättigt	175,9	>N-	tert. Amin	125,0
>C<	gesättigt	65,5	-NCO	Isocyanat	733,7
CH$_2$=	Alken	258,8	-CONH$_2$	Amid	1134,6
-O-	Ether	235,2	-CONH-	Amid	1206,6
-O-	Acetal	236,3	-S-	Thioether	428,3
-COO-	Ester	668,1	-Cl	primär	419,5
-CH = O	Aldehyd	598,6	-Cl	sekundär	426,1
>C = O	Keton	538,0	-Cl$_2$	annelliert	701,0
-COOOC-	Anhydrid	1160,4	-Cl	Aromat	329,3
-COOH	Säure	564,8	-F	primär	84,5
-OH->	H-Brücken-OH	485,8	Konjugation		47,6
-OH	primär	673,8	*cis*		−14,6
-OH	sekundär	591,6	*trans*		−27,6
-OH	tertiär	798,6	4gliedriger Ring		159,1
-OH	Phenol	349,8	5gliedriger Ring		42,9
ortho-Substitution		19,8	6gliedriger Ring		−48,0
meta-Substitution		13,5	7gliedriger Ring		92,3
para-Substitution		82,4	Basiswert ist für jede Aufrechnung einfach zu addieren		276,3

Enthalpieänderung für jede einzelne Komponente bei der Durchmischung nach Gl. (29) berechnen.

$$\Delta H_1 = n_1 V_1 \, \Phi_2 \, (\delta_1 - \delta_2)^2 \qquad (29)$$

Hierin bedeuten V das Molvolumen der betreffenden Komponente (hier Komponente 1) und Φ_2 den Volumenanteil der Partnerkomponente an der Mischung. Nach **Hildebrand-Scatchard** errechnet sich für die Komponente 1 die maximale Molfraktion X_1, die mit der Komponente 2 zu einer homogenen Mischung führt aus der Gl. (30).

$$-\log X_1 = \frac{V_1 \, \Phi_2^2 \, (\delta_1 - \delta_2)^2}{2{,}303 \, R \cdot T} \qquad (30)$$

Die Größen X_1 und Φ_2 sind keine unabhängigen Größen, da

$$X_1 = 1 - X_2 \qquad (31) \text{ und}$$

$$X_2 = \frac{\Phi_2 \cdot V_{\text{ges}}}{V_2} \qquad (32) \text{ sind,}$$

worin V_{ges} das Gesamtvolumen der Mischung und V_2 das Molvolumen der Komponente 2 darstellen.

Um Gleichung (30) zu lösen, wird iterativ vorgegangen, d. h. es wird zunächst $\Phi_2 = 1$ gesetzt und aus dem nach der Gl. (30) = resultierenden Wert für X_1 der Wert Φ_2 aus den Gl. (31 und 32) neu berechnet. Dieser wird nun wiederum in die Gl. (30) eingesetzt, so dass nach mehreren Wiederholungen dieser Schritte ein weitgehend angenäherter Wert für X_1 errechnet werden kann.

Durch Umkehrung der Gleichung in Bezug auf die beiden Komponenten lässt sich auch die maximale Löslichkeit der Komponente 2 in 1 errechnen und aus beiden Rechnungen eine Voraussage über die Breite der Mischungslücke (s. Abschn. 3.1.2) machen.

Die sichersten Aussagen sind nach dieser Theorie für lipophile Flüssigkeiten möglich. Sie werden mit zunehmender Polarität der Mischungspartner unsicherer. Jedoch sind grobe Abschätzungen grundsätzlich möglich.

Sind Feststoffe in Lösung zu bringen, so erhöht sich die Enthalpie um den Betrag, der für die Zerstörung des Gitters aufgebracht werden muss. Danach ist

$$\Delta H_1 = n_1 \cdot [\Delta H_m (T_m - T) + V_1 \, \Phi_2 \, (\delta_1 - \delta_2)^2]$$
$$(33)$$

ΔH_m molare Schmelzenthalpie des Feststoffes und
T_m Schmelzpunkt des betreffenden Feststoffes

Mit Hilfe dieser Gleichungen lassen sich für gegebene Substanzen, wie z. B. für Arzneistoffe, optimale Lösungsmittel oder Lösungsmittelgemische auf rationellem Wege finden. Auch eventuelle Instabilitäten homogener Mischungen lassen sich voraussagen.

Eine grobe, aber bereits sehr informative Voraussage liefert allein schon die Bewertung der Differenzen der Löslichkeitsparameter.

2.3.4 Löslichkeit

Nach einer Definition des Arzneibuches versteht man unter **Löslichkeit** das bei Sättigung vorliegende Verhältnis von der Masse der gelösten Substanz zum Volumen des Lösungsmittels bei einer Temperatur von 15–25°C. Löslichkeitsangaben gehen vorwiegend von der Vorstellung aus, dass ein und derselben chemischen Substanz in einem gegebenen Lösungsmittel bei einer bestimmten Temperatur nur eine bestimmte Löslichkeit zukommen kann. Diese Vorstellung kann akzeptiert werden, sofern es sich bei den Lösungen um Flüssigkeitsmischungen handelt, d. h. dass die zu lösende Substanz und das Lösungsmittel jeweils eine Flüssigkeit darstellen. Der thermodynamische Zustand einer Flüssigkeit ist mit der Temperatur bereits weitgehend beschrieben. Anders verhält es sich dagegen, wenn die zu lösende Substanz ein Gas oder ein Feststoff ist oder das resultierende System eine feste Lösung darstellt.

Die Löslichkeit von Gasen in Flüssigkeiten ist außer von der Temperatur auch vom Druck abhängig. Diese Zusammenhänge beschreibt die **Henrysche Gleichung**.

$$c_a = \frac{\overset{\circ}{p}_a \cdot e^{W_u/R \cdot T}}{k_o} \qquad (34)$$

Danach ist die sich in einer Flüssigkeit einstellende Konzentration c_a eines gelösten Gases a dem über der Flüssigkeit herrschenden Partialdruck $\overset{\circ}{p}_a$ dieses Gases direkt proportional. Dabei gehen in die Proportionalitätskonstante die Wärmetönung W_u und die absolute Temperatur T mit ein; $1/K_0$ gilt für den Fall $W_u = 0$, d. h. der idealen Lösung. Druck und Temperatur sind dabei gegenläufig, d. h. mit steigendem Druck nimmt die Löslichkeit eines Gases zu, jedoch mit steigender Temperatur nimmt sie ab. Eine grobe Regel besagt, dass die Löslichkeit eines Gases in einer Flüssigkeit mit zunehmender Siedetemperatur des betreffenden Gases zunimmt. So weist Kohlensäure nicht nur in Wasser sondern auch in flüssigem Paraffin eine höhere Löslichkeit auf als Stickstoff oder Sauerstoff.

Wesentlich komplizierter sind die Löslichkeitsverhältnisse dann, wenn sich die Löslichkeitsangabe auf einen Feststoff in einer Flüssigkeit bezieht. Da ein und dieselbe chemische Substanz im festen Zustand in thermodynamisch sehr unterschiedlichen Formen vorliegen kann, kommt ihr zwangsläufig auch eine von ihrem jeweiligen Zustand abhängige unterschiedliche Tendenz zu, in die gelöste Form überzugehen. Energiereichere Formen, wie z. B. die amorphe Materie oder eine metastabile Modifikation, gehen leichter in den gelösten Zustand über als eine durch hohe Gitterenergie ausgezeichnete stabile Modifikation.

Die Tendenz einer Substanz, in den gelösten Zustand überzugehen, hat Nernst anhand anorganischer Substanzen als Lösungsdruck bezeichnet. Es ist sinnvoll, diesen Ausdruck auch auf organische Substanzen zu übertragen.

Feste Lösungen mit amorphem Aufbau sind mit Flüssigkeiten vergleichbar. Das zumeist polymere Trägermaterial spielt die Rolle eines Lösungsmittels und ist in der Lage, eine bestimmte Menge der zu lösenden Substanz molekulardispers aufzunehmen. Da es nur einen amorphen Zustand gibt, ist mit der Definition des chemischen Zustandes des Trägermaterials und der Temperatur die Lösungsmitteleigenschaft definiert. Anders verhält es sich bei kristallinen festen Lösungen. Kristalline feste Lösungen können sowohl aus niedermolekularen als auch aus makromolekularen Substanzen gebildet werden. Die zu lösende Substanz kann dabei in Störungsbereichen oder aber auch unmittelbar in das Kristallgitter aufgenommen werden. Die Lösungsmitteleigenschaften des Trägermaterials sind demnach von der Art des Gitters, vom Kristallinitätsgrad der Substanz und vom Ausmaß und von der Verteilung eventuell vorkommender amorpher Bereiche abhängig. Auch ist beim Vorkommen von Bereichen unterschiedlicher Beschaffenheit, wie z. B. unterschiedlichen Kristallinitätsgrades, davon auszugehen, dass gelöste Substanzen inhomogen in der Masse verteilt werden. Die Löslichkeit eines Wirkstoffes in einem festen Träger kann also außerordentlich unterschiedliche Werte erreichen und ist aus diesem Grund nicht klar definiert.

Aus diesen Überlegungen folgt, dass man als Löslichkeit einer Substanz in einem bestimmten Lösungsmittel bei einer gegebenen Temperatur exakter die Sättigungskonzentration bezeichnet, die mit noch ungelöstem Ausgangsmaterial ein Gleichgewicht bildet.

Polymorphe Formen (vgl. Abschn. 2.2.1) einer Substanz besitzen in ein und demselben Lösungsmittel unterschiedliche Löslichkeiten, was sich aus der Differenz der freien Enthalpie der betreffenden Formen ergibt. Ist diese zwischen den angenommenen Modifikationen I und II ΔG, so gilt nach Gl. (35):

$$\Delta G = R \cdot T \ln \frac{p_I}{p_{II}} = R \cdot T \ln \frac{C_I}{C_{II}} \quad (35)$$

worin p_I und p_{II} die Dampfdrücke der beiden Modifikationen bei der Temperatur T und C_I und C_{II} die entsprechenden Löslichkeiten darstellen. Aus dieser Beziehung folgt Gl. (36)

$$\frac{C_I}{C_{II}} = \frac{p_I}{p_{II}}, \quad (36)$$

d.h. die Löslichkeiten zweier Modifikationen einer Substanz in einem Lösungsmittel verhalten sich zueinander wie die Dampfdrücke der beiden Formen.

Wird die energiereiche Form einer Substanz mit einem Lösungsmittel in Kontakt gebracht, so entsteht in der Umgebung der Partikel die dieser Form entsprechende Sättigungskonzentration. Solange in dem System kein Keim der stabilen Form vorhanden ist, besteht die Möglichkeit, dass sich diese Konzentration in der gesamten Lösung ausbreitet. Sind aber in der Lösung gleichzeitig Kristalle der stabilen Form suspendiert, so kommt es mit Überschreiten der Sättigungskonzentration der stabilen Form zum weiteren Wachstum dieser Kristalle. Zwischen der Umgebung der metastabilen und der stabilen Form baut sich danach ein Konzentrationsgradient auf, über den solange die gelöste Substanz in Richtung zur stabilen Form diffundiert, bis die gesamte Substanz völlig in die stabile Form überführt worden ist.

Derartige Umlösungsvorgänge spielen bei der Betrachtung der Stabilität von Arzneimitteln eine ganz besondere Rolle. Es ist durchaus möglich, dass durch eine gezielte Behinderung der Keimbildung die Entstehung der stabilen Modifikation völlig unterbunden wird.

2.3.5 Diffusion

Wenn innerhalb einer zusammenhängenden Phase für eine Komponente ein Konzentrationsgefälle $\frac{dc}{dx}$ existiert, tritt aufgrund der thermi-

schen Bewegung eine Diffusion dieser Komponente im Sinne eines Konzentrationsausgleichs auf. Danach verläuft die Diffusion einer jeden Komponente eines Systems völlig unabhängig von den übrigen Komponenten. Eine Diffusion kann durch äußere Kräfte, wie z.B. im Schwere- oder Zentrifugalfeld, sowie mechanisch durch Zusammenstöße mit anderen Komponenten der Mischung oder durch eine Membran behindert werden.

Verallgemeinernd kann auch von einer Diffusion von grobdispersen Partikeln, z.B. in Suspensionen oder sogar in Pulvern, gesprochen werden, wenn durch turbulente Bewegungen Konzentrationsgradienten abgebaut werden. Danach können Mischvorgänge als Diffusionsvorgänge betrachtet werden. Sie folgen den gleichen Gesetzmäßigkeiten.

Ist q der Querschnitt eines Volumenelementes, so ist der zeitliche Massestrom oder auch die Diffusionsgeschwindigkeit durch diesen Querschnitt dm/dt abhängig vom Diffusionskoeffizienten D entsprechend dem **1. Fickschen Gesetz** (Gl. (37)).

$$\frac{dm}{dt} = - \, qD \cdot \frac{dc}{dx} \quad (37)$$

Für den Diffusionskoeffizienten D lässt sich unter der Voraussetzung, dass die mittlere freie Weglänge der zur Diskussion stehenden Teilchen vernachlässigbar klein gegenüber dem Partikeldurchmesser ist, die **Beziehung von Einstein** anwenden (Gl. 38).

$$D = \frac{R \cdot T}{N_A \cdot 6\pi\eta r} = \frac{kT}{6\pi\eta r} \; (\text{in } m^2 \, s^{-1}) \quad (38)$$

D Diffusionskoeffizient
R allgemeine Gaskonstante
T absolute Temperatur
N_A Avogadro-Zahl
η Viskosität des umgebenden Mediums
r Radius des Partikels
k Boltzmann-Konstante

Aus der Dimension des Diffusionskoeffizienten ist ersichtlich, dass sie von der Dimension der Menge m unabhängig ist und demzufolge sowohl für Partikelzahlen, Molzahlen oder Masseeinheiten gilt. Die Dimension von m und damit von dm/dt ist durch die Dimension von c bzw. dc/dx festgelegt.

Beispiel

Wässrige Lösungen:

Substanz	M_r	D (m² s⁻¹)
Natriumchlorid	58,5	$1,39 \cdot 10^{-9}$
Maltose	342	$0,42 \cdot 10^{-9}$
Lactalbumin	17 400	$0,106 \cdot 10^{-9}$
Lactoglobulin	40 000	$0,073 \cdot 10^{-9}$
Serumalbumin	70 000	$0,061 \cdot 10^{-9}$
Urease	480 000	$0,035 \cdot 10^{-9}$
Haemocyamin	$6,6 \cdot 10^6$	$0,0138 \cdot 10^{-9}$

M_r = relative Molekülmasse

Die Auswirkung der Molekülmasse auf den Diffusionskoeffizienten bei molekulardispersen echten und kolloiden Lösungen ist nicht sehr groß, da der Partikelradius mit etwa der 3. Wurzel der Molekülmasse korrespondiert.

Partikuläre Dispersionen (wässrig):

Partikelradius	D (m² s⁻¹)
1 nm klar	$2 \cdot 10^{-10}$
10 nm klar	$2 \cdot 10^{-11}$
100 nm klar	$2 \cdot 10^{-12}$
1000 nm trüb	$2 \cdot 10^{-13}$
10 μm trüb	$2 \cdot 10^{-14}$

Die Wanderungsgeschwindigkeit eines in einer klaren Lösung vorhandenen kolloiden Partikels mit einem Radius von 10 nm ist um etwa den Faktor 100 kleiner als die der Natrium- und Chlorid-Ionen. Daraus ergibt sich die für die Praxis bedeutsame Konsequenz, dass kolloide Lösungen, die gleichzeitig in Form einer echten Lösung niedermolekulare Substanzen enthalten, allein aufgrund der unterschiedlichen Diffusionskoeffizienten der Bestandteile zu Entmischungen neigen. Konzentrationsverschiebungen, d. h. Veränderungen der Zusammensetzung, können auch bei einer strömenden Bewegung auftreten.

2.3.6 Lösungsgeschwindigkeit

Die Moleküle der zu lösenden Substanz dringen mit Hilfe ihrer thermischen Bewegung in das Lösungsmittel ein und verteilen sich in diesem zumindest in den der Grenz- bzw. Oberfläche unmittelbar benachbarten Schichten durch Diffusion. Gleichzeitig muss aber auch davon ausgegangen werden, dass energiereiche Moleküle des Lösungsmittels die Grenz- bzw. Oberfläche verlassen und in die zu lösende Materie hineindiffundieren. Wenn auch diese Diffusion normaler-

weise relativ schwach ist, so ist für das Verständnis der sich beim Lösevorgang abspielenden Prozesse von großer Bedeutung festzustellen, dass während des Lösevorganges die der Grenzfläche benachbarten Volumenelemente sowohl im Lösungsmittel als auch in der zu lösenden Substanz konzentrierte Lösungen enthalten. Die jeweils sich einstellenden Konzentrationen der zu lösenden Substanz im Lösungsmittel und des Lösungsmittels in der zu lösenden Substanz sind, außer von der wechselseitigen Löslichkeit, von den kinetischen Bedingungen abhängig.

Die Kinetik des Lösungsvorganges wird durch eine Kette von Einzelschritten beherrscht, die den Gesetzmäßigkeiten der Diffusion folgen. Sowohl das 1. als auch das 2. Ficksche Gesetz sind für die Beschreibung der Teilvorgänge anwendbar. Daraus folgt, dass auch der Gesamtprozess der Lösungsgeschwindigkeit über eine relativ einfache Gleichung beschrieben werden kann, die sich aus dem 1. Fickschen Gesetz ableiten lässt (Gl. (39)).

$$\frac{\mathrm{d}m}{\mathrm{d}t} = \frac{A \cdot D(c_s - c_t)}{\delta} \qquad (37)$$

In dieser von **Noyes-Whitney** gegebenen Gleichung bedeutet m die Masse der in Lösung gehenden Substanz, A die Ausdehnung der Grenzfläche zwischen der zu lösenden Substanz und dem Lösungsmittel, δ die Dicke einer angenommenen Diffusionsschicht über der zu lösenden Substanz im Lösungsmittel, D der Diffusionskoeffizient der zu lösenden Substanz im Lösungsmittel, c_s die Sättigungskonzentration der zu lösenden Substanz und c_t die Konzentration der zu lösenden Substanz im Lösungsmittel zum Zeitpunkt t. Gl. (39) geht von der Vorstellung aus, dass der geschwindigkeitsbestimmende Schritt des Lösungsvorganges die Diffusion der bereits gelösten Substanz von der Grenzfläche in das Innere des Lösungsmittels darstellt. Dabei wird angenommen, dass der Übertritt der Moleküle der zu lösenden Phase aus der Grenzfläche in das Lösungsmittel und alle weiteren sich im Bereich der Grenzfläche abspielenden Prozesse keinen Einfluss auf die Gesamtgeschwindigkeit nehmen. Diese Annahme ist durchaus nicht immer berechtigt. Durch entsprechende Korrekturen der Diffusionskonstanten D lässt sich eine Näherung herbeiführen. Es ist jedoch zu berücksichtigen, dass D in diesem Fall dann nicht mehr der echte Diffusionskoeffizient der zu lösenden Substanz in dem betreffenden Lösungsmittel ist.

Erfolgen die Verteilung und der Abtransport der gelösten Substanz nach Passieren der Diffusionsschicht in der Weise, dass die Konzentration im Innern der Lösung konstant ist, d. h. die Größe $c_s - c_t$ einen konstanten Wert annimmt, und erfolgt der Auflöseprozess in der Weise, dass die Ausdehnung der Grenzfläche sich nicht verändert, dann wird die Größe dm/dt und damit die Lösungsgeschwindigkeit eine zeitlich unveränderte Größe annehmen. In diesem Fall spricht man von **Sinkbedingungen.** Im Allgemeinen ist jedoch mindestens eine der beiden Voraussetzungen nicht erfüllt, so dass der Auflösevorgang mit einer zeitlich sich verändernden Geschwindigkeit abläuft.

Wird eine flüssige Substanz in einem Lösungsmittel fein dispergiert, so ist zu berücksichtigen, dass die Lösungsgeschwindigkeit nicht nur infolge der Vergrößerung der Grenzfläche, sondern auch des Innendrucks der dispergierten Teilchen signifikant zunehmen kann. Dies macht sich besonders bemerkbar, wenn die Partikelgröße in die Größenordnung von 1 μm und darunter fällt. Der Innendruck eines Partikels setzt sich aus dem äußeren Druck und dem Krümmungsdruck p_k zusammen, der sich aus der Grenzflächenspannung γ und dem Partikelradius r ableiten lässt (Gl. (40)).

$$p_k = \Delta p = \frac{2\gamma}{r} \tag{40}$$

Je größer der Innendruck eines Partikels ist, umso größer ist die Häufigkeit, mit der Moleküle aus dem Partikelinneren auf die Grenzfläche treffen. Damit steigt auch die Wahrscheinlichkeit des Übertritts der zu lösenden Substanz aus dem Phaseninneren über die Grenzfläche in die Lösung. Die Sättigungskonzentration c_s ist demnach von der Partikelgröße abhängig. Allerdings wirkt sich dies erst im Bereich sehr kleiner Partikelgrößen signifikant aus.

Die Beschreibung des Lösungsvorgangs und damit auch der Lösungkinetik von Kristallen ist erheblich komplizierter als die von Flüssigkeiten oder Gasen. Es ist dabei zu berücksichtigen, dass Kristalle in ihrer Begrenzung nicht nur ebene Flächen, sondern auch Kanten und Ecken, eventuell sogar auch Spitzen, aufweisen können. Moleküle, die sich auf Kanten, Ecken oder Spitzen befinden, zeichnen sich durch ein in der genannten Reihenfolge steigendes Grenzflächenpotential aus. Die Tendenz der Materie, in Lösung zu gehen, steigt demnach von den Flächen über die Kanten und Ecken bis zu den Spitzen. Aus diesem Grund zeichnet sich ein im Lösungsvorgang befindlicher Kristall durch eine zunehmende Abrundung der äußeren Form aus.

Zwischen den einzelnen Flächen ein- und desselben Kristalls bestehen ebenfalls Unterschiede in der Lösungstendenz. Dieser Effekt wird dadurch verursacht, dass aufgrund des unterschiedlichen strukturellen Aufbaus der verschiedenen Kristallflächen diesen auch eine unterschiedliche Grenzflächenspannung zukommt.

Der Lösungsvorgang von Kristallen ist somit als ein sehr komplexer Prozess zu betrachten, bei dem eine große Zahl mit unterschiedlicher Geschwindigkeit und einer sehr unterschiedlichen Geschwindigkeitsänderung verlaufender Teilprozesse stattfindet. Aus diesem Grund ist es auch nicht möglich, für die Auflösung eines Kristallpulvers eine Gleichung aufzustellen, die die Kinetik der gesamten Auflösung wiedergibt.

2.3.7 Kolligative Eigenschaften

Kolligativ sind Eigenschaften, wenn sie lediglich von der Zahl der gelösten Teilchen (Moleküle bzw. Ionen), nicht aber von deren Art abhängig sind. Hierbei können unter Partikeln Einzelmoleküle oder aber auch Assoziate verstanden werden. Auch Ionen werden hier als Einzelpartikeln betrachtet. Zu den kolligativen Eigenschaften zählt man die Dampfdruckerniedrigung und die mit ihr unmittelbar zusammenhängende Siedepunkterhöhung, die Gefrierpunkterniedrigung und den osmotischen Druck.

Der Dampfdruck einer Lösung baut sich anteilmäßig aus den Dampfdrücken der Teilkomponenten auf. Im Falle einer aus zwei Komponenten bestehenden Mischung errechnet sich der Dampfdruck nach Gl. (41).

$$\mathring{p}_{gesamt} = x_1 \mathring{p}_1 + x_2 \mathring{p}_2 \tag{41}$$

Ist die Mischung eine wässrige Lösung einer Substanz (Komponente 2), die einen im Vergleich zum Wasser (Komponente 1) unverhältnismäßig niedrigen Dampfdruck besitzt, so ist der Gesamtdampfdruck der Lösung entsprechend Gl. (42).

$$\mathring{p}_{gesamt} = x_1 \mathring{p}_1, \tag{42}$$

da von der gelösten Substanz aufgrund des niedrigen Dampfdruckes praktisch kein Beitrag zum Gesamtdampfdruck geleistet wird. Der Dampfdruck der Lösung ist also niedriger als der des reinen Wassers. Die Dampfdruckerniedrigung errechnet sich nach Gl. (43).

$$\Delta \mathring{p} = \mathring{p}_1 - x_1 \mathring{p}_1 = x_2 \mathring{p}_1 \tag{43}$$

Aus dieser Gleichung geht hervor, dass die Dampfdruckerniedrigung nur von der Zahl der gelösten Teilchen, nicht aber von deren Art abhängig ist, unter der Voraussetzung, dass der Dampfdruck der gelösten Substanz vernachlässigbar klein ist.

Ist die Dampfdruckerniedrigung aber ausschließlich von der Zahl der gelösten Teilchen und nicht von der Art der gelösten Substanz, sondern von der des Lösungsmittels abhängig, so muss bei einer Lösung, die mehrere Substanzen enthält, eine Dampfdruckerniedrigung auftreten, die sich additiv aus allen Komponenten aufbaut. Anstelle x_2 ist dann die Summe der Stoffmengenanteile aller gelösten Komponenten zu setzen, so dass Gl. (43) zu Gl. (44) wird.

$$\Delta \mathring{p} = (x_2 + x_3 + x_4 + \ldots) \cdot \mathring{p}_1 \qquad (44)$$

Auf ähnliche Weise kann auch das Phänomen des **osmotischen Druckes** erklärt werden.

In Abb. **4.23** sind zwei Behälter A und B dargestellt, die über eine semipermeable Membran M miteinander in Verbindung stehen. Der Behälter A enthält reines Wasser; er ist nach oben offen, so dass in ihm atmosphärischer Luftdruck herrscht. Der Behälter B enthält eine Lösung, er ist völlig geschlossen und mit einem Manometer versehen. Aufgrund der Natur der semipermeablen Membran können kleine Moleküle, d. h. das Wasser, über die Membran in beiden Richtungen von einem Gefäß zum anderen übertreten. Größere Moleküle, d. h. der gelöste Stoff der in B befindlichen Lösung, sind nicht in der Lage, durch die Membran zu diffundieren. Aufgrund der thermischen Molekularbewegung versuchen die Moleküle einer jeden Substanz sich im Sinne eines Entropiegewinns unabhängig von denen der übrigen Komponenten auf dem Wege der Diffusion vollständig gleichmäßig zu verteilen. Damit gleichen sich innerhalb des Systems ein- und derselben Phase alle Konzentrationsgradienten aus. Man kann nun folgende Betrachtung anstellen.

Sowohl für das Wasser als auch für die gelöste Substanz herrscht zwischen den beiden Gefäßen mit Beginn des Experiments ein Konzentrationsunterschied. Die Konzentration von Wasser ist in A höher als in B. Die Konzentration der in B gelösten Substanz ist in A dagegen Null. Da die semipermeable Membran für die gelöste Substanz undurchlässig ist, kann diese auch nicht nach A unter Einstellung eines Konzentrationsausgleichs diffundieren. Andererseits ist aber das Wasser in der Lage, die Membran zu passieren und in die Lösung im Raum B einzudringen. Dies hat zur Folge, dass bei einem begrenzten vorgegebenen Volumen im Raum B die Flüssigkeitsmenge größer wird, wodurch ein Druck entstehen muss. Mit der Erhöhung des Druckes in B erhöht sich die Wahrscheinlichkeit, dass Wasser-Moleküle des Raums B auf die Membran treffen. Ist die Zahl der pro Zeiteinheit vom Raum B auf die Membran stoßenden Moleküle gleich groß geworden wie die Zahl der Moleküle, die je Zeiteinheit vom Raum A aus auf die Membran stoßen, stellt sich ein Gleichgewicht ein, d. h. die Diffusion des Wassers kommt zum Stillstand. Der im Raum B vorliegende Druck entspricht dann dem osmotischen Druck der Lösung in B.

Auch der osmotische Druck ist eine kolligative Eigenschaft, d. h. er ist lediglich von der Zahl der gelösten Teilchen, nicht aber von deren Art abhängig. Je größer die Zahl der gelösten Teilchen in der Lösung des Gefäßes B ist, umso geringer ist die Konzentration des Wassers, umso geringer wird auch die Zahl der Wasser-Moleküle sein, die pro Zeiteinheit vom Raum B aus auf die Membran treffen. Das Gleichgewicht, bei dem die Diffusion der Wasser-Moleküle zum Stillstand kommt, erfordert demnach in B einen Überdruck.

In stark verdünnten Lösungen gilt näherungsweise die von van't Hoff gefundene Beziehung, wonach der osmotische Druck π einer Lösung gleich dem Druck ist, der sich einstellen würde, wenn die gelösten Moleküle in Form eines idealen Gases das Volumen der Lösung allein ausfüllen würden (Gl. (45)).

$$\pi = \frac{nR \cdot T}{V} \qquad (45)$$

bzw.

$$\pi V = nR \cdot T$$

V Volumen der Lösung
n Zahl der im Volumen V gelösten Teilchen
R allgemeine Gaskonstante
T absolute Temperatur

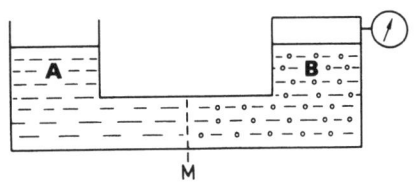

Abb. **4.23** Zur Erklärung des osmotischen Druckes.

Entsprechend der Dampfdruckerniedrigung setzt sich auch der osmotische Druck π bei einer Mehrkomponentenlösung additiv aus den Werten der einzelnen Komponenten zusammen (Gl. (46)).

$$\pi = \frac{n_1 + n_2 + n_3 + \dots}{V} \cdot R \cdot T \qquad (46)$$

Die kolligativen Eigenschaften sind insbesondere im Zusammenhang mit der Herstellung von Infusions- und Injektionslösungen sowie von Augentropfen interessant. Derartige Lösungen sollen isotonisch gegenüber den Körperflüssigkeiten sein, d. h. sie sollen den gleichen osmotischen Druck aufweisen. Die unmittelbare Messung des osmotischen Druckes stößt auf einige apparative Schwierigkeiten. Aus diesem Grund wird es im Allgemeinen vorgezogen, anstelle des osmotischen Druckes die auf die gleichen Gesetzmäßigkeiten zurückgehende **Dampfdruckerniedrigung** bzw. **Gefrierpunkterniedrigung** zu bestimmen.

Die Messanordnung, die mit hoher Präzision eine Bestimmung der Dampfdruckerniedrigung gestattet, ist schematisch in Abb. **4.24** wiedergegeben.

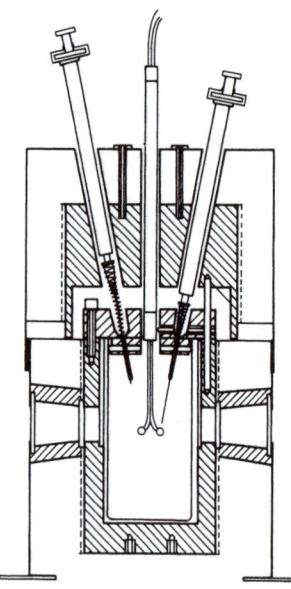

Abb. **4.24** Messanordnung zur Bestimmung der Dampfdruckerniedrigung (Dr. H. Knauer, Wissenschaftliche Geräte KG, Bad Homburg).

In einem thermostatisierten mit Wasserdampf gesättigten Raum befinden sich zwei Thermistoren, das sind Halbleiterwiderstände mit einem hohen negativen Temperaturkoeffizienten (NTC). Diese NTC-Widerstände erleiden mit steigender Temperatur eine starke Abnahme ihres Widerstandswertes. Aufgrund ihrer kleinen Dimension gestatten sie, die Temperatur eines Tropfens einer Flüssigkeit mit relativ hoher Präzision zu messen. Auf einem dieser beiden Thermofühler wird mit Hilfe einer Spritze ein Tropfen destillierten Wassers aufgebracht, auf dem anderen Thermofühler die zu untersuchende Lösung. Die beiden Thermofühler werden in die Vergleichszweige einer Widerstandsmessbrücke geschaltet. Aufgrund der Dampfdruckerniedrigung der Lösung, verursacht durch die gelöste Substanz, und der Sättigungskonzentration des Wasserdampfes im Messraum bildet sich in der unmittelbaren Umgebung des Tropfens ein Konzentrationsgradient aus, der zur Kondensation von Wasserdampf in der Oberfläche des Tropfens und Nachdiffusion aus der Umgebung führt. Bei der Kondensation wird Wärme frei, die zu einer messbaren Veränderung des Widerstandes des Thermistors führt. Gleichzeitig erfolgt mit der Erwärmung eine Erhöhung des Dampfdruckes der Lösung, die dem gesamten Prozess entgegenwirkt. Es wird sich also ein thermischer Gleichgewichtszustand einstellen, unter dem nur noch eine langsame Kondensation von Wasserdampf aus der Umgebung in der Tropfenoberfläche stattfindet. Die dabei zu beobachtende Differenztemperatur zwischen den beiden Thermistoren ist direkt proportional zur Dampfdruckerniedrigung der Lösung und damit auch zu ihrem osmotischen Druck. Die Anordnung besitzt den Vorteil, dass man mit sehr kleinen Substanzmengen relativ genaue Messungen durchführen kann.

Die zweite gebräuchliche Messmethode ist die der Erfassung der Gefrierpunkterniedrigung. Hierzu wird in einen kleinen Behälter, in dem sich ein Thermofühler befindet, die zu untersuchende Lösung eingebracht und der Behälter einer langsam fallenden Temperatur ausgesetzt. Dabei wird im Allgemeinen aufgrund der Tatsache, dass in der Lösung keine Kristallisationskeime vorhanden sind, der Gefrierpunkt der Lösung unterschritten, ohne dass eine merkbare Veränderung auftritt. Erst bei einer gewissen Unterkühlung setzt, mehr oder minder zufällig ausgelöst, der Gefriervorgang ein, der aufgrund der freiwerdenden Gitterenergie der entstehenden Eiskristalle zu einer Wiedererwärmung der Lösung auf den Gefrierpunkt führt. Die Lösung

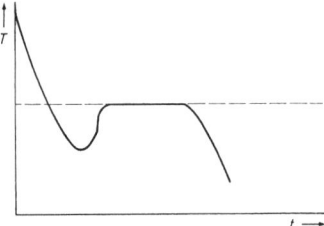

Abb. **4.25** Temperaturverlauf bei der Messung der Gefrierpunkterniedrigung einer Lösung.

bleibt dann solange bei der Gefriertemperatur, bis der Gefriervorgang beendet ist, um dann der fortschreitenden äußeren Abkühlung folgend, wieder tiefere Temperaturen anzunehmen. Ein entsprechendes Temperaturdiagramm ist in Abb. **4.25** wiedergegeben.

2.3.8 Wasser als Lösungsmittel

Wasser ist durch die Ausbildung von Clusterstrukturen ausgezeichnet, d. h. die einzelnen Wasser-Moleküle hängen über Wasserstoff-Brücken zusammen und bilden geordnete Molekülschwärme. Der Ordnungszustand kann verschiedene Modifikationen annehmen, die mit den polymorphen Formen des SiO_2 verwandt sind. Die Clustergröße, d. h. die Größe der Molekülschwärme, ist temperaturabhängig und wird im Mittel mit etwa 300 Molekülen bei 0 °C, 20 Molekülen bei 100 °C und ein bis zwei Molekülen bei der kritischen Temperatur von 350 °C geschätzt. Die Cluster sind dicht gepackt und durch ungeordnete Störbereiche gegeneinander abgegrenzt.

Der strukturelle Aufbau des Wassers ist schematisch in einer zweidimensionalen Darstellung in Abb. **4.26** wiedergegeben.

Mit steigender Temperatur nimmt die mittlere Lebensdauer der den strukturellen Aufbau beherrschenden Wasserstoff-Brückenbindungen einer steilen Funktion folgend ab. Sie liegt bei Raumtemperatur in der Größenordnung von 10^{-4} s. Diese kurze Lebensdauer im Zusammenwirken mit der thermischen Mobilität der Moleküle bewirkt eine hohe Geschwindigkeit struktureller Umwandlungen unter Beibehaltung des generellen Aufbauprinzips. Auf diese Mobilität ist der Flüssigkeitscharakter des Wassers zurückzuführen. Die mit steigender Temperatur abnehmende mittlere Lebensdauer der Wasserstoff-Brückenbindung erklärt auch die starke Dichte-

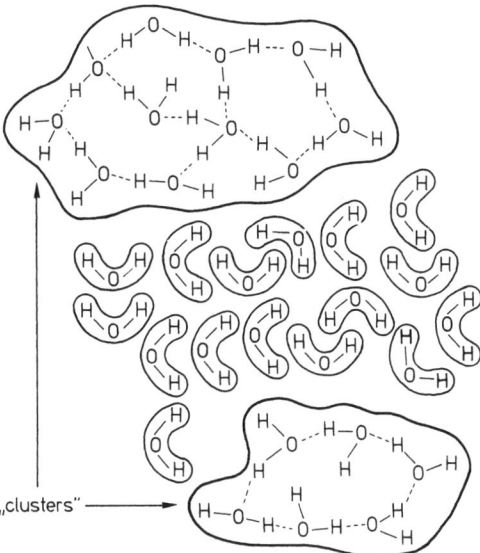

„clusters"

Abb. **4.26** Struktureller Aufbau des Wassers in vereinfachter zweidimensionaler Darstellung (nach Nemethy und Scheraga, 1962).

und Viskositätsabnahme bei steigender Temperatur. Im Bereich der kritischen Temperatur geht mit Auflösung aller intermolekularer Wechselwirkungen der Flüssigkeitszustand in den Gaszustand über: Mit dem Verschwinden der Cluster bricht die Viskosität zusammen. Die Dichte fällt dabei auf die des Wasserdampfes ab.

Die Lösungsmitteleigenschaften des Wassers werden von dessen strukturellem Aufbau stark beherrscht. Sie sind umso besser, je höher die Konzentration an unabgesättigten Nebenvalenzen, d. h. je höher die Fehlstellenkonzentration im strukturellen Aufbau ist. Die abnehmende Clustergröße und mittlere Lebensdauer der Wasserstoff-Brückenbindung mit zunehmender Temperatur erklären daher auch die starke Temperaturabhängigkeit des Lösungsvermögens des Wassers für viele Substanzen.

Gelöste Substanzen treten in Wechselwirkung mit den freien Valenzen der Störbereiche und können von mehr oder minder großem Einfluss auf den Gesamtzustand des Wassers sein. So gibt es ausgesprochene **Strukturbrecher**, d. h. Substanzen, die im gelösten Zustand die mittlere Clustergröße abbauen und damit die Störstellenkonzentration vergrößern. Sie bewirken daher eine Viskositätserniedrigung und stellen durch die Verbesserung der Lösungseigenschaften des

Wassers Lösungsvermittler dar. Der Effekt von derartigen Strukturbrechern wird als **Hydrotropieeffekt** bezeichnet. Zu diesen Stoffen zählen insbesondere Harnstoff und hydrophile Polymere wie Povidon. Zu einer Strukturverfestigung kommt es bei der Lösung vieler Salze. Sie gibt sich in einer Erhöhung der Viskosität und Abnahme der Lösungsmitteleigenschaften des Wassers zu erkennen. Dieser Strukturverfestigung liegen die bekannten Aussalzvorgänge zugrunde.

Die mit steigender Temperatur zu beobachtende Zunahme freier unabgesättigter Nebenvalenzen erklärt auch die starke Zunahme der Löslichkeit vieler Substanzen in Wasser mit steigender Temperatur. Da Wasserstoff-Brückenbindungen jedoch mit steigender Temperatur an Stabilität verlieren, verschiebt sich das Lösungsvermögen des Wassers bei höheren Temperaturen in Richtung zu Substanzen niederer Polarität. Dies macht sich besonders deutlich im Bereich der kritischen Temperatur bemerkbar.

2.3.9 Lösungsvermittlung

Mit Hilfe von Lösungsvermittlung ist es möglich, die Löslichkeit von schwerlöslichen Substanzen entscheidend zu verbessern. Dies bezieht sich vor allem auf wässrige Lösungen. Drei verschiedene Mechanismen können unterschieden werden:

1. Komplexbildung. Hierbei wird aus der schwerlöslichen Substanz und einem Lösungsvermittler in stöchiometrischer Reaktion ein Komplex mit verbesserter Löslichkeit gebildet. Die Komplexbildung ist spezifisch und sollte reversibel sein, um die Arzneistoffwirkung nicht zu beeinträchtigen.

2. Veränderungen der Lösungseigenschaften des Lösungsmittels. Wie im Abschn. 2.3.8 dargelegt, gibt es Substanzen, welche die Clusterstruktur des Wassers stören und damit einen Hydrotropieeffekt bewirken. Derartige Substanzen wirken unspezifisch, da sie nicht von direktem Einfluss auf die zu lösende Substanz sind, sondern auf das Lösungsmittel. Ihr Einsatz ist nicht stöchiometrisch.

3. Solubilisation als Aufnahme der zu lösenden Substanz in Tensidmizellen. Wässrige mizellare Lösungen von Tensiden nehmen verstärkt schwerlösliche lipophile Substanzen ins Mizellinnere molekulardispers auf. Auch diese Lösungsvermittlung kennt keine Stöchiometrie und ist wenig spezifisch (s. Abschn. 4.3.2).

Beispiele für Komplexbildner sind Natriumbenzoat, Natriumsalicylat oder Cyclodextrine. Auch bei den als Strukturbrechern des Wassers bekannten Verbindungen, z. B. Povidon und Macrogole, werden zusätzlich Komplexbildungen mit den Wirkstoffmolekülen wirksam.

Bei Beteiligung von zwei Tensiden unterschiedlicher Struktur an der Mizellbildung liegen Mischmizellen vor (s. a. Abschn. 4.3.2). Ein bekanntes derartiges System, das zur Lösungsvermittlung von Diazepam in einem i. v. zu verabreichenden Fertigarzneimittel eingesetzt wird, besteht aus Lecithin und Glykocholat. Allerdings handelt es sich hierbei um anisometrische, nichtsphärische Mizellen.

3 Phasenübergänge zwischen Zwei- und Mehrphasen-Systemen

3.1 Phasendiagramme von einfachen Stoffmischungen

3.1.1 Phasenübergang flüssig/gasförmig

Gase sind grundsätzlich mischbar. Dagegen kommt je nach Stoffkombination bei Flüssigkeiten sowohl eine vollständige, d. h. eine über den gesamten Bereich aller Mischungsverhältnisse sich erstreckende, als auch eine begrenzte Mischbarkeit vor. Das erste Phasendiagramm (Abb. **4.27**) stellt ein typisches Diagramm dar, das den Phasenübergang flüssig in gasförmig zweier in jedem Verhältnis mischbarer Flüssigkeiten wiedergibt. Auf der Abszisse ist das Mischungsverhältnis der beiden Flüssigkeiten A und B abgetragen und auf der Ordinate die Temperatur. Für die Einteilung der Abszisse sind sowohl der Molen-

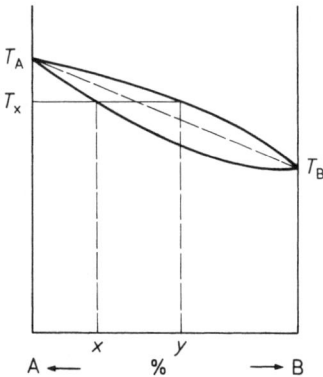

Abb. **4.27**   Phasendiagramm zweier in jedem Verhältnis mischbarer Flüssigkeiten A und B mit Siede- und Kondensationskurve.

bruch als auch eine prozentuale Skala gebräuchlich. Für die Substanz B verläuft die Skala von links nach rechts und für die Substanz A von rechts nach links.

Die reine Substanz A siedet bei T_A, die Substanz B bei T_B. Geht man von der irrealen idealisierten Vorstellung aus, dass die beiden Substanzen sich gegenseitig echt substituieren, d. h. bei Ersatz eines Moleküls der Substanz A durch die Substanz B sich energetisch überhaupt nichts ändern würde, dann sollte man erwarten, dass die Siedetemperatur der Gemische sich auf der gestrichelten Geraden zwischen den Siedetemperaturen der beiden Reinstoffe befinden. Auch wäre zu erwarten, dass jedes Gemisch bei der ihm zukommenden Siedetemperatur vollständig in die Gasphase übertritt, so dass die Gasphase in jedem Augenblick die gleiche Zusammensetzung haben müsste wie die flüssige Mischung. Eine Stofftrennung durch Destillation wäre in diesem Fall nicht möglich.

Man beobachtet jedoch, dass die Siedetemperaturen einer unter dieser Gerade liegenden Kurve, der Siedekurve, folgen und dass ferner die quantitative Zusammensetzung des beim Sieden entstehenden Gases nicht der Zusammensetzung der siedenden Flüssigkeit entspricht. Damit muss sich die Zusammensetzung der Flüssigkeit fortlaufend ändern. Die Zusammensetzungen der jeweils entstehenden Gasphase können an der über der gestrichelten Geraden liegenden Kondensationskurve abgelesen werden.

Gegeben sei eine Mischung der Flüssigkeiten mit der Zusammensetzung x. Diese erreiche bei einer Temperatur T_x die Siedekurve. Da die entstehende Gasmischung die gleiche Temperatur T_x haben muss und auch bei dieser Temperatur rekondensiert, muss sie durch den Punkt der Kondensationskurve gekennzeichnet sein, welcher der Temperatur T_x entspricht. Die Zusammensetzung der Gasphase kann auf der Abszisse am Punkt y abgelesen werden. Da nach diesem Diagramm die Gasphase grundsätzlich eine höhere Konzentration B enthält als die flüssige Phase, muss die Flüssigkeit eine zunehmend höhere Konzentration von A annehmen und damit die Siedetemperatur allmählich steigen. Gleichzeitig verschiebt sich aber auch die Zusammensetzung der Gasphase allmählich in Richtung höherer Konzentrationen von A. Erst dann, wenn alles B übergegangen ist, treffen sich Siede- und Kondensationskurve im Siedepunkt der reinen Substanz A.

Das Diagramm weist aus, dass zu jeder flüssigen Mischung eine korrespondierende Gasmischung

gehört, mit der sie in dem für ihr Mischungsverhältnis typischen Siedepunkt im Gleichgewicht stehen kann. Siedediagramme, bei denen die Siede- und Kondensationskurve linsenförmig die gerade Verbindungslinie zwischen den Siedepunkten der reinen Komponenten umschließen, werden als ideale Siedediagramme bezeichnet.

Die eigenartige Aufsplittung der idealisierten gestrichelten Linie in eine Siedekurve und in eine Kondensationskurve kann aus der wechselseitigen Störung der beiden Mischungspartner in der flüssigen Phase abgeleitet werden. Bei stärkerer Zunahme dieser Störung kann sich sogar ein deutliches scharfes Minimum im Siedediagramm abzeichnen. Gleichzeitig ist zu beobachten, dass die Kondensationskurve in zwei Äste aufspaltet, die in ihrem tiefsten Punkt mit dem Minimum der Siedekurve zusammenfallen. Ein solches Beispiel ist in Abb. **4.28** dargestellt.

Entspricht das Mischungsverhältnis exakt dem des Minimums der Siedekurve, geht aufgrund der Tatsache, dass an diesem Punkt Siede- und Kondensationskurve zusammenfallen die Mischung unverändert in diesem Verhältnis in die Gasphase über. Damit ändert sich während der Destillation die Zusammensetzung weder der Flüssigkeit noch die der Gasphase. Die gesamte Flüssigkeit siedet also, ohne sich aufzutrennen, bei konstanter Temperatur. Mischungen, die unverändert destillieren und eine konstante Siedetemperatur besitzen, werden **Azeotrope** genannt.

Bei anderen Mischungsverhältnissen – unabhängig ob die Komponente A oder die Komponente B im Überschuss zum Azeotrop vorhanden ist –, die nicht allzu weit vom azeotropen Mischungsverhältnis entfernt sind, entsteht bevorzugt eine Gaszusammensetzung entsprechend dem Azeotrop. In der Flüssigkeit steigt im weiteren Siede-

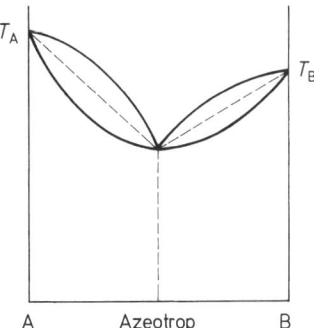

Abb. **4.28** Siedediagramm von Mischungen zweier Flüssigkeiten mit einem Minimum in der Siedekurve.

verlauf die Konzentration der Überschusskomponente. Damit muss zwangsläufig auch die Zusammensetzung der Gasphase zunächst langsam, später aber rasch zu höheren Konzentrationen der Überschusskomponente verschoben werden. Solange, bis schließlich am Ende der Destillation nur noch die reine Überschusskomponente vorhanden ist, die bei ihrem Siedepunkt in die Gasphase wechselt. Das bekannteste Stoffpaar mit azeotropem Siedeverhalten ist Ethanol und Wasser. Das Azeotrop liegt bei 96 Gewichts-% Ethanol. Wesentlich ausgeprägter ist in dieser Hinsicht das Siedediagramm der Mischungen von Ethanol und Benzol. Hier liegt das Minimum bei einem Mischungsverhältnis von etwa 50 : 50.

Es lässt sich aber auch gelegentlich eine umgekehrte Charakteristik beobachten, die dadurch zustande kommt, dass zwischen den Mischungspartnern besonders starke Wechselwirkungen auftreten, die den Übergang in die Gasphase erschweren. Ein entsprechendes Phasendiagramm ist in der Abb. **4.29** wiedergegeben.

In diesem Fall gibt es ein bestimmtes Mischungsverhältnis mit einem Maximum in der Siedetemperatur, in dem sich allerdings auch die Siede- und Kondensationskurven treffen. Ein Gemisch mit einem Mischungsverhältnis, das dem Maximum entspricht, geht ebenfalls unverändert in die Gasphase über und hat demzufolge über den gesamten Destillationsprozess eine konstante Siedetemperatur. Auch eine solche Mischung ist ein Azeotrop. Mischungen, die vom Azeotrop abweichen, verhalten sich allerdings anders als die mit einem Minimum in der Siedekurve. Bei ihnen geht in die Gasphase ein Mischungsverhältnis über, das die Überschusskomponente in einer höheren Konzentration enthält als die flüssige Phase, so dass diese sich allmählich in ihrer Zusammensetzung in Richtung auf das Azeotrop hin bewegt, das dann schließlich konstant siedet. Ein derartiges Stoffpaar ist Chloroform/Aceton. Das Azeotrop liegt bei nahezu 35 : 65.

3.1.2 Begrenzte Mischbarkeit von Flüssigkeiten

Aus den thermodynamischen Betrachtungen über ideale und reale Mischungen (s. Abschn. 2.3) geht hervor, dass der ideale Mischungszustand zweier Komponenten, die molekulardisperse Verteilung, nur dann zustande kommt, wenn in der freien Enthalpieänderung ΔG der auf die reine Entropieänderung ΔS zurückgehende Gewinn nicht durch eine Mischungsenthalpie ΔH überkompensiert wird, $\Delta G = \Delta H - T\Delta S$ (s. Gl. 25). In dem Konzentrationsbereich eines Stoffpaares, in dem eine Überkompensation vorkommt, also ΔG positiv wird, sind die entsprechenden Mischungen instabil. Dieser Konzentrationsbereich wird als **Mischungslücke** bezeichnet. Wird im Bereich der Mischungslücke rezeptiert, entstehen Zwei- oder Mehrphasen-Systeme, die jedoch nicht dispers sein müssen (s. im Gegensatz hierzu Abschn. 4 „Kolloide" und Abschn. 5 „Disperse Mehrphasen-Systeme").

Abb. **4.30** zeigt ein typisches Mischungsdiagramm zweier Flüssigkeiten A und B mit begrenzter Mischbarkeit.

Auf der Abszisse dieses Diagramms sind die Mischungsverhältnisse zwischen den Substanzen A und B, und auf der Ordinate ist die Temperatur T abgetragen. Außerhalb des eingezeichneten Kur-

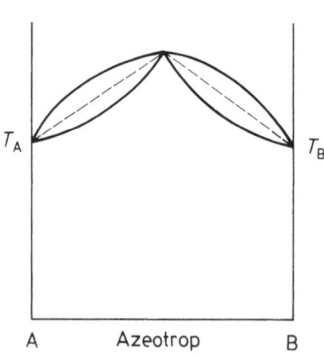

Abb. **4.29** Siedediagramm von Mischungen zweier Flüssigkeiten mit einem Maximum in der Siedekurve.

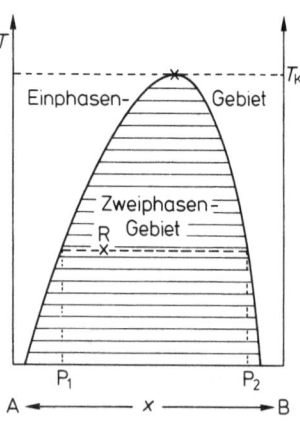

Abb. **4.30** Mischbarkeit zweier begrenzt mischbarer Flüssigkeiten in Abhängigkeit von der Temperatur mit einem Maximum x bei T_K in der Binodalkurve.

venzuges, der **Binodalkurve**, liegen alle Mischungen, die sich als Einphasen-Systeme präsentieren. Innerhalb des Kurvenzuges liegt keine Mischbarkeit vor (Mischungslücke), so dass alle Mischungen dieses Gebietes in zwei korrespondierende Phasen zerfallen. Geht man bei der Betrachtung des Diagramms von der tiefsten dargestellten Temperatur, d. h. der Grundlinie des Diagramms aus, so erkennt man, dass die Substanz B eine relativ geringe Löslichkeit in A, die Substanz A aber auch eine relativ geringe Löslichkeit in B aufweist. Grundsätzlich ist allein schon aus Entropiegründen davon auszugehen, dass absolute Unlöslichkeiten nicht existieren. Selbst Paraffin-Wasser-Mischungen zeigen eine – wenn auch sehr begrenzte – Mischbarkeit. Das Diagramm weist ferner aus, dass mit zunehmender Temperatur die Löslichkeiten von B in A und A in B größer werden, d. h. dass die Binodalkurvenäste nach innen laufen, bis sie sich schließlich in der **kritischen Mischungstemperatur** T_K treffen. Oberhalb dieser Temperatur ist eine totale, d. h. lückenlose Mischbarkeit gegeben.

Mischungen innerhalb der Mischungslücke zerfallen in zwei korrespondierende gesättigte Lösungen, deren Zusammensetzung durch die Schnittpunkte der Binodalkurve mit der der Temperatur entsprechenden Horizontalen vorgegeben ist. Die Verbindungslinie dieser beiden Schnittpunkte wird als **Konode** bezeichnet. Alle Mischungen, die auf einer Konode liegen, führen zu den gleichen korrespondierenden Phasen P_1 und P_2, denen allerdings – je nach Lage des Mischungspunktes R auf der Konode – ein unterschiedliches Mengenverhältnis zukommt (Abb. **4.30**).

Aus dem Diagramm ist ferner ersichtlich, dass die Konoden mit steigender Temperatur kürzer werden. Grundsätzlich aber zerfallen die Rezepturen innerhalb der Mischungslücke in korrespondierende Lösungen, die mit zunehmender Temperatur einander immer ähnlicher werden. Kurz unter der kritischen Mischungstemperatur besitzen die korrespondierenden Lösungen nahezu die gleiche Zusammensetzung; eine Tatsache, auf die im Abschn. 5.6 noch einmal näher eingegangen werden muss.

In Abb. **4.31** ist ein Phasendiagramm dargestellt, das das Mischungsverhalten zweier begrenzt mischbarer Komponenten mit einem Minimum in der Binodalkurve zeigt. Während das vorherige Diagramm das Mischungsverhältnis der meisten begrenzt mischbaren Substanzen charakterisiert, ist das hier gezeigte Diagramm

typisch für Substanzen mit reinen Wasserstoffbrücken-Akzeptorgruppen, wie z. B. Ether-Funktionen mit Wasser. Zu Stoffmischungen diesen Typs gehört auch Wasser/Triethanolamin.

Das Diagramm weist aus, dass unterhalb der kritischen Mischungstemperatur eine totale Mischbarkeit zwischen den beiden Komponenten gegeben ist. Oberhalb dieser Temperatur liegt eine sich mit zunehmender Temperatur verbreiternde Mischungslücke vor, d. h. die Löslichkeiten der Substanz A in B und der Substanz B in A nehmen mit zunehmender Temperatur ab. Entsprechend Abb. **4.31** zerfallen alle Mischungen innerhalb der Mischungslücke in zwei korrespondierende Lösungen, die den gesättigten Lösungen der betreffenden Temperatur entsprechen.

Sind mehrere unterschiedliche funktionelle Gruppen in den Molekülen vorhanden, so kann auch eine Mischungslücke entstehen, die in sich geschlossen ist, d. h. sowohl eine kritische Temperatur als Maximum als auch eine kritische Temperatur als Minimum ausweist. Ein derartiges Diagramm, das erstmals anhand von Nikotin-Wasser-Mischungen beobachtet worden ist, ist in Abb. **4.32** wiedergegeben.

Das Diagramm weist aus, dass oberhalb der kritischen Temperatur T_{K_1} und unterhalb der kritischen Temperatur T_{K_2} jeweils eine totale Mischbarkeit besteht. Man wird also beobachten, dass eine Rezeptur, gekennzeichnet durch R, bei tiefen Temperaturen ein klares Einphasen-System, d. h. also eine homogene Mischung ist, sich im Bereich der Mischungslücke als Zweiphasen-System präsentiert und oberhalb einer bestimmten Temperatur wieder einphasig wird.

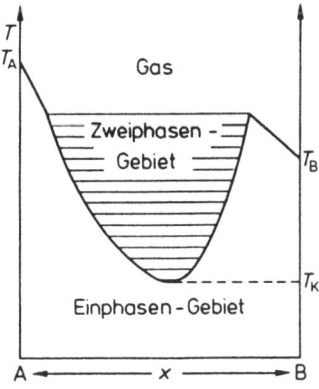

Abb. **4.31** Mischungsdiagramm zweier begrenzt mischbarer Komponenten mit einem Minimum in der Binodalkurve.

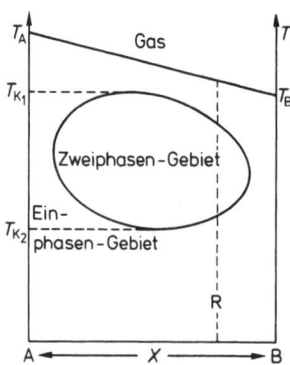

Abb. **4.32** Mischungsdiagramm zweier begrenzt mischbarer Komponenten mit einer in sich geschlossenen Mischungslücke.

Mischungen, zusammengesetzt aus drei Komponenten, lassen sich in **Dreiecksdiagrammen** darstellen (s. Abb. **4.33**).

In dem Diagramm stellen die Eckpunkte die reinen Komponenten (100%) A, B und C dar. Auf den Dreiecksseiten zwischen A und B, B und C sowie C und A liegen alle binären Mischungen, während innerhalb des Dreiecks sämtliche ternären Mischungen der drei Komponenten vertreten sind. Alle Rezepturen, die bei wechselnden Zusammensetzungen zwischen A und B die gleiche Konzentration C aufweisen, befinden sich auf einer Geraden parallel zur Grundlinie A–B. Der Abstand dieser Geraden von der Grundlinie entspricht der Konzentration C, die auf dem Randmaßstab zwischen B und C abgelesen werden kann. Entsprechendes gilt für die anderen Komponenten.

Im Gegensatz zu den bisher gezeigten Phasendiagrammen von Zweikomponenten-Mischungen ist dieses für Dreikomponenten ausgelegte Dreiecksdiagramm nur für eine bestimmte Temperatur und einen bestimmten Druck gültig. Will man die Zusammensetzung einer aus drei Komponenten bestehenden Mischung variieren und zugleich auch die Temperatur variabel darstellen, so kann dies nur in einer dreidimensionalen Darstellung erfolgen, die die Gestalt eines dreiseitigen Prismas annimmt. Dies kommt dadurch zustande, dass die für die einzelnen Temperaturen gültigen Dreiecksdiagramme übereinander geschichtet werden.

Vierkomponentendiagramme, die nur Gültigkeit für eine bestimmte Temperatur haben, sind ebenfalls dreidimensionale Körper. Diese haben die Form eines Tetraeders mit den 4 Ecken für die Reinsubstanzen, den 6 Kanten für die binären Mischungen und den 4 Flächen für die ternären Mischungen, während alle quartären Mischungen sich im Inneren des Tetraeders befinden. Die Darstellung kann allerdings wiederum zu einem einfachen Dreieck reduziert werden, wenn man von den 4 Komponenten 2 in einem invariablen Mischungsverhältnis einsetzt. Die quantitative Auswertung der Phasendiagramme über Konoden ist allerdings dann nicht mehr möglich. Eine derartige Vorgehensweise wird zwangsläufig notwendig, wenn die Zahl der Variablen so groß wird, dass man über die Dreidimensionalität hinauskommt.

Ein Dreikomponenten-System, bei dem zwischen zwei Komponenten eine Mischungslücke auftritt, zeigt das Dreiecksdiagramm in Abb. **4.34.**

Rezepturen innerhalb der Mischungslücke zerfallen in zwei Phasen unterschiedlicher Zusammensetzung. Eine Rezeptur der Zusammensetzung 1 bildet die beiden korrespondierenden Lösungen 2 und 3, die durch eine Konode ver-

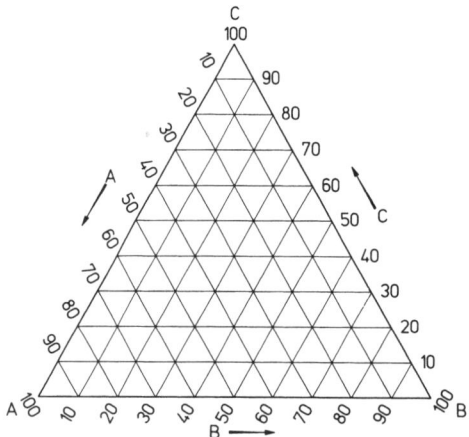

Abb. **4.33** Dreikomponenten-Mischungen in einem Dreiecksdiagramm.

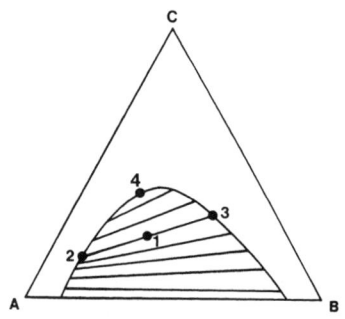

Abb. **4.34** Dreiecksdiagramm mit einer Mischungslücke.

bunden sind. Rezeptur 4 zerfällt nicht in korrespondierende Phasen und repräsentiert die kritische Mischung. Das dargestellte Diagramm gilt nur für eine bestimmte Temperatur. Soll das Mischungsverhalten der drei Komponenten in Abhängigkeit von der Temperatur gezeigt werden, so kann dies nur mit einer räumlichen Figur, mit einem Prisma, geschehen.

3.1.3 Mischungslücke bei Feststoffen

Amorphe Feststoffe haben wie Flüssigkeiten ein relativ hohes Lösungsvermögen für Mischungspartner. Mischungsdiagramme amorpher Substanzen ähneln daher denen der Flüssigkeiten.

Der kristalline Zustand verkörpert einen Ordnungszustand und ist erheblich weniger tolerant gegenüber Zumischungen. In geringem Ausmaß können Fremdsubstanzen als Gitterstörungen immer aufgenommen werden. Die meisten Substanzen verhalten sich im festen Aggregatzustand eutektisch. Ein entsprechendes Phasendiagramm kann Abb. **4.35** entnommen werden.

Auf den Ordinatenachsen über A und über B sind die Schmelztemperaturen der Reinkomponenten T_A und T_B aufgetragen. Diese werden durch das Schmelzdiagramm der Mischungen verbunden. Die Schmelzkurve fällt von T_A und von T_B auf den Schmelzpunkt des Eutektikums T_E, einer Mischung mit der Zusammensetzung X_E, ab. A und B sind im geschmolzenen Zustand oberhalb des höchsten Schmelzpunktes der Mischungspartner in jedem Verhältnis miteinander mischbar. Im festen Zustand besteht aber keine oder nur eine sehr geringe Mischbarkeit.

Wird eine Mischung R, eine Schmelze der beiden Komponenten A und B, abgekühlt, so findet nach Unterschreiten der Schmelzkurve eine Kristal-

lisation von A statt, wobei sich die Zusammensetzung der Schmelze in Richtung B verschiebt. Mit weiterer Abkühlung kann weiter A kristallisieren, bis die Schmelze die Zusammensetzung X_E erreicht hat. Entsprechend findet eine Kristallisation von B bis zum Erreichen der eutektischen Mischung X_E statt, wenn eine Mischschmelze abgekühlt wird, deren Zusammensetzung mehr B enthält als X_E. Hat die Schmelze die Zusammensetzung X_E, d. h. liegt ein eutektisches Gemisch vor, so kristallisiert die Masse unterhalb der eutektischen Temperatur T_E in der Weise, dass beide Komponenten A und B in getrennten Kristallen nebeneinander auskristallisieren. Das Gebiet I ist durch Kristallisation von A, das Gebiet II durch Kristallisation von B und das Gebiet III durch die Existenz beider Kristalle charakterisiert.

Im festen kristallinen Zustand können in besonderen Fällen aber auch gemeinsame Ordnungszustände, in denen beide Komponenten vertreten sind, gebildet werden. Stellen diese nicht eine einfache Substitution gegeneinander dar, sondern ein völlig neues Ordnungsprinzip, so ist das Mischungsverhalten der beiden Komponenten durch eine echte Mischkristallbildung gekennzeichnet. Um diesen Ordnungszustand aufzubauen, ist ein ganz bestimmtes Mischungsverhältnis erforderlich. Ein Überschuss einer Komponente kann in Form von Fehlstellen im Mischkristallisat gelöst werden oder verhält sich mit dem Mischkristallisat eutektisch.

Ein Mischungsdiagramm zwischen den zwei Komponenten A und B, gekennzeichnet durch die Ausbildung eines besonders energiearmen Mischkristallisates, ist in Abb. **4.36** wiedergegeben.

Das Diagramm zeigt zwei Eutektika X_{E1} und X_{E2} mit den Schmelzpunkten T_{E1} und T_{E2}. Dazwi-

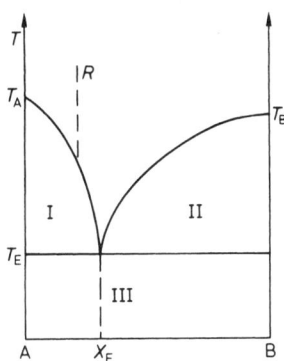

Abb. **4.35** Mischungsdiagramm mit Eutektikum.

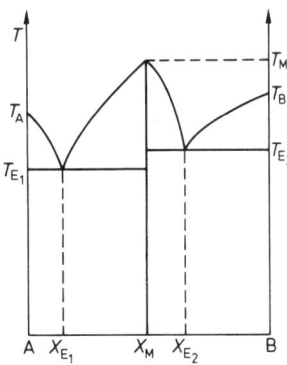

Abb. **4.36** Mischungsdiagramm mit stabiler Mischkristallbildung.

schen liegt eine Mischung X_M mit einem besonders hohen Schmelzpunkt T_M. X_M ist die Zusammensetzung des Mischkristallisats. Mischkristallisate, die durch eine deutliche Stöchiometrie und einen deutlich über den der Einzelkomponenten hinausgehenden Schmelzpunkt ausgezeichnet sind, werden als **Molekülverbindungen** bezeichnet. Entsprechend ihrer erhöhten Stabilität haben Molekülverbindungen auch geringere Löslichkeiten als ihre Einzelkomponenten. Definitionsgemäß existieren Molekülverbindungen nur im festen Zustand.

3.2 Grenzflächenphänomene

Jede Phase wird in einem Mehrphasen-System durch eine Phasengrenze gegenüber ihrer Umgebung abgeschlossen. Ist die angrenzende Phase ein Gas, so wird die Phasengrenze als Oberfläche bezeichnet. Zwischen den in der Phasengrenze sich berührenden Phasen bestehen – sofern es sich um kondensierte Phasen, d. h. Flüssigkeiten oder Feststoffe handelt – Wechselwirkungen. Diese fehlen bei Oberflächen, womit deren Sonderstellung im Bereich der Grenzflächen gerechtfertigt werden kann. Alle Grenzflächenphänomene sind umso ausgeprägter, je unterschiedlicher die aneinander grenzenden Phasen sind.

Mehrphasen-Systeme zeichnen sich durch die technologisch bedeutsame Grenzflächen- bzw. Oberflächenenergie aus. Ein System zerfällt in zwei Phasen, wenn dadurch ein thermodynamisch günstigerer Zustand erreicht wird. Dies kann z. B. dadurch erfolgen, dass durch die Phasentrennung eine höhere Absättigung von Sekundärvalenzen im Gesamtsystem ermöglicht wird. Besonders anschaulich lässt sich dies anhand von Paraffin-Wasser-Mischungen demonstrieren. Paraffin-Moleküle stehen untereinander über Dispersionskräfte in Wechselwirkung. Diese völlig unspezifischen Sekundärbindungen treten auch zwischen den Wasser-Molekülen auf sowie zwischen Wasser und Paraffin. Von diesem Gesichtspunkt aus betrachtet, müsste Paraffin mit Wasser in jedem Verhältnis mischbar sein. Ein großer Teil der Sekundärbindungsenergie des Wassers ist in den die Cluster aufbauenden Wasserstoff-Brückenbindungen zu suchen. Paraffin ist nicht in der Lage, Wasserstoff-Brückenbindungen auszubilden. Jedes Paraffin-Molekül, das sich in einer wässrigen Phase befindet, vermindert die Anzahl der möglichen Wasserstoff-Brückenbindungen, so dass damit ungesättigte Valenzen mit der Konsequenz einer erhöhten inneren Energie des Systems entstehen. Bei einer Phasentrennung wird es dem Wasser ermöglicht,

eine größere Zahl von Wasserstoff-Brückenbindungsvalenzen abzusättigen. Damit ist der Zweiphasen-Zustand energetisch begünstigt. Es ist jedoch zu beobachten, dass der Energiegewinn im Wesentlichen durch Verbesserung des energetischen Zustandes des Wassers, nicht aber des Paraffins, zustande kommt. Wasser-Moleküle, die sich in der Phasengrenzfläche befinden, besitzen freie nicht abgesättigte Valenzen, stehen aber auch andererseits mit den Paraffin-Molekülen über Dispersionskräfte in Wechselwirkung. Aufgrund der höheren Konzentration an freien Sekundärvalenzen sind die Moleküle der Grenzfläche in einem energetisch ungünstigeren Zustand als die Moleküle im Inneren der Wasserphase. Dies bedeutet, dass jede Vergrößerung der Phasengrenzfläche eine Erhöhung der inneren Energie des Systems erfordert.

3.2.1 Grenzflächenspannung, Oberflächenspannung

Die an Paraffin-Wasser-Mischungen durchgeführten Betrachtungen lassen sich auf alle Mehrphasen-Systeme übertragen. Grundsätzlich ist eine Phasengrenze Ort eines höheren Potentials. Damit muss zwangsläufig zur Vergrößerung der Grenzfläche bzw. Erhöhung der Dispersität eines gegebenen Systems Energie aufgewendet werden. Diejenige mechanische Energie, die erforderlich ist, um die Grenzfläche eines gegebenen Systems um eine Flächeneinheit zu vergrößern, wird als **Grenzflächenspannung** γ bezeichnet. Ihre Dimension wäre danach Jm^{-2}. Da ein J gleichbedeutend mit ein Nm ist, ergibt sich daraus auch die Dimension Nm^{-1}. Allgemein gebräuchlich ist das mNm^{-1}, das zahlenmäßig mit der früher gebräuchlichen Dimension $dyn \cdot cm^{-1}$ übereinstimmt.

Bei Zweiphasen-Systemen, deren eine Phase ein Gas ist, spricht man anstelle von der Grenzflächenspannung von der **Oberflächenspannung** σ. Tab. **4.3** gibt einige Oberflächenspannungswerte von Flüssigkeiten bei 20 °C wieder.

Tabelle **4.3**   Oberflächenspannungen einiger Flüssigkeiten bei 20 °C (in $mN \cdot m^{-1}$)

Substanz	σ	Substanz	σ
Wasser	72,8	Siliconöl	21,0
Ethanol	22,0	Pentan	16,9
Essigsäure	23,5	Tetrachlor-	
Ether	16,5	kohlenstoff	25,7
Glycerol	66,4	Quecksilber	480,0

Tab. **4.3** zeigt, dass Flüssigkeiten mit einem hohen Anteil an Dipol-Dipol-Wechselwirkungen und Wasserstoff-Brückenbindungen sich durch hohe Oberflächenspannungswerte auszeichnen. Besonders auffallend ist der hohe Wert des Wassers.

Die Oberflächenspannungen der Flüssigkeiten fallen mit steigender Temperatur und erreichen den Wert Null in der kritischen Temperatur.

Grenzflächenspannungen zwischen zwei Flüssigkeiten sind aufgrund der Tatsache, dass die Flüssigkeiten zumindest über Dispersionskräfte miteinander in Wechselwirkung treten können, grundsätzlich niedriger als die höchste Oberflächenspannung der beiden Flüssigkeiten.

Die **Oberflächenspannungen von Lösungen** können höher oder niedriger als die des reinen Lösungsmittels sein. Eine Erhöhung der Oberflächenspannung ist z. B. dann zu erwarten, wenn die gelöste Substanz zu einer Erhöhung der inneren Struktur des Lösungsmittels führt. Dies äußert sich im Allgemeinen auch in einer Erhöhung der Viskosität. Meist aber wird eine Erniedrigung der Oberflächenspannung gegenüber dem Lösungsmittel beobachtet. Dies kann durch zwei unterschiedliche Effekte zustande kommen:

- durch eine Herabsetzung der inneren Struktur des Lösungsmittels und
- durch eine Anreicherung der gelösten Substanzen in der Oberfläche.

Der erstgenannte Effekt ist gleichzeitig an einer deutlichen Verminderung der Viskosität zu erkennen. Viele mit Wasser gut mischbare Substanzen wie Salze, mehrwertige Alkohole, hydrophile kurzkettige Polymere und dergleichen setzen die Tendenz des Wassers zur Clusterbildung herab. Sie üben also einen **Hydrotropieeffekt** auf das Wasser aus (s. Abschn. 2.3.8), worauf unter anderem auch die verbesserten Lösungseigenschaften des Wassers zurückgeführt werden müssen. Ohne dass sich diese Substanzen in der Oberfläche anreichern, führen sie zu einer deutlichen Erniedrigung der Oberflächenspannung und ebenso auch zu einer Erniedrigung der Grenzflächenspannung einer wässrigen Lösung gegen mit Wasser nicht mischbare Öle. Die Erniedrigung der Grenz- bzw. Oberflächenspannung erfordert bei diesen Substanzen allerdings signifikant höhere Konzentrationen als ein vergleichbarer Effekt, der durch Substanzen hervorgerufen wird, die sich in der Phasengrenzfläche anreichern.

Die Mehrzahl wasserlöslicher organischer Substanzen zeichnet sich dadurch aus, dass sie neben den hydrophilen funktionellen Gruppen, die mit den Wasser-Molekülen über Wasserstoff-Brückenbindungen in Wechselwirkung treten können, einen mehr oder minder ausgedehnten unpolaren Rest aufweisen. Aufgrund dieser Tatsache kann die Oberflächenenergie der Lösung durch Anreicherung der gelösten Moleküle in der Oberfläche herabgesetzt werden. Dieser Effekt wird umso größer, je positiver die Lösungsenthalpie ist. Durch diese Anreicherung wird die Grenzflächenspannung, im Falle der Oberfläche die Oberflächenspannung, erniedrigt. Substanzen, bei denen dieser Effekt sehr stark ausgeprägt ist, werden als **Tenside** bezeichnet (s. Abschn. 5.6.2).

Die Grenzflächenenergie eines Systems ist diejenige Energie, die aufgewendet werden müsste, um die bestehende Grenzfläche zwischen den beiden Phasen herzustellen. Sie zerfällt in zwei Komponenten, eine mechanische und eine thermische. Die mechanische Grenzflächenenergie ist das Produkt aus der Grenzflächenspannung zwischen den beiden Phasen und der Größe der bestehenden Grenzfläche. Da mit Vergrößerung einer Grenzfläche auch eine Abkühlung des Systems stattfindet, muss für eine isotherme Grenzflächenvergrößerung dem System noch Wärme zugeführt werden. Im Allgemeinen wird jedoch dieser Term vernachlässigt.

Hochdisperse Systeme mit einer großen Grenzfläche sind entsprechend diesen Überlegungen energiereicher als niedrigdisperse.

3.2.2 Messtechniken

Die Vielzahl der Methoden zur Oberflächen- und Grenzflächenspannungsmessung macht deutlich, dass je nach Fragestellung, geforderter Genauigkeit, Probenmaterial und in Abhängigkeit von weiteren Größen wie z. B. der Zeitabhängigkeit der Gleichgewichtseinstellung die bestmögliche Messmethode auszuwählen ist. Diese Methoden werden unterteilt in:

- Kraftmessverfahren: Drahtbügel-Methode, Ring-Methode, Wilhelmy-Platte-Methode,
- Druckmessverfahren: Kapillarsteighöhen-Methode, Blasendruck-Methode,
- Geometrische Verfahren: hängender Tropfen (pending drop), liegender Tropfen (sessile drop), Tropfenmasse, Tropfenvolumen, Stalagmometer, Spinning Drop, Kontaktwinkelmessung (s. Abschn. 3.2.3),
- Dynamische Verfahren: Oberflächenwellen, schwingende Flüssigkeitsstrahlen.

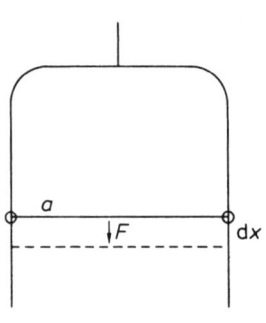

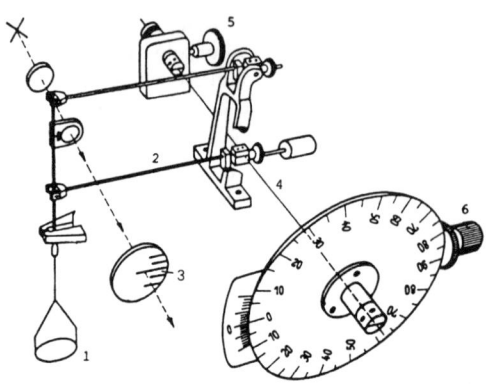

Abb. **4.37** Schematische Darstellung des Drahtbügel-modells zur Bestimmung der Oberflächenspannung.

Abb. **4.38** Messgerät zur Bestimmung der Ober-flächenspannung nach Lecomte du Noüy.

Die einfachste Messanordnung für die Bestimmung der Oberflächenspannung ist die **Draht-bügelmethode** (s. Abb. **4.37**).

Bei der Drahtbügelmethode bedient man sich eines rechteckigen Drahtrahmens mit einer beweglichen Seite a. Aus der zu untersuchenden Flüssigkeit wird zwischen der beweglichen Seite a und den übrigen Seiten des Rahmens eine Flüssigkeitslamelle ausgebildet. Mit einer Verschiebung der Seite a um den Weg dx wird die Lamelle auf beiden Seiten des Rahmens um die Fläche adx vergrößert. Nach Gl. (47) ist die hierzu erforderliche Arbeit W

$$dW = \sigma \cdot 2adx. \qquad (47)$$

Diese Arbeit wird von der Kraft F längs des Weges dx geleistet. Für die Verschiebung des beweglichen Teils des Drahtrahmens ist eine Kraft erforderlich, die sich aus Gl. (48) ergibt.

$$F = 2a\sigma \qquad (48)$$

Solange eine ausreichende Flüssigkeitsmenge für die Ausbildung der Lamelle zur Verfügung steht, ist für ihre Vergrößerung eine konstante Kraft erforderlich, die mit Hilfe z. B. einer Torsionswaage bestimmt werden kann. Bei bekannten Dimensionen des Drahtbügels errechnet sich dann die Oberflächenspannung nach Gl. (49) zu

$$\sigma = \frac{F}{2a}. \qquad (49)$$

Aus diesem einfachen Verfahren lässt sich die **Tensiometer-Methode** nach Lecomte du Noüy ableiten (s. Abb. **4.38**).

Das Gerät besteht im Wesentlichen aus einer Torsionswaage und einem Platin-Iridium-Ring, der durch die zu untersuchende Oberfläche bzw. Grenzfläche bewegt wird. Der Platin-Iridium-Ring 1 mit dem Radius r hängt an einem Gestänge mit dem Hebelarm 2, dessen Position über ein optisches System 3 beobachtet werden kann. Der Hebelarm 2 ist am Torsionsdraht 4 befestigt, dessen Verdrillung an seinen beiden Enden mit Hilfe der Nullpunktjustierung 5 und der Messskala 6 eingestellt werden kann.

Der Messvorgang kann folgendermaßen vorgenommen werden: Die zu untersuchende Flüssigkeit wird in ein vertikal verschiebbares temperierbares Gefäß gebracht. Das Gefäß wird so justiert, dass bei waagerechter Lage des Hebelarms, die mit der Nullpunktjustierung nachgestellt werden kann, der Platin-Iridium-Ring in die zu untersuchende Flüssigkeit eintaucht. Durch Absenken des Gefäßes gelangt der Ring in die Oberfläche. Bei weiterem Absenken hebt der Ring, der sich nunmehr über dem Niveau der Oberfläche befindet, eine Flüssigkeitslamelle an, deren Gewicht die Waage zur Auslenkung bringt. An der Skala wird eine vergrößerte Torsion des Torsionsdrahtes eingestellt, die ausreichend ist, die Gleichgewichtslage der Waage wieder herzustellen. Bei weiterem Absenken des Gefäßes vergrößert sich die angehobene Flüssigkeitsmenge, so dass wiederum ein Nachstellen der Torsion erforderlich wird. Dieser Vorgang wird so lange fortgesetzt, bis die angehobene Flüssigkeitssäule in ihrem oberen Teil die Form eines Hohlzylinders angenommen hat. Jede weitere Absenkung des Gefäßes führt dann zu einer Dehnung der

Lamelle, wie sie bei der Drahtbügelmethode beschrieben worden ist (s. Gl. (47) und Abb. **4.37**). Dies bedeutet, dass in dieser Phase der Messung die Torsionswaage im Gleichgewicht bleibt, d. h. die am zylindrischen Teil der Flüssigkeit angreifende Kraft konstant ist. Infolge der Dehnung der zum Hohlzylinder ausgebildeten Flüssigkeitslamelle kommt es rasch zu einer Querschnittsveränderung und damit zum Abriss. Die gegen Ende der Messung an der Skala der Torsionswaage ablesbare Kraft entspricht dann der bei der Bügelmethode für die Dehnung der Lamelle angewendeten Kraft (Gl. (50)).

$$F = \frac{dW}{dx} = \frac{\sigma \cdot 4\pi r dx}{dx} = \sigma \cdot 4\pi r \qquad (50)$$

Daraus folgt Gl. (51)

$$\sigma = \frac{F}{4\pi r} \qquad (51)$$

Die Kraft F wird mit der Torsionswaage auf indirektem Wege über das am Torsionsdraht angreifende Drehmoment gemessen. Das Drehmoment ist das Produkt aus der am Ring angreifenden Kraft und der Länge des Hebelarms. Es ist also bei unverändertem Hebelarm direkt proportional zur Kraft F. Der tatsächlich am Torsionsdraht angreifende Hebelarm ist nur solange identisch mit der Länge des Hebelarms 2 des Gestänges, solange sich das Gestänge in exakt waagerechter Position befindet, so dass die vom Platin-Iridium-Ring ausgehende Kraft senkrecht am Gestänge angreift.

Dieses Verfahren gestattet ohne Schwierigkeit nicht nur die Messung der Oberflächenspannung σ, sondern auch die von Grenzflächenspannungen γ zwischen zwei Flüssigkeiten. Dabei werden die beiden Flüssigkeiten übereinandergeschichtet und das Messgefäß so bewegt, dass das Niveau der Grenzfläche durch die Gleichgewichtslage des Ringes gezogen wird.

Eine wesentlich einfachere Messmethode ist die **Stalagmometer-Methode**. Man bedient sich der Tatsache, dass die an einer Abtropffläche entstehende Tropfengröße einer Flüssigkeit direkt proportional zur Oberflächenspannung dieser Flüssigkeit ist. In Abb. **4.39** ist schematisch das Stalagmometer nach Traube wiedergegeben.

Das Stalagmometer besteht im Wesentlichen aus einem vertikalen Rohr, das im oberen Teil zur Aufnahme eines bestimmten Volumens der Flüssigkeit kugelförmig erweitert ist und das an seinem unteren Ende in eine definierte Abtropffläche ausläuft. Oberhalb und unterhalb der kugelförmigen Erweiterung ist eine Graduierung zur Feinablesung des Volumens angebracht. Man lässt nun ein bestimmtes Flüssigkeitsvolumen abtropfen und bestimmt die diesem Flüssigkeitsvolumen entsprechende Tropfenzahl. Mit Hilfe der beiden Skalen ist es möglich, das gewählte Flüssigkeitsvolumen so zu vergrößern oder zu verkleinern, dass es exakt einer ganzen Zahl von Tropfen entspricht. Das Volumen des Einzeltropfens ist dann gemäß Gl. (52).

$$V_i = \frac{V}{n}, \qquad (52)$$

V Volumen der abgetropften Flüssigkeit
n ermittelte Tropfenzahl

Unter Berücksichtigung der Dichte ρ der Flüssigkeit sind dann die Masse eines jeden Tropfens und damit die im Augenblick des Abrisses im Abrissbereich angreifende Kraft gleich (Gl. (53))

$$F = V_i \rho g. \qquad (53)$$

Die Verformung eines Tropfens während der Tropfenbildung bis zum Abriss geht so vonstatten, dass sich zunächst eine flache Kalotte bildet, die in einem relativ flachen Winkel in die Abtropffläche übergeht. Mit Vergrößerung des Volumens vergrößert sich dieser Winkel bis auf 90° unmittelbar vor dem Abriss des Tropfens an

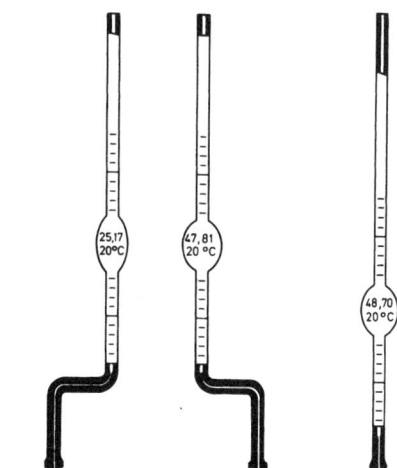

Abb. **4.39**   Stalagmometer nach Traube.

der Abrissstelle. Die Oberfläche nimmt die Form eines senkrechten Zylinders an. Die Tropfenmasse reicht dann aus, ohne weitere Volumenvergrößerung an dieser Stelle die zylinderförmige Oberfläche zu vergrößern. Damit muss eine Verringerung des Durchmessers unter Einschnürung einhergehen, die schließlich zum Abfall des Tropfens führt. Der Zylinderumfang unmittelbar vor der Einschnürung entspricht etwa dem Umfang der Abtropffläche. Damit ist $F = V_i\rho g = 2\pi r\sigma C$, worin C ein Korrekturfaktor bedeutet. Damit wird Gl. (53) zu Gl. (54).

$$\sigma = \frac{V_i \rho g}{2\pi rC} = \frac{V\rho g}{n \cdot 2\pi rC} \qquad (54)$$

Die Tropfenzählmethode lässt sich im Prinzip auch für die Messung von Grenzflächenspannungen verwenden, indem man ein gegebenes Volumen der spezifisch schwereren Flüssigkeit in der spezifisch leichteren abtropfen lässt.

Grenzflächenspannung, Oberflächenspannung von Feststoffen

Feststoffe zeigen wie Flüssigkeiten das Phänomen der Oberflächen- und Grenzflächenspannung. Während jedoch bei Flüssigkeiten Oberflächen- und Grenzflächenspannungen einer unmittelbaren Messung zugänglich sind, ist dies bei Feststoffen nicht möglich. Die entsprechenden Werte können nur indirekt, z. B. über die Verdampfungsenthalpie oder andere Größen ermittelt werden. Die entsprechenden Werte sind oft erheblich höher als bei Flüssigkeiten. Die Ober- und Grenzflächenspannungsphänomene von Festkörpern spielen eine besondere Rolle bei der Partikelentstehung, aber auch bei der Agglomeration, Auflösung und Benetzung.

Amorphe Festkörper stehen in Bezug auf ihre Grenzflächeneigenschaften den Flüssigkeiten sehr nahe. Sie weisen in ein und demselben Partikel in jedem Flächenelement die gleiche Grenzflächenspannung auf. Die niedrigste Grenzflächenenergie ist daher bei einem gegebenen Volumen dann zu erwarten, wenn das Partikel eine Kugelform besitzt. Auch ist bei amorphen Körpern der Aufbau der Materie in einer Grenzfläche in allen ihren Flächenelementen gleich.

Kristalle zeigen demgegenüber die Besonderheit, dass die einzelnen verschieden orientierten Teilflächen, die aus definierten Gitterebenen (s. Abschn. 2.2.1) hervorgehen, sich im Allgemeinen durch unterschiedliche Grenzflächen- oder Oberflächenspannungen auszeichnen. Dies

kommt auch in der besonderen Form der Kristalle zum Ausdruck. Im Sinne einer möglichst geringen Grenzflächenenergie wächst ein Kristall in der Weise, dass Flächen hoher Grenzflächenspannung möglichst klein, Flächen geringer Grenzflächenspannung dafür umso größer ausfallen. So kann man die Entstehung von Nadeln, Plättchen, Prismen und dergleichen verstehen. Dies ist auch der Grund für die Entstehung völlig unterschiedlicher Formen von Kristallen ein und desselben Materials bei Kristallisation aus verschiedenen Lösungsmitteln. Polare Lösungsmittel führen zur bevorzugten Ausbildung polarer Flächen, während die unpolaren Flächen bevorzugt in unpolaren Lösungsmitteln entstehen.

3.2.3 Benetzungswinkel

Ein für die Technologie besonders wichtiges Grenzflächenphänomen der Feststoffe ist die Benetzbarkeit.

Ein Dreiphasen-System, bestehend aus einer Gasphase, einer Flüssigkeit und einer festen Phase, bildet in dem Bereich, in dem die drei Phasen miteinander in Kontakt stehen, einen **Benetzungswinkel** (Kontaktwinkel) aus. Der Benetzungswinkel ist von großer Bedeutung für die Tablettentechnologie, für die Technologie der Suspensionen und für das Auflösungsverhalten von Feststoffen. Er lässt sich am einfachsten anhand der Gestalt, die ein Flüssigkeitstropfen auf einer ebenen, festen Unterlage einnimmt, beobachten (Abb. **4.40**).

Je nach Affinität der betreffenden Flüssigkeit zum Feststoff, der Oberflächenspannung der Flüssigkeit und der Oberflächenspannung des Feststoffes sind die in Abb. **4.40** wiedergegebenen Tropfenformen denkbar.

Im Fall **a** liegt eine vollständige und im Fall **b** eine gute Benetzbarkeit vor. Der Fall **c** stellt den Übergang zur schlechten Benetzbarkeit, die in **d** vorliegt, dar. Bei **e** ist eine vollständige Nichtbenetzbarkeit gegeben. Die Abbildung zeigt zugleich, dass es mit Hilfe des Kontaktwinkels zur Unterlage möglich ist, quantitativ die Benetzung zu beurteilen. Dabei bedeuten ein Benetzungswinkel unter 90° eine gute und ein solcher über 90° eine schlechte Benetzung.

In Abb. **4.41** ist der Kontaktbereich der Flüssigkeit mit der Unterlage vergrößert wiedergegeben.

Im Berührungspunkt der drei Phasen besteht in den dargestellten Fällen ein Gleichgewicht zwischen σ_S, der Oberflächenspannung des Feststoffes, σ_L, der Oberflächenspannung der Flüssigkeit,

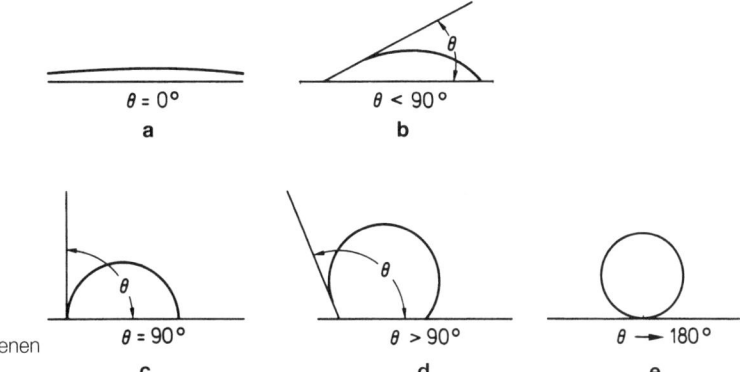

Abb. **4.40** Verschiedene Tropfenformen auf einer ebenen Unterlage.

und γ_{SL}, der Grenzflächenspannung zwischen Feststoff und Flüssigkeit. Dieses Gleichgewicht ist dadurch charakterisiert, dass die vektoriell aufzufassenden jeweils tangentialen Kräfte in den verschiedenen Grenzflächen sich im Berührungspunkt der drei Phasen gegenseitig kompensieren. Daraus folgt die Young'sche Gleichung, (Gl. (55).

$$\sigma_S = \gamma_{SL} + \sigma_L \cdot \cos\theta \qquad (55)$$

Ist γ_{SL} kleiner als σ_S, muss für den Gleichgewichtszustand $\sigma_L \cdot \cos\theta$ einen positiven Wert annehmen. Da σ_L immer positiv ist, muss folglich θ unter 90° sein. Es liegt eine positive Benetzung vor. Der umgekehrte Fall, nämlich dass γ_{SL} größer ist als σ_S, repräsentiert mit einem θ-Winkel größer als 90° eine negative Benetzung. Eine vollständige Benetzung ist dann gegeben, wenn $\sigma_S = \sigma_L + \gamma_{SL}$ ist, d.h. $\cos\theta = 1$ bzw. $\theta = 0°$ ist. In diesem Fall breitet sich die Flüssigkeit unter dem Einfluss der Eigenmasse vollständig auf der Feststoffoberfläche aus. Es besteht aber auch die Möglichkeit, dass σ_S größer als $\sigma_L + \gamma_{SL}$ ist. Dies bedeutet, dass sich kein Gleichgewichtszustand einstellt, sondern dass die Flüssigkeit auf der Unterlage spreitet. Die Differenz zwischen σ_S und $\sigma_L + \gamma_{SL}$ wird mit σ_{SP} als **Spreitungsdruck** bezeichnet. Der Spreitungsdruck ist diejenige mechanische Energie, die je Flächeneinheit der Feststoffoberfläche gewonnen wird, wenn sich eine spreitende Flüssigkeit auf ihr ausbreitet. Der Spreitungsdruck ist keine Konstante, die für eine Substanz charakteristisch ist. Sie hängt vielmehr von dem Zusammenwirken aller beteiligten Phasen ab.

Entsprechende Betrachtungen können auch bei Dreiphasen-Systemen gemacht werden, die aus zwei Flüssigkeiten (L_1 und I_2) und einem Gas bestehen. Aufgrund der Tatsache, dass alle drei Phasen eine Verformbarkeit aufweisen, ist die Beschreibung der auftretenden Phänomene komplizierter. Die Benetzungsverhältnisse lassen sich aus Abb. **4.42** ableiten.

Bezeichnet man mit σ_{L1} die Oberflächenspannung der flüssigen Phase 1, mit σ_{L2} die der flüssigen Phase 2 und mit $\gamma_{1,2}$ die Grenzflächenspannung zwischen den beiden Flüssigkeiten, so gilt Gl. (56)

$$\sigma_{L2} = \sigma_{L1} \cos\alpha + \gamma_{1,2} \cos\beta \qquad (56)$$

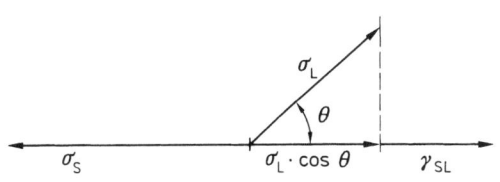

Abb. **4.41** Zur Erklärung des Benetzungswinkels.

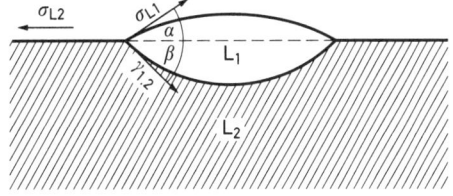

Abb. **4.42** Ableitung der Benetzungsverhältnisse eines Dreiphasen-Systems, bestehend aus zwei Flüssigkeiten und einem Gas.

3.2.4 Gewölbte Grenzflächen

Infolge des Phänomens der Benetzung bilden Flüssigkeiten im Allgemeinen gewölbte Lamellen aus. Ein Flüssigkeitstropfen nimmt in einem Gas oder einer anderen Flüssigkeit bevorzugt eine Kugelgestalt an. Ebenso sind Gasblasen in Flüssigkeiten vorzugsweise kugelförmig. Die sich mit einer gewölbten Grenzfläche berührenden Phasen besitzen grundsätzlich einen unterschiedlichen Innendruck. Die Druckdifferenz Δp wird als Krümmungsdruck p_k bezeichnet und errechnet sich aus der Grenzflächenspannung γ und dem Krümmungsradius r nach Gl. (57):

$$\Delta p = p_k = \frac{2\gamma}{r} \qquad (57)$$

Entsprechend dieser Gleichung herrscht in allen in einer Flüssigkeit befindlichen Gasblasen ein höherer Druck als in der Flüssigkeit und ebenso in allen Flüssigkeitströpfchen, die sich in einem Gas oder in einer Flüssigkeit befinden, ein höherer Druck als in ihrer Umgebung. Dabei ist die Druckdifferenz umso größer, je kleiner das betreffende Partikel ist.

4   Kolloide

4.1 Allgemeines, Definitionen

Kolloide sind disperse Systeme, in denen Elemente, d. h. Moleküle, Assoziate oder Feststoffpartikeln vorkommen, die in den Größenordnungsbereich etwa zwischen 1 nm und 500 nm fallen. Die obere Grenze wird durch den Schwerpunkt der Wellenlängen des weißen sichtbaren Lichtes vorgegeben. In Partikeln, die kleiner als die Wellenlänge des sichtbaren Lichtes sind, kann naturgemäß keine Lichtbrechung auftreten. Da die normale lichtmikroskopische Abbildung ein unterschiedliches Lichtbrechungsverhalten in den abzubildenden Objekten gegenüber der Umgebung voraussetzt, ist eine unmittelbare Darstellung derartig kleiner Partikeln im Lichtmikroskop nicht möglich.

Dagegen treten an kolloiden Teilchen Beugungserscheinungen auf, die dazu führen, dass jedes kolloide Partikel, das von einem Lichtstrahl getroffen wird, ein diffuses Licht abstrahlt, also selbst eine Leuchterscheinung zeigt. Diese kann besonders gut beobachtet werden, wenn die Beobachtungsrichtung nicht mit der Einstrahlrichtung des Beleuchtungsstrahls übereinstimmt. Kolloide Lösungen zeigen daher bei rechtwinkliger Betrachtung zu ihrer Beleuchtung eine Opaleszenz, die von der Teilchengröße und der Konzentration abhängig ist. Man bezeichnet diese Erscheinung als **Tyndall-Effekt**. Aufgrund dieser Tatsache ist es möglich, kolloide Teilchen indirekt mikroskopisch abzubilden, indem die zu untersuchende Probe unter einem so flachen Einfallswinkel beleuchtet wird, dass ein normales partikelfreies Präparat ein dunkles Gesichtsfeld liefert. Dies wird mit Hilfe eines Dunkelfeldkondensors erreicht. Kolloide Teilchen treten dann als Leuchtpunkte auf, deren Form und Größe die wahren Verhältnisse nicht widerspiegeln. Diese Mikroskopie wurde als Ultramikroskopie bezeichnet. Mit Hilfe des Elektronenmikroskops sind kolloide Teilchen unmittelbar darstellbar.

Kolloide lassen sich unter den verschiedensten Gesichtspunkten klassifizieren. Einige besondere Begriffe seien in diesem Zusammenhang erläutert.

In einem **lyophoben Kolloid**, das auch **Dispersionskolloid** genannt wird, liegen kolloide Teilchen vor, die praktisch keine Affinität zu ihrer Umgebung haben. Es handelt sich dabei meist um Metall- oder Metalloxidsole, die durch Fällung oder durch Zerstäubung, z. B. im elektrischen Lichtbogen, hergestellt werden. Beispiele sind Gold-, Silber-, Eisenoxid- oder Aluminiumhydroxidsol. Auch die kolloidale Kieselsäure, das Aerosil, ist diesem Typ der Kolloide zuzurechnen. Die Stabilisierung dieser Kolloide erfolgt auf rein physikalischem Wege insbesondere über elektrostatische Kräfte. Lyophobe Kolloide sind metastabile Systeme.

In **lyophilen Kolloiden** dagegen liegt eine intensive Wechselwirkung zwischen den kolloiden Teilchen und ihrer Umgebung vor. Zu ihnen gehören vor allem die Molekülkolloide wie wässrige Stärkelösungen, Celluloseetherschleime, Gelatinelösungen, Polyacrylatlösungen sowie die entsprechenden Gele. Lyophile Kolloide können thermodynamisch stabil sein. Mit Hilfe eines lyophilen Kolloids lassen sich lyophobe Kolloide stabilisieren. Die Umhüllung lyophober kolloider Teilchen mit Hilfe einer kolloidalen lyophilen Schicht führt zu einem Schutzkolloid.

Der Übergang zwischen den lyophoben und den lyophilen Kolloiden wird durch die aus Tensiden entstehenden **Assoziationskolloide** verkörpert, bei denen amphiphile Moleküle so zusammentreten, dass die lyophilen Molekülteile einen möglichst intensiven Kontakt mit dem umgebenden Medium erhalten, während die lyophoben Molekülteile weitgehend vom umgebenden Medium ferngehalten werden.

kolloid-dispers

Eine weitere Einteilungsmöglichkeit ergibt sich aus der Form der Kolloidteilchen. Danach unterscheidet man **Sphärokolloide** mit kugeligen Partikeln, **Linearkolloide** mit lang gestreckten Teilchen und **Lamellarkolloide**, die einen geschichteten Aufbau besitzen.

4.2 Molekülkolloide

Makromolekulare langkettige Verbindungen, die sich in einem Lösungszustand befinden, führen mit ihren Kettensegmenten im Rahmen der gegebenen Freiheitsgrade thermische Bewegungen durch. Diese unregelmäßigen peitschenartigen Bewegungen geben den Molekülen die Gestalt eines statistischen Knäuels. Der Knäueldurchmesser ist dabei abhängig von der Wechselwirkung der betreffenden makromolekularen Substanz und dem umgebenden Lösungsmittel. Sind diese Wechselwirkungen von ähnlicher Qualität wie die der Molekülsegmente des Makromoleküls untereinander, spricht man von Indifferenz. In diesem Falle lässt sich die Verknäuelung dadurch charakterisieren, dass das mittlere Abstandsquadrat zwischen dem Anfang und dem Ende der Molekülkette durch Gl. (58) wiedergegeben werden kann:

$$\bar{h}^2 = l^2 n \tag{58}$$

worin $\bar{h}^2$ den Mittelwert des Abstandsquadrates der Kettenenden, l die Länge eines freibeweglichen Kettengliedes, oft identisch mit der Länge einer monomeren Einheit in der Kette, und n die Anzahl der Kettenglieder darstellen (s. Abb. **4.43**).

Im Falle einer geringeren Affinität des Makromoleküls zum Lösungsmittel ist das Makromolekül nur geringfügig solvatisiert, so dass sich der Knäuel zusammenzieht und sich die freien Sekundärvalenzen innerhalb des Moleküls absätti-

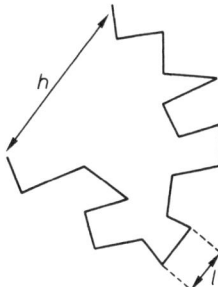

Abb. **4.43** Schematische Darstellung der Verknäulung eines langkettigen Makromoleküls in Lösung.

gen. Im umgekehrten Fall, bei einer zunehmenden Solvatation, kommt es zu einer stärkeren Entfaltung des Moleküls und damit zu einer Vergrößerung des Knäueldurchmessers. Je stärker die Solvatation ist, umso stärker wird die Entfaltung, die auch gleichzeitig die Beweglichkeit des Moleküls erheblich einschränken kann.

Lösungen langkettiger Makromoleküle zeigen im Bereich niedriger Konzentrationen pseudoplastisches Fließverhalten. Dies wird im Allgemeinen auf die Möglichkeit zurückgeführt, dass sich die Moleküle unter der Scherung, je nach dem Grad der mechanischen Beanspruchung, in Fließrichtung orientieren können.

Je höher die Konzentration des Molekülkolloids, desto größer ist die Wahrscheinlichkeit von mechanischen Verflechtungen, die auch als Verhängungen bezeichnet werden. Ebenso wird auch die Zahl der intermolekularen Wechselwirkungen der Makromoleküle über Sekundärvalenzen zunehmen, bis schließlich ein mechanisch stabiles kohärentes Netzwerk ausgebildet ist, das das betreffende Lösungsmittel durchzieht. Damit ist der Übergang von einer pseudoplastischen Flüssigkeit zum Gelzustand vollzogen. Aus diesen Überlegungen folgt, dass dieser Übergang gleitend sein muss. Dies macht sich im Rheogramm dadurch bemerkbar, dass das pseudoplastische Fließverhalten allmählich in ein plastisches übergeht.

Unter Scherung zerreißt das kohärente Gerüst, wobei das Gel in ein Sol übergeht. Das Aufbrechen des Gerüstes geschieht in den mechanischen Verhängungsstellen bzw. in den Bereichen, in denen die verschiedenen Moleküle über Sekundärbindungen verknüpft sind. Die Art der Sekundärbindungen ist von hohem Einfluss auf die Gestalt des Rheogramms.

Gele, deren Gerüst in erster Linie über Wasserstoff-Brückenbindungen zusammengehalten wird, zeigen häufig wegen der relativ hohen Sekundärbindungsenergie einen deutlichen Fließpunkt bei einer hohen Schubspannung. Die aufgebrochenen Strukturen werden durch den weiteren Fließvorgang nur noch geringfügig abgebaut, so dass diese Substanzen häufig auch eine Bingham-Charakteristik zeigen. Lässt man ein derartiges Sol zur Ruhe kommen, so können die intermolekularen Verknüpfungsstellen nur durch thermische Bewegungen wieder hergestellt werden. Dabei ist die Wahrscheinlichkeit der Rückbildung des Gelzustandes bei Gelen, die über Wasserstoff-Brückenbindungen zusammengehalten werden, oft recht gering. Ein typisches

Beispiel hierfür sind das Gelatinegel und das Agar-Agar-Gel. Hierfür ist die Tatsache verantwortlich zu machen, dass Wasserstoff-Brückenbindungen spezifische Sekundärbindungen sind, die auf bestimmte Atomgruppierungen zurückgehen, wobei als Voraussetzung für ihre Bildung das Zusammentreffen einer Donatorgruppe und einer Akzeptorgruppe zu einer ganz bestimmten sterischen Anordnung angesehen werden kann. Diese Wahrscheinlichkeit lässt sich durch Temperaturerhöhung infolge der damit verbundenen stärkeren Molekularbewegung steigern. Mechanisch zerstörte Gelatine- und Agar-Agar-Gele lassen sich nur auf dem Wege über erhöhte Temperaturen reparieren.

Je höher die Konzentration freier Sekundärvalenzen in den Molekülen ist, und je unspezifischer die für die Ausbildung des Gelgerüstes erforderlichen Sekundärvalenzen sind, umso größer ist bei einer gegebenen Temperatur die Wahrscheinlichkeit, dass nach der Scherung Molekülsegmente verschiedener Moleküle in Wechselwirkung treten und damit sich das Gelgerüst wieder ausbildet.

Wird Gelen der flüssige Anteil z. B. durch Trocknen entzogen, so entsteht ein **Trocken-** oder **Xerogel**. Während des Trocknungsprozesses kollabiert im Allgemeinen das Gelgerüst. Insbesondere makromolekulare Hydrogele bilden dabei einphasige, amorphe, transparente Festkörper. Ein geringer Restwassergehalt bildet intermolekulare Hydratbrücken.

Kollabiert das Gelgerüst während des Flüssigkeitsentzugs nicht oder nur teilweise, so bilden sich feste Schäume mit kohärenter (offener Schaum) oder dispers zerteilter Gasphase (geschlossener Schaum). Die Bezeichnungen Trocken- oder Xerogel spiegeln somit nicht den Zustand sondern eher den Ursprung der Systeme wider.

4.3 Assoziationskolloide

Assoziationskolloide enthalten kolloide Einheiten, die durch eine Zusammenlagerung zahlreicher Moleküle oder Molekülsegmente zu größeren Verbänden, den Assoziaten oder Mizellen, zustande kommen. Entsprechend der Zahl der Moleküle, die am Aufbau eines Assoziates beteiligt sind, wird wie in der Chemie der Makromoleküle zwischen Monomeren, Dimeren, Trimeren usw., den Oligomeren und schließlich den Polymeren unterschieden. Kolloide Dimensionen werden im Allgemeinen von Oligomeren oder Polymeren gebildet. So enthalten aus Tensiden gebildete Kugelmizellen je nach Art des Tensids etwa 50 bis 200 Moleküle. Bei flüssig-kristallinen Strukturen ist die Zahl der Moleküle, die sich am Aufbau eines Strukturelements wie etwa einem zylindrischen Assoziat bei der Hexagonalphase oder einer einzelnen Schicht bei der Lamellarphase beteiligen, unverhältnismäßig größer. Im Extrem können die Assoziate über die kolloiden Dimensionen weit hinauswachsen.

Assoziationskolloide können durch die Art der Assoziation der Moleküle sehr unterschiedliche Ordnungszustände enthalten. Neben echtkristallinen gibt es auch flüssigkristalline Strukturen. Im Gegensatz zu den echtkristallinen, bei denen jedes Atom strukturbedingt eine bestimmte räumliche Position einnimmt, beziehen sich die Ordnungszustände bei flüssigkristallinen Strukturen lediglich auf die Lage der Moleküle oder Molekülgruppen. Dabei führen kleinere Einheiten, d. h. Atome oder Atomgruppen, bei Ketten die Kettensegmente, unregelmäßige thermische Bewegungen innerhalb der möglichen Konformationen der Moleküle durch. Die Atome pendeln also nicht wie im echtkristallinen Zustand um eine Gleichgewichtslage, die durch ein scharfes Minimum potentieller Energie ausgezeichnet ist. Entsprechend der hohen thermischen Beweglichkeit ist die Materie im flüssigkristallinen Zustand nicht oder nur sehr begrenzt formstabil. Sie bildet im Gegensatz zum echtkristallinen Zustand in der Regel keine Körper mit durch die Struktur vorgegebenen planen Begrenzungsflächen, d. h. keine Kristalle aus. Aufgrund der Mittelstellung des flüssigkristallinen Zustandes zwischen dem völlig ungeordneten amorphen und dem hochgeordneten kristallinen wird er auch als **Mesophase** bezeichnet. Systeme, die eine derartige Struktur aufweisen, sind **mesomorph**.

4.3.1 Thermotrope Assoziationskolloide

Der geschichtlichen Entwicklung entsprechend unterscheidet man zwischen thermotrop-flüssigkristallin und lyotrop-flüssigkristallin. **Thermotrop-flüssigkristallin** ist eine Materie, wenn ihr Ordnungszustand als thermischer Übergang zwischen dem echt kristallinen Zustand und der Schmelze aufzufassen ist.

Die einfachste Form ist die **nematische**. Hierbei handelt es sich um ein Ordnungsprinzip, das lediglich darin besteht, dass die Moleküle des Systems parallel orientiert sind (s. Abb. **4.44a**).

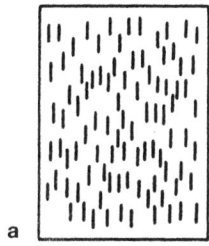 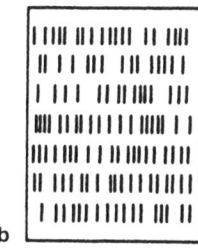

Abb. **4.44** **a** Nematischer flüssigkristalliner Zustand, schematisch **b** Smektischer flüssigkristalliner Zustand.

Man beachte, dass die Moleküle in Bezug auf die Lage ihrer Endgruppen nicht gegeneinander synchronisiert sind. Auch besteht ein unregelmäßiger seitlicher Abstand. Nematische Flüssigkristalle repräsentieren den einzigen kristallinen Zustand, in dem keine Periodizität bei erhaltener Orientierungsfernordnung vorliegt und der daher auch keine scharfen Röntgeninterferenzen bewirkt. Aus Abb. **4.44a** ist deutlich die für kristalline Zustände – mit Ausnahme des kubischen – charakteristische Anisotropie zu erkennen. **Anisotropie** bedeutet, dass bestimmte physikalische Eigenschaften eine Richtungsabhängigkeit aufweisen. In Längsrichtung der parallel liegenden Molekülachsen sind eine andere optische Brechzahl, eine andere Wärmeleitfähigkeit sowie eine andere mechanische Festigkeit als in Querrichtung zu erwarten. Die optische Anisotropie gibt sich im Polarisationsmikroskop durch Drehung der Polarisationsebene zu erkennen. Eine ungeordnete Materie und auch eine Materie im kubischen Zustand sind dagegen **isotrop** (Isotropie).

Ein zweiter thermotroper flüssigkristalliner Zustand ist der **smektische** Zustand. Dieser unterscheidet sich vom nematischen dadurch, dass die Moleküle in ihrer Lage zueinander weitgehend synchronisiert sind, so dass die Endgruppen in bestimmten Ebenen zu liegen kommen. Damit ist der smektische Zustand als ein höherer Ordnungszustand anzusehen als der nematische. Auch ist eine Periodizität durch den Abstand der Ebenen der Endgruppen gegeben (s. Abb. **4.44b**).

Smektische und nematische flüssigkristalline Materialien werden in der Technik für elektronische Displays verwendet, wobei die Tatsache ausgenutzt wird, dass die Moleküle bestimmter Substanzen sich im elektrischen Feld auszurichten vermögen. Sobald das Feld zusammenbricht, stellt sich dagegen der Unordnungszustand wieder ein.

Als dritter thermotrop flüssigkristalliner Zustand ist der **cholesterische** zu erwähnen. Er lässt sich aus dem nematischen Zustand folgendermaßen ableiten: In parallel übereinander gelagerten äquidistanten Ebenen befinden sich die Moleküle im nematischen Zustand, wobei die einzelnen Ebenen in Bezug auf die Richtung der Vorzugsachse der Molekülanordnung um jeweils einen bestimmten Winkel gegeneinander versetzt sind. Der Abstand x der Ebenen, deren Moleküle die gleiche Orientierungsrichtung haben, ist temperaturabhängig und kann bei einer bestimmten Temperatur in die Größenordnung der Wellenlängen des sichtbaren Lichtes fallen. Damit besitzt die Materie eine von der Temperatur abhängige Eigenfarbe. Der cholesterische Aufbau ist schematisch in Abb. **4.45** wiedergegeben.

Aufgrund der Temperaturabhängigkeit der Eigenfarbe eignen sich derartige Systeme für den Aufbau von Flüssigkristall-Thermometern. Die Bezeichnung cholesterisch geht auf die Tatsache zurück, dass derartige Aufbauprinzipien sich vorzugsweise mit Cholesterolestern verifizieren lassen.

In den Abb. **4.44** und **4.45** sind die Moleküle nur als gerade Striche symbolisiert. Dies soll nicht darüber hinwegtäuschen, dass die Moleküle im Gegensatz zu denen, die in echten Kristallen verankert sind, alle thermischen Konformationsänderungen frei ausführen können, da die Lage der Einzelatome im flüssigkristallinen Ordnungszustand nicht festgelegt ist. Damit sind sogar bei langkettigen Molekülen ständig wechselnde Kinkenbildungen oder Verschlaufungen in diesen Ordnungszuständen durchaus möglich. Thermotrope Flüssigkristall-Zustände kommen bei den verschiedenartigsten chemischen Substanzen vor. Sie können auch bei Wirkstoffen beobachtet werden. Flüssigkristalline Zustände spie-

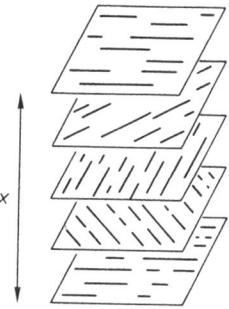

Abb. **4.45** Cholesterisch flüssigkristalliner Zustand.

len insbesondere als Übergangszustände bei der Herstellung von Salben und Cremes eine bedeutende Rolle. Sie werden im Allgemeinen während der Abkühlphase durchlaufen. Auch die fertigen Salben und Cremes können Mesophasen enthalten. Ihre oft vorteilhaften Eigenschaften können im Fertigprodukt genutzt werden, wenn sichergestellt ist, dass sie nicht aufgrund einer ungünstigen Metastabilität während der Lagerung zur Phasentransformation in echtkristalline Ordnungszustände neigen. Auch ist sicherzustellen, dass die Produkte eine den Anforderungen entsprechende Temperaturtoleranz aufweisen.

4.3.2 Lyotrope Assoziationskolloide

Eine größere pharmazeutische Bedeutung haben dagegen die **lyotropen** Assoziationskolloide. Hierunter versteht man Assoziate, die sich in Mischungen konzentrationsabhängig aus amphiphilen Substanzen bilden.

Mizellbildung

Amphiphile Substanzen bilden im Allgemeinen energiereiche instabile molekulardisperse Lösungen. Die Anreicherung der Moleküle aus dem Phaseninneren an irgendwelchen Grenzflächen wie auch in der Oberfläche ist daher stets mit einem Energiegewinn verbunden. Dieser führt gleichzeitig zu einer Erniedrigung der Grenzflächenspannung sowie der Oberflächenspannung. Ebenso kann ein Energiegewinn dadurch entstehen, dass die gelösten Moleküle sich im Innern der Lösung zu kugelförmigen Assoziaten, den **Kugelmizellen**, zusammenlagern. In Abb. **4.46** ist schematisch eine wässrige Tensidlösung mit ihrer Oberfläche wiedergegeben.

Die Tensidmoleküle ordnen sich in der Oberfläche einer wässrigen Phase in der Weise an, dass die mehr oder minder stark hydratisierten

polaren Gruppen in die wässrige Phase eintauchen, während der unpolare Rest bei geringer Besetzung der Oberfläche mit Tensidmolekülen auf der Oberfläche liegt und mit dieser über Van-der-Waals-Londonsche-Wechselwirkungen verbunden ist. Bei höherer Konzentration der Tensidmoleküle in der Oberfläche richten sich die unpolaren Gruppen auf und treten untereinander in Wechselwirkung.

Eine Kugelmizelle kommt dadurch zustande, dass eine größere Zahl von Tensidmolekülen sich zu einem kugelförmigen Gebilde assoziiert. Die Zahl der am Aufbau der Kugelmizelle beteiligten Moleküle liegt in der Größenordnung zwischen 50 und 200. Dabei ordnen sie sich so an, dass die hydratisierten polaren Kopfgruppen auf der Kugeloberfläche, die in unmittelbarem Kontakt mit der wässrigen Phase steht, zu liegen kommen und die unpolaren Reste völlig ungeordnet im Inneren dieser Kugel sind. Die unpolaren Reste stehen dabei untereinander über Dispersionskräfte in Wechselwirkung. Die Van-der-Waals-Londonschen-Wechselwirkungen lipophiler Molekülteile in einem polaren Milieu werden als **hydrophobe Wechselwirkungen** bezeichnet. Mit der Mizellbildung ist die Vermeidung geordneter Wasser-Cluster um die lipophilen Molekülteile und damit eines energiereichen Zustandes des umgebenden Wassers verbunden. Aufgrund der relativ hohen Beweglichkeit der Moleküle sowohl in der Grenzfläche als auch in den Kugelmizellen und der thermischen Anregung ist es möglich, dass sich zwischen der Konzentration der Einzelmoleküle, eventuell vorkommender Dimere, der Konzentration der Moleküle in der Oberfläche und der Mizellkonzentration ein Gleichgewichtszustand aufbaut. Die Mizellbildung folgt dem Massenwirkungsgesetz. Dabei kann man zunächst vereinfachend nur die Gleichgewichtseinstellung zwischen den freien einzelnen Tensidmolekülen im Phaseninneren und den Mizellen berücksichtigen.

Bezeichnet x_y den Molenbruch aller im Phaseninneren befindlichen Tensidmoleküle, x_1 den Molenbruch aller Einzelmoleküle und x_M den Molenbruch aller aus J Molekülen bestehenden Mizellen, so gilt die folgende Gesetzmäßigkeit:

$$x_y = x_1 + J x_M$$

und

$$\frac{x_1^J}{x_M} = e^{\frac{\Delta \mu}{2,3\ R \cdot T}} \tag{59}$$

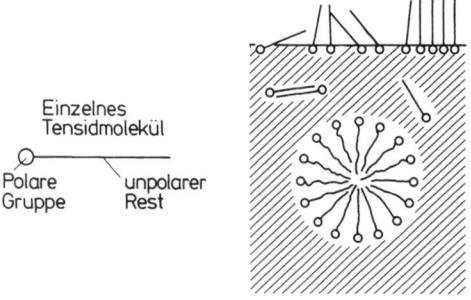

Einzelnes Tensidmolekül

Polare Gruppe   unpolarer Rest

Abb. **4.46** Schematische Darstellung einer verdünnten wässrigen Tensidlösung.

$\Delta\mu$ ist die Änderung des chemischen Potentials der Tensidmoleküle unter der Mizellbildung. Aus dieser Gleichung ist ersichtlich, dass die Mizellbildung stark konzentrationsabhängig ist. Während in niedrigen Konzentrationen nur wenige Mizellen vorhanden sind, nimmt die Zahl der Mizellen mit zunehmender Konzentration überproportional zu. Dies bedeutet, dass innerhalb eines relativ kleinen Konzentrationsbereiches die Mizellbildung plötzlich nachweisbar wird. Die Konzentration, oberhalb der deutlich eine Mizellbildung nachgewiesen werden kann, wird als **kritische Mizellbildungskonzentration CMC** bezeichnet.

Aufgrund der Gleichgewichtseinstellung mit der Belegung der Oberfläche und der Tatsache, dass die Anreicherung der Tensidmoleküle in der Oberfläche thermodynamisch günstiger ist als die Mizellbildung, hat im Bereich der CMC die Oberflächenbelegung bereits einen relativ hohen Sättigungsgrad erreicht. Die Oberflächenspannung fällt in Abhängigkeit zur Tensidkonzentration zunächst relativ steil ab, um schließlich in den Verlauf einer langsamen Abnahme überzugehen. In diesem Übergangsbereich, in dem nur noch eine geringfügige Abnahme der Oberflächenspannung zu beobachten ist, wird die kritische Mizellbildungskonzentration angenommen. Die Tatsache, dass auch oberhalb der kritischen Mizellbildungskonzentration die Oberflächenspannung noch abfällt, kann damit begründet werden, dass oberhalb dieser Konzentration noch keine vollständige Sättigung der Oberfläche erreicht ist.

Der normalen mizellaren Lösung steht das umgekehrte mizellare System gegenüber. Der Zustand der **umgekehrten Mizelle** (Inversmizellen) tritt dann auf, wenn ein Tensid hinreichender Öllöslichkeit in einem Öl dispergiert wird. Dabei bilden sich ebenfalls kugelförmige Mizellen, die jedoch dadurch charakterisiert sind, dass die polaren Gruppen der verschiedenen Moleküle untereinander in Wechselwirkung treten und damit den Kern der Mizelle ausbilden, während die unpolaren Reste mit dem dispergierenden Öl in Wechselwirkung treten. Bevorzugt bilden sich inverse Mizellen, wenn es sich um ein Tensid handelt, bei dem an einer relativ kleinen polaren Kopfgruppe zwei oder drei lipophile Reste verankert sind, so dass die Gestalt des Moleküls etwa keil- oder kegelförmig ist. Gleichzeitig kann man in Ölen das Auftreten niederer Assoziate bis herab zu Dimeren beobachten. Abb. **4.47** zeigt schematisch den Zustand einer öligen Tensidlösung. Man erkennt, dass der Durchmesser der

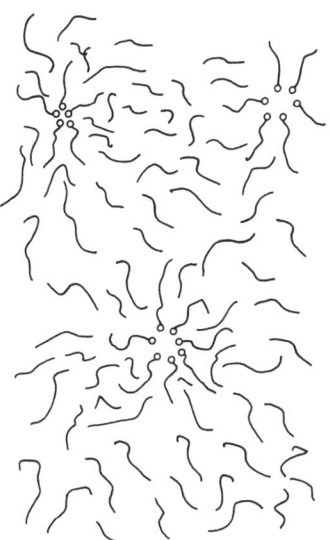

Abb. **4.47** Verdünnte ölige Tensidlösung mit inversen Mizellen.

inversen Mizellen nicht so eindeutig definiert ist wie der der normalen Mizellen. Im Wesentlichen kann man in der Bildung der inversen Mizellen lediglich eine Konzentrierung der polaren Gruppen verschiedener Moleküle auf engstem Raum sehen.

Es ist das besondere Merkmal von Assoziationskolloiden, dass sie in der Lage sind, in relativ großem Umfang Fremdmoleküle aufzunehmen. Mizellen gehen dabei in **Mischmizellen** über, in denen die verschiedenen an der Mizelle beteiligten Moleküle mehr oder minder statistisch verteilt vorliegen. Mischmizellen können sich beim Vorliegen einer Lösung eines Tensidgemisches verwandter oder aber auch sehr unterschiedlicher Tenside ausbilden. Extrem lipophile wasserunlösliche Wirkstoffe können in eine Mizelle aufgenommen werden. Sie werden dadurch kolloidal löslich. Diese Art der Lösungsvermittlung wird als **Solubilisation** bezeichnet. Die Solubilisation spielt im Rahmen der Pharmazeutischen Technologie eine bedeutsame Rolle. Die Ausbildung von Mischmizellen kann aus verschiedenen Gründen thermodynamisch begünstigt sein. Sofern sterisch für einen derartigen Effekt überhaupt die Voraussetzungen gegeben sind, wird eine Aufnahme von Fremdsubstanzen oder Verunreinigungen in den mizellaren Zustand eines Tensids allein schon aus Entropiegründen stattfinden müssen. Darüber hinaus kann häufig insbesondere bei ionogenen Tensiden die Einlagerung neutraler lipophiler Moleküle zu einer signifikanten Stabilisierung des mizellaren Zustands führen. Kugelmizellen, gebildet z. B. aus einem anionenaktiven Tensid, besitzen in ihrer Oberfläche in hochkonzentrierter Form die gleichsinnig negativ geladenen Ionengruppen der Tensidmoleküle. Hierduch werden starke tangentiale Repulsionskräfte ausgelöst, die verhindern, dass sich die Gruppen zu nahe kommen. Da der Durchmesser einer Mizelle etwa der doppelten Moleküllänge der Tensidmoleküle entspricht und damit weitgehend festgelegt ist, bewirken die tangentialen Repulsionskräfte, dass sich am Aufbau einer derartigen Mizelle nur relativ wenig Moleküle beteiligen können, um einen möglichst großen Abstand zwischen den polaren Endgruppen einzuhalten. Es ist somit verständlich, dass aus einem Gemisch eines ionogenen Tensids mit einem schwachpolaren, d. h. vorwiegend lipophilen nichtionogenen Tensid, bevorzugt Mischmizellen gebildet werden, bei denen die Moleküle des nichtionogenen Tensids sich zwischen die des ionogenen einlagern und somit einen größeren Abstand zwischen den geladenen Endgruppen gewährleisten. In Abb. **4.48** ist schematisch der mizellare Zustand eines anionenaktiven Tensids dem des mischmizellaren Zustands des gleichen Tensids mit einem nichtionogenen Tensid niedrigeren HLB-Wertes gegenübergestellt.

Aus dieser Überlegung wird auch verständlich, dass am Aufbau von Mischmizellen durchweg erheblich mehr Moleküle beteiligt sind als am Aufbau von Mizellen reiner Tenside, insbesondere dann, wenn es sich um ionogene Tenside handelt.

Dass der Assoziationszustand einer Substanz in Gestalt einer Mizelle ein hohes Lösungsvermögen für lipophile Fremdsubstanzen hat, lässt sich auch auf die Assoziationszustände in der Ober-

fläche und den anderen Grenzflächen übertragen. Aus Tensidlösungen, in denen sich verschiedene amphiphile Substanzen ähnlicher oder auch sehr unterschiedlicher Lipophilie befinden, reichern sich in den Grenzflächen und in der Oberfläche in statistischer Verteilung alle amphiphilen Moleküle an und tragen mit zur Erniedrigung der Grenzflächen- bzw. Oberflächenspannung bei. Dass das Auftreten einer gemischten Oberflächenbelegung energetisch günstiger ist als die Belegung der Oberfläche mit einem Reintensid, spiegelt sich besonders darin wider, dass die mit Mischungen amphiphiler Substanzen erreichbaren Oberflächenspannungen signifikant tiefer liegen als bei Verwendung eines reinen Tensids.

Aus diesem Grund und da sich außerdem zwischen der Oberfläche, den in Lösung befindlichen Molekülen und den Mizellen sehr rasch Gleichgewichtszustände einstellen, ist verständlich, dass bei steigender Konzentration einer aus verschiedenen amphiphilen Substanzen bestehenden Tensidmischung die Oberflächenspannung ein je nach Zusammensetzung mehr oder minder deutlich ausgeprägtes Minimum durchläuft. Abb. **4.49** zeigt die Oberflächenspannungsänderung einer wässrigen Lösung eines unreinen Tensids in Abhängigkeit von dessen Konzentration.

Die Ausbildung dieses Minimums lässt sich in folgender Weise erklären: Das Tensid reichert sich zunächst bevorzugt in der Oberfläche der Lösung an und führt damit zu einer Erniedrigung der Oberflächenspannung. Dabei stellt sich bei der Besetzung der Oberfläche eine Zusammensetzung der verschiedenen Komponenten der Mischung der amphiphilen Substanzen ein, die dem energetisch günstigsten Zustand gerecht wird. Im Bereich der CMC setzt nun merkbar die Mizellbildung ein, wobei zwangsläufig entsprechend den vorstehenden Überlegungen

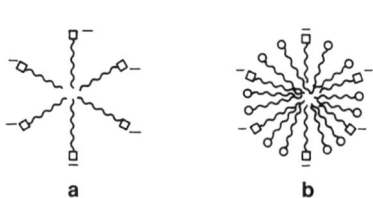

a   **b**

Abb. **4.48**   **a** Mizelle eines anionenaktiven Tensids **b** Mischmizelle eines anionenaktiven und eines nichtionogenen Tensids.

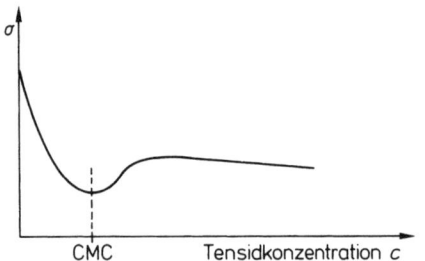

Abb. **4.49**   Oberflächenspannung einer wässrigen Tensidlösung eines unreinen Tensids in Abhängigkeit von dessen Konzentration.

Mischmizellen gebildet werden. Die Wölbung der Oberfläche der Mizelle bedingt, dass die Tensidmoleküle in der Mizelle in einem anderen Zustand vorliegen müssen als in der ebenen Oberfläche. Damit wird die energetisch günstigste Zusammensetzung der einzelnen Mischungskomponenten in der Oberfläche auch anders sein müssen als in den Mizellen. Mit steigender Mizellkonzentration muss sich daher bei einer raschen Gleichgewichtseinstellung auch die Tensidzusammensetzung in der Oberfläche zugunsten eines energetischen Kompromisses zwischen Oberfläche und Mizellen verändern. Dies führt zwangsläufig zu einem Anstieg der Oberflächenspannung. Das Oberflächenspannungsminimum ist unter Zugrundelegung des beschriebenen Mechanismus repräsentativ für die CMC und verdeutlicht gleichzeitig die hohe Austauschwahrscheinlichkeit der Tensidmoleküle in derartigen Lösungen.

Mischmizellbildung und Solubilisationseffekte sind für die lebende Natur, aber auch für die Arzneizubereitung von außerordentlicher Bedeutung. Mizellare Lösungen sind wegen ihrer hohen Dispersität als kolloidale Einphasensysteme zu betrachten. Wegen der fehlenden Periodizität und der fehlenden Anisotropie gehören sie nicht zu den flüssigkristallinen Systemen.

Lyotrope flüssigkristalline Zustände

Im Gegensatz zu thermotropen Mesophasen, die aus Einstoffsystemen in einem bestimmten Temperaturbereich gebildet werden, versteht man unter lyotropen flüssigkristallinen Zuständen Mesophasen, die in Mehrstoffsystemen in bestimmten Konzentrationsbereichen entstehen. Die Mehrstoffsysteme enthalten meist Wasser, das als Hydratwasser in die polaren Bereiche des Gemisches eingelagert ist. Beide Begriffe lassen sich nicht scharf gegeneinander abgrenzen. So sind lyotrope Mesophasen an bestimmte Temperaturbereiche gebunden. Andererseits sind viele thermotrope Mesophasen nicht wasserfrei.

Zum Verständnis lyotroper flüssigkristalliner Zustände stelle man sich zunächst den noch nicht flüssigkristallinen Zustand einer mizellaren Lösung vor. Die aus zahlreichen Molekülen gebildeten kugelförmigen Assoziate sind aufgrund des Verdünnungszustandes noch relativ unabhängig voneinander und führen ungeordnete thermische Bewegungen durch. Sie haben keinerlei Ordnungszustand untereinander. Mit höherer Konzentration der Tenside findet eine zunehmende wechselseitige Beeinflussung der Mizellen statt,

die ab einer bestimmten Packungsdichte zu einer Verformung führen kann bis hin zum hexagonalen flüssigkristallinen Zustand. Der **hexagonale flüssigkristalline Zustand** ist in Abb. **4.50** wiedergegeben.

Er ist dadurch ausgezeichnet, dass die Tensidmoleküle zylinderförmige Assoziate in dichter Packung ausbilden. Dabei befinden sich polare Kopfgruppen der Moleküle in der Oberfläche der Zylinder, während die unpolaren Reste ungeordnet dem Zylinderinneren zugewandt sind. Übergangsformen zwischen den kugelförmigen Mizellen und der Hexagonalphase lassen sich gut beobachten. Die sphärischen Assoziate verformen sich entlang einer Achse zu länglichen Gebilden. Die Anordnung der polaren Gruppen der Hexagonalphase in den Zylindermänteln ist rein statistisch. Das Wasser der Mischung befindet sich als Hydratwasser an den polaren Kopfgruppen und in den Zwischenräumen zwischen den Zylindern. Legt man durch die Zylinder senkrecht zur Zylinderachse eine Schnittebene, so wird der periodische Aufbau mit der Hexagonalstruktur deutlich. Die Länge der Zylinder ist ungleich. Damit liegt ein zweidimensionales Gitter vor. Der periodische Aufbau und die Anisotropie der Materie bei einem relativ geringen Ordnungsgrad der Moleküle bedingen den Charakter einer flüssigkristallinen Mesophase.

Bei weiterer Steigerung der Konzentration der Tenside kommt man schließlich in den Bereich der **Lamellarstruktur**. Dieser Bereich zeichnet sich durch einen geschichteten palisadenartigen Aufbau, wie er in Abb. **4.51** gezeigt ist, aus.

Man erkennt aus der Abbildung, dass die Moleküle in Doppellagen ein Schichtgitter aufbauen mit alternierenden polaren und unpolaren Schichten. Zwischen den einander gegenüberste-

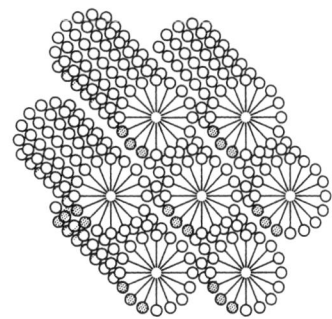

Abb. **4.50** Hexagonaler flüssigkristalliner Zustand eines O/W-Tensids.

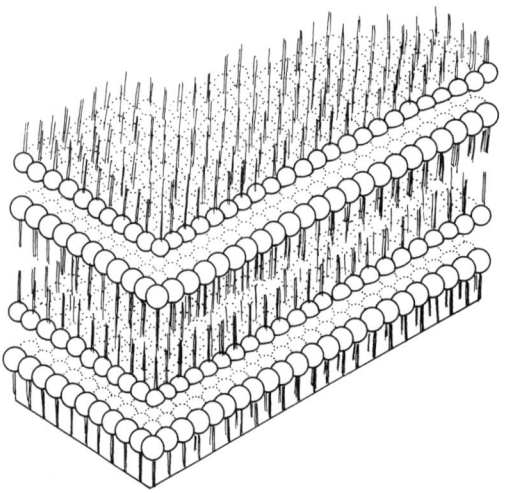

Abb. **4.51**   Flüssigkristalliner Lamellarzustand.

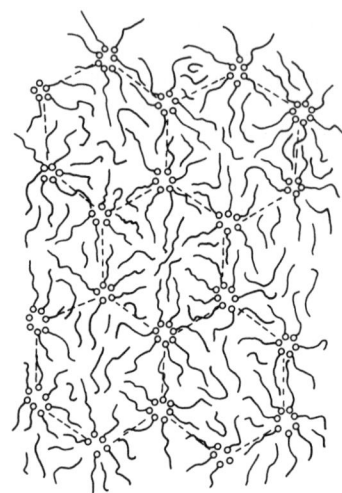

Abb. **4.52**   Invers hexagonaler Zustand.

henden Kopfgruppen ist das Wasser der Mischung als Hydratwasser eingelagert. Dabei kann diese Hydratwasserschicht je nach Wasserangebot und Polarität der Gruppen sehr unterschiedliche Dicken erreichen. Die polaren Kopfgruppen der Moleküle sind lateral nicht äquidistant. Die unpolaren Molekülreste sind bevorzugt – aber nicht streng – parallel angeordnet. In einer unpolaren Ebene stoßen die unpolaren Reste gegenüberliegender Moleküle aufeinander. Hier sind nur relativ schwache intermolekulare Wechselwirkungen gegeben, die es bewirken, dass diese Ebene eine bevorzugte Gleitebene des Systems ist.

Der lamellare Zustand ist durch eine Periodizität entlang *einer* Achse gegeben und repräsentiert damit ein eindimensionales flüssigkristallines Gitter.

Der Lamellarzustand spielt in der Natur eine sehr große Rolle. Ein ihm ähnliches Aufbauprinzip weisen z. B. biologische Membranen auf. Ihnen wird fälschlicherweise oft eine Flüssigkristallinität zugeschrieben. Da es sich bei ihnen jedoch nur um eine Doppelschicht handelt, d. h. eine Periodizität nicht vorliegt, ist definitionsgemäß die Bezeichnung flüssigkristallin in diesem Zusammenhang unrichtig. Die Moleküle der Membranen besitzen wie in einem Lamellarzustand einen geringen Ordnungszustand sowie eine relativ hohe laterale Beweglichkeit und Austauschwahrscheinlichkeit. Damit sind Membranen – wie auch die flüssigkristallinen lamellaren

Strukturen – in der Lage, die verschiedenartigsten Fremdsubstanzen mit geeignetem Verteilungskoeffizienten aufzunehmen und auch in benachbarte Bereiche wieder abzugeben. Naturgemäß bestehen für diese Stoffe in lateraler und in transversaler Richtung völlig unterschiedliche Diffusionsbedingungen.

So wie der normalen Mizelle die umgekehrte Mizelle gegenübersteht, steht der Hexagonalphase der umgekehrte Hexagonalzustand oder die umgekehrte Hexagonalphase gegenüber. In öligen Lösungen ist es also möglich, dass Tenside zylinderförmige Assoziate ausbilden, die sich zu einer dichtesten Packung, also hexagonal, zusammenlagern, wobei allerdings die polaren Kopfgruppen sich bevorzugt in unmittelbarer Nähe der Zylinderachsen gruppieren, während die unpolaren Reste nach außen gerichtet sind. Die invers hexagonale Anordnung ist aus Abb. **4.52** zu erkennen.

Wenn die Tensidmoleküle stark polare Kopfgruppen aufweisen, die sehr viele Wassermoleküle an sich zu binden vermögen, kann bei der Konzentrierung der mizellaren Lösung die Deformation der Mizellen zu länglichen Assoziaten ausbleiben. Die Kugelform wird sich also bis zu höheren Konzentrationen behaupten, so dass sich anstelle der flüssigkristallinen Hexagonalphase im einfachsten Fall eine geordnete Kugelpackung einstellt. Die Kugeln bauen dabei einen kubisch flächenzentrierten Zustand auf. Daneben gibt es noch die Möglichkeit geringfügiger Verformungen der Mizellen, die aber ebenfalls zu kubischen Anordnungen führen. Die **kubisch flüssigkristallinen Zustände** sind optisch isotrop, daher glasklar und weisen im Röntgen-Weitwinkelbereich ein für kubische Strukturen typisches Interferenzmuster auf. Aufgrund ihres dreidimensionalen regelmäßigen Aufbaus zeigen derartige Mischungen interessante mechanisch-akustische Resonanzerscheinungen, die ihnen die Bezeichnungen „ringing gels" oder auch Brummgele eingebracht haben. Sie werden auch als isotrope Gele, gelegentlich auch als Mikroemulsionsgele bezeichnet. Ihre Konsistenz ist selbst bei Verwendung ausschließlich flüssiger Rezepturkomponenten auffallend hoch.

4.4 Dreikomponenten-Mischungen, Dreikomponenten-Phasendiagramme

Mischungen aus den drei Komponenten Wasser, Tensid und Öl lassen sich bequem mit Hilfe eines Dreikomponenten-Diagramms (s. a. Abschn. 3.1.2, Abb. **4.33**) beschreiben. Dabei können immer wiederkehrende charakteristische Phasenverteilungen beobachtet werden.

Im Folgenden seien einige typische Diagramme dargestellt. Abb. **4.53** zeigt ein Diagramm eines sehr hydrophilen Tensids, d. h. eines Tensids mit einem hohen HLB-Wert (s. Abschn. 5.6.2).

Man erkennt, dass zwischen dem Tensid und dem Öl keine bzw. nur eine durch das Diagramm nicht mehr darstellbare Mischbarkeit besteht. Dagegen löst sich das Tensid in Wasser unter Ausbildung einer mizellaren Lösung. In dieser mizellaren Lösung kann die ölige Komponente solubilisiert werden. Der Mischungsbereich, in dem homogene einphasige mizellare Lösungen vor-

kommen, ist mit L_1 bezeichnet. Mit M_1 (middle phase) ist der Hexagonalzustand dargestellt. Man erkennt, dass auch der Hexagonalzustand in der Lage ist, das Öl zu solubilisieren. Das Gebiet des reinen einphasigen M_1-Zustandes umschreibt einen Bereich von Dreikomponenten-Mischungen mit einem signifikanten Anteil des Öls. Mit N (neat phase) wird das einphasige Gebiet des Lamellarzustandes beschrieben. Dieser weist die größte Toleranz in Bezug auf die Zusammensetzung aus. Wegen der hohen Hydrophilie kann das Auftreten inverser kolloidaler Zustände nicht beobachtet werden.

Das Diagramm mit einem Tensid eines etwas niedrigeren HLB-Werts (15 > HLB > 10) lässt erkennen, dass bereits eine merkbare Mischbarkeit zwischen dem Tensid und dem Öl gegeben ist, obgleich der HLB-Wert noch deutlich über 10 liegt (s. Abb. **4.54**). Dieser Bereich, in dem eine Mischbarkeit vorliegt, trägt die Bezeichnung L_0. In ihm kommen verschiedene Assoziationszustände, vor allem aber der umgekehrt mizellare Zustand vor. Die Tatsache, dass dieser einphasige L_0-Bereich Gebiete des Dreikomponenten-Diagramms überstreicht, die eine signifikante Wasserkonzentration enthalten, zeigt, dass von dem betreffenden Tensid im invers mizellaren Zustand Wasser solubilisiert werden kann. Die Gebiete zwischen den umgrenzten Einphasenbereichen sind mehrphasig. Der Bereich zwischen der L_1-Phase und dem reinen Öl repräsentiert Emulsionen vom Typ O/W. Diese Emulsionen besitzen als äußere Phase eine wässrige mizellare Lösung und als innere Phase Öl, das mit einer geringen Menge Tensid bereits gesättigt ist. Auch wird man annehmen müssen, dass sich in dem Öl etwas Wasser solubilisiert befindet. In der Grenzfläche

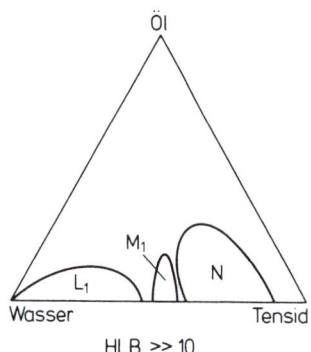

Abb. **4.53** Phasendiagramm einer Wasser-Tensid-Öl-Mischung mit einem Tensid mit hohem HLB-Wert.

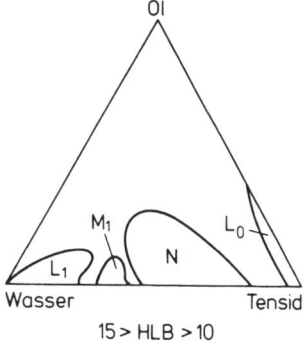

Abb. **4.54** Phasendiagramm entsprechend Abb. **4.53** jedoch mit einem Tensid etwas niedrigeren HLB-Wertes.

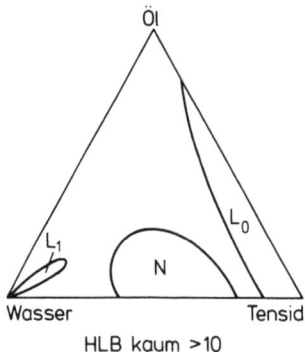

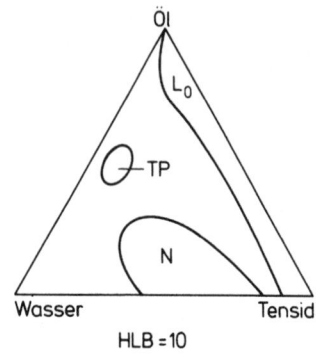

Abb. **4.55** Phasendiagramm entsprechend den vorstehenden Abbildungen, jedoch mit einem Tensid mit einem HLB-Wert knapp über 10.

Abb. **4.56** Phasendiagramm entsprechend den vorhergehenden, jedoch mit einem Tensid des HLB-Werts von 10.

zwischen den Öltröpfchen und dem umgebenden Wasser befindet sich das Tensid. Emulsionen sind aber auch in den übrigen Bereichen zu suchen, die zweiphasig sind, da entsprechend der IUPAC-Definition (= International Union for Pure and Applied Chemistry) unter einer Emulsion nicht nur ein aus zwei nicht mischbaren Flüssigkeiten bestehendes disperses System, sondern auch ein disperses System verstanden werden kann, an dem flüssigkristalline Phasen beteiligt sind.

Mit zunehmender Lipophilie des Tensids erreicht schließlich immer noch oberhalb des HLB-Wertes 10, d. h. immer noch im Bereich der vorwiegenden Hydrophilie, das Phasendiagramm ein Aussehen entsprechend Abb. **4.55**.

Das Diagramm weist aus, dass das Tensid nur noch eine geringfügige Löslichkeit im Wasser besitzt, die jedoch durch Zumischung von Öl erheblich verbessert wird. Die mizellare Lösung des reinen Tensids ist offenbar von nur geringer Stabilität, während die Mischmizellzustände, in denen das Öl solubilisiert ist, bevorzugt vorkommen. Obgleich der HLB-Wert noch über 10 liegt, besteht bereits eine weitgehende Mischbarkeit zwischen Tensid und Öl. In diesem umgrenzten, mit L_0 bezeichneten Bereich liegen bevorzugt umgekehrte Mizellen neben anderen inversen Assoziationszuständen vor.

Nun wird deutlich, dass das Emulsionsgebiet zwischen der L_1- und der L_0-Phase Emulsionen charakterisiert, in denen in beiden Phasen alle drei Mischungskomponenten vorkommen, wobei die wässrige äußere Phase eine wässrige mizellare Lösung mit solubilisiertem Öl und die innere

Phase eine ölige invers mizellare Lösung mit solubilisiertem Wasser verkörpert.

Der Bereich der Hexagonalzustände hat sich stark verkleinert oder fehlt völlig; der Bereich der Lamellarzustände (N) hat sich signifikant vergrößert. Zwischen dem Lamellarbereich und dem L_0-Gebiet liegen O/W-Emulsionen, in denen als innere Phase die L_0-Phase und als äußere Phase ein flüssigkristalliner Lamellarzustand auftreten. Da der Lamellarzustand selbst als ein Assoziat zu betrachten ist, in dem das Tensid in hoher Konzentration vorkommt und mit den unpolaren Resten des Tensids gegen die L_0-Phase abgegrenzt sein kann, präsentieren sich hier Emulsionen, die nicht durch eine besondere Anreicherung der Tensidmoleküle in der Phasengrenzfläche stabilisiert sind.

Das nächste Diagramm (s. Abb. **4.56**) ist ein typisches Phasendiagramm, bei dem das Tensid den HLB-Wert 10 erreicht hat. Das Tensid besitzt also eine ebenso große Hydrophilie wie Lipophilie.

Man erkennt, dass bei einer durchgehenden Mischbarkeit zwischen dem Tensid und dem Öl nur noch eine signifikante Löslichkeit von Wasser im Tensid, nicht aber vom Tensid in Wasser gegeben ist. Die L_1-Phase existiert nicht mehr. Ebenso ist auch die Hexagonalphase verschwunden. Es kann ein kleines invers hexagonales Gebiet entstehen. Dieses ist jedoch nicht eingezeichnet. Auffallend ist aber ein Einphasen-Bereich, der mit TP (Tensid phase) gekennzeichnet ist und eine Zusammensetzung von etwa 20 % Tensid, 40 % Öl und 40 % Wasser hat.

Dieses Gebiet repräsentiert klare, auffallend niedrig viskose, stark tyndallisierende kolloidale Lösungen. Aus der Vorstellung, dass es sich hierbei um feinste Dispersionen von Öl-in-Wasser oder Wasser-in-Öl handeln muss, wurde die Bezeichnung **Mikroemulsion** geprägt. Diese Bezeichnung ist irreführend, da es sich hierbei nicht um einen Emulsionszustand handeln kann. Man versteht unter einer Emulsion grundsätzlich ein Mehrphasen-System, während in diesem Zustand eine kolloidale Lösung vorliegt. Dementsprechend ist für die Dispergierung der beiden Phasen bei einer Emulsion eine entsprechende Grenzflächenenergie aufzuwenden, während sich der kolloidale Lösungszustand der Mikroemulsion ohne Energieaufwand von selbst einstellt. Über das Wesen der Mikroemulsion ist mit Ausnahme der Tatsache, dass es sich nicht um eine Emulsion und nicht um einen flüssigkristallinen Zustand handeln kann, noch nicht sehr viel bekannt. Sie besitzt jedoch in der Technik ein großes Interesse. Die Tatsache, dass das Öl und das Wasser gleichberechtigt in hohen Konzentrationen in diesem Einphasen-System vertreten sind, verleiht den Mikroemulsionen ideale Eigenschaften als Universallösungsmittel. So ist es durchaus möglich, dass in Mikroemulsionen – ganz im Gegensatz zu normalen Emulsionen – Elektrolyte bis zu einer gewissen Konzentration gelöst werden können, gleichzeitig sind sie aber auch in der Lage, extrem lipophile Substanzen in signifikanten Konzentrationen aufzunehmen.

Der HLB-Wert ist insbesondere bei nichtionogenen Tensiden stark temperaturabhängig. Bei nichtionogenen Tensiden kann man beobachten, dass der HLB-Wert mit steigender Temperatur abnimmt. Dies beruht auf der Tatsache, dass Wasserstoff-Brückenbindungen, die für die Hydratation des polaren Tensidteils Voraussetzung sind, eine wesentlich höhere Temperaturempfindlichkeit zeigen als die unpolaren Wechselwirkungen. Ein Tensid mit einem hohen HLB-Wert kann also mit steigender Temperatur den HLB-Wert 10 durchlaufen, um schließlich bei noch höheren Temperaturen zu einem lipophilen Tensid zu werden. Die Temperatur, bei der das betreffende Tensid den HLB-Wert 10 erreicht, bei der also das Tensid vom O/W-Charakter zum W/O-Charakter umschlägt, wird als **Phaseninversionstemperatur**, abgekürzt PIT, bezeichnet.

Es ist das besondere an Tensiden, dass durch Zumischung anderer amphiphiler Substanzen der HLB-Wert verändert werden kann. Es kommt also einer Mischung von zwei oder mehreren Tensiden ein für die Mischung charakteristischer

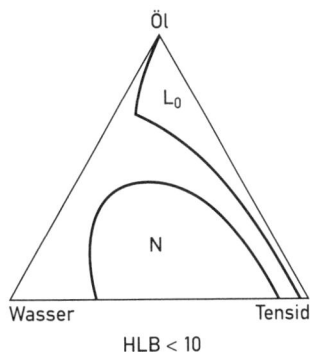

Abb. **4.57a** *Phasendiagramm entsprechend dem vorhergehenden, jedoch mit einem Tensid mit niedrigem HLB-Wert.*

HLB-Wert zu. Damit ist es auch möglich, mit einem stark hydrophilen nichtionogenen Tensid, wie z. B. einem langkettigen Macrogolfettalkoholether, durch Zumischung eines lipophilen Tensids, wie z. B. eines Fettalkohols, eine Tensidmischung mit einem mittleren HLB-Wert herzustellen. Man kann die Phaseninversionstemperatur durch entsprechende Tensidmischungen auf Raumtemperatur oder jede beliebige andere Temperatur einstellen.

Ein Phasendiagramm, das für Tenside mit niedrigem HLB-Wert – also eine bevorzugte Lipophilie – typisch ist, ist in Abb. **4.57a** dargestellt.

Das Diagramm zeigt lediglich noch eine geringe Wechselwirkung zwischen dem Tensid und dem Wasser in der Weise, dass nur noch geringe Mengen Wasser im Tensid löslich sind. Dagegen kann Wasser in bedeutender Menge im invers mizellaren Zustand des Tensids solubilisiert werden. Auffallend ist, dass sich über alle Bereiche der HLB-Skala der Lamellarzustand erhalten hat.

Emulsionen werden in der Regel mit Tensidmischungen stabilisiert. Unter der Voraussetzung, dass das Mischungsverhältnis der beteiligten Tenside konstant ist, können sie als eine Mischungskomponente zusammengefasst und die Formulierungen in einem Dreikomponenten Phasendiagramm dargestellt werden.

In Abb. **4.57b** ist ein solches Diagramm dargestellt, bei dem ein Tensid mit hohem HLB-Wert (z. B. 18), d. h. ein O/W-Emulgator und ein Tensid niedrigen HLB-Wertes (z. B. 3) in der als Tensidmischung bezeichneten Komponente vertreten sind. Die einzelnen Positionen des Diagramms geben für den Fall, dass Komponenten zur An-

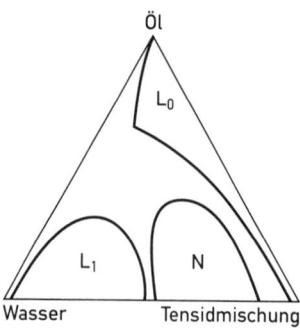

Abb. **4.57b**   Phasendiagramm entsprechend den vorhergehenden, jedoch mit zwei Tensiden mit hohem und niedrigem HLB-Wert.

wendung kommen, die keine Reinsubstanzen sind, lediglich die Kombination beim Zusammenfügen der drei Komponenten und die dabei entstehenden Phasenzustände wieder. Die quantitative Zusammensetzung der einzelnen Phasen in Mehrphasengebieten kann aber aus diesen Diagrammen nicht abgelesen werden, da sich z. B. die beiden Tenside mit unterschiedlichem Verteilungskoeffizienten zwischen den korrespondierenden Phasen verteilen.

Das hier gezeigte Diagramm kann als eine Kombination der Abb. **4.53** und **4.57a** angesehen werden. Es trägt die Merkmale des hochpolaren und des wenig polaren Tensids. Allerdings sind die Bereiche der Mizellarphase L_1, der lipophilen Mischphase L_0 sowie der Lamellarphase N aufgrund der verstärkten wechselseitigen Solubilisationen stark vergrößert. Man erkennt, dass die Mischungslücke für O/W-Emulsionen zwischen der L_1-Phase und der L_0-Phase in der Abbildung **4.57b** erheblich kleiner ist als die zwischen der L_1-Phase und dem Öl in Abb. 4.53. Damit sind die im Gleichgewicht stehenden korrespondierenden Phasen durch den Zusatz des Coemulgators in ihrer Zusammensetzung stark angeglichen. Dies führt zwangsläufig zu einer starken Erniedrigung der Grenzflächenspannung und zu einem Dichteangleich – einer Stabilisierung des Emulsionszustandes, die über die einer alleinigen Anreicherung der Emulgatoren in der Grenzfläche hinausgeht. Aufgrund des stark erniedrigten Grenzflächenpotentials durch den partiellen Angleich der Phasenzusammensetzung ist der Energiegewinn bei der Adsorption von Tensidmolekülen in der Phasengrenzfläche kleiner als bei einer großen Mischungslücke, so dass man davon ausgehen muss, dass die Tensidkonzentration in der Grenzfläche sogar verringert sein kann.

5   Disperse Mehrphasen-Systeme

5.1   Allgemeines, Definitionen

Disperse Mehrphasen-Systeme sind mikroskopisch oder makroskopisch dispers bzw. grobdispers, je nachdem, ob die dispersen Einheiten mit dem bloßen Auge oder mit Hilfe eines Lichtmikroskops erkennbar sind (s. Abschn. 1). Sie können sowohl aus verschiedenen Substanzen, wie z. B. bei einer Emulsion, aber auch aus verschiedenen Phasen ein- und derselben Substanz, z. B. einer festen und einer flüssigen Phase oder verschiedenen Modifikationen, gebildet werden.

Grobdisperse Systeme lassen sich nach dem Aggregatzustand der beteiligten Phasen entsprechend Tab. **4.4** klassifizieren.

Der Aggregatzustand der betreffenden Systeme richtet sich nach dem des Dispersionsmittels. Jede Phasengrenze ist grundsätzlich ein Ort erhöhter potentieller Energie, die sich in der Phasengrenzflächenspannung niederschlägt. Zwei- oder Mehrphasen-Systeme nehmen daher bevorzugt Formen an, bei denen die Grenzflächen so klein wie möglich ausgebildet sind. Die Vergrößerung der Grenzfläche, z. B. durch Zerteilung einer Phase in einer anderen, einer Dispergierung, ist mit einer Erhöhung der Grenzflächenenergie des Systems verbunden. Grobdisperse Systeme sind daher grundsätzlich instabil oder metastabil. Die Grenzflächenenergie steigt mit zunehmender Dispergierung. Bei sehr kleinen

Tabelle **4.4**   Klassifizierung grobdisperser Systeme.

Disperse Phase	Dispersionsmittel	Bezeichnung
1 flüssig	Gas	Aerosol, Tröpfchenaerosol, Nebel
2 fest	Gas	Aerosol, Feststoffaerosol, Rauch
3 gasförmig	Flüssigkeit	Schaum
4 gasförmig	Feststoff	fester Schaum
5 flüssig	Flüssigkeit	Emulsion
6 flüssig	Feststoff	feste Emulsion
7 fest	Flüssigkeit	Suspension
8 fest	Feststoff	Gemenge

Anmerkung:
Der Begriff Aerosol wird sowohl für den grobdispersen als auch für den kolloiddispersen Bereich verwendet. Kolloide Feststoffaerosole werden gelegentlich als Xerosole bezeichnet.

Partikelgrößen jedoch, d.h. im molekulardispersen aber auch noch bis hinein in den kolloiddispersen Bereich, existiert keine Phasengrenzflächenspannung, so dass die Partikelgrößen in diesen Bereichen von anderen Phänomenen beherrscht werden.

Nach der Form wird grob zwischen **isometrischen** und **anisometrischen** Partikeln unterschieden. Unter Isometrie versteht man eine Form, die in allen Raumrichtungen etwa die gleiche Ausdehnung hat. Synonym wird hierfür auch der Ausdruck **isodimensional** verwendet. Isometrisch sind kugelförmige und würfelförmige Partikeln, anisometrisch sind dagegen Prismen, Nadeln und Blättchen. Anisometrisch ist synonym zum Begriff **anisodimensional**.

5.2 Viskosität disperser Mehrphasen-Systeme

Für die folgenden Betrachtungen wird ein disperses System angenommen, bei dem das Dispersionsmittel eine idealviskose Flüssigkeit darstellt und der Dispersitätsgrad während des Fließvorganges sich nicht wesentlich ändert (s. a. Abschn. 2.1.1–2.1.6). Als Modell kann hierfür zunächst eine **verdünnte Suspension** dienen.

Unter der Voraussetzung, dass die Partikeln der Suspension sich gegenseitig nicht beeinflussen, d.h. die Partikeln soweit voneinander getrennt vorliegen, dass die interpartikuläre Flüssigkeitsschicht die gleiche Beweglichkeit besitzt wie die reine Flüssigkeit selbst, und unter der Voraussetzung, dass die Partikeln sphärisch sind, gilt die von Einstein abgeleitete Gl. (60) für die Viskosität des Gesamtsystems:

$$\eta = \eta_0 (1 + 2{,}5\Phi_2) = \eta_0 + \eta_0 \cdot 2{,}5\Phi_2 \qquad (60)$$

η Viskosität des Gesamtsystems
η_0 Viskosität des reinen Dispersionsmittels
Φ_2 Volumenanteil der dispergierten Substanz

Der Volumenanteil am Gesamtsystem Φ_2 ist gegeben durch Gl. (61).

$$\Phi_2 = \frac{V_2}{V_1 + V_2} \qquad (61)$$

Aus dieser einfachen Gesetzmäßigkeit für die Viskosität eines verdünnten dispersen Systems ergeben sich einige zunächst überraschende Konsequenzen.

▣ Verdünnte disperse Systeme zeigen Newtonsches Fließverhalten, wenn das Dispersionsmittel eine idealviskose Flüssigkeit ist.

▣ Die Viskosität des Gesamtsystems ist vom Zerteilungsgrad der dispersen Phase unabhängig. Feine Suspensionen und grobe Suspensionen haben die gleiche Viskosität, wenn die Zusammensetzung – bezogen auf den Volumenanteil – gleich ist.

▣ Die Viskositätserhöhung, die das System durch die dispergierte Substanz erleidet, ist unabhängig von der Art dieser Substanz. Dagegen ist sie von der Viskosität des Dispersionsmittels und dem Mischungsverhältnis abhängig (Gl. (62)).

$$\Delta \eta = 2{,}5\eta_0\Phi_2 \qquad (62)$$

Die letztgenannte Konsequenz lässt sich erweitern: Ist die Viskositätsänderung von der Art der dispergierten Substanz unabhängig, so sollte diese Gleichung auch für verdünnte Emulsionen und sogar Schäume gelten, bei denen der dispergierte Gasanteil klein im Verhältnis zur Menge des Dispersionsmittels ist. Tatsächlich kann man beobachten, dass disperse Systeme grundsätzlich eine signifikant höhere Viskosität besitzen als ihr reines Dispersionsmittel. Wasser mit Gasblasen hat eine höhere Viskosität als reines Wasser. Die Erklärung für dieses Phänomen ist relativ einfach (s. Abb. **4.58**).

Bringt man ein disperses System zum Fließen, so wird die eigentliche Fließbewegung, d.h. die laminare Strömung, nur vom Dispersionsmittel übernommen. Die disperse Phase selbst fließt nicht, d.h. sie erleidet selbst keine irreversible Verformung, bzw. in den dispergierten Partikeln finden keine fortlaufenden Relativbewegungen statt. Die Partikeln werden lediglich im Strom des Dispersionsmittels transportiert. Dem Dispersionsmittel kommt auch im Zustand einer Suspension oder Emulsion der gleiche Viskositätskoeffizient η_0 zu wie im reinen Zustand. Durch die disperse Phase wird jedoch der für den Fließvorgang und damit die verschiedenen Relativgeschwindigkeiten im Dispersionsmittel zur

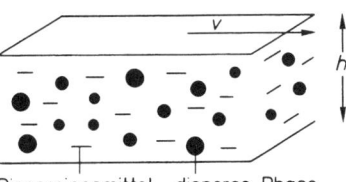

Abb. **4.58**   Modell zur Erklärung des Fließverhaltens verdünnter disperser Systeme.

Verfügung stehende Raum um den Betrag der dispersen Phase eingeengt. Die effektive Höhe *h*, die für den Aufbau des Geschwindigkeitsprofils zur Verfügung steht, verringert sich. Damit muss zwangsläufig der Geschwindigkeitsgradient im Dispersionsmittel steiler werden. Die bei einer gegebenen äußeren Geometrie für die Verformung des Systems mit einer bestimmten Geschwindigkeit *v* erforderliche Kraft ist demnach zwangsläufig größer.

Aus der Einsteinschen Gleichung (Gl. (60)) verallgemeinernd für alle dispersen Systeme wurden folgende Begriffe abgeleitet.

▨ Die **relative Viskosität**

$$\eta_{REL} = \frac{\eta}{\eta_0} \text{ (dimensionslos!)} \qquad (63)$$

Sie gibt den Faktor an, um den die Viskosität des dispersen Systems größer ist als die des reinen Dispersionsmittels.

▨ Die **spezifische Viskosität**

$$\eta_{SP} = \frac{\eta - \eta_0}{\eta_0} \qquad (64)$$

Der Ausdruck ist in der Literatur allgemein gebräuchlich. Besser und anschaulicher wäre es gewesen, die Größe als „relative Viskositätserhöhung" zu bezeichnen.

Unter der Voraussetzung der Gültigkeit der Gl. (60) müsste bei der graphischen Darstellung der spezifischen Viskosität in Abhängigkeit vom Anteil der inneren Phase an der Gesamtmischung Φ_2 (s. Abb. **4.59**) eine Gerade mit der Steigung 2,5 resultieren, die durch den Koordinatenursprung geht. Je höher jedoch der Anteil der dispersen Phase wird, umso größer wird die Abweichung von dieser Geraden in Richtung höherer η_{SP}-Werte.

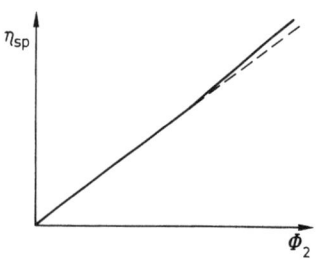

Abb. **4.59**   Zur Erklärung der Einsteinschen Gleichung.

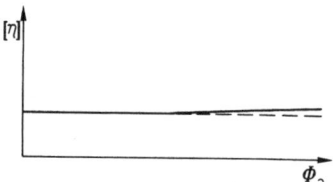

Abb. **4.60**   Die graphische Darstellung von $[\eta]$ in Abhängigkeit von Φ_2.

Der Quotient aus spezifischer Viskosität und Volumenanteil der inneren Phase wird als **Viskositätszahl** bezeichnet $[\eta]$ (Gl. (65)) und sollte in dem geschilderten Idealfall 2,5 betragen.

$$[\eta] = \frac{\eta_{SP}}{\Phi_2} \qquad (65)$$

Die graphische Darstellung von $[\eta]$ in Abhängigkeit von Φ_2 (s. Abb. **4.60**) wäre demnach im Idealfall eine Gerade im Abstand 2,5 parallel zur Abszisse. Mit zunehmender Konzentration der dispersen Phase wird die Abweichung immer größer.

Für die höheren Werte von Φ_2 sind verschiedene Korrekturglieder angegeben worden (Gl. (66)),

$$\eta_{SP} = 2,5\Phi_2 + a\Phi_2^2 + b\Phi_2^3 + c\Phi_2^4 \dots \quad (66)$$

worin *a*, *b* und *c* ganze Zahlen sind.

Die Abweichung von der idealen Gleichung bei höheren Werten von Φ_2 zeigt an, dass die mechanische Verfestigung des Systems durch die eingearbeitete disperse Phase stärker ist als es die Einsteinsche Gleichung erwarten lässt. Dieser verstärkte Effekt geht vor allem auf die veränderten Strömungsprofile, die mit zunehmendem Φ_2 zunehmend von der laminaren Strömung abweichen, sowie auf interpartikuläre Wechselwirkungen zurück.

Im Wesentlichen ist festzustellen, dass verdünnte flüssige disperse Systeme idealviskoser Dispersionsmittel idealviskos sind und einen höheren Viskositätskoeffizienten als das reine Dispersionsmittel aufweisen. Disperse Systeme mit sphärischen Partikeln sind Emulsionen und verdünnte Schäume, treten aber auch allgemein im kolloiden Bereich bei festen dispersen Phasen und Mizellarphasen sehr häufig auf.

Die Strömungsmechanik disperser Systeme mit nichtsphärischen Partikeln wird von der Orientierung bzw. den Orientierungsmöglichkeiten zur

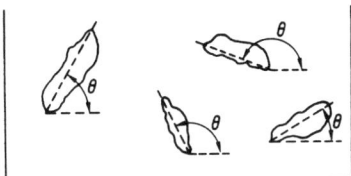

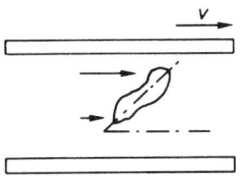

Abb. **4.61** Erklärung zur Orientierung von Partikeln im Ruhezustand.

Abb. **4.62** Erklärung zur Vorzugsorientierung eines anisometrischen Partikels durch eine Strömung.

Strömungsrichtung entscheidend beherrscht. Im Ruhezustand ist die Anordnung rein statistisch (s. Abb. **4.61**). Das ergibt sich aus den thermischen Rotationsbewegungen, die – wie die thermische Translation – allen Vorzugsorientierungen entgegenwirken. Die Wahrscheinlichkeit f, in einem derartigen Ruhesystem ein Teilchen mit einer Orientierung, gekennzeichnet durch den Winkel θ gegen eine gedachte Achse anzutreffen, ist für alle θ-Werte, d. h. Winkel, gleich.

Damit gilt

$$\frac{\mathrm{d}f(\theta)}{\mathrm{d}\theta} = 0. \tag{67}$$

Unter dem Einfluss eines Schergefälles wirken auf die nicht in Strömungsrichtung liegenden Partikeln Richtkräfte ein, die umso größer sind, je steiler der Geschwindigkeitsgradient ist und je größer der Winkel der Partikeln zur Strömungsrichtung ist (s. Abb. **4.62**).

Die statistisch angeordneten Teilchen werden durch die Strömung des Dispersionsmittels zur Fließrichtung hin verdreht. Die Folge ist, dass die Wahrscheinlichkeit, Partikeln bestimmter Orientierung anzutreffen, nicht für alle Winkel gleich ist (Gl. (68)).

$$\frac{\mathrm{d}f(\theta)}{\mathrm{d}\theta} \neq 0 \tag{68}$$

Die Größe $\mathrm{d}f(\theta)/\mathrm{d}\theta$ wird als der Winkelgradient des Systems bezeichnet.

Durch eine **Rotationsdiffusion** wirkt die thermische Rotationsbewegung der Vorzugsorientierung entgegen. In einem dispersen System, bei dem für längliche Partikeln ein Winkelgradient vorliegt, ist die Zahl der Partikeln, die pro Zeiteinheit durch die Rotationsdifussion in eine andere Lage gebracht werden

$$\frac{\mathrm{d}n}{\mathrm{d}t} = -\mathrm{D_r}\,\frac{\mathrm{d}f(\theta)}{\mathrm{d}\theta}. \tag{69}$$

Gl. (69) entspricht dem Fickschen Diffusionsgesetz mit D_r, der Rotationsdiffusionskonstanten.

Die Rotationsdiffusion und die Strömungsorientierung werden sich demnach in einer Scherbeanspruchung eines entsprechenden Systems die Waage halten, d. h. je größer das Schergefälle ist, umso mehr werden die Partikeln in Strömungsrichtung orientiert sein.

Aus der Diskussion über die rheologischen Eigenschaften disperser Systeme mit sphärischen Partikeln kann entnommen werden, dass die Viskosität eines dispersen Systems mit anisometrischen Partikeln umso kleiner sein muss, je mehr die Partikeln eine Vorzugsorientierung in Strömungsrichtung einnehmen. Partikeln in Strömungsrichtung orientiert belegen einen kleineren Teil des Querschnitts. Daraus ergibt sich, dass der Viskositätskoeffizient η keine Konstante sein kann, sondern sich mit der Orientierung der Partikeln, verursacht durch die Scherbeanspruchung, ändert. Das Rheogramm weist mit zunehmender Schubspannung eine zunehmende Fließfähigkeit aus. Das Fließverhalten ist **pseudoplastisch**, wobei sowohl die zunehmende Steilheit der Kurve als auch der unmittelbare Anstieg im Koordinatenursprung charakteristisch sind.

Die von Einstein gegebene Beziehung in Gl. (70)

$$\eta = \eta_0\,(1 + 2{,}5\,\Phi_2) \tag{70}$$

gilt bei verdünnten dispersen Systemen mit verformbaren sphärischen Partikeln der inneren Phase annähernd nur im Bereich derjenigen Scherbeanspruchungen, in denen keine signifikante Verformung auftritt. Mit zunehmender Scherbeanspruchung ziehen sich die Partikeln (Gasblasen oder Emulsionstropfen) in Richtung der Scherung in die Länge. Sie fließen jedoch nicht, sondern erleiden lediglich eine elastische Deformation. Bei gleichbleibendem Volumen muss sich damit zwangsläufig der Querschnitt parallel zum Schergradienten verkleinern. Damit setzen die Partikeln der Fließbewegung der äußeren Phase einen abnehmenden Widerstand entgegen. Das Rheogramm zeigt demnach nach einem anfänglich annähernd idealviskosen Verlauf eine pseudoplastische Charakteristik.

Hochkonzentrierte Suspensionen, die als **Pasten** bezeichnet werden, zeigen im Übergangsbereich von der Suspension zum feuchten Pulver, d. h. wenn eine vollständige Trennung der Feststoffpartikel durch die flüssige Phase nicht mehr gewährleistet ist, **dilatantes** Fließen (s. Abschn. 2.1.4, Abb. **4.6**).

Das Rheogramm **4.6** beginnt im Koordinatenursprung mit einem nahezu linearen Verlauf. Systeme dieser Art sind also echte Flüssigkeiten. Mit zunehmender Scherung nehmen die Steilheit und damit das Fließvermögen ab. Es wird angenommen, dass unter der Scherung der interpartikuläre Flüssigkeitsfilm des Dispersionsmittels abreißt, so dass der mechanische Widerstand zunehmend von einer Festkörperreibung beeinflusst wird. Bei extremen Scherbeanspruchungen ist es sogar möglich, dass das Diagramm in eine Horizontale ausläuft, d. h. keine Fließfähigkeit mehr existiert. Die mechanischen Eigenschaften entsprechen dann unter diesen Scherungen denen eines hochelastischen Festkörpers.

5.3 Sedimentation und Aufrahmung

Die Gewichtskraft eines kugelförmigen Partikels mit der Dichte ρ_K und dem Radius r beträgt (Gl. (71))

$$F_G = \tfrac{4}{3}\,\pi r^3\,\rho_K g \qquad (71)$$

Der Auftrieb, der dieser Kraft entgegensteht, entspricht der Gewichtskraft des verdrängten Dispersionsmittels mit der Dichte ρ_D (Gl. (72)).

$$F_A = \tfrac{4}{3}\,\pi r^3\,\rho_D g \qquad (72)$$

Aus den Gln. (71) und (72) resultiert nach Gl. (73) die scheinbare Gewichtskraft

$$F_S = F_G - F_A = \tfrac{4}{3}\,\pi r^3\,(\rho_K - \rho_D)g. \qquad (73)$$

Je nachdem, ob die Dichte der inneren Phase ρ_K größer oder kleiner als die der äußeren ρ_D ist, ergibt sich eine positive oder eine negative scheinbare Gewichtskraft. Eine positive scheinbare Gewichtskraft ist gleichbedeutend einer nach unten gerichteten Kraft, die die Partikeln im Sinne einer Fallbewegung, einer Sedimentation, beschleunigt. Die negative Sedimentation wird als Aufrahmung bezeichnet. Mit der zunehmenden Geschwindigkeit der Partikeln der inneren Phase tritt ein zunehmender Widerstand auf, der als eine der Bewegung entgegengerichtete Kraft F_W definiert wird nach Gl. (74).

$$F_W = 6\pi r\eta v \qquad (74)$$

Die Beschleunigung wird daher mit zunehmender Geschwindigkeit geringer und erreicht den Wert Null, wenn

$$F_W = F_S,$$

d. h. Gl. (74) wird zu Gl. (75).

$$6\pi r\eta v = \tfrac{4}{3}\,\pi r^3\,(\rho_K - \rho_D)g \qquad (75)$$

Die sich dann einstellende konstante Sedimentations- oder Aufrahmungsgeschwindigkeit beträgt nach Gl. (76)

$$v = \frac{2}{9}\cdot\frac{(\rho_K - \rho_D)\cdot r^2 g}{\eta} \qquad (76)$$

Gl. (76) wird als **Stokessches Gesetz** bezeichnet (s. Abschn. 2.1.3, Gl. (6), und Abschn. 5.7).

Das Stokessche Gesetz gilt in dieser Form nur bis zu einer Reynolds-Zahl (s. Abschn. 2.1.6) Re <0,2 bis 0,5. Diese errechnet sich für ein umströmtes und damit auch für ein sedimentierendes Partikel nach:

$$Re = \frac{v\cdot d\cdot\rho}{\eta} \qquad (77)$$

v die Sinkgeschwindigkeit des Partikels,
d Partikeldurchmesser,
ρ Dichte des Dispersionsmediums und
η Viskosität der Flüssigkeit

Ein Wirkstoff mit der Dichte $\rho = 1,5$ müsste unter der Annahme kugelförmiger Partikeln in einer wässrigen Suspension mit einer äußeren Phase von $\rho = 1,0$ und $\eta = 1$ mPa · s entsprechend Gl. (76) die folgenden Sedimentationsgeschwindigkeiten erreichen:

grobe Suspension

$r =$ ca. 1 mm $v = 1,08$ m · s^{-1}
$r =$ ca. 150 μm $v = 10,8$ mm · s^{-1}

übliche Suspension einer Arzneizubereitung

$r =$ ca. 10 μm $v = 108\,\mu$m · s^{-1} bzw. 390 mm · h^{-1}

mikronisiertes Material

$r =$ ca. 1 μm $v = 1,08\,\mu$m · s^{-1} bzw. 3,9 mm · h^{-1}

Durch die Sedimentation entsteht ein sich ständig vergrößernder Konzentrationsgradient, der zwangsläufig über die thermische Bewegung eine Diffusion in entgegengesetzter Richtung auslösen muss. Mit abnehmender Partikelgröße nimmt einerseits die Sedimentationsgeschwindigkeit ab, andererseits der Diffusionskoeffizient zu.

Unterhalb der Grenze zum kolloiden Bereich, d. h. unter 500 nm, sind die Verhältnisse so weit zugunsten der Diffusionskoeffizienten verschoben, dass eine Sedimentation praktisch nicht mehr beobachtet werden kann. Sie tritt erst wieder im Zentrifugalfeld in Erscheinung.

5.4 Elektrostatische Erscheinungen

Im Allgemeinen stabilisieren sich disperse Systeme über elektrostatische Ladungen, die über gleichsinnige Potentiale zu Abstoßungserscheinungen der Partikeln der dispersen Phase untereinander führen.

Auf positiven bzw. negativen Ladungsüberschüssen des Partikelinneren beruht das **Galvani-Potential**. Von größerer Bedeutung ist das **Nernst-Potential**, das durch einen Ladungszustand in der Grenzfläche A (s. Abb. **4.63**) zustande kommt.

Elektrostatische Ladungen in der Grenzfläche haben verschiedene Ursachen. Besonders hervorzuheben sind freie unabgesättigte Valenzen der Grenzfläche, die ihr bevorzugt je nach Entstehungsbedingungen des Partikels polykationische oder polyanionische Eigenschaften geben. Ein polyanionischer oder polykationischer Aufbau der Grenzfläche kann auch nach Chemisorption an freien Valenzen oder durch Physisorption von z. B. ionischen Tensidmolekülen entstehen.

Gleichsinnig geladene Partikeln stoßen sich gegenseitig ab. Werden sie einander angenähert, wächst ihre potentielle Energie. Die Wahrscheinlichkeit einer wechselseitigen Berührung fällt daher mit ihrer Ladung. Dies führt zur Stabilisierung disperser Zustände. → *Peptisation*

Aerosole sind disperse Systeme, bei denen eine Flüssigkeit oder ein Feststoff in einem Gas zerteilt sind. Da Gase nur eine relativ geringe Dichte besitzen und im Allgemeinen praktisch keine Ladungsträger enthalten, können die elektrostatischen Ladungen verschiedener Partikeln unmittelbar aufeinander einwirken. Geladene Aerosole werden sich daher so verhalten, dass bei einem begrenzten Volumen die innere Phase sich homogen über alle Volumenelemente verteilt. Eine freie Aerosolwolke wird sich mindestens so weit ausdehnen, dass die elektrostatischen interpartikulären Wechselwirkungen praktisch nicht mehr zur Auswirkung kommen.

Dementsprechend kann auch bei Pulvern eine Aufblähung im Sinne einer Abnahme der Dichte beobachtet werden. Bei Pulvern und Stäuben sind elektrostatische Aufladungen im Allgemeinen unerwünscht, da sie zu erheblichen technologischen Komplikationen führen können. So bewirken z. B. inhomogene Ladungsverteilungen Dichteschwankungen, die hinreichende Dosierungsgenauigkeiten bei volumetrischer Dosierung unmöglich machen. Hohe elektrostatische Ladungen können zu Spannungen im Pulverbett oder in aufgewirbelten Stäuben führen, die Funkenentladungen und damit das Auftreten von **Staubexplosionen** ermöglichen. Durch Ionisierung der Gasphase oder hohe Feuchtigkeit können elektrostatische Aufladungen vermieden werden.

In Pulvermischungen ist es möglich, dass es zu einer Ladungsdisproportionierung kommt, d. h. eine Komponente sich positiv und die andere Komponente sich negativ auflädt. Derartige Ladungsdisproportionierungen können genutzt werden, um bei Mischungen Homogenitäten zu erreichen, die über das statistische Optimum hinausgehen.

In wässrigen Suspensionen und Emulsionen umgeben sich geladene dispergierte Partikeln mit den entsprechenden Gegenionen. So ist z. B. bei Vorliegen eines positiven Grenzflächenpotentials die Aufenthaltswahrscheinlichkeit negativer Ladungsträger in den unmittelbar angrenzenden Schichten der wässrigen Phase erhöht. Es entsteht damit in der Phasengrenze eine elektrostatische Doppelschicht. Die an der Grenzfläche angereicherten Gegenionen reichen jedoch nicht aus, um die Ladung der Grenzfläche vollständig zu kompensieren, so dass in den nächstfolgenden Schichten der wässrigen Phase noch eine weitere Anreicherung von Gegenionen erfolgt. Mit zunehmendem Abstand wird die Abschirmung immer effektiver. In der Umgebung des Partikels ist damit ein mit zunehmender Entfernung abnehmendes Potential zu beobachten, das als **Volta-Potential** bezeichnet wird (s. Abb. **4.63**).

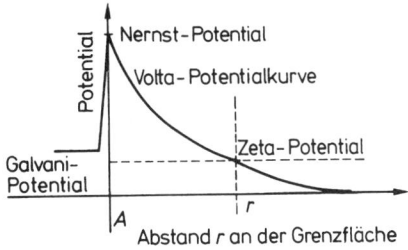

Abb. **4.63** Elektrische Potentiale eines dispersen Partikels und seiner Umgebung, die Position A entspricht der Oberfläche des Partikels.

Bewegt sich ein Partikel der dispersen Phase im Dispersionsmittel z. B. in Form der Brownschen Bewegung oder durch Sedimentation, so nimmt es einen Teil des umgebenden Dispersionsmittels mit. Das Partikel verhält sich mechanisch so, als ob es einen größeren Durchmesser hätte. Je stärker die Relativgeschwindigkeit zwischen der dispersen Phase und dem Dispersionsmittel ist, umso weniger Dispersionsmittel wird mitgerissen, umso näher kommt der scheinbare Durchmesser dem wahren Partikeldurchmesser. Das Volta-Potential, das an der Grenze r zwischen der mit dem Partikel wandernden und der ruhenden äußeren Phase herrscht, wird als elektrokinetisches oder **Zeta-Potential** bezeichnet. Das Zeta-Potential ist die für die elektrostatische Stabilisierung disperser Systeme entscheidende Größe.

Das Zeta-Potential ist umso höher, je höher das Nernst-Potential ist. Mit zunehmender Scherung des Systems nimmt die Dicke der an den Partikeln haftenden Schicht ab und damit das Zeta-Potential zu. Die Abschirmung des Nernst-Potentials kann umso leichter erfolgen, je höher die Ionenkonzentration des Dispersionsmittels ist. Damit fällt die Volta-Potentialkurve steiler ab, so dass im Abstand r ein niedrigerer Wert für das Zeta-Potential resultiert. Aus diesem Grund werden disperse Systeme im Allgemeinen bei Elektrolytzusatz instabil. Es ist allerdings möglich, durch mehrwertige Gegenionen eine Überkompensation des Nernst-Potentials und damit eine Vorzeichenumkehr herbeizuführen. So können durch Citrate in der Umgebung von Partikeln mit positivem Nernst-Potential relativ hohe negative Zeta-Potentiale verursacht werden, die trotz hoher Elektrolytkonzentration eine hohe Stabilität der Dispersion erlauben. Die Stabilisierung disperser Systeme durch Überkompensation des Nernst-Potentials wird als **Peptisation** bezeichnet.

5.5 Koagulation

Disperse Mehrphasen-Systeme sind aufgrund ihrer großen Grenzfläche thermodynamisch instabil. Durch die Brownsche Bewegung und Sedimentation bzw. Aufrahmung kommt es zu zufälligen Zusammenstößen der Partikeln der dispersen Phase, wodurch eine unmittelbare Wechselwirkung ermöglicht wird. Unterhalb eines bestimmten Abstands bewirken Kapillarkräfte bereits eine aktive wechselseitige Anziehung. Mit Verringerung des Abstandes beginnen schließlich die an den Grenzflächen adhärierenden Schichten sich einander anzunähern oder sogar zu durchdringen. Bei genügend hohem Zeta-Potential wird die Annäherung abgebremst, so dass ein unmittelba-

rer Kontakt der Partikeln der inneren Phase verhindert wird. Eine derartige Abbremsung findet auch dann statt, wenn durch Sorptionsschichten, wie z. B. von adsorbierten Makromolekülen oder Tensiden, eine mechanische Behinderung eines umittelbaren Kontaktes vorliegt.

Erfolgt die Abbremsung der Annäherung bereits bei noch relativ großen Abständen, so ist die wechselseitige Anziehung noch schwach, so dass geringe Anstöße genügen, um die Partikeln wieder vollständig voneinander zu trennen. Hierfür können unter Umständen sogar schon die Anregungen durch die Brownsche Bewegung ausreichen.

Bei stärkeren Wechselwirkungen sind für eine Trennung Rühr- oder Schüttelbewegungen erforderlich. Erfolgt die Abbremsung erst bei einem geringen Abstand, so bilden sich **Agglomerate**, bei denen die Individualität der Partikeln erhalten bleibt. Eine derartige Agglomeration wird auch als **Flockung** bezeichnet (s. Abschn. 5.7). Die größeren trauben- oder kettenförmigen übergeordneten Einheiten der Partikeln flüssiger Dispersionen werden auch allgemein als **Koagulate** oder **Flocculate** bezeichnet (s. Abschn. 5.6.1).

Nach der **DLVO-Theorie** entsteht durch Überlagerung von Abstoßungs- und Anziehungskräften eine Potentialenergiekurve mit primärem und sekundärem Minimum sowie mit dazwischen liegendem Maximum für unterschiedliche Abstände der Teilchen voneinander (Abb. **4.64**).

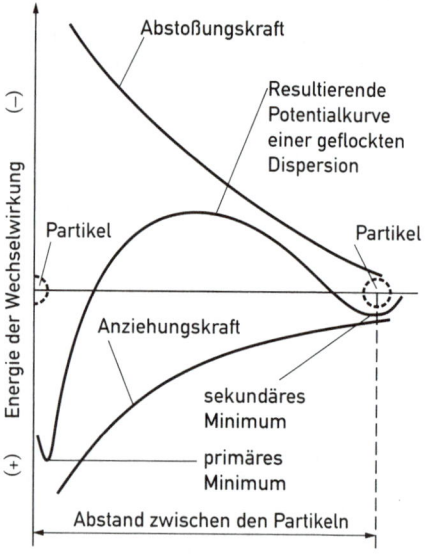

Abb. **4.64** Kurven der potentiellen Energie nach der DLVO-Theorie.

Je höher das Maximum ist, umso größer ist die Energiebarriere, um eine geflockte Dispersion aus dem sekundären Minimum ins primäre Minimum zu überführen, d. h. zusammenfließen (Koaleszenz bei Emulsionen, s. Abschn. 5.6.1) oder zusammenwachsen (Kuchenbildung oder Caking bei Suspensionen, s. Abschn. 5.7) zu lassen.

Durch kettenförmige Aneinanderlagerung oder kartenhausähnliche Agglomerate wird der inneren Phase eine Kohärenz verliehen, die sich je nach Festigkeit der interpartikulären Bindungen auf die mechanischen Eigenschaften des Gesamtsystems auswirkt.

In Abb. **4.65** ist ein kohärentes kettenförmiges Koagulat dargestellt. Derartige Strukturen treten vor allem bei isometrischen Partikeln auf. Demgegenüber bilden nadel- oder plättchenförmige Partikeln mit Vorzug kartenhausähnliche Strukturen (s. Abb. **4.66**)

Derartige kohärente Agglomerate sind in allen dispersen Systemen mit fester innerer Phase zu erwarten, wie z. B. bei Pulvern und Suspensionen. Bei Pulvern bewirken sie eine geringe Dichte und zugleich aber auch ein schlechtes Fließvermögen. Ein extremes Beispiel in diesem Zusammenhang liefert die hochdisperse Kieselsäure. Die sehr niedrige Partikelgröße im Nanometerbereich verleiht dieser Substanz eine hohe Oberflächenenergie, die eine hohe Agglomerationstendenz zur Folge hat. Die an der Oberfläche vorhandenen polaren Silanol-Gruppen bewirken eine Wasserphysisorption und haben damit starke interpartikuläre physikalische Bindungen zur Folge. Hochdisperse Kieselsäure (Aerosil®) besitzt im Pulverzustand eine extrem niedrige Dichte. Durch mechanische Bearbeitung kann sie nicht vollständig, d. h. in ihre Primärpartikeln, desagglomeriert werden. Dementsprechend besitzt diese Substanz sehr schlechte Fließeigenschaften.

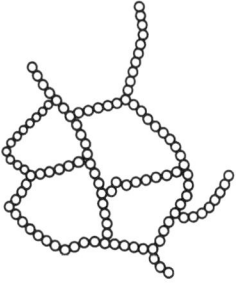

Abb. **4.65**   Kettenförmiges Koagulat.

In Suspensionen tritt an die Stelle der Oberflächenenergie die im Allgemeinen erheblich niedrigere Grenzflächenenergie. Prinzipiell kann man aber auch hier die gleichen Phänomene beobachten. Bei starken interpartikulären Wechselwirkungen und einer geringen Wechselwirkung zwischen der Flüssigkeit und dem suspendierten Material, d. h. hohen Grenzflächenspannungen, bilden sich ebenfalls stabile Gerüste, deren mechanische Zerstörung größere Scherbeanspruchungen erfordert. Primär wird sich ein derartiges System wie ein elastischer Festkörper verhalten. Erst wenn das Gerüst zerstört ist, treten die Fließeigenschaften der Suspensionen in den Vordergrund.

Körper, die durch ein kohärentes Gerüst, das eine Flüssigkeit durchzieht, elastische Eigenschaften besitzen und bei Scherung in den Flüssigkeitszustand übergehen, werden als **Gele** bezeichnet. Der Gelzustand ist allerdings im fließfähigen System während der Scherung nicht mehr gegeben. Im vorliegenden Fall bildet sich aus dem Gel eine Suspension mit inkohärenter innerer Phase. Sind die unter der Scherbeanspruchung auftretenden dispersen Partikeln von kolloidaler Dimension, so wird das fließfähige System als **Sol** bezeichnet.

Eine Substanz, die bei geringen Scherbeanspruchungen Formstabilität, d. h. elastisches Verhalten, zeigt und oberhalb einer Fließgrenze fließfähig wird, ist ein **plastischer Körper** (s. Abschn. 2.1.4). Da ein Gel grundsätzlich durch die Kohärenz seines Festkörpergerüstes ausgezeichnet ist, kann ein Gel nicht fließen. Wird das System fließfähig, ist es demnach kein Gel mehr.

Der lineare Anstieg des Rheogramms eines Bingham-Körpers ist dann zu erwarten, wenn mit Überschreiten der Fließgrenze das kohärente Gerüst vollständig desagglomeriert wird oder sich in annähernd sphärische Agglomerate auflöst, die gegenüber weiterer Scherung stabil sind. Die Casson-Charakteristik ist dann zu erwarten, wenn zunächst nur grobe Bruchstücke des ursprünglich kohärenten Agglomerates entstehen, die sich entweder in Strömungsrichtung ausrichten oder allmählich weiter abgebaut werden.

Entsprechend diesen Überlegungen ist es verständlich, dass hochdisperse Kieselsäure in Ölen, zu denen sie eine hohe Grenzflächenspannung besitzt, relativ feste Gele bildet, in Wasser dagegen nur Gele mit geringer Festigkeit aufbaut. Andererseits ist die mechanische Festigkeit von steifen, wässrigen Gelen sehr empfindlich gegenüber Zusätzen, die zu Veränderungen in den Grenzflächenspannungsverhältnissen führen können, wie Alkoholen oder Tensiden.

Als Beispiel für eine Suspension, die zur Ausbildung von Gelen mit Kartenhausstruktur neigt, ist die Bentonit-Suspension zu nennen. Bentonit ist ein Tonmineral, das blättchenförmige geschichtete Kristalle bildet. In Wasser suspendiert quellen die Schichten auseinander und agglomerieren sich entsprechend Abb. **4.66**.

Nach Zerstörung der Kohärenz durch Scherung findet im Ruhezustand eine allmähliche Regenerierung des Gelzustandes statt. Da die Wiederherstellung des kohärenten Agglomerates erst durch die Brownsche Bewegung ermöglicht wird, erfolgt sie nicht spontan, sondern verzögert. Ein verzögerter Wiederaufbau eines Gelzustandes wird als **Thixotropie** bezeichnet.

Bei einer nur wenig abgebremsten oder gar ungehinderten interpartikulären Annäherung der inneren Phase eines dispersen Systems kommt es zur unmittelbaren Berührung. Flüssigkeitstropfen werden dabei spontan zusammenfließen. Dieser Vorgang wird **Koaleszenz** genannt. Bei einer Emulsion bezeichnet man eine vollständige Koaleszenz der inneren Phase und damit Zerstörung der Dispersität als **Brechen der Emulsion**.

Feststoffpartikeln können nicht zusammenfließen. Sie bilden zunächst ein noch loses Agglomerat. Über die Berührungsstelle ist es möglich, dass durch Diffusion der Moleküle des Feststofes innerhalb der Grenzfläche, die als **zweidimensionale Diffusion** bezeichnet wird, ein interpartikulärer Stoffaustausch stattfindet. Dabei wachsen die Partikeln zusammen und verlieren ihre Individualität. Dies führt zu einer Verfestigung des Zusammenhalts der inneren Phase. Dieser Vorgang kann bei Suspensionen durch Umlösungsvorgänge, bei Pulvern durch Mikrosublimationen unterstützt werden. Eine derartige Verfestigung eines Sedimentes einer Suspension wird **Caking** genannt.

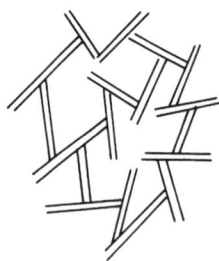

Abb. **4.66** Kartenhausstruktur eines Koagulates.

5.6 Emulsionen

5.6.1 Allgemeines, Definitionen

Emulsionen sind disperse Systeme zweier nichtmischbarer Flüssigkeiten oder flüssigkristalliner Phasen. Dabei wird zwischen der inneren oder dispergierten Phase, die in diskrete Tröpfchen zerteilt ist, und der äußeren Phase, dem Dispersionsmittel, unterschieden. Die Partikelgröße der dispersen Phase fällt meist in den grobdispersen, seltener in den kolloiden Bereich. Unter der im Allgemeinen erfüllten Voraussetzung, dass die beiden Phasen eine unterschiedliche Brechzahl besitzen, erscheinen die Emulsionen daher als weiße Flüssigkeit. Wie alle dispersen Systeme, so zeichnen sich auch Emulsionen grundsätzlich durch eine dem Dispersionsmittel gegenüber signifikant erhöhte Viskosität aus (s. a. Abschn. 5.2). Man unterscheidet **Öl-in-Wasser-(O/W-)** und **Wasser-in-Öl-(W/O-)Emulsionen** je nach Phasenlage der betreffenden Systeme.

Emulsionen zeigen die Tendenz einer Instabilität. Hierfür können verschiedene Phänomene verantwortlich gemacht werden. Ohne weitere Zusätze weisen Öle gegenüber Wasser eine hohe Grenzflächenspannung auf. Das Produkt der Grenzflächenspannung und der Größe der Grenzfläche, die Grenzflächenenergie, wächst mit zunehmender Dispersität. Ein Zusammenfließen der Tröpfchen der inneren Phase, das mit **Koaleszenz** bezeichnet wird, führt demnach zu einem Energiegewinn. Es ist möglich, durch Erniedrigung der Grenzflächenspannung in einen Bereich zu kommen, in dem der Emulsionszustand weitgehend stabilisiert ist. Dies erreicht man mit **Tensiden**, die in diesem Fall die Funktion von **Emulgatoren** übernehmen. Emulsionen, deren Dispersität sich bei Lagerung nicht ändert, sind metastabil.

Ein zweiter, die Stabilität von Emulsionen beeinträchtigender Effekt ist die **Flocculation** (Flockung). Flocculation ist ein Vorgang, bei dem die Tröpfchen der inneren Phase einer Emulsion sich zu traubenförmigen Aggregaten aneinanderlagern, ohne dabei ihre Individualität zu verlieren, d. h. ohne zu koaleszieren. Ein derartiger Vorgang kann dadurch ausgelöst werden, dass die Partikeln der inneren Phase aufgrund thermischer Bewegung in den Bereich gegenseitiger Wechselwirkungen kommen. Bei fehlenden oder zu geringen elektrostatischen Abstoßungskräften, d. h. bei einem zu geringen Zetapotential (s. Abschn. 5.4), kann die Potentialschwelle der Abstoßung leicht überwunden werden, so dass die Teilchen in den

Bereich gegenseitiger Anziehung gelangen. Die nun zu erwartende Koaleszenz wird bei der Flocculation durch Fremdsubstanzen mit beschränkter Beweglichkeit in der Phasengrenzfläche der Partikeln verhindert. Derartige Fremdsubstanzen können Tenside, makromolekulare Verbindungen, wie z. B. Eiweiß, aber auch kleine Feststoffpartikeln sein. Langkettige makromolekulare Verbindungen, die an der Phasengrenzfläche verschiedener Emulsionstropfen adsorbiert sind, können sich dabei so stark ineinander verfilzen, dass sich die Flocculate auch durch intensive mechanische Bearbeitung nicht mehr dispergieren lassen.

5.6.2 Stabilisierung

Emulsionen lassen sich auf verschiedene Weise stabilisieren. Zunächst sei die Wirkungsweise von **Emulgatoren** besprochen.

Emulgatoren gehören zu den grenzflächenaktiven Substanzen, den Tensiden. Tenside sind amphiphile Stoffe, die aufgrund ihres Molekülbaus sowohl eine Affinität zu Wasser als auch zu unpolaren organischen Lösungsmitteln aufweisen. Dies verdanken sie der Tatsache, dass sie neben einem ausgesprochen unpolaren, lipophilen Molekülteil einen polaren Teil mit entsprechenden funktionellen Gruppen besitzen (s. Kap. 6, Abschn. 3.3).

Die günstigste Methode, um die Amphiphilie von Tensiden zu charakterisieren, wäre es, die Verteilungskoeffizienten zu bestimmen. Dies ist jedoch wegen der starken Schaumbildung oder Emulgierwirkung praktisch nicht machbar. Deshalb führte Griffin zur Charakterisierung von Tensiden die **HLB-Werte** ein. HLB bedeutet Hydrophilic Lipophilic Balance (hydrophiles lipophiles Gleichgewicht). Die HLB-Werte sollen in etwa das Verhältnis von hydrophilen und lipophilen Gruppen in einem Tensidmolekül angeben. Es wurde willkürlich festgelegt, dass sie ein fünftel des prozentualen Molekülmassenanteils der polaren Molekülteile darstellen sollen. Ihre Zahlenwerte reichten daher von 0–20. Diese HLB-Werte galten zunächst nur für nichtionische Tenside. Inzwischen wurde die HLB-Skala von Davies auch für ionische Tenside durch experimentellen Vergleich der charakteristischen Tensideigenschaften erweitert. Damit sind ionischen Tensiden wesentlich höhere Zahlenwerte als 20 zuzuordnen. HLB-Werte lassen sich durch spezielle Formeln berechnen, werden aber auch durch experimentelle Methoden, wie z. B. die Verteilungschromatographie oder HPLC, ermittelt.

Die gesamte HLB-Skala umfasst Tenside, die sich nicht nur als Emulgatoren einsetzen lassen, sondern den verschiedensten Zwecken dienen. Sie erlaubt das Substanzverhalten in Systemen unterschiedlicher Polarität und damit die Hilfsstoffeigenschaften abzuschätzen. Mischungen von Tensiden unterschiedlicher HLB-Werte kann ein gemeinsamer HLB-Wert zugeordnet werden. Die Abb. **4.67** gibt einen Überblick über die Einsatzmöglichkeiten von Tensiden entsprechend ihrem HLB-Wert.

Emulgatoren als grenzflächenaktive Substanzen reichern sich wie alle amphiphilen Substanzen in allen Grenzflächen an (s. Abschn. 3.2.1). Sie führen damit zu einem doppelten Effekt, was die Stabilisierung von Emulsionen anbelangt. Zum einen bewirken sie eine Grenzflächenspannungserniedrigung, ein Effekt, der übrigens von allen Substanzen ausgeht, die sich in den Grenzflächen anreichern. Zum anderen verteilen sie sich in den beiden Phasen und führen bei einer geeigneten Komposition der Gesamtrezeptur zu einer wechselseitigen Solubilisierung der Bestandteile. Bei richtiger Emulgatorwahl wird die Emulsion also

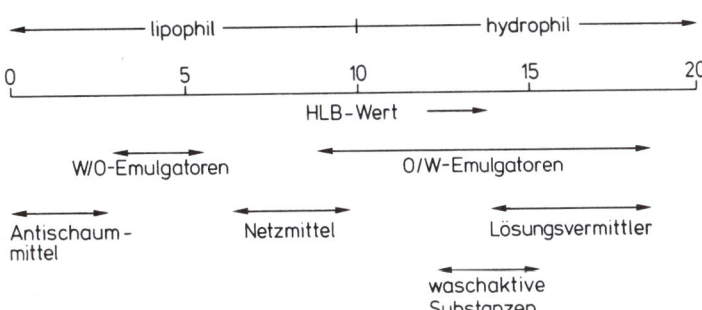

Abb **4.67** Technologische Eigenschaften von Tensiden mit unterschiedlichen HLB-Werten.

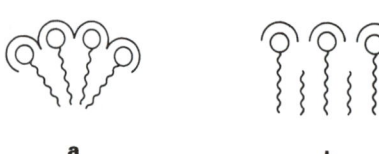

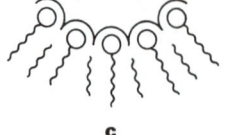

Abb **4.68a–c**   Zur Erklärung der Bancroft-Regel (Näheres im Text).

nicht mehr dadurch gebildet, dass reine Flüssigkeiten ein disperses System aufbauen, in deren Grenzfläche der Emulgator angereichert ist. Es wird sich vielmehr ein System aus zwei kolloiden Flüssigkeiten bilden, in denen alle Bestandteile der Rezeptur vertreten sind, jedoch mit einem unterschiedlichen Mengenanteil. Daraus resultiert, dass die beiden Phasen einer solchen Emulsion eine niedrige Grenzflächenspannung aufweisen müssen und infolge dieser Tatsache auch erheblich weniger Tensid in der Grenzfläche angereichert wird. Die Phasen können soweit aneinander angeglichen werden, dass auch ihre Dichten sich nur geringfügig unterscheiden. Ist ein derartiges Ziel erreicht, erhält man – auch aus thermodynamischen Gründen – sehr stabile Emulsionen. Bei näherer Untersuchung zeigt sich auch, dass der größte Teil der im Handel befindlichen stabilen pharmazeutischen und kosmetischen Emulsionen diesem Aufbauprinzip folgt. Man erkennt sie vor allem daran, dass sie eine stabile hohe Dispersität aufweisen. Mikroskopisch liefern sie nur schwach erkennbare Kontraste, da auch die optische Dichte der beiden Phasen weitgehend aneinander angeglichen ist. Sie gestatten kaum eine Differenzierung zwischen dem Öl-in-Wasser- und dem Wasser-in-Öl-Typ und sind schließlich sogar gegen extreme mechanische Beanspruchungen, wie die hochtourige Zentrifugation, beständig. Diese für die pharmazeutische und kosmetische Praxis idealen Emulsionen unterscheiden sich daher signifikant vom klassischen Emulsionsbild.

Die Phasenlage einer Emulsion wird im Wesentlichen durch den Typ des Emulgators vorgegeben. Hier gilt die **Bancroft-Regel,** wonach diejenige Phase zur äußeren Phase wird, in der sich der Emulgator am besten löst. Man kann sich dies am besten anhand der in Abb. **4.68** schematisch dargestellten Tensidassoziate veranschaulichen.

In Abb. **4.68a** sind die polaren Kopfgruppen stark hydratisiert, während praktisch keine Solvatation der unpolaren Reste zu verzeichnen ist. Die palisadenartige Anordnung des Assoziates wird durch das große Volumen, das die Kopfgruppen

beanspruchen, eine mit den polaren Gruppen nach außen gerichtete gewölbte Form annehmen müssen. In Abb. **4.68b** halten sich der Volumenbedarf der hydratisierten Kopfgruppen und der unpolaren Reste die Waage, so dass ebene geschichtete Lamellen entstehen. Der Fall Abb. **4.68c** dagegen verkörpert ein Assoziat eines schwach polaren Tensids mit geringer Hydratation. Der Platzbedarf der solvatisierten unpolaren Gruppen ist in diesem Fall größer als der der hydratisierten polaren Gruppen. Damit wölbt sich das Assoziat in umgekehrter Richtung, d. h. mit den polaren Gruppen nach innen.

Tenside des Typs a sind O/W-Tenside, sie bilden O/W-Emulsionen, die des Typs c sind dagegen W/O-Tenside und bilden W/O-Emulsionen. Zur Stabilisierung von W/O-Emulsionen eignen sich Emulgatoren des HLB-Wertes 4 bis 5; für O/W-Emulsionen werden HLB-Werte von etwa 10 bis 18 benötigt.

Im Allgemeinen werden zur Stabilisierung von Emulsionen Tensidmischungen verwendet, wobei jeder Mischung ein sich aus den Teilkomponenten zusammensetzender HLB-Wert zukommt. Die Kombinationen werden so gewählt, dass ausgesprochene W/O- und O/W-Tenside oft sogar mit Übergangstensiden gemischt werden. Dies führt nicht nur zu einer gemischten Besetzung der Grenzfläche, sondern vor allem auch zu einer wechselseitigen Solubilisierung aller Bestandteile der Emulsionen in den sich bildenden korrespondierenden Phasen.

Je größer die Zahl der verwendeten Tenside und je breiter ihre Streuung in Bezug auf die HLB-Werte ist, umso ähnlicher werden sich die korrespondierenden Phasen. Dies kann auch als Grund dafür angesehen werden, dass hochstabile Industrieprodukte oft aus einer breiten Palette verschiedener Rezepturkomponenten aufgebaut sind. Dies wird in besonderem Maße dadurch unterstützt, dass Tenside in der Praxis bereits Gemische verschiedener Verbindungen sind, die sich zumindest in Bezug auf die unpolaren Gruppen, oft aber auch in Bezug auf die polaren Kopfgruppen, unterscheiden.

Mischungen aus W/O- und O/W-Emulgatoren werden in der Praxis gewöhnlich als Emulgatorkomplexe bezeichnet, obgleich keine echte Komplexbildung gegeben ist.

Schließlich ist noch als Instabilitätserscheinung bei Emulsionen die **Aufrahmung** oder **Sedimentation** zu erwähnen. Eine Sedimentation tritt ein, wenn die Partikeln der inneren Phase eine größere Dichte besitzen als das Dispersionsmittel. Zu ihrer Beschreibung wird oft das Stokessche Gesetz (s. Abschn. 2.1.3) herangezogen. Es ist jedoch zu bemerken, dass dieses Gesetz nur dann seine völlige Gültigkeit hat, wenn die Partikeln völlig unbehindert im Dispersionsmittel fallen können, ohne dass es zu einem gegenseitigen Energieaustausch kommt. In Emulsionen üblicher Art sowie in Suspensionen ist aufgrund der relativ hohen Konzentration der inneren Phase diese Bedingung praktisch nie erfüllt. Dennoch kann für grobquantitative Betrachtungen dieses Gesetz herangezogen werden. Die Aufrahmung kann als eine Sedimentation mit negativem Vorzeichen betrachtet werden. Sie tritt dann auf, wenn die Dichte der inneren Phase geringer ist als die Dichte des Dispersionsmittels, so dass es zu einer Anreicherung der inneren Phase im oberen Teil des Systems kommt.

Nach dem Stokesschen Gesetz (Gl. (76)) ist die Fallgeschwindigkeit v unter der Erdbeschleunigung g eines in einem Medium freifallenden Partikels

$$v = \frac{2}{9} \cdot \frac{(\rho_1 - \rho_2) \cdot r^2 g}{\eta} \qquad (76)$$

Aus der Formel lassen sich einige Parameter erkennen, die die Sedimentationsgeschwindigkeit v unterbinden oder entscheidend vermindern können. Vermindern lässt sich die Sedimentationsgeschwindigkeit signifikant durch eine Erhöhung der Viskosität η der äußeren Phase und in erheblich höherem Maße durch Verminderung der Partikelgröße, ausgedrückt durch den Radius r. Der Erhöhung der Viskosität der äußeren Phase sind durch die Zweckbestimmung des Arzneimittels Grenzen gesetzt. Auch kann eine Partikelgrößenverminderung nicht beliebig erfolgen. Eine völlige Unterbindung der Sedimentation oder Aufrahmung ist jedoch möglich, wenn die Rezeptur so durchgeführt wird, dass beide Phasen die gleiche Dichte ρ besitzen. Bei Rheumalinimenten wurde zu diesem Zweck früher der öligen Phase Chloroform zugesetzt und diese damit auf die Dichte des Wassers eingestellt. Abgesehen von der Tatsache, dass Chloroform aus toxikologischen Gründen nicht mehr verwendet wird, ist ein derartiges Vorgehen auch aus physikalischer Sicht problematisch, da dies nur sinnvoll ist, wenn die so eingestellten Phasen den gleichen thermischen Ausdehnungskoeffizienten besitzen.

Es besteht aber auch die Möglichkeit, der äußeren Phase ein plastisches Fließverhalten zu geben. Dieses ist so einzustellen, dass die durch den Dichteunterschied zwischen der inneren Phase ρ_2 und der äußeren Phase ρ_1 auftretenden Schubspannungen noch unterhalb des Fließpunktes liegen. Damit ist im Ruhezustand die Emulsion nicht fließfähig. In Bezug auf die Sedimentation oder auch auf die Aufrahmung verhält sie sich dann wie ein System der Viskosität unendlich, d. h. eine Sedimentation oder Aufrahmung findet überhaupt nicht statt. Allerdings müssen derartige Emulsionen vor ihrer Verwendung kräftig geschüttelt werden, um die Fließfähigkeit herzustellen. Handelt es sich dabei um Mehrdosenarzneimittel, wie z. B. Emulsionen, die aus einer Flasche esslöffelweise appliziert werden, sollte zwar Thixotropie gegeben sein, jedoch verbunden mit einer kleinen Hysteresisfläche (s. Abschn. 2.1.4). Während der gesamten Applikationszeit müsste also die Fließfähigkeit erhalten bleiben, jedoch sollte unmittelbar danach der ursprüngliche Zustand wieder aufgebaut werden, um dann wiederum Sedimentation bzw. Aufrahmung zu verhindern. Substanzen, die man verwendet, um der äußeren Phase ein derartiges Verhalten zu geben, sie also in einen Gelzustand mit entsprechender Fließgrenze und geringer Thixotropie zu versetzen, um damit Emulsionen zu stabilisieren, werden in der Praxis als **Quasiemulgatoren** bezeichnet. Bei wässrigen Emulsionen handelt es sich dabei durchwegs um makromolekulare hydrogelbildende Hilfsstoffe, wie Cellulose-Derivate. Bei plastischem Fließverhalten werden infolge der Unbeweglichkeit der inneren Phase auch die Flocculation und Koaleszenz verhindert oder zumindest stark eingeschränkt. Aus diesem Grund werden gelbildende Zusätze bevorzugt zur Herstellung peroraler Emulsionen verwendet, wodurch der Einsatz der seifig schmeckenden Tenside vermieden werden kann.

5.6.3 Ermittlung der Phasenlage

O/W- und W/O-Emulsionen lassen sich, wenn beide Phasen deutliche Unterschiede aufweisen, auf verschiedene Weise unterscheiden. Bei der **Färbemethode** setzt man der betreffenden Emulsionsprobe einen lipophilen, einer anderen Probe einen hydrophilen Farbstoff (z. B. Methylenblau, verdünnt mit Lactose, Talkum, Stärke etc.) zu und beobachtet das Anfärbeverhalten. Im Falle einer W/O-Emulsion wird die Emulsion von einem öllöslichen Farbstoff (z. B. Sudanrot, mit einem geeigneten Verdünnungsmittel angerieben) intensiv gefärbt, während der wasserlösliche Farbstoff nur schwache Färbeeffekte hervorruft. Ebenso kann man bei einer O/W-Emulsion eine intensive Färbung bei Anwendung eines wasserlöslichen Farbstoffes beobachten, während in diesem Fall der öllösliche Farbstoff nur geringe oder überhaupt keine Färbeeffekte hervorbringt. Besitzt die wässrige Phase eine ausreichende Leitfähigkeit, so lässt sich auch mit Hilfe der **Leitfähigkeit** des Systems die Phasenlage ermitteln. Bildet die wässrige Phase das Dispersionsmittel, so weist die Emulsion selbst eine hohe Leitfähigkeit auf, während im umgekehrten Fall nur eine sehr geringe Leitfähigkeit zu beobachten ist. Es ist durchaus möglich, dass der Leitfähigkeitsunterschied mehrere Zehnerpotenzen überspannt. Gerade diese Untersuchungsmethode gestattet es auch, Phasenumkehrungen, die während der Emulsionszubereitung auftreten können, zu beobachten, da bei einer Phasenumkehr vom O/W- zum W/O-Typ oder umgekehrt ein deutlicher Leitfähigkeitssprung zu verzeichnen ist. Schließlich ist es möglich, mit einer **Verdünnungsmethode** die Phasenlage zu ermitteln. O/W-Emulsionen lassen sich bequem mit Wasser verdünnen; dies gelingt aber nicht mit W/O-Emulsionen. Es ist jedoch festzustellen, dass alle diese Untersuchungsmethoden umso unklarere Aussagen liefern, je mehr sich die betreffende Emulsion dem Zustand annähert, bei dem die beiden Phasen in Bezug auf Zusammensetzung und Eigenschaften einander weitgehend angeglichen sind. Es ist daher nicht zu verwundern, dass bei vielen im Handel befindlichen hochstabilen Emulsionen die Ermittlung der Phasenlage auf große Schwierigkeiten stößt oder gar unmöglich ist.

Gelegentlich lassen sich **Doppelemulsionen** vom Typ O/W/O bzw. W/O/W nachweisen, wobei im ersten Fall in der inneren kohärenten Wasserphase kleine Öltröpfchen beobachtet werden können, während im zweiten Fall eine kontinuierliche Wasserphase Öltropfen enthält, in denen wiederum kleine Wassertropfen vorkommen. Oft sind diese Formen Übergangsformen, die während des Herstellungsprozesses entstehen und nur eine relativ geringe Stabilität besitzen.

5.6.4 Herstellung

Emulsionen können nach den folgenden Verfahren hergestellt werden.

Englische Methode: Der Emulgator wird in der äußeren Phase gelöst und die innere Phase zur äußeren zugegeben.

Kontinentale Methode: Der Emulgator wird in der inneren Phase dispergiert und die äußere Phase portionsweise hinzugefügt.

Aufschaukelmethode: Es wird ein Emulsionskern aus je einem Teil der inneren und der äußeren Phase und dem gesamten Emulgator gebildet. Dann wird abwechselnd innere und äußere Phase eingearbeitet.

Paste-Methode: Für sehr hydrophile Tenside: Es wird eine 25%ige Lösung des Tensids in Wasser hergestellt. In die Lösung wird eine vierfache Menge Öl eingearbeitet und homogenisiert. Das Gemisch wird dann mit Wasser auf den gewünschten Gehalt verdünnt.

PIT-Methode: Die Mischung der beiden Phasen erfolgt im Bereich der Phaseninversionstemperatur (PIT). Es erfolgt eine Abkühlung aus einem Mikroemulsionszustand, wobei die innere Phase der Emulsion über einen hochdispersen Zustand gebildet wird (s. Abschn. 4.5).

Die Englische Methode ist universell einsetzbar, die kontinentale Methode wird mit Vorzug bei der Verwendung von quellenden, hydrophilen Emulgatoren angewendet.

5.7 Suspensionen

Suspensionen sind grobdisperse Systeme des Typs fest in flüssig. Die Partikelgröße pharmazeutischer Suspensionen liegt im Allgemeinen zwischen 1 und 100 μm. Suspensionen mit Partikeln $> 1–5$ μm neigen zur Sedimentation. Zur Abschätzung der Gesetzmäßigkeiten, denen die Sedimentation einer Suspension unterliegt, kann das Stokessche Gesetz (s. Abschn. 2.1 und 5.3) zu Hilfe genommen werden. Dabei ist aber zu bedenken, dass die Voraussetzungen für die volle Gültigkeit dieses Gesetzes im Allgemeinen bei pharmazeutischen Suspensionen nicht erfüllt sind. Dies ergibt sich allein schon aus der Konzentration, die es unmöglich macht, dass die Partikeln voneinander unabhängige freie Fallbewegungen ausführen. Dennoch zeigt dieses Gesetz, dass mit abnehmender Partikelgröße die Sedimentationsgeschwindigkeit deutlich abnehmen muss. Unterhalb der oben aufgeführten Grenze von etwa 1 μm kann darüber hinaus sogar beobachtet werden, dass praktisch keine Sedimentation mehr stattfindet, da der Sedimentation eine

Rückdiffusion entgegensteht. Die Rückdiffusion wird durch das Stokessche Gesetz nicht berücksichtigt. Sie wird durch den sich bereits mit Einsetzen der Sedimentation aufbauenden Konzentrationsgradienten ausgelöst und ist der Partikelgröße umgekehrt proportional.

Das Stokessche Gesetz zeigt auch, dass durch eine Erhöhung der Viskosität des Dispersionsmittels die Sedimentation verlangsamt werden kann. Hiervon kann man durch Verwendung von viskositätserhöhenden Zusätzen Gebrauch machen. Das Gesetz demonstriert auch, dass nichtfließfähige Systeme, denen ein Viskositätskoeffizient ∞ zugeordnet werden muss, keine Sedimentation zeigen dürfen. Dementsprechend lässt sich die Sedimentation durch die Verwendung von Gelgerüstbildnern, die den Systemen plastisches Fließverhalten (s. Abschn. 2.1.4, 2.1.5 und 5.2) verleihen, vollständig unterbinden. Die Fließgrenze sollte so eingestellt werden, dass die Schubspannungen, die durch die zur Sedimentation neigenden Partikeln in der Suspension auftreten, nicht ausreichen, das Gelgerüst zu zerstören. Damit sind die Partikeln durch das Gelgerüst weitgehend immobilisiert. Andererseits soll möglichst leicht durch Schütteln des Gefäßes das Gel in ein Sol überführt werden können, so dass das System zur Applikation fließfähig wird. Die Einstellung der thixotropen Eigenschaften richtet sich einerseits nach der Art der Anwendung und andererseits nach der Sedimentationsgeschwindigkeit der Partikeln im Solzustand. Ist letztere sehr klein, so kann mit Rücksicht auf eine bequeme Applikation das thixotrope Verhalten so eingestellt werden, dass nach dem Aufschütteln der Solzustand noch längere Zeit erhalten bleibt.

Schließlich zeigt das Stokessche Gesetz, dass eine Sedimentation unterbleibt, wenn die beiden Phasen der Suspension, der Feststoff und die Dispergierflüssigkeit, die gleiche Dichte besitzen. In der Regel lässt sich bei Suspensionen ein Dichteangleich nur über eine Variation der Dichte des Dispersionsmittels erreichen. Hiervon wird gelegentlich Gebrauch gemacht. Jedoch ist diese Maßnahme nur von beschränktem Wert, da die thermischen Ausdehnungskoeffizienten der beiden Phasen durchwegs ungleich sind und somit die Dichteangleichung nur für die Temperatur gelten kann, bei der sie ausgeführt worden ist. Bei Suspensionen macht sich dieser Effekt besonders bemerkbar, da der Unterschied der thermischen Ausdehnungskoeffizienten bei Flüssigkeiten und kristallinen Feststoffen sehr groß ist.

Besondere Probleme für die Technologie der Suspensionen ergeben sich aus der Partikelgröße und der Partikelgrößenverteilung der inneren Phase wie auch aus der Frage, welchen Habitus die Partikeln haben und welche kristallographischen Flächen am Aufbau der suspendierten Partikeln beteiligt sind. Suspensionen befinden sich grundsätzlich nicht im thermodynamischen Gleichgewicht und unterliegen fortlaufenden Veränderungen. Bei der Präparateentwicklung muss sichergestellt werden, dass die entsprechenden Umwandlungen so langsam wie möglich erfolgen. Aufgrund der Tatsache, dass sich in der Dispergierflüssigkeit grundsätzlich eine kleine Menge der dispergierten Substanz löst, sind Umlösungsvorgänge möglich. Dabei wird das Material energiereicher Flächen bevorzugt in Lösung gehen und in der Nähe dieser Flächen höhere Konzentrationen aufbauen als in der Nähe der energiearmen Flächen. Der sich dadurch zwangsläufig ausbildende Konzentrationsgradient sucht sich durch Diffusion auszugleichen, d. h. es findet ein Stofftransport in Richtung zu den energiearmen Zentren statt. Damit wird in diesen Bereichen die Gleichgewichtskonzentration überschritten, und es kommt zur Rekristallisation.

Die Umlösungsprozesse sind also dadurch charakterisiert, dass energiereiche Bereiche der Grenzfläche abgebaut werden und sich das entsprechende Material an den energiearmen Zentren ablagert. Da dieser Prozess durch eine Diffusion ermöglicht wird, kann zur Abschätzung der Bedeutung der einzelnen Parameter, die für die Geschwindigkeit dieses Vorganges verantwortlich sind, das 1. Ficksche Gesetz (s. Abschn. 2.3.5) herangezogen werden. Danach wird der Prozess umso schneller verlaufen, je größer der Konzentrationsgradient ist, d. h. je kleiner der interpartikuläre Abstand ist, und je größer der Energieunterschied der in der Grenzfläche vertretenen Flächenelemente ist. Aus diesem Grund liefern Mahlprodukte, die in der Regel eine breite Partikelgrößenverteilung und Flächen unterschiedlichster Oberflächenspannung besitzen, ungünstige Voraussetzungen für die Suspensionsbereitung. Wesentlich günstiger verhalten sich in dieser Hinsicht Fällungsprodukte.

Kleine Partikeln (1 μm) lassen sich nur mit speziellen, meist aufwendigen Technologien, wie z. B. unter speziellen Fällungsbedingungen oder durch Verwendung einer Luftstrahl- oder Kolloidmühle, herstellen (s. Kap. 5, Abschn. 2.1). Pulver mit kleinen Partikeln neigen infolge ihrer großen spezifischen Oberfläche durch Aneinanderlagerung zur Agglomeration. Aber auch im suspendierten Zustand können kleine Partikeln zu Agglomeraten unter Kompensation eines kleinen Teils der Grenzflächenenergie zusammentreten. Eine derartige Agglomeration wird als **Flockung** bezeichnet (s. Abschn. 5.5).

Gleichzeitig können die Partikeln miteinander zu größeren Aggregaten unter Verlust ihrer Individualität verwachsen. Sowohl die Flockung als auch die interpartikuläre Verwachsung führt zur Bildung größerer schneller sedimentierender Partikeln. Diese Tatsachen fordern Maßnahmen, die die Agglomerationstendenz vermindern oder die gewährleisten, dass unmittelbar vor oder während der Suspensionsbereitung die Agglomerate so weit wie möglich dispergiert werden.

Allerdings können anisometrische Partikeln, wie z. B. Nadeln oder Plättchen, sperrige Flocken bilden, die zu sehr großen Sedimentvolumina führen oder sogar aufgrund ihrer Raumerfüllung überhaupt nicht sedimentieren können. Eine derartige Erscheinung ist insbesondere dann zu erwarten, wenn die Hauptflächen der Partikeln zur Dispergierflüssigkeit eine hohe Affinität besitzen, während die kleineren Randflächen sich durch eine höhere Grenzflächenspannung auszeichnen, so dass die Agglomeration bevorzugt nur an den Rändern bzw. Endflächen erfolgt. Im Idealfall bauen sich lockere Kartenhausstrukturen auf, die die gesamte Suspension wie ein Gelgerüst durchziehen, sich aber sehr leicht durch Schütteln zerstören lassen. Unter dieser Bedingung kann die Flockung sogar erwünscht sein und sollte keinesfalls durch grenzflächenspannungserniedrigende Zusätze gestört werden.

Die Sedimentation führt zur Sedimentbildung. Im Sediment erreichen die Partikeln der inneren Phase über gegenseitige Berührungspunkte Kohärenz, d. h. es entsteht ein zusammenhängendes Gerüst. Die Packung kann dabei sehr locker, aber auch sehr dicht ausfallen. Das **Sedimentvolumen** ist das Gesamtvolumen des sedimentierten Feststoffanteils einschließlich der im Sediment enthaltenen Flüssigkeit.

Zur Beurteilung der technologischen Qualität einer Suspension empfiehlt sich die Beobachtung des Sedimentationsverhaltens. Dabei ist grundsätzlich zwischen zwei verschiedenen Typen der Sedimentbildung zu unterscheiden.

Die **aufstockende Sedimentation** gibt sich dadurch zu erkennen, dass das erste Sediment sich am Boden des Gefäßes ansammelt und sich jedes weitere Sediment auf diesem ablagert. Der sich bildende Sedimentkuchen enthält bei einer brei-

ten Partikelgrößenverteilung infolge der unterschiedlichen Sedimentationsgeschwindigkeiten der Partikeln unterschiedlichen Durchmessers von unten nach oben deutlich abnehmende Partikelgrößen. Man beobachtet also ein wachsendes Sedimentvolumen. Der Überstand klärt sich dabei sehr langsam. Eine aufstockende Sedimentation kann man bei Suspensionen beobachten, deren Partikeln nicht flocken.

Die **absetzende Sedimentation** zeigt bereits mit Einsetzen des Vorganges im obersten Teil der Suspension die Entstehung eines klaren Überstandes, unter dem sich das Sediment befindet. Während der weiteren Sedimentation verlagert sich die Grenze zwischen dem klaren Überstand und dem Sediment allmählich nach unten. Bei dieser Art der Sedimentation nimmt das Sedimentvolumen allmählich ab. Der Vorgang kann allerdings bei guten Suspensionen relativ früh, d. h. bei noch großen Sedimentvolumina, zum Stillstand kommen. Die Wiederherstellung des homogenen Zustandes ist durch Aufschütteln wegen der geringen interpartikulären Wechselwirkungen leicht möglich. Eine absetzende Sedimentation wird vorzugsweise dann beobachtet, wenn die Feststoffpartikeln flocken.

Feste Sedimente mit kleinem Sedimentvolumen werden auch als Sedimentkuchen bezeichnet. Diese können durch falsche Wahl von makromolekularen Hilfsstoffen verkleben oder durch Umlösungsvorgänge interpartikular verwachsen und damit jegliche Aufschüttelbarkeit verlieren (**Caking**).

Wenn bei Stabilitätsuntersuchungen zur Beschleunigung der Sedimentionsvorgänge Schwerkraft (Erdbeschleunigung) durch Zentrifugalbeschleunigung ersetzt wird, sind die Untersuchungsergebnisse nur bedingt aussagefähig. So können aufgrund der im Allgemeinen erheblich größeren Schubspannungen z. B. stabilisierende Gelgerüste zerrissen oder auch Flockungen verändert werden.

Voraussetzung für die Bildung einer Suspension ist die Benetzbarkeit der Partikeln. Dabei ist zu beachten, dass bei kristallinen Feststoffen die Oberfläche in der Regel aus kristallographisch unterschiedlichen Flächen aufgebaut ist, die sich alle in Bezug auf ihre Benetzbarkeit unterschiedlich verhalten. Die Benetzungseigenschaften des Pulvers werden also entscheidend von dem Flächengrößenverhältnis der an dem Aufbau der Oberfläche beteiligten Flächen beherrscht. Dieses Flächengrößenverhältnis resultiert aus dem letzten technologischen Prozess der Pulvergewinnung. So gilt für Kristallisate die grobe Regel: je polarer die Mutterlauge, desto polarer die Oberfläche des Kristallisats. Fremdsubstanzen, die sich gleichzeitig neben der zu kristallisierenden Substanz in Lösung befinden, können ebenfalls von erheblichem Einfluss auf die Oberflächenverhältnisse des Kristallisats sein, da sie das Verhältnis der Grenzflächenspannungen der verschiedenen kristallographischen Flächen zueinander verändern können. Ferner ist zu berücksichtigen, dass Gleit- und Spaltebenen bevorzugt unpolare Ebenen sind, so dass mechanisch verformte Partikeln, insbesondere aber Mahlprodukte, bevorzugt unpolare Flächen in der Oberfläche besitzen. Aus diesem Grund beobachtet man oft bei Mahlprodukten deutlich schlechtere Benetzungseigenschaften als bei entsprechenden Kristallisaten oder Fällungsprodukten.

Die Benetzungseigenschaften eines Pulvers lassen sich nur summarisch beurteilen. Unbeschadet der vielen verschiedenen kristallographischen Flächen, die am Aufbau der Oberfläche eines Pulvers beteiligt sein können, kann man zur Abschätzung der technologischen Eigenschaften bei feinen Pulvern unter leichter Verdichtung Presslinge herstellen und mit der für die Suspensionsbereitung vorgesehenen Flüssigkeit den Benetzungswinkel bestimmen. Dieser stellt dann eine aus den Eigenschaften der vorhandenen Teilflächen integrierte Größe dar.

Der so ermittelte Benetzungswinkel sollte möglichst $\ll 90°$ liegen, um auch die Gewähr zu geben, dass die flüssige Phase der Suspension rasch und vollständig das Partikel umschließt und in das gesamte Porenvolumen eindringt. Bei Benetzungswinkeln $> 90°$ flotiert das Pulver nach Dispergierung in der Flüssigkeit der äußeren Phase. Dabei wird von jedem Partikel ein Luftbläschen gebunden. Die aus jedem Partikel mit dem daran hängenden Luftbläschen resultierende Dichte unterschreitet die der umgebenden Flüssigkeit, so dass sich die Luftblasen mit den Feststoffpartikeln als **Flotationsschaum** im oberen Teil der Flüssigkeit ansammeln.

Zur Verbesserung der Benetzung sowie zur Vermeidung einer Flockung dienen Netzmittel. **Netzmittel** sind hydrophile Tenside (s. Abschn.

2.3.6, 3.2.1 und 5.6.2) mit sehr hohem HLB-Wert. Allerdings steht bei oralen Präparaten der Anwendung von Tensiden häufig deren seifiger Geschmack entgegen. In ähnlicher Weise wie bei Emulsionen sollte auf die elektrostatischen Ladungsverhältnisse geachtet werden. Ein hohes Zetapotential (s. Abschn. 2.3.4) führt zur Abstoßung und verhindert damit das Zusammentreffen von Partikeln. Dies kann durch eine hohe Oberflächenladung (Nernst-Potential) und eine geringe Elektrolytkonzentration gewährleistet werden. Suspensionen, die eine hohe Elektrolytkonzentration erfordern, sollten durch Peptisatoren stabilisiert werden. Diese bewirken eine Ladungsumkehr in der Voltapotentialkurve und damit eine umgekehrte Ladung des Zeta-Potentials gegenüber dem Nernst-Potential.

Weiterführende Literatur

Hellenthal, W. (2002), Physik für Mediziner und Biologen, 7. Aufl., Wiss. Verlagsgesellschaft, Stuttgart.

Ross, B. (2002), Physikalische Chemie, Wiss. Verlagsgesellschaft, Stuttgart.

Leuenberger, H. (Martin, A.) (2002), Physikalische Pharmazie, 4. Aufl. Wissenschaftliche Verlagsgesellschaft mbH, Stuttgart.

Stegemeyer, H. (1999), Lyotrope Flüssigkristalle, Steinkopff Verlag, Darmstadt.

Ubbelohde, L. (1965), Zur Viskosimetrie, 7. Aufl., S. Hirzel Verlag, Stuttgart.

Abbildungsnachweise

Barton, A. F. M. (1983), Handbook of Solubility Parameters and Other Cohesion Parameters, S. 70, CRC Press Inc., Boca Raton, Florida.

Kleber, W. (1967), Einführung in die Kristallographie, 10. Aufl., VEB Verlag Technik Berlin.

Nemethy, G., Scheraga, H. A. (1962), J. Chem. Phys. 36, 3382 und 3401.

Wolff, A. (1991), Grenzflächenphänomene, in: Hagers Handbuch der Pharmazeutischen Praxis (Nürnberg, E., Surmann, P.) Band 2 Methoden, Springer Verlag, Berlin.

Kapitel 5

Verfahren und Grundoperationen einschließlich Steuerung und Regelung

1 Allgemeines, Definitionen

In diesem Kapitel werden grundlegende Verfahren und Verfahrensschritte behandelt, die in der pharmazeutischen Technologie ständig gebraucht werden und die sich nicht nur auf Herstellungsverfahren von einzelnen Arzneiformen beschränken lassen. Immer wiederkehrende physikalische oder physikalisch-chemische Grundvorgänge, die bei der Vorbereitung und bei der Aufbereitung chemischer Produkte Anwendung finden, werden in der chemischen Verfahrenstechnik als **Grundoperationen** (Unit Operations) bezeichnet.

- **Stoffvorbereitung** zur chemischen Reaktion (Vorstufe)
- **Stoffumwandlung** (chemische Reaktion oder chemisch-technologisches Verfahren)
- **Aufbereitung** der Reaktionsprodukte (Nachstufe)

Die Verfahrensabläufe zur Herstellung chemischer Produkte beginnen mit der Vorbereitung der Ausgangsmaterialien. Diese physikalischen Vorbereitungen sind als Vorstufe der eigentlichen chemischen Umwandlung oder der chemischen Reaktion anzusehen, während die zuletzt erfolgende Aufbereitung der Reaktionsprodukte die Nachstufe ist.

Bei den Grundoperationen, die sich nicht auf die chemischen Reaktionen selbst erstrecken, treten die rein chemisch-stofflichen Gesetzmäßigkeiten hinter die physikalischen und physikalisch-chemischen zurück. Da es sich bei pharmazeutisch-technologischen Verfahren in der Regel ebenfalls nicht um chemische Umsetzungen handelt, kommen nur die Vor- und Aufbereitungsschritte der chemischen Verfahrenstechnik (s. Tab. **5.1**) den pharmazeutisch-technologischen Prozessen nahe. In vielen Fällen sind sie sogar identisch, so dass die Übernahme dieser Begriffe

und Techniken in die pharmazeutische Technologie die logische Folge war.

Nach Art des Energieaustausches werden **mechanische, elektromagnetische** und **thermische Grundoperationen** unterschieden. Die pharmazeutische Technologie benutzt aus dem großen Gebiet der chemischen Verfahrenstechnik nur eine begrenzte Auswahl von Grundoperationen.

Bei den elektromagnetischen Grundoperationen werden differierende elektrische Materialeigenschaften, wie Influenz, piezoelektrische Effekte oder Ionisation genutzt. Bei der Elektrofiltration oder Elektroabscheidung übertragen beispielsweise die umgebenden Luft- oder Gasmoleküle, die durch eine negative Sprühdrahtelektrode ionisiert wurden, ihre Ladungen an Staubteilchen, die dann von positiv geladenen Niederschlagselektroden angezogen werden. Zu den thermischen Grundoperationen sind die zu rechnen, die durch Wärme oder Wärmeaustausch bewirkt werden, z. B. Verdampfen, Kondensieren, Destillieren oder Trocknen.

Bei der Entwicklung von pharmazeutisch-technologischen Herstellungsverfahren kommen die einzelnen Grundoperationen in wechselnder Folge zum Einsatz. Eine Grundoperation kann in einem Herstellungsverfahren auch mehrfach zum Einsatz gelangen. Ein Feuchtgranulierverfahren kann beispielsweise aus den Grundoperationen Mischen, Kneten, Zerkleinern (Feuchtgranulieren), Trocknen, Sieben und nochmals Mischen (Vermengen mit der äußeren Phase) bestehen.

Zur Herstellung von Arzneizubereitungen werden von den Verfahren der Stofftrennung die Grundoperationen Filtrieren, Zerkleinern, Sieben und Trocknen, sowie von den Stoffvereinigungsverfahren die Grundoperationen Mischen, Homogenisieren und Versprühen am häufigsten eingesetzt.

Tabelle **5.1** Systematik der Grundoperationen.

Grundoperationen	mechanisch	elektromagnetisch	thermisch
Trennen der Stoffe	Sedimentieren	Elektroabscheiden	Kondensieren
	Filtrieren	Magnetscheiden	Verdampfen
	Auspressen	Elektroscheiden	Kristallisieren
	Zentrifugieren	Elektrodialyse	Trocknen
	Zerkleinern	Elektroosmose	Destillieren
	Sieben	Elektrophorese	Extrahieren
	Klassieren		Sorbieren
	Sortieren		Permeieren
	Flotieren		Dialysieren
Vereinigen der Stoffe	Versprühen	–	Auflösen
	Begasen		Extrahieren
	Rühren		Sorbieren
	Mischen		
	Kneten		
	Homogenisieren		
	Dosieren		
	Kompaktieren		

2 Stofftrennung

Die Stofftrennungsverfahren sind in der Übersicht der Grundoperationen (s. Tab. **5.1**) zusammengefasst. Sie erlauben die Trennung von dispersen Systemen vom Typ fest/flüssig, flüssig/flüssig und fest/gasförmig mittels physikalischer Methoden.

Die Schwerkraft ist z. B. bei der Sedimentation, ebenso wie beim Klassieren durch Windsichten, das physikalische Prinzip oder der Antrieb der Trennung. Als Berechnungsgrundlage für die Sedimentationsgeschwindigkeit wird das Stokessche Gesetz (s. Kap. 4, Abschn. 2.1.3, 5.3 und 5.6.2) herangezogen. Die Trennung nach einer Sedimentation kann durch Dekantieren der überstehenden Flüssigkeit vom Sediment erreicht werden. Bei der Windsichtung wirken Schwerkraft und Beschleunigung durch Luftströmung zusammen. Bei Zentrifugierverfahren und bei der Abscheidung in Zyklonen tritt die Zentrifugalkraft an die Stelle der Schwerkraft. Das Funktionieren dieser physikalischen Trennverfahren beruht auf Unterschieden in den physikalischen Eigenschaften der zu trennenden Stoffe (s. Tab. **5.2**).

Die Grundoperation Zerkleinern oder Zerteilen wird den Stofftrennungsverfahren als vorbereitender Schritt für weiterführende oder nachfolgende Trennungen zugeordnet.

2.1 Zerkleinern

Unter der Grundoperation Zerkleinern versteht man das Zerteilen fester Körper in kleinere Partikeln unter Einsatz von mechanischen Kräften, z. B. durch Brechen, Mahlen oder Zerschneiden. In der pharmazeutischen Technologie dient die Zerkleinerung hauptsächlich der Homogenisierung von Wirk- und Hilfsstoffen auf ein in der Regel vorgegebenes Partikelgrößenspektrum.

Tabelle **5.2** Physikalische Unterschiede, die zur Durchführung von Grundoperationen der Stofftrennung benutzt werden. Die Pfeile geben die Richtung zu den Verfahren an, welche die Trennung feinerer Partikeln erlauben.

Unterschiede	Grundoperationen
Spezifische Gewichte, Dichten	Sedimentieren, Zentrifugieren → Ultrazentrifugieren
Löslichkeiten	Extrahieren
Temperaturen	Kristallisieren
Dampfdrücke	Destillieren
Ionenladungen	Elektrophorese, Elektrodialyse
Molekülgrößen, Partikelgrößen	Sedimentieren, Filtrieren → Ultrafiltrieren → Hyperfiltrieren → Dialysieren

Diese Homogenisierung verfolgt vor allem im Hinblick auf die Arzneimittelsicherheit eine Reihe von Zielen, die nachfolgend aufgezählt werden:

- die Ermöglichung einer zweckmäßigen und einfachen Applikation, z. B. Pulverisierung von Drogen (s. Kap. 18, Abschn. 3.2),
- die Gewährleistung der geforderten Dosierungsgenauigkeit von Einzeldosis zu Einzeldosis durch entsprechende Grenzpartikelgrößen (s. Abschn. 3.1.2),
- eine bestmögliche Weiterverarbeitung, beispielsweise durch Optimierung der Fließeigenschaften, der Tablettierbarkeit oder der Dispergierbarkeit in Salben oder Suppositorien, sowie eine gleichmäßigere Trocknung durch Vereinheitlichung der Partikelgrößen,
- die Gewährleistung einer geforderten Auflösungsgeschwindigkeit und hiermit einer optimalen Bioverfügbarkeit.

Die Zerkleinerung ist ein komplexer, wissenschaftlich schwer fassbarer Vorgang. Es spielen nicht nur die durch die Zerkleinerungsgeräte ausgeübten mechanischen Krafteinwirkungen, wie Reib- oder Scherbeanspruchungen durch Druck oder Schub zwischen zwei Flächen, Prall- oder Schlagbeanspruchung gegen eine Fläche sowie Schneideeffekte eine Rolle. Auch der Zerkleinerungswiderstand des zu zerkleinernden Materials, wie Festigkeit, Härte, Zähigkeit, Elastizität und Sprödigkeit sind zu beachten. Diese Materialeigenschaften hängen mit der Ordnung oder Unordnung des strukturellen Aufbaus zusammen. Kristallgitterfehler können, genauso wie ein Sprung in einer Vase, eine leichtere Zerkleinerung zur Folge haben. Ebenso wirken Hohlräume oder Fremdstoffeinschlüsse. Das Verformungs- oder Zerkleinerungsverhalten eines Stoffes ist aber keine konstante Materialeigenschaft, sondern durch Temperatur, Feuchtigkeit, Beanspruchungsgeschwindigkeit der Geräte, Mahlgutmenge und ähnliche äußere Faktoren beeinflussbar.

Das Zerkleinern ist ein energetisch aufwändiger Prozess. Je mehr neue Oberflächen geschaffen werden oder je höher der Zerkleinerungsgrad ist, desto mehr Zerkleinerungsarbeit ist notwendig.

Der weitaus größte Teil der für die Zerkleinerung aufzuwendenden mechanischen Energie wird über plastische Verformungsvorgänge in Wärme umgewandelt. Nur ein geringer Anteil kommt der eigentlichen Oberflächenarbeit zugute.

Der Zerkleinerungsgrad Z wird in der Regel durch Gl. (1) definiert.

$$Z = \frac{x_0}{x_1} \qquad (1)$$

Dabei stellen x_0 und x_1 jeweils Partikeldurchmesser vor bzw. nach dem Zerkleinern dar.

Je nachdem, wie es praktisch zweckmäßiger ist, kann in Gl. (1) auch die mittlere Partikelgröße $\bar{x}$, die maximale Partikelgröße x_{max} oder die Partikelgröße x_{80} eingesetzt werden. x_{80} ist dabei eine Partikelgröße, die sich auf diejenige Siebmaschenweite bezieht, bei der dieses Sieb von 80 % des Materials passiert wird. Wichtig ist hierbei nur, dass die Partikelgrößen mit Bestimmungsmethoden erhalten werden, die vergleichbare Ergebnisse liefern (s. Kap. 14, Abschn. 2.1.2).

Zerkleinerungstechniken und Zerkleinerungsgeräte

Die Unterteilung in **Trockenzerkleinerungen** (s. Tab. **5.4**) und in **Nasszerkleinerungen** (s. Tab. **5.5**) ist eine einfache systematische Ordnung. Sie richtet sich danach, ob die Feststoffe in einer Gasatmosphäre oder in flüssiger Phase zerkleinert werden. Der **Feinheitsgrad** wird üblicherweise durch die vier in Tab. **5.3** aufgeführten Feinheitsbereiche grob charakterisiert.

Zur Auswahl der zweckmäßigsten Zerkleinerungstechnik sind nicht nur der angestrebte Zerkleinerungsgrad und die erforderliche Leistung bzw. Kapazität Voraussetzung. Genauso wichtig sind auch die Stabilität und die speziellen Zerkleinerungseigenschaften des Mahlgutes. Härte, Sprödigkeit, Faserigkeit, Elastizität, Klebrigkeit etc. sind für die Zerkleinerung entscheidende

Tabelle **5.3** Feinheitsbereiche.

Charakterisierung	Partikelgröße	Beispiele
grob	> 10 mm	Vorzerkleinern von pflanzlichen oder tierischen Drogen, z. B. Wurzeln, Kräuter etc.
mittel	1–10 mm	Zerkleinern von Briketts nach Trockenkompaktierung, Raspeln von Feuchtgranulat
fein	ca. 100 μm	viele ausreichend lösliche Wirkstoffe, Drogen
feinst	< 20 μm	schwerlösliche oder niedrig zu dosierende Wirkstoffe, Farbpigmente, Mikronisierungen

Tabelle **5.4**   Trockenzerkleinerung.

Zerkleinerungs-maschine	Mahlwerkzeuge	Erreichbarer Feinheitsbereich	Zerkleinerungs-prinzip	Eigenschaft des Mahlgutes
Walzenbrecher	gegeneinander laufende glatte oder stachelige Walzen	mittel/grob ca. 1–2 mm	Druck, Reibung	weich
Schneidemühle	rotierende Messerwalze, stationäre Schneidekante	mittel/grob ca. 1–5 mm	Schneiden	faserig
Hammermühle	rotierende Schlagwerkzeuge (Rotor), stationäre Backen (Stator)	mittel 0,3–2 mm	Prall, Schlag	faserig, spröde/weich
Kugelmühle	zylindrisches, in der Horizontalen rotierendes Gefäß mit kugelförmigen Mahlkörpern	fein/feinst ca. 20 μm	Druck, Schlag, Reibung	spröde/weich
Stiftmühle	rotierendes Scheibenpaar mit ineinandergreifenden Stiften (Rotor-Stator-Prinzip)	fein ca. 20–200 μm	Prall, Schlag	weich
Mörsermühle	Reibschale, stationär beweglicher Pistill	fein	Druck	spröde/weich
Luftstrahlmühle	keine beweglichen Teile, mahlgutbeladene Gasströme	feinst ca. 1–30 μm	Prall, Reibung	weich

Stoffeigenschaften, die jedoch auch noch von äußeren Faktoren, wie Temperatur und Luftfeuchtigkeit, abhängen. Durch Aufnahme von Wasser können hygroskopische Stoffe bei hoher Luftfeuchtigkeit noch klebriger werden. Weiche oder niedrigschmelzende Materialien sowie Stoffe, die flüchtige oder thermolabile Bestandteile enthalten, sind am besten mit Gefrierzerkleinerungsverfahren zu mahlen. Hierbei wird im einfachsten Fall das Mahlgut durch Eindüsen von flüssigem Stickstoff oder Kohlendioxid in die Mahlzone der Mühle gekühlt. Das zugeführte Kühlmedium geht hierbei verloren. In modernen Kaltmahlanlagen befindet sich das Kühlmedium im Kreislauf. Das Zerkleinern erfolgt meist bei Temperaturen zwischen –5 °C und +10 °C. Nasszerkleinerung ist für brennbare oder sich leicht elektrostatisch aufladbare Stoffe besonders geeignet. Wenn durch Reaggregation nach der Nasszerkleinerung Probleme auftreten, müssen die gemahlenen Suspensionen getrocknet werden. Brennbare Stoffe können auch unter Inertbegasung vermahlen werden.

Die mit Mahlgut in Berührung kommenden Mühlenteile müssen inert sein. Hierfür kommen keramische Materialien wie Steatit in Kugelmühlen oder noch besser Achat, Korundscheiben in Rotor-Stator-Mühlen und V_4A-Stahl in Frage. Trotzdem ist ein Übergang von Abrieb in das Mahlgut nicht völlig auszuschließen. Aus GMP-Gründen müssen Mühlen einfach und gründlich zu reinigen sein.

Das Mahlprinzip von **Stiftmühlen** (s. Abb. **5.1a**) ist die Prall- und Schlagzerkleinerung, eine Trockenzerkleinerung zwischen zwei mit ineinandergreifenden Stiften besetzten Scheiben. Von diesen beiden Scheiben kann die eine als Stator feststehen, während sich die andere als Rotor mit hoher Geschwindigkeit dreht. Stiftmühlen können aber auch so konstruiert sein, dass sich die beiden Stiftscheiben im entgegengesetzten Drehsinn als gegenläufige Rotoren drehen. Hierbei erhöhen sich die Aufprallgeschwindigkeiten.

Scheibenmühlen mit veränderlichem Mahlspalt dienen zur Nasszerkleinerung und beruhen ebenfalls auf dem Rotor-Stator-Prinzip (s. Abb. **5.1b**). Die Mahlflächen von Rotor und Stator können verschiedenartig ausgebildet bzw. profiliert sein. Die Mahlung erfolgt durch Reib- und Scherwirkungen.

Bei den **Perl- und Sandmühlen** handelt es sich um Rührwerkskugelmühlen (s. Abb. **5.1c**). Das in einem zylindrischen Mahlbehälter sitzende Rührwerkzeug besteht aus einer mit mehreren Scheiben besetzten Rotationsachse. Als Mahlkörper werden in diese Mühle suspendierter Seesand oder Glas- bzw. Keramikkügelchen gegeben. Siebeinsätze vor dem Zu- und Ablauf hindern diese Mahlkörper am Verlassen der Mühle.

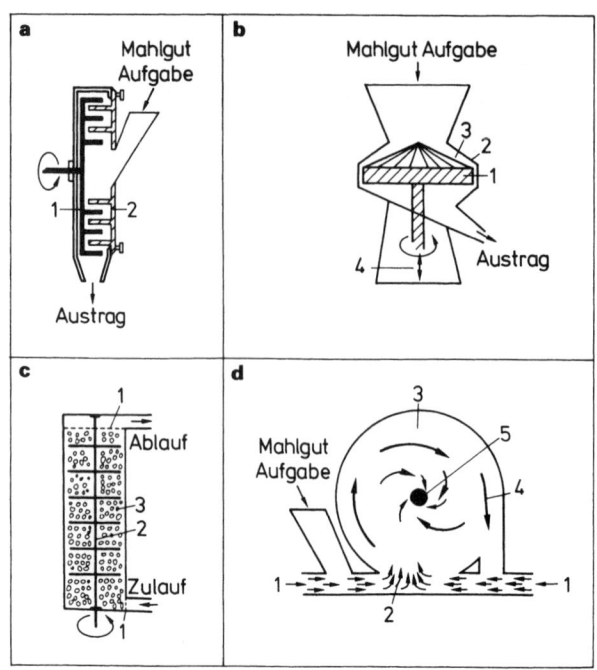

Abb. **5.1**   Schematische Darstellung einiger
Typen von Zerkleinerungsgeräten.

a Stiftmühle
   1 Rotorscheibe mit Stiften besetzt
   2 Stator mit Gegenstiften, gleichzeitig
     Deckel zum Öffnen
b Rotor-Stator-Scheibenmühle
   1 Rotor
   2 Stator (Gehäuse)
   3 Mahlspalt, verstellbar
   4 Mahlspaltenverstellung durch Anheben
     und Senken
c Rührwerkskugelmühle
   1 Siebe
   2 Rotor mit Mahlscheiben
   3 Mahlkörper
d Luftstrahlmühle
   1 Pressluftzuführung
   2 Mahlzone
   3 Sichterzone
   4 Grobgut
   5 Feingutaustrag

Tabelle **5.5**   Nasszerkleinerung.

Zerkleinerungs-maschine	Mahlwerkzeuge	Erreichbarer Feinheitsbereich	Zerkleinerungs-prinzip	Eigenschaften des Mahlgutes
Raspel, Reib-schnitzler (Feucht-granulator)	Flügelrad drückt das zu zerklei-nernde Gut durch Lochzylinder	mittel/grob 1–5 mm	Druck, Schneiden	weich, plastisch (etwas elastisch)
Dreiwalzenstuhl	drei gegeneinanderlaufende verstellbare Walzen	fein ca. 50–200 μm	Druck, Reibung	weiche suspendierte Materialien
Rührwerks-kugelmühle (Perlmühle, Sandmühle)	schnell laufendes Scheiben-rührwerk zusammen mit ab-riebfesten Mahlperlen oder Sand in einem zylindrischen Mahlbehälter	feinst 1–30 μm	Reibung, Scherung	fließfähige Suspensio-nen (suspendierte wei-che und klebrige Mate-rialien)
Kolloidmühle	schnell laufende Nassmühlen mit kegelförmigen oder scheiben-förmigen Rotor-Stator-Anord-nungen (Lochscheiben, Ko-rundscheiben, Zahlscheiben), Mahlspalt verstellbar	feinst 1–30 μm	Reibung, Scherung (Schneiden)	fließfähige Suspensio-nen (suspendierte wei-che und klebrige Mate-rialien)

Die schnell um die Rotationsachse rotierenden Scheiben erzeugen zwischen den Mahlkörpern hohe Scher- und Reibkräfte. Die Mühle kann diskontinuierlich arbeiten; es ist jedoch auch möglich, das Mahlgut in einer Suspension kontinuierlich oder im Kreislauf mehrfach durch die Mühle zu pumpen. Da das Mahlgut hierbei flüssig ist, gehört dieser Prozess zu den Nasszerkleinerungen.

Die in Abb. **5.1d** schematisch dargestellte Gegenstromstrahlmühle zählt zu den verbreitetsten

Luftstrahlmühlen. Mit zwei gegeneinander gerichteten Gasstrahlen wird das Mahlgut im Mahlbereich mit hoher Geschwindigkeit aufeinandergeschossen. Nach dem Zusammenprall werden die Mahlgutpartikeln in den Sichterbereich geleitet, wo sie durch Zentrifugalwirkung in Fein- und Grobgut getrennt werden. Das Feingut wird durch den zentralen Auslass ausgetragen, das Grobgut wiederum dem Mahlprozess zugeführt, so lange bis alles den geforderten Zerkleinerungsgrad erreicht hat. Die Zerkleinerung mit Strahlmühlen zählt zu den Trockenzerkleinerungsverfahren.

Zur Prüfung der durch Zerkleinerungsverfahren erhaltenen Partikelgrößen gibt es eine Reihe von Methoden, die in Kap. 14, Abschn. 2.1.2, beschrieben werden.

2.2 Versprühen und Zerstäuben

Zur Grundoperation Zerkleinern wird auch das Versprühen und Zerstäuben von Stoffen gerechnet. Diese Operationen werden bei der Sprühtrocknung (Abschn. 2.6.6), bei der Wirbelschichtgranulation (s. Kap. 14, Abschn. 3.1), bei der Sprühumhüllung (s. Kap. 14, Abschn. 5.3) und in der Aerosoltechnik angewandt (s. Kap. 11).

Versprühen ist das Zerteilen oder Verdüsen von Flüssigkeiten. Im Gegensatz hierzu wird das

Zerteilen von Feststoffen **Zerstäuben** genannt. Das Versprühen kann mit Hilfe von schnellrotierenden Sprühscheiben, Einstoff-, Zweistoff- und Dreistoffsprühdüsen erreicht werden (s. Abb. **5.2**).

Zum Versprühen mit **Einstoffsprühdüsen** ist die Anwendung eines hohen Massedruckes (5–15 MPa = 50–150 atm) erforderlich, während das Versprühen in **Zweistoffsprühdüsen** mit Hilfe eines Pressluftstromes (bei 0,15–0,3 MPa) erfolgt. Die Versprühung mit Zweistoffsprühdüsen ist besonders im Hinblick auf eventuelle Verstopfungen der Düse günstiger, aber durch den hohen Pressluftverbrauch aufwändiger. Als Weiterentwicklung gibt es auch **Dreistoffsprühdüsen**. Diese besitzen neben dem Pressluftstrom zur Zerstäubung ein weiteres Luftführungssystem, das Verstopfungen und Tropfenbildung an der Düse verhindern soll. Außerdem kann ein solches zusätzliches Luftführungssystem zur Erzeugung eines Sekundärklimas verwendet werden, damit beispielsweise Filmbildner mit einer höheren MFT (Mindestfilmbildetemperatur) nicht zu rasch trocknen. Dies bedeutet, dass mit Hilfe eines Sekundärklimas die Trockentemperatur in Düsennähe besser adaptiert werden kann. Die letzte Neuentwicklung auf diesem Gebiet sind **Ringspalt-Sprühdüsen** (Abb. **5.2c**). Der wichtigste Unterschied oder Fortschritt dieser Düsen

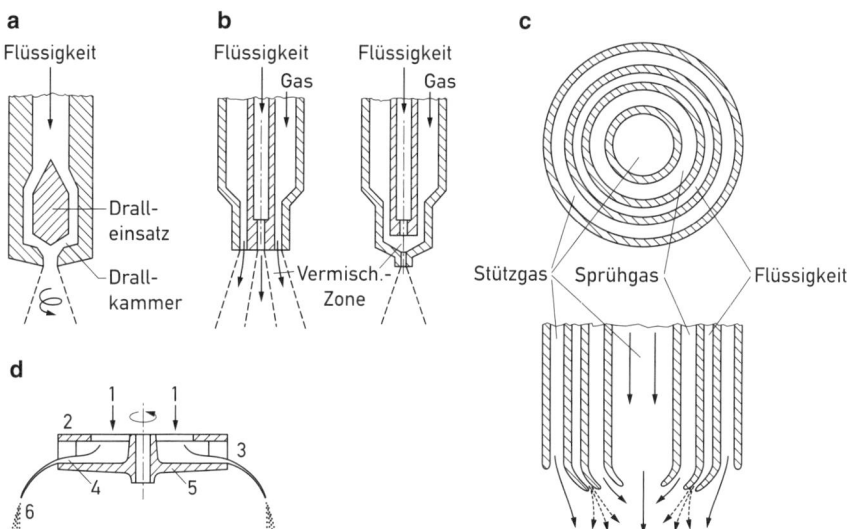

Abb. **5.2** Sprühdüsen und Sprühscheiben; **a** Prinzip einer Einstoffsprühdüse, **b** Prinzip einer Zweistoffsprühdüse, links äußere Vermischung, rechts innere Vermischung, **c** Prinzip einer Ringspalt-Sprühdüse (Innojet Technologies, Lörrach), **d** Prinzip einer Sprühscheibe, 1 Flüssigkeitseintritt, 2 Deckplatte, 3 radiales Leitblech, 4 Flüssigkeitsfilm, 5 Zerstäuberscheibe, 6 Tropfen.

gegenüber den bisherigen Typen ist, dass sie keinen zentralen, punktförmigen Flüssigkeitsaustritt mehr haben, sondern exzentrische kreisförmige Spalten. Daraus ergibt sich der Vorteil, dass sich durch diese Ringspalten mit ihren größeren Querschnitten größere Flüssigkeitsmengen pro Zeiteinheit versprühen lassen als durch die punktförmigen Sprühöffnungen mit ihren relativ begrenzten Querschnitten. Da auch die Grenzflächen zwischen Flüssigkeit und dem Sprühgas größere Ausmaße besitzen können, wird die Zerstäubung dementsprechend feiner. Diese Düsen lassen sich sowohl als Zweistoff- als auch als Mehrstoff-Düsen auslegen.

Bei der Versprühung mittels **rotierender Scheiben (Abb. 5.2d)** wird die zufließende Sprühflüssigkeit durch Zentrifugalkräfte zum Scheibenrand transportiert. Sie reißt dort je nach Rotationsgeschwindigkeit der Scheibe und der Zuflussmenge der Flüssigkeit in Tropfen bestimmter Größe ab.

Das Zerteilen einer Flüssigkeitsoberfläche hängt vom Durchmesser des Flüssigkeitsstrahles (Düsenquerschnitt) bzw. von der Zuflussgeschwindigkeit bzw. vom Sprühdruck der Sprühflüssigkeit ab. Ferner haben Oberflächenspannung, Viskosität, Dichte und Relativgeschwindigkeit zwischen Flüssigkeit und Gas einen Einfluss. Für diese Relativgeschwindigkeit ist es gleichgültig, ob das Gas beschleunigt wird, wie bei einer Zweistoffdüse, oder die Flüssigkeit, wie bei Einstoffdüsen und Sprühscheiben. Durch Steuerung dieser Parameter lassen sich die Partikelgrößen des Sprühproduktes in gewissen Grenzen variieren.

2.3 Sieben

Die Grundoperation Sieben zählt zu den Stofftrennungsverfahren. Sie wird in der Praxis zum **Klassieren,** d. h. zum Auftrennen eines Haufwerks in zwei oder mehrere Fraktionen definierter Partikelgrößen eingesetzt.

Siebleistungen sind nicht allein von den Durchmessern der einzelnen Sieböffnungen abhängig, sondern auch vom Verhältnis der offenen Siebflächen zur Gesamtsiebfläche. Bei Sieben aus Drahtgeweben kann dieses Verhältnis aus den lichten Maschenweiten und den Drahtstärken errechnet werden. Kleine lichte Maschenweiten und stärkere Drähte ergeben im Verhältnis zur Gesamtsiebfläche nur eine kleine offene Siebfläche und eine dementsprechend niedrige Siebleistung. Dies steht in einer gewissen Analogie zur Leistung von Filtern oder zur Filtriergeschwindigkeit.

Es gibt aber auch noch weitere Faktoren, welche die Siebleistung beeinflussen. Siebschwingungen erzeugen als Siebantriebe zusammen mit Trägheits- und Gravitationseinwirkungen eine Relativbewegung des Siebgutes zum Sieb. Die einzelnen Partikeln des Siebgutes bewegen sich auf annähernd ballistischen Bahnen und führen insgesamt dauernde Umwälzbewegungen aus. Dadurch erhalten die feineren Siebgutanteile immer wieder Gelegenheit zur Siebpassage. Werden die Umwälzungen durch Intensivierung der Schwingungen beschleunigt, dann lassen sich die Siebleistungen in gewissen Grenzen erhöhen. Die Siebleistung kann auch durch die Verwendung von Rührwerkzeugen mit geringer Scherwirkung oder durch Zugabe von Gummiwürfeln verbessert werden. Bei diesen Manipulationen ist jedoch darauf zu achten, dass die mechanische Belastung nicht zu stark wird. Sonst könnten unerwünschte Mahleffekte einen zu hohen Abrieb zur Folge haben.

Für die Klassenabgrenzung sind die lichten Maschenweiten oder die Stanzöffnungen ausschlaggebend. Einen bestimmten Einfluss üben auch die Formen der Sieböffnungen aus. Bei quadratischen Sieböffnungen ist zu bedenken, dass nicht nur die Maschenweite, sondern auch die etwas längere Diagonale (Maschenweite · $\sqrt{2}$) für die Grenzpartikelgröße bestimmend sein kann. Unter **Grenzpartikelgröße** ist die Partikelgröße zu verstehen, die ein Sieb eben noch passiert. Der Siebrückstand besteht im Vergleich zur Grenzpartikelgröße aus gröberen, der Siebdurchgang aus feineren Partikeln.

Für den analytischen Einsatz schreibt das Arzneibuch die Siebe mit quadratischen Öffnungen vor. Zu anderen Zwecken sind auch Rundlochsiebe verwendbar, doch soll im Vergleich zu den entsprechenden quadratischen Sieben ein 1,25-mal größerer Lochdurchmesser gewählt werden. Dies hängt mit den längeren Diagonalen der quadratischen Sieböffnungen zusammen. In Haufwerken auftretende Haftkräfte, seien sie durch Verhakungen ungünstiger Partikelformen, durch Flüssigkeitsbrücken oder durch elektrostatische Aufladung verursacht, wirken der Siebleistung entgegen.

Siebtypen

Pharmazeutisch verwendete Siebe bestehen in der Regel aus Metall- oder Textilgeweben mit unterschiedlichen lichten Maschenweiten, aus gestanzten Lochblechen und seltener aus Gitterrosten. Es sind stets Siebmaterialien auszuwählen, die mit dem jeweiligen Siebgut kompatibel sind.

Um die Abstufungen zwischen den einzelnen Siebgrößen bzw. zwischen Durchmessern der Sieböffnungen zu normen, wurden in das Arzneibuch Standardsiebgrößen aufgenommen.

Die Liste der genormten Standardsiebe benutzt als Siebnummerierungen die lichten quadratischen Maschenweiten in μm. Daneben gibt sie die zulässigen Toleranzen X, Y und Z an, die nach den angegebenen Gleichungen berechnet werden können. Keine Dimension der Maschenweite darf die nominelle Dimension um mehr als X überschreiten. Die mittlere Maschenweite darf um nicht mehr als $\pm Y$ abweichen, und höchstens 6 % aller Maschenweiten dürfen Dimensionen zwischen den Grenzwerten „nominal $+X$" und „nominal $+Z$" haben. Bei der Wahl der Abstände zwischen den einzelnen Siebgrößen wurden die Empfehlungen der International Organization for Standardization (ISO) befolgt. In angelsächsischen Ländern werden die Siebgrößen in mesh/inch (Maschen pro Zoll) angegeben.

Geräte zum Sieben gibt es in einer großen Typenauswahl von einfachen Handsieben mit auswechselbaren Siebeinsätzen bis zu Siebmaschinen, wie Rüttel- oder Schwingsiebe, und Rührwerks- oder Oszillatorsiebe.

2.4 Sichten

Beim Sichten werden Teilchen gleicher Dichte durch strömende Gase (Windsichtung) und entgegenwirkende Kräfte wie Schwerkraft oder Fliehkraft nach Größe aufgetrennt. Beim **Schwerkraftsichten** werden die Teilchen durch von unten anströmende Luft in zwei Gruppen klassiert. Wenn die Fallgeschwindigkeit der Teilchen kleiner ist als die Anströmgeschwindigkeit der Luft, werden sie nach oben abgeblasen und gesammelt, im umgekehrten Fall werden sie unten gesammelt. Beim **Querstromsichten** werden die fallenden Teilchen durch senkrecht dazu einströmende Luft abhängig von ihrer Größe abgelenkt und in verschiedenen Größen klassiert.

2.5 Filtrieren

Unter **Filtrieren** ist im Gegensatz zum Sieben das vollständige Abtrennen von festen Partikeln aus Flüssigkeiten oder aus Gasen mit geeigneten Filtern zu verstehen.

In der pharmazeutischen Technologie wird die Grundoperation Filtrieren vielfältig angewandt. Hauptsächlich sind es Klärfiltrationen bei Tropfen oder anderen flüssigen Arzneiformen. Besondere Bedeutung hat die Entkeimungsfiltration als Sterilisationsverfahren (s. Abschn. 5.1.2), das unter aseptischen Bedingungen durchgeführt werden muss.

Bei trockenen Zerkleinerungsverfahren, in Wirbelschichttrocknern oder in Laminar-Flow-Geräten werden feste Partikeln aus der Luftströmung herausfiltriert.

Partikelzählungen mit Luftfiltern in reinen Räumen sind zu den analytischen Filtrationen zu rechnen.

Filter oder **Filtermittel** sind Trennschichten oder -flächen, die nur *eine* Komponente eines zu trennenden dispersen Systems passieren lassen. Früher diente vorwiegend Filz (lat. filtrum) als Filtermittel und begründete so die Bezeichnung dieser Grundoperation.

Von Filtrierhilfsmitteln, z. B. Kieselgur, Aktivkohle und Cellulose, erwartet man, dass sie nach Zusatz zur Trübe nicht nur gewisse Adsorptionskräfte entfalten, sondern auch noch Schleimstoffe abbinden und auf diese Weise den Filterkuchen auflockern. **Filterkuchen** werden die auf dem Filter zurückbleibenden Komponenten genannt, während die noch nicht filtrierte oder über dem Kuchen bzw. Filter stehende Flüssigkeit **Trübe** genannt wird. Die durch den Filter gelaufene oder von den dispergierten Partikeln befreite, meist klare Flüssigkeit wird als **Filtrat** bezeichnet.

2.5.1 Filtriermethoden

Je nachdem, welche Phase bei einer Filtration eines dispersen Systems gewonnen werden soll, unterscheidet man zwischen Klärfiltration und Trennfiltration bzw. Scheidefiltration. Bei der **Klärfiltration** kommt es nur auf die Erzielung und quantitative Gewinnung eines klaren Filtrates an. Im Gegensatz hierzu wird bei der **Trennfiltration** entweder eine quantitative Gewinnung des Filterkuchens oder die Gewinnung von beiden, des Filterkuchens und des Filtrates, angestrebt.

Nach Art des verwendeten Filtertypes bzw. nach Art der Abscheidungsmechanismen werden zwei Filtrierverfahren unterschieden, die Sieb- bzw. Oberflächenfiltration und die Tiefenfiltration. Sie können jede für sich alleine, aber auch gemeinsam ablaufen.

Bei der **Siebfiltration** (Oberflächenfiltration), zu der auch die Ultrafiltration (umgekehrte Osmose) und die Membranfiltration gehören, werden feststoffarme Trüben filtriert und dazu dünnschichtige Filter benutzt. Die Siebfiltration lässt sich deshalb als kontinuierliches Verfahren einsetzen.

Sind feststoffreiche Trüben zu filtrieren, bauen sich im Verlaufe der Filtration Filterkuchen auf den Oberflächenfiltern auf. Eine Filtration durch Oberflächenfilter und Filterkuchen heisst **Kuchen-** oder *dead-end*-**Filtration** (s. Abb. **5.3a**). Die Filterkuchen können einen erheblichen Einfluss auf den Verlauf der Filtration nehmen.

Bei der modellartigen Vorstellung, dass es sich bei den einzelnen Filterkanälen oder Poren annäherungsweise um zylindrische Kapillaren handelt, kann das Hagen-Poiseuillesche Gesetz zur Beschreibung der Kapillardurchlässigkeit mit einiger Annäherung herangezogen werden (s. Kap. 4, Abschn. 2.1.3).

$$\frac{dV}{dt} = \frac{\pi r^4 \cdot \Delta p}{8\,\eta \cdot l} \qquad (2)$$

Das Durchflussvolumen pro Zeiteinheit dV/dt ist hierbei um so größer, je größer der Kapillar- bzw. Porendurchmesser r (4. Potenz!) und je höher der Druckunterschied Δp zwischen Zulauf und Ablauf ist. Ohne Druckunterschied ist ein Durchlauf nicht möglich. Weiterhin gehen die dynamische Viskosität η des Dispersionsmittels bzw. des Filtrates und die Länge l der Kapillaren in Gl. (2) ein. Höher viskose Flüssigkeiten laufen langsamer durch die Filter, und außerdem wird der Durchlauf durch längere Poren verringert. Da sich das Hagen-Poiseuillesche Gesetz (Gl. (2)) nur auf eine Kapillare bezieht, ist bei der Verwendung als Filtergleichung eine leichte Modifikation erforderlich. Wegen der Komplexität der Filtrierverfahren gibt es eine Reihe von Modifizierungsvorschlägen. Am pragmatischsten erscheint es, πr^2 als Filterfläche A zusammenzuziehen und gleichzeitig die Porosität ε der Filterschicht in die modifizierte Gleichung (Gl. (3)) mit aufzunehmen. Hierdurch erhält man eine recht gute Beschreibung der Filtration unter der Annahme, dass das Filtrat durch die vielen kleinen Poren ebenso schnell durchläuft wie durch eine Kapillare und sich kein Kuchen aufbaut.

$$\frac{dV}{dt} = \varepsilon \cdot A \cdot \frac{r^2 \cdot \Delta p}{8\eta \cdot l} \qquad (3)$$

Bei Kuchenfiltrationen oder wenn die Porosität einer Filterschicht nicht exakt genug erfassbar ist, empfiehlt es sich, auf Gleichungen zurückzugreifen, die mehr experimentell zugängliche Werte bringen, wie z. B. die Darcysche Gleichung (Gl. (4)).

$$\frac{dV}{dt} = A \cdot \frac{\Delta p}{R_s + R_k} = A \cdot \frac{\Delta p}{\beta_s \cdot h_s + \beta_k \cdot h_k} \qquad (4)$$

Diese Gleichung basiert auf experimentell ermittelten hydraulischen Widerständen der Filterschicht R_s und des Filterkuchens R_k. In diesen hydraulischen Widerständen ist unter anderem die dynamische Viskosität η des Filtrates enthalten.

β_s und β_k geben den spezifischen Widerstand der Filterschicht oder des Filterkuchens und h_s bzw. h_k die Höhe der Filter- bzw. Kuchenschichten an. In etwa entspricht h also der fiktiven Kapillarenlänge l.

Um ein Verstopfen der Filter durch den Filterkuchen zu vermeiden, kann man entweder die Filterfläche vergrößern oder die Trübe tangential parallel zur Filteroberfläche anströmen. Bei der **Tangential-** oder *cross-flow*-**Filtration** (Abb. **5.3b**) kann der Feststoff bei wesentlich geringerem Druck konzentriert werden. Gewellte Filteroberflächen können zusätzlich turbulente Strömungen der Trübe erzeugen, die ein Anlagern der Teilchen an den Filter erschweren.

Der **Trenneffekt oder die Trennschärfe** bei der Filtration für ein bestimmtes disperses System wird, wenn man von den Kuchenfiltrationen und von Adsorptionseffekten absieht, durch die Porendurchmesser des Filters bewirkt. Der maxi-

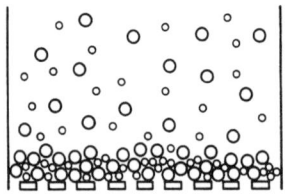

Abb. **5.3a** Prinzip der Kuchenfiltration. Über einem Siebfilter baut sich der Filterkuchen auf.

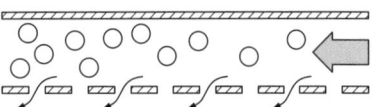

Abb. **5.3b** Prinzip der Tangentialfiltration. Das Filtrat wird ohne Verstopfen der Poren abgepresst.

male Porendurchmesser eines Filters ist also für Trennschärfe bzw. den Rückhalteeffekt ausschlaggebend. Da mit einer Vergrößerung des Porendurchmessers die Trennschärfe verschlechtert wird, ist diese Maßnahme kein geeignetes Mittel zur Verbesserung der Filtriergeschwindigkeit. Zur Verbesserung der Filtrierleistung oder der Wirtschaftlichkeit bieten sich auf Grund der Gln. (2), (3) und (4) folgende Änderungen an:

- Vergrößerung der Filterfläche A, z. B. durch Faltung
- Erhöhung der Druckdifferenz Δp, z. B. durch Druck- oder Vakuumfiltration
- Erniedrigung der Viskosität η, z. B. durch Temperaturerhöhung
- Reduktion des hydraulischen Widerstandes der Filterschicht R_s, z. B. durch Minimierung der Filterdicke oder durch Tangentialfiltration
- Reduktion des hydraulischen Widerstandes des Filterkuchens, z. B. durch Einsatz eines geeigneten Filtrierhilfsmittels.

Je lockerer der Filterkuchen aufgebaut wird oder je weniger sich die Porendurchmesser verändern, desto weniger wird auch die Filtriergeschwindigkeit beeinträchtigt. Ist das Filtrat zu Beginn der Filtration infolge des zunächst noch fehlenden Filterkuchens nicht völlig klar, ist es noch einmal auf das Filter zu geben.

Die Kuchenfiltration dient in der Regel als Trennfiltration zur Gewinnung des Kuchens und ist als diskontinuierliches Verfahren einzustufen. Zur einwandfreien Gewinnung des Filterkuchens ist auf die Auswahl eines stabilen Filters mit einer glatten Oberfläche zu achten.

Als Scheidefiltrationen sind Kuchenfiltrationen nicht geeignet, da die Kuchen erhebliche Mengen Flüssigkeit zurückhalten können. Der Trennwirkungsgrad wird bei Kuchenfiltrationen nicht allein durch die Porendurchmesser des Oberflächenfilters, sondern auch durch die Beschaffenheit des Filterkuchens bestimmt.

Bei der **Tiefenfiltration** (s. Abb. **5.4**), auch Bettfiltration genannt, werden im Gegensatz zur Siebfiltration nicht nur die Porendurchmesser des Filters, sondern auch Adsorptionseffekte innerhalb von Filterschüttungen oder innerhalb der dickeren bzw. tieferen Filterschichten wirksam. Deshalb können hierbei erheblich feinere Partikeln abgetrennt werden als es durch die Siebfiltration möglich ist. Die feineren Partikeln können allerdings wieder passieren, wenn alle Adsorptionsstellen besetzt sind. Dieses Pro-

blem ist bei der Entkeimungsfiltration zu beachten (s. Abschn. 5.1.2 und 5.2).

Eine Verengung des Porendurchmessers durch die adsorbierten Schichten hat in der Regel eine proportionale Abnahme der Filtrierleistung zur Folge. Deshalb ist die Tiefenfiltration ebenso wie die Kuchenfiltration, bei der sich die Filtriergeschwindigkeit mit der Kuchenhöhe und der Kuchendichte in ähnlicher Weise verlangsamen kann, nur als diskontinuierliches Verfahren anwendbar.

Alle diese Filtriermethoden können nicht nur unter Normaldruck ablaufen, sondern auch bei größeren Druckdifferenzen, wenn höhere Filtriergeschwindigkeiten erzielt werden sollen. Die bei Normaldruck ablaufenden Filtrationen werden als **hydrostatische Filtrationen** bezeichnet. Die Durchströmung der Filter wird hierbei einzig und allein durch die Drücke von über den Poren stehenden Flüssigkeitssäulen bewirkt. Ist der hydraulische Widerstand der Filterschichten zu groß, verringern sich die Filtriergeschwindigkeiten erheblich. Dann ist es ratsam, die Filtriergeschwindigkeit durch Vergrößerung der Druckdifferenz Δp zu verbessern. Dies kann durch Umstellung auf **Druck-** oder **Saugfiltrierverfahren** (Vakuumfiltration) erreicht werden. Naturgemäß kann Δp bei der Saugfiltration 1 bar im Gegensatz zu der Druckfiltration nicht übersteigen.

Druckfiltrierverfahren können sowohl mit Pressluft als auch mit Inertgas durchgeführt werden.

Je nach Trennwirkungsgrad bzw. nach Porendurchmesser des Filters lassen sich die in Tab. **5.6** aufgeführten Filtrierverfahren unterscheiden. Da diese Einteilung maßgeblich von der Filterqualität und vom Filtertyp abhängt, ist sie willkürlich, und die Abgrenzungen überschneiden sich

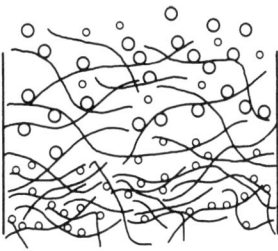

Abb. **5.4** Prinzip der Tiefenfiltration. An den Wänden und in den Verwindungen der Porengänge werden die Trübepartikeln durch Adsorption zusätzlich festgehalten.

zum Teil. Zu den größeren Porendurchmessern hin ist die Abgrenzung der Filter gegen Siebe offen gelassen. Auch die Übergänge zwischen den Grundoperationen Filtrieren und Sieben (s. Abschn. 2.1) sind praktisch fließend. Es empfiehlt sich jedoch, die Grenze in den Bereich der feinen Siebe zu legen (ca. 100 μm).

Grob- und Feinfiltrationen kann man unter dem Begriff Normalfiltrationen zusammenfassen. Normalfiltrieren lassen sich alle Sedimente, also Partikeln bis zu 5 μm. Kolloide passieren Normalfilter und werden nur von Membranfiltern zurückgehalten. Die Mikrofiltrationen stellen den Übergang zu den Ultra- und Hyperfiltrationen dar. Filter aus Lösungsmembranen sind homogene Polymerfilme, die im Gegensatz zu den größeren Membranfiltern (s. Abschn. 2.5.2) ohne Phasentrennung aus Polymerlösungen hergestellt werden.

Bei der **Dialyse** werden ähnliche poröse Membranen (Diaphragmen) wie bei der Hyperfiltration verwendet. Die Abtrennung niedermolekularer Stoffe erfolgt hier über deren Diffusion durch die Membranen. Die Porengröße (cutoff) von Dialysemembranen wird durch das Molekulargewicht von Substanzen charakterisiert, die gerade nicht mehr durch die Poren diffundieren können.

Gasfiltrationen, also Trennungen von festen und gasförmigen Stoffen, kommen in der Pharmazie hauptsächlich bei Wirbelschichtverfahren (s. Abschn. 2.6.5), bei der Zerkleinerung als Mühlenfilter (s. Abschn. 2.1) und bei der Laminar-Flow-Technik zum Einsatz.

2.5.2 Filtertypen und Filtermaterialien

In der Technik unterscheidet man lose geschüttete Filterschichten (Schüttfilter), z. B. aus Sand, Kieselgur, Aktivkohle oder Cellulosepulver, und Flächenfilter. In der Pharmazie finden **Schüttfilter** höchstens als Vorfilter Verwendung. **Flächenfilter** werden dagegen sehr häufig verwendet. Entsprechend ihrem Aufbau werden sie in verschiedene Filtertypen unterteilt (s. Tab. **5.7**).

Von den Flächenfiltern sind zunächst die **Gewebefilter** zu nennen, die vorwiegend der Grobfiltration dienen und deren Trennschärfen sich durch Änderung der Textilfaden- oder Metalldrahtstärke sowie durch die Webart von 10 μm bis 100 μm variieren lassen. Textilgewebe oder Filtertücher sind gegenüber Metallgewebefiltern flexibler, aber von geringerer mechanischer Festigkeit.

Die **Schichtenfilter** sind Flächenfilter, deren Schicht aus einem einheitlichen Material besteht,

Tabelle **5.6**   Systematik von Filtrierverfahren.

Filtrierverfahren	zu trennende Systeme	Art der Filterschicht	Porendurchmesser Technische Anwendung
Grobfiltration Vorfiltration Kolieren	grobe bis feine Partikeln oder Suspensionen	Schütt- oder Anschwemmfilter Filtergewebe, grobporige Fritten, Filze, Vliese	> 50 μm, Tiefenfilter Siebfilter
Feinfiltration	sehr feine Partikeln oder Suspensionen	feinporige Glas- oder Plastikfritten, Keramikmassen, Filze, grobporige Membranen	5–50 μm, Siebfilter Tiefenfilter
Mikrofiltration	Kolloidale Partikeln	Membranen, dichte Filze	0,15 μm, Entkeimungsfiltration
Ultrafiltration	Kolloidlösungen makromolekularer Stoffe	Porenmembran	5–300 nm, Trennen und Anreichern kolloidaler Stoffe wie Proteine, Polypeptide, Enzyme, Viren u. a. Biokolloide
Hyperfiltration, Umkehrosmose	echte Lösungen niedermolekularer Stoffe	Porenmembran	0,3–10 nm, Siebwirkung und molekulare Diffusion Abwasseraufbereitung Dialyse
		Lösungsmembran	homogener Polymerfilm, Trinkwasserbereitung aus Meerwasser

z. B. Papierfilter, Filterkartone, Kunststoffvliese. Ihre Schichtdicken reichen von Zehntelmillimetern bis zu mehreren Millimetern. Es kann sich deshalb bei diesen Filtertypen sowohl um Oberflächen- als auch um Tiefenfilter handeln.

Aufgrund dieser unterschiedlichen Durchlässigkeiten decken sie ein breites Spektrum von der Grob- über die Fein- bis zur Mikrofiltration hin ab (s. Tab. **5.6** und **5.7**). Da die Porendurchmesser dieser Filtertypen infolge zahlreicher Verwinkelungen und Verästelungen oder anderer Inhomogenitäten nicht immer genau genug definiert werden können (s. Abb. **5.5**), wird zur Charakterisierung des Rückhaltevermögens bzw. der Trennschärfe in diesen Fällen das Verhältnis Hohlraumvolumen zu Feststoff angegeben.

Verbundfilter sind Schichtenfilter aus mehreren Schichten verschiedener Materialien. Sie können sich auch noch in der Struktur unterscheiden (Abb. **5.6**). Es können aber auch mehrere Filter unterschiedlicher Materialien und/oder Strukturen in einer Filterkerze oder in einer Filterpatrone integriert sein. Sie sind in der Regel asymmetrisch aufgebaut. Die Schicht, die zuerst durchströmt wird, besteht aus einem Tiefenfilter, darauf folgt ein Membranfilter, und den Abschluss bildet ein Stützgewebe. Aus diesem Grunde ist bei ihrem Einsatz auf die richtige Lage der An- und Abströmseite zu achten.

Verbundfilter aus Filz-, Membran- und Gewebeschichten (s. Abb. **5.6**) werden zur Erzielung sehr hoher Trenneffekte eingesetzt, z. B. bei der Ent-

keimungsfiltration (s. Abschn. 5.1 und 5.1.2). Filterschichten, aus denen Fasern während des Filtrierens herausgeschwemmt werden können, z. B. Asbestfasern, dürfen zur Filtration von Parenteralia, von Zubereitungen zur Anwendung am Auge oder von Zubereitungen zur innerlichen Einnahme nicht verwendet werden. Ist die Verwendung solcher Filterschichten nicht zu umgehen, muss in jedem Fall ein Membranfilter als Faserfänger nachgeschaltet werden.

Poröse Filter werden durch Sintern von sphärischen oder sphäroiden Glas-, Kunststoff- oder Metallteilchen sowie aus porösen Keramikmassen durch Einwirkung von höheren Temperaturen oder von Druck hergestellt. Zu diesen porösen Filtern zählen Kunststoff-, Glas-, Quarz- oder Edelstahlfritten, sowie keramische Filtertiegel und Berkefeld-Filterkerzen. Sinterfilter aus Polyethylen oder Polytetrafluorethylen werden auch den Membranfiltern zugeordnet.

Membranfilter werden heute in der pharmazeutischen Technologie häufig eingesetzt. Es handelt sich um dünne Folien, die in der Hauptsache zu den Oberflächenfiltern zu rechnen sind. Mit Hilfe unterschiedlicher Techniken werden sie aus möglichst inerten, membranbildenden Polymeren hergestellt.

Die schon erwähnten Sintermembranen werden aus pulverförmigen Polymeren in die Form von Folien gepresst oder gesintert. In den meisten Fällen werden Membranfilter durch Phaseninversion hergestellt. Dabei werden homogene

Tabelle **5.7** Filtertypen und Filtermaterialien

Gewebefilter	Filtertücher in unterschiedlichen Webarten aus Baumwolle, Leinen, Wolle, Synthetikfasern (Polyamid, Polyester, Polypropylen, Teflon usw.) Siebe aus rostfreien Stahldrähten oder anderen Metalldrähten mit kleinsten Maschenweiten um 50 μm
Schichtenfilter	Papiere (< 150 g/m^2), Kartone (250–450 g/m^2), Pappen (> 600 g/m^2), Filze, Vliese aus Zellstoff, Synthetikfasern, erforderlichenfalls Zusatz von Bindemitteln und von Füll- bzw. Filtrierhilfsmitteln
Poröse Filter	Glasfritten, Sintermetalle, Keramik, Kunststoffe
Membranfilter	Cellulosenitrat, Celluloseacetat, Polyvinylchlorid, Polyamid, Polyester, Polyacrylnitril, Polyentrafluorethylen, Polycarbonat, Polyethylen usw.

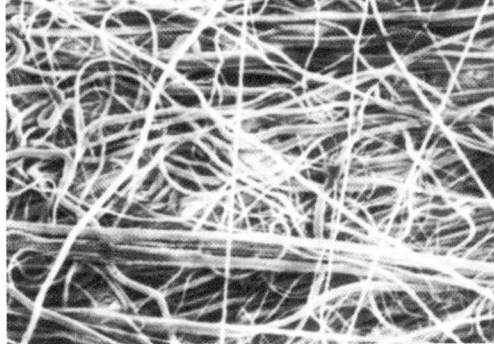

Abb. **5.5** Rasterelektronenmikroskop-Aufnahme (REM) eines Schichtenfilters aus Fasermaterial (Polypropylenvlies). Exakte Porendurchmesser sind nicht erkennbar, deshalb werden die Durchlässigkeiten experimentell bestimmt und durch entsprechende Herstellungsmethoden und Inprozess-Kontrollen qualitätskonstant gehalten (Sartorius, Göttingen).

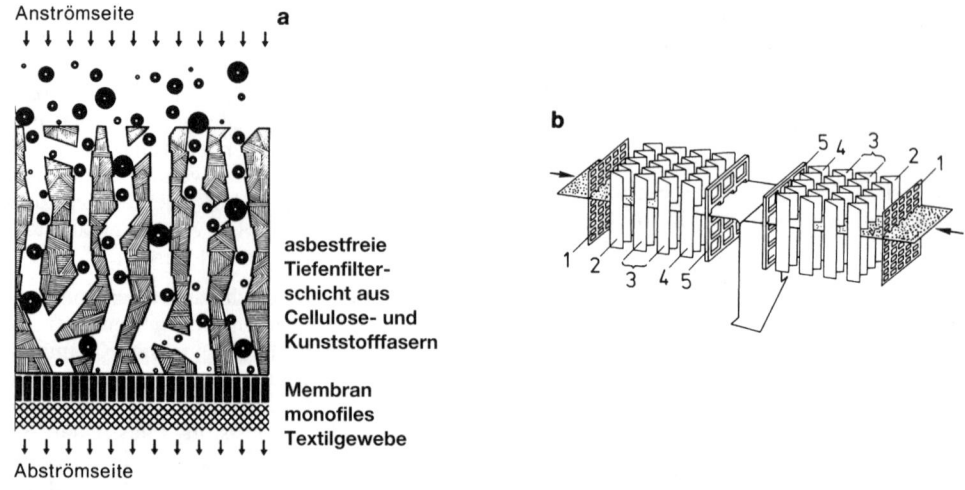

Anströmseite   a

asbestfreie
Tiefenfilter-
schicht aus
Cellulose- und
Kunststofffasern

Membran
monofiles
Textilgewebe

Abströmseite

b

5 4 3
2 1
1 2
3 4 5

Abb. **5.6** Mehrschichtenverbundfilter; **a** plattenförmig aus verschiedenen Schichten zusammengesetzt (SEITZ-Filterwerke, Bad Kreuznach) **b** mehrere Filterschichten, integriert in einer Kerze, die für Gehäusefilter bestimmt ist. 1 Außenstützrohr, 2 = Vorfilter- und Schutzkarton, 3 = heterogene Doppelmembran-Kombination, 4 = Stützgewebe (keine Filterwirkung), 5 = Stützkern (Sartorius, Göttingen).

Membranbildnerlösungen oder -schmelzen durch Änderung thermodynamischer Zustandsgrößen, z. B. durch Temperaturänderungen oder durch Zugabe eines Nichtlösemittels, in eine polymerreiche, feste Phase und eine flüssige Phase getrennt. Die feste Phase bildet das spätere Membranfiltergerüst, die flüssige hinterlässt nach ihrem Verdampfen die Poren. Auf diese Weise entstehen Membranfilter mit schwammartiger oder trockengelartiger Struktur (s. Abb. **5.7a**).

Bei geätzten Membranfiltern werden durch Neutronenstrahlung zunächst in den Polymerfilmen Defekte erzeugt. An diesen entlang wird dann

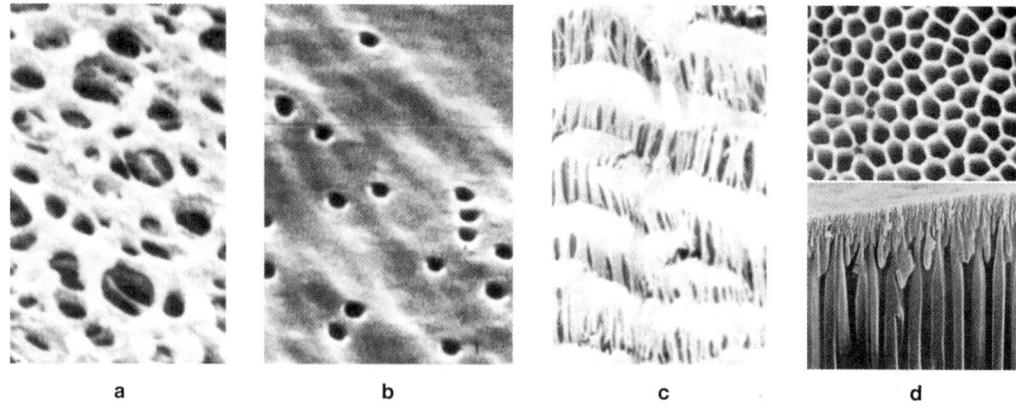

a   b   c   d

Abb. **5.7** Rasterelektronenmikroskop-Aufnahmen (REM) von Membranfiltern.
a Membranfilter mit schwammartiger Struktur aus Celluloseacetat, durch Phaseninversion hergestellt, Porendurchmesser 0,2 μm (Sartorius, Göttingen); aus Karbachsch (1983).

b Geätzte Polycarbonat-Membran, 0,4 μm Porendurchmesser, 10 000fach vergrößert (Nuclepore, Berghof GmbH, Tübingen) aus Strathmann (1978).
c PTFE-Membran (Polytetrafluorethylen), 1:4 gereckt, 900fach vergrößert (Berghof GmbH, Tübingen).
d Anopore®-Membranen aus Al_2O_3, 0,2 μm Porengröße, mit bienenwabenartiger Struktur; oben: Aufsicht, unten: Seitenansicht (E. Merck, Darmstadt).

mit Säuren- oder Laugenbädern das Polymermaterial herausgelöst. Durch die Ätzdauer kann die Größe der Poren genau gesteuert werden. Die so gewonnenen Porengänge sind sehr homogen (s. Abb. **5.7b**).

Die Porendurchmesser von Membranfiltern können durch Strecken von Folien quer zur Auswalz- oder Extrusionsrichtung verändert werden (s. Abb. **5.7c**). Diese Filtertypen werden gereckte Membranen genannt.

Einen sehr großen Flächenanteil an Poren von über 50 % haben lösungsmittelresistente Membranfilter aus Aluminiumoxid (s. Abb. **5.7d**). Die Porengrößen von 0,02–0,2 µm der etwa 60 µm dicken Filterschichten sind durch den Herstellungsprozess genau steuerbar. Die Membranen sind beim Biegen sehr bruchempfindlich, sind aber druckbelastbar bis etwa 7 bar.

Um Membranfilter zu verstärken, werden Cellulosefasern oder Vliesfäden (s. Abb. **5.8**) in die Polymermasse eingearbeitet.

Je nachdem, ob Filter zur einmaligen oder mehrmaligen Anwendung bestimmt sind, unterscheidet man Einwegfilter, die meist in Kunststoffgehäusen untergebracht sind (s. Abb. **5.9**), und wiederverwendbare Filter bzw. Wechselfilter (s. Abb. **5.10**) in Permanentfiltergehäusen. Bei den Einwegfiltern garantiert der Hersteller die Unversehrtheit und die Sterilität. Die Wechselfilter müssen vor jeder neuen Anwendung auf ihre Unversehrtheit geprüft und sterilisiert werden. Viele Einweg- und Wechselfilter sind Verbundfilter.

Kriterien für die Auswahl von Filtertypen und Filtermethoden.

- Die geforderte Trennschärfe ist das Hauptkriterium. Sie wird in erster Linie vom Porendurchmesser des Filters bzw. vom Verhältnis Hohlraumvolumen zu Feststoffmasse bestimmt; zum Teil hängt sie aber auch von der Adsorption an die Porenwandungen ab.
- Die erforderliche Stabilität und Widerstandsfähigkeit des Filters. Diese müssen auf die chemische Aggressivität des Filtriergutes sowie auf die mechanischen und thermischen Beanspruchungen durch die Filtrierbedingungen abgestimmt sein. Jegliche unerwünschte Wechselwirkung zwischen Filtriergut und Filter muss ausgeschlossen sein. Sie dürfen auch keine Filterbestandteile abgeben.
- Die Filtrierbarkeit des Gutes. Sie hängt von der Viskosität der Flüssigphase sowie von der Dispersität und vom Mengenanteil der Feststoffphase (Kuchenbildung) ab.

Aufgrund dieser Kriterien ist zu entscheiden,

- ob eine Sieb- oder eine Tiefenfiltration zweckmäßiger ist,
- ob eine einfache hydrostatische Methode durchgeführt werden kann,
- ob es sinnvoller ist, auf ein Druck- oder Vakuumverfahren überzugehen oder
- ob Filtrierhilfsmittel eingesetzt werden sollen.

2.5.3 Filtriergeräte

Die Auswahl geeigneter Filtriergeräte richtet sich hauptsächlich nach dem Filtrierziel und nach dem zweckmäßigsten Filtrierverfahren. Wichtige Voraussetzungen bei der Auswahl eines Filtrierverfahrens sind

- die Menge der zu filtrierenden Trübe und
- die Eigenschaften dieser Trübe, vor allem ihre Viskosität sowie ihr Feststoffgehalt.

Die einfachsten Geräte zum Filtrieren unter Normaldruck sind Trichter, in die Rundfilter oder Faltenfilter aus Papier eingelegt, und Tenakel (Holzrahmen), in die Flächenfilter oder Koliertücher eingespannt werden.

Schneller und durch feineres Filtermaterial wird mit Hilfe höherer Druckdifferenzen filtriert. In den einfachsten Fällen werden hierzu bei Trennfiltrationen Nutschen, Fritteneinsätze oder keramische Filtertiegel eingesetzt, die auf Saugflaschen aufgesetzt werden. Für Klärfiltrationen

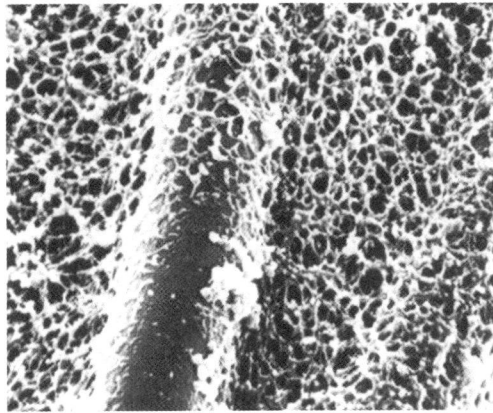

Abb. **5.8** Faserverstärkte Membranfilter 1400fach vergrößert (Seitz, Bad Kreuznach).

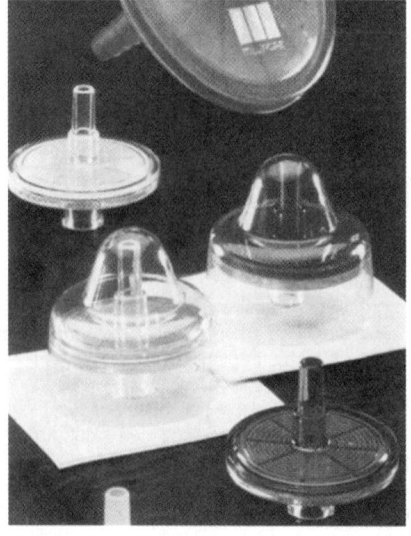

a

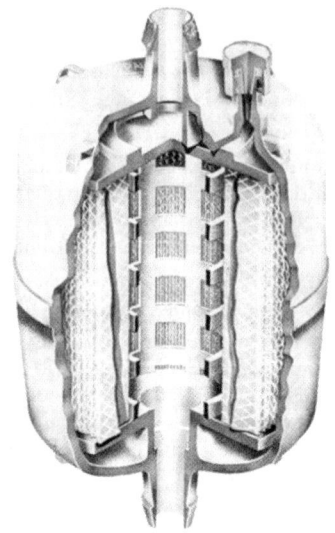

b

Abb. **5.9** Einwegfilter.
a Einzeln verpackte Einweg-Membranfilter zum Aufstecken auf Standardspritzen (Millipore, Eschborn).
b In Plastikgehäuse integrierter Verbundfilter (Pall Filtrationstechnik, Dreieich).
c Spezialpumpspritze mit Doppelkolben und Sicherheitsventil zum Vermeiden von Überdrücken **1**, Entlüftungsventil **2**, Dreiwegehahn **3** zum kontinuierlichen Aufsaugen und Filtrieren und mit einem aufgesteckten Permanentfiltergehäuse. – Durch Pumpenstöße mit dem inneren Kolben wird auf den äußeren Kolben ein Druck von maximal $7 \cdot 10^5$ Pa aufgebaut (Schleicher & Schüll, Dassel).

steht eine große Auswahl von Druck- oder Vakuumfiltriergeräten zur Verfügung. Sie reichen von kleinen, handlichen Geräten, die sich auf Injektionsspritzen aufstecken lassen (s. Abb. **5.9a** und **c**) bis zu vielfältig kombinierbaren Vorrichtungen mit Einweg- oder Wechselfiltern (s. Abb. **5.10**).
Alle diese Einweg- oder Wechselfilter müssen sich nicht nur durch hohe Qualität ihrer Filtermaterialien und durch eine hohe Präzision bei ihrer Herstellung auszeichnen, sondern auch durch eine große Oberflächenausdehnung, z. B. durch Faltungen (Abb. **5.6b**).

Sehr vielseitig sind **Filterpressen,** die sich aus nahezu beliebig vielen Einzelelementen zusammenschrauben lassen (s. Abb. **5.11**). Auf diese Weise kann die zum Filtrieren erforderliche Filterfläche der jeweiligen Problematik angepasst werden. Je mehr Einzelelemente parallel zusammengeschaltet werden, desto größer wird die Filterfläche und damit die Filtrierleistung. Durch den Einbau einer Umleitkammer kann ein Teil der Elemente einer Filterpresse aber auch in Reihe hinter den anderen Teil geschaltet werden. Auf diese Weise lassen sich zwei Filtrierver-

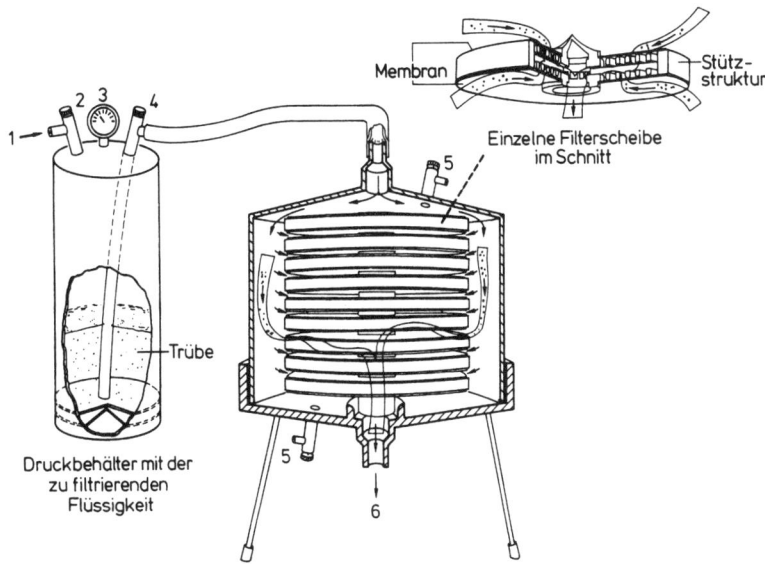

Abb. **5.10**   Permanententfiltriervorrichtung für Wechselfilter.
1 Von einer Druckquelle (Pressluft oder Stickstoff) über einen Druckregler, 2 Zuflusshahn, 3 Manometer, 4 Sperrhahn, 5 Entlüftungsventile, 6 zum Auffanggefäß.
Das Auffanggefäß kann unter Normaldruck stehen oder im Falle einer Vakuumfiltration unter Vakuum. Anstelle von Filtergehäuse mit Wechselfilter können auch Einwegfilter eingesetzt werden (Millipore, Eschborn).

fahren, z. B. Vor- und Feinfiltration, in einem Arbeitsgang durchführen. Die kleinste Einheit einer Filterpresse besteht aus den drei Einzelelementen Kopfplatte, Filterplatte und Fußplatte. Je nach Druckdifferenz bei Druck- und/oder Vaku- umfiltrationen sind Filtermaterialien unterschiedlicher Stärken einzusetzen. Nach Bauart der Einzelelemente werden Rahmen- oder Kammerfilterpressen unterschieden (s. Abb. **5.11**). **Rahmenfilterpressen** sind besonders zum Filtrie-

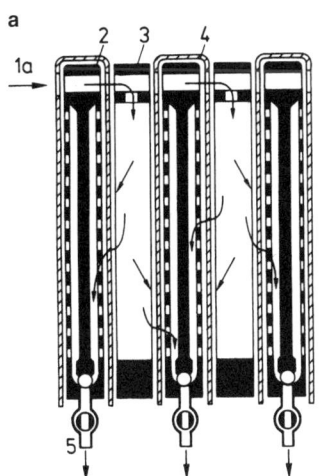
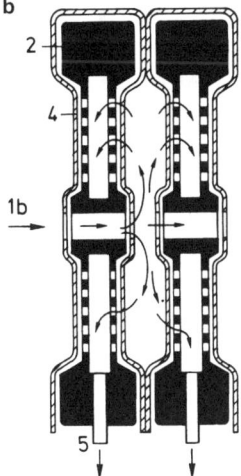

Abb. **5.11**   Filterpressen: **a** Rahmenfilterpresse, **b** Kammerfilterpresse, 1a Trübezulauf, oben, 1b Trübezulauf, zentral, 2 Plattenelement, perforiert, 3 Rahmenelement, 4 Filter, 5 Filtratablauf.

ren leicht filtrierbarer Trüben mit niederen bis mittleren Feststoffgehalten geeignet. Das Filtrieren von Trüben mit hohen Feststoffgehalten wird mit **Kammerfilterpressen** durchgeführt. Prinzipiell arbeiten beide Typen gleich, doch erlauben die großvolumigen Kammern oder Hohlrahmen in den Kammerfilterpressen die Aufnahme von mehr Filterkuchen. Die Kammern können aber auch mit Filtrierhilfsmitteln beschickt werden, wenn es gilt, den Trenneffekt zu verbessern. Die Filter oder Filtertücher werden derart zwischen die einzelnen Elemente eingespannt, dass sie auf den geriffelten oder perforierten Oberflächen aufliegen. Nach Passieren der Filterschicht kann das Filtrat leicht über die Riffelungen oder durch die Perforationen abfließen. Von den parallel geschalteten Filterschichten wird jede nur einmal passiert. Filterpressen sind unkompliziert und rasch auf- und abzubauen. Sie sind leicht zu reinigen und zu sterilisieren.

2.5.4 Filterprüfungen

Die Funktionsfähigkeit und die Sicherheit eines Filtersystems, insbesondere bei der Mikro- oder Entkeimungsfiltration, hängen vor allem von folgenden Faktoren ab:

▪ der qualitativ guten Beschaffenheit des Filtermaterials, z. B. Homogenität der Porendurchmesser bzw. Fehlen größerer Poren,
▪ der einwandfreien Funktion der Filtriergeräte, z. B. dichte Gehäuse, dichte Schweiß- und Verbindungsstellen bei Filterkerzen.

Zur Bestimmung der Porendurchmesser bzw. der Unversehrtheit von Filtern, was besonders bei Entkeimungsfiltrationen von Bedeutung ist, werden der Bubble-Point-Test (Blasendrucktest) und der Diffusionstest am häufigsten eingesetzt.

Beim **Bubble-Point-Test** (Blasendruck-Test) wird ein in ein Druckfilter eingespannter Membranfilter mit Wasser befeuchtet. Dabei füllen sich die Poren mit der Flüssigkeit und bilden feine Wassersäulen aus. Sollen diese aus den Poren herausgedrückt werden, ist eine Druckdifferenz zwischen beiden Membranseiten Δp notwendig, der vom Porendurchmesser abhängig ist und durch Gl. (5) beschrieben wird.

$$\Delta p = \frac{2\,\sigma \cdot \cos\theta}{r} \qquad (5)$$

Δp Bubble-Point-Druckdifferenz
σ Oberflächenspannung der Flüssigkeit
  ($\sigma_{H_2O} = 72{,}75$ mN $\cdot$ m^{-1})
θ Benetzungswinkel
r Porenradius

Steigert man vorsichtig den Druck in dem Druckfiltergerät, dann ist in dem Augenblick der Bubble-Point-Druck am Manometer abzulesen, in dem der erste kontinuierliche Blasenstrom auftritt. Da aus der Pore mit dem größten Durchmesser die Flüssigkeit zuerst verdrängt wird, lässt sich auf diese Weise der maximale Porendurchmesser ermitteln.

Große Abweichungen zwischen berechneten und gemessenen Drücken ergeben sich daraus, dass die Poren in der Regel keine homogenen runden Kapillaren sind. Da auch die Oberflächenspannung und Grenzflächenphänomene eine Rolle spielen, können aus unterschiedlichen Materialien gefertigte Membranfilter durchaus verschiedene Bubble-Point-Resultate liefern, obwohl ihre Porendurchmesser praktisch gleich sind.

Bei Verbundfiltern addiert sich diese Problematik, so dass die erhaltenen Informationen über die Unversehrtheit und das richtige Funktionieren des Filters nicht sicher genug sind. Deshalb mussten Verbesserungen des Bubble-Point-Testes entwickelt werden, z. B. der **Diffusionstest,** die diesen Umständen gerecht werden und zuverlässigere Ergebnisse liefern.

Bei der Durchführung des Diffusionstestes werden die Poren des zu prüfenden Membranfilters zunächst ebenfalls durch Benetzen mit Flüssigkeit gefüllt. Dann wird auf der einen Seite der Membran ein Gasdruck ausgeübt und die Diffusion des Gases, als Folge des Druckgradienten, durch die Membran gemessen. Die Grundlage dieses Testes ist das Ficksche Gesetz unter zusätzlicher Berücksichtigung der Henryschen Gleichung (s. Kap. 4 Abschn. 2.3.4).

$$\frac{dM}{dt} = \frac{D_G \cdot K_G \cdot A_F (p_1 - p_2)}{d} \qquad (6)$$

dM/dt diffundierte Gasmenge (in mol) pro Zeiteinheit
D_G Diffusionskoeffizient des Gases
K_G Löslichkeitskoeffizient des Gases in der Flüssigkeit
A_F tatsächliche Durchflussfläche, entsprechend etwa der Summe der Porenflächen
p_1 Druck des Gases über dem Flüssigkeitsfilm
p_2 Druck des Gases unter dem Flüssigkeitsfilm
d Dicke der Flüssigkeitsschicht, entsprechend etwa der Dicke der Membran

Nach Gl. (6) ist das Volumen des diffundierten Gases, das sich nach dem Avogadroschen Gesetz berechnen lässt, direkt proportional zum Differenzdruck Δp, zu den Koeffizienten D_G und K_G sowie angenähert zur Summe der Poren A_F und umgekehrt proportional zur Dicke der Membran bzw. zur Höhe der Flüssigkeitssäulen *d* in den Poren. Diese Prüfmethode, die praktisch die Gasdiffusion durch die mit Flüssigkeit gefüllten Poren in Abhängigkeit von deren Querschnittsfläche und Höhe ermittelt, sollte bei einer Druckdifferenz Δp ausgeführt werden, die etwa 20 % unter dem Bubble-Point-Druck liegt. Beim Erreichen oder Überschreiten des Bubble-Point-Druckes wird die Flüssigkeitssäule zumindest aus den Poren mit den größten Durchmessern herausgedrückt, und der Gasdurchgang wird schlagartig erhöht. Auch ungenügende Benetzung der Filterflächen, die besonders bei Mehrschichtenfiltern ein Problem darstellt, führt zu Fehlmessungen oder zu Unsicherheiten.

Weitere Varianten dieser Prüfmethoden zur Feststellung der Unversehrtheit von Filtern sind der **Druckhaltetest** und der **Forward-Flow-Test**. Sie sind Varianten des Diffusionstestes und beruhen auf demselben Prinzip. Nach dem Stand der Technik sind sie zur Prüfung kompliziert zusammengesetzter Filter geeignet. Die kombinierte Durchführung von Bubble-Point-Test und Druckhaltetest oder Forward-Flow-Test bringt eine höhere Sicherheit der Aussage. In Abb. **5.12** ist der charakteristische Testverlauf der Kombination von Bubble-Point-Test und Druckhaltetest graphisch dargestellt. Eine Prüfung auf Porendurchmesser sowohl vor als auch nach einer Entkeimungsfiltration erhärtet die Sicherheit, dass die Filtration mit Erfolg durchgeführt wurde.

Eine weitere Methode zur Bestimmung des Rückhalteeffektes von Mikrofiltern zur Entkeimungsfiltration ist der **Bacterial Challenge-Test**. Hierbei werden die kleinsten verfügbaren Bakterien, und zwar *Brevundimonas diminuta* (vormals *Pseudomonas diminuta*), in Wasser suspendiert. Wird diese Suspension durch ein zu prüfendes Filter mit Poren von 0,22 oder 0,20 μm filtriert, müssen bei positivem Ausgang dieser Prüfung 10^7 Keime/cm^2 zurückgehalten werden.

2.6 Trocknen

Die Grundoperation Trocknen ist ein Stofftrennungsverfahren, bei dem hauptsächlich an Feststoffen anhaftende Flüssigkeiten abgetrennt werden. In der pharmazeutischen Technologie handelt es sich hierbei mehrheitlich um Wasser. Dieses Wasser ist jedoch nicht nur als Haftwasser, sondern auch als Kapillar-, Hydratations-, Adsorptions-, Hydrat- und Konstitutionswasser an die Feststoffe gebunden. Die Bindungskräfte

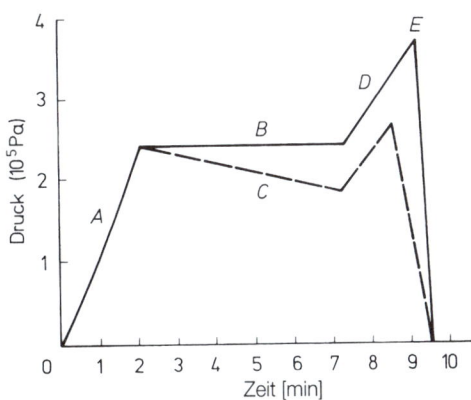

Abb. **5.12** Graphische Darstellung charakteristischer Druckverläufe bei einem Filter-Integrationstest bestehend aus Druckhaltetest und Blasendrucktest (Bubble-Point-Test). Der Druckhaltetest wird am günstigsten bei einem Druck durchgeführt, der etwa 60 % des Bubble-Point-Drucks beträgt.

A Druckanstieg bis zum Druck des Druckhaltetests (2,5 · 10^5 Pa).
B Eine waagrechte Linie bei 2,5 · 10^5 Pa für die Dauer von 5 min zeigt an, dass das Filtersystem intakt ist.
C Die gestrichelte Linie zeigt einen Druck- bzw. Kurvenverlauf bei nicht intaktem Filter (Druckabfall).
D Druckanstieg zum Bubble-Point; ein geringerer Anstieg zeigt ein undichtes Filtersystem an.
E Bubble Point (Blasendruck) = 3,9 · 10^5 Pa.

sind unterschiedlich. Sie sind bei Haftwasser am niedrigsten und bei Konstitutionswasser am stärksten (s. Tab. **5.8**). Da die Bindungskräfte mehr oder weniger kontinuierlich ineinander übergehen, sind diese einzelnen Bindungsarten des Wassers nicht immer ganz klar voneinander abzugrenzen, obwohl sie sich bei den Trocknungsprozessen durch langsamere oder schnellere Trocknungsabläufe unübersehbar bemerkbar machen (s. Abb. **5.16**).

Trocknen ist wegen seiner qualitätsbestimmenden Funktion eine außerordentlich wichtige pharmazeutisch-technologische Grundoperation. Bei festen Arzneiformen können beispielsweise nach ungenügender Trocknung zu hohe Wassergehalte die Stabilität nachteilig beeinflussen. Andererseits kann aber auch der Erfolg vieler technologischer Verfahren, z. B. die Tablettenkomprimierung, von ganz bestimmten Restwassergehalten maßgeblich abhängen (s. Abschn. 2.6.1).

Im englischen Sprachgebrauch besteht ein Unterschied zwischen „moisture X" = Gutfeuchte oder Nässe und „humidity Y" = Luftfeuchte. Im Folgenden wird auf

Tabelle **5.8** Bindung des Wassers an und in festen Stoffen (aus Ebel, 1987).

Bezeich-nung	Haft-wasser	Kapillarwasser Grobkapil-larwasser	Mikrokapil-larwasser	Hydrata-tionswasser Quellungs-wasser	Adsorbiertes Wasser	Hydratwasser Kristallwasser	Konsti-tutions-wasser
Bindungs-art		physikalisch				chemisch	
Bindungs-verhältnis		nichtstöchiometrisch				stöchiometrisch (diskontinuierlich)	
Beweglich-keit	frei	frei	abnehmend			ortsfest	
Bindungswärme kJ/mol H_2O	0	0	0…5	0…20	2…60	5…40	20…105
Beispiele	nasse Fest-körper-ober-flächen	kapillarporöse Körper gebrannter Ton Glasfritten	Kieselgel Molekular-siebe	Gele Gelatine Tone Carboxyme-thylcellulose	alle hydro-philen Fest-körperober-flächen an feuchter Luft	Kristallhydrate $Na_2CO_3 \cdot 10H_2O$ $CaCl_2 \cdot 6H_2O$	Oxidhydra-te Ca $(OH)_2$ kovalente Hydrate

diese strenge Unterscheidung verzichtet, da sie sich im deutschen Sprachgebrauch noch nicht allgemein durchgesetzt hat.

In der Regel wird die Gutfeuchte X auf die Trockensubstanz und die Gutfeuchte w auf das Nassgut bezogen. Bei Angabe der Gutfeuchte bzw. des Wassergehaltes in Mengenprozenten ergeben sich folgende Zusammenhänge:

$$X = \frac{100\ w}{100 - w}\ [\%]$$

$$w = \frac{100\ X}{100 + X}\ [\%]$$

Im Gegensatz zum Einengen oder Konzentrieren, z. B. von Flüssigextrakten zu Trockenextrakten, werden beim Trocknen nur geringe Flüssigkeitsmengen aus einem Trocknungsgut abgedampft oder verdunstet.

In der pharmazeutischen Technologie werden unter **Trocknungsgut** üblicherweise wasserbeladene Haufwerke bzw. Feststoffmassen verstanden, die nicht mehr so nass sind, dass das Wasser abtropfen kann. Größere Flüssigkeitsmengen werden meist nicht durch thermische Methoden aus Feststoffen abgetrennt, sondern auf mechanischen Wegen durch Abpressen oder Zentrifugieren.

Findet beim Trocknen der Übergang der Nässe bzw. des Wassers im Gut in den Dampfzustand bei höheren Temperaturen oder sogar oberhalb des Siedepunktes der Flüssigkeit statt, also unter aktiver Zuführung von Wärmeenergie, spricht man von einer **Verdampfung**. Findet dieser Übergang jedoch bei normalen Temperaturen statt, also ohne aktive Zuführung von Wärmeenergie, spricht man von **Verdunstung.** Unterhalb ihrer Siedetemperatur geht eine Flüssigkeit so lange in den Dampfzustand über, bis das Feuchtigkeitsgleichgewicht mit dem Gasraum erreicht ist. Über solche Feuchtigkeitsgleichgewichte geben die Sorptionsisothermen Auskunft.

2.6.1 Wasserdampf-Sorptionsisothermen und *h, x*-Diagramm

Werden trockene Feststoffe mit wasserdampfbeladener Luft in Berührung gebracht, nehmen sie bis zum Eintreten eines bestimmten Gleichgewichtszustandes Dampf auf. Das Feuchtigkeitsgleichgewicht hängt vom Feuchtigkeitsgehalt der Luft und von den hygroskopischen Eigenschaften des Feststoffes ab. Der Vorgang der Dampfaufnahme wird Sorption genannt. Der aufgenommene Dampf wird als Adsorptionswasser, als Hydratations- bzw. Quellungswasser oder als Kapillarwasser im Feststoff gebunden. Hat ein Feststoff einen höheren Wassergehalt, so dass das

Gleichgewicht auf die andere Seite verschoben ist, gibt er Wasser bzw. Dampf an den Gasraum ab. Es findet eine Desorption statt. Durch ständige Sorption und Desorption wird das Feuchtigkeitsgleichgewicht zwischen einem Feststoff und dem ihn umgebenden Gasraum eingestellt und aufrecht erhalten. Ein Feuchtigkeitsgleichgewicht liegt vor, wenn der Partialdampfdruck im Gasraum dem im Inneren des Feststoffes herrschenden Partialdampfdruck gleich geworden ist. Der Zusammenhang zwischen dem Wassergehalt von Feststoffen und dem ihm entsprechenden Gleichgewichtsdampfdruck, ausgedrückt durch die relative Luftfeuchtigkeit im umgebenden Gasraum, wird für eine bestimmte Temperatur durch Sorptionsisothermen dargestellt (s. Abb. **5.13**). Die relative Luftfeuchtigkeit (*rF*) kann auch als φ-Wert = *rF*/100 ausgedrückt werden.

Der Begriff Sorptionsisotherme bedeutet Sorption von Stoffen verschiedener Aggregatzustände bei gleicher bzw. konstanter Temperatur. Die erste quantitative Theorie der Absorption von Gasen an Festkörpern wurde von I. Langmuir aufgestellt. **Sorptionen** sind Stoffaustauschvorgänge, mit denen Konzentrationsänderungen an Grenzflächen verbunden sind. Sie zählen deshalb zu den Grenzflächenphänomenen (Kap. 4, Abschn. 3.2). Von besonderem Interesse ist die Wassersorption bei verschiedenen relativen Feuchten. Da die relative Luftfeuchtigkeit temperaturabhängig ist, muss die Temperatur bei entsprechenden Untersuchungen konstant gehalten werden.

Unterschiedliche relative Luftfeuchten bei konstanter Temperatur können mit **Hygrostaten** eingestellt werden. Zur Ermittlung der Wassersorption wird das zu messende Gut bis zur Gewichtskonstanz in einer geschlossenen Kammer über einer gesättigten Lösung (mit Bodensatz!) eines bestimmten Salzes äquilibriert, dann wird die Salzlösung ausgetauscht. Hygroskopische Salze wie Litiumchlorid entziehen dem Gasraum viel Wasserdampf und führen zu niedriger rel. Luftfeuchte (ca. 11 %/25 °C), während wenig hygroskopische Salze wie KNO_3 über ihrer gesättigten Lösung eine hohe Luftfeuchte von ca. 90 %/25 °C zulassen.

Der sigmoide Kurvenverlauf von Wasserdampf-Sorptionsisothermen lässt sich in unterschiedlich ausgeprägte Sorptionsabschnitte einteilen. Bei beginnender Sorption, also im Bereich niederer Wassergehalte im Gut, spielen die molekularen Anziehungskräfte die entscheidende Rolle. Es werden auf den Substanzoberflächen zunächst einige Molekülschichten durch **Adsorption** gebunden. Hierbei weisen die monomolekular adsorbierten Wasserschichten die stärksten Bindungskräfte auf. Mit zunehmenden Schichten nehmen diese Bindungskräfte immer mehr ab. Je höher die Wassergehalte im Gut bzw. die φ-Werte werden, desto dicker wird der Flüssigkeitsfilm. Schließlich wird das Wasser als Kapillarwasser gebunden.

Von **Absorption** wird gesprochen, wenn das Wasser in die Masse von Feststoffen eindringt, wie dies bei vielen organischen und anorganischen Polymeren, z.B. bei Stärke, bei Celluloseethern, bei kolloidalem Siliciumdioxid oder bei Bentonit, beobachtet werden kann.

Die jeweiligen Gleichgewichtszustände, unter denen sich eine Substanz in ihrem Wassersorptionszustand gegenüber der atmosphärischen Feuchte bei einer gegebenen Temperatur befinden kann, sind durch die Punkte auf der Sorptionsisotherme gekennzeichnet. Dabei ist zu beachten, dass bei Aufspaltung der Sorptionsisotherme in zwei unterschiedlich verlaufende Teilkurven, den Sorptions- und den Desorptionszweig, zwei verschiedene Gleichgewichtszustände möglich sind.

Der Sorptionszustand von Pulvern oder Haufwerken hat einen entscheidenden Einfluss auf ihre Kohäsivität und damit auch auf die Fließeigenschaften und das Kompaktierungsverhalten. Er lässt sich relativ einfach mit Hilfe eines Probenhygrometers bestimmen. Dabei wird das zu untersuchende Pulver in einen geschlossenen Behälter eingebracht und die sich in dem über dem Pulver befindlichen kleinen Luftraum einstellende Gleichgewichtsfeuchte mit Hilfe eines

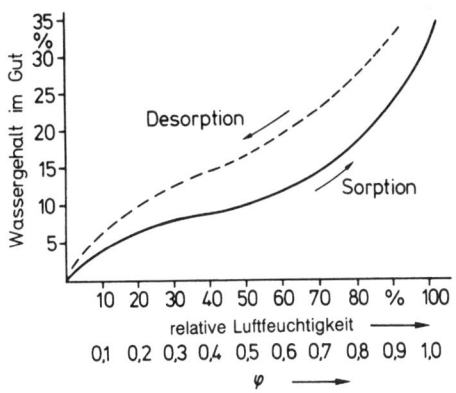

Abb. **5.13** Sorptions- und Desorptionsisothermen.

im Deckel eingebauten Hygrometers bestimmt. Weist die Sorptionsisotherme der Substanz in dem Bereich der abgelesenen relativen Luftfeuchte eine Hysteresis auf, d. h. eine Spaltung in eine Sorptions- und eine Desorptionskurve, so ist ohne Vorkenntnis der Art der Vorbehandlung der betreffenden Substanz keine eindeutige Aussage über den Sorptionszustand möglich.

Wird eine Substanz in eine Atmosphäre gebracht, die eine höhere relative Feuchte besitzt, als die, die sich mit dem Sorptionszustand der Substanz im Gleichgewicht einstellen würde, so nimmt sie aus dieser feuchten Atmosphäre Wasser auf. Sie ist damit hygroskopisch. Bei einer bestimmten hohen „kritischen" relativen Feuchte kann die Wasseraufnahme steil ansteigen, die Substanz verflüssigt sich. Die gleiche Substanz wird in einer trockeneren Atmosphäre als der dem Gleichgewichtszustand entsprechenden dagegen Wasserdampf an diese abgeben und damit trocknen. Der Ausdruck Hygroskopizität ist demnach ein relativer Begriff. Im Allgemeinen wird dann von hygroskopischen Substanzen gesprochen, wenn diese einen geringeren Wassergehalt besitzen als unter Gleichgewichtsbedingungen klimatisch üblicher Luftfeuchten. Die Berücksichtigung dieser Tatsache kann für extreme klimatische Bedingungen große Bedeutung haben. So ist es durchaus möglich, dass eine Feuchtigkeitscreme unter extrem trockenen klimatischen Bedingungen dadurch, dass sie Wasser an die trockene Luft abgibt, eine Wirkungsumkehr zeigt und daher auf die Haut austrocknend wirkt.

Der Bereich in den Sorptionsisothermen, der die am häufigsten vorkommenden klimatischen Feuchtigkeiten umfasst, liegt zwischen 20 und 80 % rF. Sind die Kurven in diesem Bereich flach, bedeutet dies, dass die mit diesen Sorptionsisothermen beschriebenen Stoffe in diesem Bereich ihre Wassergehalte nicht oder nur wenig ändern. Deshalb sind unter solchen normalen klimatischen Bedingungen auch keine wasserbedingten Änderungen von pharmazeutisch-technologischen Eigenschaften zu erwarten. Steilere Sorptions- oder Desorptionskurven zeigen eine höhere Empfindlichkeit der betreffenden Substanz gegenüber klimatischen Veränderungen an. Abb. **14.52** (s. Kap. 14, Abschn. 6.2) zeigt Sorptionsisothermen von Gelatinekapseln. Aus diesen Sorptionsisothermen ist zu entnehmen, dass der Anstieg der Sorptionskurve bei Weichgelatinekapseln deutlich früher erfolgt als bei Hartgelatinekapseln. Deshalb muss zur Herstellung von Weichgelatinekapseln ein erheblich höherer Klimatisierungsaufwand betrieben werden. Soll in diesem Fall eine unerwünschte Wasseraufnahme vermieden werden, muss bei 20–30 % rF/RT gearbeitet werden.

h,x-Diagramm nach Mollier. Zur übersichtlichen Darstellung der Zusammenhänge zwischen Temperatur und Feuchtigkeits- bzw. Wasserdampfgehalt der Luft führte zunächst Mollier das in Abb. **5.14** gezeigte und später durch den schiefwinkligen Einbau der Wärmeinhalte bzw. Enthalpien modifizierte h,x-Diagramm ein. In

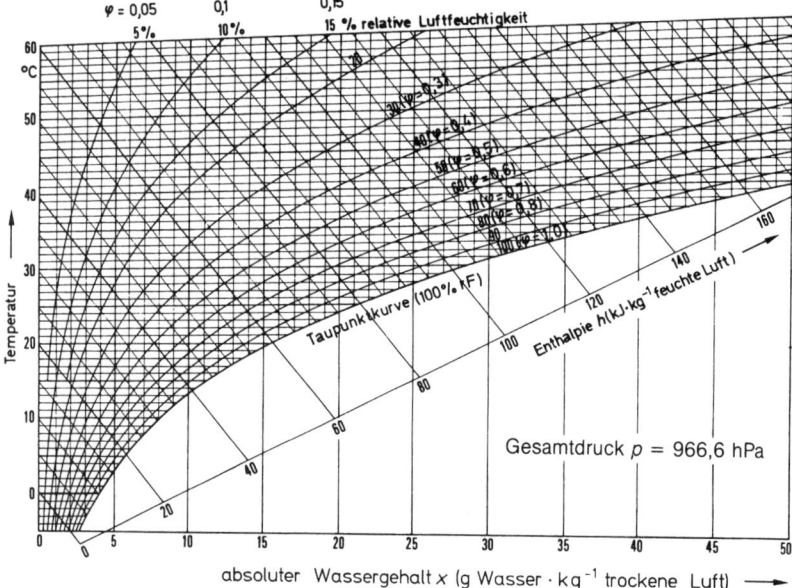

Abb. **5.14** h,x-Diagramm nach Mollier.

diesem Diagramm fällt besonders die Kurve der Wasserdampfsättigungslinie bei 100 % rF ($\varphi = 1{,}0$) auf. Darüber verlaufen die Linien niederer relativer Feuchtigkeit. Die relative Luftfeuchtigkeit gibt den Sättigungsgrad der Luft mit Wasserdampf an. Es ist darunter das Verhältnis des vorhandenen Wasserdampfpartialdruckes p_D zu dem bei der gegebenen Temperatur entsprechenden Sättigungswasserdampfdruck p_S in % zu verstehen (Gl. 7). Dies entspricht dem Verhältnis der vorhandenen Wasserdampfkonzentration c_D der Luft zu der Temperatur bei der gegebenen maximal möglichen Konzentration c_S.

$$rF = \frac{p_D}{p_S} = \frac{c_D}{c_S} \tag{7}$$

In der Praxis wird die relative Feuchtigkeit meist in Prozent bei einer bestimmten Temperatur angegeben (% rF/°C).

Unterhalb der Wasserdampfsättigungskurve im h,x-Diagramm kondensiert Wasserdampf aus. Die waagrechten Linien stellen Isothermen dar, also Linien gleicher Temperatur (T = konstant), die senkrechten Linien konstante oder gleiche absolute Wassergehalte (x = konstant). Die schräg nach unten verlaufenden Linien sind die Adiabaten, Linien gleicher Enthalpie (h = konstant). Aus dem h,x-Diagramm können alle Zustandsänderungen feuchter Luft entnommen werden, die ohne gleichzeitige Druckänderung ablaufen.

Der Einfachheit halber wird das h,x-Diagramm meist bei einem Atmosphärendruck von 966,6 hPa beschrieben, da hier auf der Ordinate die Zahlenwerte der Temperatur (°C) mit denen der Enthalpie (kJ kg^{-1}) übereinstimmen.

Beispiele

▦ Zur Bestimmung der relativen Feuchtigkeit eines Luft-Wasserdampf-Gemisches kann u. a. zunächst der Taupunkt dieses Gemisches ermittelt werden, beispielsweise mit einem Taupunkt-Hygrometer (s. Kap. 14, Abschn. 8). Der ermittelte Taupunkt ist auf der 100 % rF-Kurve zu suchen. Geht man von diesem Taupunkt auf der senkrechten x-Linie nach oben bis zur Temperatur des Luft-Wasserdampf-Gemisches, kann an der Schnittstelle der x-Linie und der entsprechenden Temperaturlinie die relative Feuchtigkeit abgelesen werden. Bei einem angenommenen Taupunkt von 3 °C und einer Temperatur des Luft-Wasserdampf-Gemisches von 22 °C wird eine relative Feuchtigkeit von 30 % abgelesen.

▦ Ein Luft-Wasserdampf-Gemisch in einem geschlossenen Raum, z. B. in einem Trockner, hat bei einer Temperatur von 21 °C eine relative Feuchtigkeit von 60 %. Wird dieses Gemisch auf 55 °C aufgeheizt, erhöht sich seine Feuchtigkeitsaufnahmekapazität, obwohl der absolute Feuchtigkeitsgehalt konstant bleibt (x = 10 g H$_2$O $\cdot$ kg^{-1} trockene Luft). Die Ursache für die bessere Wasseraufnahme ist, dass die relative Feuchtigkeit auf 10 % absinkt und die Enthalpie von 47 kJ $\cdot$ kg^{-1} auf 82 kJ $\cdot$ kg^{-1} steigt.

▦ Wird das auf 55 °C erwärmte Luft-Wasserdampf-Gemisch des vorhergehenden Beispieles zum Trocknen eines nassen Granulates in einem Trockner verwendet, ohne dass weitere Wärme zugeführt wird, sättigt sich dieses Gemisch auf 100 % relative Feuchtigkeit. Da keine Energie mehr zugeführt wird, bleibt der Wert der Enthalpie von 82 kJ $\cdot$ kg^{-1} unverändert (s. Abb. **5.15**). Deshalb muss hier bei der Aufsättigung auf 100 % relative Feuchtigkeit die Zustandsänderung auf der Adiabate erfolgen, wenn man die Wärmeabstrahlung vernachlässigt, um das Beispiel nicht zu verkomplizieren. Die erforderliche Verdampfungswärme wird also alleine der Luft entzogen, die sich dabei auf die Kühlgrenztemperatur von 25,5 °C abkühlt. Dabei erhöht sich der absolute Feuchtigkeitsgehalt des Luft-Wasserdampf-Gemisches von 10 auf 22 g H$_2$O $\cdot$ kg^{-1}, bezogen auf trockene Luft. Sobald die Kühlgrenztemperatur an der Wasserdampf-Sättigungskurve erreicht wird, ist keine Feuchtigkeitsaufnahme mehr möglich. Auf diese Weise lassen sich die Grenzen von Trocknungsverfahren bestimmen. Die Kühlgrenztemperatur ist auch die Temperatur, die sich bei einem Psychrometer an der mit einem wasserhaltigen Gewebe umhüllten Quecksilberkugel einstellt (s. Kap. 14, Abschn. 8).

▦ An einem Kühler kann nur Wasser kondensiert werden, wenn seine Temperatur unter der Taupunkttemperatur des betreffenden Luft-Wasserdampf-Gemisches liegt.

▦ Weichgelatinekapseln sollen bei 25 % rF/22 °C gelagert werden. Die Luft, die dem Lagerraum zugeführt wird, muss deshalb zuvor auf 1 °C abgekühlt werden, das kondensierte Wasser wird entfernt und die Luft wird wieder auf 22 °C erwärmt.

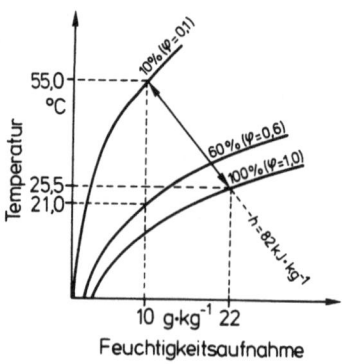

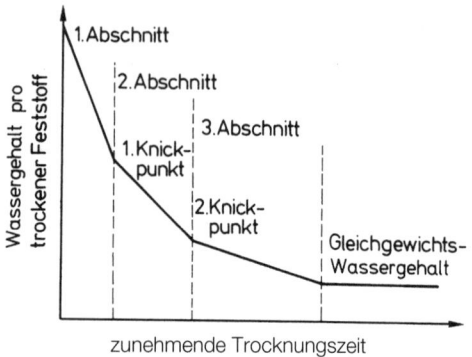

Abb. **5.15** Zustandsänderung eines Luft-Wasser-dampf-Gemisches bei adiabatischer Feuchtigkeitsaufnahme.

Abb. **5.16** Trocknungsverlauf mit drei verschiedenen Trocknungsabschnitten.

2.6.2 Trocknungsverlauf und Trocknungsabschnitte

Ein Trocknungsvorgang setzt an den Oberflächen der Feststoffpartikeln des Trocknungsgutes ein. Ist die an den Oberflächen anhaftende Nässe vollständig verdampft oder verdunstet, setzt sich dieser Vorgang in den Kapillaren fort. Um das Gutfeuchtigkeitsgefälle zwischen dem Inneren der Trocknungsgutpartikeln und den Oberflächenbezirken wieder auszugleichen, müsste Wasser aus dem Inneren nachdiffundieren. Dieser Vorgang ist allerdings meist so langsam, dass sich die Trocknungsfront stattdessen immer weiter von den Partikeloberflächen ins Innere vorschiebt. Der weitere Vorgang der Trocknung ist dann in hohem Maße von den Dicken der getrockneten Schichten und ihren Eigenschaften, insbesondere der Wärmeleitfähigkeit und Dampfdurchlässigkeit, abhängig.

Im zeitlichen Verlauf der Trocknung sind in der Regel drei Trocknungsabschnitte zu erkennen (s. Abb. **5.16**). Im **ersten Trocknungsabschnitt** verdunsten das nicht sehr fest anhaftende Oberflächenwasser und das Grobkapillarwasser mit gleichbleibender Trocknungsgeschwindigkeit. Mit abnehmender Trocknungsgeschwindigkeit wird im **zweiten Trocknungsabschnitt** das restliche Oberflächen- und Kapillarwasser abgetrocknet. Im **dritten Trocknungsabschnitt** sinkt die Trocknungsgeschwindigkeit beim Abtrocknen der im Inneren adsorbierten Gutfeuchtigkeit bis auf ein Minimum ab.

Im zweiten und dritten Trocknungsabschnitt diffundieren zum Ausgleich auch bestimmte Was-

seranteile aus den inneren Feststoffregionen nach außen. Je stärker die Wasserbindung ist, desto mehr Widerstand wird der Diffusion entgegengesetzt. Die Wasserbindung eines Materials ist aus seinen Sorptionsisothermen gut zu erkennen (s. Abschn. 2.6.1). Sorptionsisothermen zeigen in graphischer Darstellung, welche Gleichgewichtswassergehalte sich für bestimmte Materialien bei verschiedenen relativen Luftfeuchtigkeiten und bei konstanter Temperatur einstellen. Materialien mit starker Wasserbindung nehmen schon bei niedrigen relativen Luftfeuchtigkeiten größere Wassermengen auf.

Verdunstendes Wasser erzeugt über dem Trockengut einen höheren Partialdampfdruck. Der maximale Partialdampfdruck bzw. der Sättigungsdampfdruck liegt um so höher, je höher die Temperatur ist. Da nicht nur die Temperatur, sondern auch ein starkes Partialdampfdruckgefälle zwischen Trocknungsgut und dem umgebenden Gasraum ein wichtiger Antrieb für die Trocknung ist, müssen die Partialdampfdrücke in der Umgebung ständig abgebaut werden. Dies geschieht durch Abtransport des verdunsteten Wassers. Auf diese Weise wird das Gefälle zur Erzielung möglichst hoher Trocknungseffekte groß gehalten. Die Reduktion der Partialdampfdrücke in der Umgebung der Trocknungsgüter kann durch Abtransport des Wassers mit strömender, möglichst trockener Luft durch Evakuieren oder durch den Einsatz von Trocknungsmitteln bzw. durch Kondensation erreicht werden.

Wird die Gutfeuchte vor dem Verdunsten eingefroren und geht dann beim Trocknen vom festen, gefrorenen Zustand direkt in den dampfförmigen über, spricht man von einer **Sublimationstrocknung.** Die Sublimationstrocknung wird beispielsweise bei der Gefriertrocknung praktiziert. Da die Gutfeuchte hierbei in gefrorenem Zustand vorliegt, wandert die Sublimationsgrenze nur in einer Richtung, ins Innere des Gutes. Bei der normalen Trocknung zieht sich die Trocknungsgrenze ebenfalls ins Innere zurück, gleichzeitig kann jedoch auch das noch bewegliche Wasser zur Oberfläche diffundieren.

Beim Verdunsten oder Verdampfen wird Wärme verbraucht, die wieder zugeführt werden muss, wenn der Trocknungsvorgang nicht abgestoppt werden soll. Der **Wärmeübergang** an das Trocknungsgut kann durch

- Konvektion, d. h. über umströmendes Gas oder Dampf,
- Kontakt, d. h. durch direkte Berührung von Heizflächen und
- Strahlung, z. B. durch IR- oder Mikrowellenstrahlung erfolgen.

Diese Betrachtungen zeigen, welch komplexe Zusammenhänge zur Beherrschung der Grundoperation Trocknen berücksichtigt werden müssen.

Zusammenfassend lässt sich feststellen, dass zur Erzielung **optimaler Trocknungseffekte** oder **Trocknerleistungen** folgende Faktoren beachtet werden müssen:

Gutabhängige Trocknungsfaktoren

- Bindung des Wassers an das Gut. Je stärker die Bindung ist, desto wirksamer und aufwendiger müssen die Trocknungsbedingungen sein.
- Partikelgröße, Kapillarität und Oberflächenausdehnung des Trocknungsgutes. Feiner zerkleinerte, porenreiche oder in dünnerer Schicht ausgebreitetes Trocknungsgut ist leichter zu trocknen.

Trocknerabhängige Trocknungsfaktoren:

- Je besser der Wärmeübergang durch Konvektion, Kontakt oder Strahlung erfolgt, desto günstiger und rationeller ist der Trocknungseffekt.
- Je größer die Differenz zwischen dem Dampfdruck des Wassers in dem zu trocknenden Material und dem Wasserdampfpartialdruck in der Gasphase ist, desto besser ist der Trocknungseffekt.

Die Auswahl der optimalen Trocknungsverfahren und der geeignetsten Trockner hängt von den Eigenschaften des Trocknungsgutes, insbesondere von dessen Stabilität sowie vom angestrebten Trocknungsgrad und von wirtschaftlichen Erwägungen ab.

2.6.3 Schrank- oder Hordentrockner

Zur Trocknung in Trockenschränken wird das Trocknungsgut in nicht zu hohen Schichten auf Horden gleichmäßig ausgebreitet. Diese werden übereinander in den Trockenschrank eingeschoben. Trockenschränke werden deshalb auch Hordentrockner genannt.

In den Trockenschränken wird Luft durch einen Ventilator so umgewälzt, dass sie gleichmäßig über alle Horden strömt. Über ein thermostatgesteuertes Heizaggregat wird die Trocknungsluft auf eine bestimmte Temperatur aufgeheizt. Die warme Luft überträgt Wärme an das zu trocknende Gut und bewirkt hierdurch das Verdunsten der Gutfeuchtigkeit. Gleichzeitig hat der Luftstrom die Aufgabe, das verdunstete Wasser aufzunehmen und durch den kaminartigen Entlüfter abzutransportieren. Durch regulierbare Luftklappen werden die Mengen der anzusaugenden und aufzuheizenden Frischluft sowie die Mengen der auszutreibenden, mit Feuchtigkeit beladenen Luft gesteuert.

Bei diesem Konvektionstrockner ist der Trocknungseffekt in erster Linie von der Temperatur der Trocknungsluft abhängig. Diese Trocknertypen bieten sich vorwiegend zum Trocknen von wärmestabilen Materialien an.

2.6.4 Vakuumtrockner

Vakuumtrockenschränke unterscheiden sich in der Konstruktion von den normalen Trockenschränken durch ein stabiler gebautes Druckgehäuse mit einer hermetisch verschließbaren Tür. Über einen Absaugstutzen wird der Gasraum evakuiert. Durch den niederen Luftdruck im Vakuum wird die Temperatur, bei der die Gutfeuchtigkeit verdunstet, entsprechend abgesenkt. Vakuumtrockner eignen sich deshalb besonders zum Trocknen von nicht ausreichend temperaturstabilen Stoffen. Falls zum Trocknen Hitze zugeführt werden soll, geschieht dies bei den Vakuumtrocknern üblicherweise durch Kontakt mit den Stellflächen, die gleichzeitig als Wärmeüberträger ausgebildet sind. Außerdem sind Vakuumtrockner praktisch unabhängig von klimatischen Gegebenheiten, z. B. von hohen Luftfeuchtigkeiten bei feuchtwarmem Klima, da sie nicht wie die meisten anderen Trockner größere Trocknungsluftmengen benötigen. Die Vakuumtrocknung lässt sich noch etwas effektiver gestalten, wenn man bei angelegtem Vakuum geringe Mengen vorgetrockneter Spülluft über das Trocknungsgut strömen lässt. Durch diese Manipulation werden die Partialdampfdrücke über dem Trocknungsgut beträchtlich reduziert. Die Spülluft wird in der Regel durch den Belüftungshahn eingeleitet, der zugleich dazu dient, nach Beendigung des Trocknungsprozesses den Druckausgleich zum Öffnen des Schrankes herbeizuführen.

Bei der Hochvakuumtrocknung ist auch daran zu denken, dass die Wärmeleitfähigkeit umso geringer wird, je höher das Vakuum ist. Bei Vakuum-Taumeltrocknern wird das Trocknungsgut durch eine Rotationsbewegung laufend umgeschichtet.

2.6.5 Wirbelschichttrockner und Wirbelschicht

Wirbelschichttrockner (s. Abb. **5.17**) bestehen aus einem Trocknungsbehälter mit Siebboden, in dem sich das Trocknungsgut befindet.

Die Trocknungsluft, die durch einen starken Ventilator von unten nach oben durch den Trockner gesaugt wird, umströmt die Trocknungsgutpartikeln und erzeugt bei Erreichen einer bestimmten Strömungsgeschwindigkeit ein Wirbelbett. Bevor die Trocknungsluft das Trocknungsgut durchströmt, wird sie filtriert und auf die erforderliche Trocknungstemperatur aufgeheizt. Ein großflächiger Abluftfilter über dem Trocknungsbehälter, der Feststoffpartikeln und Trocknungsluft trennt, verhindert den Austritt des Trocknungsgutes aus dem Trockner.

Vorteile der Wirbelschichttrocknung sind die raschen und günstigen Wärme- und Stoffübergänge durch Konvektion und Diffusion, die sehr kurze Trocknungszeiten erlauben.

Nachteilig sind die erforderlichen hohen Luftmengen, die mehr der Gutbewegung dienen als der Trocknung. Es muss demnach sehr viel mehr Luft durch den Trockner strömen als zur Wärmeübertragung und zum Abtransport der Feuchtigkeit, also für die erforderlichen Wärme- und Stoffübergänge, gebraucht wird.

Aus diesen Gründen ist die Wirbelschichttrocknung heute auf Grund von Energie- und Umweltüberlegungen nicht mehr unumstritten.

Wenn die auf hohe Temperaturen aufgeheizte Trocknungsluft durch das Trocknungsgut strömt, kühlt sie sich durch Abgabe von Verdunstungswärme ab und verlässt mit Feuchtigkeit beladen das Gerät. So lange Wasser aus dem Gut ver-

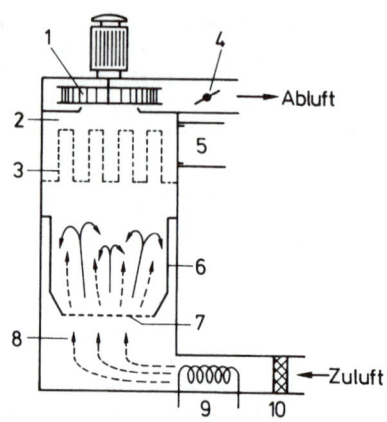

Abb. **5.17**   Wirbelschichttrockner. 1 Ventilator, 2 Ablufttemperaturfühler, 3 Abluftfilter, 4 Abluftklappen, 5 Druckentlastung (Ex-Schutz), 6 Trockenbehälter, 7 Siebboden, 8 Zulufttemperaturfühler, 9 Heizung, 10 Zuluftfilter

dunstet, wird Wärme verbraucht und die Temperaturen der Wirbelschicht sowie die der Abluft liegen tiefer als die Temperaturen der aufgeheizten Zuluft.

Die Temperatur des Trocknungsgutes in der Wirbelschicht beginnt in dem Augenblick zu steigen, in dem kein verdunstbares Wasser mehr vorhanden ist (s. Abb. **14.12**). Ein Temperaturanstieg zeigt hierbei das Ende der Trocknung an. Ein bestimmter Endwassergehalt kann angesteuert werden, wenn bis zu einer entsprechenden Endtemperatur getrocknet wird.

Es ist günstiger, den Trocknungsvorgang über die Temperatur des Trocknungsgutes in der Wirbelschicht zu steuern als über die Temperatur der Abluft. Denn die Temperatur der Abluft läuft zeitlich und in der Höhe der Anzeige stets hinter der Temperatur des Trocknungsgutes her, da der Temperaturfühler für die Abluft zu weit vom eigentlichen Trocknungsprozess entfernt liegt. Außerdem kann bei Undichtigkeiten der Apparatur die Ablufttemperatur durch hierbei angesaugte Fremdluft verfälscht werden. Eine weitere Möglichkeit, diese Trocknungsvorgänge zu steuern, wäre noch die Beobachtung und Aufzeichnung der Abluftfeuchtigkeit. Allerdings wirkt sich bei dieser Methode der hohe Staubgehalt der Abluft nachteilig aus. Auch die nicht unerhebliche Abhängigkeit dieser Messung von der Temperatur erschwert die Auswertungen.

Wirbelschichten. Ruhende Schüttschichten bzw. Festbetten, die von unten nach oben mit einem Fluid, d. h. einem Gas oder einer Flüssigkeit, durchströmt werden, beginnen sich zunächst aufzulockern bzw. auszudehnen, wenn die Geschwindigkeit der Fluidströmung erhöht wird. Nach Überschreiten der minimalen Wirbelgeschwindigkeit entstehen Wirbelschichten (s. Kap. 14, Abschn. 3.1 Granuliertechniken, Wirbelschichtgranulierung und Abschn. 5.3 Geräte zum Überziehen, Wirbelschichtumhüllung) oder ein Fließbett. Dies ist der Fall, wenn der Druckverlust des strömenden Fluids in der Wirbelschicht (Δp) gleich dem Gewicht des Festbettes (Masse $m \cdot$ Gravitationskonstante g) pro Fläche des Anströmsiebbodens (A) ist (Gl. (8)).

$$\Delta p = \frac{m \cdot g}{A} \quad \text{oder} \quad \frac{\Delta p}{m \cdot g/A} = 1 \qquad (8)$$

Fließbetten verhalten sich ähnlich wie schwach bewegte Flüssigkeiten; Wirbelschichten wie stark sprudelnde Flüssigkeiten. Die einzelnen Fest-

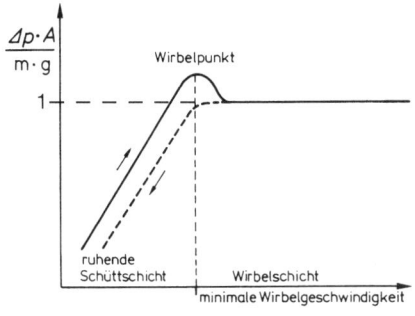

Abb. **5.18**   Graphische Darstellung der Druckverluste über den Fluidgeschwindigkeiten in der Wirbelschicht.

stoffpartikeln sind in der Wirbelschicht praktisch vollständig vom Fluid umströmt. Sie berühren sich gegenseitig immer nur ganz kurz, da sie sich ständig bewegen oder im Fluss sind.

Zur Lösung der Anfangsverfestigung der Schüttschicht wird der Wert $\Delta p/(m \cdot g/A)$ zunächst

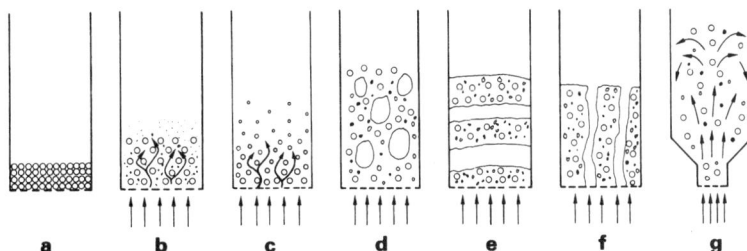

Abb. **5.19**   Schütt- und Wirbelschichten.

a   Bei der ruhenden oder schwach durchströmten Schüttschicht strömt das Fluid durch die Schüttschichtporen. Die Fluidgeschwindigkeit liegt noch unterhalb der minimalen Wirbelgeschwindigkeit und die einzelnen Feststoffteilchen stehen dabei noch in dauernder Berührung.

b   Das homogene Fließbett ist der technologisch ideale bzw. angestrebte Zustand. In diesem Zustand verhält sich das Material wie eine Flüssigkeit. Die einzelnen Feststoffteilchen bewegen sich ständig, berühren sich jedoch höchstens kurzzeitig.

c   Eine klassierende Wirbelschicht bildet sich bei Gemischen mit unterschiedlicher Dichte oder unterschiedlichen Teilchengrößen.

d   Brodelnde Wirbelschichten entstehen bei zu hohen Geschwindigkeiten des Fluids. Durch die aufsteigenden Blasen werden die Wärme- und Stoffübergänge eingeschränkt und zwar umso stärker, je größer die Blasen sind.

e   Stoßende Wirbelschichten bilden sich ebenfalls bei zu hohen Fluidgeschwindigkeiten. Die sich aufwärts bewegenden feststoffarmen Fluidfronten behindern die Wärme- und Stoffübergänge in Abhängigkeit von den Grenzflächen ähnlich wie die Blasen.

f   Durch Kanalbildung durchbrochene Schüttschichten sind praktisch wirkungslos. Das Feststoffbett bleibt in Ruhestellung, während das Fluid nutzlos durch die Kanäle strömt.

g   Sprudel- oder Strahlschichten zeigen als Auswirkung der breiteren Entspannungszone, die sich durch die stark konische Erweiterung des Behälters im Bereich der Luftströmung ausbildet, eine umwälzende Gutbewegung mit gutem Mischeffekt. Die Luftströmung wird nach oben hin, wegen der beträchtlichen Querschnittsvergrößerung, erheblich langsamer.

größer 1, wie der Peak im Wirbelpunkt zeigt (s. Abb. **5.18**). In der pharmazeutischen Praxis ist es außerordentlich schwierig, homogene Wirbelschichten zu erzeugen. Das Material ist infolge unterschiedlicher Partikelgrößen, Dichten und Oberflächen meist heterogen. Es können verschiedene Arten von Wirbelschichten beobachtet werden (s. Abb. **5.19**).

2.6.6 Sprühtrockner

Sprühtrockner bestehen aus einem Turm, in dessen oberem Teil die zu trocknenden Lösungen, Suspensionen oder Emulsionen in feine Tröpfchen versprüht werden (s. Abschn. 2.2). Gleichzeitig strömt heiße Trocknungsluft entweder von oben nach unten – Gleichstromverfahren – oder von unten nach oben – Gegenstromverfahren – durch den Turm und trocknet die fein zerteilten Tröpfchen aufgrund ihrer großen Oberfläche fast augenblicklich (s. Abb. **5.20**).

Dieses Trocknungsverfahren könnte auch als Schnellverdunstungs- oder Verdampfungsverfahren bezeichnet werden. Durch Sprühtrocknung lassen sich flüssige Zubereitungen, wie Lösungen, Suspensionen oder Emulsionen, zu pulverförmigen Endprodukten trocknen. Mit diesem Trocknungsverfahren werden Milchpulver, Instant-Teepulver, Pulveraromen und Multivitaminpräparate hergestellt. Physikalisch oder chemisch instabile Emulsionen oder Suspensionen können durch Sprühtrocknen stabilisiert werden. Solche sprühgetrockneten Emulsionen oder Suspensionen zeichnen sich besonders dadurch aus, dass sie sich mit Wasser wieder leicht zu gebrauchsfertigen Zubereitungen anrühren lassen.

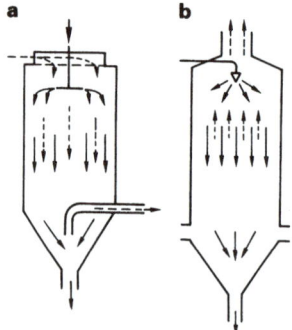

Abb. **5.20** Sprühtrockner; **a** mit Sprühscheibe, Gleichstromprinzip; **b** mit Sprühdüse, Gegenstromprinzip → Sprühflüssigkeit, ----→ Luftstrom.

2.6.7 Gefriertrockner

Die Gefriertrocknung wird dadurch ermöglicht, dass Wasser in gefrorenem Zustand noch einen zur Gefriertrocknung ausreichenden Dampfdruck besitzt (Abb. **5.23**). Dieser Dampfdruck, der im Tripelpunkt des Wassers noch 6,11 mbar beträgt, ist darauf zurückzuführen, dass zwischen Eis und seinem umgebenden Gasraum noch ein reger Austausch von Wassermolekülen zwischen fester Phase und Gasphase herrscht. Werden die in den Gasraum übertretenden dampfförmigen Wasser-Moleküle laufend entfernt, z. B. durch Kondensation an Kühlflächen oder durch Adsorptions- bzw. Trockenmittel, nimmt die Eismenge immer mehr ab.

Solche Sublimationstrocknungen werden in Gang gehalten, indem Verluste an Sublimationswärme durch Zufuhr entsprechender Wärmemengen ausgeglichen werden. Beim Absenken des Luftdruckes über dem Eis tritt eine weitere Steigerung dieser Sublimationsvorgänge durch Vergrößerung der mittleren freien Weglänge der H_2O-Moleküle in der Gasphase und damit eine Vergrößerung des Diffusionskoeffizienten ein.

Die Einfriertemperatur bei einer Gefriertrocknung muss tiefer als die eutektische Temperatur (s. Kap. 4, Abschn. 3.1.3) des zu trocknenden Gemisches sein. Bei reinen KCl- oder NaCl-Lösungen ist es einfach, die entsprechenden eutektischen Temperaturen z. B. aus ihren Zustandsdiagrammen abzulesen. Solche Zustandsdiagramme werden erhalten, wenn Salzlösungen unterschiedlicher Konzentration abgekühlt werden und das Einfrieren beobachtet wird (s. Abb. **5.21**). Die meisten Lösungen zeigen ein eutektisches Verhalten, d. h. beim Einfrieren tritt eine vollkommene Phasentrennung ein. Die einzelnen Komponenten, die gelösten Feststoffe und die Lösungsmittel kristallisieren hierbei getrennt. Die Lösungen mit den niedrigeren Konzentrationen scheiden nach Unterschreiten der Kristallisations- oder Einfriertemperatur zunächst Eis aus (B_1). Die höher konzentrierten Lösungen scheiden dagegen zunächst Feststoffe aus (C_1). Sowohl die niedriger als auch die höher konzentrierten Lösungen verändern bei diesen Vorgängen ihre Konzentrationsverhältnisse derart, dass sich ihre Zusammensetzung derjenigen einer eutektischen Mischung annähert. Im Falle des Natriumchlorids liegt die eutektische Mischung bei 22,4 %, bei Kaliumchlorid bei 19,3 %. Die jeweiligen Kristallisationstemperaturen fallen bei niedriger konzentrierten Lösungen immer weiter ab, bis zum Erreichen des eutekti-

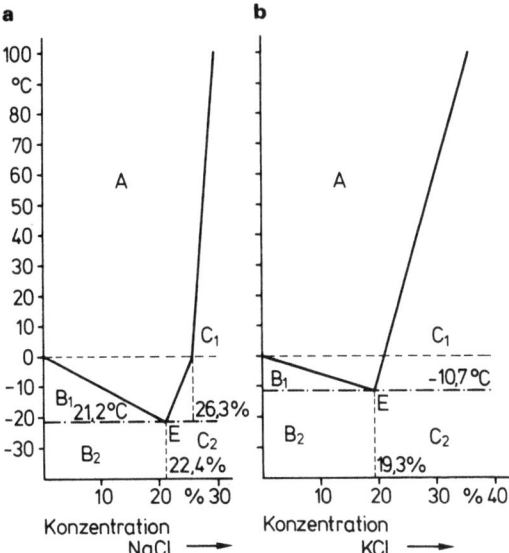

Abb. **5.21** Zustandsdiagramme von wässrigen Natriumchlorid-Lösungen (**a**) und Kaliumchlorid-Lösungen (**b**);
A   nicht gesättigte homogene Salzlösungen
B_1 nicht gesättigte Salzlösungen + Eis
B_2 gefrorene eutektische Gemische + Eis im Überschuss
C_1 gesättigte Salzlösungen + Salzkristalle (bei NaCl liegt unter 0 °C NaCl · $2H_2O$ vor, über 0 °C NaCl)
C_2 gefrorene eutektische Gemische + Salzkristalle im Überschuss
E   eutektischer Punkt
–·–·– eutektische Temperatur

schen Mischungsverhältnisses, um dann wieder anzusteigen. Im Wendepunkt (E), der eutektischer Punkt heisst, liegt der Phasenübergang bei der eutektischen Temperatur. Unter den Bedingungen der eutektischen Temperatur kristallisieren die Bestandteile einer Lösung nebeneinander in getrennten Kristallen gleichzeitig aus.

Gefriertrocknung pharmazeutischer Zubereitungen. Die meisten pharmazeutischen Lösungen, die gefriergetrocknet werden, sind keine einfachen Lösungen, sondern Mehrstoff-Systeme mit komplizierten Phasendiagrammen. Dies ist der Grund, weshalb die eutektische Temperatur als wichtige Basiskennzahl für einen Gefriertrocknungsprozess nicht so einfach wie bei reinen Salzlösungen ermittelt werden kann. In komplexen Zubereitungen wird der Vorgang des Gefrierens durch Temperatur- und Leitfähigkeitsfühler verfolgt. Weil im Augenblick des Fest-

werdens der letzten flüssigen Zone die elektrische Leitfähigkeit sprungartig abnimmt, erweist sich die kontinuierliche Leitfähigkeitsmessung als gutes Kriterium für die Einfriertemperatur.

Nur eine zuverlässig bestimmte Einfriertemperatur kann sicherstellen, dass keine Flüssigkeitsnester mehr vorhanden sind. Komplex zusammengesetzte pharmazeutische Lösungen, die gefriergetrocknet werden sollen, ergeben, wenn sie genügend hoch konzentriert sind, Endprodukte in Form von porösen Kuchen mit sehr großer innerer Oberfläche. Diese Kuchen lassen sich nach Zusatz von Wasser augenblicklich wieder in die ursprüngliche flüssige Zubereitung überführen. Wegen dieser außergewöhnlichen Lösungsgeschwindigkeit wird diese Sonderform der Gefriertrocknung auch als Lyophilisation bezeichnet. Der Ausdruck **Lyophilisieren** bedeutet „lösungsfreundlicher machen".

Kollabiert das Gefriertrocknungsprodukt im Verlaufe der Trocknung und bilden sich keine ausreichend porösen Kuchen aus, sind Gerüstbildner, wie Mannitol oder Glycin, zuzusetzen.

Gefriertrocknungsverfahren oder Lyophilisationen bieten sich wegen ihrer schonenden Trocknungsbedingungen für die Trocknung temperaturempfindlicher Materialien aller Art an. Als Beispiele sind die parenteralen Trockenzubereitungen von Penicillinen, Enzymen oder Vitaminen, sowie von Blutzubereitungen, Seren, Impfstoffen und Liposomen zu nennen.

Arbeitsweise der Gefriertrockner. Gefriertrockner (s. Abb. **5.22**) bestehen aus der Trocknungskammer, einem Kondensator zum Abscheiden des sublimierten Lösungsmittels, einer Pumpe zum Erzeugen des Vakuums und der elektrischen Ausrüstung. Wird die Anlage zum Herstellen von parenteralen Arzneiformen verwendet, wird die Trocknungskammer so installiert, dass sie vom aseptischen Arbeitsbereich zugänglich ist. Der Kondensator, die Pumpe und die elektrische Ausrüstung befinden sich im Bereich mit niedrigeren Reinheitsanforderungen, damit die Wartung nicht behindert wird.

In der Trocknungskammer befinden sich die Stellflächen für die zu gefriertrocknenden Produkte. Diese Stellflächen sind so konstruiert, dass sie einen Kühl- und einen Beheizungskreislauf besitzen und demzufolge das Trocknungsgut sowohl abkühlen bzw. einfrieren, als auch auf-

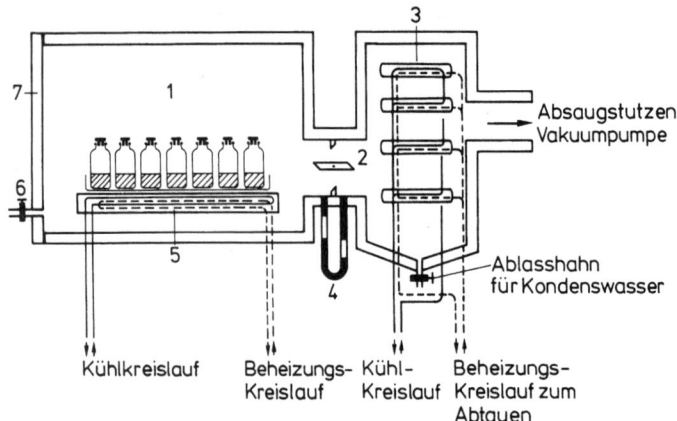

Abb. **5.22**   Schema eines Gefrier-
trockners; 1 Trocknungskammer,
2 Absperrklappe, 3 Kondensator,
4 Differenzdruck-Manometer,
5 Kühl- und heizbare Stellfläche,
6 Be- und Entlüftungshahn,
7 Beschickungstüre (Edwards,
Kniese & Co., Marburg).

heizen können. Der Wärmeaustausch findet durch Kontakt statt.

Der **Ablauf eines Gefriertrocknungsprozesses** im Phasendiagramm des Wassers ist durch folgende Schritte gekennzeichnet (s. Abb. **5.23**).

Im **ersten Schritt** werden die flüssigen Zubereitungen oder das Trocknungsgut durch **Abkühlung unter die eutektische Temperatur** des betreffenden Gemisches eingefroren. Die Geschwindigkeit des Einfrierens kann erheblichen Einfluss auf die Qualität des Endproduktes nehmen. Bei pflanzlichen Zubereitungen, Liposomen oder bei Früchten (z. B. Erdbeeren) können bei zu langsamem Einfrieren große Eiskristalle entstehen, welche die Gewebe und Zellen sprengen. In Abhängigkeit vom Produkt oder seiner Zusammensetzung führen verschiedene Einfriergeschwindigkeiten zu unterschiedlichen Gefügen, welche die Qualität des getrockneten Kuchens bestimmen. Deshalb muss für jedes Produkt nicht nur die optimale Einfriertemperatur, sondern auch die günstigste Einfriergeschwindigkeit ermittelt werden.

Der **zweite Schritt**, die **Primärtrocknung**, wird durch Evakuieren eingeleitet. Das sublimierte Wasser wird am im Vergleich zum Trocknungsgut kälteren Kondensator abgeschieden und auf diese Weise laufend aus der Trocknungskammer abgezogen. Während der Primärtrocknung, die als Haupttrocknung dieses Verfahrens einzustufen ist, muss die Temperatur so niedrig gehalten werden, dass weder ein vollständiges noch ein teilweises Auftauen oder Sintern möglich ist.

Im **dritten Schritt**, der **Sekundärtrocknung**, wird die Trocknungstemperatur auf eine für das betreffende Trocknungsgut vertretbare Höhe angehoben und so durch Steigerung der Trocknungsgeschwindigkeit die Trocknung verbessert. Auf diese Weise kann auch stärker gebundenes oder adsorbiertes Wasser entfernt werden.

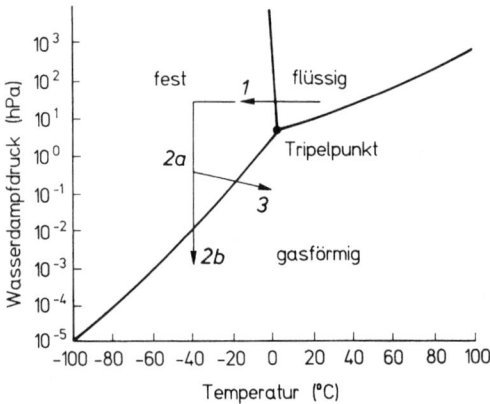

Abb. **5.23**   Die drei Schritte der Gefriertrocknung im Phasendiagramm des Wassers; **1** Einfrieren, **2a** und **2b** Primärtrocknung im Vakuum, **3** Sekundärtrocknung durch Temperaturerhöhung (nähere Erklärungen im Text und in Kap. 4, Abschn. 3.1).

3 Stoffvereinigung

Die wichtigsten Stoffvereinigungsverfahren in der pharmazeutischen Technologie sind Mischen, Versprühen, Homogenisieren und Kompaktieren. Ziel ist das homogene Vereinigen verschiedener Stoffe durch die Einwirkung mechanischer Kräfte, z. B. durch den Einsatz von Rühr-, Misch- oder Knetwerkzeugen. Es ist zu berücksichtigen, dass zwischen den zu vermischenden Komponenten wirkende Kräfte, wie intermolekulare Wechselwirkungen, elektrostatische Anziehung oder Abstoßung, sowie unterschiedliche Partikelgrößen oder Dichten, den Vereinigungseffekt oder die Qualität der Endprodukte erheblich beeinflussen können.

Endprodukte von Stoffvereinigungsverfahren sind Lösungen, Emulsionen, Suspensionen, Pasten, Aerosole und viele andere komplex zusammengesetzte Gemische.

Die **Kompaktierung** wird bei den festen Arzneiformen Granulate und Tabletten abgehandelt (s. Kap. 14, Abschn. 3.1 und 4.5).

3.1 Mischen

Arzneiformen bestehen in der Regel aus Mehrkomponentensystemen unterschiedlicher Konsistenz, wie Lösungen, Emulsionen, Suspensionen, Salben, Pasten, aber auch Feststoffgemischen, wie Pulvern, Granulaten oder Tabletten. Die Vereinigung der Komponenten erfolgt durch **Mischoperationen**. Diese sollen unter dem Einfluss turbulenter Bewegungen ein möglichst intensives gegenseitiges Durchdringen der Mischungspartner erreichen. Im Prinzip handelt es sich bei jedem Mischvorgang um einen Diffusionsprozess der Komponenten ineinander. Dementsprechend lässt sich die Mischkinetik bei einer gegebenen konstanten Bewegungsintensität mit dem Fickschen Diffusionsgesetz (s. Kap. 4, Abschn. 2.3.5 Gl. (37)) beschreiben. Der Diffusionskoeffizient D beinhaltet die Intensität der turbulenten Bewegung. Offensichtlich ist dies bei der Herstellung einer molekulardispersen Mischung zweier Flüssigkeiten, bei der für die Durchmischung bereits die thermisch bedingte turbulente Brownsche Molekularbewegung für eine Durchmischung ausreicht. In der Diffusionskonstante ist die absolute Temperatur enthalten. Bei mechanischen Zwangsmischungen, z. B. von Pulverpartikeln, müssen in die Diffusionskonstante die entsprechenden mechanischen Daten der Bewegung eingesetzt werden. Prinzipiell sind also alle Mischvorgänge wesensgleich.

3.1.1 Mischung als entropischer Prozess

Mit dem Fortschreiten eines Mischungszustandes erhöht sich die Zufälligkeit der Verteilung der Komponentenpartikeln. Der Mischprozess ist beendet, wenn der dem Zerteilungsgrad der Komponenten entsprechende höchste Unordnungszustand, d. h. die maximale Entropie, erreicht ist. Dementsprechend ist der Mischprozess auch als ein entropischer Prozess zu bezeichnen. **Ideale Mischungspartner** liegen vor, wenn die Komponenten sich in Form, Größe und ihren mechanischen Eigenschaften nicht unterscheiden und gegeneinander indifferent sind. In diesem Fall tritt bei der Durchmischung keine Enthalpieänderung auf (s. Kap. 4, Abschn. 2.3.3). Eine ideale Mischung folgt dem reinen Substitionsprinzip, bei dem der energetische Zustand der Materie nicht verändert wird, wenn die Partikeln der Mischungskomponenten in ihrer Lage gegeneinander ausgetauscht werden. Damit gelten die Gleichungen (23) und (24) aus Kap. 4, Abschn. 2.3.3. Die Komponenten streben grundsätzlich bei jeder Bewegung nach dem Zustand einer optimalen **Zufallsmischung**. Entmischungen können bei idealen Mischungspartnern mechanisch nicht ausgelöst werden.

In der Abb. **5.24** sind in **a** der vollständig getrennte Zustand, in **b** eine Zufallsmischung

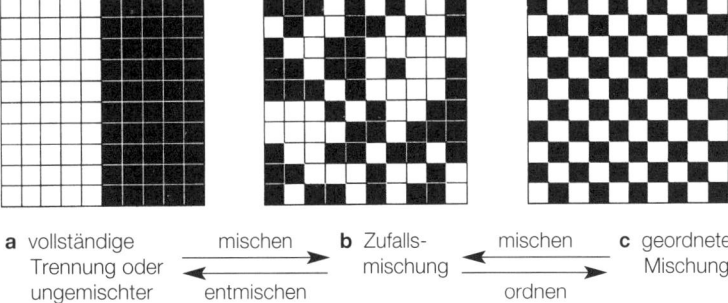

Abb. **5.24** Schematische Darstellung von Mischungszuständen.

a vollständige Trennung oder ungemischter Zustand

mischen ⟶ ⟵ entmischen

b Zufallsmischung

mischen ⟵ ⟶ ordnen

c geordnete Mischung

sowie in **c** eine idealisierte Mischung dargestellt. Die idealisierte Mischung **c** strebt wie die vollständige Trennung **a** aus Entropiegründen bei allen Bewegungen in Richtung Zufallsmischung.

Als homogen wird ein Zustand dann bezeichnet, wenn jede Teilmenge der Mischung die gleiche Zusammensetzung und den gleichen Aufbau hat. Es ist leicht einsichtig, dass danach die Aussage der Homogenität eng mit der Größe der betrachteten Teilmengen verknüpft ist. Homogenität und Mischungsgüte sind demnach keine absoluten, sondern relative Begriffe, die nur dann sinnvoll angewendet werden, wenn die Größe der betrachteten Teilmengen in einer sinnvollen Relation zu den technologischen Ansprüchen steht, die an die Mischung gestellt werden müssen.

3.1.2 Beurteilung der Mischungsgüte

Die Mischungsgüte bzw. die Homogenität einer wirkstoffhaltigen Pulvermischung lässt sich über die relative Standardabweichung $\sigma\%$ beschreiben, die angibt, wie stark der Gehalt des Wirkstoffes bei einer Aufteilung der Mischung in gleichgroße Teilmengen streut. Die Größe der Teilmengen der Mischung sollte der zur einzelnen Applikation gelangenden Pulvermenge entsprechen. Das bedeutet beispielsweise bei einer Pulvermischung, die für die Herstellung von Tabletten vorgesehen ist, sollten die Teilmengen der Pulvermenge entsprechen, die einzeln zur Applikation gelangt, d. h. zu einer Tablette komprimiert wird.

Die Standardabweichung, die der Wirkstoffverteilung in einem stochastischen (zufallsverteilten) Pulver entspricht, kann unter bestimmten vereinfachenden Annahmen mit Hilfe der Binomialverteilung berechnet werden. Unter der Voraussetzung, dass es sich um eine Zweikomponentenmischung handelt, Wirk- und Hilfsstoff die gleiche einheitliche Korngröße besitzen und kugelförmig sind, gilt für die Standardabweichung der stochastischen Verteilung:

$$\sigma_{S\,(abs)} = \sqrt{n \cdot p \cdot q} \qquad (9)$$

worin p den Wirkstoffanteil, q den Hilfsstoffanteil und n die Zahl der Partikeln je Teilmenge darstellen.

Die relative Standardabweichung für den Wirkstoff in der stochastischen Verteilung bezieht sich auf die Zahl der Wirkstoffpartikeln je Teilmenge. Sie ist

$$\sigma_{S\%} = 100 \cdot \frac{\sqrt{n \cdot p \cdot q}}{n \cdot p} = 100 \cdot \sqrt{\frac{q}{n \cdot p}} \qquad (10)$$

Bei kleinem Wirkstoffanteil lässt sich die Formel in einer Näherung zur Poissonverteilung vereinfachen (11 a) und unter Berücksichtigung der Partikelmasse des Wirkstoffes m und der Wirkstoffmasse G je Teilmenge (Dosierung) in die Johnson-Egermann-Gleichung (11 b) überführen.

Liegt kein Isokorn vor, so ist für m, die mittlere Partikelmasse $\overline{m}$, die für die Mischungsgüte repräsentativ ist, zu setzen.

Die Gl. (11) zeigt die wichtigsten Zusammenhänge:

$$\sigma_{S\%} = \frac{100}{\sqrt{p \cdot n}} \quad (11a); \quad \sigma_{S\%} = 100\sqrt{\frac{m}{G}} \quad (11b)$$

Damit die relative Standardabweichung der Wirkstoffdosierung selbst bei optimaler, d. h. stochastischer Mischung den Zulässigkeitsbereich nicht überschreitet, muss die Partikelmasse des Wirkstoffs umso kleiner sein, je niedriger der Wirkstoffgehalt und damit die Dosierung ist. Gl. (9) lässt daher eine Abschätzung zu, welche Wirkstoffpartikelgröße zur Einhaltung der Arzneibuchforderungen nicht überschritten werden darf.

Die vom Arzneibuch geforderte Stichprobenprüfung der Gleichförmigkeit des Gehaltes ist in Kap. 2, Abschn. 6.2 beschrieben. Ihr Ziel ist es sicherzustellen, dass Abweichungen des Einzelgehalts x_i vom Mittelwert μ, $|x_i - \mu|$ den Wert von 15 % höchstens ausnahmsweise überschreiten. Nach der 3σ Regel umfasst bei einer Normalverteilung der dreifache Wert der Standardabweichung (s. Kap. 2, Abschn. 2.4) praktisch alle – nämlich 99,7 % – der Einzelabweichungen. Unterstellt man also, dass eine Abweichung von 15 % in 0,3 % der Teilmengen der Grundgesamtheit die Grenze des Tolerierbaren darstellt, so ist damit die maximal zulässige relative Standardabweichung des Wirkstoffgehaltes auf 5 % festgelegt. Im allgemeinen werden für die Herstellung von Pulvermischungen Partikelgrößen der Mischungspartner angestrebt, die einer stochastischen Homogenität mit einer relativen Standardabweichung von 1–2 % entsprechen. So sind bei Dosierungen über 2 mg Partikelgrößen von $100\,\mu m$ durchaus noch tolerierbar. Bei Partikelgrößen von $200\,\mu m$ und größer sind allerdings selbst unter den idealen Bedingungen einer reinen Zufallsverteilung die Arzneibuchanforderungen nicht mehr erfüllbar.

Die Gl. (11) lässt sich vereinfachend aus der Gl. (10) ableiten: Ist eine Wirkstoffkonzentration im Verhältnis zur Hilfsstoffkonzentration sehr niedrig, dann gilt unter dieser Voraussetzung, dass für die Gleichförmigkeit der Dosierung nur die Wirkstoffdosierung entscheidend ist und nicht die Größe einer Tablette. So ist es bei einer Dosierung eines Wirkstoffes von 1 mg je Tablette belanglos, ob die Tablette nur ein Gewicht von 20 mg hat oder eine Brausetablette mit mehreren g darstellt.

Unvollständige Mischungen besitzen eine größere relative Standardabweichung als ideale stochastische Mischungen. Zur Beschreibung, wie weit sich in einem Pulver der Zustand der idealen stochastischen Mischung eingestellt hat, bedient man sich des **Mischungsindexes** I_m. Ebenso kann man die Frage stellen: Wie weit liegt in einem Pulver eine Trennung der Pulverkomponenten vor? Diese werden mit dem **Segregationsindex** beschrieben.

Es gibt die verschiedenartigsten Definitionen für den Mischungsindex und den Segregationsindex. Einleuchtend ist die Vorstellung, dass die relative Standardabweichung sich während der Zufallsmischung von einer Standardabweichung σ_0, die man ermitteln würde, wenn man das überschichtete, vollständig getrennte Pulver in Teilmengen unterteilt und analysiert, in Richtung zu der idealen Zufallsverteilung σ_r verändert. Bei kleinem Wirkstoffgehalt gilt näherungsweise:

$$\sigma_0 = \frac{100}{\sqrt{p}} \qquad (12)$$

Unter Berücksichtigung der Tatsache, dass der Mischungsprozess einer Kinetik erster Ordnung folgt, ist es zweckmäßig, die Logarithmen der Standardabweichungen in den entsprechenden Formeln einzusetzen. Der Mischungsindex I_m lässt sich dann entsprechend der Gl. (13) definieren:

$$I_m = \frac{\lg \sigma_0 - \lg \sigma}{\lg \sigma_0 - \lg \sigma_r} \qquad (13)$$

Entsprechend gilt für den Segregationsindex:

$$I_S = \frac{\lg \sigma - \lg \sigma_r}{\lg \sigma_0 - \lg \sigma_r} \qquad (14)$$

Entsprechend diesen Gleichungen ist der Mischungsindex 1 bei Vorliegen einer kompletten Zufallsmischung und der Segregationsindex 1 bei einer vollständigen Trennung der beiden Komponenten. Unvollständige Mischungen zeigen einen Mischungsindex zwischen 0 und 1.

Vereinfacht kann man aber auch als den Mischungsindex den Quotienten aus der relativen Standardabweichung $\sigma_\%$ der Mischung und der des idealen stochastischen Zustandes $\sigma_{r\%}$ bilden, wonach

$$I_m = \frac{\sigma_\%}{\sigma_{r\%}} \qquad (15)$$

Bei dieser Definition des Mischungsindex ist im vollständig gemischten Zustand der Mischungsindex 1, in unvollständigen Mischungen über 1.

3.1.3 Entmischungen

Entmischungserscheinungen können verschiedenartigsten Mechanismen folgen. Ihr Auftreten ist grundsätzlich dann zu erwarten, wenn beim Mischvorgang neben der Entropieänderung ein die Entropie überkompensierender positiver Enthalpieterm gegenübersteht (s. Kap. 4, Abschn. 3.1.2). Der Zustand der Materie in einem sich bewegenden Mischer ist mit dem einer gemeinsamen Schmelze zweier Substanzen, die unter der intensiven Turbulenz der thermischen Bewegung stehen, durchaus vergleichbar. Die Masse ist in einem Unordnungszustand, wobei die Partikeln einen ständigen Platzwechsel vollführen, aber im wesentlichen im Kontakt untereinander bleiben. Der Zustand entspricht dem einer amorphen Flüssigkeit. Verlangsamt man die Mischbewegung, nimmt die Intensität der turbulenten Bewegung ab – entsprechend der Abnahme der Brownschen Bewegung in einer Flüssigkeit bei einer Temperaturerniedrigung. Dabei kann unterhalb einer bestimmten Bewegungsintensität diese Überkompensation durch den mechanischen Energieeintrag nicht mehr ausgeglichen werden, so dass es wieder zu einer Trennung der Komponenten kommt. Entmischungen sind wesensgleich mit Phasentrennungen.

Es genügt z. B., dass die beiden Komponenten eine unterschiedliche ungünstige Partikelgrößenverteilung haben. Hierbei beobachtet man folgende Erscheinungen:

Ist eine der Komponenten im Verhältnis zu der anderen sehr feinkörnig, kann sie zwischen den größeren Partikeln der anderen Komponente hindurchrieseln und sich im unteren Teil des

Behältnisses anreichern. Damit wird der Schwerpunkt des Systems und somit auch die potentielle Energie des Systems erniedrigt. Gelegentlich bezeichnet man das sich so verhaltende Feinkorn als Schlupfkorn.

Besteht eine der Komponenten, die in einer geringen Menge in der Mischung vertreten ist, aus besonders großen Partikeln, oder enthält eine der Komponenten eine geringe Konzentration besonders großer Partikeln, so schwimmen diese Partikeln bei der Entmischung auf und reichern sich auf der Oberfläche der Masse an. (Grobe Steine wandern in jedem Acker an die Oberfläche und ebenso die gröberen Pellets beim Pelletieren im Pelletierteller).

Ist eine der beiden Komponenten ein sphärisches Isokorn, so bildet es leicht Ordnungszustände, deren Struktur durch Bravaisgitter (s. Kap. 4, Abschn. 2.2.1) beschrieben werden können. In der Regel verifizieren sich hier die dichtesten Kugelpackungen, die beiden energiegleichen Formen, hexagonal und kubisch-flächenzentriert. Diese bilden sich, bei langsamen Bewegungen rein zufällig, in Form kleiner Inseln (Keime). Die geordneten Bereiche vereinigen sich und sedimentieren infolge ihrer erhöhten Dichte unter Abbau der potentiellen Energie des Gesamtsystems nach unten. Je enger eine Partikelgrößenverteilung sphärischer Partikeln ist, um so größer ist die Gefahr von Entmischungserscheinungen dieser Art bei Zumischung einer Komponente, deren Partikelform oder auch deren Partikelgrößenverteilung nicht mit dieser übereinstimmt. Neigt eine Komponente zum Aufbau hoher Ordnungszustände, wird diese jede Fremdkomponente, die diesen Ordnungszustand stören könnte, nach oben aufzubauen, um den Zustand höchster Dichte aufzubauen und damit den tiefstmöglichen Schwerpunkt für das System zu ermöglichen.

Grundsätzlich sind daher als Mischungskomponenten Pulver von Vorteil, die selbst aufgrund ihrer breiteren lückenlosen Kornverteilung und evtl. auch einer leichten Anisometrie nur ein ungeordnetes (amorphes) Pulverbett bilden können. Ideal sind Mischungen, bei denen die Komponenten eine gemeinsame lückenlose Kornverteilung mit nur einem gemeinsamen Maximum aufbauen.

Schließlich besteht auch die Möglichkeit, dass eine der Komponenten während des Mischvorganges oder während der Lagerung zu einer Veränderung der Oberflächeneigenschaften z. B. durch Aufnahme von Sorptionswasser und damit

zu einer erhöhten Kohäsion neigt. Dadurch können sich sogar schon während des Mischprozesses verstärkt Agglomerate dieser Komponente ausbilden. Handelt es sich dabei um den Wirkstoff, wirkt sich dieser Prozess wie eine Wirkstoffpartikelvergrößerung aus. Damit verschlechtert sich während des Mischvorgangs die Standardabweichung des stochastischen Mischzustandes. Die Folge ist, dass die Mischgüte während der Mischung ein Maximum durchläuft.

3.1.4 Geordnete Mischungen

Aus den bisherigen Vorstellungen ist zu erwarten, dass auch Mischungszustände möglich sein müssen, die eine bessere Homogenität besitzen als die einer idealen Zufallsverteilung. Dies erfordert zwangsläufig einen geordneten Zustand, der dadurch ausgezeichnet ist, dass die beiden Mischungspartner bevorzugt alternierend auftreten. Dies könnte z. B. durch ungleiche und hohe elektrostatische Oberflächenladungen der beiden Komponenten erreicht werden. Dabei werden sich die Partikeln ein und derselben Komponente gegenseitig abstoßen. Dagegen ziehen sich Partikeln ungleicher Komponenten an (interaktive Mischung). Ein derartiger Effekt kann schon mit dem bloßen Auge in Mischbettionenaustauscherharzen beobachtet werden – insbesondere dann, wenn diese zur Erkennung ihres Ladungszustandes ungleich angefärbt sind. Sind die Ionenaustauscherharze frisch regeneriert und werden gemischt, so baut sich ein Ordnungszustand auf, der auffallend eine alternierende Folge der beiden Harze erkennen lässt.

Es wurde versucht, dieses Phänomen für die Arzneiformung zu nutzen. Geordnete Mischungen mit kleinerer Standardabweichung als die der reinen Zufallsverteilung lassen sich aber nur unter sehr extremen Voraussetzungen bilden und konnten bisher experimentell nicht eindeutig nachgewiesen werden:

- Die Partikeln sollten sphärisch sein.
- Die Partikelgrößenverteilung sollte so eng wie möglich sein – am besten sollte ein Isokorn vorliegen.
- Die beiden Mischungspartner müssten in einer vergleichbaren Konzentration vorkommen.
- Die Oberflächen der beiden Komponenten sollten die entsprechenden Anziehungs- und Abstoßungskräfte dauerhaft bereitstellen.

Die ersten beiden Bedingungen sind Grundvoraussetzungen für die geometrische Verifizierung einer geordneten Pulverpackung. Die dritte Bedingung gewährleistet erst einen hinreichend alternierenden Aufbau. Selbst wenn die übrigen drei Bedingungen erfüllt sind, ist bei einer niedrigen Wirkstoffkonzentration keine signifikante Erhöhung der Homogenität zu erwarten. Da aber gerade Mischungen mit niedrigen Arzneistoffkonzentrationen aus statistischen Gründen problematisch sind, dürften nur in speziellen Fällen Vorteile bei der Arzneiformung zu erwarten sein. Als Anziehungs- bzw. Abstoßungskräfte kommen wegen ihrer Fernwirkung nur elektrostatische Wechselwirkungen in Betracht. Vorzugsweise sollten diese – wie im Falle der Ionenaustauscherharze – durch in der Oberfläche platzierte Ionen verursacht werden, da derartige Ladungen im Gegensatz zur Reibungselektrizität dauerhaft sind.

3.1.5 Mechanismen des Mischprozesses

Beim Feststoffmischen sind drei Mechanismen simultan wirksam: die **Konvektion** besteht in einer relativen Lageverschiebung von Partikelgruppen gegeneinander. Die zunächst getrennt vorliegenden Komponenten werden stufenweise in kleinere Portionen aufgeteilt und vermengt. Durch **Diffusion** kommt es zu einer gegenseitigen Durchdringung dieser Partikelgruppen mit den Einzelteilchen der jeweils anderen Komponente. Voraussetzung für die Konvektion und Diffusion ist eine ausreichende **Scherung.** Bei kohäsiven Massen sind für das Zerteilen der Pulverklumpen in die Einzelteilchen höhere Scherkräfte erforderlich. Bei freifließenden Feststoffen genügt die Schwerkraft.

3.1.6 Volumenkontraktion beim Mischen

Häufig wird bei Modellvorstellungen zum Mischprozess von zwei Pulvern von monodispersen, kugelförmigen Partikeln ausgegangen. In Wahrheit liegen i. a. polydisperse, anisometrische Pulverpartikeln vor, die sich zusätzlich in ihrer mittleren Korngröße unterscheiden. Werden ein feinkörniges und ein grobkörniges Pulver gemischt, ist das Phänomen der Volumenkontraktion zu beobachten. Das resultierende Schüttvolumen (s. Kap. 14, Abschn. 2.1.4) der Mischung ist kleiner als die Summe der Einzelschüttvolumina der beiden Komponenten. Dies erklärt sich aus der Tatsache, dass die kleinen Partikeln die relativ ausgedehnten Hohlräume zwischen den großen Partikeln auffüllen und somit erst nach deren Besetzung zur Erhöhung des gemeinsamen Volumens der Mischung beitragen. Da Pulver i. a. volumendosiert werden, ist dieses Phänomen bei

der Abteilung zu Einzeldosen zu berücksichtigen.

Bedeutung besitzt die Volumenkontraktion z. B. bei der rezepturmäßigen Herstellung bzw. Füllung von Hartgelatinekapseln (s. Kap. 14, Abschn. 6.1). Die vorgegebene Masse an Arzneistoff wird mit Füllstoff auf das Volumen der zu füllenden Kapseln gebracht. Ohne Volumenkontrolle nach der Mischung von Arzneistoff und Füllstoff bleibt Volumenkontraktion unbeachtet. Dies würde zu Schwankungen bei der Volumendosierung führen, da das Gesamtvolumen an Pulvermischung für eine vollständige Befüllung nicht ausreicht. Zum Teil entstünden überdosierte Kapseln.

3.1.7 Mischgeräte

Entsprechend der Einleitung (Abschn. 3.1) sind Mischer Maschinen, die so konstruiert sind, dass sie im Gutbett eine Bewegung mit einem möglichst hohen Anteil an Turbulenz erzeugen. Diese ist dadurch charakterisiert, dass insbesondere benachbarte Partikeln Bewegungen in unterschiedliche Raumrichtungen und mit unterschiedlicher Geschwindigkeit ausführen, die das Erreichen einer zufälligen Lage aller Partikeln gegeneinander begünstigen. Dabei ist es in vielen Fällen wünschenswert, die kinetische Energie der Partikeln in Grenzen zu halten, um zu vermeiden, dass bei den naturgemäß unvermeidlichen Kollisionen, die bei dieser Bewegung auftreten, größere Energieumsätze stattfinden. Bei jedem unelastischen Stoß wird Energie freigesetzt, die zum Bruch oder anderen Partikelveränderungen führen kann.

Zum Feststoffmischen steht eine Vielzahl von Mischgeräten mit unterschiedlichen Konstruktionsprinzipien zur Verfügung; die in der pharmazeutischen Technologie üblichen lassen sich nach ihrer Scherwirkung in drei Gruppen einteilen:

Wälzmischer, für die auch andere Bezeichnungen gebräuchlich sind, z. B. Fall-, Trommel-, Rotationsmischer. Die Gutbewegung beruht vorwiegend auf der Rotation und dem Einfluss der Schwerkraft. Es handelt sich um schonend mischende, rotierende Hohlkörper mit unterschiedlicher geometrischer Form. Um Entmischungen zu verhindern, sollen die drei Raumachsen eine ähnliche Ausdehnung besitzen. Für eine gute Durchmischung ist weiterhin eine dreidimensionale Gutbewegung erwünscht. Sie wird durch schräggestellte Seitenwände erreicht, wie z. B. beim V-Mischer und beim Taumelmischer (s. Abb. **5.25**). In modernen Pharmabetrieben wer-

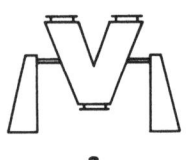
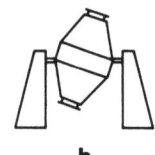
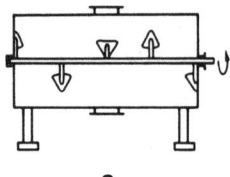

a   b   c

Abb. **5.25**   Rotationsmischer zum Mischen von Haufwerken.
a V-Mischer,
b Taumelnder Doppelkonusmischer,
c Pflugscharmischer.

den zunehmend Container- oder Fassmischer eingesetzt. Die Produktionscontainer sind so gestaltet, dass sie auch die Aufgabe eines Mischbehälters erfüllen. Diese Fässer werden in einen rhönradähnlichen Rahmen (Rhönradmischer) oder in einen Taumelantrieb (Taumelmischer) diagonal eingespannt. Die taumelnde Bewegung wird durch die Rotation des Fasses um die Diagonalachse erzeugt.

Diese Gruppe von Mischern ist vornehmlich für freifließende und wenig kohäsive Stoffe geeignet. Erfolgt die Agglomeratzerstörung durch Sieben einer Vormischung, dann können auch mit stark kohäsiven Wirkstoffen gute Resultate erzielt werden. Der Füllungsgrad ist mit maximal 30–40 % kleiner zu halten als bei den anderen Typen.

Der **Schüttelmischer** übt etwas stärkere Scherkräfte aus. Der austauschbare Mischbehälter wird von dem Mischgerät unter Schütteln in alle drei Raumrichtungen bewegt. Er ist für mäßig kohäsive Pulver noch geeignet.

Schermischer oder **Zwangsmischer** werden für stark kohäsive Güter eingesetzt. In den stillstehenden Behältern befinden sich rasch rotierende, verschieden geformte Mischwerkzeuge. Bei hoher Korngröße und guter Rieselfähigkeit sind sie weniger geeignet. Hohe Partikelbeschleunigungen können auch Entmischungen bewirken, zu starke Scherkräfte Partikelzerkleinerungen. Solche Veränderungen sind bei der Weiterverarbeitung zu beachten.

Der **Pflugscharmischer** besteht aus einem waagerecht liegenden Zylinder, in dem pflugscharähnliche Mischwerkzeuge rotieren (s. Abb. **5.25c**).

Ein anderes Gerät zur Einarbeitung von Flüssigkeiten ist der **Planeten-Mischkneter**. Ein Planetenmischarm, der sich auf einer Kreisbahn um die Hauptachse bewegt und dabei gegenläufig um die eigene Achse rotiert, taucht von oben in einen Mischbehälter ein. Er erzeugt ausgewogene Misch- und Kneteffekte. Auf der anderen Seite des Planetenmischraums läuft ein Abstreifer auf der Kreisbahn um die Hauptachse und wirft nach außen geschleudertes Mischgut wieder ins Zentrum zurück (s. Abb. **5.26a**). Zum Kneten zäher Massen werden **Z- oder Sigma-Kneter** verwendet. Sie besitzen trogartige, meist waagerecht liegende Behälter mit zwei ineinandergreifenden Z- oder S-förmigen Knetarmen. Sie entwickeln hohe Scherkräfte bei wenig Konvektion und zeichnen sich deshalb durch eine starke Knetwirkung aus. Ihr Mischeffekt ist dagegen weniger ausgeprägt.

Beim **Fluid- oder Intensivmischer**, auch Schnellmischer genannt, rotiert ein schnelllaufendes Rührwerkzeug am Boden des kesselförmigen Mischbehälters, welches das Mischgut praktisch fluidisiert. An der Behälterwand besitzt dieser Mischer einen rotierenden Zerhacker, der eine gute desagglomerierende Wirkung aufweist (s. Abb. **5.26b**). Diese Mischer werden wegen ihrer hohen Scherwirkung auch als **Mischgranulatoren** eingesetzt. Die Granulierflüssigkeit wird nach dem Mischen der Pulver zugegeben.

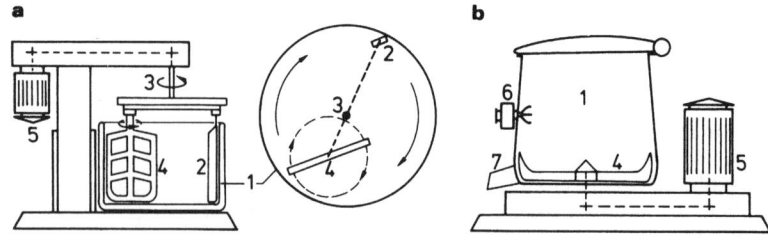

Abb. **5.26**   Planeten-Mischkneter (**a**) und Fluid- bzw. Intensivmischer (**b**) 1 Mischbehälter, 2 Abstreifer, 3 Zentralachse, 4 Rührwerkzeug, 5 Antrieb, 6 Zerhacker, 7 Bodenablass.

3.2 Rühren

In der pharmazeutischen Technologie finden die verschiedenartigsten Rührwerke Verwendung. Je nach Form des Rührers werden sie **Propeller-, Scheiben-, Blatt-, Balken- oder Gitterrührer** genannt. Ihre Umdrehungsgeschwindigkeit muss wegen der unterschiedlichen Konsistenz der Mischgüter regulierbar sein. Am wirkungsvollsten sind die schnell laufenden **Rotor-Stator-(Turbinen)Rührwerke** (s. Abb. **5.27**).

Diese Rührwerkzeugtypen sind nur für flüssige Systeme geeignet. Der äußere Teil des Rührkopfes ist der Stator mit seinen schlitzartigen Öffnungen. Im Inneren läuft ein genau eingepasster propellerartiger und gegen die Schlitze des Stators messerartig wirkender Rotor. Dieser propellerförmige Rotor saugt durch die Zulauföffnungen an der Oberseite des Rührkopfes das Mischgut an. Zwischen den Kanten des Rotors und dem Stator (seitliche Rührkopfwand) wird das Mischgut geschert, dispergiert und durch Schlitze im Stator aus dem Rührkopf herausgeschleudert. Solche schnell laufende Rotor-Stator-Mischer werden auch als Turbinenmischer bezeichnet.

Besonders intensive Mischoperationen, bei denen gleichzeitig signifikante Zerkleinerungen der Einzelpartikeln der zu durchmischenden Komponenten stattfinden, werden als **Homogenisierung** bezeichnet. Die Operation der Homogenisierung wird demnach gelegentlich bei Feststoff-Feststoffmischungen vor der Granulierung, aber auch bei kolloiden Arzneiformen

angewendet. Hierzu gehört auch die Behandlung eines Salbenansatzes mit einem Ultraturrax oder einer kolloiden Lamellarphase bzw. einer multilamellaren Vesikeldispersion zum Zwecke der Gewinnung unilamellarer Vesikel mit Ultraschall (s. a. Hochdruckhomogenisation, Kap. 15, Abschn. 3.1).

4 Wasseraufbereitung

Wasser ist bei der Herstellung von Arzneimitteln, von Wirkstoffen und von Hilfsstoffen der mengenmäßig wichtigste Hilfsstoff. Darüber hinaus ist Wasser bei der Reinigung von Behältnissen, von Produktions- und Abfüllanlagen sowie von Produktionsräumen unentbehrlich.

Die Qualitätsanforderungen an Wasser sind den verschiedenen Einsatzzwecken angepasst und in Monographien des Arzneibuchs bzw. entsprechenden Spezifikationen festgelegt. Für die Herstellung der verschiedenen Wasserqualitäten gibt es geeignete Wasseraufbereitungsanlagen. Wasser kann eine Reihe von Verunreinigungen enthalten (s. Tab. **5.9**). An Wasser für pharmazeutische Zwecke werden besonders hohe Anforderungen gestellt. Es wird aus Trinkwasser hergestellt.

4.1 Trinkwasser

Die Trinkwasserqualität wird durch die Trinkwasserverordnung (TV) geregelt. Für den Einsatz im pharmazeutischen Bereich sind besonders die mikrobiologischen Parameter von Bedeutung. Trinkwasser muss frei von Krankheitserregern einschließlich *Escherichia coli* sein (s. Tab. **5.10**).

Die Koloniezahl belegt lediglich den momentanen Zustand im Zeitpunkt der Probenentnahme

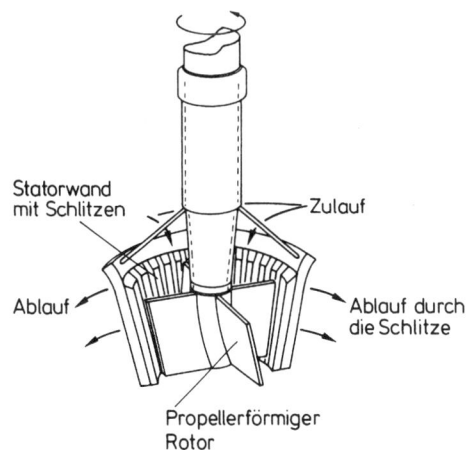

Abb. **5.27** Beispiel eines Rührkopfes mit schnelllaufendem Rotor-Stator-(Turbinen)Rührwerk.

Statorwand mit Schlitzen
Zulauf
Ablauf
Ablauf durch die Schlitze
Propellerförmiger Rotor

Tabelle **5.9** Verunreinigungen des Ausgangsstoffes Wasser.

Lösliche Verunreinigungen
1. Mineralsalze
2. Organische Verbindungen aus dem Stoffwechsel und abgestorbenem Zellmaterial von Organismen
3. Gase (z. B. CO_2)

Partikuläre Verunreinigungen
1. Partikeln aus anorganischem Material
2. Partikeln aus organischem Material
   – abgestorbenes Zellmaterial
   – vermehrungsfähige Organismen

Tabelle **5.10**   Die mikrobiologischen Anforderungen für Trinkwasser.

Parameter	Trinkwasserverordnung
Krankheitserreger	n. n.
E. coli (fäkale Coliforme)	in 100 ml n. n.
Coliforme	in 100 ml n. n.
Koloniezahl (KBE) bei 37 °C bei 22 °C	$\leq$ 100/ml $\leq$ 100/ml

n. n.	nicht nachweisbar
E. coli	Escherichia coli
KBE	Anzahl der Kolonie-bildenden Einheiten

und unter der Voraussetzung, dass die Probe sofort untersucht wurde. Längere Verweilzeiten zwischen Entnahme und Prüfung verfälschen durch weiteres Wachstum das Ergebnis. Der Einfluss von Mikroorganismen auf das Trinkwasser kann auch durch Desinfektionsmaßnahmen, z. B. mit Chlor oder mit Ozon, verfälscht werden. Die Desinfektionsmaßnahmen führen zwar zu einer Verminderung der Keimzahl, lassen jedoch eine ganze Reihe von Stoffwechselprodukten, die ein Arzneimittel beeinträchtigen können, unbeeinflusst, z. B. Toxine, Pyrogene oder Enzyme. Besonders bei Lagerung von Wasser jeglicher Qualität ist im Kontakt mit Luft und bei Temperaturen zwischen 25 und 38 °C mit einer raschen Keimvermehrung zu rechnen. Die Bezeichnung „Keime" wird gleichbedeutend mit vermehrungsfähigen Mikroorganismen mit Ausnahme von Viren gebraucht. Zu erwähnen bleibt, dass sich einige im Trinkwassernetz vermehrende Bakterien, z. B. Caulobacter- und Seliberia-Arten, bisher nicht züchten lassen. Sie sind somit auf den gebräuchlichen Nährmedien zur Keimzahl-Bestimmung nicht nachzuweisen. Die Überwachung der Keimzahl (KBE/ml = **K**olonie-**b**ildende **E**inheiten pro ml) gehört bei allen Wasserspezifikationen zu den wichtigsten Anforderungen.

4.2 Wasser für pharmazeutische Zwecke

Das Arzneibuch unterscheidet folgende Wasserqualitäten:

■ **Gereinigtes Wasser, Aqua purificata.** Es wird aus Trinkwasser durch Destillation oder nach einer anderen geeigneten Methode, z. B. mit Hilfe von Ionenaustauscher-Verfahren gewonnen. Mikrobiologische Reinheitskriterien

werden bisher vom Arzneibuch nicht gefordert.

■ **Wasser für Injektionszwecke, Aqua ad iniectabilia.** Die Herstellung erfolgt aus Trinkwasser oder gereinigtem Wasser durch Destillation. Das resultierende Produkt muss frei von Pyrogenen sein.
Das Arzneibuch unterscheidet zwischen dem Wasser für Injektionszwecke in Großgebinden (Bulk-Produkt), das so gelagert werden soll, dass es zu keiner Keimvermehrung kommt, und dem im Abgabebehältnis sterilisierten Wasser für Injektionszwecke, das steril sein muss und bei Mengen über 15 ml keine nachweisbaren Pyrogene enthalten darf.

■ **Wasser zur Verdünnung konzentrierter Hämodialyselösungen.** Grundsätzlich soll hierzu frisch destilliertes Wasser eingesetzt werden. Steht dieses nicht zur Verfügung, so kann im Ausnahmefall ersatzweise gereinigtes Wasser benutzt werden, wenn dieses die mikrobiologischen Forderungen an Trinkwasser erfüllt. Besonderes Augenmerk ist dabei auf den Pyrogengehalt zu richten. In Notfällen, wenn die vorgenannten Wasserqualität nicht zur Verfügung stehen, kann auch Trinkwasser verwendet werden, wenn dieses frei von Chlor bzw. Ozon ist.
Die eingeschränkte oder fehlende renale Exkretion bei Hämodialysepatienten ist der Grund für die grundsätzliche Forderung nach Verwendung von destilliertem Wasser. Die in Hämodialyselösungen vorhandenen Ionen können leicht ins Blut übergehen und wegen der problematischen Exkretion ernste Nebenwirkungen hervorrufen, z. B. durch Aluminium sogar Encephalopathie, Osteomalazie, Anämie oder Alzheimer Krankheit.

4.3 Anlagen zur Wasseraufbereitung

Einen Überblick über die Verfahren zur Gewinnung von Wasser für pharmazeutische Zwecke gibt Abb. **5.28**.

Je nach seiner Herkunft besitzt Trinkwasser unterschiedliche Härtegrade, die in dH (deutsche Härtegrade) angegeben werden. Für die Härte des Wassers sind die gelösten Erdalkalien verantwortlich, meist Ca^{2+}- und Mg^{2+}-Ionen, wobei zusätzlich zwischen Carbonat-Ionen, CO_3^{2-} und HCO_3^- und Nichtcarbonat-Ionen, SO_4^{2-} und NO_3^- unterschieden wird. Bei der Carbonathärte entspricht ein deutscher Härtegrad einer Konzentration von 1 Teil CaO in 100 000 Teilen

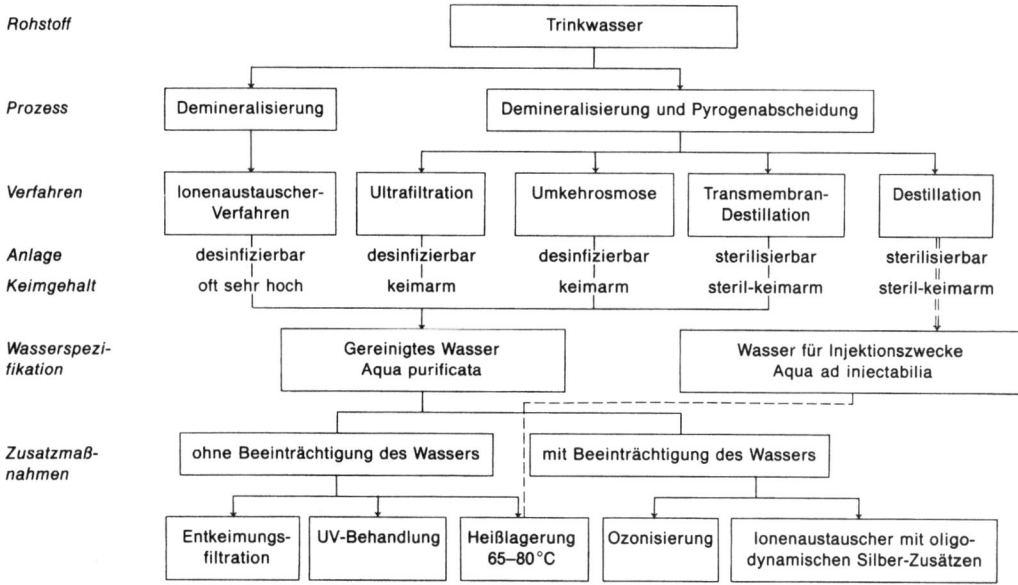

Abb. **5.28** Verfahren zur Gewinnung von Wasser für pharmazeutische Zwecke.

Wasser. Bei der Gesamthärte wird die Summe der Calcium- und Magnesium-Salze berücksichtigt.

$1°$ Gesamthärte = 10 mg CaO/l bzw. 7,19 mg MgO/l

Die Härtegrade werden neuerdings auch in Millimol (mmol) angegeben. 1 mmol bedeutet, dass in 1 l Wasser 1 Millimol des betreffenden Stoffes enthalten ist. Zur Umrechnung auf mmol werden die Härtegrade durch 5,6 dividiert.

Durch Entfernen der härtebildenden Ionen kann Trinkwasser enthärtet werden. Für pharmazeutische Einsatzzwecke müssen alle Salze bzw. alle Ionen, auch Eisen, Mangan, Aluminium etc., durch geeignete Demineralisierungsverfahren aus dem Trinkwasser entfernt werden. Das so aufbereitete Wasser wird als

- E-Wasser (entmineralisiertes Wasser) bzw.
- VE-Wasser (vollentsalztes Wasser)

bezeichnet.

4.3.1 Anlagen zur Enthärtung und Demineralisierung von Wasser

Für die **Ionenaustauscher-Verfahren** macht man sich die Tatsache zu nutze, dass unlösliche Polysäuren und Polybasen, die Ionenaustauscher, entsprechende Gegenionen an sich binden und damit immobilisieren können. Als Ionenaustauscher finden mit Vorzug körnchenförmige, quervernetzte Polymerisate Verwendung, die entweder saure Gruppen wie z. B. Carboxylgruppen oder Sulfonsäuregruppen oder basische Gruppen tragen. Das Grundgerüst geht oft auf ein mit Divinylbenzol quervernetztes Polystyrol zurück. Der Quervernetzungsgrad ist so eingestellt, dass die sphärischen Partikeln eine gewisse Quellbarkeit aufweisen. Die Polysäure hat Kationenaustauschereigenschaften, während die Polybasen den Anionenaustauscher darstellen. Ein Ionenaustausch kann nur stattfinden, wenn die Austauschergruppen geladen sind. Bei Carboxylgruppen ist daher ein zu niedriger pH-Wert zu vermeiden. Die Salzbildung sowohl der Säuren als auch der Basen folgt dem Massenwirkungsgesetz. Dementsprechend erfolgt die Bindung der Gegenionen nach ihrer Art und Konzentration. Der Kationenaustauscher lässt sich demzufolge mit konzentrierten Säuren regenerieren, d. h. in die saure Form zurückführen. Nach Auswaschen mit reinem, möglichst ionenarmen Wasser ist er gebrauchsfertig. In entsprechender Weise lässt sich der Anionenaustauscher mit konzentrierten Basen – vorzugsweise Natronlauge – regenerieren und anschließend auswaschen. .

Enthärtung mit Hilfe von Ionenaustauschern.
Aufgrund der Tatsache, dass der Ionenaustausch dem Massenwirkungsgesetz folgt, ist es möglich, Kationenaustauscherharze mit Hilfe einer konzentrierten Kochsalzlösung mit Natriumionen zu beladen. Lässt man Rohwasser über einen so vorbehandelten Austauscher laufen, wird das Natrium mit Vorzug gegen alle Ionen, die mit dem Harz weniger dissoziierende Salze bilden, ausgetauscht. Die Säule entzieht somit dem Rohwasser alle mehrwertigen Kationen und damit auch die Härtebildner Calcium- und Magnesiumionen. Auf diese Weise lässt sich eine nahezu vollständige Enthärtung des Wassers erreichen. Für technische Zwecke ist ein derartiges Wasser nur begrenzt verwendbar, da es zu einer erhöhten Korrosionsgefahr führt. Aus diesem Grund wird in technischen Wasserenthärtungsanlagen dem enthärteten Wasser eine bestimmte Menge Rohwasser zugemischt, um optimale Härtegrade einzustellen.

Vollentsalzung bzw. Demineralsierung von Wasser. Für die Demineralisierung ist zwischen dem Getrenntbett- und dem Mischbettverfahren zu unterscheiden. Bei beiden Verfahren werden die Austauscherharze in Säulen eingeschlämmt, die im Allgemeinen von oben nach unten von dem zu entsalzenden Wasser durchlaufen werden.

Bei dem **Getrenntbettverfahren** passiert das Rohwasser zunächst den Kationenaustauscher. Die Kationen der im Rohwasser gelösten Salze werden nach dem Massenwirkungsgesetz an den Austauscher gebunden und dafür Wasserstoffionen freigesetzt. Diese Freisetzung verschiebt den pH-Wert des Wassers in den sauren Bereich und verhindert den vollständigen Austausch. Der erniedrigte pH-Wert bewirkt aber auch gleichzeitig die Freisetzung von Kohlensäure, die durch entsprechende Entgasungsvorrichtungen entfernt werden kann. Danach passiert das von den Kationen weitgehend befreite saure Rohwasser den Anionenaustauscher, der sich in entsprechender Weise mit den Anionen belädt. Der Austausch der Anionen gegen Hydroxylionen führt wieder zu einer Anhebung des pH-Wertes. Aufgrund der restlichen Kationen, die den Kationenaustauscher passiert haben, führt der Anionenaustausch nunmehr zu einem alkalischen Wasser. Das alkalische Milieu verhindert allerdings auch den vollständigen Anionenaustausch. Grundsätzlich wäre auch eine umgekehrte Passage möglich, doch besteht die Gefahr, dass schwerlösliche Hydroxide ausfallen, wenn das Rohwasser erst den Anionenaustauscher passiert. Das aus einer einfachen Getrenntbettanlage resultierende

Wasser ist schwach alkalisch und noch mit einer geringen Salzkonzentration verunreinigt. Zur weiteren Reinigung kann man noch weitere Austauschersäulen nachschalten, wobei zunächst eine Kationenaustauschersäule und anschließend eine Anionenaustauschersäule, gegebenenfalls auch noch weitere Säulenpaare folgen. Mit jedem weiteren Säulenpaar nimmt die Restionenkonzentration weiter ab und gleicht sich der pH-Wert demzufolge immer weiter an den Neutralpunkt pH 7 an.

In einer **Mischbettsäule** liegen Kationen- und Anionenaustauscherharze gleichmäßig miteinander vermischt vor. Dabei kommen die unterschiedlichen Ladungszustände bei den regenerierten Harzen der Mischoperation entgegen. In Mischbettsäulen laufen Anionen- und Kationenaustausch unmittelbar nacheinander bzw. nebeneinander ab. Extreme pH-Werte werden vermieden und die Folge davon ist, dass das aus Mischbettsäulen erhaltene Wasser einen sehr niedrigen Ionengehalt aufweist. Deshalb kann die Messung der Leitfähigkeit, die sich mit relativ einfachen elektronischen Messeinrichtungen erfassen lässt, zur Bestimmung der Wasserqualität herangezogen werden. Die Leitfähigkeit von Mischbett-Ionenaustauscherwasser ist allgemein kleiner als 1 μS (Mikro-Siemens), d. h. der spezifische Widerstand liegt über 1 M$\Omega \cdot$ cm.

Die Regeneration eines Mischbett-Ionenaustauschers ist etwas kompliziert, da dies ohne Trennung der beiden Ionenaustauschersorten nicht möglich ist. Die Anionenaustauscherpartikeln weisen im Gegensatz zu den Kationenaustauscherpartikeln eine erheblich geringere Dichte auf. Deshalb können sie in durchströmendem Wasser durch Aufwirbeln leicht in zwei farblich gut unterscheidbare Schichten getrennt werden. Die schweren Kationenaustauscherpartikeln bilden hierbei die untere Schicht. Anschließend können die beiden Harze beide für sich optimal regeneriert und schließlich zur erneuten Verwendung wieder vermischt werden.

Ein moderneres Verfahren ist die Regeneration von Mischbettsäulen durch **Elektro-Entionisierung** (electrical ion exchange, ELIX, bzw. continuous electrode deionization, CDI). Hierbei werden die an das Harz gebundenen Anionen und Kationen nach Anlegen eines elektrischen Feldes permanent durch ionenselektive Membranen entfernt.

Das makromolekulare Ionenaustauscher-Material und die während des Prozesses daran festgehaltenen organischen Verunreinigungen können zu einer raschen Verkeimung der Anlage und einer dadurch bedingten erheblichen mikrobiellen Kontamination des demineralisierten Prozesswassers führen. Besonders empfindlich reagieren Anionenaustauscher auf mikrobiellen Befall. Mikroorganismen können nämlich aus den Anionenaustauschern Amine freisetzen, die sich dann durch ihren charakteristischen Geruch bemerkbar machen. Bei den kontinuierlich betriebenen Anlagen lässt sich beim häufigen Rückspülen und Regenerieren infolge der hohen Turbulenz die Keimzahl zwar drastisch vermindern, jedoch das Problem des Keimgehaltes keineswegs zufriedenstellend lösen. Hierzu sind weitere Eingriffe, vor allem durch geeignete Desinfektionsmaßnahmen, erforderlich. Dabei werden Hypochlorite, Wasserstoffperoxid, Peressigsäure und neuerdings auch oligodynamisch wirkende Silberzusätze eingesetzt. Durch diese Maßnahmen können jedoch weitere Nachteile heraufbeschworen werden, nämlich das Anfallen von hierbei entstehenden Nebenprodukten im entsalzten Wasser. Diese Nachteile haben in jüngster Zeit zu einem Anlagenkonzept geführt, das ganz auf den Einsatz von Ionenaustauschern verzichtet. Nach vorausgegangener Enthärtung durch Konditionieren mit Säure wird eine Entsalzung über ein bis zwei nachgeschaltete Umkehrosmose-Anlagen vorgenommen.

4.3.2 Wasserreinigung mit Hilfe von Membranen

Die **Umkehrosmose** bzw. **Reversosmose** (RO) setzt sich zögernd für die Herstellung gereinigten Wassers im Pharmabereich durch. In anderen Bereichen der chemischen Technologie, wie z. B. bei der Herstellung kosmetischer Präparate, ist sie weitaus gebräuchlicher. In den USA wird sie sogar als Alternativmethode für die Herstellung von Wasser für Injektionszwecke herangezogen.

Beim Osmosevorgang sind reines Wasser und eine wässrige Lösung durch eine semipermeable Membran getrennt. Durch diese Membran kann lediglich Wasser entsprechend seinem eigenen Konzentrationsgradienten in die Lösung diffundieren. Für die Moleküle der gelösten Substanz ist die Membran dagegen unpassierbar. Ist der Lösungsraum geschlossen, so entsteht in ihm durch das eindiffundierende Wasser ein ansteigender Druck. Die Wasserdiffusion kommt dann zum Stillstand, wenn der Druck auf den osmotischen Druck der Lösung angewachsen ist. Erhöht man den Druck über der Lösung über diesen Betrag, so findet eine Rückdiffusion des Wassers in den Reinwasserraum unter gleichzeitiger Konzentrie-

rung der Lösung statt. Der Prozess kommt zum Stillstand, wenn der mit der Konzentrierung angestiegene osmotische Druck der Lösung den hydrostatischen Druck auf der Lösungsseite der Membran erreicht hat. Auf diesem Prinzip beruhen die Umkehrosmoseanlagen.

Zur Reinigung von Rohwasser (Trinkwasser) wird dieses mit einem Druck, der höher ist als der osmotische Druck des betreffenden Rohwassers, über eine semipermeable Membran geleitet. Dabei tritt Wasser über die im allgemeinen aus Celluloseacetat oder Polyamiden bestehende Membran in den Reinwasserraum. Die Membranen sind als Membranfasermodule ausgebildet, in denen sich zur Vergrößerung der Oberfläche viele feine Hohlfasern mit einem Durchmesser von 0,2 mm parallelgeschaltet befinden. Der Permeatfluss, der vom Arbeitsdruck, der Strömungsgeschwindigkeit ($1–2 \ m \cdot s^{-1}$) sowie von der Temperatur abhängig ist, wird mit $1 \ l \cdot m^{-2} \cdot h^{-1}$ angegeben. Der Abscheidungsprozess von gelösten anorganischen Substanzen ist von der Wertigkeit der Ionen abhängig. Einwertige Ionen werden zu 80–90 %, polyvalente zu 90–99 % abgeschieden. Auch organische Materialien und selbstverständlich partikuläre Verunreinigungen werden zurückgehalten.

Das konzentrierte Rohwasser wird verworfen. Aufgrund der Tatsache, dass Niederschläge, die infolge der Konzentrierung auftreten könnten, wegen der Verstopfungsgefahr des Filters unbedingt vermieden werden müssen, kann die Konzentrierung nur über einen kleinen Bereich betrieben werden. Wenn auch das Verfahren relativ wenig Energie erfordert und im Gegensatz zum Ionenaustauscher-Verfahren keine Chemikalien eingesetzt werden, ist doch der Wasserdurchsatz im Vergleich zur Ausbeute relativ hoch. Leistungsfähige Anlagen lassen sich auf kleinem Raum erstellen. Die Gefahr der Vermehrung durch Kontamination in die Anlage eingebrachter Keime ist erheblich geringer als bei den Ionenaustauscher-Verfahren. Dennoch sollte die Anlage von Zeit zu Zeit desinfiziert werden.

Bei der **Transmembran-Destillation** wird das Wasser zunächst verdampft und durch eine hydrophobe Membran mit einem Porendurchmesser von 0,3 bis 1,0 μm mit einem Druck von $2,5–3,0 \cdot 10^5$ Pa gepresst. Das Verfahren verbindet die Vorteile der Destillation mit denen der Membranfiltration.

Bei der **Ultrafiltration** lassen sich die asymmetrischen Ultrafilter (s. Verbundfilter Abschn. 2.5.2), auch Molekularfilter genannt, ebenfalls zur Eliminierung von Pyrogenen aus Wasser und anderen pharmazeutischen Ausgangsstoffen einsetzen. Sie haben vieles mit den Umkehrosmose-Membranen gemeinsam. Sie sind ebenfalls nicht sterilisierbar, sondern müssen desinfiziert werden. Bei richtiger Wartung der Anlage resultiert jedoch ein keimarmes und pyrogenfreies Produkt. Von Vorteil gegenüber der Umkehrosmose ist, dass der erforderliche Betriebsdruck je nach Anlage im Bereich von $1,4 \cdot 10^5$ bis $3,4 \cdot 10^5$ Pa liegt, d. h. er stimmt praktisch mit dem bei der Entkeimungsfiltration überein.

4.3.3 Anlagen zur Destillation von Wasser

Diese Anlagen dienen in der Pharmazie vor allem zur Gewinnung von Wasser für Injektionszwecke. Das Arzneibuch erlaubt für diesen Zweck bisher nur die Destillation.

Destillationsanlage. Wasser für Injektionszwecke kann durch Destillation von Trinkwasser oder von gereinigtem Wasser gewonnen werden.

Bei jeder Destillation entsteht grundsätzlich durch den Siedevorgang ein Aerosol, in dem alle Bestandteile des Ausgangsmaterials enthalten sind. Dies bezieht sich auch auf die praktisch nichtflüchtigen Bestandteile des Rohwassers wie z. B. Salze, makromolekulare Verbindungen wie Proteine und dergleichen. Selbst kleine suspendierte Partikeln, also auch abgetötete oder nicht abgetötete Keime, können im Dampfraum als Aerosolpartikeln nachgewiesen werden.

Wird das aufgefangene Kondensat erneut destilliert, so verringert sich der durch den Aerosolübergang auftretende Verunreinigungsgrad. Aus diesem Grund werden für die Herstellung von Augentropfen und Iniektabilia Bidestillationsanlagen empfohlen. Sie sind allerdings nicht vorgeschrieben.

Das Aerosol folgt dem Dampfstrom und kann durch entsprechende Schikanen, wie in den Dampfraum eingebrachte Füllkörper, Glockenböden oder dergleichen, wirksam abgesondert werden.

In Abb. **5.29** ist eine einfache Apparatur zur Herstellung von destilliertem Wasser guter Qualität wiedergegeben, deren Dampfraum mit einer kurzen Füllkörpersäule versehen ist.

Sowohl das an den Füllkörpern niedergeschlagene Aerosol als auch zurücklaufendes Kondensat müssen von den übergehenden Dämpfen passiert werden. Dabei kommt es zu einem Energieaustausch, der die Wahrscheinlichkeit des Über-

gangs von reinem Wasser zuungunsten aller höher siedenden Bestandteile des Rohwassers entscheidend erhöht. Ebenso werden Aerosoltröpfchen beim Passieren des Kondensats abgefangen. Ein entsprechender Vorgang spielt sich bei der Destillation durch eine Glockenbodenkolonne ab. In Abb. **5.30** ist eine derartige Kolonne schematisch wiedergegeben.

Der Dampfraum dieser Kolonne ist durch Böden unterteilt, wobei der jeweils unter einem Boden liegende Raum mit dem darüber liegenden durch in die Böden eingearbeitete Röhren verbunden ist. Die Röhren münden nach oben in glockenförmige Hauben, deren unterer Rand sich dicht über dem jeweiligen Boden befindet. Von den aufsteigenden Dämpfen wird beim Betrieb im oberen Teil der Kolonne ein Teil kondensiert.

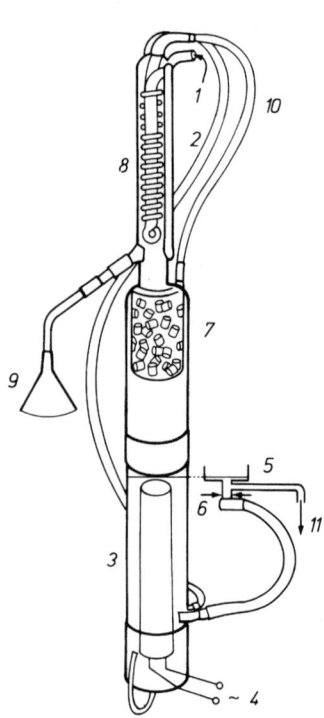

Abb. **5.29**   Labor-Wasserdestilliergerät. Kühlwasserzulauf **1**, der Kühlwasserablauf **2** ist gleichzeitig der Zulauf für das vorgewärmte Speisewasser des unteren Verdampfer-Kolbens **3**, der mittels Quarzheizer **4** beheizt wird. Ein Niveaureglergefäß **5** mit Lichtschranke **6** sorgt für den erforderlichen Speisewasserstand und einen geregelten Zulauf. Der mit Raschigringen beschickte obere Verdampferkolben **7** verhindert das Übergehen von nicht verdampftem Wasser. Kühler **8** mit Destillatablauf **9** und Entgasungsöffnung **10**. Speisewasserablauf **11** (Muldestor, Wagner & Munz, München).

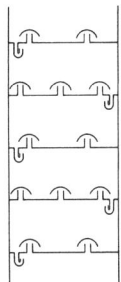

Abb. **5.30** Glockenbodenkolonne (schematisch).

Das Kondensat füllt die einzelnen Böden bis über die Glockenränder. Durch die Art der Konstruktion ist der aufsteigende Dampf gezwungen, am unteren Rand aus den Glocken auszutreten und damit das Kondensat zu passieren. Dabei kommt es an jedem Boden zu einem Energieaustausch zwischen Dampf und Kondensat. Der Dampf wird demnach um so reiner in seiner Zusammensetzung sein, je größer die Zahl der Böden ist, die von ihm passiert wurden. Wegen ihrer relativ einfachen Konstruktion lässt sich die Glockenbodenkolonne gut normieren. Aufgrund dieser Tatsache wird die Trennleistung und damit die Qualität von Destillationsanlagen durch die Zahl der theoretischen Böden gekennzeichnet, die der Zahl der Böden einer Glockenbodenkolonne gleicher Trennleistung entspricht.

Aufgrund des wiederholten Energieaustausches zwischen Kondensat und aufströmendem Dampf

sind die Destillationen über Füllkörper und über Glockenbodenkolonnen durchaus geeignet, Destillate zu liefern, welche die Qualität von nicht nur einem Bidestillat, sondern darüber hinaus von Vielfachdestillaten erreichen.

Da die einfache Destillation, das klassische Verfahren für die Gewinnung von Wasser für Injektionszwecke, hohe Energiemengen benötigt (2255 kJ/kg bzw. 0,626 kW/kg), wird es hauptsächlich nur noch im Labor eingesetzt. Im technischen Bereich werden vorzugsweise moderne, energiesparende Konstruktionen verwendet, wie z. B. das

- Thermokompressions-Verfahren,
- Zyclodest-Verfahren oder
- Thermojet-Verfahren.

Bei einer **Thermokompressionsanlage** (s. Abb. **5.31a**) wird das über einen Wärmetauscher **1** bei einem Druck von $2 \cdot 10^5$ bis $3 \cdot 10^5$ Pa (2–3 bar) zugeführte Speisewasser in dieser Anlage zunächst verdampft **2**, der Dampf anschließend unter Temperaturerhöhung von 105 °C auf 120 °C in einem mechanischen Kompressor **3** verdichtet und als Heizmedium wieder in der Verdampferstufe **2** eingesetzt. Während weiteres Speisewasser auf diese Weise verdampft, kondensiert der Dampf zu Destillat, das wiederum über den Wärmetauscher bei etwa 30 °C abgeleitet wird. Alle dampf- und destillatberührenden Teile der Anlage bestehen aus Edelstahl und der Kompressor aus Bronze. Sie können dampfsterilisiert werden. Der Energiebedarf dieser Anlage beträgt ca. 0,03 kW/kg Destillat.

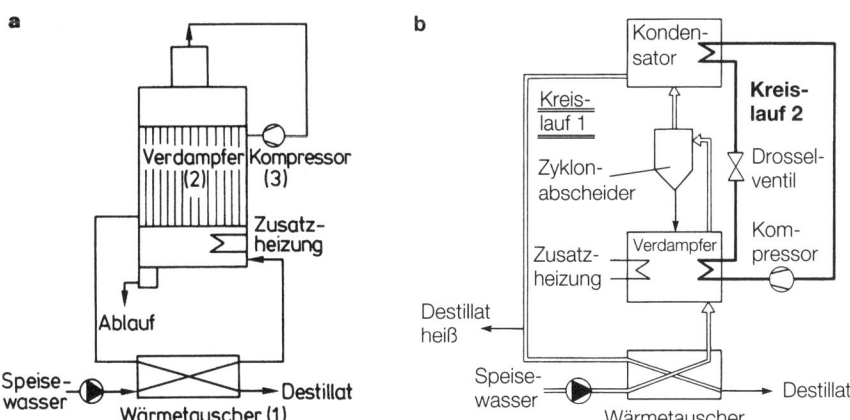

Abb. **5.31** Funktionsschema einer Thermokompressionsanlage (**a**) und des Zyclodest-Verfahrens (**b**) zur Wasseraufbereitung nach der Zweikreismethode.

Bei dem hier stellvertretend für alle energiesparenden Methoden abgehandelten **Zyclodest-Verfahren** (s. Abb. **5.31b**) geht es in erster Linie darum, die Qualität des Destillates noch weiter zu verbessern. Dies wurde erreicht, indem der Destillatkreislauf so konstruiert wurde, dass er nicht mehr mit dem einzigen beweglichen Teil dieser Apparatur, dem Kompressor, in Berührung kommt. Die Anlage arbeitet mit zwei völlig getrennten Kreisläufen. Im ersten Kreislauf wird das Speisewasser nach Vorwärmung im Wärmetauscher durch das ablaufende Destillat bei Überdruck und ca. 135 °C im Verdampfer verdampft. Der Dampf wird anschließend im Zyklonabscheider von mitgerissenen Wassertröpfchen oder Keimen gereinigt und danach im Kondensator als Destillat abgeschieden. Dieses kann unter Überdruck wahlweise heiß oder kalt entnommen werden. Außerdem wurde der Energiebedarf abgesenkt und eine vorteilhafte Energiebilanz durch den getrennten zweiten Kreislauf mit dem Kompressor (Wärmepumpe) erreicht. Das Wasser wird hierbei mit Hilfe der im Kondensator freiwerdenden Wärme verdampft, anschließend verdichtet und schließlich der Heizstufe zugeführt. In dieser kondensiert der Dampf gegen verdampfendes Speisewasser, und das Kondensat wird über ein Drosselventil in den Kreislauf zurückgeführt. Der Energiebedarf dieser Anlage beträgt bei Kaltablauf ca. 0,03 kW/kg. Dies entspricht etwa 1/20 der zur konventionellen Destillation erforderlichen Energiemenge. Beim Thermojet-Verfahren erfolgt die Dampfverdichtung durch eine Düse.

4.3.4 Entfernung organischer Verunreinigungen

Zur Verwendung von Reinstwasser für die Spurenanalytik, die enzymatische Analytik oder die Biotechnologie werden meist Wasseraufbereitungsverfahren wie Umkehrosmose und Ionenaustauschverfahren kombiniert. Es verbleiben dabei in dem gereinigten Wasser noch organische Verunreinigungen. Diese können durch das Verfahren der **Photooxidation** entfernt werden. Dazu wird mit Hg-Niederdrucklampen UV-Strahlung zwischen 100–400 nm erzeugt. Hochreines Quarzglas ist durchlässig für UV-Strahlung von 185 nm, die im behandelten Wasser Sauerstoff in Ozon umwandelt. Daraus werden mit H_2O bei 254 nm Hydroxylradikale erzeugt, die organisches Material völlig zu CO_2 und H_2O oxidieren. Mit dem Verfahren gelingt es, den Anteil an organischen Verunreinigungen (total organic carbon, **TOC**; entsprechend den oxidier-

baren Substanzen in vielen Arzneibüchern), auf unter 3 ppb (parts per billion = Milliardstel) zu senken.

4.3.5 Zusätzliche Maßnahmen zur Verminderung der Keimzahl

Die Anlagen zur Aufbereitung von Trinkwasser zu einem bestimmten pharmazeutisch nutzbaren Wasser sind stets nur Bestandteil eines Versorgungssystems, zu dem vor allem auch Lagerbehältnisse und Versorgungsleitungen gehören. Alle Teile dieses Systems leisten ihren Beitrag zur Qualität des Wassers. Die Lagerbehältnisse sollten aus Edelstahl und sterilisierbar sein. Grundsätzlich unterscheidet man zwischen

- Heißlagerung bei 65 bis 80 °C und
- Kaltlagerung (bei Raumtemperatur).

Bei der Heißlagerung kann die Wasserqualität über mehrere Tage gehalten werden. In der Regel werden dabei alle vegetativen Keime und die meisten Viren abgetötet. Mesophile Sporen werden an der Auskeimung gehindert, jedoch nicht abgetötet. Gelegentlich vorkommende thermophile Sporenbildner können sich bei 65 bis 70 °C noch vermehren, sie können durch Keimzahlkontrollen bei Bebrütungstemperaturen von 55 °C ermittelt werden. Durch nachgeschaltete Entkeimungsfilter lassen sie sich eliminieren. Die Kaltlagerung ist bei destilliertem Wasser nur dann bis zu einem Arbeitstag möglich, wenn Lagerbehältnisse und Versorgungsleitungen dampfsterilisierbar sind. Nicht verbrauchte Vorräte sind zu verwerfen.

Entkeimungsfilter (s. Abschn. 2.5 und 5.1.2) erfüllen nur dann ihren Zweck, wenn sie in geeigneten Abständen sterilisiert werden. Bei der Herstellung von destilliertem Wasser sind sie täglich zu sterilisieren, während sie zur Herstellung von gereinigtem Wasser auch desinfiziert werden können. Geschieht das nicht rechtzeitig, wachsen die Filter zu oder die Keime durchwachsen die Filter und gelangen auf die Sterilseite. Bei Inbetriebnahme einer z. B. über das Wochenende abgestellten Anlage kommt es zu einem „Durchblaseffekt", bei dem ebenfalls Keime oder deren Stoffwechselprodukte auf die Sterilseite gelangen können.

Vielfach werden UV-Reaktoren zur UV-Behandlung und Verbesserung der Wasserqualität in Versorgungssystemen für gereinigtes Wasser installiert. Dabei werden je nach Strahlungsleistung und Kontaktzeit 90 bis 95% der vorhandenen Keime abgetötet. In der Regel lässt sich jedoch kein steriles Wasser erzielen. Neben resistenten Formen ist besonders auf temporär geschädigte Keimarten infolge von Reparaturmechanismen bei der Erfassung der Keimzahl (KBE = *K*olonie-bildende *E*inheiten pro ml) zu achten. UV-Reaktoren werden außerdem zur Inaktivierung von Ozon in gereinigtem Wasser eingesetzt.

5 Sterilität und Sterilisation

Bestimmte Arzneimittel, z. B. Parenteralia und Ophthalmika, dürfen nur in steriler Form abgegeben werden.

> Die Sterilität ist als absoluter Begriff zu verstehen und bedeutet ein Freisein von vermehrungsfähigen Keimen.

Bisher verlangen alle Arzneibücher eine Prüfung auf Sterilität, wenn diese in einer Monographie oder allgemeinverbindlich vorgeschrieben ist. Wie bei allen analytischen Methoden sind auch der Prüfung auf Sterilität Grenzen gesetzt. Sie liegen vor allem in der selektionierenden Wirkung der benutzten Nährmedien, der Bebrütungstemperatur und -zeit. Es gibt kein Universalmedium, auf dem alle Mikroorganismen anwachsen. Eine weitere Einschränkung ist durch die Größe der zu prüfenden Stichprobe gegeben. Statistisch lässt sich unter diesen Bedingungen eine mikrobielle Kontamination einer Produktionscharge nur dann nachweisen, wenn sie breit gestreut ist. In Anbetracht dieser Tatsache wird heute auf die ständige Überwachung des gesamten Produktionsablaufes in Form von Inprozess-Kontrollen größerer Wert gelegt als auf die Sterilitätsprüfung selbst. Sterilität lässt sich nicht in ein Produkt hineinprüfen, sie muss vielmehr von Anfang an in die Produktion eingeplant werden.

Nach dem Stand der wissenschaftlichen Erkenntnis ist eine Kontaminationsrate (Sterility Assurance Level, **SAL**) bei sterilisierten Produkten von 10^{-6} zu akzeptieren. Das bedeutet, dass von 1 Million Einheiten, z. B. Ampullen, ein Behältnis kontaminiert sein kann. In der Praxis dürfte dieser Anteil, z. B. durch Haarrisse in Ampullen bedingt, oft noch höher sein. Bei aseptischen Zubereitungen ist eine Kontaminationsrate von 10^{-3} in Diskussion. Diese liegt bei der Sterilitätsprüfung im Bereich von 10^{-2} und unterstreicht die Schwierigkeiten hinsichtlich der Aussagekraft einer solchen Methode.

5.1 Sterilisationsverfahren

5.1.1 Definitionen und Grundlagen

> Die Sterilisation hat die Abtötung *aller* in einem Gut vorhandener Mikroorganismen sowie die Inaktivierung aller anwesenden Viren zum Ziel.

Das Gut wird durch ein Behältnis oder durch eine geeignete Verpackung, z. B. Ampulle, Injektionsflasche, Sterilisierpapier usw., vor einer Rekontamination nach der Behandlung geschützt. Als Standard- oder Referenzverfahren wird vom Arzneibuch eine Behandlung bei 121 °C bei $2 \cdot 10^{5}$ Pa über 15 min im Autoklaven genannt. Andere Kombinationen von Temperatur und Zeit können gewählt oder mit Hilfe der D- und F-Werte berechnet werden. Ihre ausreichende Wirksamkeit muss jedoch nachgewiesen werden. Dies setzt voraus, dass an jeder Stelle des Gutes diese Bedingungen eingehalten werden. Die kritischste Stelle der Autoklavenbeschickung ist der Kältepunkt. Dieser ist meist geräteabhängig und wird vor allem durch die Dampfverteilung beim Einströmen beeinflusst. Weiterhin wird er durch die Art der Beladung beeinträchtigt, die zu einer Behinderung der Dampfverteilung durch verbleibende Luftpolster führen kann (s. Abschn.

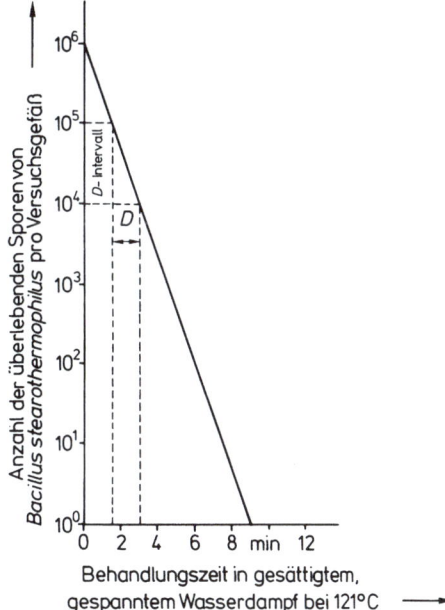

Abb. **5.32** Die Überlebenskurve für Sporen von *Geobacillus stearotophilus* in gesättigtem Wasserdampf bei 121 °C ($D_{121 °C}$ = 1,5 min) (aus Wallhäußer, 1988).

5.1.2). Das Standardverfahren bietet eine höhere Sicherheit als die geforderte Überlebenswahrscheinlichkeit von 10^{-6} und wird deshalb auch als overkill-Verfahren bezeichnet.

Bei kalkuliertem Verfahren ist die **Effektivität** F eines Sterilisationsverfahrens diejenige Zeit bzw. diejenige Dosis bei einer Strahlensterilisation, die erforderlich ist, um die Kontaminationsrate eines mit einem bestimmten Keim kontaminierten Produktes unter die maximal tolerierbare Kontaminationsrate abzusenken. Sie hängt stets von einer Reihe von Faktoren ab, vor allem von der mikrobiologischen Ausgangslage, d. h. von den vorhandenen Keimarten und deren Menge. Bei der Herstellung von Parenteralia wird ganz allgemein erwartet, dass die Keimzahl in der zu sterilisierenden Lösung 10^2 Keime pro ml nicht überschreitet. Von diesen 10^2 Keimen pro ml sind in der Regel weniger als 10 % Sporenbildner, die anderen 90 % werden bereits bei Temperaturen über 80 °C abgetötet. Die als Indikatorsporen bei der Autoklavensterilisation und zur Berechnung der Effektivität des Sterilisationsverfahrens bzw. des F-Wertes eingesetzten Sporen von *Geobacillus stearothermophilus* (vormals *B. stearothermophilus*) gehören mit einem $D_{121\,°C}$-Wert von 1,5 bis 4 min zu den widerstandsfähigsten. Normalerweise sind im Sterilisiergut mesophile Sporen enthalten, z. B. von *Bacillus atrophaeus* (vormals *B. subtilis*), die weniger widerstandsfähig sind und nach Tab. **5.11** einen $D_{121\,°C}$-Wert von nur 0,5 min haben.

Unter dem **D-Wert,** dem Dezimalreduktions- oder Destruktionswert, versteht man die Zeit bzw. Dosis, die erforderlich ist, um die Ausgangskeimzahl für einen bestimmten Mikroorganismus in einem bestimmten Funktionszustand unter genau festgelegten Verfahrensbedingungen um eine Zehnerpotenz, d. h. auf 10 %, herabzusetzen.

Die verfahrensspezifischen D-Werte lassen sich aus Tabellen (s. Tab. **5.11, 5.12** und **5.13**) oder aus experimentell ermittelten Überlebenskurven (s. Abb. **5.32**) entnehmen. Für die Sporen von *Geobacillus stearothermophilus* beträgt der D-Wert $D_{121\,°C}$ ca. 1,5 min. Der Index 121 °C weist auf die Objekttemperatur von 121 °C unter dem Einfluss von gesättigtem Wasserdampf hin.

Ganz allgemein gilt für die Effektivität F eines Sterilisationsverfahrens Gl. (16).

$$F = n \cdot D \tag{16}$$

Hierbei charakterisiert n die jeweilige **mikrobiologische Ausgangsbelastung** (bioburden), d. h.

Tabelle **5.11**   *D*- und *z*-Werte für einige sporenbildende Bakterienarten unter dem Einfluss von gesättigtem, gespanntem Dampf. Die *z*-Werte geben die Temperaturdifferenz an, bei der sich der *D*-Wert um den Faktor 10 verändert. Sie stellen also neben dem *D*-Wert eine weitere spezifische Maßzahl für die Empfindlichkeit eines bestimmten Keimes dar.

Mikroorganismus (Sporen)	*D*-Wert (min) bei 115 °C	*D*-Wert (min) bei 121 °C	*z*-Wert (°C)
Geobacillus stearothermophilus (vormals *B. stearothermophilus*)	10–24	1,5–4,0 (1,5)	6–7
Bacillus atrophaeus (vormals *B. subtilis*)	2,2	0,4–0,7 (0,5)	8–13
Clostridium sporogenes	2,8–3,6	0,8–1,4	12
Clostridium botulinum		0,2	10

die vorhandene Keimzahl im Gut, unter Berücksichtigung des angestrebten Endzustandes, z. B. einer Kontaminationsrate von 10^{-6}. Sind beispielsweise in einer zu sterilisierenden Ampulle mit 10 ml Füllung maximal 10^2 Keime pro ml, d. h. 10^3 Keime pro Ampulle vorhanden, errechnet sich n aus der Differenz der dekadischen Logarithmen dieses Wertes und der angestrebten Kontaminationsrate:

$$\log 10^3 - \log 10^{-6} = 3 + 6 = 9.$$

In diesem beispielhaften Fall soll also die Keimzahl um mindestens neun Zehnerpotenzen vermindert werden. Der Begriff Keimzahl sagt jedoch nichts über die Empfindlichkeit der jeweils vorhandenen Mikroorganismen gegen das gewählte Verfahren aus. Diese wiederum wird aber entscheidend von der vorliegenden Keimart und dem jeweiligen Funktionszustand der vorhandenen Keime beeinflusst. So sind beispielsweise die Dauerformen bzw. Sporen wesentlich widerstandsfähiger als die vegetativen Zellen. Deshalb wird bei der Berechnung der Effektivität zweckmäßigerweise von dem D-Wert eines verhältnismäßig widerstandsfähigen Keimes, in der Regel dessen Sporen, ausgegangen. Dies sind die Sporen von *Geobacillus stearothermophilus*.

Setzt man die Werte für n und D in Gl. (16) ein, ergibt sich

$$F = n \cdot D_{121\,°C} = 9 \cdot 1,5 \text{ min} = 13,5 \text{ min.}$$

Die Sterilisationszeit bei 121 °C in gesättigtem Wasserdampf ist in diesem Fall 13,5 min.

Das Arzneibuch verlangt bei dem diesbezüglichen Standardverfahren 15 min Sterilisationszeit, so dass zu dem errechneten F-Wert für die Sporen von *Geobacillus stearothermophilus* von 13,5 min noch eine weitere kleine Sicherheitsmarge dazukommt. Werden der F-Wert von 15 min und ein $D_{121°C}$-Wert von 0,5 min für *Bacillus atrophaeus* (vormals *B. subtilis*) eingesetzt, ergibt sich $n = 30$, d. h. eine Verminderung der Keimzahl um dreißig Zehnerpotenzen. Normalerweise wird von Sterilisationsverfahren eine Reduktionsquote von nur zehn Zehnerpotenzen erwartet (overkill-Verfahren). Dafür würde schon ein F-Wert von 5 min ausreichen. Mit Hilfe von Prozesssteuerungsgeräten und Rechnern lässt sich der integrierte F-Wert ständig verfolgen und die Sterilisationszeit optimieren. Solchen Gegebenheiten wird bei den kalkulierten Sterilisationsverfahren Rechnung getragen, während bei den Äquivalenzverfahren, die wegen Thermolabilität des zu sterilisierenden Gutes bei niedrigerer Temperatur arbeiten, die gleiche Effektivität beibehalten wird, wozu lediglich andere Temperatur-Zeit-Relationen verhelfen (s. S. 144). Die kalkulierten Verfahren erlauben eine flexiblere Handhabung der Sterilisationsverfahren. Die eingesetzten Verfahren werden mehr auf die Erfordernisse abgestimmt, so dass unter Schonung des Gutes eine höchstmögliche Sicherheit erzielt wird. Dabei wird zweifellos der Hersteller von Arzneimitteln mehr gefordert, denn bei ihm liegt nun die Beweislast; er muss in einem Validierungsverfahren die Eignung der gewählten Methode darlegen.

5.1.2 Die Sterilisationsverfahren der Pharmakopöen

Das Arzneibuch führt folgende Sterilisationsverfahren auf:

- Dampfsterilisation (Erhitzen im Autoklaven),
- Sterilisation durch trockene Hitze,
- Gassterilisation,
- Strahlensterilisation,
- Filtration durch bakterienzurückhaltende Filter.

Die Auswahl eines geeigneten Sterilisationsverfahrens richtet sich in erster Linie nach dem zu sterilisierenden Gut. Dabei ist zunächst zwischen

- thermostabilen und
- thermolabilen Produkten

zu unterscheiden.

Bei den thermostabilen Produkten werden vor allem wässrige Lösungen mit gespanntem Dampf

sterilisiert. Bei Pulvern ist das nicht möglich; sie können jedoch, sofern sie ausreichend thermostabil sind, mit Heißluft sterilisiert werden. Eine Behandlung von Pulvern mit Ethylenoxid ist oft problematisch, da bei diesen Verfahren das Gas und die Feuchte (Wasserdampf) in das Pulver eindringen müssen, was meistens nur unvollkommen geschieht. Einige Pulver, so auch Talkum, Enzympulver u. a., lassen sich mit ionisierenden Strahlen behandeln. Hinsichtlich der Effektivität und der erzielten Sicherheit rangieren die Hitzesterilisationsverfahren vor allen anderen Methoden und sind nach dem Arzneibuch zu verwenden, sofern dies möglich ist.

Das gesamte Temperaturprogramm aller thermischen Sterilisationsverfahren lässt sich in die folgenden Perioden unterteilen:

1 Die Anheizzeit, d. i. diejenige Zeit, die verstreicht, bis der Autoklavenraum die Sterilisationstemperatur erreicht hat.

2 Die Ausgleichzeit, d. i. diejenige Zeit, die nach Abschluss der Anheizzeit verstreicht, bis das Gut die Sterilisationstemperatur angenommen hat.

3 Die Sterilisationszeit, d. i. diejenige Zeit, während der das Sterilisationsgut die Solltemperatur des betreffenden Sterilisationsverfahrens hat.

4 Die Abkühlzeit, d. i. diejenige Zeit, die nach Beendigung der Sterilisationszeit verstreicht, bis das Gut die Raumtemperatur wieder erreicht hat.

Dampfsterilisation

Bei der Sterilisation mit gesättigtem gespanntem Wasserdampf wird die Tatsache ausgenutzt, dass die molare Verdampfungsenthalpie des Wassers mit 40,66 kJ · mol^{-1} ($\triangleq$ 9,71 kcal · mol^{-1}) um etwa den Faktor 500 größer ist als die molare Wärmekapazität. Die Bedingungen der Dampfsterilisationsverfahren sind daher so ausgelegt, dass Druck und Temperatur jeweils Punkten der Siedekurve des Dampfdruckdiagramms des Wassers entsprechen. Gleichzeitig werden durch die Anwesenheit des Wasserdampfes insbesondere bei der erhöhten Temperatur der Sterilisation erleichterte Abtötungen der Keime wegen der Begünstigung hydrolytischer Eiweißdenaturierungen erzielt.

Beim Erhitzen von Wasser in einem geschlossenen Gefäß erhöhen sich Wasser- und Dampftemperatur auf über 100 °C, und der Dampfdruck steigt an. Wasser von 100 °C hat einen Dampf-druck von 1 bar ($\triangleq 1 \cdot 10^5$ Pa oder genauer 1013 mbar), der bei einer Dampftemperatur im Autoklaven von 121 °C auf 2 bar ($\triangleq 2 \cdot 10^5$ Pa) ansteigt. Gesättigter Dampf entsteht stets dann, wenn ausreichend Wasser zur Verfügung steht, um den vorhandenen Raum, z. B. den Beschi-ckungsraum eines Autoklaven, mit Dampf zu versorgen. Die vorher im Raum und im Sterili-siergut vorhandene Luft muss jedoch zunächst durch Verdrängungsströmung oder fraktionierte Evakuierung beseitigt werden. Nach dem Dal-tonschen Gesetz entspricht der herrschende Ge-samtdruck der Summe der Partialdampfdrücke. Bei Dampf-Luft-Gemischen liegt die Temperatur bei 2 bar ($\triangleq 2 \cdot 10^5$ Pa) deshalb niedriger. Wird die Temperatur vorgegeben, so ist der sich ein-stellende Totaldruck zu hoch. Auch die Luft im Kopfraum, z. B. von Infusionsflaschen, mindert die Effektivität.

Besteht das Sterilisationsgut aus geschlossenen Behältnissen, wie Ampullen, Vials oder Infu-sionsflaschen, so ist auf das sich im Inneren der Behältnisse während der Sterilisation einstel-lende Milieu zu achten. Wässrige Lösungen füh-ren auch im Inneren der Behältnisse zu einer Wasserverdampfung und damit zu einer Druck-erhöhung. Bei gleicher Temperatur des Gutes und des Autoklavenraums stellt sich im All-gemeinen eine – wenn auch geringe – Druckdif-ferenz ein, die sich aus der Dampfdruckerniedri-gung der Lösung im Inneren und der Erhöhung des Totaldruckes infolge der über der Lösung befindlichen Luft ergibt. Die Wärmeübertragung im Gasraum der Behältnisse ist zwangsläufig schlechter als im Gasraum des Autoklaven, da Druck und Temperatur nicht auf der Siedekurve liegen. Die Bedingungen der Sterilisation im In-neren der Lösungen werden jedoch durch die im Vergleich zum Wasserdampf hohe Dichte des Wassers begünstigt. Aus dieser ergeben sich eine hohe Wärmeleitfähigkeit und ein hohes hydro-lytisches Potential.

Aus den vorstehenden Überlegungen ergibt sich auch, dass in geschlossenen Gefäßen abgefüllte wasserfreie Güter nicht mit diesem Verfahren sterilisiert werden können. Ebenso ist dieses Ver-fahren für Güter ungeeignet, die sich im Kontakt mit Wasserdampf irreversibel verändern.

Der im Autoklaven herrschende Druck schützt die mit wässrigen Lösungen gefüllten Ampullen oder Infusionsflaschen vor dem Bersten. Dem-entsprechend ist nach der Sterilisation in der Ab-kühlphase dafür Sorge zu tragen, dass mit der

fallenden Temperatur des Autoklaven der Über-druck im Inneren der Gefäße nicht allzu groß wird. Nach Möglichkeit ist die dem Gut vor-laufende Abkühlung des Autoklaven durch Ap-plikation eines entsprechenden Stützdruckpro-gramms auszugleichen. Der Autoklav darf erst geöffnet werden, wenn die Abkühlung des Gutes so weit vorangeschritten ist, dass die Behältnisse nur einen geringfügig vom Normaldruck abwei-chenden Druck aufweisen.

Geräte. Autoklaven sind Druckgefäße, bei denen der Druckkessel, der das Sterilisiergut aufnimmt, mit einem Deckel dicht verschließbar ist. Bei den einfachsten Geräten wird der Dampf direkt im Behälter erzeugt, so dass der untere Teil zur Wasseraufnahme dient. Weitere unverzichtbare Bestandteile sind ein Sicherheitsventil, das vor Überdruck schützt, ein Strömungsventil zur Luft-entfernung, eine Wasserstandsanzeige sowie Ma-nometer und Thermometer als Kontrollinstru-mente.

Moderne Geräte werden heute mit Regel- und Messeinrichtungen geliefert, die es sogar gestat-ten, mit Thermofühlern unmittelbar im Gut den Prozess nach der kältesten Stelle im Gut zu steu-ern. Sollen poröse Materialien, z. B. Verband-stoffe, Arbeitskleidung u. a., sterilisiert werden, so muss mit einem Vorvakuum-Verfahren bzw. mit fraktionierter Evakuierung gearbeitet wer-den, um störende Luftmengen aus dem Sterili-siergut zu beseitigen.

Bioindikatoren. Das Arzneibuch nennt Bezugs-keime, die zugleich auch als Bioindikatoren zur Validierung des gewählten Verfahrens eingesetzt werden. Jeder Bezugskeim hat verfahrensspezifi-sche Kenndaten, die normalerweise für den Funktionszustand der Sporen angegeben wer-den. Für die Dampfsterilisation schreibt das Arzneibuch die Benutzung von Sporen von *Geo-bacillus stearothermophilus* mit einem D-Wert größer als 1,5 min vor. Jede Indikatorcharge ist durch Erhitzen im Ölbad bei 121 °C zu validie-ren. Der Umschlagbereich sollte dabei zwischen $3 \cdot D$ ($= 4,5$ min) und $10 \cdot D$ ($= 15$ min) liegen. Das heißt, nach einem Erhitzen bei 121 °C dürfen nach 4,5 min noch überlebende Sporen nachweis-bar sein, jedoch nicht mehr nach einer Behand-lungszeit von 15 min.

Die Sporen von *Geobacillus stearothermophilus* werden als Bioindikatoren in standardisierter Nährlösung suspendiert. Nach Zusatz von Brom-kresolpurpur als pH-Indikator wird die Suspen-sion in Ampullen abgefüllt und zugeschmolzen. Diese Bioindikatoren werden mit einer zu sterilisierenden Charge in den Sterilisator gegeben, und zwar möglichst im Kältepunkt deponiert. Nach dem Autoklavieren werden die Bioindikatoren bebrütet. Waren die Sterilisationsbedingungen nicht ausreichend, vermehren sich die noch lebenden Sporen. Dabei wird die Nährlösung sauer, und der pH-Indikator schlägt entsprechend um.

Sichtindikatoren. Sie stehen meistens als Klebestreifen zur Verfügung und werden am Sterilisiergut befestigt. Durch Hitzeeinfluss kommt es zu einem Indikatorumschlag, der lediglich anzeigt, dass das Gut behandelt wurde, jedoch keine Aussage über die Effektivität des Verfahrens erlaubt.

Sterilisation durch trockene Hitze

Dieses Verfahren eignet sich zur Sterilisation von Metallgeräten, Behältnissen aus Glas zur Aufnahme von aseptisch hergestellten Sterilprodukten, pulverförmigen hitzestabilen Ausgangsstoffen, z. B. Talkum, Bolus alba, sowie Paraffin und Glycerol. Im Vergleich zu Dampf sind zur Abtötung von Sporen erheblich höhere Temperaturen und, je nach dem gewählten Verfahren, oft auch längere Zeiten erforderlich (s. Tab. **5.12**).

Dies hängt mit dem schlechteren Wärmeübergang unter diesen Bedingungen zusammen. Die geringe Wärmeübertragung von trockener Luft macht man sich u. a. bei der Sauna zunutze, bei der verhältnismäßig hohe Temperaturen angewandt werden.

Geräte:

1. Heißluftsterilisationsschränke mit Sterilluft-Umwälzung zur Sterilisation von Rohstoffen, Geräten und Behältnissen. Die Arbeitstemperatur beträgt 160 bis 180 °C.

2. Kontinuierlich arbeitende Heißluftsterilisationstunnels zur Sterilisation von Leerampullen und leeren Injektionsflaschen
   - mit konventioneller Heizung und Temperaturen zwischen 240 bis 320 °C, sowie
   - nach dem Laminar-flow-Heißluftprinzip bei Temperaturen von 240 bis 320 °C.

Die Standardbedingungen nach dem Arzneibuch sind:

bei mindestens 160 °C   mindestens 2 h lang

Andere validierte Temperatur-Zeit-Kombinationen können eingesetzt werden. Wichtig ist jedoch

Tabelle **5.12**   D-Werte und z-Werte für einige Sporen unter dem Einfluss von trockener Hitze.

Organismus (Sporen von)	D-Wert (s) bei 160 °C	180 °C	200 °C	240 °C	z-Wert (°C)
Bacillus atrophaeus (vormals B. subtilis)	100	30	1		18–23
Geobacillus stearothermophilus	20	10	1		14–24
Clostridium sporogenes	120	10	1		18–33

auch hierbei, dass eine ausreichende Luftbewegung zur Sicherstellung der Wärmeübertragung gewährleistet ist und störende Kaltluftpolster im Sterilisiergut vermieden werden. Berechnung der Effektivität des Verfahrens erfolgt nach Gl. (16) (s. Abschn. 5.1.1).

Als Bioindikator dienen nach dem Arzneibuch die Sporen von *Bacillus atrophaeus* (vormals *B. subtilis*) *var. niger.* Für die Heißluftsterilisation bei 180 °C, einer Ausgangskeimzahl 10^6 Keime pro Objekt und einer Kontaminationswahrscheinlichkeit von 10^{-6}, d. h. $n = 12$, und einem D-Wert von 0,5 min errechnet sich eine Effektivität von 6 min.

$$F = n \cdot D_{180\,°C}$$
$$F = 12 \cdot 0,5 = 6 \text{ min}$$

Das Standardverfahren nennt hier 30 min. Doch auch dabei rechnet die eigentliche Sterilisierzeit erst von dem Augenblick an, zu dem an jedem Punkt des Gutes eine Temperatur von 180 °C (Sterilisierzeit oder Haltezeit) erreicht wird. Lange Anheizzeiten können jedoch, wie bei der Sterilisation im Autoklaven, in die Effektivität einbezogen werden.

Bioindikatoren. *Bacillus atrophaeus* (vormals *B. subtilis*) *var. niger.* Die USP nennt für 160 ± 5 °C einen D-Wert von 5 bis 10 min sowie eine Überlebenszeit von mindestens 3,9 min und eine Abtötungszeit von nicht mehr als 19 min. Der Umschlagsbereich soll zwischen 3 D und 10 D liegen.

Sichtindikatoren dienen lediglich der Behandlungskontrolle.

Sterilisation mit Gasen

Die Sterilisation von Arzneimitteln mit Ethylenoxid (EO) ist aus toxikologischen Gründen nicht mehr erlaubt. Die Sterilisation von Kunststoff-Einweggeräten mit Ethylenoxid ist nur noch aufgrund einer von der Kommission der Europäischen Gemeinschaft erlassenen Regelung für eine Übergangsfrist erlaubt.

Auch Formaldehyd wird nur verwendet, wenn es sich nicht umgehen lässt. Stattdessen setzen sich zunehmend Wasserstoffperoxid und Peressigsäure durch, die sich nach ihrer Einwirkung relativ schnell zu Wasser bzw. zu Essigsäure zersetzen und somit unschädlich sind.

Als Bioindikatoren werden Sporen von *Bacillus atrophaeus* für Ethylenoxid und Formaldehyd, sowie Sporen von *Geobacillus stearothermophilus* für Wasserstoffperoxid und Peressigsäure verwendet.

Strahlensterilisation

Dieses Verfahren wird vom Arzneibuch angeführt. In der Bundesrepublik Deutschland ist die Strahlensterilisation unter den in der „Verordnung über radioaktive oder mit ionisierenden Strahlen behandelte Arneimittel" vom Januar 1987 aufgeführten Voraussetzungen erlaubt. Hiernach müssen Arzneimittel im Hinblick auf die Sterilisation mit ionisierenden Strahlen zugelassen werden. Die Zulassung wird in der Regel nur erteilt, wenn der beabsichtigte Zweck mit keinem anderen Sterilisationsverfahren erreicht wird und nachgewiesen wird, dass durch die Behandlung mit ionisierenden Strahlen keine toxischen Abbauprodukte entstehen. Einer solchen Zulassung bedarf es nicht, wenn es sich um medizinische Einmalartikel, um Implantate, sofern sie ausschließlich aus metallischen oder keramischen Werkstoffen bestehen, um Verbandstoffe, um chirurgisches Nahtmaterial und um Diagnostika handelt.

In unseren europäischen Nachbarstaaten können dagegen Enzympulver, Antibiotika und andere Rohstoffe zum Zwecke der Verminderung der Keimzahl bestrahlt werden. Auch im Endbehältnis bestrahlte Augensalben sind in den USA auf dem Markt.

Tabelle **5.13** *D*-Werte für einige Mikroorganismen unter dem Einfluss von ionisierenden Strahlen.

Mikroorganismus (Sporen)	*D*-Wert	
	kGy	Mrd
Bacillus pumilus	3	0,3
Bacillus atrophaeus (vormals *B. subtilis*)	0,6	0,06
Clostridium botulinum	1,2	0,12
Clostridium sporogenes	1,6	0,16

Der Erfolg einer Behandlung mit ionisierenden Strahlen hängt wie bei den anderen Verfahren ebenfalls entscheidend von den vorhandenen Keimarten und der Keimzahl ab. Auch hier lässt sich die Effektivität des Verfahrens nach Gl. (16) (s. Abschn. 5.1.1) berechnen.

Arzneimittel, die mit ionisierenden Strahlen sterilisiert werden oder die auf solche Art sterilisierte Ausgangsstoffe enthalten, müssen im Hinblick auf diese Behandlung von den Gesundheitsbehörden (BfArM) zugelassen werden.

Die Dimension des *D*-Wertes ist bei diesem Verfahren jedoch die Dosis in kGy (Kilo-Gray) bzw. Mrd (Megarad*) und nicht die Zeit (min) wie bei den anderen Verfahren (Tab. **5.13**).

Geht man davon aus, dass die Überlebensrate bei Sterilisationsverfahren 10^{-6} sein soll und dass das Standardverfahren einen *F*-Wert von 25 kGy (2,5 Mrd) vorschlägt, so kann, bei Benutzung der vom Arzneibuch angegebenen Indikatorsporen von *Bacillus pumilus* mit einem *D*-Wert von 3 kGy (0,3 Mrd), die Produktkontamination höchstens bei 10^2 liegen, denn

$$F = n \cdot D$$

$$F = 8 \cdot 3 \text{ kGy} = 24 \text{ kGy}.$$

Von den meisten Pharmakopöen wird als Standardverfahren eine Behandlung mit 25 kGy (2,5 Mrd) genannt. Wenn möglich, sollen jedoch geringere Dosen eingesetzt werden.

Zur Bestrahlung von Arzneimitteln und Utensilien werden Betastrahlen (Elektronenstrahlen), die mit Hilfe von Elektronenbeschleunigern erzeugt werden, sowie Gammastrahlen, die von radioaktiven Elementen ausgestrahlt werden, hauptsächlich unter Verwendung von ^{60}Co- oder ^{137}Cs-Quellen, eingesetzt. Die hohen Anschaffungs- und Unterhaltungskosten solcher Anlagen haben dazu geführt, dass solche Bestrahlungen von bestimmten Firmen im Lohnverfahren durchgeführt werden.

Filtration durch bakterienzurückhaltende Filter

Die Entkeimungsfiltration (s. a. Abschn. 2.5.2–2.5.4) ist stets Bestandteil eines aseptischen Verfahrens, denn das Sterilfiltrat muss in der Regel in vorher sterilisierte Abgabebehältnisse unter

---

* Die Einheiten rad bzw. Mrad waren bis zum 31. 12. 1985 gültig. 1 Gy (Gray) = 1 J $\cdot$ kg^{-1} (SI-Einheit) = 100 rd; 1 kGy = 0,1 Mrd.

aseptischen Bedingungen, die eine Einschleppung von Keimen verhindern sollen, abgefüllt werden.

Die Entkeimungsfiltration, die heute überwiegend mit Membranfiltern und Filterschichten (Porendurchmesser 0,22 oder 0,20 µm) arbeitet, eignet sich zur Abtrennung von Keimen aus hitzelabilen wässrigen und öligen Lösungen, geschmolzenen Fetten und Paraffinen sowie aus Luft und sonstigen Gasen, bei denen Sterilität gefordert wird (Bioindikator: *Brevundimonas diminuta,* vormals *Pseudomonas diminuta*). Viren und Mykoplasmen werden von diesen Filtern in der Regel nicht sicher eliminiert. Hierzu eignen sich in einigen Fällen und unter bestimmten Voraussetzungen Ultrafilter sowie Adsorptionsfilter besser. Vielfach werden bereits Filter mit Porendurchmesser 0,10 µm in der Industrie verwendet (Bioindikator: *Hydrogenophaga pseudoflava*).

Die Keimabscheidung erfolgt bei diesen Filtern durch

- Siebwirkung (Membranfilter) oder durch
- Siebwirkung mit Adsorptionseffekt (einige Tiefenfilter sowie Membranfilter mit Zetapotential).

5.2 Aseptische Herstellungsverfahren

Ein erheblicher Teil der in parenteralen Lösungen eingesetzten Wirkstoffe ist thermolabil und kann daher nicht im Endbehältnis sterilisiert werden. Für diese Produkte bleibt nur die Möglichkeit der aseptischen Herstellung und Abfüllung in die Endbehältnisse (s. a. Frischpflanzensäfte, Kap. 18, Abschn. 2).

Unter aseptischer Herstellungspraxis wird eine Arbeitstechnik verstanden, die aus mehreren aufeinander abgestimmten, notwendigen Verfahrensschritten besteht, von denen jeder einzelne – unter Nutzung der optimalen Möglichkeiten zur Verminderung der Keimzahl und Vermeidung einer Kontamination – zu dem angestrebten Endziel, einem sterilen Produkt, seinen Beitrag leistet.

Bei einer aseptischen Herstellung werden die Wirkstoffe zunächst, soweit möglich, keimzahlvermindernden Verfahren ohne die Anwendung von Hitze unterworfen und gelegentlich auch Konservierungsmittel zugesetzt. Anschließend werden mit vorher sterilisierten Geräten und mit vorher ebenfalls sterilisierten Hilfsstoffen die Zubereitungen hergestellt, in sterile Behältnisse abgefüllt und verschlossen.

So wird beispielsweise eine Insulinlösung, die bereits den für Mehrfachentnahme-Behältnisse vorgeschriebenen Zusatz eines geeigneten Konservierungsmittels enthält, zunächst sterilfiltriert und anschließend in einer aseptischen Abfüllanlage in Räumen höchster Reinheit (Reinraumklasse A) und unter dem Schutz von Laminar Flow-Belüftung in die mit Heißluft sterilisierten Injektionsflaschen abgefüllt und mit dampfsterilisierten Durchstechstopfen verschlossen. In Räumen oder in Bereichen von Räumen, die bestimmten **Reinraumklassen** zugeordnet werden, wird die Reinheit der Luft durch Umwälzung und Filtration mit Hochleistungsfiltern auf sehr niedrige Zahlen von Staub- oder Schwebstoffpartikeln gebracht. Üblicherweise werden nach PIC (s. Kap. 1, S. 2) mehrere Reinraumklassen unterschieden (s. Tab. **5.14**).

Aseptische Herstellungsgänge sind in der Reinraumklasse A, mindestens aber in der Reinraumklasse B durchzuführen. Produkte, die in ihren Endbehältnissen sterilisiert werden können, sind in der Reinraumklasse C herzustellen. Die Anfertigung von Zwischenstufen für sterile Produkte sollte mindestens in der Reinraumklasse D erfolgen.

Bei den aufwändigen sterilen Arbeitstechniken wird versucht, alle Kontaminationsmöglichkeiten auszuschalten. Wo immer es möglich ist, wird das Personal, das nur zur Überwachung und zum Eingriff bei Störungen erforderlich ist, aus den kritischen Zonen herausgehalten. Sterile Reinraumkleidung mit möglichst geringer Partikelabgabe, die bei jedem Verlassen des unter leichtem Überdruck stehenden Raumes in Schleusen gewechselt wird, sowie Überwachung von Luftkeimzahl und Fußbodenkeimzahl, die unter dem Einfluss geeigneter Reinigungs- und Desinfektionsmaßnahmen in den gesteckten Grenzen gehalten werden, ergänzen die steril auszuführenden Arbeitsschritte.

Um bei aseptischen Arbeiten ein Höchstmaß an Sicherheit zu erreichen, wird seit einigen Jahren Schritt für Schritt auf die **Isolatortechnologie** umgestellt. Isolatorkabinen sind hermetisch abzuschließende und auf bestimmte kritische, aseptische Arbeitsgänge ausgerichtete Kabinette. Sie müssen leicht zu reinigen und zu sterilisieren sein. Alle für das aseptische Arbeiten erforderlichen Handgriffe werden über dichte Handschuhe mit Ärmeln erledigt, so dass das Personal diese Kabinette nicht betreten muss. Auf diese Weise wird das am gefährlichsten eingeschätzte Kontaminationsrisiko durch das Personal weitge-

Tabelle **5.14**   PIC-Klasse für Reinräume zur Herstellung steriler Produkte.

Klasse	Endfilterwirksamkeit (nach BS 3928)[a]	Luftwechsel/h	Maximal zulässige Partikelzahl/m^{3} [b, c]		Maximal zulässige Zahl von lebensfähigen Keimen/m^{3} [c]
			0,5 μm	5 μm	
A	99,997	Vertikalstrom 0,3 m/s Horizontalstrom 0,45 m/s	$\leqq$ 3 500	0	< 1
B	99,995	5–20	$\leqq$ 3 500	0	5
C	99,95	5–20	$\leqq$ 350 000	$\leqq$ 2 000	100
D	95,0	5–20	$\leqq$ 3 500 000	$\leqq$ 20 000	500

[a] Natriumflammentest für Luftfilter (British Standard Institution, London, 1969).
[b] Diese Bedingungen sollten im gesamten, nicht mit Personal besetzten Reinraumbereich erreicht und innerhalb einer kurzen Reinigungsperiode wieder erreicht werden, wenn das Personal den Reinraumbereich verlassen hat. In der unmittelbaren Umgebung, in der ein Produkt unter sterilen Bedingungen bearbeitet wird, sollen diese Bedingungen stets aufrecht erhalten werden, z. B. mit Hilfe von Laminar Flow-Kabinen.
[c] Mittelwerte, die mit Hilfe von Luftsammel- bzw. Luftfiltermethoden erhalten wurden.

hend ausgeschaltet. Gleichzeitig wird das Reinraumvolumen erheblich verkleinert und damit die Wirtschaftlichkeit und die Umweltfreundlichkeit verbessert.

Es gibt verschiedene Typen von Isolatorkabinen, z. B. Ansatzisolatoren oder Isolatoren zur Ampullen- oder Vialabfüllung. Diese verschiedenen Typen können zu in sich geschlossenen Isolatorensystemen zusammengestellt und mit einer Überdruckkaskade ausgestattet werden.

Auf diese Weise kann im Falle von Undichtigkeiten der Luftstrom von kritischen zu weniger kritischen Bereichen umgeleitet werden.

Im Arzneibuch sind die Isolatorkabinen im Abschn. 2.6.1 „Prüfung auf Sterilität" erwähnt.

Das Arzneibuch und andere Pharmakopöen verlangen eine Validierung aseptischer Anlagen. Diese beziehen in erster Linie

▨ laufende mikrobiologische Umgebungskontrollen,
▨ die Überprüfung aseptischer Abfüllanlagen durch Abfüllungen steriler Kulturmedien bzw. Pulver sowie
▨ die periodische Überprüfung der HEPA-Filter* bzw. Laminar Flow-Anlagen mit ein.

Die Abfüllkontrolle sollte jährlich ein- bis zweimal bei jeder Anlage durchgeführt werden. Kontaminationslimits werden von den Pharmakopöen nicht genannt. Nach WHO-Vorschlag sollte jedoch eine Kontaminationsquote von

0,3 % nicht überschritten werden. Für die Luftkeimzahl gibt die PIC Grenzwerte an. Danach muss die Fußbodenkeimzahl in aseptischen Räumen unterhalb von 20 pro 26 cm^{2} Abklatschplatte liegen.

6 Desinfektion

Die Desinfektion ist eine der wichtigsten in den PIC-Regeln integrierten Maßnahmen. Definitionsgemäß soll durch Desinfektion ein Gegenstand in einen Zustand versetzt werden, in dem er nicht mehr infizieren kann. Diese Definition ist aus der medizinischen Praxis übernommen, wo es in erster Linie um die Ausschaltung von Krankheitserregern geht. Die Desinfektion in der pharmazeutischen Praxis soll nicht nur pathogene Keime, die den Verbraucher schädigen können, sondern im Hinblick auf die Produkte auch andere Keime inaktivieren oder abtöten. Für diese Erweiterung wird häufig der Begriff Sanitation gebraucht.

Es sollte jedoch nicht vergessen werden, dass Sterilisationsmethoden stets die besseren Desinfektionsverfahren sind, denn sie töten alle Keime ab und inaktivieren auch alle Viren. Diese besseren Desinfektionsverfahren sind jedoch nicht überall einsetzbar.

Die Desinfektion verwendet als chemische Desinfektionsmittel antimikrobiell wirksame Stoffe. Die Desinfektion ist daher als Fortsetzung des Kampfes gegen Mikroorganismen mit anderen Mitteln zu verstehen; mit Mitteln, die im Hinblick auf Personal und Material vertretbar sind.

---

* **H**igh **E**fficiency **P**articulate **A**ir-Filter

Unter Desinfektionsmitteln sind antimikrobiell wirksame Stoffe oder Stoffkombinationen zu verstehen, die in einer vom Arzneibuch oder vom Hersteller vorgeschriebenen Konzentration, normalerweise bei Raumtemperatur, innerhalb einer vertretbaren Kontaktzeit, unter Praxisbedingungen, Mikroorganismen und Viren mit einer Wahrscheinlichkeit von 99,9 bis 99,999 % abtöten oder inaktivieren.

Bei den unter Laborbedingungen durchgeführten Eignungsprüfungen wird von einem Desinfektionsmittel erwartet, dass es in der zur Verwendung vorgesehenen Konzentration die Keimzahl von fünf bestimmten Testkeimen nach einer Einwirkungszeit von 5 min um wenigstens fünf Zehnerpotenzen herabsetzt.

Unter Praxisbedingungen liegen jedoch die Abtötungs- bzw. Inaktivierungsquoten weit niedriger. Dies wird von den oft vorhandenen Schmutzhüllen verursacht, die eine Schutzfunktion ausüben. Hinzu kommt, dass bei der Flächendesinfektion die theoretische Kontaktzeit von 1 bis 4 h durch das rasche Verdunsten des Lösungs- und Transportmittels, in der Regel Wasser, stark herabgesetzt und die Wirkung eingeschränkt wird.

Der Einsatz von Desinfektionsmitteln im Bereich der pharmazeutischen Technologie. Der Einsatz von Desinfektionsmitteln ist in der pharmazeutischen Technologie unumgänglich. Doch sollten diese Mittel nicht wahllos, sondern gezielt und nur dort eingesetzt werden, wo es notwendig ist. Beim Einsatz von handelsüblichen Desinfektionsmitteln ist es empfehlenswert, nur für den vorgesehenen Einsatzzweck empfohlene Präparate zu verwenden. Einsatzkonzentration und Einwirkungszeit sind genauestens einzuhalten. Bei zu niedriger Konzentration des desinfizierenden Wirkstoffes reicht es oft nicht mehr zur Abtötung der Keime in der vorgegebenen Zeit. Nur bei hohen Konzentrationen, z. B. von Ethanol zur Händedesinfektion, wird eine Kurzzeitwirkung erreicht. Wie Abb. **5.33** zeigt, reicht 20 bis 30 %iges Ethanol nur noch zur Konservierung aus, wobei eine Abtötung von vegetativen Bakterien, wenn überhaupt, erst nach Tagen erfolgt.

Sporen werden in der Regel von den handelsüblichen Desinfektionsmitteln im Bereich der empfohlenen Einsatzkonzentrationen nicht abgetötet.

Faktoren, die einen Einfluss auf die Desinfektion haben. Bei der Auswahl eines geeigneten Desinfektionsmittels sind folgende Gesichtspunkte zu berücksichtigen (s. Tab. **5.15**):

- zur Verfügung stehende Zeit,
- Einsatzkonzentration,
- relative Luftfeuchtigkeit,
- pH-Wert der Desinfektionslösung,
- Unverträglichkeiten; eine Reihe von Desinfektionsmitteln, vor allem quartäre Ammoniumbasen, werden durch Wechselwirkungen mit Eiweiß, z. B. Blut, Serum, Casein etc., Detergentien oder anderen amphiphilen Stoffen, in ihrer Wirksamkeit erheblich beeinflusst,
- Temperatureinfluss und
- Wirkungsspektrum.

Ein Desinfektionsmittel soll in der Regel ein breites Wirkungsspektrum haben. Es soll Bakterien und Pilze abtöten sowie Viren inaktivieren (s. Abb. **5.34**). Die Wirkung auf Hepatitis-B-Viren reicht dazu meist nur in wenigen Fällen aus und ist selbst dann noch umstritten. Durch die Kombination verschiedener desinfizierender Wirkstoffe können oft Lücken im Wirkungsspektrum geschlossen werden. Diese Arbeiten obliegen den Entwicklungslaboratorien der Desinfektionsmittel-Hersteller.

Überwachungsmaßnahmen. Wenn Desinfektionsmittel eingesetzt werden, sollte in vertretbaren Zeitabständen dessen Typ gewechselt werden, um ein Herauszüchten von resistenten Keimen zu verhindern. Bei der Lagerung von Desinfektionsmitteln, besonders von Gebrauchsverdünnungen in Versorgungs- bzw. Nachschubsystemen, muss regelmäßig durch Keimzahlbestimmungen auf mikrobiologische Kontamina-

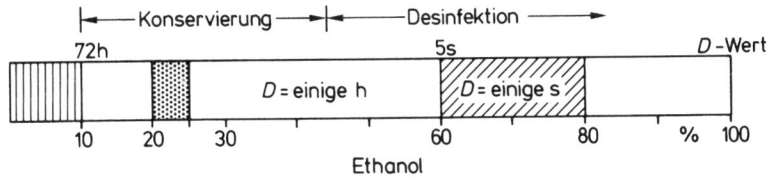

Abb. **5.33**   Konzentrationsabhängige Wirkungsweise von antimikrobiellen Wirkstoffen, hier von Ethanol.

Tabelle **5.15** Einsatzbereiche für Desinfektionsmittel.

Einsatzbereiche	Verfahren	Einwirkungszeit	Eingesetzte antimikrobielle Wirkstoffe
Personalhygiene	Händedesinfektion	0,5 min (5 min)[c]	Ethanol 70 % Isopropanol 60 % n-Propanol 50 % Quats[c, d], Amphotere Verbindungen[c]
Produktions- und Abfüllräume in aseptischen bzw. Reinraumbereichen	Raumdesinfektion	6–16 h	Formaldehyd Triethylenglykol
	Flächendesinfektion, Scheuerdesinfektion	1–4 h (Einsatzkonzentration 2–5 %)	– Aldehydbasis (Formaldehyd, Glutaraldehyd, Glyoxal) – Phenolbasis – Quats[c] – Amphotere Verbindungen – Kombinationspräparate
Anlagen für Produktion und Abfüllung	Apparate-Desinfektion mit gasförmigen Wirkstoffen mit flüssigen Wirkstoffen Ionenaustauscher-Anlagen	6–16 h 1–4 h 6–16 h	Formaldehyd-Wasserdampf bei 25–30 °C Formaldehyd 0,5 % Peressigsäure
	Reversosmose-Anlagen[a]		Formaldehyd Peressigsäure Natriumhypochlorit Wasserstoffperoxid 1–2 %
	Ultrafilter[a]		Wasserstoffperoxid 1–2 % Natriumhypochlorit
	Wasserkreislaufsysteme		Formaldehyd 0,5–1 % Ozon (aus Ozonisatoren)
Gerätedesinfektion	Einlegen in Gerätedesinfektionsmittel; Einsatzkonzentration 1–4 %	1 h	Aldehyde Quats[d] Phenole
Wäschedesinfektion	Desinfektion von vollsynthetischer Reinraumkleidung in Waschmaschinen, Trocknung unter Laminar Flow[b]		

[a] In jedem Fall die Angaben des Herstellers beachten, da sonst Materialschädigung eintreten kann.
[b] Bei Reinraumkleidung, die nicht im Autoklaven sterilisiert werden kann.
[c] Bisher nicht oder nicht mehr in Händedesinfektionsmitteln eingesetzt, die vom früheren Bundesgesundheitsamt (BGA) oder von der Deutschen Gesellschaft für Hygiene und Mikrobiologie (DGHM) zugelassen sind, da Kontaktzeiten von mehr als 2 min erforderlich sind.
[d] Quats ist die Kurzbezeichnung für quartäre Ammonium-Verbindungen.

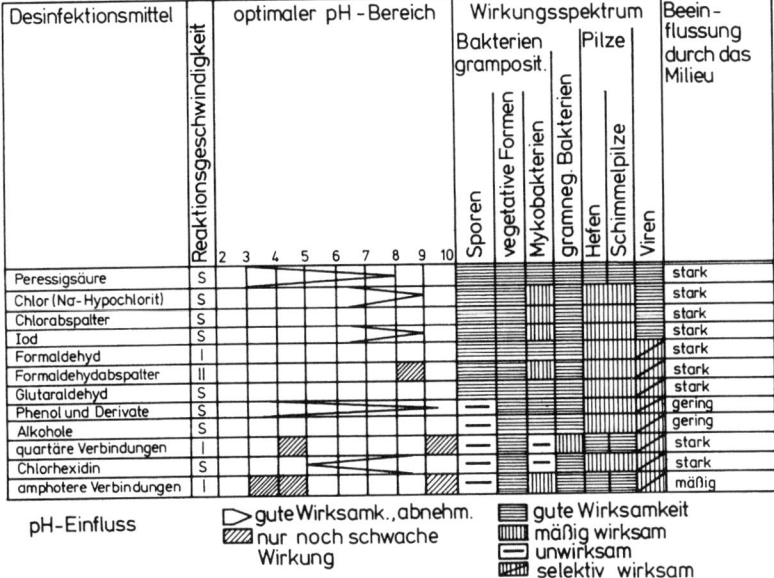

Desinfektionsmittel	Reaktionsgeschwindigkeit	optimaler pH - Bereich	Wirkungsspektrum										Beeinflussung durch das Milieu
			Bakterien gramposit.			gramneg. Bakterien	Pilze						
		2 3 4 5 6 7 8 9 10	Sporen	vegetative Formen	Mykobakterien	gramneg. Bakterien	Hefen	Schimmelpilze	Viren				
Peressigsäure	s												stark
Chlor (Na-Hypochlorit)	s												stark
Chlorabspalter	s												stark
Iod	s												stark
Formaldehyd	l												stark
Formaldehydabspalter	ll												stark
Glutaraldehyd	s												stark
Phenol und Derivate	s												gering
Alkohole	s												gering
quartäre Verbindungen	l												stark
Chlorhexidin	s												stark
amphotere Verbindungen	l												mäßig

pH-Einfluss   ▷ gute Wirksamk., abnehm.   ▨ nur noch schwache Wirkung   ■ gute Wirksamkeit   ▦ mäßig wirksam   ☐ unwirksam   ▨ selektiv wirksam

Abb. **5.34** Wirkungsspektrum und pH-Abhängigkeit der wichtigsten Desinfektionsmittel; s = schnell wirksam, l = langsam wirksam, ll = sehr langsam wirksam (aus Wallhäußer, 1988).

tionen geprüft werden. Auf die Gegenwart gramnegativer Keime, z. B. Pseudomonaden und Enterobacteriaceen, ist hierbei besonders zu achten. Einige Sporen, die nicht abgetötet werden können, werden stets anzutreffen sein.

7 Konservierung und mikrobielle Reinheit

Unter Konservierung ist der Schutz eines Produktes gegenüber mikrobiellem Verderb zu verstehen. Mikrobielle Kontaminationen können sowohl bei der Herstellung als auch bei oder nach der Anwendung zustande kommen.

Konservierungsmittel sind chemische Stoffe, die bereits in sehr niedrigen Dosen eine Vermehrung von Keimen verhindern (Bakteriostase) oder bakterizid wirken. Sie sollen sich durch eine so weitgehende Verträglichkeit auszeichnen, dass die Anwendbarkeit des konservierten Arzneimittels nicht beeinträchtigt wird. In der Regel wird erwartet, dass sie bereits in Konzentrationen von weniger als 5 mg · g^{-1} bzw. ml^{-1} bakteriostatisch oder bakterizid wirken.

7.1 Mikrobielle Reinheit

An Arzneimittel werden bestimmte Forderungen hinsichtlich der mikrobiellen Reinheit gestellt. Dabei werden grundsätzlich zwei Gruppen unterschieden:

■ Arzneizubereitungen, die steril sein müssen und
■ Arzneizubereitungen, bei denen eine begrenzte Keimzahl toleriert wird, wobei die Begrenzung bereits darauf hinweist, dass sich die in dem betreffenden Produkt geduldeten Keime nicht vermehren dürfen.

In letzterem Falle wird häufig die Abwesenheit von bestimmten Keimen, z. B. von Pseudomonaden oder Salmonellen, gelegentlich auch noch von *Escherichia coli* und *Staphylococcus aureus* gefordert. Das Arzneibuch stellt an die mikrobiologische Reinheit von Fertigarzneimitteln die in Tab. **5.16** aufgeführten Forderungen.

7.2 Konservierungsmittel

Konservierungsmittel werden sowohl in Arzneimitteln, die steril sein müssen, als auch in solchen, die nicht steril sein müssen, eingesetzt. In der Gruppe der sterilen Zubereitungen ist ihr Einsatz von den meisten Pharmakopöen

Tabelle **5.16**   Mikrobiologische Reinheitsforderungen für Fertigarzneimittel.

Kategorie	Zubereitung	Anforderungen (auszugsweise)/ Angaben je g bzw. ml
1	Parenteralia, Ophthalmika, sonstige Zubereitungen, die laut Arzneibuch steril sein müssen	Müssen der „Prüfung auf Sterilität" entsprechen
2	Zubereitungen zur topischen Anwendung und zur Anwendung im Respirationstrakt, die laut Arzneibuch nicht steril sein müssen	– höchstens 10^2 aerob wachsende Mikroorganismen – Abwesenheit von Enterobakterien*, Pseudomonas aeruginosa, Staphylococcus aureus
3	Zubereitungen zur oralen, rektalen und transdermalen Anwendung	– höchstens 10^3 bzw. 10^4 aerob wachsende Bakterien – höchstens 10^2 Hefen und Schimmelpilze – Abwesenheit von Escherichia coli und Salmonellen
4 a	Drogen und Drogenmischungen für Arzneitees, die vor Anwendung eine Keimzahlverminderung erfahren (z. B. durch Überbrühen mit siedendem Wasser), und äußerlich anzuwendende, ganze oder zerkleinerte Drogen enthaltende Zubereitungen.	– höchstens 10^7 aerob wachsende Bakterien, 10^5 Hefen und Schimmelpilze, 10^2 Escherichia coli, 10^4 andere Bakterien – keine Salmonellen
4 b	Sonstige innerlich anzuwendende, ganze oder zerkleinerte Droge enthaltende Zubereitungen.	– höchstens 10^5 aerob wachsende Bakterien, 10^4 Hefen und Schimmelpilze, 10^3 andere Enterobakterien – Abwesenheit von Escherichia coli und Salmonellen

* Enterobakterien dürfen in Kategorie 2 bis zu 10 anwesend sein.

zwingend vorgeschrieben, wenn Injektionszubereitungen oder Augentropfen in Mehrfachdosenbehältnissen abgefüllt werden. In diesen Fällen sind die Konservierungsmittel nach Art und Menge auf dem Etikett zu deklarieren.

Injektionspräparate in Einzeldosisbehältnissen können konserviert werden, wenn die Dosis 15 ml nicht überschritten wird bzw. andere Ausnahmeregelungen nicht vorliegen. Die Konservierung kann erforderlich sein, wenn der Wirkstoff thermolabil ist und eine andere Methode zur Keimzahlverminderung bzw. zur Vermeidung des Einschleppens von Keimen nicht gegeben ist.

Wirkungsweise. Konservierungsmittel greifen Mikroorganismen entweder an der Membran oder im Zellinneren an, nachdem sie die Membran permeiert haben. In der erstgenannten Weise wirken die quartären Ammonium-Verbindungen oder Invertseifen, in der letzteren die meisten übrigen Konservierungsmittel. Für die Permeation der Zellwand ist eine entsprechende Lipidlöslichkeit erforderlich. Ein hoher Lipid/Wasser-Verteilungskoeffizient ist deshalb günstig für die Wirkung.

Besteht die Arzneiform aber aus mehreren Phasen, wie eine Emulsion, führt ein an sich günstiger hoher Verteilungskoeffizient dazu, dass sich das Konservierungsmittel in der Lipidphase anreichert. Seine Wirkung ist aber vor allem in der Wasserphase erforderlich. Deshalb muss die Gesamtkonzentration im System entsprechend erhöht werden.

Tensidhaltige Präparate können zu nicht leicht zu überschauenden Solubilisierungseffekten führen, die eine empirische Ermittlung der optimalen Konzentration erforderlich machen.

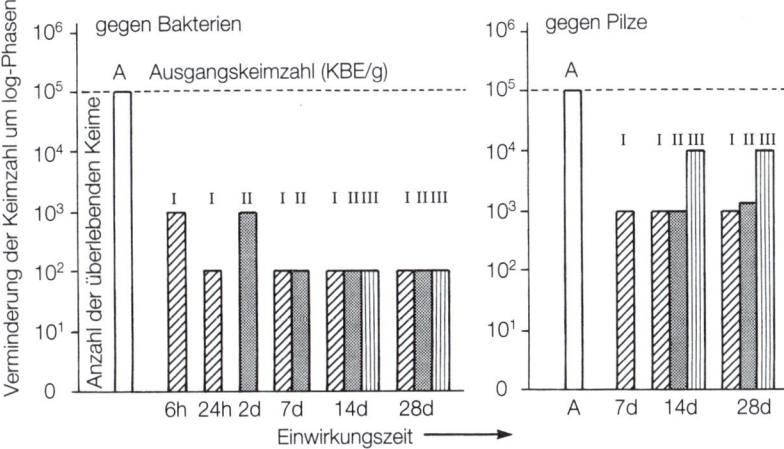

Abb. **5.35** Die vom Arzneibuch erwartete Wirkung von Konservierungsmitteln in den verschiedenen Einsatzbereichen, I Parenteralia, Ophthalmika, II Dermatika, III Peroralia.

Schwache Säuren oder Basen unter den Konservierungsmitteln haben bei ihrer Anwendung entsprechend ihrem pH-abhängigen Verteilungskoeffizienten einen optimalen pH-Bereich.

In der Pharmazie eingesetzte Konservierungsmittel. Insgesamt werden zur Konservierung von Arzneimitteln der Kategorie 1 und 3 (s. Tab. **5.16**) kaum mehr als 15 Verbindungen verwendet. Die Parabene werden als Gruppe aufgeführt.

Anstelle von Phenol sollten eher die besser wirksamen Derivate, z. B. *m*-Kresol oder *p*-Chlor-*m*-kresol, eingesetzt werden. Organoquecksilber-Verbindungen sollten so weit wie möglich vermieden werden. In modernen Pharmakopöen werden Konservierungsmittel durchweg nicht mehr empfohlen, sondern nur aufgelistet oder in Monographien beschrieben, da sich ihr Einsatz nicht verallgemeinern lässt und sich die gesetzlichen Anforderungen zu schnell ändern.

Zum Schutze von Dermatika werden mehr Konservierungsmittel eingesetzt, doch liegt deren Gesamtzahl mit rund 40 Substanzen erheblich niedriger als im kosmetischen Bereich, wo die EG-Vorschlagliste etwa 70 Konservierungsmittel umfasst. Bei den flüssigen peroralen Arzneizubereitungen beschränkt man sich größtenteils auf die im Lebensmittelbereich eingesetzten Konservierungsmittel. Daneben werden noch Alkohole, wie Benzylalkohol, vor allem aber Ethanol eingesetzt. Bei Letzterem ist eine Konzentration $\geqq 20\,\%$ erforderlich. Auch hohe Zuckerkonzen-trationen in sirupösen Darreichungsformen wirken konservierend.

Prüfung einer Arzneizubereitung auf ausreichende Konservierung. Nach dem Arzneibuch werden 10^5 bis 10^6 KBE (**K**olonien-**b**ildende **E**inheiten) pro ml bzw. g von 4 bis 5 vorgeschriebenen Testorganismen (s. Tab. **5.17**) in das zu prüfende Produkt homogen eingemischt und die Anzahl der überlebenden Keime nach bestimmten Zeiten bestimmt (Konservierungsmittelbelastungstest). Die Beurteilungskriterien sind aus Abb. **5.35** ersichtlich.

Der Test auf ausreichende Konservierung wird üblicherweise in der Entwicklungsphase eines neuen Arzneimittels durchgeführt. Er sollte jedoch für Stabilitätsprüfungen in gewissen Zeit-

Tabelle **5.17** Testorganismen für die Prüfung auf ausreichende Konservierung.

Testorganismus	Anzucht-medium	Stammbe-zeichnung ATCC
A *Staphylococcus aureus*	CSA	6 538
B *Escherichia coli*	CSA	8 739
C *Pseudomonas aeruginosa*	CSA	9 027
D *Candida albicans*	SDA	10 231
E *Aspergillus niger*	SDA	16 404

eingebrachte Keimzahl pro g bzw. ml Prüfpräparat 10^5

CSA = Caseinpepton-Sojapepton-Agar
SDA = Sabouraud-Dextrose-Agar

abständen wiederholt werden, um die Effektivität des eingesetzten Konservierungsmittels zu überprüfen.

7.3 Qualitätskontrollen

Flüssige und halbfeste Arzneimittel, für die keine Sterilität vorgeschrieben ist, unterliegen immer der Gefahr, dass einige wenige vorhandene Mikroorganismen, die mit den Ausgangsstoffen eingeschleppt werden und die nach Art und Menge meistens variieren, sich darin – trotz eines zugesetzten Konservierungsmittels – vermehren und das Produkt verderben können. Deshalb ist es erforderlich, die laufende Produktion stets stichprobenweise zu überwachen. Dazu eignen sich Keimzahlbestimmungen. Als Grenzzahlen für die Beurteilung können die in Tab. **5.16** aufgeführten Richtzahlen herangezogen werden.

8   Steuerungs- und Regelungstechnik

8.1 Grundlagen, Allgemeines

In der Pharmazeutischen Technologie werden in zunehmendem Maße Steuerungs- und Regelungstechniken eingesetzt. Dies gilt insbesondere für die industrielle Arzneifertigung. Die Anwendung automatischer Prozesssteuerungen ist heute bereits allgemein üblich. Es seien in diesem Zusammenhang nur einige Beispiele herausgegriffen:

- Regelung der Temperaturen und des Luftdurchsatzes bei der Wirbelschichtgranulation sowie die Programmsteuerung des Prozessablaufes einschließlich der Dosierung der Granulierflüssigkeit,
- Programmsteuerung bei der Dragierung, Regelung oder Steuerung von Luftdurchsatz, Lufttemperatur, Temperatur der Dragiersirupe, Dosierungsmengen und Dosierungsintervalle,
- Einstellung von Hochleistungs-Tablettiermaschinen nach Erfahrungswerten aus früheren Chargen, Optimierung der Einstellung nach den Eigenschaften des aktuellen Pressgutes, Regelung von Pressdruck und Dosierung von Tablettiermaschinen während der laufenden Fabrikation,
- Temperaturregelungen bei der Herstellung halbfester Zubereitungen, wie insbesondere Gewährleistung eines exakten Temperaturprogrammes bei der Produktion von Salben und Cremes, Temperaturregelung der Einzel-

komponenten und Steuerung des Zeitpunktes der Zumischung zum Ansatz,
- Automation in der Wasseraufbereitung,
- Automation der Sterilisation,
- Steuerungs- und Regelungsprozesse in der Verpackungstechnik.

Automation oder **Automatisierungen** sind Maßnahmen, die es gestatten, Prozesse ohne menschlichen Eingriff ablaufen zu lassen. Dabei kann es sich um relativ einfache Vorgänge oder aber auch um eine ganze Produktion handeln.

Grundlage für jede Automation sind Steuerungen oder Regelungen. Die Begriffe der Steuerungs- und Regelungstechnik sind genormt.

Ein einfaches Beispiel einer Automation mit Hilfe einer mechanischen Steuerung ist die Tablettiermaschine. Während der Produktion wird das Pressgut aus einem Vorratsbehälter der Matrize zugeführt, dosiert, gepresst, die fertigen Tabletten werden ausgestoßen, entstaubt und gesammelt. Der Vorgang wiederholt sich ständig und solange, wie die Maschine läuft. Die Art der Steuerung ist eine Programmsteuerung.

8.2 Steuerung

> Die Steuerung ist ein Vorgang, bei dem in einem bestimmten System eine oder mehrere Größen nach bestimmten Gesetzmäßigkeiten andere Größen beeinflussen.

Nach dieser Definition liegt immer dann eine Steuerung vor, wenn eine Beeinflussung einer Größe oder eines Vorgangs nur in einer Richtung von einer steuernden Größe ausgeht, wobei die gesteuerte Größe selbst keinerlei Beeinflussung auf die steuernde Größe ausübt. Es liegt also kein Kreislauf der wechselseitigen Beeinflussungen, wie bei der Regelung vor, sondern ein offenes System – eine Steuerkette.

Um dies zu erläutern sei ein zweites Beispiel einer Programmsteuerung vorgestellt. Die Automation der Dragierung im klassischen Dragierkessel erfolgt häufig nach einem vorher in Laborversuchen empirisch optimierten zeitgesteuerten Programm, in dem Dauer und Wechsel von Sirupaufgabe und Trocknung festgelegt sind. Das Programm kann vorsehen, dass die Intervalle der einzelnen Schritte im Laufe des Prozesses nach einem vorgegebenen Schema modifiziert werden. Jeder einzelne Schritt während der Dragierung hat eine bestimmte Gutbeschaffenheit zum Ziel. Da die einzelnen Zeitintervalle starr festgelegt sind und nicht von der aktuellen Gutbeschaffenheit beeinflusst werden, ist für die Qualitätssicherung eine sehr gute Normierung der Herstellungsbedingungen Voraussetzung. Die Trocknung des aufgetragenen Sirups muss mit einer ganz bestimmten Geschwindigkeit erfolgen, die sicherstellt, dass unmittelbar vor Aufgabe der jeweils nächsten Portion Sirup die Kerne weder zu feucht oder klebrig sind, noch trocken gelaufen sind. Dies setzt voraus, dass eine ganze Reihe von Faktoren unbedingt eingehalten wird. Hierzu gehören u. a. die angebotene Trocknungsluftmenge, die relative Feuchte und die Temperatur der Trocknungsluft, die Luftverteilung im Kessel, die spezifische Oberfläche und Menge der Kerne, die Zusammensetzung, Viskosität und Oberflächenspannung des Sirups und vieles andere mehr. Werden diese Bedingungen nicht eingehalten oder verändern sich irgendwelche Daten während der Fertigung, d. h. treten **Störgrößen** auf, ist es durchaus möglich, dass die Charge unbrauchbar wird oder die Herstellung sogar unterbrochen werden muss. Eine Steuerung korrigiert sich nicht selbst und eliminiert keine Störungen.

So läuft auch eine einfache Tablettenpresse unverändert weiter, wenn Störgrößen auftreten, d. h. wenn sich z. B. die Dichte des Tablettiergutes ändert und damit die Dosierung falsch wird oder wenn aufgrund einer Änderung der Beschaffenheit des zugeführten Gutes die Kompressionseigenschaften eine Variation erfahren und dadurch der Tablettierdruck sinkt, so dass zu weiche Tabletten entstehen. Sie läuft sogar unverändert weiter, wenn die Materialzufuhr durch Brückenbildung im Füllschuh oder im Fülltrichter völlig unterbrochen wird.

Steuerungen laufen also grundsätzlich nur in einer Richtung ab. Die Größe oder der Vorgang, auf welche die Steuerung einwirken soll, ist die **zu steuernde Größe**. Die Größe, die die Steuerung beherrscht, d. h. den Ablauf der Steuerung bestimmt, ist die **Führungsgröße**. Wenn sie unveränderlich ist, stellt die Steuerung eine **Festwertsteuerung** dar. Die Führungsgröße kann sich nach einem logisch oder zeitlich festgelegten Programm verändern. Dann liegt eine **Programmsteuerung** vor. Es ist aber auch möglich, dass die Führungsgröße von irgendeinem Messwert ausgeht, der nicht unmittelbar aus der zu steuernden Größe hervorgeht. Dies ist dann eine **Steuerung mit variabler Führungsgröße**. Die Führungsgröße wirkt über einen **Fühler** oder **Schalter** auf ein **Stellglied**, z. B. ein Ventil ein, das unmittelbar auf die zu steuernde Größe einwirkt.

Die Stelle, an der die Einwirkung erfolgt, ist der **Stellort**. Oft wird die volle Auswirkung auf das gesamte zu steuernde System erst nach einer gewissen Zeit auftreten. Dies kann z. B. durch eine verzögerte Gleichgewichtseinstellung bedingt sein oder ganz einfach dadurch, dass sich eine größere örtliche Differenz zwischen dem Stellort und der Stelle befindet, an der die **gesteuerte Größe** oder **Steuergröße** erwartet wird. In jedem Fall liegt die Ursache der Verzögerung in der **Stellstrecke**.

Ein einfacher Fall einer Festwertsteuerung ist die elektrische Heizung eines Wasserbades, indem an das Heizelement eine konstante Spannung gelegt wird. Die Führungsgröße für die Temperatur des Wassers ist die elektrische Spannung. Die zu steuernde Größe ist die Temperatur. Diese stellt sich mit einer gewissen Trägheit aufgrund der relativ großen Steuerstrecke ein, die nicht nur geometrisch zu verstehen ist. Die gesteuerte Größe, die Temperatur, ist unter der Voraussetzung einer konstanten Spannung nur dann konstant, wenn keine variablen Störgrößen auftreten. Die Konstanz der Temperatur ist die Konsequenz einer Gleichgewichtseinstellung zwischen der zugeführten Wärme entsprechend der Heizleistung und der abfließenden Wärme durch Wärmeverlust an die Umgebung. Die zugeführte Wärme kann sich durch Veränderung des Widerstandes des Heizelementes, aber auch durch Veränderung der Übergangswiderstände ändern. Die Wärmeabgabe des Systems an die Umgebung ändert sich mit Änderung der Umgebungstemperatur, der Füllmenge des Wasserbades, der Luftbewegung über dem Wasser und vieles andere mehr. Auch in diesem Fall erfolgt keine Korrektur der Steuerung nach der zu steuernden Größe.

Die Installation einer Steuerung mit variabler Führungsgröße wurde z. B. bei der Dragierung aufgrund der folgenden Überlegung durchgeführt. Klimaschwankungen führen dazu, dass Temperatur und relative Feuchte der Ansaugluft, die für die Trocknung verwendet werden soll, großen Variationen unterliegen. Danach kann der absolute Wassergehalt große Unterschiede aufweisen. Wird die Luft erwärmt, so stellt sich eine neue relative Luftfeuchte entsprechend der Temperatur und der absoluten Feuchte ein. Die resultierende relative Feuchte und damit auch die Spanne der entstehenden Schwankungen sind um so kleiner, je höher die gewählte Trocknungstemperatur ist. Aus diesem Grund können bei hohen Trocknungstemperaturen die Klimaschwankungen praktisch vernachlässigt werden.

Ist es dagegen erforderlich, die Trocknungstemperatur niedrig zu halten, wirken sich Klimaschwankungen auf die Trocknung mehr oder minder entscheidend aus, da die Aufnahmekapazität der Luft für Wasserdampf sowohl von der Temperatur als auch von der relativen Feuchte abhängt. Um eine automatische Dragierung dennoch zu gewährleisten, kann man über die Messung von Temperatur und relativer Feuchte der Ansaugluft variable Führungsgrößen gewinnen, die die Trocknungszeiten im Rahmen des Programms steuern. Das optimale Ausmaß der Einwirkung der genannten Größen muss allerdings experimentell empirisch ermittelt werden. Auch hier korrigieren sich die Trocknungszeiten nicht weiter, wenn z. B. andere Störgrößen zusätzlich auftreten oder der Laborversuch nicht repräsentativ für die Fabrikation war.

8.3 Regelung

> Eine Regelung ist ein Vorgang, bei dem der vorgegebene Wert einer Größe fortlaufend durch Eingriff aufgrund von Messungen dieser Größe hergestellt und aufrecht erhalten wird.

Bei der Regelung findet also ein ständiger Vergleich des aktuellen Zustandes des Systems mit dem erstrebten Zustand statt. Das Ergebnis dieses Vergleiches bestimmt einen entsprechenden korrigierenden Eingriff.

Fabrikationstablettiermaschinen können Dosierungsregelungen enthalten. Die **Regelgröße** bzw. der **Ist-Wert** ist das aktuelle Tablettengewicht. Dieses kann auf einer automatischen Waage ermittelt werden. Die Wägefrequenz von vollautomatischen elektronischen Waagen ist wesentlich geringer als die Herstellungsfrequenz der Tabletten. Dennoch sei zunächst von der idealen Vorstellung ausgegangen, dass jede Tablette einzeln unmittelbar nach Verlassen der Maschine gewogen wird. Die Waage ist der **Messgeber** oder Messwertaufnehmer, der die Gewichte der einzelnen Tabletten in ein elektrisches oder elektronisches Signal überführt. Vorrichtungen, die physikalische Größen ineinander umwandeln, werden auch als *Wandler* bezeichnet.

Das dem Ist-Wert proportionale Signal wird mit einem entsprechenden Signal des **Soll-Werts** verglichen. Ist der Soll-Wert eine unveränderliche Größe, so liegt eine **Festwertregelung** vor. Wird der Soll-Wert nach einem zeitlichen Programm oder anderen logischen Zusammenhängen verändert, spricht man von einer **Folgeregelung**.

Der Soll-Wert ist in dem gegebenen Beispiel eine fest vorgegebene Größe, nämlich das gewünschte Tablettengewicht. Die Differenz zwischen den Signalen des Soll-Werts und des Ist-Werts wird dem Regler zugeführt, der diese und eventuell auch ihre Veränderungsgeschwindigkeit mit einer für den Regler typischen Charakteristik in elektrische Signale zur unmittelbaren Ansteuerung des **Stellgliedes** umwandelt. Das Stellglied für die Dosierung bei der Rundlaufpresse ist die Dosierschiene oder Dosiernocke, an der die Feindosierung vorgenommen wird. Der **Stellort** ist die Station des Umlaufs der Matrizen, an dem die Dosierung erfolgt. An dieser Stelle wirken sich auch die Störgrößen aus. Dies kann z. B. eine Veränderung der Pulverdichte sein. Die in die Matrize eingefüllte Masse wird komprimiert, ausgestoßen und erst nach dem Verlassen der Maschine gewogen. In diesem Falle ist die **Regelstrecke**, die der Steuerstrecke der Steuerung entspricht, deutlich erkennbar. Sie ist hier der Weg zwischen dem Stellort, d. h. der Dosierstation der Maschine bis zur Waage.

Eine zweite Möglichkeit der Dosierungsregelung eröffnet sich über die kontinuierliche Messung der Presskräfte. Bei konstanter Geometrie der Kompressionsbedingungen und konstanten Materialeigenschaften sind die bei den einzelnen Kompressionen auftretenden Presskräfte einzig von der Dosierung abhängig. Aus diesem Grund ist unter Berücksichtigung der Möglichkeit anderer Störgrößen die Presskraft eine Messgröße für die Dosierung. Sie besitzt die folgenden Vorzüge:

- Sie kann mit relativ einfachen Vorrichtungen elektronisch trägheitslos gemessen werden.
- Es kann jede einzelne Kompression beobachtet werden.
- Bei der Abhängigkeit der Presskraft von der Dosierung handelt es sich um eine sehr steile Funktion, so dass kleine Schwankungen der Dosierung relativ kräftige Signale ergeben können.
- Die Regelstrecke ist wesentlich kürzer als bei der Wägung.

Die Nachteile sind, dass die Dosierung-Presskraft-Funktionen nicht linear sind und stark von den mechanischen Eigenschaften des Pressgutes abhängen, so dass andere Störgrößen, wie z. B. die Werkzeugtoleranzen, in die Presskraft mit einfließen. Obgleich die Druckmessung nur zu einer indirekten Aussage über die Dosierung führt, handelt es sich auch hierbei um eine echte Regelung, da sich die Stellgröße unmittelbar auf die Messgröße und diese auf den Regler auswirkt. Es ist also ein echter Regelkreis vorhanden.

Eine optimale Regelung bei der Tablettierung liegt dann vor, wenn die in einer Waage ermittelten Tablettengewichte für die Dosierungsregelung und die Presskraftmessungen nur für die Regelung der Presskraft verwendet werden. Derartige Regeleinrichtungen werden bereits serienmäßig in einigen Hochleistungstablettenpressen eingebaut. Dabei wirkt die Presskraftregelung unmittelbar auf den Druckrollenabstand ein. Dies kann nach dem Gesagten natürlich nur sinnvoll sein, wenn die Regelung der Presskraft der Dosierungsregelung nachgeschaltet wird, da vor der Korrektur der Presskrafteinstellung die Störgröße Dosierung minimiert sein muss und damit praktisch nicht mehr in das Regelkriterium der Presskraft eingeht.

Das Problem, das einer Regelung mit großer Regelstrecke zugrunde liegt, ist aus dem Beispiel der Gewichtskontrolle erkennbar. Der Regler führt eine Veränderung der Dosierung durch. Diese trifft aber in der Regel nicht sofort den gewünschten Wert. Bis die Tablette, die aus diesem ersten Regelvorgang hervorgeht, gewogen wird und dem Regler eine neue Information über die Auswirkung der Regelung liefert, sind schon eine ganze Reihe von weiteren Tabletten hergestellt worden, die noch aus der ursprünglichen Einstellung der Maschine hervorgegangen sind. Damit sind die dem Regler in dieser Zeit zugegangenen Informationen bereits überholt und nicht repräsentativ für die tatsächliche momentane Dosierung. Dieses Problem wird noch erheblich weiter vergrößert, wenn aufgrund der langsamen Wägegeschwindigkeit entweder nur Stichproben gewogen werden oder die Tabletten in größeren Portionen zusammengefasst zur Wägung gelangen. Ferner überlagern sich diesem Problem die unvermeidlichen statistischen Dosierungsschwankungen sowie die Werkzeugtoleranzen der Maschine. Aus den letztgenannten Gründen wird man bei einer Dosierungsautomation grundsätzlich von Mittelwertbestimmungen ausgehen müssen.

Die Regelstrecke ist der Teil des Regelkreises, der sich in dem zu regelnden Prozess selbst befindet, also Teil dieses Prozesses ist. Wird z. B. die Temperatur eines Wasserbades geregelt, so befinden sich in dem Wasserbad der Thermofühler und die Heizung. Alle Eigenschaften des Systems, die charakteristisch für den Bereich zwischen Heizung und Thermofühler sind, z. B. Wärmekapazität des Gesamtsystems, Wärme-

leitfähigkeit, Umgebungstemperatur, Wärmeabstrahlung, gehen in die Charakteristik der Regelstrecke ein. Diese gibt vor, wie die Regelung erfolgen soll. Die Aufgabe des Reglers ist es, eine optimale Anpassung der Regelung an die Erfordernisse der Regelstrecke zu gewährleisten.

Die verschiedenen Reglercharakteristiken sollen im Folgenden anhand eines Wasserbades mit Temperaturregelung erklärt werden. Dem Regler wird durch den Soll-Ist-Wertvergleich lediglich die Information gegeben, wie groß die Abweichung der Regelgröße – in diesem Fall der Temperatur – von der gewünschten Größe, dem Soll-Wert, ist. Ist die Temperatur zu niedrig, hat der Regler die entsprechende Heizleistung für die Korrektur zur Verfügung zu stellen. Dies kann nun im einfachsten Fall mit Hilfe einer **Zweipunktregelung** erfolgen. Danach wird mit der Feststellung einer Regelabweichung die Heizung mit einer fest vorgegebenen Leistung eingeschaltet und mit Erreichen der Soll-Temperatur wieder abgeschaltet. Aufgrund einer gewissen Trägheit des Heizelements, die sich aus der Wärmekapazität und der Wärmeleitfähigkeit ergibt, sowie der Tatsache, dass im Inneren des Heizelementes während der Aufheizung Temperaturen vorliegen, die weit höher sind als die Badtemperatur, erwärmt sich das Bad auch nach Abschalten der Heizleistung bis zu einem Temperaturausgleich weiter. Die Temperatur schießt also über den Soll-Wert hinaus. Dieses Überschießen ist um so stärker, je höher die fest vorgegebene Heizleistung ist. Nach dem Abschalten der Heizung fällt die Temperatur des Bades aufgrund der unvermeidlichen Wärmeabgabe an die Umgebung wieder ab. Sie unterschreitet den Soll-Wert, und erst bei Erreichen einer bestimmten minimalen Regelabweichung schaltet sich die Heizung wieder ein. Vom Augenblick der Einschaltung bis zum Wiederanstieg der Temperatur am Thermofühler vergeht aber noch eine gewisse Zeit, so dass die Temperatur bis dahin zunächst noch weiter sinkt.

Zweipunktregelungen sind **unstetige Regelungen**. Sie führen zu einem Pendeln des Ist-Wertes um den Soll-Wert mit meist sägezahnartiger Charakteristik. Die Schwingung ist im Allgemeinen nicht symmetrisch, da die Anheiz- und die Abkühlphase nicht den gleichen Gesetzmäßigkeiten unterliegen. Dementsprechend muss auch die mittlere Temperatur, die z. B. der Inhalt eines größeren Gefäßes in dem Wasserbad einnimmt, nicht der Soll-Temperatur entsprechen. Das Ausmaß der Regelabweichungen in den Maxima und

Minima der Sägezahnkurve, die Frequenz des Pendelns zwischen den Extremwerten und die Regelabweichung des Mittelwertes sind abhängig von der Höhe der zu regelnden Temperatur, der vorgewählten Heizleistung, der Ansprechempfindlichkeit des Reglers und den Merkmalen der Regelstrecke selbst.

Den unstetigen Reglern stehen die **stetigen Regler** gegenüber.

Der **Proportional-Regler** oder kurz **P-Regler** führt zu einer Stellgröße, die proportional zur Regelabweichung ist.

Für eine Heizungsregelung ist folgende Anordnung möglich: Die mit einem Thermoelement gemessene Ist-Temperatur wird als Thermospannung mit einer Festspannung, die der Soll-Temperatur entspricht, verglichen. Die Differenz, die Regelabweichung, wird dem eigentlichen Regler zugeführt. Dieser besteht aus einem Verstärker, dessen Ausgang direkt die elektrische Energie für die Heizung zur Verfügung stellt. Die Heizleistung ist dann der Regelabweichung proportional. Dabei geht man von der Vorstellung aus, dass die Ist-Temperatur bei einer Regelabweichung normalerweise unter der Soll-Temperatur liegt. Um dieses sicherzustellen, wird z. B. bei Thermostaten, deren Soll-Temperatur nur wenig über der Raumtemperatur liegt, mit Hilfe einer Wasserkühlung eine über die allgemeine Wärmeabstrahlung hinausgehende weitere möglichst konstante Störgröße eingebracht. Bei tieferen Temperaturen wird die Wärme durch ein Kühlaggregat abgeführt. Das Verhältnis zwischen Heizleistung und Wärmeverlust gibt vor, ob die Temperatur steigt, sinkt oder infolge einer Gleichgewichtsbedingung auf ihrem aktuellen Wert verharrt. In diesem letzten Fall ist die Regelabweichung stabilisiert.

Ist die Heizleistung aber größer, steigt die Temperatur. Damit wird die Regelabweichung kleiner und die Heizleistung gedrosselt. Gleichzeitig steigt der Wärmeverlust. Aufgrund der Gegenläufigkeit der Veränderungen von Heizleistung und Wärmeverlust wird sich auch unter dieser Bedingung ein Gleichgewicht einstellen. Allerdings ist hierbei die bleibende Regelabweichung kleiner als in dem vorgenannten Fall.

Entsprechend umgekehrt verhält es sich, wenn die Heizleistung von vornherein zu gering ausgeregelt war. Dann fällt die Temperatur. Mit ihr nimmt die Wärmeabgabe ab. Die Regelabweichung nimmt jedoch zu und damit auch die Heizleistung. Auch hier kann sich ein Gleichgewicht einstellen, das allerdings bei einer größeren Regelabweichung liegt.

Bei einer großen Steilheit des Reglers, d. h. in diesem Fall bei einem großen Proportionalitätsfaktor, besteht die Gefahr, dass sich eine Regelschwingung aufschaukelt. Es ist also nicht möglich, Proportionalregelungen so auszulegen, dass keine bleibenden Regelabweichungen auftreten. Der optimale Proportionalitätsfaktor ist von den Störungen – im vorliegenden Beispiel von der Wärmeabgabe und damit auch der Soll-Temperatur – abhängig.

Dem Proportional-Regler steht der **Integral-Regler** oder kurz **I-Regler** gegenüber. Der I-Regler ändert die Stellgröße mit einer Geschwindigkeit, die der Regelabweichung proportional ist.

Für eine Heizungsregelung würde dies bedeuten, dass bei einer gegebenen Regelabweichung die Heizleistung immer weiter vergrößert wird. Ab einer bestimmten Heizleistung, die größer sein muß als der Wärmeverlust, z. B. durch Kühlung, steigt die Temperatur. Damit nimmt die Regelabweichung ab. Dies führt zu einer Verlangsamung der Steigerung der Heizleistung.

Mit der fortlaufenden Steigerung der Heizleistung steigt die Temperatur mit abnehmender Geschwindigkeit. Ist die Soll-Temperatur erreicht, findet keine weitere Veränderung der Heizleistung statt. Sie entspricht dann den Gleichgewichtsbedingungen dieser Temperatur.

Der Integral-Regler regelt also so lange, bis die Regelabweichungen verschwunden sind. Der Regelvorgang ist aber verhältnismäßig langsam.

Der **Differential-Regler** oder **D-Regler** stellt eine Stellgröße ein, die proportional zur Änderungsgeschwindigkeit der Regelabweichung ist. Da die Größe der Regelabweichung selbst keinen Einfluss auf die Stellgröße hat, regelt der D-Regler keine vorgewählten statischen Gleichgewichtslagen an. D-Regler sollen vor allem die Wirkung rasch auftretender Störgrößen unterdrücken.

Für die Heizungsregelung wirkt sich ein derartiger Regler in der Weise aus, dass ein rascher Temperaturabfall abgebremst wird.

Um eine optimale Anpassung des Reglers an das zu lösende Problem zu erreichen, werden **Regler mit gemischtem Verhalten** zusammengestellt, z. B. PI, PD oder PID-Regler. Die Regelcharakteristik des gesamten Regelkreises ergibt sich aus der Abstimmung des Zeitverhaltens aller Glieder zueinander, insbesondere von Regler und Regelstrecke.

Weiterführende Literatur

Alt, Ch. (1972), in Ullmanns Enzyklopädie der technischen Chemie. Bd. 2. Verfahrenstechnik I, Filtrieren, Verlag Chemie, Weinheim, S. 154–196.

Bauer, K. H. (2000), Technische Innovationen auf dem Wirbelschicht- und Fließbett-Gebiet, Pharm. Ind. *62*, 816–820.

Ebel, T. (1987), Regelungstechnik. B. G. Teubner, Studienskripten.

Egermann, H., in Hagers Handbuch der Pharmazeutischen Praxis, (1991), 5. Auflage, Band 2, Methoden: Mischen von Feststoffen, S. 565–582, und Gleichförmigkeit einzeldosierter Arzneizubereitungen, S. 1091–1101, Springer Verlag.

Gassmann, H. (1986), Einführung in die Regelungstechnik, Verlag Harri Deutsch.

Merz, L., Jaschek H. (1985), Grundkurs der Regelungstechnik. 8. Aufl., R. Oldenbourg Verlag, München.

Schauß, H. (1964), Einfluss von Luftdruck auf die Gleichgewichtsfeuchtigkeit (Spülluft), Chem. Ing. Tech. *36*, 470.

Schnettler, R. (1998), Isolatortechnologie bei der Parenteraliafertigung, Pharm. Ind. *60*, 942–946.

Stahl, P. H. (1980), Feuchtigkeit und Trocknen in der pharmazeutischen Technologie, Dietrich Steinkopff Verlag, Darmstadt.

Vauck, W. R. A., Müller, H. A. (1982), Grundoperationen chemischer Verfahrenstechnik, Verlag Chemie, Weinheim, Deerfield Beach, Florida, Basel.

Abbildungsnachweise

Hoiß, J. (1982), Zyclodest-Anlagen, Pharm. Ind. *44*, 524–528.

Johnson, M. C. R. (1972), Pharm. Acta Helv. *47*, 546.

Karbachsch, M. (1983), Pharm. Ind. *45*, 540–544.

Pall, D. P. (1973), Bull. Parenter. Drug Assoc. *29*, 182.

Strathmann, H. (1978), Chem. Tech. (Leipzig) *7*, 333–347.

Wallhäußer, K. H. (1995), Praxis der Sterilisation – Desinfektion – Konservierung – Keimidentifizierung – Betriebshygiene, 5. Aufl., Georg Thieme Verlag, Stuttgart, New York.

Kapitel 6

Hilfsstoffe

1 Allgemeines

Hilfsstoffe und Wirkstoffe sind systematisch unter den Überbegriff Rohstoffe für Arzneimittel einzuordnen. Arzneizubereitungen werden wie alle Produkte aus Rohstoffen bzw. Ausgangsmaterialien aufgebaut. Während die Wirkstoffe für die therapeutische Wirkung einer Arzneiform verantwortlich sind, ist die richtige Auswahl der Hilfsstoffe ebenso wie die Art der Herstellung qualitätsbestimmend für das Endprodukt. Insbesondere können die Bioverfügbarkeit bzw. die Wirksamkeit sowie die Haltbarkeit von Wirkstoffen in diesen Zubereitungen erheblich beeinflusst werden.

Zu den Aufgaben der Hilfsstoffe in den Arzneizubereitungen gehören

- das Ermöglichen oder Verbessern der Herstellung von einfach und sicher anwendbaren Arzneiformen (vgl. auch zutreffende Arzneiformen, Kap. 8–16),
- das Steuern der Wirkstoff-Freisetzung im Hinblick auf eine verzögerte bzw. verlängerte Wirkstoff-Freisetzung (s. Kap. 16) oder auf die Freigabe des Wirkstoffes an einem bestimmten Ort, z. B. im Dünndarm, wenn Unverträglichkeiten im sauren Magenmilieu zu erwarten sind,
- das Gewährleisten einer ausreichenden Haltbarkeit, z. B. durch Vermeiden von Wechselwirkungen mit anderen Bestandteilen der Rezepturen.

Hilfsstoffe kommen aus verschiedenen chemischen Stoffklassen. Sie lassen sich deshalb nur schwierig systematisch einordnen. Ebenso vielfältig sind ihre Einsatzgebiete, und nicht selten werden sie zur Erfüllung mehrerer Aufgaben herangezogen. So sind native Stärken sowohl Spreng- und Füllmittel, in verkleisterter Form aber auch Binde- oder Verdickungsmittel. Kolloidale Kieselsäure hat als Fließregulierungsmittel, Verdickungsmittel, Adsorptionsmittel oder Trocknungsmittel einen breiten Anwendungsbereich.

Die folgende Übersicht soll die Vielfalt der Verwendungsmöglichkeiten von pharmazeutischen Hilfsstoffen zeigen:

- Lösungsmittel, Lösungsbeschleuniger,
- Emulgatoren, Lösungsvermittler oder Solubilisatoren, Netzmittel, Antischaummittel usw. (s. Kap. 12–13),
- Salzbildner, Puffer,
- Gelbildner, Verdickungsmittel, Filmbildner (als Überzugs- oder Einbettungsmaterial), Bindemittel (s. Kap. 14–16),
- Gleitmittel, Schmiermittel (bzw. Antiklebmittel), Formentrennmittel, Fließregulierungsmittel,
- Zerfallsbeschleuniger oder Sprengmittel,
- Sorptionsmittel (Feuchthalte- bzw. Trockenmittel),
- Füllstoffe bzw. Füllmittel,
- Hilfsstoffe, die besondere Funktionen übernehmen können, z. B. Antioxidantien (s. Kap. 22, Abschn. 6.2.2), Konservierungsmittel (s. Kap. 5, Abschn. 7.2), Geschmacks- und Geruchskorrigentien sowie Färbemittel.

In diesem Kapitel wird in der Hauptsache eine Auswahl generell oder vielseitig einsetzbarer Hilfsstoffe beschrieben. Hilfsstoffe mit mehr speziellen Aufgabengebieten finden sich auch in den speziellen Kapiteln der betreffenden Arzneiformen, beispielsweise bei den halbfesten, salbenförmigen Arzneiformen oder bei Tabletten und umhüllten Arzneiformen (s. Kap. 14, Abschn. 4 und 5). Es werden Hilfsstoffe bevorzugt, die auch in Arzneibüchern oder Pharmakopöen beschrieben sind.

2 Anforderungen an Hilfsstoffe

An Hilfsstoffe, die zur Herstellung von Arzneimitteln bestimmt sind, werden folgende Anforderungen gestellt:

- Sie müssen bis auf ihre als Hilfsstoff beabsichtigte Funktionsfähigkeit möglichst inert sein;
- sie müssen physiologisch gut verträglich sein;
- sie müssen von Charge zu Charge stets gleiche chemische und physikalische Qualität aufweisen und
- sie müssen eine anwendungsbezogene mikrobiologische Reinheit besitzen.

Dies bedeutet, dass ihre mikrobiologische Reinheit durch die Einhaltung bestimmter Keimzahlgrenzwerte für tolerierbare Mikroorganismen sichergestellt ist. Diese Grenzwerte sind flexibel und sinnvoll abgestuft. Zu bedenken ist, dass solche Grenzwerte oder bestimmte Anforderungen nicht statisch festgeschrieben, sondern praktisch dauernd im Fluss sind. So muss heute, beispielsweise im Hinblick auf die BSE-Problematik, die Möglichkeit des Vorkommens von infektiösen Prionen in Hilfsstoffen, z. B. in Gelatine oder in bestimmten tierischen Fett- oder Wachsprodukten etc., gründlich erwogen werden. Wenn derartige Hilfsstoffe von BSE-gefährdeten Arten stammen, dann ist darauf zu achten, dass durch eine sorgfältige Auswahl oder durch besondere Herstellpraktiken die Abwesenheit von infektiösen Prionen gesichert ist. Ist dies nicht möglich, müssen die betreffenden Hilfsstoffe eliminiert werden. An Hilfsstoffe, die für sterile oder aseptisch herzustellende Arzneimittel bestimmt sind, z. B. Parenteralia und Zubereitungen zur Anwendung am Auge, werden höhere Anforderungen gestellt als an peroral oder topisch zu applizierende Hilfsstoffe. Pathogene Keime sind nicht tolerierbar und dürfen in pharmazeutischen Hilfsstoffen nicht enthalten sein. Die mikrobiologische Reinheit ist deswegen so wichtig, weil Arzneimittel bei Kranken zur Anwendung kommen, bei denen das Risiko besonders hoch ist.

Nach dem AMG 1976 sind die Hilfsstoffe den Wirkstoffen im Hinblick auf den Nachweis der Qualität, Wirksamkeit und Unbedenklichkeit gleichgestellt. Dies bedeutet, dass Hilfsstoffe nicht nur denselben Qualitätssicherungsmaßnahmen zu unterwerfen sind, sondern dass für völlig neue Hilfsstoffe praktisch dieselben pharmakologisch-toxikologischen Untersuchungen durchzuführen sind wie für neue Wirkstoffe. Da Wirkstoffe und Hilfsstoffe notwendigerweise nicht mit gleich guter Verträglichkeit peroral, parenteral und kutan einsetzbar sind, ist es Voraussetzung, dass die pharmakologisch-toxikologischen Untersuchungen dem Verwendungszweck und dem Applikationsweg entsprechend wirklichkeitsnah geplant und durchgeführt werden. Für bekannte Hilfsstoffe können derartige Untersuchungen entfallen. Als bekannt werden Hilfsstoffe angesehen, die in Arzneibuchmonographien beschrieben sind, die schon jahrelang ohne Zwischenfälle in Arzneimitteln in Gebrauch sind oder – allerdings unter starken Vorbehalten – deren Verwendung lebensmittelrechtlich geregelt ist. Zu beachten ist aber, dass die Verwendung eines Stoffes als Zusatzstoff für Nahrungsmittel nicht gleichzeitig auch seine Verwendung in der Pharmazie impliziert. Für die Anwendung von Farbstoffen gilt die Arzneimittel-Farbstoffverordnung.

3 Beschreibung wichtiger Hilfsstoffe

In den folgenden Abschnitten werden Hilfsstoffe und Hilfsstoffgruppen unter Angabe ihrer Arzneibuchbezeichnungen und ihrer Synonyma aufgeführt, ihre Einsatzgebiete in der Arzneiformung umrissen sowie ihre Eigenschaften, die für den pharmazeutisch-technologischen Einsatz wichtig sind, beschrieben.

3.1 Zucker und Zuckeralkohole

Lactose-Monohydrat, Lactose wasserfrei, Milchzucker, Saccharum lactis

Füllstoff, Grundlage für homöopathische Verreibungen

Milchzucker, ein Disaccharid aus Glucose und Galactose, ist ein weißes, kristallines, wenig süß schmeckendes Pulver. Ein Massenanteil Milchzucker löst sich in fünf Massenanteilen Wasser, in Ethanol ist er unlöslich. Es gibt eine α- und eine β-Modifikation (s. Abb. **6.1**). Die β-Modifikation wird durch Auskristallisieren aus Lösungen bei über 90 °C hergestellt. Die vorwiegende Handelsform ist das α-Lactose-monohydrat. Die Monohydrate geben beim Erhitzen auf 110–120 °C ihr Kristallwasser ab und gehen in die wasserfreie Form über. Von den wasserfreien Formen schmilzt die der α-Lactose bei 202 °C und die der β-Lactose bei 254 °C. α-Lactose ist nicht hygroskopisch und nur mäßig gut zu tablettieren. Es ist stets zu prüfen, welche physikalische Form oder Modifikation für eine bestimmte Aufgabe am besten geeignet ist. Zur Direkttablettierung sind vorteilhafterweise Partikelformen mit gutem Fließverhalten oder sprühgetrocknete β-Lactose einzusetzen. Lactose ist wegen der Reaktivität

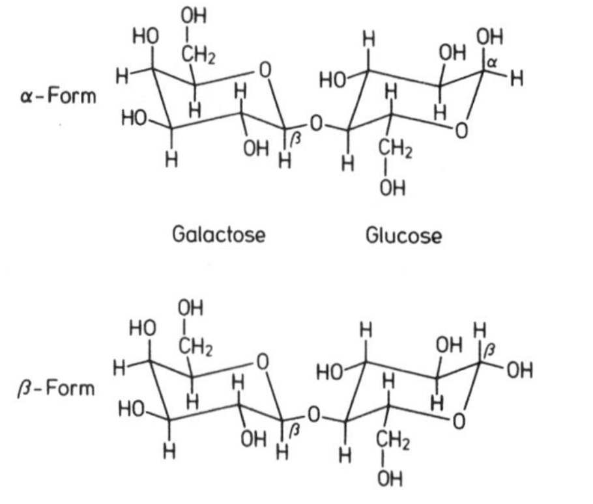

Abb. **6.1**   α- und β-Konfigurationen des Milchzuckers.

ihrer Carbonyl-Gruppe bzw. ihrer Hydroxy-Gruppe am anomeren C-Atom der cyclischen Halbacetalform nicht vollkommen inert. Deswegen muss auf Inkompatibilitäten bzw. Instabilitäten durch die charakteristischen Carbonyl-Reaktionen geachtet werden. Nicht selten treten z. B. Maillard-Reaktionen auf. Das sind Braunverfärbungen, die auf Wechselwirkungen zwischen Aminen oder Eiweißverbindungen und Zuckern mit reaktiven Carbonyl-Gruppen insbesondere bei alkalischer Reaktion beruhen. Bei der Lebensmittelherstellung, insbesondere bei Backprozessen, ist die Maillard-Reaktion ein ganz normaler Bräunungsvorgang. Zucker mit reaktiven Carbonyl-Gruppen können auch mit hydrazinhaltigen Wirkstoffen, wie Hydralazin, schwerlösliche Osazone bilden.

Saccharose, Rohr- oder Rübenzucker, Saccharum

Füllstoff, hauptsächlich für Tabletten, die nicht zerfallen sollen, wie Lutschtabletten usw., *Süßmittel, Umhüllungsmaterial, Bindemittel*

Saccharose ist das Disaccharid aus Glucose und Fructose. Ein Massenanteil dieses weißen, schwach hygroskopischen, kristallinen, süß schmeckenden Pulvers löst sich bereits in einem halben Massenanteil Wasser oder in acht Massenanteilen Ethanol 70 % (Volumenkonzentration) auf. In wasserfreiem Ethanol ist Saccharose praktisch nicht löslich. Im Gegensatz zu Lactose liegt Saccharose als Vollacetal vor. Saccharose bildet deshalb keine Osazone und ist nicht reduzierend. Inkompatibilitäten oder Instabilitäten, die von Carbonyl-Reaktionen ausgelöst werden, können deshalb erst nach Spaltung der Saccharose-Moleküle, z. B. durch Säuren oder Invertase, in Glucose und Fructose eintreten. Saccharose ist

besser wasserlöslich, aber auch hygroskopischer als Milchzucker. Deswegen ist seine Einsatzfähigkeit insbesondere als Füllmittel bei Tabletten eingeschränkt. Saccharosehaltige Tabletten neigen bei längerer Lagerung zur Nachhärtung. Dies spielt jedoch bei Tabletten, die nicht zerfallen müssen, keine Rolle.

Die Süßkraft von verschiedenen Zuckern, Zuckeralkoholen oder Süßstoffen ist sehr unterschiedlich. Setzt man die Süßkraft der Saccharose gleich eins, ergeben sich die in Tab. **6.1** dargestellten Vergleichswerte oder Faktoren.

Traubenzucker, wasserfreie Glucose, Dextrosum anhydricum, Glucosemonohydrat, Dextrosum monohydricum

Füllstoff, zur Isotonisierung von Parenteralia

Das weiße kristalline Pulver des Monosaccharids mit süßem Geschmack löst sich im Verhältnis 1:1 in Wasser. In Ethanol ist Traubenzucker praktisch nicht löslich. Traubenzucker hat eine reaktive Carbonyl-Gruppe und gibt deshalb ähnliche Inkompatibilitäten wie Milchzucker. Die Tablettiereigenschaften sind nicht so gut wie die des Milchzuckers. Besser tablettierbar dagegen ist das aus Stärke durch enzymatischen Abbau hergestellte Produkt Celutab®, das aus 92 % Glucose, 5 % Maltose und 3 % Oligosacchariden besteht.

Mannitol, Mannit

Füllmittel, Zuckeraustauschstoff, Trockenbindemittel

Mannitol ist ein sechswertiger Zuckeralkohol (Hexitol) mit einem Schmelzpunkt von 165–168 °C. Ein Massenanteil des weißen, nadel-

Tabelle **6.1**   Übersicht über die Süßkräfte verschiedener Zucker, Zuckeralkohole und Süßstoffe.

Rohr- bzw. Rübenzucker, Saccharose	1,0
Milchzucker, Lactose	0,23
Traubenzucker, Glucose	0,74
Fruchtzucker, Fructose	1,2
Mannitol	0,57
Sorbitol	0,48
Saccharin-Natrium (Natrium-*o*-benzoesäure-sulfinid)	550
Natriumcyclamat (Natrium-cyclohexylsulfamat)	30
Aspartame (*N*-L-α—Aspartyl-L-phenylalanin-1-methylester)	160

förmigen Kristallpulvers mit kühlend süßem Geschmack löst sich in 5,5 Massenanteilen Wasser. In Ethanol ist Mannitol praktisch unlöslich.

Im Handel ist Mannitol meist in gemahlener Form erhältlich. In diesem Zustand ist es leicht agglomerierbar bzw. klumpend. In ungemahlenem Zustand ist es dagegen lockerer und besser schüttfähig. Mannitol ist nicht hygroskopisch, seine Gleichgewichtsfeuchte ist praktisch gleich Null. Zuckeralkohole können anstelle von Zuckern eingesetzt werden, wenn deren Carbonyl-Gruppe Ursache von Inkompatibilitäten oder Instabilitäten ist.

Zur Herstellung zuckerfreier Arzneiformen wird Mannitol als Zuckeraustauschstoff verwendet. In sprühgetrockneter Form wird es auch als Trockenbindemittel zur Direkttablettierung eingesetzt. Wegen des kühlend süßen Geschmacks ist es gut als Kautablettengrundlage geeignet. Es ist jedoch teurer als Milchzucker und Saccharose.

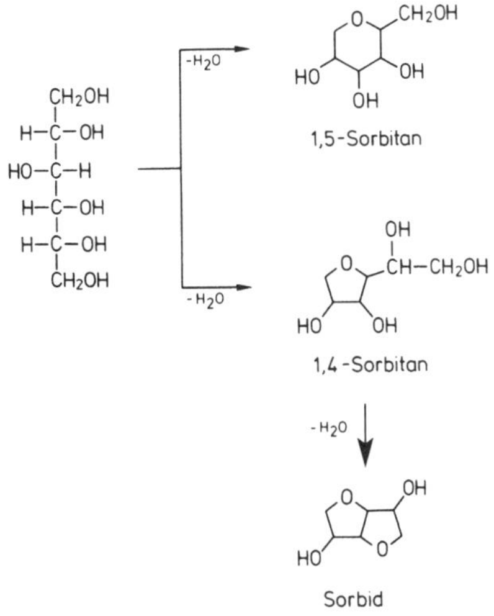

Abb. **6.2** Anhydride des Sorbitols.

Sorbitol, Sorbit

Weichmacher für Weichgelatinekapseln, *Zuckeraustauschstoff, Feuchthaltemittel*

Sorbitol, ein Isomeres des Mannitols, ist extrem gut wasserlöslich. Es löst sich in Wasser in noch höheren Konzentrationen als Saccharose. Im Handel und offizinell sind stabile 70 %ige Lösungen erhältlich. Sorbitol kommt in zwei Modifikationen mit Schmelzpunkten von 91–93 °C bzw. 96–98 °C vor. Die höher schmelzende Modifikation ist die stabilere und wird deshalb vorzugsweise zur Tablettenherstellung herangezogen. Bis zu vier Massenanteile des weißen kristallinen Pulvers mit kühlend süßem Geschmack lösen sich in einem Massenanteil Wasser.

Beim Erhitzen von angesäuerten Sorbitol-Lösungen, beispielsweise bei der Sterilisation solcher Lösungen, bilden sich in kleinen Mengen cyclische Anhydride oder cyclische Ether, z. B. 2,5-Anhydrosorbit. In der Bezeichnung Sorbi**tan** steckt der Begriff **An**hydrid und in der Bezeichnung Sorbi**d** das Dianhydrid.

Der Sorbitan-Zentralbaustein der Emulgatoren Sorbitanfettsäureester und Polysorbate besteht ebenfalls aus solchen cyclischen Sorbitolanhydriden. Diese cyclischen Ether-Derivate kommen häufiger in der Tetrahydrofuran-, seltener in der Tetrahydropyran-Struktur vor. Bei weiterem Wasserentzug kann auch noch das bicyclische Anhydrid Sorbid entstehen (s. Abb. **6.2**).

Wegen seiner Hygroskopizität ist Sorbitol ein gutes Feuchthaltemittel, doch neigen sorbithal-

tige Tabletten zur Nachhärtung. Wegen der Inkompatibilität von Milchzucker mit Aminen wird der Milchzucker in solchen Formulierungen durch Sorbitol oder Mannitol ersetzt. Bei den flüssigen, hochprozentigen Sorbitol-Lösungen des Handels ist zu beachten, dass es sich hierbei meist nicht um Lösungen aus reinem Sorbitol handelt. Diese Lösungen werden durch katalytische Hydrierung von Stärkehydrolysaten hergestellt. Sie enthalten als Hauptprodukt Sorbitol und seine Stereoisomeren. Daneben sind noch bestimmte Mengen an hydrierten Disacchariden und Oligosacchariden aus dem Vorprodukt Stärkesirup enthalten. Diese Nebenprodukte sind in den hochprozentigen Sorbitol-Lösungen als Kristallisationsverzögerer zur Stabilisierung erwünscht. Sorbitolpulver besteht weitgehend aus Sorbitol sowie stereoisomeren Hexitolen und enthält praktisch keine Oligomere.

3.2 Makromolekulare und oligomere Hilfsstoffe

Die Verwendung von makromolekularen Hilfsstoffen nimmt in der pharmazeutischen Technologie bis hin zum Verpackungsmaterial einen herausragenden Platz ein. Der Grund hierfür ist nicht alleine bei den relevanten Substituenten zu suchen. Bei makromolekularen Hilfsstoffen kommen zusätzlich zu den vielfältigen Möglichkeiten in Konstitution, Konfiguration, Konformation vor allem noch die besonderen Fähigkeiten der Makromoleküle hinzu, innerhalb ihrer Molekülverbände übermolekulare Strukturen auszubilden (s. bei Cyclodextrinen und Gelatine). Ein gutes Beispiel in dieser Richtung geben auch die verschiedenen Polyethylene (Hochdruck-, Niederdruckpolyethylene etc.) mit ihren unterschiedlichen Strukturen (linear, einfach oder mehrfach bzw. stärker verzweigt etc.) und dementsprechend veränderten Eigenschaften ab. Die Eigenschaften von Makromolekülen können demzufolge in gewissen Grenzen leicht maßgeschneidert werden.

Üblicherweise heißen die aus zwei, drei oder einigen Bausteinen bzw. Monomereinheiten aufgebauten Produkte **Dimere, Trimere** oder **Oligomere.** Erst Produkte mit relativen Molekülmassen >10^4 werden **Makromoleküle** oder **Polymere** genannt. Die einzelnen Bausteine der Makromoleküle sind durch kovalente Bindungen linear bzw. kettenförmig, verzweigt oder vernetzt miteinander verknüpft.

Makromoleküle oder Polymere können synthetisch aus Monomeren durch **Polymerisation, Polykondensation** oder **Polyaddition** hergestellt werden. Typische Polymerisate sind Polyethylene, Polyacrylate, Polyvinylpolymere und Polystyrole. Die Polyester sowie Polyamide sind Polykondensate und die Polyurethane sind Polyaddukte.

Es werden **Polymerisationen in homogener** und **in heterogener Phase** unterschieden. Zu den Polymerisationen in homogener Phase gehört die **Substanzpolymerisation** (Blockpolymerisation), bei der das reine, unverdünnte Monomere polymerisiert wird. Bei der **Lösungsmittelpolymerisation** wird das Monomere erst in einem Lösungsmittel gelöst, in dem auch das entstehende Polymere löslich ist, und dann polymerisiert.

Zu den **Polymerisationen in heterogener Phase** gehören Fällungspolymerisationen, Perlpolymerisationen, Emulsionspolymerisationen und Gasphasenpolymerisationen. Bei der **Fällungspolymerisation** wird in einem Lösungsmittel polymerisiert, in dem sich zwar das Monomere, nicht aber das Polymere löst. Eine Substanzpolymerisation kann auch eine Fällungspolymerisation sein, wenn das entstehende Polymere im Monomeren nicht löslich ist und ausfällt.

Bei der **Perl- oder Suspensionspolymerisation** findet die Polymerisation des Monomeren in Form kleiner Tröpfchen statt, die vorher durch starkes Rühren in einer flüssigen Phase, meist Wasser, suspendiert werden. Durch Zugabe von Dispergiermitteln oder von Schutzkolloiden

können die hierbei entstehenden festen Polymerisatperlen in Suspension gehalten werden.

Unter **Emulsionspolymerisation** wird die Polymerisation von wasserunlöslichen Monomeren verstanden, die mit Hilfe eines Emulgators in Wasser emulgiert vorliegen. Da sich der Polymerisationsinitiator in der Wasserphase befindet, startet die Polymerisation in der Peripherie der Monomertröpfchen oder -mizellen. Mit dieser Polymerisationsmethode werden Latices oder Dispersionen mit sehr feinen Polymerisationspartikeln (40–400 nm) erhalten (s. Kap. 14, Abschn. 5.2).

Bei der **Gasphasenpolymerisation** wird das Monomere in der Gasphase polymerisiert, z.B. Ethylen bei hohem Druck und hohen Temperaturen.

Polymere sind **homopolymer**, wenn sie nur aus einem einzigen Monomeren synthetisiert werden und aus Bausteinen bzw. gleichartigen Monomereinheiten bestehen, die sich regelmäßig wiederholen. **Heteropolymer** sind sie, wenn sie aus einem Monomeren und einem Comonomeren oder aus mehreren verschiedenen Monomerbausteinen aufgebaut sind. Werden beispielsweise zwei verschiedene Monomere wie Acrylsäureethylester und Methacrylsäure miteinander polymerisiert, entsteht ein **binäres Copolymerisat,** das   Polyacrylsäureethylesterpolymethacrylat. Sind in einem copolymeren Produkt die Monomerbausteine A und B in regelmäßig abwechselnder oder in statistisch gemischter Folge miteinander verbunden, werden alternierende (A–B–A–B–A–B) oder statistische Copolymerisate (A–B–B–A–B–A–A–B–) unterschieden. Werden die Monomeren dagegen blockweise miteinander verknüpft, ergeben sich **Blockcopolymere** (A–A–A–A–B–B–B–B–) oder **Pfropfcopolymere.**

$$\left[\begin{array}{ccccc} \text{A} & - & \text{A} - \text{A} - \text{A} - \\ & & | & & | \\ & & \text{B} & & \text{B} \\ & & | & & | \\ & & \text{B} & & \text{B} \end{array} \right]$$

Unterschiedliche Molekülgrößen oder Copolymerisationen sind bei weitem nicht die einzigen Variationsmöglichkeiten von Makromolekülen gleicher chemischer Konstitution.

Bei **eindimensionaler Polymerisation** entstehen lineare Makromoleküle. Unter bestimmten Bedingungen oder durch Zusatz von bestimmten Mengen bifunktioneller Verbindungen kann es zu **Verzweigungen** kommen. Je nach Länge der Seitenketten werden dabei Kurzketten- und Langkettenverzweigungen unterschieden, z. B. Hochdruck- und Niederdruckpolyethylen. Werden größere Mengen bifunktioneller oder mehrfunktioneller Verbindungen zugesetzt, ergeben sich mehr oder minder starke **Vernetzungen**. Die hierbei erhaltenen Produkte sind unlöslich, oder sie quellen höchstens.

Weitere Möglichkeiten für die Veränderung der Eigenschaften von Makromolekülen mit gleicher chemischer Konstitution ergeben sich durch verschiedene **Isomerien**. Bestimmte Monomere können bei der Polymerisation in Grundeinheiten bzw. in einzelne Bausteine mit je einem Isomeriezentrum übergehen. Dies kann selbst bei strukturregulären Polymeren zu verschiedenen sterischen Ordnungen entlang der Hauptkette führen. Diese sterischen Ordnungen in der Hauptkette werden **Taktizitäten** genannt. Lineare Polymere zeigen z. B. isotaktische, syndiotaktische und ataktische Strukturen (s. Abb. **6.3**).

Die Molekülgröße von Makromolekülen resultiert aus der Anzahl der Grundbausteine im Molekül und wird durch den **Polymerisationsgrad** (*n* oder DP) charakterisiert. Dieser sagt aus, wie viele Grundbausteine oder Monomereinheiten in einem Makromolekül vorkommen.

Die Bestimmung oder Angabe der **relativen Molekülmassen** ist bei den Makromolekülen nicht so einfach wie bei niedermolekularen Stoffen. Die konventionellen Molekülmassenbestimmungen sind nicht geeignet, so dass für Makromoleküle spezielle Methoden erforderlich sind. In Abhängigkeit von der angewandten Methode werden bei Makromolekülen meist die relativen Molekülmassen M_n und M_m benutzt. M_n ist das arithmetische Mittel der Molekülzahlverteilung und daher durch Methoden bestimmbar, die auf die Zahl der Moleküle ansprechen. Dabei werden die kleinen Massen überbewertet. M_m ist das arithmetische Mittel der Molekülmassenverteilung. Oft differieren diese beiden Angaben erheblich. Die Angaben mittlerer Molekülmassenverteilungen sind darauf zurückzuführen, dass in einem Polymerprodukt meist Moleküle der unterschiedlichsten Größen vorliegen. Auch in der Natur gibt es zahlreiche makromolekulare Stoffe, auch **Biopolymere** genannt, z. B. Kohlenhydrate oder Polysaccharide und Eiweißverbindungen, z. B. Albumine. Sie können chemisch abgewandelt werden, so dass halbsynthetische Makromoleküle wie Celluloseether oder Carboxymethylstärke entstehen.

Ein Hauptmerkmal von polymeren Verbindungen ist, dass sie keine eindeutigen Schmelzpunkte wie Kristalle zeigen, sondern statt dessen kontinuierliche Phasenübergänge, den so genannten **Glasübergangsbereich (T_g)** und den **Erweichungsbereich** (s. Kap. 4, Abschn. 4.2.2.1). Der Grund dafür ist, dass die Ordnungszustände nach definierter Energieaufnahme nicht so schnell zusammenbrechen wie in niedermolekularen Verbindungen. In Lösungen oder auch in Schmelzen liegen lineare Makromoleküle bevorzugt in Form **statistischer Knäuel** vor. Es können jedoch auch teilkristalline Ordnungen durch Faltungen oder parallele Zusammenlagerungen neben amorphen Bereichen beobachtet werden, z. B. Fransenmizellen, Helices, Gelgerüste usw.

Ob ein makromolekularer Hilfsstoff ein Quell-, Verdickungs-, Binde- oder Sprengmittel sein kann, hängt von solchen Strukturen bzw. von den sich daraus ableitenden Eigenschaften ab.

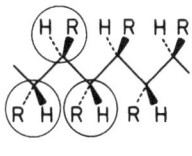 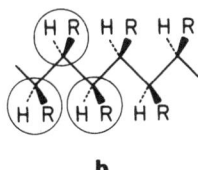 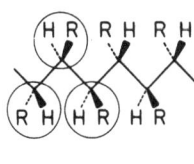

a   b   c

Abb. **6.3** Beispiele für verschiedene Taktizitäten.
a Bei **isotaktischen Strukturen** sind die Grundbausteine so miteinander verknüpft, dass jedes Kettenatom mit allen seinen Substituenten die gleiche sterische Anordnung hat. Für den Betrachter ragen die Substituenten abwechselnd einmal aus der Ebene heraus, und einmal zeigen sie nach unten.
b Bei **syndiotaktischen Strukturen** hat jedes Kettenatom mit seinen Substituenten eine entgegengesetzte sterische Anordnung zu seinen Nachbarkettenatomen. Für den Betrachter ragen alle Substituenten aus der Ebene heraus.
c Bei **ataktischen Strukturen** sind diese Anordnungen regellos.

Im Gegensatz zu niedermolekularen Stoffen ist bei makromolekularen Produkten ein **Quellungszustand** als Übergangsstadium vor dem Lösen zu beobachten. Makromoleküle lagern hierbei unter erheblicher Volumenzunahme Lösungsmittelmoleküle in das chemische Gefüge ihrer Ketten ein, d. h. sie sorbieren Lösungsmittel. Sind diese Gefüge stabil genug, ist die Quellung der Endzustand. Sind sie dagegen instabil bzw. trennbar, gehen die Sorbate bei weiterer Lösungsmittelaufnahme in ein bikohärentes System, in ein Gel, über. Wird darüber hinaus noch weiter mit Lösungsmittel verdünnt, bildet sich ein Sol bzw. eine kolloide Lösung. Ob ein makromolekularer Stoff als **Quellmittel** oder als **Verdickungsmittel** wirkt, hängt nicht nur von seiner Struktur und Molekülgröße ab, sondern auch von den verwendeten Konzentrationen. Verdickungsmittel lösen sich in einer Flüssigkeit und erhöhen dabei deren Viskosität. Nimmt ein Stoff unter Volumenzunahme größere Lösungsmittelmengen auf, ohne sich zu lösen, ist er ein Quellmittel.

Ob ein Quellmittel ein **Tablettensprengmittel** sein kann, hängt demnach eng mit seinen Löslichkeitseigenschaften zusammen. So wird z. B. lösliches Polyvinylpyrrolidon vorzugsweise als Bindemittel eingesetzt, das quervernetzte, unlösliche, aber stark quellende Polyvinylpyrrolidon dagegen als Sprengmittel. Ähnlich ist es auch bei Stärken. Native Stärke ist in kaltem Wasser unlöslich, aber quellfähig, und wirkt deshalb in Tabletten als Sprengmittel. Vorverkleisterte Stärke oder partiell abgebaute bzw. hydrolysierte Formen sind kolloidal löslich und wirken demzufolge als Bindemittel. Ein Vorteil bei der Verwendung von Makromolekülen in der Pharmazie ist, dass sie wegen ihrer Molekülgröße praktisch nicht resorbiert werden und toxikologische Bedenken mehr in den Hintergrund treten. Zu achten ist in dieser Beziehung allerdings auf Spaltprodukte oder niedermolekulare Beimengungen.

Oligo- und Polysaccharide

Stärken, Amyla

- Maisstärke, Maydis amylum,
- Reisstärke, Oryzae amylum,
- Kartoffelstärke, Solani amylum,
- Weizenstärke, Tritici amylum.

Füllstoff, Sprengmittel, Bindemittel, Pudergrundlage

Die Stärken gehören zur großen Gruppe der Kohlenhydrate. Außerdem kann man sie den Biopolymeren zuordnen. Es sind keine chemisch

einheitlichen Stoffe; sie lassen sich in der Hauptsache in zwei Polysaccharid-Fraktionen, nämlich in 15 bis 25 % Amylose und 75 bis 85 % Amylopektin zerlegen. Daneben enthalten Stärken geringe Mengen Kleber, das sind Pflanzenproteine sowie Zellreste und anorganische Verbindungen. Mais-, Reis- und Weizenstärke enthalten eine Gleichgewichtsfeuchtigkeit von ca. 12 % Wasser, Kartoffelstärke bis zu 20 %. Amylose und Amylopektin sind Polysaccharide, die wie Cellulose aus Glucose-Molekülen aufgebaut sind. Im Gegensatz zur Cellulose sind jedoch in diesen Polysacchariden die Glucose-Moleküle α-glykosidisch miteinander verbunden. Amylose ist ein lineares Makromolekül aus 300 bis 1000 D-Glucopyranose-Einheiten, das zur Ausbildung von Helixstrukturen befähigt ist. Amylopektin dagegen ist ein verzweigtkettiges Makromolekül und besteht aus 9 000 bis 10 000 1,4-α-glykosidisch verknüpften D-Glucopyranose-Einheiten. Die Verzweigungen bei den Amylopektinen erfolgen durch 1,6-α-Seitenverbindungen von etwa je 20 bis 25 D-Glucopyranose-Einheiten. In den meist annähernd kugelförmigen Stärkekörnern liegen Amylose und Amylopektin in radialen Schalen assoziiert vor. Diese Schichtenstrukturen werden durch intermolekulare Wasserstoff-Brücken verfestigt.

Die Stärken sind feine weiße Pulver, die beim Reiben zwischen den Fingern knirschen. Sie sind unlöslich in kaltem Wasser und in Alkoholen. In kaltem Wasser sind Stärken bei nur leichter Quellung gleichmäßig und ohne Klumpenbildung suspendierbar. Beim Erwärmen dieser Suspensionen quellen sie zunächst stärker; sobald die für jede Stärkesorte charakteristische Verkleisterungstemperatur (s. Tab. **6.2**) überschritten wird, beginnt ein Verkleisterungsvorgang. Dabei werden die Bindungen der Amylose- und Amylopektin-Strukturen aufgeweitet und teilweise irreversibel gelöst. Die Spaltprodukte gehen zum Teil kolloidal in Lösung. Je länger die Verkleisterungstemperatur überschritten wird, desto wei-

Tabelle **6.2** Charakteristische Eigenschaften verschiedener Stärkearten.

Stärkesorte	Quelltemperatur (°C)	Verkleisterungstemperatur (°C)	Größe der Stärkekörner (μm)
Maisstärke	64	73	10–25
Reisstärke	72	77	2–10
Kartoffelstärke	63	72	20–185
Weizenstärke	55	64	20–40

ter schreitet die Verkleisterung bzw. der Abbau fort.

Während die kaltlösliche Amylose keine Gelformen ausbilden kann, ist Amylopektin ein guter Gelbildner. Dies zeigt sich beispielsweise bei der Kartoffelstärke, die im Gegensatz zu den anderen Stärkesorten weniger Amylopektin enthält und deshalb dünnflüssigere Kleister ergibt.

Stärken zeigen gutes Absorptionsvermögen, z. B. für Wasser, Öle und Farbstoffe. Die einzelnen Stärkesorten können mikroskopisch unterschieden bzw. identifiziert werden.

Modifizierte Stärken. Die einfachste Modifizierung einer Stärke kann durch Einwirkung hoher mechanischer Drücke erreicht werden, z. B. durch Walzenkompaktierung, erforderlichenfalls mit Stärken unterschiedlicher Feuchtigkeitsgehalte. Hierbei entstehen, durch zumindest teilweise Zerstörung der Strukturen der Stärkekörner, kaltlösliche und direkt tablettierbare Stärkeprodukte, z. B. die vorverkleisterte Stärke des Arzneibuchs Sta-RX® 1500. Neben solchen physikalischen Modifizierungen gibt es auch chemische Abwandlungsprodukte.

Die freien Hydroxy-Gruppen der Glucosebausteine erlauben Veretherungen ähnlich wie dies auch bei der Cellulose der Fall ist. Ein Beispiel dafür ist die Hydroxyethylierung mit Ethylenoxid zu Hydroxyethylstärke, die als Bindemittel, Verdickungsmittel und außerdem für Plasma-ersatzflüssigkeiten verwendet wird. Auch Quervernetzungen mit bi- oder polyfunktionellen Verbindungen werden durchgeführt. Bei der Vernetzung von Maisstärke mit Epichlorhydrin wird auf diese Weise ein nur mäßig quellendes, sterilisierbares und resorbierbares Stärke-Derivat als Pudergrundstoff hergestellt. Hierbei müssen Restmengen an Epoxid in Kauf genommen werden. Solche Probleme stellen sich bei phosphatierten Stärken, die ebenfalls nicht quellen und sterilisierbar sind, nicht. Durch Einwirkung von Natriumhydroxid und Monochloressigsäure auf Stärke erhält man Carboxymethylstärken, die als Zerfallsbeschleuniger verwendet werden, z. B. Primojel®, das aus Carboxymethylstärke und Carboxymethylcellulose besteht.

Cyclodextrine

Wirtsmoleküle für Einschlussverbindungen, Komplexbildner

Cyclodextrine sind natürliche 1,4-α-glykosidisch verknüpfte, ringförmige Oligosaccharide, die sich biotechnologisch durch den Abbau von Stärken mit Cyclodextrin-Glycosyl-Transferasen gewinnen lassen. Je nach Reaktionsführung und je nachdem, welche Enzyme eingesetzt werden, bilden sich vorwiegend α-, β- oder γ-Cyclodextrine, deren Ringe aus 6, 7 oder 8 Glucose-Einheiten bestehen. Sie können deshalb auch als Cyclohexa-, -hepta- oder -octaamylose bezeichnet werden (s. Abb. **6.4**).

Wichtige Kennzahlen:		α-	β-	γ-Cyclodextrin
Summenformel:		$C_{36}H_{60}O_{30}$	$C_{42}H_{70}O_{35}$	$C_{48}H_{80}O_{40}$
M_r:		972,9	1135	1297
Ringabmessungen	$\varnothing_{innen}$:	0,57 nm	0,78 nm	0,95 nm
	$\varnothing_{außen}$:	1,37 nm	1,53 nm	1,69 nm
	Höhe h:	0,78 nm	0,78 nm	0,78 nm

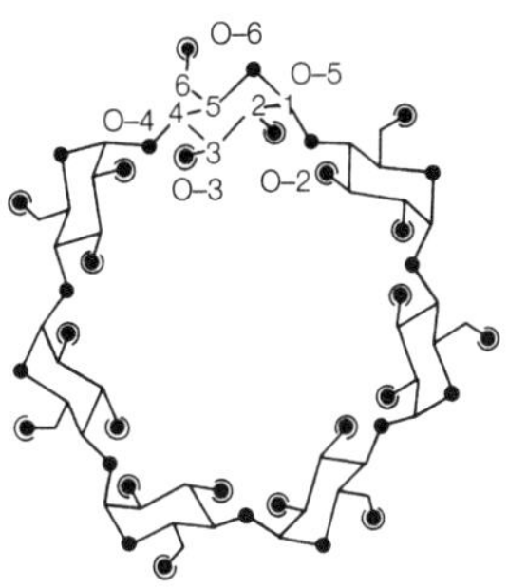

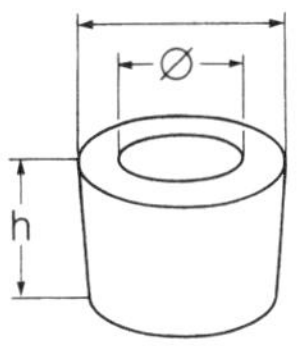

● Sauerstoff, ◉ Hydroxy-Gruppe.

Abb. **6.4**   Modell des β-Cyclodextrins und Ringabmessungen.

Am meisten fasziniert ihre Fähigkeit, im gelösten wie auch häufig bereits im festen Zustand durch einfaches, intensives Mischen andere Moleküle in ihren Hohlraum aufzunehmen. Auf diese Weise lassen sich in der pharmazeutischen Technologie Solubilisierungen von schlecht löslichen Wirkstoffen, kontrollierte Freisetzungen oder sogar verbesserte Stabilitäten erzielen (s. Kap. 7, Abschn. 4.2.2).

Cyclodextrine können zu Derivaten mit veränderten Löslichkeiten umgewandelt werden. So ergibt eine partielle Methylierung oder Hydroxypropylierung leicht wasserlösliche Derivate, die solubilisierend wirken können.

Tragant, Tragacantha

Verdickungsmittel, Bindemittel

Tragant besteht aus einem Gemisch hochpolymerer Kohlenhydrate. Der wasserlösliche Anteil des Gemisches ist 15 bis 40 % Tragacanthin oder Tragantin, ein Arabinolactan und Tragantsäure. Der nicht wasserlösliche Anteil wird als Bassorin bezeichnet und ist für die extremen Quelleigenschaften verantwortlich.

Tragant ist die an der Luft erhärtete gummiartige Ausscheidung von Astragulus-Arten. Es ist ein fast weißes Pulver. Die Zusammensetzung kann je nach Erntezeit und Herkunft erheblich schwanken. Für pharmazeutische Zwecke sind besonders gereinigte und sprühgetrocknete Qualitäten zu verwenden. Zur Inaktivierung von Peroxidbasen, die durch Oxidationsreaktionen Inkompatibilitäten verursachen können, ist Tragant einer Hitzebehandlung oder einer anderen entsprechend wirkenden Maßnahme zu unterwerfen.

Wegen seiner starken Quell- oder Schleimbildungseigenschaften wird Tragant auch zur Überdeckung eines schlechten Geschmacks verwendet oder in Lutschtabletten eingesetzt, um die überaus hohe Sensibilität der Zunge bzw. der Zungenpapillen abzumildern und glatte, glitschige Oberflächen vorzutäuschen.

Guargalactomannan, Guar galactomannanum, Guaran

Verdickungsmittel, Suspensionsstabilisator, Binde- oder Sprengmittel für Tabletten, Grundlage für Hydrokolloidmatrixtabletten

Guargalactomannan besteht aus einer Hauptkette mit β-glykosidisch 1,4-verknüpften Mannosebausteinen und aus einzelnen α-glykosidisch an diese Hauptkette 1,6-angeknüpften Galactose-Seitenketten, etwa im Verhältnis 2:1. Die Molekülmassen liegen zwischen 80 000 und 600 000, im Mittel etwa bei 220 000.

Die Gewinnung erfolgt aus dem gemahlenen Endosperm von Cyamopsis tetragonolobus (L.) nach Abtrennung von Embryo und Samenschale und anschließender Teilhydrolyse. Guargalactomannane besitzen ein außerordentlich starkes Quellvermögen, sie können sehr viel Wasser aufnehmen, die maximale Hydratation erfolgt bei pH-Werten zwischen 7,5 und 9.

Cellulosepulver, Cellulosi pulvis

Füllmittel, Trockenbindemittel

Cellulose ist in unterschiedlichen Qualitäten im Handel. Native Cellulose besteht je nach Herkunft aus rund 3000 bis 10 000 β-glykosidisch 1,4-verknüpften Glucose-Bausteinen. Es handelt sich demnach um ein Polysaccharid, und nach der Summenformel $(C_6H_{10}O_5)_n$ errechnen sich hieraus Molekülmassen von rund 500 000 bis 1 600 000 (s. Abb. **6.5**).

Der Polymerisationsgrad n gibt an, in wie viele Glucose-Bausteine die Cellulose bei vollständiger Hydrolyse zerfällt. Bei unvollständiger Hydrolyse entsteht das Disaccharid Cellobiose, welches der beim Stärkeabbau entstehenden Maltose entspricht, im Gegensatz zu dieser jedoch β-glykosidisch verknüpft ist.

Die pharmazeutisch verwendeten **Cellulosepulver** bestehen hauptsächlich aus α-Cellulosen. Hierunter sind die in Natronlauge nicht mehr löslichen Cellulosen zu verstehen, deren Polymerisationsgrad über 200 und deren mittlere Molekülmassen demnach über 30 000 liegen. Die Polymerisationsgrade der β- und γ-Cellulosen liegen darunter. Deshalb sind diese niedrigmolekularen Cellulosen in Natronlauge löslich. Cellulose ist weitgehend inert und in den meisten Lösungsmitteln unlöslich.

Die **Mikrokristalline Cellulose** des Arzneibuchs wird aus Zellstoff oder Rohcellulose durch Erwärmen mit Mineralsäuren und durch eine anschließende mechanische Zerkleinerung der Cellulose-Aggregate hergestellt. Die Säurebehandlung bewirkt hierbei eine begrenzte Hydrolyse, wodurch der Polymerisationsgrad auf etwa 200 bis 300 reduziert wird. Außerdem wird eine Zunahme der Kristallinität beobachtet. Während Cellulosepulver in Tabletten für mehr formschlüssige Bindungen durch Verhakungen verantwortlich ist, trägt die mikrokristalline Cellulose vor allem durch ihre außergewöhnliche Plastizität zur Erzielung hoher Tablettenhärten bei. Bestimmte Typen der mikrokristallinen Cellulose mit geringen Anteilen an Carboxymethylcellulose-Natrium sind so gut quellbar, dass sie auch als Suspensionsstabilisatoren verwendet werden.

Synthetische und halbsynthetische makromolekulare Hilfsstoffe

Filmbildner und Überzugsmaterialien
s. a. Kap. 14, Abschn. 5.2

Methylcellulose

Verdickungsmittel, Bindemittel, Überzugsmaterial

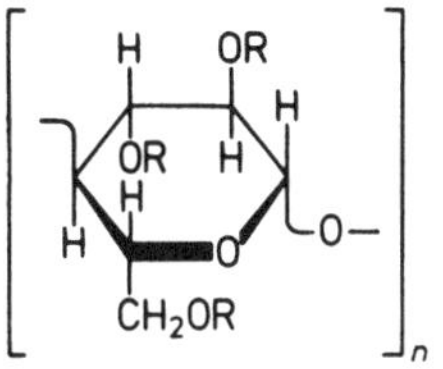

Methylcellulosen (MC) sind nichtionische Celluloseether mit mittleren Molekülmassen von 20 000 bis 150 000. Je höher der durchschnittliche Polymerisationsgrad (Degree of Polymerisation, DP) ist, desto länger sind die Cellulose-Ketten und desto höher sind die Molekülmassen sowie die Viskositäten der Lösungen. Bei den handelsüblichen Methylcellulose-Typen liegen die Viskositäten in 2 %igen wässrigen Lösungen zwischen 10 und 10 000 mPa · s. Da jeder Glucose-Baustein im Cellulose-Molekül nur noch drei freie OH-Gruppen besitzt, können bis zu drei Substituenten pro Baustein eingeführt werden. Der durchschnittliche Substitutionsgrad (Degree of Substitution, DS) kann demnach theoretisch höchstens den Wert drei erreichen. Die Einführung von Substituenten bewirkt bei den Cellulose-Derivaten durch Aufbrechen der intermolekularen Wasserstoffbrücken im Vergleich zu reiner Cellulose größere Molekularabstände. Diese sind dann dafür verantwortlich, dass bei den Cellulose-Derivaten Lösungsvorgänge ermöglicht bzw. gefördert werden.

Die niedrig substituierten Methylcellulose-Typen sind nur in Wasser löslich, die höher substituierten auch in Wasser/Ethanol-Gemischen. In organischen Lösungsmitteln sind sie unlöslich. Werden Methylcellulose-Lösungen über 50 °C erwärmt, finden reversible Dehydratationen statt, die sich durch Trübung oder durch Ausflockungen bemerkbar machen. Dieser Vorgang wird umgekehrt bei der Auflösung von Methylcellulosen ausgenutzt, denn die in warmem Wasser wenig löslichen Methylcellulosen lassen sich darin leicht knollenfrei suspendieren. Bei der nachfolgenden Abkühlung entstehen nahezu klare kolloidale Lösungen.

Methylcellulosen werden als wasserlösliche Bindemittel sowie für wasserlösliche Überzüge, Hydrogele und Einbettungen eingesetzt.

Ähnliche Eigenschaften besitzen **Methylhydroxyethylcellulosen** (MHEC).

Hypromellose, Methylhydroxypropylcellulose

Überzugsmaterial, Verdickungsmittel, Polymer-Emulgator

Hydroxypropylmethylcellulosen (HPMC) sind nichtionische Celluloseether mit mittleren Molekülmassen von 10 000 bis 150 000. Die Viskositäten der handelsüblichen Typen in 2 %iger wässriger Lösung reichen von 3 bis 30 000 mPa · s. Im Gegensatz zu Methylcellulose wird nicht nur ein, sondern es werden zwei verschiedene Substituenten eingeführt.

Durch verschiedene Substitutionsgrade und unterschiedliche Verhältnisse der Methoxy- zu den

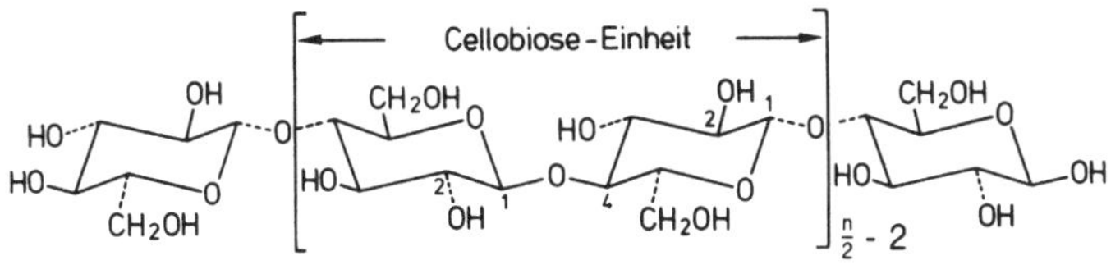

Abb. **6.5**   Konfiguration der Cellulose. In der Summenformel der Cellulose $(C_6H_{10}O_5)_n$ wird meist eine Glucose-Einheit als Grundbaustein und *n* als Polymerisationsgrad verwendet. Zur wirklichkeitsnahen Wiedergabe der sterischen Verhältnisse der Konfiguration wird jedoch besser die Cellobiose als Grundbaustein benutzt. Der Polymerisationsgrad wird dann $\frac{n}{2}$, weil eine Cellobioseeinheit aus zwei Glucose-Bausteinen besteht. „−2" bezieht sich auf die beiden Endglieder dieser Strukturformel.

Hydroxypropoxy-Gruppen lassen sich verschiedene HPMC-Typen herstellen.

Bei Temperaturen über 60 °C sind bei HPMC-Lösungen ebenso wie bei Methylcellulose-Lösungen thermoreversible Dehydratationen zu beobachten, die sich durch Gelierung, Trübung oder Ausflockung bemerkbar machen. HPMC findet vor allem als wasserlösliches Überzugsaber auch als Einbettungsmaterial, als Binde- und Verdickungsmittel Anwendung.

Hydroxypropylmethylcellulosen sind nicht nur in Wasser, sondern auch in binären Lösungsmittelgemischen, z. B. aus einwertigen Alkoholen und Ketonen oder chlorierten Kohlenwasserstoffen, löslich. Diese Eigenschaft erlaubt es, wasserlösliche HPMC-Filme bei vermindertem Inkompatibilitätsrisiko aus nichtwässrigen Lösungen auf feuchtigkeitsempfindliche Kerne aufzutragen.

Alle Celluloseether erniedrigen die Oberflächenspannung von Wasser. Diese Eigenschaft ist bei HPMC besonders ausgeprägt, so dass HPMC als O/W-Polymeremulgator, z. B. bei Hautunverträglichkeiten gegen Tenside etwa im Fall von Mallorca-Akne, eingesetzt werden kann.

Hydroxypropylcellulose

Verdickungsmittel, Bindemittel, Überzugsmaterial

Hydroxypropylcellulose (HPC) ist ein nichtionischer Celluloseether mit mittleren Molekülmassen von 60 000 bis 1,2 Millionen. Die Viskositäten der handelsüblichen Typen liegen in 2 %igen wässrigen Lösungen zwischen 6 und 20 000 mPa·s. Bei der Substitionsreaktion reagiert das Propylenoxid nicht nur mit den Hydroxy-Gruppen des Cellulosemoleküls, sondern auch mit Hydroxy-Gruppen von Hydroxypropoxy-Gruppen, die bereits an das Cellulose-Molekül gebunden sind. Aus diesem Grunde kann bei diesen Celluloseethern kein eindeutiger Substitutionsgrad angegeben werden.

Die thermoreversible Dehydratation der wässrigen Lösungen tritt bei den Hydroxypropylcellulosen bereits bei Temperaturen von 40 °C aufwärts ein. Hydroxypropylcellulosen sind gut in Wasser, Ethanol und Propylenglykol löslich. In Glycerol, Kohlenwasserstoffen und Pflanzenölen sind sie nicht, in Aceton, höheren Alkoholen und Estern sind sie wenig oder nicht klar löslich. Sie sind schwach hygroskopisch.

Wegen der ausreichenden Löslichkeit sowohl in Wasser als auch in bestimmten organischen Lösungsmitteln werden sowohl HPC wie auch HPMC als Schutzüberzug für feuchteempfindliche Kerne eingesetzt, da sie wasserfrei aufgetragen werden können.

Hydroxyethylcellulose

Verdickungsmittel, Bindemittel, Überzugsmaterial

Hydroxyethylcellulosen (HEC) sind ebenfalls nichtionische Celluloseether mit mittleren Molekülmassen von etwa 30 000 bis 300 000. Sie werden durch Umsetzung von gequollenen Alkalicellulosen mit Ethylenoxid hergestellt. Der durchschnittliche Substitutionsgrad DS liegt bei 0,9–1, wobei aber Mehrfach-, insbesondere Zweifachsubstitutionen, auftreten.

Substituent R =
$-(CH_2)_2-OH$ und $-(CH_2)_2-O-(CH_2)_2-OH$

Die Viskositäten 2 %iger Lösungen können bei hohem Polymerisationsgrad bis zu 100 000 mPa·s betragen. Hydroxyethylcellulosen lösen sich klar in kaltem und heißem Wasser ohne Klumpenbildung und fallen beim Erhitzen im Gegensatz zu anderen Celluloseethern nicht aus. Sie sind praktisch nicht elektrolytempfindlich und lösen sich nicht in organischen Lösungsmitteln.

Das Arzneibuch enthält ein Hydroxyethylcellulose-Gel mit 2,5 % HEC 10 000. Häufig wird HEC auch zur Verdickung von Augentropfen eingesetzt.

Carmellose-Natrium, Carboxymethylcellulose-Natrium

Bindemittel, Verdickungsmittel, Überzugsmaterial

Natrium-Carboxymethylcellulosen (Na-CMC) sind anionische Celluloseether mit mittleren Molekülmassen von 80 000 bis 600 000.

Die Viskositäten der handelsüblichen Typen in 2 %igen wässrigen Lösungen liegen zwischen 30 und 20 000 mPa · s. Na-CMC ist nur in Wasser, nicht in organischen Lösungsmitteln löslich. Die Löslichkeit steigt wie auch bei den anderen Celluloseethern mit steigendem Substitutionsgrad. Na-CMC-Typen mit einem Substitutionsgrad <0,3 sind unlöslich in Wasser, aber löslich in Natronlauge. Wegen ihrer Unlöslichkeit können sie als Sprengmittel verwendet werden. Der Substitutionsgrad der wasserlöslichen, handelsüblichen Typen liegt in der Regel zwischen 0,4 und 1,5.

Ethylcellulose

Filmbildner, Überzugs- und Einbettungsmaterial

Ethylcellulose (EC) ist ein nichtionischer, nicht in Wasser löslicher Celluloseether mit mittleren Molekülmassen zwischen 150 000 und 300 000. Die Viskositätsskala reicht von 3 bis über 5000 mPa · s. Da Ethylcellulose wasserunlöslich ist, werden die Viskositäten überlicherweise an 5 %igen Ethylcellulose-Lösungen in einem Gemisch aus Toluol und Ethanol 80 + 20 bestimmt. Ethylcellulosen sind in einer großen Zahl organischer Lösungsmittel, z. B. einwertigen Alkoholen, Ethern, Ketonen, Propylenglykol und chlorierten Kohlenwasserstoffen löslich. Die Löslichkeit nimmt mit steigendem Substitutionsgrad zu. Wegen ihrer Unlöslichkeit in Wasser können Ethylcellulosen für Retardüberzüge oder Einbettungen verwendet werden, aus denen die Wirkstoffe durch Diffusion freigesetzt werden.

Hypromellosephthalat, Methylhydroxypropylcellulosephthalat

Überzugs- und Einbettungsmaterial, magensaftresistenter Filmbildner

Hydroxypropylmethylcellulosephthalat (HPMCP) ist ein anionisches Cellulose-Derivat, bei dem ein Teil der freien OH-Gruppen Phthalsäure als Halbester gebunden enthält, während die anderen OH-Gruppen als Methyl- und Hydroxypropylether vorliegen. Ähnlich wie bei CAP ist die freie Carboxy-Gruppe für die Löslichkeit dieses Filmbildners nach Deprotonierung in schwach saurem Milieu verantwortlich. Durch eine gezielte Veränderung der Mengenverhältnisse der Substituenten ist es möglich, Typen dieses Filmbildners herzustellen, die sich bei verschiedenen pH-Werten zu lösen beginnen. So lösen sich die Typen HP-45, HP-50 und HP-55 bei pH >4,5, >5,0 bzw. >5,5. Bei pH <4,5 ist HPMCP in Wasser unlöslich. Es ist löslich in Methanol, Aceton plus Ethanol und in Methylenchlorid. Auch dieser Filmbildner wird für magensaftresistente, dünndarmlösliche Überzüge eingesetzt.

HPMCP-Typen, die sich bereits bei niedrigeren pH-Werten zu lösen beginnen, sind für solche Überzüge geeignet, die sich bereits in den obersten Dünndarmabschnitten lösen sollen. Die Esterbindungen im HPMCP sind etwas weniger hydrolyseempfindlich als die im CAP.

Ähnliche Eigenschaften wie die HPMCP-Typen besitzen **Hydroxypropylmethylcelluloseacetat-Succinate** (HPMCAS). Im Gegensatz zu den Phthalaten sind sie aliphatisch.

Celluloseacetatphthalat

magensaftresistenter Filmbildner

Celluloseacetatphthalat (CAP) ist ein anionischer Celluloseester mit mittleren Molekülmassen um 40 000. Von den freien OH-Gruppen des Cellulose-Moleküls ist ein Teil mit Essigsäure verestert. Der andere Teil bildet mit Phthalsäure einen Halbester, so dass eine saure Carboxy-Gruppe verbleibt. Durch Deprotonierung wird CAP in wässrigem Milieu ab pH 6 löslich. CAP wird deshalb für magensaftresistente, dünndarmlösliche Filmüberzüge eingesetzt. Ein Nachteil ist die Hydrolyseempfindlichkeit der Esterbindungen in alkalischem Milieu. CAP ist in Estern, Ketonen, cyclischen Kohlenwasserstoffen sowie in binären Gemischen mit Alkoholen löslich.

Methacrylsäure-Acrylat-Copolymere,
Eudragite®, Kollicoat®

Filmbildner, Überzugs- und
Einbettungsmaterialien

(s. a. Kap. 14, Abschn. 5.2)

Im Arzneibuch und in Pharmakopöen sind folgende dieser Materialien beschrieben, mit Abkürzungen und Handelsbezeichnungen:

▨ Methacrylsäure-Ethacrylat-Copolymer (1:1), abgekürzt: PMEA (1:1),
   USP/NF-Bezeichnung: Methacrylic Acid Copolymer, Type C, Eudragit® L 100-55,
▨ Methacrylsäure-Ethacrylat-Copolymer (1:1)-Dispersion 30 %,
   abgekürzt: PMEA-D,
   USP/NF-Bezeichnung: Methacrylic Acid Copolymer, Type C,
   Eudragit® L 30 D-55, Kollicoat® MAE 30 D,
▨ Methacrylsäure-Methylmethacrylat-Copolymer (1:1),
   abgekürzt: PMMA (1:1),
   USP/NF-Bezeichnung: Methacrylic Acid Copolymer, Type A,
   Eudragit® L 100,
▨ Methacrylsäure-Methylmethacrylat-Copolymer (1:2),
   abgekürzt: PMMA (1:2),
   USP/NF-Bezeichnung: Methacrylic Acid Copolymer, Type B,
   Eudragit® S 100,
▨ Poly(ethylacrylat-methylmethacrylat)-Dispersion 30 %,
   abgekürzt: PEMMA-D, Eudragit NE 30 D,
▨ Trimethylammonium-ethylmethacrylat-chlorid-Ethylacrylat-Methylmethacrylat-Copolymer (0,2:1:2)
   Abgekürzt: TAMCl-EA-MMA,
   USP/NF-Bezeichnung: Ammonio Methacrylate Copolymer, Type A,
   Eudragit® RL,
▨ Trimethylammonium-ethylmethacrylat-chlorid-Ethylacrylat-Methylmethacrylat-Copolymer (0,1:1:2)
   Abgekürzt: TAMCl-EA-MMA,
   USP/NF-Bezeichnung:
   Ammonio Methacrylate Copolymer, Type B,
   Eudragit® RS.

Nicht im Arzneibuch monografierte
Methacrylsäure-Acrylat-Copolymere:

▨ Dimethylaminoethylmethylacrylat-Methylmethacrylat-Copolymer, abgekürzt: DMA-MMA, Eudragit® E 100

Ein Teil dieser Typen ist nicht nur in Form der Reinsubstanz in mehreren verschiedenen Partikelgrößen sondern auch als wässrige Dispersion verfügbar.

DMA-MMA (Abb. 6.6) ist kationisch und in Wasser bei pH > 5 unlöslich. Die tertiären Amino-Gruppen in den Seitenketten des DMA-MMA werden im sauren Milieu in die Salzform überführt. Hierbei wird dieses Copolymerisat löslich. DMA-MMA ist deshalb für Filmüberzüge geeignet, die sich in Wasser oder Speichel nicht lösen dürfen, die aber im sauren Magensaft löslich sein sollen. Es ist in polaren organischen Lösungsmitteln und in Ethanol/Wasser-Gemischen bis zu einem Wassergehalt von maximal 40 % löslich. Poly(ethylacrylat-methylmethacrylat) (PEMMA), z. B. Eudragit® NE, ist nichtionisch, wasserunlöslich und ergibt Diffusionsüberzüge.

Die PMMA 1:1, z. B. Eudragit® L, und PMMA 1:2, z. B. Eudragit® S (Abb. 6.7), enthalten Carboxy-Gruppen und sind anionisch. In wässrigen Lösungen mit einem pH <5,5 sind sie unlöslich. Bei höheren pH-Werten, wie sie im Darminhalt physiologisch üblich sind, lösen sie sich auf. Deshalb werden diese Typen für magensaftresis-

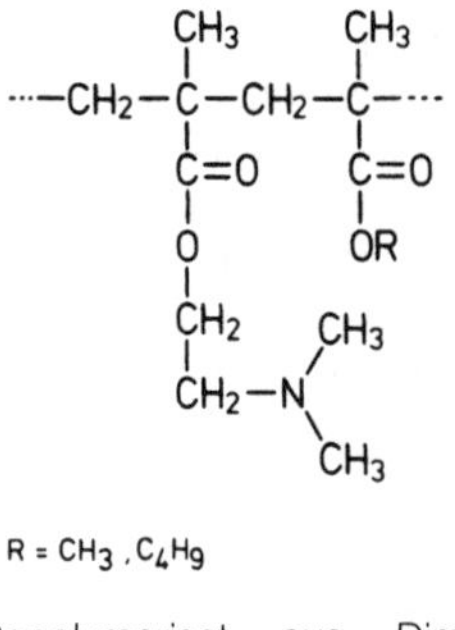

R = CH_3 , C_4H_9

Abb. **6.6** Copolymerisat aus Dimethylaminoethylmethacrylat und Methylmethacrylsäureestern. Bei diesen DMA-MMA liegen die mittleren Molekülmassen um 150 000.

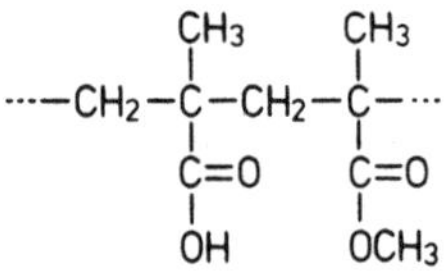

Abb. **6.7** Copolymere aus Methacrylsäure und Methacrylsäuremethylestern, Methacrylsäure-Methylmethacrylat-Copolymer (1:1), z. B. Eudragit® L und Methacrylsäure-Methylmethacrylat-Copolymer (1:2), z. B. Eudragit® S. Die mittleren Molekülmassen liegen um 135 000.

tente, dünndarmlösliche Filmüberzüge herangezogen. Da die Carboxy-Gruppen dieser Typen direkt an den C-Atomen der Polymerketten hängen, sind sie im Gegensatz zu CAP und HPMCP praktisch nicht hydrolysegefährdet.

TAMCl-EA-MMA 0,2:1:2, z. B. Eudragit® RL, und TAMCl-EA-MMA 0,1:1:2, z. B. Eudragit® RS, besitzen als funktionelle Gruppen 5 % bzw. 10 % endständige quartäre Ammoniumgruppen. Sie werden zur Herstellung von wasserunlöslichen, unterschiedlich quellenden Diffusionsüberzügen eingesetzt.

Polyvinylpyrrolidon, Polyvidon (Povidon)

Bindemittel, Filmbildner, Verdickungsmittel, Einbettungsmaterial

Bei den Polyvinylpyrrolidonen (PVP) handelt es sich um Polymerisationsprodukte des Vinylpyrrolidons. Handelsüblich ist eine Reihe von Fraktionen mit unterschiedlichen Molekülgrößen bzw. -kettenlängen. Insgesamt reicht das Molekülmassenspektrum von 10 000 bis 350 000.

Eine hervorstechende Eigenschaft der Polyvinylpyrrolidone ist die gute Löslichkeit sowohl in Wasser als auch in polaren organischen Lösungsmitteln wie Alkoholen, Glykolen, Glycerol und chlorierten Kohlenwasserstoffen. Nicht löslich ist PVP in Ether und Kohlenwasserstoffen. Zu beachten ist, dass PVP leicht Komplexe, vor allem Elektronenakzeptor-Donator-Komplexe bildet. Bei diesen Komplexbildungen ist PVP der Elektronenakzeptor, während z. B. Verbindungen mit aromatischen Systemen die Elektronendonatoren sind. PVP wird auch als Einbettungsmaterial für schwerlösliche Wirkstoffe zur Herstellung fester Dispersionen (s. Kap. 14, Abschn. 4.5.3) eingesetzt.

Die niedermolekularen Polyvinylpyrrolidone sind hygroskopisch. Als hochaktives Sprengmittel wird ein durch Quervernetzung unlöslich gemachtes PVP (**Crospovidon**) verwendet.

Copovidon ist ein Copolymerisat aus 1-Vinylpyrrolidin-2-on und Vinylacetat im Verhältnis 6:4. Es unterscheidet sich von Povidon vor allem durch eine geringere Hygroskopizität. Es wird als Bindemittel für Brausetabletten und bei der Direkttablettierung sowie als Filmbildner für Isolier- oder Schutzüberzüge eingesetzt.

Polyvinylalkohol

Verdickungsmittel

Polyvinylalkohol (PVAl) wird durch Verseifung von Polyvinylacetat (PVAc) hergestellt. Pharmazeutisch werden besonders gereinigte Qualitäten mit mittleren Molekülmassen von 22 000 bis 220 000 als Verdickungsmittel vor allem in Ophthalmika und in Pflegemitteln für Kontaktlinsen eingesetzt.

Carbomere, Polyacrylsäuren, Carbopole®

Verdickungsmittel, Suspensionsstabilisatoren

Polyacrylsäuren (PA) sind sehr starke Verdickungsmittel und besonders zur Herstellung von Hydrogelen geeignet. Bei Zugabe von Alkalien, z. B. Natronlauge, Triethanolamin usw., kommt es bei schwach sauren pH-Werten zur Verdickung (s. a. Kap. 4, Abschn. 5.4). Bereits in 0,5 %iger Konzentration in Wasser ergibt neutralisierte Polyacrylsäure glasklare, pseudoplastische Gele mit einem Fließpunkt. Mit höheren Konzentrationen (0,6–2,5 %) entstehen salbenartige Gele. Falls es erforderlich sein sollte, Wirkstoffe in Alkohol gelöst einzuarbeiten, sind diese Polyacrylsäuregele in der Lage, bis zu 30 % Ethanol aufzunehmen. Mit Erdalkali- und Schwermetallionen entstehen Fällungen oder die Gelstruktur bricht zusammen. Zur Herstellung von Polyacrylsäuregelen wird pulverförmige Polyacrylsäure mit einem schnelllaufenden Rührer homogen in Wasser dispergiert, kurze Zeit stehen gelassen und anschließend bis zu einem für die betreffende Zubereitung optimalen pH-Wert neutralisiert.

Macrogole, Polyethylenglykole (INN), Polyethylenoxide (Abkürzungen PEG oder PEO).

Lösungsmittel, Einbettungsmittel, hydrophile Salben- und Suppositoriengrundlagen, Überzugsmaterial, Weichmacher, Gleitmittel.

Macrogole oder Polyethylenglykole sind Polykondensationsprodukte des Ethylenoxids der allgemeinen Formel

$$HO-(CH_2-CH_2-O)_n-CH_2-CH_2-OH$$

Macrogol ist die europäische offizinelle Bezeichnung für PEG, je nach Reaktionsbedingungen entstehen nieder- oder hochmolekulare Macrogole. Der Polymerisationsgrad *n* der offizinellen Macrogole reicht von 3 bis etwa 200.

Ein Macrogol oder PEG mit dem Polymerisationsgrad 3 könnte auch als Tetraethylenglykol bezeichnet werden. In der Regel werden die Macrogole durch Angabe der mittleren Molekülmassen gekennzeichnet. Je nach Polymerisationsgrad haben die Macrogole flüssige (PEG 200–600), vaselinartige (PEG 800–1500) oder wachsartige Konsistenz (PEG 2000–6000). Die Konsistenz wird mit steigendem Polymerisationsgrad immer fester, die Substanzen liegen weitestgehend kristallin vor, z.T. in mehreren Modifikationen. Im Gegensatz hierzu nehmen die Wasserlöslichkeit und die Hygroskopizität mit steigendem Polymerisationsgrad ab. Macrogole sind mischbar mit Wasser, Ethanol und anderen einwertigen Alkoholen, Glykolen, Glycerol, Estern, Aceton, aromatischen Kohlenwasserstoffen, Chloroform und anderen chlorierten Kohlenwasserstoffen. Sie sind nicht mischbar mit Petrolether und anderen aliphatischen Kohlenwasserstoffen, Ethern, Pflanzen- und Mineralölen.

Konsistenz, Viskosität, Erstarrungspunkt und die Hydroxylzahl der verschiedenen Macrogole sind in Tab. 6.3 aufgelistet.

Wegen ihrer guten Löslichkeit in Wasser werden Macrogole zur Herstellung abwaschbarer Salben eingesetzt. Die Macrogole zeigen ein gutes Spreit- und Haftvermögen auf der Haut, sind gut verträglich, behindern die Hautatmung und die Transpiration praktisch nicht, und sie nehmen wegen ihrer Hygroskopizität leicht Sekrete auf. Diese Hygroskopizität kann bei der Anwendung wasserfreier Macrogol-Salben oder -Suppositoriengrundlagen auf der Haut bzw. im Rektum die Bioverfügbarkeit nachteilig beeinflussen, indem ein osmotisches Gefälle bzw. ein Flux erzeugt wird, welcher der Wirkstoff-Penetration entgegengerichtet ist. Andererseits werden Macrogole zur Verbesserung der Wirkstoffabgabe aus Arzneiformen eingesetzt, die ihre Wirkung im Magen-Darm-Trakt entfalten sollen. Dies geschieht durch feindisperse Einbettung insbesondere schlecht löslicher Wirkstoffe in Macrogolen (Kap. 14, Abschn. 4.5.3). Werden flüssige Macrogole als Cosolventien für parenterale Zubereitungen verwendet, sind die Entstehung hypertoner Lösungen und das damit zusammenhängende Nebenwirkungsrisiko sowie die Möglichkeit anaphylaktischer Schocks zu berücksichtigen.

Die lösungsvermittelnden und hydrophilen Eigenschaften der Macrogole gehen hauptsächlich auf die Fähigkeit ihrer zahlreichen Ether-Gruppierungen zurück, Wasserstoff-Brücken zu bilden. Diese Reaktivität ist nicht nur nützlich, sie sind auch Ursache für zahlreiche Inkompatibilitäten. Darüber hinaus können Silbersalze zu kolloidalem Silber reduziert werden, aus verschiedenen schwefelhaltigen Wirkstoffen entsteht Schwefelwasserstoff, Penicilline und Bacitracin werden inaktiviert, und phenolische Verbindungen werden verflüssigt.

Macrogole sind die hydrophilen Molekülteile vieler oberflächenaktiver Verbindungen wie Emulgatoren und Netzmittel.

Tabelle **6.3**   Kennzahlen der Macrogole.

Macrogole	Molekülmassen, berechnet aus der Hydroxylzahl	Viskosität (mPa · s bei 20 °C)		Erstarrungspunkt (°C) (Erstarrungstemperatur)	Hydroxylzahl
		flüssige Substanz	50 %ige Lösung (Massenanteil)		
200	190–210	58–85			535–590
300	285–315	78–112			356–394
400	380–420	105–152			267–295
600	570–630		15–20	15–25	178–197
1000	950–1050		21–31	30–40	107–118
1500	1400–1600		34–50	40–50	70–80
2000	1800–2200		47–75	45–50	51–63
3000	2700–3300		75–125	48–53	34–42
4000	3500–4500		113–252	50–58	25–32
6000	5000–7000		201–506	55–62	16–23

Gelatine, Gelatina

Bindemittel, Verdickungsmittel, Hilfsstoff
bei der Gelatinekapselherstellung

Gelatine ist ein Polypeptid und in Form von weißlichen bis schwach gelblichen Blättchen, als Blattgelatine, oder in gekörnter Form im Handel. Sie ist in kaltem Wasser und in Glycerol quellbar. In Wasser von 80 °C ist sie gut löslich. Gelatine besteht mindestens zu 95 % aus Aminosäuren. Beim vollständigen Abbau durch Hydrolyse findet man

- ca. 27 % Glycin,
- ca. 19 % saure Aminosäuren, wie Glutamin- und Asparaginsäure,
- ca. 15 % basische Aminosäuren, wie Lysin und Arginin,
- ca. 17 % cyclische Aminosäuren, wie Prolin und Oxyprolin, sowie
- ca. 22 % andere Aminosäuren.

Diese Aminosäuren sind als Monomere der Gelatine aufzufassen. Für die Reihenfolge ihrer Verknüpfungen gibt es keine festen Regeln. Nach den Resultaten des hydrolytischen Abbaues ist es nahe liegend, dass jede dritte Aminosäure in den Peptidketten Glycin ist.

Die Gewinnung der Gelatine erfolgt durch hydrolytischen Abbau von Kollagen, einem Gerüsteiweiß oder Skleroprotein, das im Bindegewebe vorkommt. Die natürlichen Ausgangsmaterialien sind tierische Häute, Knochen und Schweineschwarten. Gelatine muss frei von infektiösen Prionen sein. Der Abbau der Kollagenfibrillen bei der Gelatineherstellung erfolgt im Wesentlichen in drei Schritten.

1. Abbau der Quartärstruktur durch Verkürzung der Kollagenpeptidfasern durch Hydrolyse zum Tropokollagen.
2. Abbau der Tertiärstruktur durch Spaltung der Quervernetzungen zwischen den Dreierhelices des Tropokollagens.
3. Auflösung der Sekundärstrukturen, der Überhelices, in einfache Polypeptidketten (s. Abb. **6.8**).

Der hydrolytische Abbau des Kollagens erfolgt entweder nach einem sauren oder nach einem basischen Verfahren. Nach dem sauren Verfahren entsteht der Gelatine-Typ A (**a**cid) mit einem isoelektrischen Punkt (IP) zwischen pH 7,0 und 8,5, nach dem basischen Verfahren der Gelatine-Typ B (**b**asic) mit einem isoelektrischen Punkt zwischen pH 4,5 und 5,0 (s. Abb. **6.9**). Die unterschiedliche Lage der isoelektrischen Bereiche ist

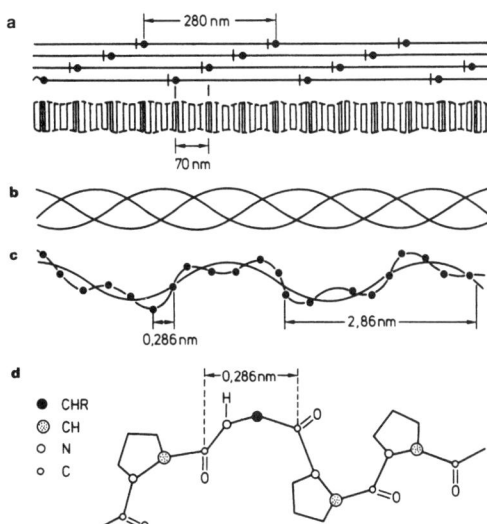

Abb. **6.8**   Feinstruktur und chemischer Aufbau von Kollagen (aus Kühn, 1962).
a Kollagenfibrille (Quartärstruktur).
b Tropokollagenmolekül, Dreikettenschraube (Tertiärstruktur).
c Peptidschraube (Sekundärstruktur).
d Peptidspirale, Aminosäuresequenz (Primärstruktur).

damit zu erklären, dass beim alkalischen Aufschluss Amid-Seitengruppen von Asparagin- und Glutaminbausteinen, die nicht an der Peptidbindung der Ketten beteiligt sind, in Carboxy-Gruppen überführt werden. Beim sauren Aufschluss bleiben diese Amidgruppen erhalten und erklären so den höheren isoelektrischen Punkt des Gelatine-Typs A.

Werden die beiden Gelatinetypen miteinander vermischt, treten Wechselwirkungen auf, und zwar Trübungen, Viskositätserhöhungen oder Koazervation (Mikroverkapselung durch Koazervation, s. Kap. 15, Abschn. 2.1).

Dieses Verhalten ist auch im Hinblick auf Inkompatibilitäten zu beachten.

Bei der Verwendung von Knochen als Ausgangsmaterial zur Herstellung von Gelatine werden diese zunächst mit Lösungsmitteln entfettet und anschließend mit Säuren entkalkt. Nach dieser Vorbehandlung bleibt das elastische, fast gummiartige Gerüsteiweiß Ossein übrig. Das Ossein entspricht dem Gerüsteiweiß Kollagen der Hautgewebe. Deshalb kann ab hier im Herstellungsprozess in gleicher Weise wie bei der Verwendung von Häuten oder ähnlichen bindegewebe-

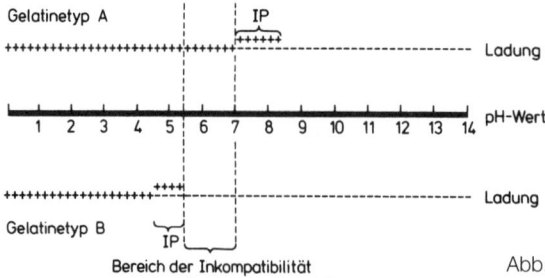

Abb. **6.9**   Gegenüberstellung der Ladungsverteilungen in den Gelatinetypen A und B (IP = isoelektrischer Punkt).

haltigen Rohstoffen verfahren werden. Ossein oder die gewaschenen Häute werden dem Äscherprozess unterworfen, einem ein- bis dreimonatigem Einlegen in Kalkmilch. Mit dem **Äscherprozess** beginnt der Abbau des Kollagens, der mit dem Verkochen bzw. mit dem Sieden fortgesetzt wird. Schließlich wird das geäscherte und verkochte Material extrahiert, die so gewonnene Gelatine-Lösung intensiv gereinigt, im Vakuum eingeengt und mit Hilfe von Band- oder Wirbelschichttrocknern getrocknet. Das Äscherverfahren ist der alkalische oder basische Herstellungsprozess. Weniger aufwendig ist der einstufige saure Prozess, der jedoch nur bei jüngeren oder weniger festen Kollagengeweben, z. B. bei Schweineschwarten einsetzbar ist. Die gereinigten Schweineschwarten werden dabei mit Mineralsäuren 10 bis 30 h lang gequollen und durch Verkochen, Extrahieren, Reinigen und Trocknen ähnlich aufgearbeitet wie nach dem vorher beschriebenen Äscherverfahren.

Das Gelbildungsvermögen ist ein wesentliches Qualitätsmerkmal der Gelatine. Gelatinehersteller benutzen zur Charakterisierung oder Bestimmung des Gelbildungsvermögens ein spezielles Penetrometer, das Bloom-Gelometer. Die Ergebnisse dieser Konventionsmethode werden in Bloom-Werten angegeben.

3.3 Amphiphile oder oberflächenaktive Hilfsstoffe

Das Attribut amphiphil bedeutet „beide Seiten lieben" und beschreibt Moleküle mit ausgeprägten hydrophilen und lipophilen Molekülteilen. Aufgrund dieser Bauweise besitzen sie gute Affinitäten sowohl zu hydrophilen wie auch zu lipophilen Phasen. Sie reichern sich bevorzugt an den Grenzflächen zwischen den unterschiedlichen Phasen an, entfalten dabei Ober- bzw. Grenzflächenaktivitäten, reduzieren die Oberflächen-

spannung und werden deshalb Tenside genannt (s. Kap. 4, Abschn. 5.6 und 5.6.2).

Die Tenside werden in ionische und nichtionische Verbindungen unterteilt. In der Pharmazie werden kationische Tenside nur als Konservierungs- oder Desinfektionsmittel eingesetzt (s. Kap. 5, Abschn. 6 und 7).

In Tab. **6.4** sind Tenside, die in Arzneibuchmonographien beschrieben sind und die deshalb gegenüber den Gesundheitsbehörden als bekannt eingestuft werden können, mit ihren wichtigsten pharmazeutisch-technologischen Eigenschaften und mit ihren Arzneibuchbezeichnungen aufgeführt.

Die hydrophilen und lipophilen Molekülteile der Tenside weisen unterschiedliche chemische Strukturen auf. Die sich hiervon ableitenden Eigenschaften sind bei der Auswahl und beim Einsatz von Tensiden zu berücksichtigen. So sind beispielsweise Fettalkoholether stabiler und weniger gut abbaubar als die Fettsäureester und dürfen deshalb für innerliche Arzneizubereitungen nicht verwendet werden. Die nichtionischen Tenside sind ganz allgemein pH-unabhängig einsetzbar, während die anionischen leicht mit kationischen Arzneistoffen Wechselwirkungen eingehen können.

Tenside können als W/O- oder O/W-Emulgatoren, Netzmittel, Lösungsvermittler (Solubisatoren), Schaumstabilisatoren oder Antischaummittel eingesetzt werden. Ihre Anwendungsmöglichkeiten und damit ihre Auswahl für bestimmte Aufgaben können sowohl nach der chemischen Konstitution ihrer hydrophilen und lipophilen Gruppen erfolgen, da diese die Affinitäten zu den vorliegenden Phasen bestimmen, als auch nach den HLB-Werten (s. Kap. 4, Abschn. 5.6.2); des Weiteren aber auch nach den Schmelz- bzw. Erstarrungstemperaturen, nach den Trübungspunkten und nach den Viskositäten.

Tabelle **6.4**   Amphiphile bzw. ober- oder grenzflächenaktive Hilfsstoffe (Tenside).

Bezeichnung, Struktur	Eigenschaften, Haupteinsatzgebiete
Anionische Tenside	
Natriumdodecylsulfat (Ph. Eur.) Natriumlaurylsulfat (Sodium Lauryl Sulfate, NF) $[n-C_{12}H_{25}-O-SO_3^-\ Na^+]$	Weißes Pulver, Smp. 204–207 °C, gut wasserlöslich, H_2O-Gehalt < 5 %, HLB ca. 40, Netzmittel, Emulgator
Natriumcetylstearylsulfat (Ph. Eur.) $[C_{16}H_{33}-O-SO_3^-\ Na^+] + [C_{18}H_{37}-O-SO_3^-\ Na^+]$	Weißes Pulver oder Granulat, in heißem Wasser löslich, besteht aus gleichen Teilen Natriumcetylsulfat ($M_r = 344,5$) und Natriumstearylsulfat ($M_r = 372,5$). HLB ca. 37, Netzmittel und hydrophiler Emulgator, Zusatz zu nicht wasserlöslichen Emulgatoren zur Herstellung von selbstemulgierenden Emulgatoren
Natriumdioctylsulfosuccinat (DAC) Docusate Sodium (USP) (auch Kalium- und Calciumsalze) $O=C-O-CH_2-CH-(CH_2)_3-CH_3$ $Na^+O^- -SO_2-CH \qquad C_2H_5$ $\qquad\qquad CH_2 \qquad C_2H_5$ $O=C-O-CH_2-CH-(CH_2)_3-CH_3$	Weiße, wachsartige Substanz, Smp. 153–157 °C, H_2O-Gehalt < 2 %, in H_2O schwer löslich (1:70), in Alkoholen und Glycerol besser und in Triglycerid- und Paraffinölen gut löslich; Solubilisator und Emulgator, in Abführmitteln auch als Stuhlerweicher
Amphotere Tenside Lecithin (NF) $H_2C-O-\overset{\displaystyle O}{\overset{\|}{C}}-R^1$ $HC-O-\overset{\displaystyle O}{\overset{\|}{C}}-R^2$ $H_2C-O-\overset{\displaystyle O}{\underset{\|}{\overset{\|}{P}}}-O-CH_2-CH_2-\overset{+}{N}\overset{CH_3}{\underset{CH_3}{-}}CH_3$	Gelbliche bis bräunliche, wachsartige Substanz, zählt zur Gruppe der Phospholipide. Sehr gut löslich in Alkoholen, löslich in Glycerol, Ether und Kohlenwasserstoffen, dispergierbar und quellend in H_2O. Bei den Phospholipiden sind Phosphorsäure, verschiedene Fettsäuren, ein Alkohol (meistens Glycerol) und eine stickstoffhaltige Komponente miteinander verbunden. Sie sind in menschlichen und tierischen Organismen sowie im pflanzlichen Bereich weit verbreitet, insbesondere als Zellwandmaterial. Die USP-Monographie bezieht sich auf Soja- und Eilecithine, die als Hauptbestandteile Difettsäure-Glycerolphosphatidylcholine enthalten. Sie sind z. B. in O/W-Fettemulsionen und liposomalen Zubereitungen enthalten, geeignet für parenteralen Gebrauch
Nichtionische Tenside *Fettalkohole und Sterole* Cetylalkohol (Ph. Eur.) Cetyl Alcohol (NF) $[C_{16}H_{33}OH]$	Wachsartige, weiße Masse, Flocken oder Pulver, Smp. 46–52 °C, in Wasser unlöslich, in Alkohol löslich, W/O-Emulgator und O/W-Emulsionsstabilisator, Konsistenzgeber in Salben
Stearyl Alcohol (Ph. Eur.) $[C_{18}H_{37}OH]$	Wachsartige, weiße Masse, Flocken oder Pulver, Smp. 55–60 °C, in Wasser unlöslich, in Alkohol und Ether löslich, W/O-Emulgator und O/W-Emulsionsstabilisator, Konsistenzgeber in Salben
Cetylstearylalkohol (Ph. Eur.) Cetostearyl Alcohol (NF)	Wachsartige, weiße Masse oder sprüherstarrte Pulver, bestehend aus etwa gleichen Teilen Cetyl- und Stearylalkohol, Smp. 43–53 °C, in Wasser unlöslich, in Alkohol schwer löslich und in Ether leicht löslich

Bezeichnung, Struktur	Eigenschaften, Haupteinsatzgebiete
Cetylstearylalkohol, Emulgierender (Typ A bzw. Typ B, Ph. Eur.)	Wachsartige, weiße Masse oder sprüherstarrte Pulver, bestehend aus mindestens 90 Teilen Cetylstearyl-alkohol und mindestens 7 Teilen Natriumcetylstearyl-sulfat (Typ A) bzw. mindestens 7 Teilen Natrium-dodecylsulfat (Typ B)
Cholesterol (Ph. Eur., NF) 	Weißes Pulver, Smp. 147–150 °C, HLB ca. 3. Haupt-vertreter der Sterole, wasserunlöslich, löslich in Ether oder warmen Ethanol; kommt als W/O-Emulgator in Wollwachsalkoholen vor und ist neben Lecithin ein wichtiger Baustein der Biomembranen
Sorbitanfettsäureester (z. B. Spans®) 	Mischungen von partiellen Fettsäureestern des Sorbi-tans und seiner Anhydride mit Fettsäuren. Creme- bis bernsteinfarbene Flüssigkeiten oder salbenartige Mas-sen, vorwiegend lipophile, in Wasser nicht lösliche, jedoch dispergierbare Tenside, W/O-Emulgatoren
Sorbitanmonooleat (Ph. Eur.)	HLB 4,3, Viskosität (25 °C) 1200–1500 mPa · s
Sorbitanmonopalmitat (Ph. Eur.)	HLB 6,7, Smp. ca. 48 °C
Sorbitanmonostearat (Ph. Eur.)	HLB 4,7, Smp. 51–54 °C
Sorbitantrioleat (Ph. Eur.)	HLB 1,8, Viskosität (25 °C) 210–250 mPa · s
Sorbitantristearat (DAC)	HLB 2,1, Smp. 48–53 °C
Sorbitanmonolaurat (Ph. Eur.)	HLB 8,6, Viskosität (25 °C) 3500–5500 mPa · s
Polyoxyethylen-Sorbitanfettsäureester (z. B. Tweens®) 	Gemische von Partialestern des Sorbitans und seiner Anhydride mit Fettsäuren, die mit 20 mol Ethylenoxid pro mol Sorbitan copolymerisiert sind. Gelbliche bis gelbbraune Flüssigkeiten oder halbfeste Massen, vor-wiegend hydrophile Lösungsvermittler oder O/W-Emulgatoren (Polymerisationsgrade $w + x + y + z$ ent-sprechen einem Durchschnittswert von 20)
Polysorbat 20 (Ph. Eur., NF) (POE-20-Sorbitanmonolaurat)	HLB 16,7, Viskosität (25 °C) 250–450 mPa · s, löslich in Wasser und Ethanol, unlöslich in Pflanzen- und Mi-neralölen
Polysorbat 40 (DAC, NF) (POE-20-Sorbitanmonopalmitat)	HLB 15,6, Viskosität (25 °C) 400–650 mPa · s (erstarrt gelegentlich gelartig), löslich in Wasser und Ethanol, unlöslich in Pflanzen- und Mineralölen
Polysorbat 60 (Ph. Eur., NF) (POE-20-Sorbitanmonostearat)	HLB 14,9, Viskosität (50 °C) 75–175 mPa · s, löslich in Wasser und Ethanol, in der Wärme in Pflanzen- und Mineralölen trüb löslich
Polysorbat 80 (Ph. Eur., NF) (POE-20-Sorbitanmonooleat)	HLB 15,0, Viskosität (25 °C) 375–480 mPa · s, löslich in Wasser und Ethanol, unlöslich in Pflanzen- und Mi-neralölen
Polyoxyethylen-Fettsäureglyceride Macrogol-1500-glyceroltriricinoleat (Ph. Eur.), Polyoxyl 35 Castor Oil (NF)	Praktisch farblose Flüssigkeit, gelegentlich trüb erstar-rend, Viskosität (25 °C) 700–850 mPa · s, HLB 12–14; Solubilisator- und Emulgatorengemisch, hergestellt durch Einwirkung von 35 mol Ethylenoxid auf 1 mol Ri-cinusöl, bestehend aus einem Ester der Ricinolsäure mit ethoxyliertem Glycerol. Die Polyethoxygruppen schieben sich nach intermediärer Verseifung zwischen

Bezeichnung, Struktur	Eigenschaften, Haupteinsatzgebiete
	die Esterbindungen – einem Ester der ethoxylierten Ricinolsäure mit ethoxyliertem Glyerol, einem Macrogol-Ricinolsäureester, ethoxyliertem Glycerol und Macrogolen
Macrogol-Glycerolhydroxystearat (Ph. Eur.) Polyoxyl 40 Hydrogenated Castor Oil (NF)	Weiße halbfeste Masse, löslich in kaltem Wasser, Alkoholen, Ricinusöl, Fettsäuren, Fettalkoholen und einer Reihe weiterer organischer Lösungsmittel, HLB 14–16; Emulgator und Lösungsvermittler
Macrogol-1000-glycerolmonofettsäureester	Klare, hellgelbe Flüssigkeiten, Umsetzungsprodukte aus 1 mol Glycerolmonofettsäureestern mit 20 mol Ethylenoxid; Emulgatoren und Lösungsvermittler
Macrogol-1000-glycerolmonolaurat (DAC)	HLB ca. 16; mischbar mit Wasser und Alkoholen, unlöslich in Pflanzen- und Paraffinölen
Macrogol-1000-glycerolmonostearat (DAC)	HLB ca. 15; mischbar mit Wasser und Alkoholen, unlöslich in Pflanzen- und Paraffinölen
Macrogol-1000-glycerolmonooleat (DAC)	HLB ca. 15; mischbar mit Wasser und Alkoholen, unlöslich in Pflanzen- und Paraffinölen
Polyoxyethylen-Fettsäureester Macrogolstearat 400 (Ph. Eur.) $$[\,H(-O-CH_2-CH_2-)_n O - \overset{\displaystyle O}{\overset{\|}{C}} - R\,]$$	Gelblichweiße, halbfeste Masse, unlöslich, aber dispergierbar in Wasser, löslich in Alkohol und Ether, HLB ca. 12
Polyoxyl 40 stearate (NF)	Feste, weiße Masse, Flocken oder sprüherstarrtes Pulver, Smp. 40–44 °C, löslich in Wasser und Ethanol, unlöslich in Pflanzen- und Paraffinölen, HLB 16,9
Polyoxyl 50 stearate (NF)	Feste, weiße Flocken oder sprüherstarrtes Pulver, Smp. 44–48 °C, löslich in Wasser und Ethanol, unlöslich in Pflanzen- und Paraffinölen, HLB 17,9
Polyoxyethylen-Fettalkoholether Macrogollaurylether (Ph. Eur.)	Laurylether mit Polyoxyethylenketten von 3–23 EO-Einheiten
Polyoxyethylene (23) Lauryl Ether (USP Reagent) (Polyoxyethylene -23-laurylether)	Feste, weiße Masse oder sprüherstarrtes Pulver, Smp. 36–42 °C, löslich in Wasser und Ethanol, unlöslich in Pflanzen- und Paraffinölen, HLB 16,9
Polyoxyl 20 cetostearylether (NF)	Feste, weiße Masse, Flocken oder sprüherstarrtes Pulver, Smp. ca. 38 °C, löslich in Wasser und Ethanol, unlöslich in Pflanzen- und Paraffinölen, HLB 15,3
Polyoxyl 10 oleylether (NF)	Hellgelbe Flüssigkeit, Viskosität (25 °C) ca. 120 mPa · s, löslich in Ethanol und heißem Wasser, dispergierbar in Pflanzenölen und löslich in heißen Paraffin- bzw. Mineralölen, HLB 12,4
Glycerolfettsäureester Glycerolmonostearat 40–50 % (Ph. Eur.) $$\begin{array}{l} \quad\;\;\overset{\displaystyle O}{\overset{\|}{}} \\ H_2C-O-C-C_{17}H_{35} \\ \;\;\mid \\ HC-OH \\ \;\;\mid \\ H_2C-OH \end{array}$$	Weiße, wachsartige Masse, Smp. 54–60 °C, unlöslich in Wasser, löslich in warmem Ethanol und in Ether, HLB 3,7–3,8; W/O-Emulgator. Die handelsüblichen Produkte enthalten 43–48 % C_{16}- und C_{18}-Monogly-ceride, 38–42 % C_{16}- und C_{18}-Diglyceride, 8–12 % C_{16}- und C_{18}-Triglyceride sowie geringe Mengen Glycerol und freie Fettsäuren. Sie sollten deshalb besser Stearinsäure-Palmitinsäureglyceride heißen.

Bezeichnung, Struktur	Eigenschaften, Haupteinsatzgebiete
Makromolekulare Tenside (nichtionisch)	
Poloxamere (NF/DAC) CH_3 $HO(-CH_2-CH_2-O)_x-(CH_2-CH-O)_y-(CH_2-CH_2-O)_zH$	
Poloxamer 188	Weißes, wachsartiges, sprüherstarrtes Pulver, Smp. 52–57 °C, leicht löslich in Wasser und Alkohol, HLB 29; Solubilisator, Emulgator (auch für parenterale Zubereitungen, verursacht keine Hämolyse)
Poloxamer 407	Weiße, wachsartige Substanz, Pulver oder Mikroperlen, Smp. 52–57 °C, unter Gelbildung leicht wasserlöslich, leicht löslich in Ethanol, unlöslich in Ether oder flüssigen Paraffinen, HLB 22; Gelbildner, Solubilisator und Emulgator

Tabelle **6.5**   Pharmazeutische Lösungsmittel.

Arzneibuchbezeichnung, Synonyma, Formel	Molekülmassen (Gehalt)	Siedepunkt (°C)	Dichte d_{20}^{20} (kg/m³)	MAK[a] (Toxizität)	Eigenschaften
Ethanol, Ethylalkohol $H_3C–CH_2–OH$	46,1 (99,5 % = wasserfrei) (95,1–96,7 %)	78–79	0,7905–0,7938 0,8050–0,8128	1900 mg/m³ (DL_{50}^b (Ratte) peroral = 13,0 ml/kg)	Mischbar mit Wasser, Aceton, Petrolether und Chloroform; Viskosität (20 °C) = 1,19 mPa · s
Isopropanol, Isopropylalkohol, Propan-2-ol $H_3C–\overset{H}{\underset{H_3C}{C}}–OH$	60,1	81–83	0,7850–0,7880	980 mg/m³ (DL_{50}^b (Ratte) peroral = 5,8 g/kg)	Mischbar mit Wasser, Aceton, Petrolether und Chloroform; Substitut für Ethanol
Glycerol, 1,2,3-Propantriol $HO–H_2C–CH–CH_2–OH$ $\underset{OH}{\vert}$	92,1	290 (Zers.)	1,2580–1,2630	– (DL_{50}^b (Ratte) peroral > 220 ml/kg *i. v.* = 4,4 ml/kg)	Mischbar mit Wasser und Ethanol, beschränkt mischbar mit Ethylacetat (1:11) und mit Ether (1:500), hygroskopisch, wird auch als Feuchthaltemittel und Weichmacher eingesetzt; Süßungsgrad gegenüber Saccharose 0,6; Viskosität (20 °C) = 939 mPa · s
Propylenglykol, 1,2-Propylenglykol $H_3C–CH–CH_2–OH$ $\underset{OH}{\vert}$	76,1	186–188	1,036–1,040	– (DL_{50}^b (Ratte) peroral = 21 g/kg, *i. v.* = 7 mg/kg)	Mischbar mit Wasser, Ethanol, Ether, mit vielen ätherischen Ölen, nicht mischbar mit fetten Ölen; Verwendung als Cosolvens und äußerlich anwendbarer Penetrationsbeschleuniger, Viskosität (20 °C) 56 mPa · s

Arzneibuchbezeichnung, Synonyma, Formel	Molekülmassen (Gehalt)	Siedepunkt (°C)	Dichte d_{20}^{20} (kg/m³)	MAK[a] (Toxizität)	Eigenschaften
Triacetin, Glycerol-triacetat	218,2	258–259	1,160–1,163	– (DL$_{50}^{b}$ (Ratte) s.c. = 3,25 g/kg)	Mischbar mit Ethanol, Ether, Aceton, Ethylacetat und Chloroform; Verwendung als Weichmacher

$$H_2C-O-\overset{\overset{O}{\|}}{C}-CH_3$$
$$HC-O-\overset{\overset{O}{\|}}{C}-CH_3$$
$$H_2C-O-\overset{\overset{O}{\|}}{C}-CH_3$$

Ölsäureoleylester Oleyloleat, Cetiol®	≈ 532	–	0,860–0,880	– (DL$_{50}^{b}$ (Ratte) peroral = 20 ml/kg)	Mischbar mit Pflanzen- und Mineralölen, Ether und Petrolether, nicht mischbar mit Wasser, wenig löslich in Ethanol
Isopropylmyristat	270,4	300	0,851–0,856	– (DL$_{50}^{b}$ (Ratte) peroral = 16 ml/kg)	Mischbar mit Pflanzen- und Mineralölen. Löslich in 3 Teilen Ethanol 90 %. Nicht mischbar mit Wasser und Glycerol; äußerlich anwendbares Spreitmittel und Penetrationsbeschleuniger

$$n\text{-}C_{13}H_{27}-\overset{\overset{O}{\|}}{C}-O-\overset{\overset{H}{|}}{\underset{\underset{CH_3}{|}}{C}}-CH_3$$

[a] = maximale Arbeitsplatz-Konzentration
[b] DL$_{50}$ = tödliche Dosis (Dosis Letalis) für 50 % der Versuchstiere

Tabelle **6.6**   Organische Säuren, Basen und Salze als pharmazeutische Hilfsstoffe.

Arzneibuchnamen, Synonyma, Formeln	Molekülmassen, pK$_a$-Werte	Eigenschaften, Verwendung
Citronensäure, Citronensäure-Monohydrat, Acidum citricum monohydricum	192,1 210,1 pK$_a$1 = 3,1 pK$_a$2 = 4,8 pK$_a$3 = 6,4	Säurekomponente von Brausemischungen, Puffer bzw. Pufferbestandteil, Komplexbildner für Schwermetallionen; sehr gut löslich in Wasser (1 : 0,6), in Methanol (1 : 0,5) und in Ethanol (1 : 1,5)

$$H_2C-COOH$$
$$HO-C-COOH$$
$$H_2C-COOH$$

| Weinsäure | 150,1 pK$_a$1 = 2,9 pK$_a$2 = 4,2 | Säurekomponente von Brausemischungen, Puffer bzw. Pufferbestandteil, Komplexbildner für Schwermetallionen; gut löslich in Wasser (1 : 1), weniger gut in Ethanol 90 % (1 : 4) |

$$COOH$$
$$HC-OH$$
$$HC-OH$$
$$COOH$$

| Stearinsäure n-C$_{17}$H$_{35}$–COOH | ca. 270 (theoretisch) | Gleit- und Schmiermittel, lipophiler Bestandteil von Ammoniumseifenemulgatoren, z. B. Triethanolaminstearat; Erstarrungspunkt nicht unter 54 °C; besteht aus etwa gleichen Teilen Stearin- und Palmitinsäure |

Arzneibuchnamen, Synonyma, Formeln	Molekülmassen, pKa-Werte	Eigenschaften, Verwendung
Trometamol, Trometamol (INN) Tris(hydroxymethyl)aminomethan, THAM CH_2–OH H_2N–C–CH_2–OH CH_2–OH	121,1 pK_a = 8,1	Salzbildner, Smp. 168–174 °C, der pH-Wert einer wässrigen Lösung mit einer Konzentration von 0,1 mol/l liegt bei 10,3–10,5
Triethanolamin, Trolamine, Tris(hydroxyethyl)amin CH_2—CH_2OH $HOCH_2$—CH_2—N CH_2—CH_2OH	149,2 (prakt. Äquivalenzmasse = 150,0) pK_a = 9,5	Schwach gelbliche Flüssigkeit, hygroskopisch; Salzbildner, hydrophiler Bestandteil von Ammoniumseifen-Fettsäure-Emulgatoren; der pH-Wert einer wässrigen Lösung mit einer Konzentration von 0,1 mol/l liegt bei 10,5; Sdp. 335–339 °C; Viskosität (25 °C) = 590–615 mPa·s
Glycin, Aminoessigsäure, Glykokoll H_2N–CH_2–COOH	75,1 pK_a1 = 2,3 pK_a2 = 9,6	amphoterer Salzbildner, Füllmittel, löslich in Wasser; Smp. 234 °C (Zers.)
Magnesiumstearat $[n\text{-}C_{17}H_{35}\text{–}COO^-]_2$ Mg^{2+}	–	Feines, leichtes, wasserunlösliches Pulver, kann wechselnde Mengen Magnesiumoleat und Magnesiumpalmitat enthalten; Gleit- und Schmiermittel, Zusatz zu Pudern; bei alkaliempfindlichen Wirkstoffen kann Magnesiumstearat Inkompatibilitäten verursachen. Für gleiche Aufgabenstellungen werden auch andere Metallseifen eingesetzt, beispielsweise Calciumbehenat, -arachinat oder -stearat.

In den Arzneibuchmonographien werden für Tenside, wie dies auch für andere pharmazeutische Grundsubstanzen üblich ist, Identitäts- und Reinheitsprüfungen aufgeführt. Die Charakterisierung der Tenside erfolgt in der Regel mit Hilfe der Fettkennzahlen.

Tenside aus der Klasse der Saccharosefettsäureester und der Polyglucosefettsäureester sind noch nicht in den Arzneibüchern beschrieben, obwohl sie infolge ihres Aufbaus aus physiologischen Grundbausteinen für den Einsatz in der Pharmazie als geradezu prädestiniert angesehen werden können.

3.4 Lösungsmittel, organische Säuren, Basen und Salze

In Tab. 6.5 und 6.6 ist eine Auswahl von Lösungsmitteln sowie organischen Säuren und Basen aufgeführt, die als Salzbildner zur Pufferung oder zur Veränderung bzw. Anpassung der Löslichkeiten von Arzneimittelrohstoffen eingesetzt werden, schließlich auch einige Salze mit ihren Eigenschaften. Das pharmazeutisch wichtigste Lösungsmittel ist Wasser (s. Kap. 5, Abschnitt 4).

3.5 Anorganische Hilfsstoffe

Talkum, Talcum

Gleitmittel, Pudergrundlage

Natürlich vorkommendes Magnesiumhydrosilicat mit geringen Mengen Aluminiumsilicat. Die Kristalle dieses Schichtsilikats bilden eine Blattstruktur, die leicht parallel gespalten bzw. verschoben werden kann. Eine Talkkristallschicht (vgl. Abb. 6.10) besteht aus zwei äußeren Einzelschichten (Si_2O_5/OH), die von Magnesiumionen zusammen gehalten werden. Diese Magnesiumionen sind von vier O-Atomen und zwei OH-Gruppen umgeben. Wegen dieser Bauweise wird Talcum auch als Dreischichtmineral bezeichnet. Die einzelnen Talkschichten sind elektrostatisch abgesättigt und mit den Nachbarschichten nur durch schwache Van-der-Waals-Kräfte verbunden. Daraus erklären sich auch ihre leichte Verschiebbarkeit und die hierauf beruhende Verwendbarkeit als Gleitmittel. Talcum fühlt sich wegen seiner geringen Härte und der leichten Verschiebbarkeit seiner Schichten fettig an.

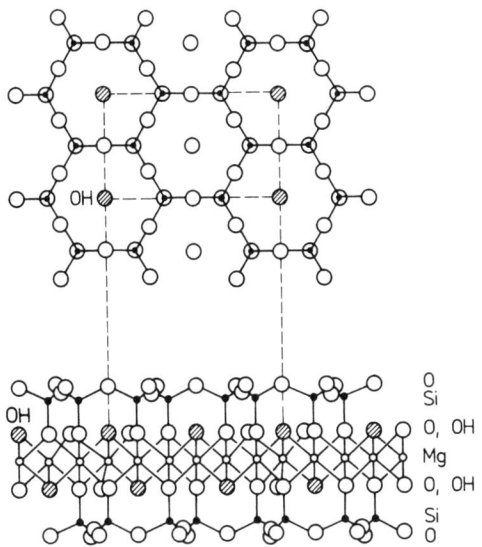

Abb. **6.10** Kristallstruktur von Talk (nach Lagaly et al., 1982).

Die feinschuppigeren und dichteren Kristallstrukturen werden als Speckstein oder als Steatit bezeichnet. Auf offene Wunden darf Talcum wegen der Gefahr der Bildung von Granulomen nicht aufgebracht werden.

Talcum muss frei von Asbest sein.

Weißer Ton, Kaolin ponderosum, Bolus alba

Adsorptionsmittel, Pudergrundlage

Weißer Ton enthält hauptsächlich das Zweischichtsilikat Kaolin, dessen Kristalle jeweils aus einer Silizium-Tetraederschicht und einer mit dieser kondensierten Aluminiumhydroxid-Oktaederschicht aufgebaut sind. Als Summenformel wird dem weißen Ton $Al_2Si_2O_5(OH)_4$ zugeschrieben. Je nach Fremddionengehalt ist er mehr oder weniger gefärbt. Weißer Ton zeigt ausgeprägte hydrophile Eigenschaften und weist daher eine hohe Saugfähigkeit für Wasser und hydrophile Flüssigkeiten auf.

Bentonit, Bentonitum

Verdickungsmittel, Suspensionsstabilisator, Kationenaustauscher

Bentonit enthält hauptsächlich Montmorillonit, ein Dreischichtsilikat, ähnlich wie Talkum, dessen Kristallplättchen aus einer mittleren Aluminiumhydroxidschicht bestehen, die sandwich-

artig homöopolar mit zwei äußeren Siliziumdioxidschichten verbunden ist.

Bentonit gehört zu den Tonen, seine Summenformel kann von der Polykieselsäure $(H_2Si_2O_5)_x$ abgeleitet werden; er zählt wie Kaolinit, aus dem Porzellan gemacht wird, zur Gruppe der Silikate mit Blattstruktur. Aus seiner Summenformel geht hervor, dass ein Teil des Aluminiums durch Magnesium ersetzt ist und die entsprechende negative Überschussladung auf den Kriställchen durch Natriumionen kompensiert wird. Diese Kationen befinden sich zwischen den Kristallplättchen und sind durch Hydratisierung im Wesentlichen für die Quellung und Gelbildung des Bentonits (Quellton) verantwortlich (Abb. 6.11). Mehrwertige Ionen, z.B. Ca^{++}, schränken das Quellvermögen in Wasser ein. Bei der Herstellung von Bentonit und auch Kaolin können zur Qualitätsverbesserung eingelagerte Ca^{++}-Ionen durch Na^+-Ionen ersetzt werden.

Organische Kationen werden über Ionenaustausch bevorzugt an Stelle der Na^+-Ionen eingelagert. Diese Vorgänge verursachen

- Inkompatibilitäten durch Verlust der Quellfähigkeit und
- Inaktivierung von kationischen Wirkstoffen.

Bentonit ist ganz allgemein gegenüber anorganischen und organischen Elektrolyten sehr empfindlich, wobei die Ursache in der Kompression der elektrischen Doppelschicht um die Teilchen zu suchen ist (s. a. Kap. 4, Abschn. 5.4).

Die Quellfähigkeit des Bentonits erstreckt sich auch auf andere Flüssigkeiten wie Glycerol, Glycole und Macrogole. In unpolaren Flüssigkeiten wird die Quellfähigkeit durch Einlagerung langkettiger organischer Kationen gesteigert. Auf diese Weise entstehen die Bentone-Typen. Gute Qualitäten ergeben bereits ab Konzentrationen von 15–20 % in polaren Lösungsmitteln ausreichend streichbare Gele. Bentonitgele sind thixotrop. Die Eigenschaften dieser Gele lassen sich durch Zusatz von oberflächenaktiven Verbindungen noch verbessern (cave: Kationtenside!).

Titandioxid, Titani dioxidum, Titan-IV-oxid

Weißpigment

Weißes bis fast weißes, sehr feines, geruchloses Pulver, praktisch unlöslich in Wasser, in verdünnten Mineralsäuren und in Basen. Färbt sich in der Hitze gelblich und wird nach dem Erkalten wieder weiß. Langsam löslich in heißer, konzentrier-

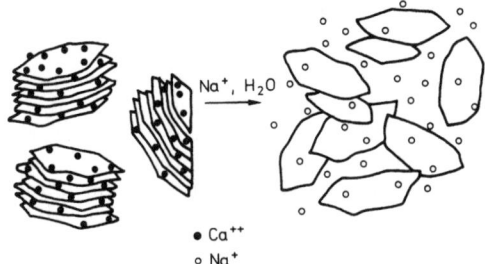

Abb. **6.11** Bildung kolloidaler Dispersionen von Natriumbentonit-Suspensionen (nach Lagaly und Fahn, 1983), Übergang von ungequollenem Calciumbentonit in gequollenen Natriumbentonit.

ter Schwefelsäure, in Fluorwasserstoff und in geschmolzenem Natriumhydrogensulfat. Existiert amorph und in drei polymorphen Kristallmodifikationen, dem am häufigsten vorkommenden tetragonalen Rutil, dem selteneren ebenfalls tetragonalen Anatas und dem rhombischen Brookit. Rutil und Anatas sind die stabileren und technisch bedeutenderen Formen. Die TiO_2-Pigmente haben ein hohes Lichtstreuvermögen und eine außerordentlich hohe Deckkraft. Sie werden in der Pharmazie als Pigmente und als Opakisierungsmittel eingesetzt, z. B. in Tabletten- und Kapselumhüllungen, aber auch analog zu Zinkoxid in Lotiones, Salben oder Pudern. Da kolloidales Titandioxid UV-Strahlen absorbiert, wird es auch als Zusatz zu Sonnenschutzmitteln verwendet.

Calciumhydrogenphosphat, Calcii hydrogenophosphas, Dicalciumphosphat, $CaHPO_4 \cdot 2H_2O$ ($M_r = 172,1$).

Füllstoff, Trockenbindemittel.

Geschmackloses, weißes Pulver, praktisch unlöslich in Wasser, löslich in Salzsäure.

Calciumcarbonat, Calcium carbonicum, Calcii carbonas, $CaCO_3$ ($M_r = 100,1$).

Füllstoff, Weißpigment, schwacher CO_2-Entwickler.

Weißes Pulver, entweder natürlicher Herkunft in verschiedenen Vermahlungsgraden oder gefällt mit extrem feinem Teilchenspektrum. Unter CO_2-Entwicklung und Aufschäumen in Säuren löslich.

Natriumhydrogencarbonat, Natrii hydrogenas carbonas, Natriumbicarbonicum, $NaHCO_3$ ($M_r = 84,0$).

Starker CO_2-Entwickler zur Herstellung von Brausetabletten oder -granulaten, *Puffer, Zerfallsbeschleuniger.*

Weißes, in Wasser gut lösliches Pulver, gibt beim Zusammenbringen mit Säuren prozentual mehr CO_2 als Na_2CO_3 und $CaCO_3$ ab. Es ist aus diesem Grund eine günstige Komponente für Brausetabletten oder -granulate.

Hochdisperses Siliciumdioxid, Silicii colloidale, Kolloidale Kieselsäure, Aerosil®, SiO_2 ($M_r = 60,1$).

Fließregulierungsmittel, Trocknungsmittel, Adsorptionsmittel, Suspensionsstabilisator, Gerüst- und Gelbildner.

Die Herstellung von kolloidalem oder hochdispersem Siliciumdioxid erfolgt durch Flammenhydrolyse aus $SiCl_4$. Es entstehen submikroskopische amorphe Kugeln mit etwa 7 bis 16 nm Durchmesser und einer extrem großen Oberfläche von ca. 200 m²/g. Die Schüttdichte ist mit 60 g/1000 ml extrem niedrig. Die Kugeln agglomerieren zu einem lockeren, flockenartigen Material. Durch Chemisorption von Wasser ist die Oberfläche der Partikeln durch die Bildung von Silanol-Gruppen stabilisiert. Hochdisperse Kieselsäure (Aerosil®) adsorbiert bis zu 40 % Wasser, ohne ihre pulverförmige Konsistenz zu verlieren. Bei Haufwerken reichen bereits Zusätze von 0,5 % aus, um ein ausreichendes Fließverhalten zu erreichen. Zu wässrigen Zubereitungen gegeben, werden ab Konzentrationen von 5 % thixotrope Strukturen erhalten. Zu organischen und unpolaren Lösungsmitteln zugesetzt, erhält man bereits mit niedrigen Zusätzen steife Gele. Für polare Lösungsmittel werden für denselben Zweck wegen der Bildung von Wasserstoff-Brücken allerdings 10 bis 40 % kolloidale Kieselsäure benötigt.

Siliconöle

Antischaummittel, Formentrennmittel

Aus der Gruppe der Silicone sind als Hilfsstoffe die wasserabweisenden, inerten, klaren und farblosen Siliconöle von Bedeutung. Es handelt sich hierbei um Dimethylpolysiloxane (Dimeticon) mit linearer Kettenstruktur und Polymerisationsgraden n zwischen 50 und 400. Sie werden hauptsächlich als Antischaummittel, Formentrennmittel und Schmiermittel eingesetzt. Sie finden aber auch zur Herstellung von Silikonemulsionen und Siliconsalben Verwendung. Sie können mit hochdispersem Siliciumdioxid oder mit Aluminiumstearat verdickt werden.

Weitere pharmazeutische Hilfsstoffe sind auch noch in speziellen Kapiteln erwähnt, beispielsweise Wasser (Kap. 5, Abschn. 4), Treibgase (Kap. 11), Grundlagen für halbfeste Arzneiformen (Kap. 12 und 13), Hilfsstoffe für feste Arzneiformen (Kap. 14) sowie bestimmte Verbandstoff- und Packmittelrohstoffe (Kap. 20 und 21).

Weiterführende Literatur

APhA, Handbook of Pharmaceutical Excipients, 3rd Ed. (2000), American Pharmaceutical Association, Washington, DC, USA und Pharmaceutical Society of Great Britain, London.

Feltkamp, H., Fuchs, P., Sucker H. (1983), Pharmazeutische Qualitätskontrolle, Georg Thieme Verlag, Stuttgart, New York.

Fiedler, H. P. (2002), Lexikon der Hilfsstoffe für Pharmazie, Kosmetik und angrenzende Gebiete, 5. Aufl., Editio Cantor Verlag, Aulendorf, Württemberg.

Hagers Handbuch der Pharmazeutischen Praxis (1995), 5. Aufl., Springer-Verlag, Berlin.

Holleman-Wiberg (1995), Lehrbuch der Anorganischen Chemie, 101. Auflage, W. de Gruyter Verlag, Berlin.

Schmidt, P. C., Christin, I. (1999), Wirk- und Hilfsstoffe für Rezeptur, Defektur und Großherstellung, Wiss. Verlagsges., Stuttgart.

Strickley R. G. (2004), Solubilizing Excipients in Oral and Injectable Formulations, Pharmaceutical research *21*, 201.

Abbildungsnachweise

Lowenthal, W. (1968), HLB-Werte von Poloxameren, J. Pharm. Sci. **57,** 514–515.

Kühn, E. (1962), Leder **13,** 73, 77.

Lagaly, G., Klose, D., Tupar, W., Heinerth, E. (1982), Silicate, in Ullmanns Enzyklopädie techn. Chemie, 4. Aufl., Bd. 21, S. 394, Verlag Urban & Schwarzenberg, München.

Lagaly, G., Fahn, R. (1983), Ton und Tonminerale, in Ullmanns Enzyklopädie techn. Chemie, 4. Aufl., Bd. 23, S. 317, Verlag Urban & Schwarzenberg, München.

Kapitel 7

Biopharmazie

Die Biopharmazie behandelt die Abhängigkeiten des zeitlichen Konzentrationsverlaufs von Wirkstoffen und ihren Metaboliten im Organismus und der Wirkung von Arzneimitteln von

- den physikalisch-chemischen Eigenschaften des Wirkstoffs,
- den Hilfsstoffen,
- der Verarbeitungstechnologie und
- der Arzneiform.

Die Biopharmazie behandelt aber auch weitere Faktoren, die die Wirkstoff-Freisetzung, die Resorption sowie die anschließende Verteilung, Metabolisierung und Exkretion beeinflussen können. Beispiele hierfür sind physiologische und pathologische Faktoren, Nahrungseinfluss usw.

Die Biopharmazie umfasst damit die Beeinflussung der Wirksamkeit eines Wirkstoffs (Wirkungseintritt, -dauer und -intensität) durch die Arzneiform.

Die Durchführung biopharmazeutischer Untersuchungen erfordert die Kenntnis des pharmakokinetischen Verhaltens des Wirkstoffs.

1 Pharmakokinetische Grundlagen

Die 1953 von dem deutschen Kinderarzt Dost erstmals erwähnte **Pharmakokinetik** beschreibt die zeitabhängige Konzentration der Wirkstoffe und ihrer Metaboliten in biologischen Flüssigkeiten, Geweben und Exkreten.

1.1 LADME-Modell

Der Konzentrationsverlauf eines Wirkstoffs im Körper kann mit dem LADME-Modell dargestellt werden: **L**iberation – **A**bsorption – **D**istribution – **M**etabolisierung – **E**xkretion (s. Abb. **7.1**).

Die **Liberation** ist die Freisetzung des Wirkstoffs aus der Zubereitung nach der Verabreichung, d. h. die Überführung in eine resorptionsfähige, gelöste Form. Die **Absorption** ist die folgende Aufnahme des Wirkstoffs durch biologische Membranen, wie Magen-Darm-Schleimhaut, Muskelgewebe usw., in die Blutbahn oder in das Lymphgefäßsystem. Der Begriff Absorption wird durchweg im englischen Sprachgebrauch verwendet. Im deutschen Sprachbereich ist noch vielfach zwecks besserer Abgrenzung gegenüber physikalischen Absorptionsvorgängen der Aus-

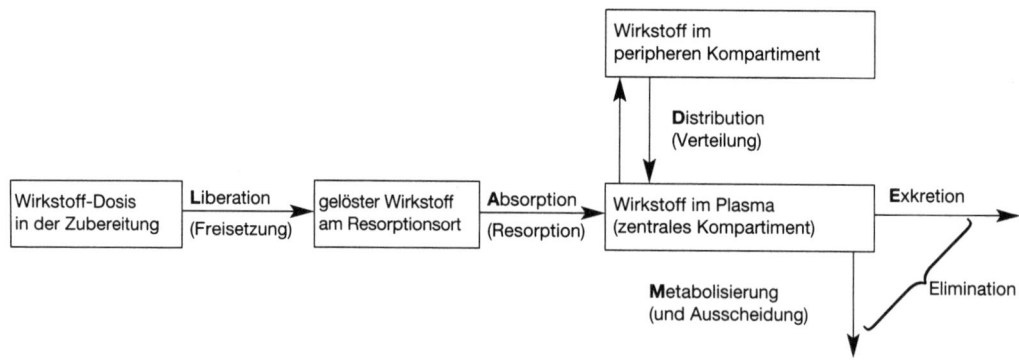

Abb. **7.1**   Wirkstoffverteilung im tierischen und menschlichen Körper.

druck **Resorption** geläufig. Dieser Begriff wird auch in diesem Buch verwendet. Liberation und Resorption findet man gelegentlich auch zusammengefasst zu Invasion (s. auch unten). Die **Distribution** ist die Wirkstoffverteilung zwischen Blutkreislauf und anderen „Körperbereichen" oder „Kompartimenten", wie Geweben, Organen usw. **Metabolismus** bzw. **Biotransformation** ist die Überführung lipophiler Moleküle in besser wasserlösliche Stoffe durch biochemische, enzymkatalysierte Reaktionen. **Exkretion** ist die Ausscheidung von unverändertem Wirkstoff. Dies kann über die Niere, Galle, Darm, Lunge, Haut oder den Speichel erfolgen.

Die der Freigabe und Resorption sowie z. T. auch der Distribution zuzuordnenden Prozesse werden als Ganzes auch als **Invasion**, die der Metabolisierung und Exkretion zusammen als **Elimination** bezeichnet.

1.2 Kompartimente

Das pharmakokinetische Verhalten von Wirkstoffen kann mit dem Kompartimentmodell beschrieben werden. Dieses setzt die Verteilung des Wirkstoffs in miteinander in Verbindung stehenden Kompartimenten voraus.

Ein **Kompartiment** ist ein räumlich nur selten abgrenzbarer, fiktiver Bereich im Organismus, dem man formal eine homogene Konzentration des Wirkstoffs zuordnet. Dem Kompartiment werden ein bestimmtes Volumen und eine bestimmte Aufnahmekapazität für den Wirkstoff zugeschrieben. Der Wirkstoff diffundiert mit bestimmten Geschwindigkeiten, deren Größe

durch Geschwindigkeitskonstanten k angegeben wird, in das Kompartiment hinein bzw. aus ihm heraus.

Die Verteilungsvorgänge verlaufen durchweg nach Geschwindigkeitsgesetzen 1. Ordnung (s. Kap. 3, Abschn. 1.1.1). Das Kompartimentmodell erlaubt die mathematische Berechnung pharmakokinetischer Teilprozesse.

Es wird zwischen offenen Ein-, offenen Zwei- und offenen Mehrkompartiment-Modellen unterschieden.

Bei dem einfachsten Modell, dem **offenen Einkompartiment-Modell,** verteilt sich der Wirkstoff nach der Verabreichung sehr schnell im Wesentlichen nur im Blut- bzw. Plasmakompartiment (B) und in Gewebe (G), die mit diesem in einem schnellen Stoffausgleich stehen (s. Abb. **7.2**). Dieser Raum wird auch als **Zentralkompartiment** bezeichnet. Die Ausscheidung des Wirkstoffs oder seiner Metaboliten erfolgt meist mit dem Urin (U).

Man spricht von „offenen" Kompartimenten, weil eine laufende Stoffabgabe, z. B. in den Urin, stattfindet.

Bei den **Zwei- und Mehrkompartiment-Modellen** erfolgt eine Distribution zwischen dem Blut- bzw. Plasmakompartiment (B) und den zugänglichen Geweben (G) mit unterschiedlichen Geschwindigkeiten. Findet die Rückdiffusion aus einem solchen peripheren Kompartiment in das Zentralkompartiment langsam statt, d. h. ist k_{12} größer als k_{21}, liegt ein offenes Zweikompartiment-Modell vor (s. Abb. **7.3**).

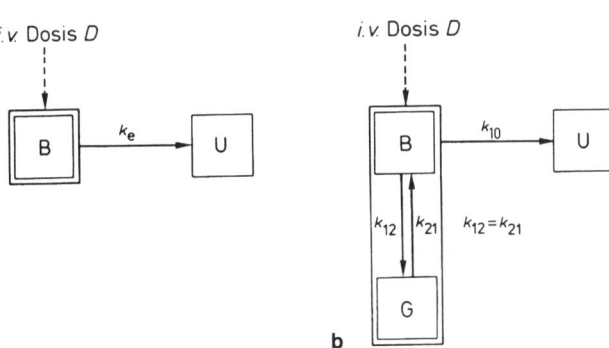

a

b

Abb. **7.2**   Offenes Einkompartiment-Modell bei *i.v.* Verabreichung.
a Wirkstoffverteilung nur im Blutkompartiment B
b Wirkstoffverteilung im Blutkompartiment B und in Geweben G, die mit B in schnellem Stoffausgleich stehen
(k_e bzw. k_{10} = Geschwindigkeitskonstante für den Übergang eines Wirkstoffs vom Blutkompartiment in den Urin. k_{12} und k_{21} sind Geschwindigkeitskonstanten für die Übergänge von Kompartiment zu Kompartiment).

i.v. Dosis D

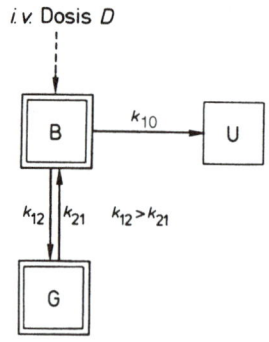

Abb. **7.3**   Offenes Zweikompartiment-Modell bei *i.v.* Verabreichung.

i.v. Dosis D

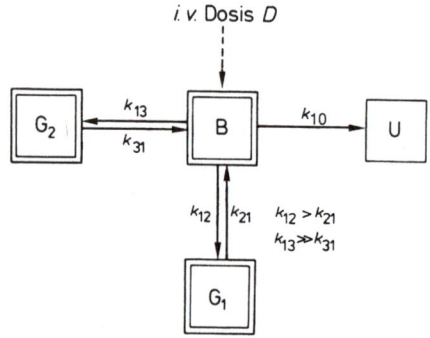

Abb. **7.4**   Offenes Dreikompartiment-Modell bei *i.v.* Verabreichung.

Wenn der Rückfluss aus einem weiteren Kompartiment, G, sehr langsam ist, liegt ein **tiefes Kompartiment** vor. In diesem Fall würde aus dem Zweikompartiment-Modell ein **offenes Dreikompartiment-Modell,** k_{12} ist dann größer als k_{21} und k_{13} sehr viel größer als k_{31} (s. Abb. **7.4**). Das Knochengewebe ist z. B. für Calcium-Ionen ein tiefes Kompartiment.

Die Feststellung, mit welchem Modell sich das pharmakokinetische Verhalten eines Wirkstoffs beschreiben lässt, ist nicht immer ganz einfach. Die Zuordnung lässt sich am ehesten nach intravenöser Verabreichung bestimmen.

Der Konzentrationsverlauf eines Wirkstoffs als Funktion der Zeit im Zentralkompartiment bei intravenöser Verabreichung kann beim Einkompartiment-Modell nach Gl. (1) beschrieben werden.

$$C = C(0) \cdot e^{-k_e t} \tag{1}$$

C bzw. $C(0)$ Plasma-, Blut- bzw. Serumspiegel zur Zeit t bzw. $t = 0$
k_e Eliminationsgeschwindigkeitskonstante

Bei logarithmischer Umformung wird Gl. (1) zu Gl. (2) bzw. Gl. (3).

$$\ln C = \ln C(0) - k_e \cdot t \tag{2}$$

$$\lg C = \lg C(0) - \frac{k_e}{2{,}303} \cdot t \tag{3}$$

Die ausgeschiedene Wirkstoffmenge ist der jeweils vorhandenen Menge proportional. Abb. **7.5** zeigt den entsprechenden Plasmaspiegelverlauf bei linearer und halblogarithmischer Darstellung.

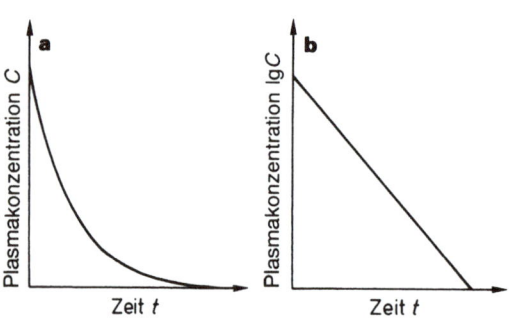

Abb. **7.5**   Plasmakonzentration nach *i.v.* Verabreichung eines Wirkstoffs bei Vorliegen eines offenen Einkompartiment-Modells; **a** lineare, **b** halblogarithmische Darstellung.

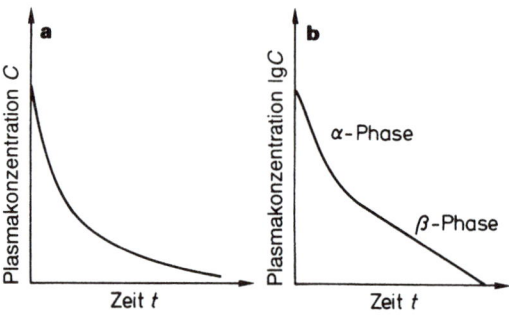

Abb. **7.6**   Plasmakonzentration nach *i.v.* Verabreichung eines Wirkstoffes bei Vorliegen eines offenen Zweikompartiment-Modells; **a** lineare, **b** halblogarithmische Darstellung.

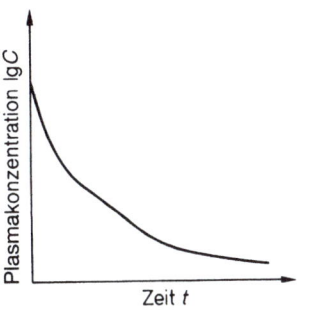

Abb. **7.7** wie Abb. **7.6b**, aber Dreikompartiment-Modell.

Beim offenen Zweikompartiment-Modell lassen sich in der Plasmaspiegelkurve nach intravenöser Injektion zwei Phasen unterscheiden. Die schneller abfallende α-Phase (Distributionsphase) ist der schnellen Verteilung in ein mit dem Blutkompartiment in schnellem Ausgleich stehendem peripherem Kompartiment zuzuordnen, während die terminale β-Phase (Dispositionsphase) die Elimination darstellt (s. Abb. **7.6**). Die Eliminationsgeschwindigkeitskonstante k_e stellt hier wie auch beim offenen Dreikompartimentmodell eine „Hybridkonstante" dar, zusammengesetzt aus den Geschwindigkeitskonstanten für die Teilprozesse.

Bei einem offenen Dreikompartiment-Modell sind drei Phasen der Plasmaspiegelkurve nach intravenöser Injektion zu unterscheiden. Die letzte, flach abfallende Phase stellt den langsamen Rückstrom aus dem tiefen Kompartiment dar (s. Abb. **7.7**).

Bateman-Funktion. Meist wird der Wirkstoff nicht direkt in das Zentralkompartiment verabreicht, sondern beispielsweise peroral, vaginal, intramuskulär oder rektal appliziert. Der Wirkstoff muss also nach seiner Freisetzung aus der Arzneiform erst in das Zentralkompartiment (B) resorbiert werden. Das entsprechende Kompartiment-Modell bei Resorption aus dem Gastrointestinaltrakt (GI) ist in Abb. **7.8** dargestellt.

Hierbei resultieren typische Plasmaspiegelkurven. Die Wirkstoffkonzentration C im Plasma lässt sich durch die Bateman-Funktion beschreiben (Gl. 4):

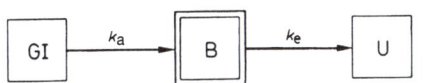

Abb. **7.8** Offenes Einkompartiment-Modell bei peroraler Verabreichung.

$$C = \frac{f \cdot D}{V} \, \frac{k_a}{k_a - k_e} \cdot (e^{-k_e t} - e^{-k_a t}) \qquad (4)$$

k_a Resorptionsgeschwindigkeitskonstante
k_e Eliminationsgeschwindigkeitskonstante
D verabreichte Dosis
f resorbierte Fraktion der Dosis
  ($f \leqq 1$), Bioverfügbarkeitsfaktor
V Verteilungsvolumen

Die Bateman-Funktion zeigt, dass bei gleichbleibender Dosis D und unveränderter resorbierter Menge (f = konstant) die Form der Plasmaspiegelkurve allein durch die Größe der Resorptions- bzw. Eliminationsgeschwindigkeitskonstanten k_a und k_e bestimmt wird. Dies ist in Abb. **7.9** durch simulierte Plasmaspiegelkurven eines hypothetischen Wirkstoffs, der einen k_e-Wert von 0,5 h^{-1} besitzt, für vier unterschiedliche k_a-Werte dargestellt.

Aus der Bateman-Funktion lassen sich auch die Werte des maximalen Plasmaspiegels C_{max} und des Zeitpunkts seines Auftretens t_{max} ableiten (Gl. (5) und Gl. (6)). Der Wendepunkt des abfallenden Kurventeils liegt jeweils bei $2\,t_{max}$ (Abb. **7.9**).

$$t_{max} = \frac{1}{k_a - k_e} \, \ln \frac{k_a}{k_e} \qquad (5a)$$

bzw.

$$t_{max} = \frac{2,303}{k_a - k_e} \, \log \frac{k_a}{k_e} \qquad (5b)$$

$$C_{max} = \frac{f \cdot D}{V} \left(\frac{k_a}{k_e}\right)^{\frac{k_e}{k_e - k_a}} \qquad (6)$$

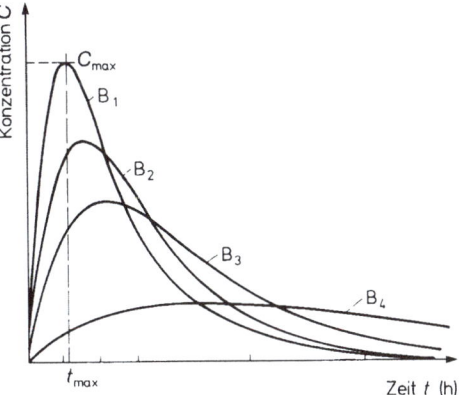

Abb. **7.9** Plasmaspiegel-Simulation nach peroraler Verabreichung eines hypothetischen Wirkstoffs (C_{max} und t_{max} sind nur für die Plasmaspiegelkurve B$_1$ eingezeichnet).
k_e = 0,5 h^{-1};
k_a: B$_1$ = 2,5 h^{-1}, B$_2$ = 1,0 h^{-1}, B$_3$ = 0,5 h^{-1}, B$_4$ = 0,1 h^{-1}

1.3 Pharmakokinetische Grundbegriffe

Mehrfachverabreichung. Meist muss der Patient mehrere Dosen eines Arzneimittels einnehmen. Bei einer solchen Mehrfachverabreichung hängt der Plasmaspiegelverlauf vom Dosierungsintervall und der Eliminationsgeschwindigkeitskonstanten ab. Schnelle Ausscheidung und große Dosierungsintervalle ergeben weitgehende Elimination vor der nächsten Gabe. Sobald aber das Dosierungsintervall kleiner als fünf Halbwertszeiten der Elimination ist, kommt es während der ersten Dosen zu einer Erhöhung der C_{max}-Werte. Nach einigen Verabreichungen wird eine Gleichgewichtskonzentration erreicht, die als **Steady-state-Konzentration** bezeichnet wird, wobei zwischen maximaler, C_{max}^{ss}, und minimaler, C_{min}^{ss}, Steady-state-Konzentration unterschieden wird. Das Auf und Ab im Steady state bezeichnet man als **Fluktuation** (s. Abb. **7.10**). Dieses Phänomen des allmählichen Konzentrationsanstieges und des Erreichens eines Steady state wird als **Kumulation** bezeichnet.

Zum Erreichen von Steady-state-Bedingungen sind etwa fünf Eliminationshalbwertszeiten ($5 \cdot t_{1/2}$) erforderlich.

Bei jeder Wirkstoffverabreichung ist zu berücksichtigen, dass unterhalb einer bestimmten Plasmakonzentration noch keine wirksamen Plasmaspiegel vorliegen, während oberhalb einer bestimmten Konzentration der toxische Bereich erreicht wird. Zwischen dieser **minimalen therapeutischen Konzentration** und der **minimalen toxischen Konzentration** liegt der **therapeutische Konzentrationsbereich**, der auch als **therapeutische Breite** bezeichnet wird.

Durch Bestimmung der Wirkstoff- und teilweise auch der Metabolitenkonzentration in Plasma, Harn, Speichel usw. können pharmakokinetische Parameter ermittelt werden.

Verteilungsvolumen. Die Verteilung eines Wirkstoffs im Körper kann durch das Verteilungsvolumen V angegeben werden. Dies ist nicht ein reales Volumen, sondern eine fiktive Größe, deren Wert durch die Lipidlöslichkeit des Wirkstoffs, unterschiedliche Bindungen an Gewebe, Plasmaeiweiße, Erythrozyten usw. gegeben ist. Sein wirkstoffspezifischer Wert kann wesentlich größer als das Gesamtvolumen des Körpers sein (Abb. **7.11**).

Ein sehr kleines Verteilungsvolumen haben z. B. Phenylbutazon oder Tolbutamid; es beträgt für einen Menschen von 70 kg Gesamtkörpermasse nur etwa 8 l. Solche Wirkstoffe verteilen sich nach intravenöser Verabreichung im Wesentlichen nur im Zentralkompartiment. Stoffe mit einem sehr großen Verteilungsvolumen, wie Propranolol mit 200 l/70 kg bzw. Digoxin mit etwa 700 l/70 kg, diffundieren in extravasale Bereiche, z. B. Fettgewebe, Knochen, Gehirn usw.

Die Bestimmung des Verteilungsvolumens bei einem Einkompartiment-Modell erfolgt bei intravenöser Verabreichung nach Gl. (7) und (8).

$$V = \frac{D}{C(0)} \tag{7}$$

oder

$$V = \frac{D}{k_e \cdot AUC} \tag{8}$$

D Dosis
$C(0)$ Plasmakonzentration zur Zeit $t = 0$
k_e Eliminationsgeschwindigkeitskonstante
AUC Fläche unter der Plasmaspiegel-Zeit-Kurve (s. Abschn. 4.2.1)

Clearance. Das Volumen an Blut bzw. Plasma, aus dem eine Substanz in der Zeiteinheit vollständig ausgeschieden wird, ist die Clearance. Die totale Clearance CL ist das Volumen in ml, aus dem der Wirkstoff in der Zeiteinheit durch Ausscheidung über die Niere, Leber, Lunge, Haut usw. und Metabolisierung vollständig ent-

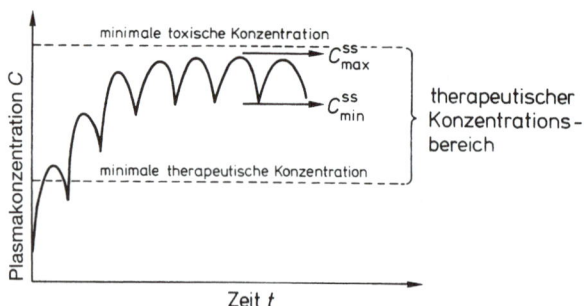

Abb. **7.10**   Steady-state-Plasmakonzentration.

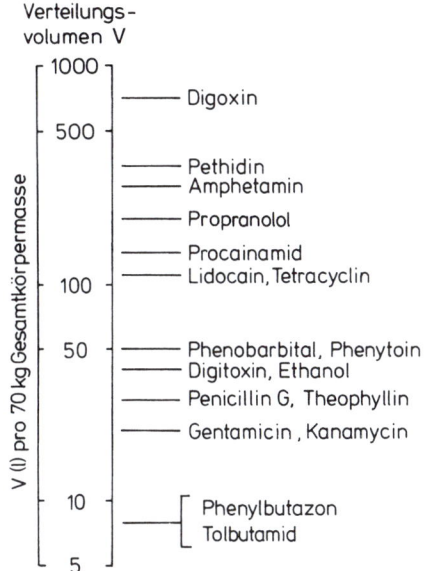

Abb. **7.11**   Verteilungsvolumina von Wirkstoffen (nach Sewing, 1980).

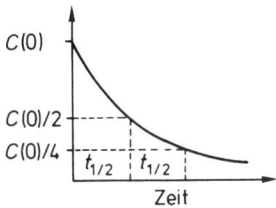

Abb. **7.12**   Eliminationshalbwertszeit.

Blut oder Serum während der Eliminationsphase auf die Hälfte abgesunken ist (s. Abb. **7.12**). Da nach fünf Halbwertszeiten nur noch 3,125 % der ursprünglichen Konzentration vorhanden sind, gilt zu diesem Zeitpunkt die Elimination als vollständig.

Das Blutplasma ist der flüssige, nach Entfernen der Blutkörperchen verbleibende Anteil des ungerinnbar gemachten Blutes, während das Blutserum den flüssigen, nach erfolgter Blutgerinnung resultierenden Teil des Blutes darstellt.

k_e und $t_{1/2}$ sind durch die in Gl. (10) dargestellte Beziehung verbunden.

$$t_{1/2} = \frac{\ln 2}{k_e} = \frac{0{,}693}{k_e} \qquad (10)$$

Durch galenische Maßnahmen lässt sich der Wert der Eliminationskonstanten im Allgemeinen nicht beeinflussen.

Im Zweikompartiment-Modell entspricht k_e dem Wert β der terminalen Eliminationsphase.

Die Eliminationskonstante lässt sich bei einer Elimination 1. Ordnung nach peroraler Verabreichung am genauesten aus dem linearen Abfall der Plasmaspiegelwerte bei Auftragen im halblogarithmischen Maßstab nach beendeter Resorption berechnen (s. Abb. **7.13,** obere Gerade).

fernt wird. Nach intravenöser Verabreichung kann CL nach Gl. (9) berechnet werden.

$$CL = \frac{D}{AUC} = k_e \cdot V \ \text{(ml/min bzw. l/h)} \quad (9)$$

Die **Organclearance** beschreibt die Ausscheidung durch ein bestimmtes Organ. Die **renale Clearance,** CL_R, z. B. ist das Volumen in ml, das pro Zeiteinheit von nichtmetabolisierter Substanz durch die Niere geklärt wird. Entsprechend lässt sich die **hepatische Clearance,** CL_H, definieren. Totale und Organclearance stimmen überein, wenn die Elimination im Wesentlichen durch ein Organ erfolgt.

Die **extrarenale Clearance** ist die Differenz zwischen totaler und renaler Clearance.

Eliminationsgeschwindigkeitskonstante. Die Eliminationsgeschwindigkeitskonstante k_e eines Wirkstoffs – häufig abgekürzt als Eliminationskonstante bezeichnet – umfasst alle für dessen Ausscheidung aus dem Blutkompartiment verantwortlichen Prozesse, wie Ausscheidung unveränderten Wirkstoffs plus Wirkstoffmetabolisierung. Sie wird daher auch als „übergeordnete" Konstante bezeichnet.

Mit ihr in Zusammenhang steht die Eliminationshalbwertszeit, $t_{1/2}$. Diese gibt an, in welcher Zeit die Konzentration des Wirkstoffs im Plasma,

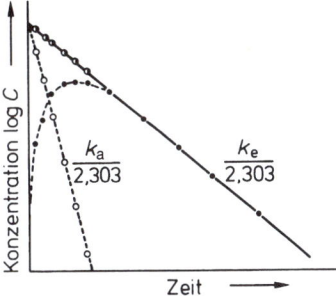

Abb. **7.13**   Bestimmung der Resorptionsgeschwindigkeitskonstante k_a mit dem Abschälverfahren.

Bei Kenntnis der totalen Clearance CL und des Verteilungsvolumens V lässt sich k_e auch nach Gl. (9) berechnen.

Resorptionsgeschwindigkeitskonstante. Die Resorptionsgeschwindigkeitskonstante bzw. Resorptionskonstante k_a ist die allgemeine Geschwindigkeitskonstante, die den Transfer des gelösten Wirkstoffs vom Applikationsort durch biologische Membranen in das Zentralkompartiment beschreibt. Die einfachste Möglichkeit zu ihrer Bestimmung besteht graphisch aus der Plasmaspiegelkurve durch die Abschältechnik (Residuen-Methode). Nach halblogarithmischer Auftragung der gemessenen Plasmakonzentrationswerte erfolgt Extrapolation der Eliminationsgeraden bis zur Ordinate. Die Differenzen zwischen den gemessenen Plasmawerten der Resorptionsphase und den entsprechenden Werten der extrapolierten Gerade ergeben eine Gerade, deren Neigung dem Wert der Resorptionskonstanten entspricht (s. Abb. **7.13**). Voraussetzung zur Anwendung dieser Methode ist, dass k_a sehr viel größer als k_e ist. Die Berechnung pharmakokinetischer Parameter erfolgt heute meist mittels Computer.

Ein für den Arzneimittelhersteller besonders wichtiger Parameter ist die **Bioverfügbarkeit** (s. Abschn. 4). Deren Beeinflussungsmöglichkeiten sind besonders nach peroraler Verabreichung untersucht worden.

2 Zur Anatomie und Physiologie der Applikationsorte

Selbst bei einer intravasalen, z. B. intravenösen oder intraarteriellen Verabreichung, muss der Wirkstoff meist lipophile Membranen passieren, um an den Ort der Wirkung – die Biophase – zu gelangen (s. Abb. **7.14**). Die meisten Arzneimittel werden jedoch extravasal, also außerhalb der Blut- oder Lymphgefäße, verabreicht, obwohl eine systemische Wirkung beabsichtigt ist. Folg-

lich muss der Wirkstoff vor Erreichen des Blutkreislaufes durch weitere Membranen – z. B. der Schleimhäute bzw. Epidermis der Haut – diffundieren. Der Wirkstoffabtransport bei der peroralen Resorption über das lymphatische System hat nur bei extrem lipophilen Verbindungen Bedeutung; Beispiele sind die Vitamine A und D.

Zum Verständnis des biopharmazeutischen Verhaltens von Wirkstoffen ist die Kenntnis einiger anatomischer und physiologischer Gegebenheiten des Applikationsortes unerlässlich. Neben Muskeln, Haut, Nase, Vagina oder Lunge ist der Gastrointestinaltrakt der bevorzugte Resorptionsbereich für Wirkstoffe.

Schleimhäute und Epidermis besitzen Lipidbarrieren. Das Aufbauprinzip einer Lipidmembran lässt sich als Fluid-Mosaik-Modell schematisch darstellen. In einer flüssigkristallinen Phospholipid-Doppelschicht mit nach innen gerichteten hydrophoben Enden sind Proteine mosaikartig ein- bzw. aufgelagert. Durch die gesamte Doppelschicht reichende Proteine bilden kleine Poren von 0,4 bis 0,8 nm Durchmesser.

Die Möglichkeit der Permeation dieser Membranen durch Wirkstoffe wird folglich in erster Linie durch die Lipophilie, z. B. ausgedrückt durch den Octanol/Wasser-Verteilungskoeffizienten, und die Molekülgröße des Wirkstoffs bestimmt. Infolgedessen werden gemäß der pH-Verteilungstheorie freie Säuren und Basen wesentlich besser resorbiert als ihre Salze. Es besteht jedoch nicht in allen Fällen eine lineare Abhängigkeit zwischen der Membrangängigkeit und der Lipophilie des permeierenden Stoffes. Dies weist auf das Vorhandensein von mit Wasser gefüllten Poren hin. Es wird daher zwischen einer transzellulären und parazellulären Permeation unterschieden (s. Abb. **7.15**). Der parazelluläre Weg ermöglicht auch den Membrandurchtritt mancher hydrophiler Wirkstoffe.

2.1 Der Gastrointestinaltrakt

Die verschiedenen Bereiche des Gastrointestinaltraktes zeichnen sich als Folge der anatomischen und physiologischen Eigenschaften (s. Abb. **7.16**) durch unterschiedliches Resorptionsverhalten aus.

2.1.1 Die Mundhöhle

Die Mundschleimhaut ist wegen ihrer guten Durchblutung ein geeignetes Resorptionsorgan. Die Schleimhaut ist mit Mucin, einem Mucopolysaccharid, überzogen, das wegen seiner hohen

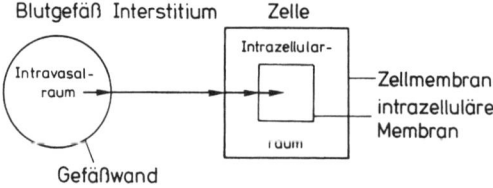

Abb. **7.14** Schematische Darstellung des Transports vom Intravasal- zum Intrazellularraum (nach Sewing, 1980).

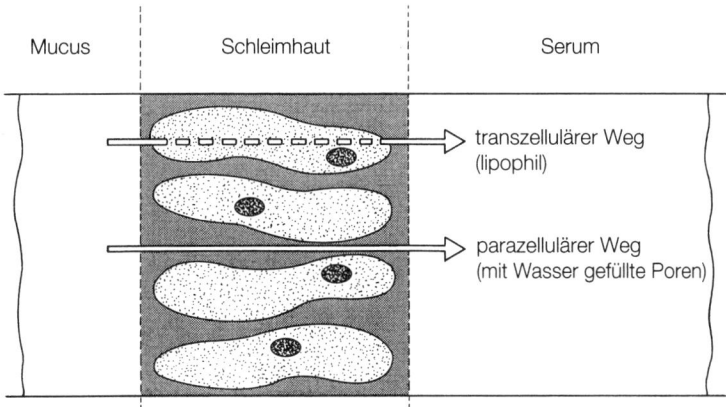

Abb. **7.15**   Modell der Schleimhautpermeation (nach Chien, 1995).

Viskosität allerdings eine gewisse Verzögerung der Resorption bewirken kann. Bei der oralen Resorption lässt sich der First-pass-Effekt umgehen (s. Abschn. 4.2.3). Nachteilig ist die kleine Resorptionsfläche, so dass nur niedrig dosierte Wirkstoffe für diese Verabreichung geeignet sind (s. Buccal-, Sublingualtabletten, Kap. 14, Abschn. 4.2).

2.1.2 Magen, Dünn- und Dickdarm

Für die meisten Wirkstoffe ist die Resorption aus dem Magen wegen der kleinen Resorptionsfläche und der Bedeckung der Epithelzellen mit einer stark ausgeprägten Schleimschicht gering. Für den Resorptionseintritt aus den anschließenden Dünndarmabschnitten ist jedoch die Verweilzeit des Arzneimittels im Magen von Bedeutung.

Die Magenentleerung des Chymus erfolgt portionsweise durch kräftige Peristaltik bei gleichzeitiger Erschlaffung der Pylorusmuskulatur und unter Rückhaltung größerer Partikeln durch Repulsion. Die Geschwindigkeit wird kontrolliert durch

- den Füllungszustand des Magens,
- Mit steigender Magenfülle nimmt die Peristaltik zu. So wandern nach Nahrungsaufnahme peristaltische Kontraktionen im Abstand von 20 s im Magen in Richtung auf den Pylorus und sorgen für Durchmischung und Zerkleinerung des Inhalts.
- die Zusammensetzung des Mageninhalts,
- den Füllungszustand, den pH-Wert und die osmotischen Bedingungen in den oberen Dünndarmabschnitten.

Der Nüchtern-pH-Wert des Mageninhalts von pH 1 bis 3 kann nach Nahrungsaufnahme bis über pH 6 steigen. Bei den meisten Personen ist der Magen-pH-Wert nur zwischen Mitternacht und Frühstück sowie während kurzer Perioden zwischen den Tagesmahlzeiten niedrig.

Die Angaben über die Verweilzeit von Arzneimitteln im Magen schwanken stark. Flüssige Darreichungsformen und kleinere Partikeln, wie Pellets, werden schneller entleert als Tabletten. Für Flüssigkeiten werden Halbwertszeiten zwischen 10 und 50 min angegeben. Für nichtzerfallende Tabletten liegen die berichteten Werte zwischen 0,5 und mehr als 7 h.

Im Gegensatz zum Magen stellen die anschließenden drei bis vier Meter Darmabschnitt bis zum distalen Krummdarm (Ileum) eine große und sehr resorptionsfähige Oberfläche dar (s. Abb. **7.16**).

Dieser Dünndarmbereich ist durch mehrfache Faltung – Kerckringsche Falten → Darmzotten → Mikrozotten – stark vergrößert. Es werden hierdurch Flächen zwischen 100 und 200 m^2 erreicht, was einer Vergrößerung gegenüber einem einfachen Zylinder um den Faktor 300 bis 600 entspricht (s. Abb. **7.17**). Die Blutkapillaren und Lymphgefäße in den Darmzotten gewährleisten einen schnellen Abtransport der resorbierten Stoffe.

Verschiedenartige Bewegungen des Dünndarms bewirken Durchmischen und Transport von Nahrung und Arzneimitteln. Stempelartige Bewegungen der Darmzotten fördern die Durchmischung. Die pH-Werte im oberen Dünndarmbereich sind infolge des austretenden sauren Mageninhalts keinesfalls alkalisch.

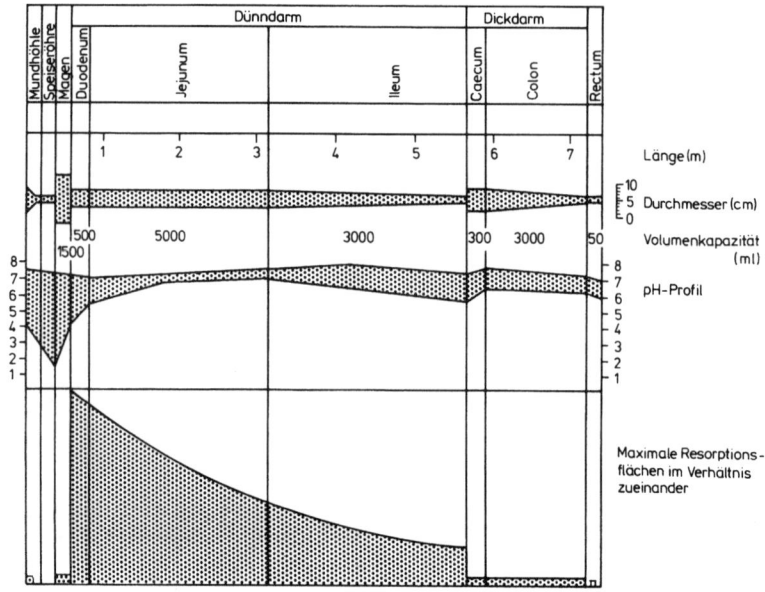

Abb. **7.16**   Schematisches Modell des Gastrointestinaltrakts als Resorptionsorgan (nach Rettig, 1978).

Der Grimmdarm (Colon) weist wieder eine wesentlich kleinere Oberfläche auf. Er ist außerdem stark mit Bakterien besiedelt, so dass in diesem Bereich Voraussetzungen für Biotransformationsvorgänge gegeben sind. Daher ist von Fall zu Fall zu prüfen, ob das Colon als Resorptionsorgan für lang freisetzende Retardformen ausnutzbar ist (s. Kap. 16, Abschn. 4). Die Wirkung dieser Bakterien wird aber auch ausgenutzt, um Wirkstoffe aus mit einem bakteriell abbaubaren Überzug versehenen Darreichungsformen gezielt im Colon freizusetzen (Colon-Targeting (s. Kap. 23)).

Die Transitzeit durch den gesamten Gastrointestinaltrakt unterliegt großen Schwankungen.

Für Nahrung werden Werte bis 75 h angegeben. Die für die Resorption sicher zur Verfügung stehende Zeit ist jedoch bei weitem kürzer. Für perorale Retardzubereitungen werden für Wirkstoff-Freigabe und Resorption in Magen und Dünndarm etwa 5 h, unter Einbeziehung des Dickdarms etwa 15 h konzipiert.

2.1.3 Das Rektum

Das 15 bis 20 cm lange Rektum (Mastdarm) enthält 1 bis 3 ml Schleim (etwa pH 7,4) und wird durch die beiden Schließmuskel Sphincter ani externus und Sphincter ani internus nach außen abgeschlossen. Der Resorptionsort ist vor allem der Ampullenfundus.

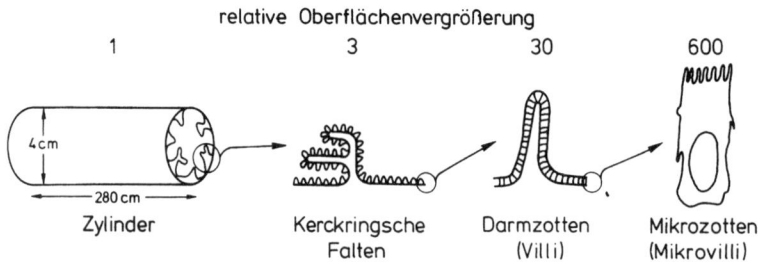

Abb. **7.17**   Oberflächenvergrößerung des Dünndarms als Resorptionsorgan (nach Wilson, 1962).

Die Rektalschleimhaut ist ungefaltet; die Resorptionsfläche ist mit etwa 0,04 m² fast 5000-mal kleiner als die des Dünndarms. Sie hat jedoch eine reiche Gefäßversorgung und ist daher als Resorptionsorgan geeignet. Die Wirkstoffresorption steht meist in guter Übereinstimmung mit der pH-Verteilungstheorie. Das Rektum enthält eine größere Zahl lymphatischer Gefäße, was die Aufnahme lipophiler Wirkstoffe in das lymphatische System ermöglicht. Die geringe Oberfläche des Rektums kann zum geschwindigkeitsbegrenzenden Faktor der Resorption werden.

Ein Vorteil der rektalen Applikation mit dem Ziel einer systemischen Wirkung liegt in der – wenigstens teilweisen – Vermeidung des First-pass-Effektes (s. Abschn. 4.2.3). Die Venen des Mastdarms werden in 2 Systemen abgeführt (s. Abb. **7.18**):

▓ das aufsteigende System, das in die Vena rectalis cranialis mündet, die den Blutstrom über die Pfortader zur Leber leitet;
▓ das transversale System, das sich im unteren Drittel des Rektums bildet. Es führt das Blut zur Vena cava und mündet damit unter Umgehung der Leber in den Großen Kreislauf.

Die Venen des aufsteigenden und transversalen Systems sind allerdings durch Anastomosen miteinander verbunden.

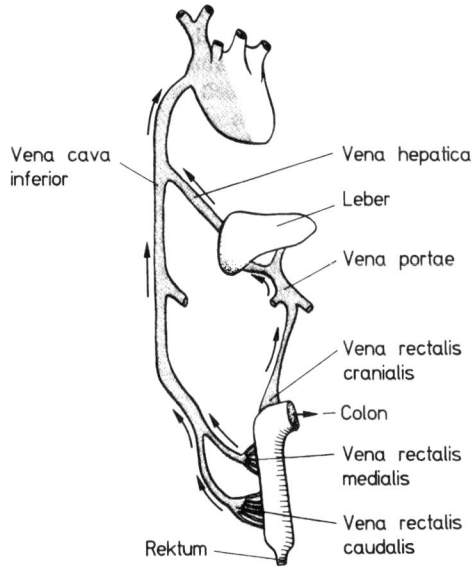

Abb. **7.18** Venöse Verbindungen des Rektums mit dem systemischen Kreislauf (nach Eckert, 1977).

Meist verbleiben Suppositorien im Ampullenfundus, so dass die Wahrscheinlichkeit einer Aufnahme des resorbierten Wirkstoffs über das transversale System recht groß ist. Je weiter die Resorption im oberen Ampullenteil erfolgt, um so mehr Wirkstoff wird über die Pfortader zur Leber abgeleitet. Eine sichere bzw. vollständige Vermeidung des First-pass-Effekts kann daher nicht garantiert werden.

Der rektale Resorptionsweg hat folgende Nachteile:

▓ langsame Resorption, insbesondere aus Suppositorien, weniger aus Mikroklysmen, daher meist höhere Dosierung erforderlich, um den therapeutischen Konzentrationsbereich zu erreichen,
▓ schlecht reproduzierbare Plasmaspiegel.

2.2 Die Vagina und der Uterus

Die Vaginalschleimhaut mit einer Fläche von 0,01 bis 0,015 m² ist stark durchblutet, so dass bei lokaler Therapie eine unbeabsichtigte Resorption möglich ist. Die normalerweise nur geringe Menge Vaginalflüssigkeit hat einen pH-Wert von 4,0 bis 4,5. Vor der Pubertät sowie nach der Menopause liegen höhere pH-Werte vor. Der schwach saure pH-Wert ist auf die Anwesenheit von Milchsäure zurückzuführen, bei der es sich um ein Abbauprodukt des Glykogens durch *Lactobacillus acidophilus* (Döderlein-Bazillus) handelt. Jede Veränderung der physiologischen Mikroflora bzw. des schwach sauren pH-Wertes stellt eine Schwächung der natürlichen Abwehrkräfte gegenüber Infektionen mit pathogenen Mikroorganismen dar.

Der Uterus besitzt mit der Schleimhaut der Zervix (Gebärmutterhals) und dem Endometrium zwei funktionell zwar unterschiedliche, aber gut durchblutete Schleimhäute, die Wirkstoffresorption möglich machen. Anwendung finden allerdings nur Lokaltherapeutika, z. B. zur Zervixdilatation oder zur Kontrazeption (Intrauterin-Pessare, s. Kap. 13, Abschn. 3).

2.3 Das Auge

Der Augapfel liegt in der Augenhöhle eingebettet und wird nach außen durch die Augenlider geschützt. Die Innenhaut der Lider ist von der Bindehaut überzogen; sie erstreckt sich dann auf dem Augapfel bis zur Hornhaut (Cornea). Die vordere Augenkammer wird durch die Hornhaut, die Iris, den Ziliarkörper und die Linse begrenzt (s. Abb. **7.19**). Hinter der Linse füllt der Glaskörper den Raum bis zur Netzhaut aus.

Vena cava inferior

Vena hepatica

Leber

Vena portae

Vena rectalis cranialis

Colon

Vena rectalis medialis

Vena rectalis caudalis

Rektum

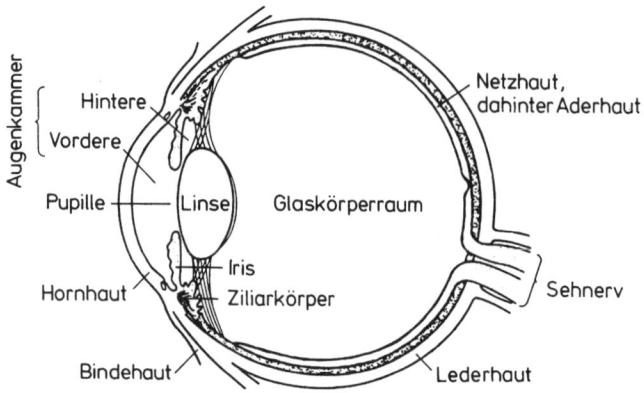

Abb. **7.19**   Waagerechter, schematischer Durchschnitt durch den linken Augapfel, von oben gesehen (aus Leyd-hecker, 1975).

Der von der Bindehaut und der Hornhaut darge-stellte Spalt, der Bindehautsack, muss Augen-tropfen und Augensalben aufnehmen.

Die von dem Tränenfilm bedeckte Hornhaut be-steht aus dem außen befindlichen mehrschichti-gen lipophilen Epithel, dem hydrophilen Stroma und dem einschichtigen lipophilen Endothel.

Der Aufbau des Tränenfilms lässt ebenfalls drei Schichten unterscheiden (s. Abb. **7.20**). Die un-terste, mit den Epithelzellen der Hornhaut in Be-rührung stehende, 0,02 bis 0,05 μm dicke Schicht besteht wesentlich aus Mucin, das über seine hydrophilen Gruppen die beiden anderen Schich-ten bindet. Die etwa 7 μm dicke mittlere Schicht enthält zu 98 bis 99 % Wasser. Daneben sind Albu-mine und Globuline, die der Flüssigkeit eine ge-wisse Pufferwirkung verleihen, sowie anorgani-sche Salze, Lysozym und geringe Mengen organi-scher Substanzen enthalten. Außen befindet sich ein etwa 0,1 μm dicker Film amphiphiler Mole-küle, der vor allem als Verdunstungsschutz dient.

Das durchschnittliche Volumen der ständig er-neuerten Tränenflüssigkeit des Erwachsenen be-trägt 7 bis 10 μl. Der pH-Wert liegt bei etwa 7,4; die Viskosität ist 2 mPa·s. Das Kammerwasser-volumen beträgt etwa 0,3 ml.

Bei der lokalen Therapie sind im Bindehautsack wesentlich höhere Wirkstoffkonzentrationen erreichbar als nach systemischer Anwendung. Daher werden Infektionen der Binde- und Horn-haut sowie Entzündungen im vorderen Augen-abschnitt meist lokal behandelt.

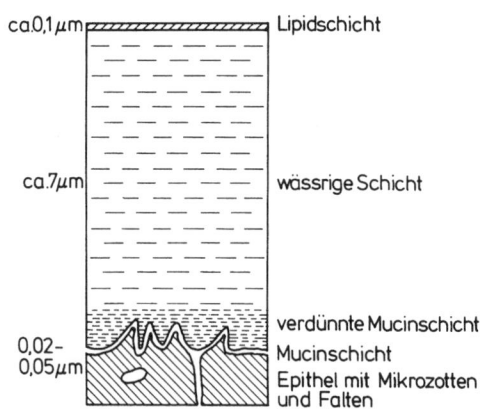

Abb. **7.20**   Schematischer Aufbau des Tränenfilms (nach Keller, 1981).

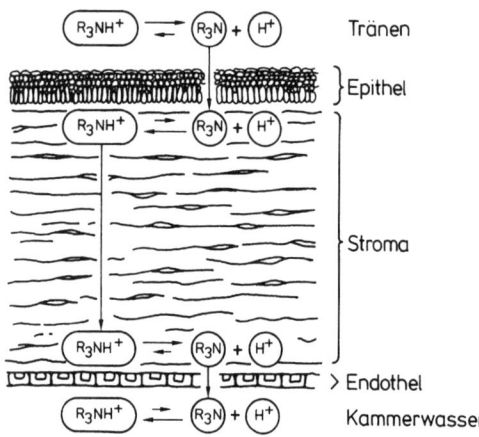

Abb. **7.21**   Penetration von Alkaloidbasen durch die Hornhaut (nach Kinsey et al., 1983).

Pharmakokinetisch kann das Auge als Mehrkompartimentmodell angesehen werden:

Kompartiment 1 = Tränenflüssigkeit,
Kompartiment 2 = Hornhaut,
Kompartiment 3 = Kammerwasser der vorderen
Augenkammer.

Die Hornhaut, insbesondere das Epithel, verhält sich als Lipidbarriere und stellt das Haupthindernis für das Eindringen von Wirkstoffen in das Kammerwasser dar. Viele Wirkstoffe, wie Pilocarpin, Atropin, Epinephrin, Tetracain, sind Basen. Ihre Diffusion durch die Hornhaut wird durch den möglichen Wechsel zwischen nichtdissoziierter lipophiler und dissoziierter hydrophiler Form begünstigt (s. Abb. **7.21**). Durch Epithel und Endothel ist die lipophile Base, durch das Stroma der protonierte hydrophile Anteil die Transportform. Beide Formen sind, wenn auch in unterschiedlichen Mengen, bei pH 7,4 existent. Daher ist der pH-Wert der applizierten Lösung von großer Bedeutung für die Wirkung.

Ein Nachteil ist die begrenzte Aufnahmekapazität des Bindehautsacks, so dass praktisch nur ein Tropfen einer Lösung appliziert werden sollte. Außerdem empfindet das Auge das Einbringen eines Tropfens als mechanischen Reiz, was durch einen verstärkten Tränenfluss und vermehrten Lidschlag mit teilweiser Ausschwemmung des Wirkstoffs beantwortet wird. Folglich kann nur eine relativ geringe Wirkstoffmenge in die Hornhaut diffundieren. 70 bis 90 % kommen nicht zur Wirkung.

Auch bei der Lokaltherapie am Auge ist unerwünschte Resorption mit der Folge systemischer Effekte zu bedenken, z. B. β-Rezeptorenblocker, Clonidin. Die Resorption erfolgt über die Bindehaut, Tränenkanäle und Nasenschleimhaut, abtransportiertes Kammerwasser sowie Iris und Ziliarkörper.

2.4 Die Nase

Die Nasenschleimhaut hat eine Fläche von etwa $0,01$ m^2. Die oberste Epithelschicht besteht zu 80 % aus Flimmerzellen mit 6–7 μm langen Zilien und zu 20 % aus Becherzellen. Die Becherzellen sezernieren das Mucin, das zu 1,3 bis 3 % im Nasenschleim enthalten ist. Dieser besteht neben dem Mucin zu 95 bis 97 % aus Wasser und zu 1 bis 2 % aus Salzen. Sein pH-Wert beträgt 7 bis 8, gleichbedeutend mit einem Sol-Gel-Gleichgewicht. Die Zilien sorgen durch ihre wellenförmigen Synchronbewegungen für den aktiven

Weitertransport des Schleimes. Etwa 1,5 bis 2 Liter Schleim werden täglich produziert.

Neben Lokalbehandlung der Nase ist gewollte Resorption auf diesem Weg möglich.

Vorteile der nasalen Resorption sind:

▩ Die Nasenschleimhaut hat nur eine geringe Dicke und ist mit einem dichten Netz feiner Blutgefäße durchzogen; dies schafft günstige Voraussetzungen für die Wirkstoffresorption.
▩ Nasal resorbierte Stoffe unterliegen nicht dem First-pass-Effekt.
▩ Der nasale Verabreichungsweg ist für eine Selbstmedikation von Arzneimitteln günstig.
▩ Auch Peptidhormone werden resorbiert, wenn auch mit geringer Quote (s. Abschn. 4.1).

Folgende Probleme sind bei der nasalen Applikation zu beachten, die z. T. auch Anlass für die stark schwankenden Bioverfügbarkeiten von Wirkstoffen sind:

▩ kleine Resorptionsfläche,
▩ kurze Verweilzeit flüssiger Darreichungsformen,
▩ hochviskoser Nasenschleim wirkt als Diffusionsbarriere,
▩ veränderte Resorption bei Entzündungen der Nasenschleimhaut, wie z. B. Schnupfen,
▩ mögliche Schädigung der Ziliarfunktion durch die Zubereitung,
▩ Übertritt, insbesondere von flüssigen Zubereitungen, in den Gastrointestinaltrakt oder in die Lunge; daher schlechte Dosierungsgenauigkeit,
▩ Auslösen von Niesreiz.

Als Vehikel sind hydrophile, isotone, viskosierte Zubereitungen zu bevorzugen.

2.5 Die Lunge

Die große Oberfläche von 70 m^2 ist durch die starke Verzweigung mit Bildung der Lungenbläschen (Alveolen) bedingt. Hierduch wird eine große Fläche für den Gasaustausch, aber auch für die alveoläre Resorption geschaffen. Ein First-pass-Effekt durch die erste Leberpassage des resorbierten Wirkstoffs erfolgt nicht, lokaler Metabolismus ist aber nachgewiesen.

Vorteile bietet die inhalative Lokaltherapie bei Atemwegserkrankungen, die üblicherweise systemisch behandelt werden. Meist wird nur 1/10 bis 1/50 der erforderlichen peroralen Wirkstoffdosis benötigt. Allerdings ist Voraussetzung für hohe Effektivität, dass die applizierten Wirkstoffe entweder eine hohe Rezeptorbindung aufweisen oder schwer löslich sind, was ihren längeren Verbleib in der Lunge sicherstellt.

Folgende Probleme können bei der inhalativen Therapie auftreten:

- Hustenreiz oder bronchospastische Reaktionen aufgrund physikalischer Reize,
- Gefahr einer Allergisierung, dies wurde z. B. bei Penicillin-Inhalationen nachgewiesen,
- Dosierungsprobleme. Eine unkontrollierte Menge Wirkstoff – unter Umständen > 90 % – kann verschluckt werden.

Neben der Lokaltherapie spielt die systemische Wirkstoffanwendung eine zunehmende Rolle (z. B. Insulin).

2.6 Das Ohr

Es wird grundsätzlich nur eine lokale Wirkung beabsichtigt. Bei unverletztem Trommelfell ist der Wirkungsbereich auf den äußeren Gehörgang des Außenohres begrenzt, bei perforiertem Trommelfell kann der Wirkstoff bis in das Mittelohr vordringen. Das Epithel des Außenohres ist wesentlich widerstandsfähiger als das Nasenepithel. Daher ist die physiologische Verträglichkeit von Zubereitungen zur Anwendung am Ohr nicht so problematisch wie die von Zubereitungen zur Anwendung in der Nase.

2.7 Die Haut

Die Haut ist mit einer Fläche von 1,5 bis 2 m² und einer durchschnittlichen Masse von 11 kg nach der Skelettmuskulatur das größte Organ des Menschen. Im anatomischen Aufbau der Haut (Abb. **7.22**) ist zu unterscheiden zwischen:

- Epidermis (Oberhaut) mit Stratum corneum (Hornschicht); Stratum lucidum (Glanzschicht); Stratum granulosum (Körnerschicht); Stratum germinativum (Keimschicht), unterteilbar in Stratum spinosum (Stachelzellschicht) und Stratum basale (Basalschicht).
- Dermis (Lederhaut, Cutis, Corium),
- Subcutis (Unterhaut, Hypodermis).

Die oberste Schicht der Epidermis ist die für viele Stoffe schwer permeierbare Hornschicht – das **Stratum corneum**. Sie besteht aus etwa 20 Lagen abgestorbener, je etwa 0,5 μm dicker und 30 bis 40 μm langer Zellen. Bei Handflächen und Fußsohlen kann sie bis 0,5 mm betragen.

Die Hornschicht kann das Drei- bis Fünffache ihres Gewichtes an Wasser aufnehmen. Eine solche

verstärkte Hydratisierung wird durch Okklusion – Bedecken eines Hautareals mit einer wasserdampfundurchlässigen Folie – oder auch durch Salbengrundlagen mit abdeckendem Effekt erreicht. Hierdurch kann die Durchlässigkeit der Haut für Wirkstoffe erhöht werden.

Die intensive Barrierefunktion der **Epidermis** ist einerseits darauf zurückzuführen, dass der betreffende Wirkstoff nacheinander hydrophile, lipophile und dann wieder hydrophile Schichten passieren muss. Für die Barrierefunktion der Epidermis sind neutrale Lipide, Fettsäuren, Ceramide und -derivate sowie Cholesterol und -derivate sowie die Abwesenheit von fluidisierend wirkenden Phospholipiden verantwortlich. Schließlich erschwert aber auch der geringe Wassergehalt im Stratum corneum die Diffusion von Wirkstoffen.

Der lipophile Bereich konzentriert sich insbesondere auf das Stratum corneum und die Grenzschicht zwischen dem Stratum granulosum und dem Stratum corneum. In diesem Bereich werden nach dem Absterben des Zellkerns Lipide in einer relativ hohen Konzentration frei, die die Zellmasse, aber auch den Interzellularraum durchsetzen. Die hohe Lipidkonzentration gibt einer derartig durchsetzten Zellschicht eine hohe Lichtdurchlässigkeit. Die so veränderten Zellschichten werden daher auch als **Stratum lucidum** bezeichnet. Durch oxidative Vorgänge und Auswaschungen nimmt die Lipidkonzentration in den weiteren Zellschichten in Richtung zur Hautoberfläche rasch ab, so dass die obersten Schichten bereits eher als hydrophil anzusprechen sind. Während Lipidmembranen, die eine höhere Permeabilität besitzen, einen fluiden, flüssigkristallinen Zustand aufweisen, in dem den Molekülen noch eine relativ hohe Beweglichkeit zukommt, liegen die Lipide der Haut im starren, gelartigen Zustand vor. Lipidlösungsmittel zerstören diese epidermale Barriere und rauben der Haut ihre natürliche Schutzfunktion.

Die Epidermis ist von einem dünnen Oberflächenfilm bedeckt, der aus einer wässrigen Lösung niedermolekularer Zellbestandteile und aus Lipiden besteht. Der pH-Wert beträgt 4,2 bis 5,6. Der Oberflächenfilm übt eine Schutzfunktion, insbesondere gegenüber dem Befall mit Mikroorganismen aus.

Insgesamt stellt die Haut für das Eindringen der meisten Wirkstoffe eine beachtliche Barriere dar. Dies ist bei Behandlung mit einem Dermatikum zu berücksichtigen und wirft Probleme bei beabsichtigter systemischer Wirkung auf (s. Kap. 12, Abschn. 9).

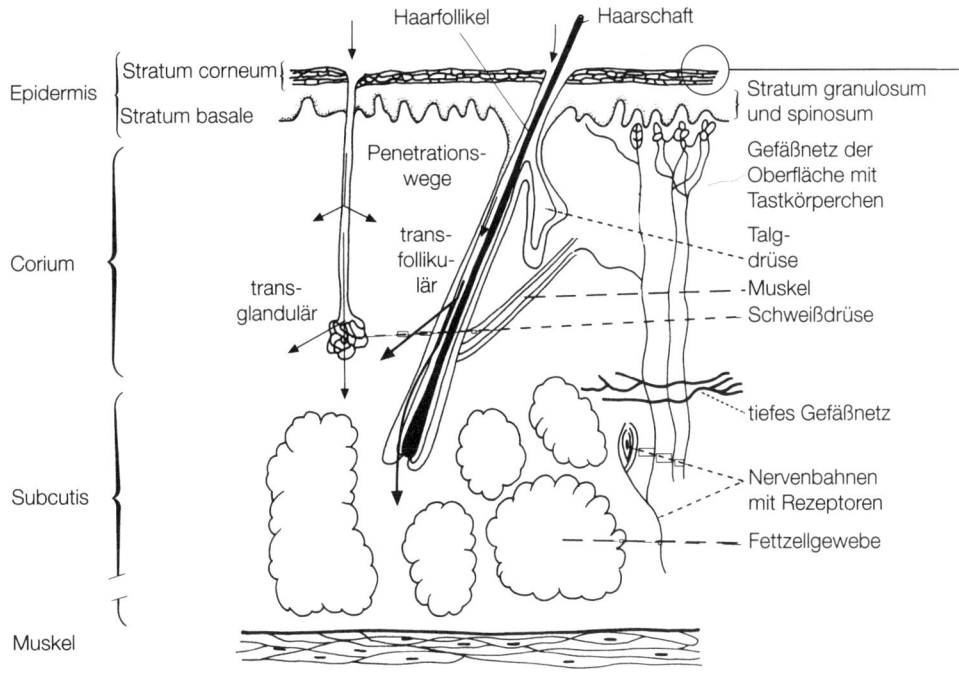

Abb. 7.22 Aufbau der menschlichen Haut mit transglandulären und transfollikulären Penetrationswegen (nach Lippold, 1981).

s. Abb. **7.23**

Die Hautoberfläche wird durch Öffnungen der Haarbalgtrichter oder Haarfollikel durchbrochen. In Haarbalgtrichter münden auch Talgdrüsen.

Beim Menschen können drei Hauttypen unterschieden werden:

- **Seborrhoiker** mit einer fetten, leicht schuppenden, leicht schwitzenden und gut durchbluteten Haut,
- **normaler oder intermediärer Typ**,
- **Sebostatiker** mit einer trockenen, schlecht durchbluteten Haut; geringe Talg- und Schweißsekretion, stark schuppend.

Die für eine systemische Wirkung und auch für die Wirkung der meisten äußerlich zu applizierenden Wirkstoffe erforderliche Penetration der Hornschicht erfolgt bei der unverletzten Haut (s. Abb. **7.22** und **7.23**).

- **transepidermal**
  (**interzellulär** oder **transzellulär**),
- **durch Poren**
  (**transglandulär** oder **transfollikulär**).

Der Porentransport spielt allerdings nur eine un-

tergeordnete Rolle, da der Anteil der Porenfläche an der Gesamtfläche der Haut nur etwa zwischen 0,1 und 1 % beträgt.

Der bevorzugte Penetrationsweg für Wirkstoffe ist die interzelluläre, daneben auch die transzelluläre Penetration (s. Kap. 12, Abschn. 9). Welcher dieser Wege für den jeweiligen Wirkstoff in Frage kommt, hängt unter anderem von dessen physikalisch-chemischen Eigenschaften, wie Verteilungskoeffizient, Löslichkeit, Molekülgröße und pKa-Wert ab. Der Interzellularraum enthält lipophile und hydrophile Bereiche (Abb. **7.23**). An seinem Aufbau sind Bilayerstrukturen beteiligt, die insbesondere durch Triglyceride, Fettsäuren, Cholesterol/Cholesterolsulfat gebildet werden. Am Aufbau des Intrazellularraumes sind insbesondere Keratin sowie Lipide beteiligt.

Durch Erhöhung der Temperatur und durch Anwesenheit von aus der Formulierung zugeführten Substanzen (Penetrationsbeschleuniger) sowie durch Okklusion lassen sich die Lipiddoppelschichten fluidisieren, so dass die Permeabilität ansteigt.

Stark lipophile Wirkstoffe werden im Normalfall eher über den interzellulären Weg aufgenommen, während mit zunehmender Polarität der Wirkstoffe der transzelluläre Weg an Bedeutung gewinnt.

2.8 Der parenterale Applikationsweg

Die häufigsten Applikationswege sind die intravenöse (*i.v.*), die intramuskuläre (*i.m.*) und die subkutane (*s.c.*) Verabreichung.

Intravenös dürfen nur wässrige Lösungen – mit eventuellem Zusatz von Cosolventien – appliziert werden. Eine Ausnahme sind Fettemulsionen, insbesondere für die parenterale Ernährung, an die besondere Qualitätsanforderungen (s. Kap. 9, Abschn. 2) gestellt werden. Verabreichung öliger Lösungen birgt die Gefahr einer Lungenembolie.

Die meisten Wirkstoffe sind intravenös verabreichbar, sofern sie eine ausreichende Wasserlöslichkeit haben. Konzentrierte oder gewebereizende Lösungen müssen langsam injiziert werden, um schnelle Verdünnung mit dem Blut zu gewährleisten. Intravenöse Verabreichung ermöglicht die schnelle Zufuhr von Wirkstoff im Akutfall (Bolus-Injektion) und die Zufuhr großer Volumina (Infusion) sowie die Verabreichung von Wirkstoffen, die bei anderen parenteralen Verabreichungswegen gewebereizend sind.

Intramuskulär können viele Wirkstoffe als wässrige oder ölige Lösung, Suspension oder Emul-sion verabreicht werden. Meist wird die Bildung eines Depots beabsichtigt (s. Kap. 16, Abschn. 6.1). Das gewöhnliche Verabreichungsvolumen beträgt 1 bis 3 ml, selten bis zu 10 ml.

Subkutan unter die Haut in das subkutane Fettgewebe werden in der Regel bis 2 ml der wässrigen Lösung oder Suspension verabreicht.
Bei *i.m.* und *s.c.* Injektion ist streng auf Isohydrie und Isotonie zu achten, da sonst lokale Unverträglichkeitserscheinungen auftreten. Die Resorptionsgeschwindigkeit bei diesen beiden Applikationswegen hängt wesentlich von der Durchblutung des Gewebes ab.

Die Vorteile der parenteralen Verabreichung sind in Tab. **7.1** aufgeführt. Auch durch die *i.m.* Injektion ist eine verhältnismäßig schnelle Wirkung zu erreichen. Die Resorptionsgeschwindigkeit aus dem Muskeldepot kann jedoch durch die Zusammensetzung der Zubereitung gesteuert werden, so dass das Muskelgewebe der bevorzugte Applikationsort für Depot-Parenteralia ist (s. Kap. 16, Abschn. 6.1). Nach dem Inlösunggehen diffundiert der Wirkstoff durch das Muskelgewebe in die Kapillaren. Die Kapillarwände haben eine größere Permeabilität als z. B. die Magenschleimhaut, so dass auch größere wasserlösliche Moleküle, wie Heparin, aufgenommen werden können.

Ein wichtiger Vorteil der parenteralen gegenüber der gastrointestinalen Verabreichung liegt in der

---

Der Aufbau der gesamten menschlichen Haut ist in der Abb. **7.22** dargestellt. Ein kreisförmig umrandeter Teil des Stratum corneums, der Hornschicht, wird in starker Vergrößerung in der Abb. **7.23** gezeigt. Die für die Wirkstoffpenetration wichtigen hydrophilen und lipophilen Bereiche sind in Ausschnitten noch weiter vergrößert (Erklärungen siehe Text).

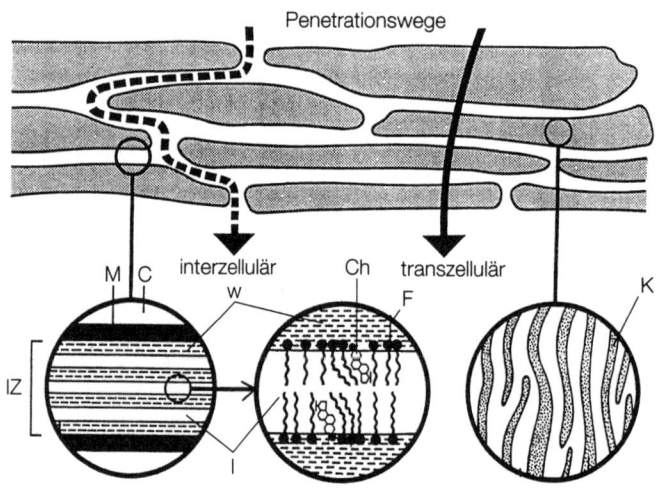

IZ = Interzellularraum
M = Zellmembran
C = Zytoplasma
I = lipophil
w = wässrig
Ch = Cholesterol/
        Cholesterolsulfat
F = Fettsäure/Ceramid/
        Triglyceride
K = Keratin

Abb. **7.23** Penetrationswege durch das Stratum corneum (nach Elias, 1981).

Tabelle **7.1**   Vorteile der parenteralen Verabreichung.

– Schneller Wirkungseintritt möglich; wichtig für Notfall-situationen; es tritt eine Abnahme der Wirkung in folgender Reihenfolge auf: i. v. > i. m. > s. c.
– Umgehung von Nebenwirkungen; z. B. Erbrechen, gastrointestinale Reizungen
– Verhinderung gastrointestinaler Inaktivierung von Wirkstoffen, z. B. Insulin und Peptidhormone
– Vermeidung des First-pass-Effektes
– Verabreichungsmöglichkeit von Wirkstoffen, die aus dem Magendarmkanal ungenügend resorbiert werden, z. B. Strophantin
– Gut vorausberechenbare Blutspiegel, insbesondere bei Infusionen
– Zufuhr von Nahrungsstoffen–parenterale Ernährung

Umgehung des First-pass-Effektes (s. Abschn. 4.2.3).

Die *i. v.* Verabreichung als **Tropfinfusion** ist der einzige Weg, um sicher über einen längeren Zeitraum konstante, aber leicht veränderbare Blutspiegel zu erreichen.

3 Der Resorptionsprozess

Wirkstoffe werden überwiegend durch passive Diffusion durch Lipidmembranen resorbiert. Vereinzelt erfolgen auch erleichterter, carriervermittelter Transport sowie aktiver Transport oder Pinozytose, Phagozytose bzw. Persorption.

Passive Resorption, Diffusion. Der Stofftransport durch die Resorptionsmembran folgt dem Fickschen Diffusionsgesetz von Bereichen höherer zu niedrigerer Konzentration (s. Kap. 4, Abschn. 2.3.5 und Kap. 17, Abschn. 3.2, Gl. (1)).

Für den Übertritt in die Lipidmatrix ist die Größe des Verteilungskoeffizienten wichtig. Die wassergefüllten Poren können lediglich gut wasserlösliche Nichtelektrolyte und Ionen von kleiner relativer Molekülmasse passieren.

Erleichterter, carriervermittelter Transport. Das hydrophile Wirkstoffmolekül wird von einem Carrier, Schlepper bzw. Träger ohne Energieaufwand durch die Membran „geschleppt" und anschließend wieder abgelöst. Der Transport erfolgt von Bereichen höherer zu Bereichen niedriger Konzentrationen.

Aktiver Transport, aktive Resorption. Bei diesem energieverbrauchenden Prozess erfolgt der Transport gegen das Konzentrationsgefälle.

Abbauprodukte der meisten Nahrungsmittel, wie Aminosäuren und Glucose, aber auch einige Wirkstoffe, werden auf diese Weise resorbiert.

Pinozytose, Phagozytose, Persorption. Kleine Flüssigkeitströpfchen (Pinozytose) bzw. Feststoffpartikeln (Phagozytose) werden als Ganzes durch vesikulären Einschluss aufgenommen. Bei der Persorption können feste Partikeln zwischen den Epithelzellen die Membran passieren. Inwieweit diese Mechanismen für den Wirkstofftransport von größerer Bedeutung sind, ist noch unklar.

4 Bioverfügbarkeit und Bioäquivalenz

4.1 Definitionen

Ein für den Arzneimittelhersteller besonders wichtiger biopharmazeutischer Parameter ist die Bioverfügbarkeit.

> Die **Bioverfügbarkeit** wird als das Ausmaß und die Geschwindigkeit bezeichnet, mit der der Wirkstoff aus der Zubereitung resorbiert wird und am Ort der Wirkung vorliegt.

Bezüglich des Ausmaßes ist zwischen der absoluten Bioverfügbarkeit und der relativen Bioverfügbarkeit zu unterscheiden. In beiden Fällen werden die Flächen unter den Plasmaspiegel-Zeit-Kurven als Messwerte herangezogen (s. Abschn. 4.2.1).

Absolute Bioverfügbarkeit. Anteil des Wirkstoffs, der nach Verabreichung einer Zubereitung das Zentralkompartiment unverändert erreicht, wobei der Vergleich mit einer intravenös gegebenen gleichen Dosis erfolgt. Diese ist zu 100% bioverfügbar. Reduzierte absolute Bioverfügbarkeit kann wirkstoffspezifische, z. B. First-pass-Effekt, und arzneiformspezifische Gründe, z. B. unvollständige Freisetzung, besitzen.

Relative Bioverfügbarkeit. Anteil des Wirkstoffs, der nach Verabreichung einer Zubereitung das Zentralkompartiment unverändert erreicht, wobei der Vergleich mit der auf gleichem Verabreichungsweg am besten verfügbaren Zubereitung erfolgt. Bei peroral gegebenen Wirkstoffen wird in der Regel eine Lösung am besten verfügbar sein und als Standard (Referenz) dienen. Reduzierte relative Bioverfügbarkeit ist i. A. eine Folge mangelhafter Galenik.

Gilt es die relative Bioverfügbarkeit eines Generikums zu bestimmen, so wird in der Regel das auf dem Markt befindliche Präparat des Erstanbieters als Standard bzw. Vergleich verwendet. Gleiche relative Bioverfügbarkeit ist somit ein wichtiges Kriterium bei der Bioäquivalenzprüfung. Ein Nachahmerprodukt kann allerdings auch eine relative Bioverfügbarkeit von mehr als 100 %, so genannte Superbioverfügbarkeit, besitzen.

Im Gegensatz zum Ausmaß der Bioverfügbarkeit bezeichnet die **Resorptionsquote** den Anteil an Wirkstoff in %, der insgesamt, unverändert oder metabolisiert, resorbiert wird.

Die Resorptionsgeschwindigkeit kann bei einmaliger Verabreichung die Wirksamkeit, und zwar den Wirkungseintritt, die Wirkungsintensität und -dauer, beeinflussen. Zwei Tablettenzubereitungen A und B haben gleiche Flächen unter den Plasmaspiegel-Zeit-Kurven, besitzen also gleiches Ausmaß der Bioverfügbarkeit, aber trotzdem unterschiedliche Wirksamkeiten. Tablette B mit der geringeren Resorptionsgeschwindigkeit würde die minimal wirksame Plasmakonzentration nicht überschreiten und demzufolge wirkungslos sein (s. Abb. **7.24**).

Bei mehrfacher Gabe und Kumulierung ist die Resorptionsgeschwindigkeit von geringerer Bedeutung. Unterschiede äußern sich in stärkerer Fluktuation im Steady-state bei rascher Resorption und umgekehrt.

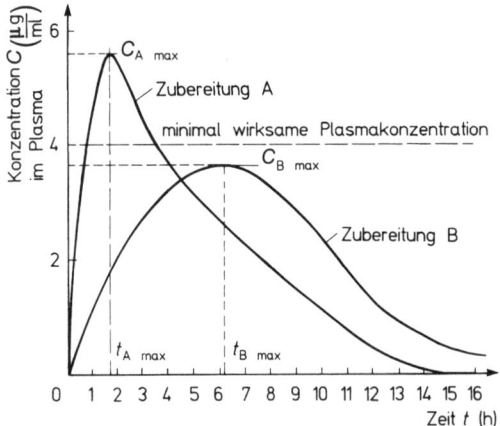

Abb. **7.24** Plasmaspiegel-Zeit-Kurven zweier Tabletten mit gleichen Wirkstoffmengen, aber unterschiedlicher Freisetzungs- bzw. Resorptionsgeschwindigkeit des Wirkstoffes (C_{max} = maximale Wirkstoffkonzentration, t_{max} = Zeitpunkt von C_{max}).

Bioäquivalenz: Zwei Präparate können als bioäquivalent bezeichnet werden, wenn – bei gleicher Dosis – ihre Plasmakonzentrations-Zeit-Profile so ähnlich sind, dass hinsichtlich therapeutisch erwünschter und/oder unerwünschter Wirkungen keine klinisch relevanten Unterschiede zu erwarten sind. Geprüft wird auf Bioäquivalenz an Hand der Bioverfügbarkeitsparameter AUC, c_{max}, t_{max} und MRT (Abschn. **4.2.1**).

Therapeutische Äquivalenz: Ein Arzneimittel ist mit einem anderen therapeutisch äquivalent, wenn es den gleichen Wirkstoff oder das gleiche therapeutische Prinzip enthält und klinisch dieselbe Wirksamkeit und Sicherheit aufweist wie das Arzneimittel, dessen Wirksamkeit und Sicherheit erwiesen sind.

Es wird davon ausgegangen, dass bioäquivalente Arzneimittel therapeutisch äquivalent sind.

4.2 Bestimmung der Bioverfügbarkeit

Nicht für alle Wirkstoffe und Darreichungsformen ist die Bestimmung der Bioverfügbarkeit von gleicher Bedeutung.

Es kann eine Wichtung nach folgender Reihung erfolgen:

- Ein *neuer* Wirkstoff wird zu einer Zubereitung verarbeitet. Sofern Resorption beabsichtigt ist, muss grundsätzlich die Bioverfügbarkeit bestimmt werden.
- Ein Wirkstoff wird zu einer *neuen* Darreichungsform, z. B. einem so genannten Therapeutischen System, oder zu einer herkömmlichen Darreichungsform mit einem neuen Hilfsstoff, der Bioverfügbarkeitsprobleme erwarten lässt, formuliert. Eine Bioverfügbarkeitsbestimmung wird in der Regel erforderlich sein.
- Ein *bekannter* Wirkstoff, dessen Wirksamkeit und Unbedenklichkeit bereits erwiesen ist, sollte geprüft werden bei Änderung der Zusammensetzung der Zubereitung, bei der Herstellung von Nachahmerpräparaten (Generika) oder im Rahmen der Nachzulassung.

Bioverfügbarkeitsprobleme, Erfordernis von Bioverfügbarkeitsprüfungen

Es sind Kriterien bekannt, bei deren Vorliegen mit Bioverfügbarkeitsproblemen zu rechnen ist. Je mehr solcher Kriterien für einen Wirkstoff oder eine Darreichungsform zutreffen, desto größer ist die Wahrscheinlichkeit für das Auftreten von Bioverfügbarkeitsproblemen bzw. sind Bioverfügbarkeitsprüfungen bzw. Bioäquivalenzuntersuchungen notwendig.

1. pharmakodynamische Aspekte
   Der Wirkstoff wird zur Verhütung oder Behandlung schwerer, lebensbedrohender Krankheiten verwendet. Er weist eine steile Dosis-Wirkungs-Kurve und/oder eine enge therapeutische Breite auf. Es liegt das Risiko schwerer unerwünschter Wirkungen vor. Unterschiede in der Wirkstoff-Freigabe können leicht subtherapeutische oder toxische Plasmaspiegel bewirken. Beispiele sind Herzglykoside, Antiarrhythmika, Antiepileptika, Antikonvulsiva, Arzneimittel zur antiinfektiösen Therapie, Hormone, Zytostatika.

2. pharmakokinetische Eigenschaften
   – Resorption in begrenzten Bereichen des Magen-Darmkanals (Resorptionsfenster), z. B. Riboflavin, nichtlineare Resorption, z. B. 8-Methoxypsoralen
   – stark verringerte Resorption (<30 %) im Vergleich zur intravenösen Applikation, z. B. einige Herzglykoside
   – Vorliegen eines ausgeprägten First-pass-Effekts (>70 %), z. B. Salicylamid und Propranolol
   – schnelle Elimination des Wirkstoffs, was eine rasche Freisetzung aus der Zubereitung und schnelle Resorption erfordert
   – dosisabhängige Kinetik im therapeutischen Bereich (nichtlineare Pharmakokinetik).

3. Physikalische, physikalisch-chemische und chemische Eigenschaften des Wirkstoffs, zugesetzte Hilfsstoffe und die Verfahrenstechnologie können die Auflösungscharakteristik beeinflussen (Abschn. 4.2.2).

Unter der Annahme, dass insbesondere zwei Wirkstoff-Kenngrößen, nämlich die Löslichkeit und die Fähigkeit, die Intestinalmembranen zu permeieren, für die Bioverfügbarkeit entscheidend sind, wurde das **Biopharmazeutische Klassifizierungssystem (Biopharmaceutics Classification System, BCS)** entwickelt.

Das Klassifizierungskriterium Löslichkeit gilt danach als hoch, wenn sich die therapeutische Einzeldosis in 250 ml Wasser im gesamten pH-Bereich 1 bis 8 löst. Bei höherem Bedarf an Lösungsmittel zur Auflösung der Einzeldosis wird die Löslichkeit als niedrig eingestuft. Das Permeabilitätsverhalten kann an CaCo-2-Zellkulturen (Adenocarcinom-Zelllinien) in vitro getestet werden. Als Grenzwert für gute Permeabilität eines Wirkstoffes bzw. gute Resorptionseigenschaften gilt ein Permeabilitätskoeffizient von etwa 10^{-6} cm · s^{-1}.

Die Kombination dieser beiden Klassifizierungskriterien lässt eine Einteilung von Wirkstoffen in vier Klassen zu (Tab. **7.2**):

Je nach Zuordnung einer Substanz in eine der vier Klassen ergeben sich Konsequenzen für Schwerpunkte in der Präformulierungsphase. Besonders problematisch sind Substanzen der Klasse IV. Hier könnten frühzeitige chemische Veränderungen am Molekül sinnvoll sein. Optimierung der Freisetzung ist für Substanzen der Klasse II besonders wichtig.

Bei Substanzen aus Klasse I sind bezüglich Lösungs- und Resorptionsverhalten keine Bioverfügbarkeitsprobleme zu erwarten. Soweit keine sonstigen Gründe dagegen sprechen, sind zum Nachweis der Bioäquivalenz In-vitro-Versuche ausreichend.

Tabelle **7.2** Biopharmazeutisches Klassifizierungssystem (BCS).

Klasse	Löslichkeit	Permeabilität	Resorption
I	hoch	hoch	evtl. kontrolliert durch Magenentleerung
II	niedrig	hoch	kontrolliert durch Wirkstoffauflösung; In-vitro/In-vivo-Korrelation der Freisetzung zu erwarten
III	hoch	niedrig	i. Allg. unabhängig von der Freisetzung
IV	niedrig	niedrig	Freisetzungs- und / oder Permeabilitätskontrolle

Mit diesen Kenntnissen lassen sich Wirkstoffgruppen und Darreichungsformen ableiten, bei denen bevorzugt Bioverfügbarkeitsprobleme auftreten können, sofern eine systemische Wirkung beabsichtigt ist.

Biopharmazeutisch kritische Darreichungsformen:

- perorale feste Zubereitungen mit schwer löslichen Wirkstoffen,
- perorale und parenterale Suspensionen,
- Retard- und Depotzubereitungen, so genannte Therapeutische Systeme, magensaftresistent überzogene feste Darreichungsformen, Implantate und andere Arzneiformen mit modifizierter Wirkstoff-Freisetzung,
- rektale und vaginale Darreichungsformen,
- Darreichungsformen zur Resorption durch die Mund-, Nasen- oder die Lungenschleimhaut,
- Darreichungsformen zur Anwendung auf der Haut.

Welche Auskünfte können aus Bioverfügbarkeitsdaten erhalten werden?

- Aussagen über pharmazeutisch-technologische Faktoren, die die Bioverfügbarkeit des Wirkstoffs beeinflussen können,
- Aussagen über die Bioäquivalenz mehrerer Zubereitungen,
- Aussagen über den Einfluss von Nahrung,
- Aussagen über Wechselwirkungen des Wirkstoffs mit anderen Wirkstoffen,
- Aussagen über eine Beeinflussung der Resorption durch physiologische oder pathophysiologische Faktoren,
- Aussagen über einen ausgeprägten First-pass-Effekt und Hinweise für eine mögliche Vermeidung bei anderen Verabreichungswegen.

4.2.1 Grundlagen und Methoden

Grundsätzlich kommen für Bioverfügbarkeitsbestimmungen folgende Methoden in Betracht:

- Konzentrations- bzw. Mengenbestimmungen in biologischen Flüssigkeiten,
- Messung akuter pharmakodynamischer Effekte.

Die Arbeitsgemeinschaft für Pharmazeutische Verfahrenstechnik hat unter Zugrundelegung entsprechender EG-Empfehlungen in der „APV-Richtlinie Untersuchungen zur Bioverfügbarkeit, Bioäquivalenz" detaillierte Angaben zur Planung, Durchführung, Auswertung und Beurteilung von Bioverfügbarkeitsuntersuchungen niedergelegt.

Bestimmung in biologischen Flüssigkeiten. Die wichtigsten In-vivo-Verfahren sind die Bestimmung der Plasmaspiegelwerte bzw. der Harnausscheidung des unveränderten Wirkstoffs oder eines Metaboliten. Es handelt sich bei diesen Verfahren um eine Notlösung, da die Biophase einer Messung meist nicht zugänglich ist.

Gemäß der Definition der Bioverfügbarkeit (s. Abschn. 4.1) ist zu unterscheiden zwischen der Bestimmung des Ausmaßes und der Geschwindigkeit der Resorption. Die pharmakokinetischen Grundlagen für die Bestimmung des Ausmaßes der Resorption liefert das **Gesetz der korrespondierenden Flächen (Dostscher Flächensatz):** Die Flächeninhalte unter den Konzentrations-Zeit-Kurven (*AUC* = **A**rea **U**nder the Curve), also der Blut-, Plasma- bzw. Serumspiegel-Zeit-Kurven, sind proportional der in das Blutkompartiment aufgenommenen Fraktion der applizierten Wirkstoffdosis und unabhängig vom zeitlichen Verlauf der Resorption.

Der Flächensatz sagt aus, dass das bestimmte Integral der Plasmaspiegel-Zeit-Funktion unabhängig von der Invasionskonstanten ist.

Anwendung des Flächensatzes setzt das Prinzip der Additivität der Plasmaspiegel voraus, wonach sich der Plasmaspiegel zu jedem Zeitpunkt als Summe der Plasmaspiegel aus allen bis dahin resorbierten Dosisanteilen ergibt. Es muss also eine **„lineare Kinetik"** vorliegen. Eine Verdopplung der Dosis ergibt eine doppelt so große Fläche. Das ist zum Beispiel bei vorliegendem First-pass-Effekt (s. Abschn. 4.2.3) in der Regel nicht der Fall (**nichtlineare Kinetik** oder **Sättigungskinetik**).

Die Flächenbestimmung erfolgt durch Integration.

Bei **einmaliger Dosierung** wird zur Bestimmung der Gesamtfläche AUC meist die **Trapezregel** angewendet (Abb. **7.25**). Hierbei wird die Fläche

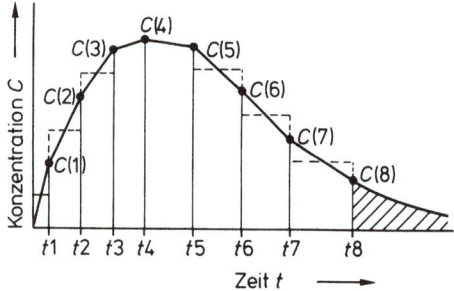

Abb. **7.25**   Flächenbestimmung mit der Trapezregel.

in trapezförmige Teilflächen und eine dreieckige Endfläche nach dem letzten Messpunkt unterteilt. Die Fläche soll bis über die letzte Messung hinaus extrapoliert werden. Die Einzelflächen werden nach Gln. (11) bis (13) bestimmt.

$$AUC(0 - t_n) = \tfrac{1}{2}(C(0) + C(1))(t_1 - t_0) +$$

$$\tfrac{1}{2}(C(1) + C(2))(t_2 - t_1) + \dots$$

$$\dots + \tfrac{1}{2}(C(n-1) + C(n))(t_n - t_{n-1}) \qquad (11)$$

$$AUC(t_n - \infty) = \frac{C(n)}{\beta} \qquad (12)$$

$$AUC = AUC(0 - t_n) + \frac{C(n)}{\beta} \qquad (13)$$

t	Blutentnahmezeiten
C	Gemessene Konzentration in Blut, Plasma bzw. Serum zur Zeit t
$AUC(0 - t_n)$	Gesamtfläche von t_0 bis zur letzten Probeentnahme t_n
$C(n)$	Gemessene Konzentration der letzten Probe zur Zeit t_n
β	Terminaler linearer Abfall der Blutspiegel-Zeit-Kurve im halblogarithmischen Maßstab

Unter Heranziehung des Verteilungsvolumens V kann die Fläche nach Gl. (14) berechnet werden.

$$AUC = \frac{D}{V \cdot k_e} = \frac{D}{CL} \qquad (14)$$

Bei extravasaler Verabreichung muss der Anteil f der Dosis D berücksichtigt werden, der resorbiert wird, so dass Gl. (14) zu Gl. (15) wird.

$$AUC = \frac{f \cdot D}{V \cdot k_e} = \frac{f \cdot D}{CL} \qquad (15)$$

Die Größe der Fläche hängt also von der Eliminationskonstanten k_e, dem Verteilungsvolumen V und der resorbierten Fraktion f ab.

Beim Flächenvergleich nach einmaliger Gabe von Testpräparat T und Standard S sind noch vorliegende Dosisunterschiede, D_T und D_S, zu berücksichtigen, so dass sich bei linearer Kinetik die Bioverfügbarkeit nach Gl. (16) errechnen lässt.

$$\text{Bioverfügbarkeit (\%)} = \frac{AUC_T \cdot D_S}{AUC_S \cdot D_T} \cdot 100 \qquad (16)$$

Die Fläche unter der Plasmaspiegel-Zeit-Kurve der zu untersuchenden Zubereitung wird mit der eines Vergleichspräparates (Standard, Referenzpräparat) in Beziehung gesetzt. Die Bioverfügbarkeit des Vergleichspräparates ist gleich 100 %.

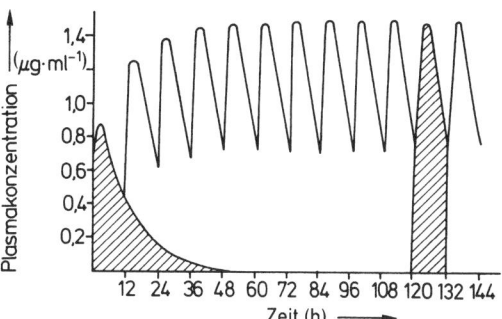

Abb. **7.26** Bioverfügbarkeitsbestimmung im Steady-state.

Bei Mehrfachdosierung mit Kumulation kann nach Einstellung des Steady-state-Fließgleichgewichts die Fläche unter der Plasmaspiegelkurve während eines Dosierungsintervalls zur Bioverfügbarkeits-Bestimmung herangezogen werden (s. Abb. **7.26**). Sie ist gleich der Gesamtfläche unter der Plasmaspiegelkurve nach einmaliger Verabreichung der gleichen Dosis. Die Methode hat den Vorteil, dass die analytischen Messungen häufig in höheren Konzentrationsbereichen als nach einer Einzeldosierung möglich und daher genauer sind. Der Proband wird wegen der geringeren Zahl benötigter Proben weniger belastet. Ein weiterer Vorteil besteht für Zubereitungen mit hoher Variabilität der Plasmaspiegel. Die starken intraindividuellen Schwankungen sind im Steady-state wesentlich geringer ausgeprägt als nach Einzeldosierung. Beispiele sind Verapamil, Propafenon, Pentophyllin. Ein Nachteil liegt in der mehrmaligen Verabreichung des Arzneimittels, was eine längere Versuchsdauer erfordert.

Die Geschwindigkeit der Resorption gibt an, wie rasch ein Wirkstoff vom Resorptionsort in den Kreislauf übertritt. Sie kann durch die Bestimmung der Resorptionsgeschwindigkeitskonstanten k_a mittels der Abschältechnik (s. Abschn. 1.3) und anderer spezieller Verfahren ermittelt werden. Die Abschältechnik erlaubt eine Separation der sich überlagernden Invasions- und Eliminationsvorgänge. Eine Abschätzung der Geschwindigkeit der Resorption ist durch das **zeitliche Auftreten maximaler Plasmaspiegel** t_{max} möglich. Je kleiner t_{max} ist, desto größer ist die Geschwindigkeit der Resorption. Ist das Ausmaß der Bioverfügbarkeit zweier Zubereitungen gleich, so wird bei kleineren t_{max}-Werten – das heißt bei einer größeren Resorptionsgeschwindigkeit – auch der maximale Plasmaspiegel C_{max} größer sein. Da t_{max} als Einpunkt-Schätzwert nicht sehr genau zu erfassen ist, wird heute vielfach die mittlere Resorptionszeit (mean absorption time) MAT als statistisch gemittelter Geschwindigkeitsparameter bestimmt (Abschn. 6.4). Auch die **mittlere Verweilzeit** nach Gabe der Zubereitung (mean residence time) **MRT** gibt den Einfluss der Resorptionsgeschwindigkeit wieder (Abschn. 6.4).

Eine Bioverfügbarkeitsbestimmung ohne Kenntnis wichtiger pharmakokinetischer Parameter kann zu Fehlinterpretationen führen. Der Flächenvergleich ist nur unter folgenden Voraussetzungen sinnvoll:

- Die Fläche ist nur dann der verabreichten Dosis proportional und unabhängig von der Ordnung und Geschwindigkeit der Resorption, wenn Verteilung und Elimination dosisunabhängig und zeitlich konstant sind. Es muss eine lineare Pharmakokinetik vorliegen.
- Bei vorliegendem First-pass-Effekt darf ein Flächenvergleich zur Charakterisierung einer Wirkstoffzubereitung nur bei gleichem Applikationsweg erfolgen, da sonst Unterschiede in der Clearance auftreten können.
- Die gesamte Fläche unter der Blutspiegel-Zeit-Kurve muss erfasst werden. Ein Vergleich von Teilflächen kann zu Fehlinterpretationen führen.
- Bei der Flächenberechnung können bei Vorliegen eines „tiefen Kompartiments" Ungenauigkeiten auftreten. Wegen des sehr langsamen Rückflusses in das Blutkompartiment können über längere Zeit nur minimale – unter Umständen nicht mehr messbare – Plasmakonzentrationen des Wirkstoffs vorliegen.

Auch die Plasmakonzentrations-Zeitflächen eines Metaboliten können zur Bestimmung der relativen Bioverfügbarkeit herangezogen werden, sofern ein konstanter, dosisunabhängiger Anteil des resorbierten Wirkstoffs metabolisiert wird. Dann ist die Fläche des Metaboliten ebenfalls proportional der verabreichten Dosis. Auch die Elimination des Metaboliten muss nach 1. Ordnung verlaufen.

Kompliziertere Bestimmungsverfahren sind heranzuziehen, wenn die Eliminationsgeschwindigkeit nicht 1. Ordnung folgt.

Unter bestimmten Voraussetzungen kann die Bioverfügbarkeit auch über die **insgesamt in den Harn ausgeschiedene Menge** des unveränderten Wirkstoffs oder eines Metaboliten bestimmt werden (s. Abb. **7.27**, kumulative Ausscheidung). Un-

ter Berücksichtigung der Dosiskorrektur errechnet sich die Bioverfügbarkeit nach Gl. (17).

$$\text{Bioverfügbarkeit (\%)} = \frac{U_{\infty T} \cdot D_S}{U_{\infty S} \cdot D_T} \cdot 100 \quad (1/)$$

$U_{\infty S}, U_{\infty T}$　insgesamt in den Harn ausgeschiedene Wirkstoffmengen des Standards bzw. des Testpräparates

D_S, D_T　Dosen von Standard und Testpräparat

Hierbei muss das Verhältnis von ausgeschiedenem Wirkstoff zu ausgeschiedenen Metaboliten von der Dosis, der Darreichungsform, der Reihenfolge der Verabreichung und dem Applikationsweg unabhängig sein.

Wichtig ist, dass die *gesamte* in den Harn ausgeschiedene Menge erfasst wird. Es muss lange genug Harn gesammelt werden, und es dürfen keine Harnmengen verloren gehen. Ein Nachteil liegt in der ungenauen Erfassung der Initialphase, die gerade Auskunft über die Freigabe des Wirkstoffs gibt. Teilweise wird die Bestimmung im Harn gegenüber der Flächenmethode im Plasma, z. B. bei Digoxinpräparaten, bevorzugt, da höhere Konzentrationen als im Plasma vorliegen.

Für eine **Bioverfügbarkeitsbestimmung von Retard-Arzneimitteln** reichen die für die Bewertung von schnell freisetzenden Zubereitungen verwendeten pharmakokinetischen Parameter AUC und C_{max}/t_{max} in der Regel nicht aus. Hier ist vielmehr eine stärkere Begutachtung des gesamten Profils der Plasmakonzentrations-Zeit-Kurve unerlässlich. Bei Einmalapplikation bzw. ohne Kumulation (s. Abschn. 1.3) kommt solchen Zielgrößen Bedeutung zu, mit deren Hilfe der Retar-

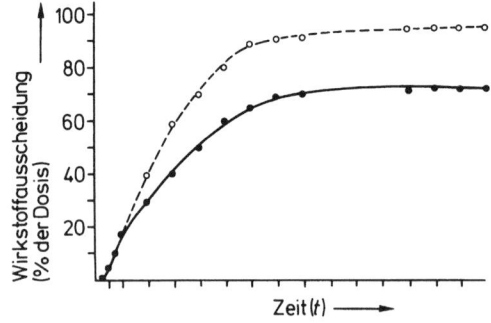

Abb. **7.27** Bioverfügbarkeitsbestimmung über die kumulative Wirkstoffausscheidung im Harn.
○ Standard,
● Testpräparat.

dierungsgrad einer Formulierung beurteilt werden kann. Bei Mehrfachapplikation mit Kumulation ist die Abnahme der Fluktuation im Steadystate zu beurteilen. In beiden Fällen ist der Vergleich mit einer peroralen wässrigen Lösung des Wirkstoffs oder einer anderen schnell freisetzenden Zubereitung unerlässlich.

Messung pharmakodynamischer bzw. klinischer Effekte. Die Bioverfügbarkeit kann auch durch Bestimmung der Intensität und Dauer quantitativ messbarer pharmakodynamischer Effekte, wie des Pupillendurchmessers, des Speichelflusses, der Herzfrequenz, des Blutdrucks oder der Blutzuckerkonzentration erfolgen. Diese Verfahren sollten nur angewendet werden, wenn wegen fehlender analytischer Methoden im Plasma oder Urin keine Bestimmung möglich ist. Außerdem ist in der Regel bei nicht-systemisch wirkenden Arzneimitteln die Messung pharmakodynamischer bzw. klinischer Effekte unerlässlich.

Pharmakodynamische Messungen sind sehr variabel, so dass eine größere Zahl von Versuchspersonen bzw. Patienten zwecks statistischer Absicherung erforderlich ist. Meist ist es schwer, ein größeres Patientenkollektiv mit einem bestimmten Krankheitsbild zu finden. Die Messungen sind häufig Außenreizen wie Stress, Umwelt, Temperatur usw. ausgesetzt. In einigen Fällen sind die Effekte anscheinend dosisunabhängig, sie unterliegen einem „Alles-oder-nichts-Gesetz".

Ein Vorteil ist, dass nicht die systemische Bioverfügbarkeit bestimmt wird, sondern im Idealfall die tatsächliche Wirksamkeit.

Bestimmung am Menschen

Verlässlich kann die Bioverfügbarkeit eines Wirkstoffes, der in der Humanmedizin angewendet werden soll, nur am Menschen mit Kenntnis pharmakokinetischer Daten bestimmt werden. Der Aufwand hierfür kann, vor allem bei Bioäquivalenz-Bestimmungen, beträchtlich sein. Folgende Grundregeln sollten eingehalten werden.

Versuchspersonen und Versuchsplanung. Meist erfolgen Bioverfügbarkeitsbestimmungen an gesunden Erwachsenen (Probanden, Versuchspersonen). Sie sollen 20 bis 40 Jahre alt sein; keine größeren Abweichungen als $\pm 10\,\%$ vom Idealgewicht zwecks Vermeidung zu großer Schwankungen des Verteilungsvolumens sind anzustreben. Die Probandenzahl hängt von der Fragestellung ab, sollte in der Regel aber mindestens 12 betragen.

Die Zuteilung von Test- und Standardpräparat erfolgt mittels **Randomisierung**, das heißt durch Zufallszuteilung. Im häufig angewendeten mehrfachen **Cross-over-Versuch** werden hintereinander am gleichen Patientenkollektiv das zu prüfende Arzneimittel einschließlich des Standards untersucht. Die Ergebnisse werden mit statistischen Verfahren ausgewertet (s. Kap. 2, Abschn. 3).

Die Einnahme erfolgt meist nüchtern. Art und Menge der **Einnahmeflüssigkeit** sind festzulegen und sollten bei allen Versuchspersonen und allen Einnahmen gleich sein. Übermäßig große Flüssigkeitsmengen können durch veränderte Auflösungsvoraussetzungen im Magen-Darm-Kanal und diuretische Wirkungen die Ergebnisse verfälschen. Darüberhinaus ist auf standardisierte **Nahrung** zu achten (Abschn. 4.2.3).

Die **Blutentnahmen** sollen in der Anfangsphase in kurzen Abständen erfolgen, da dies die Genauigkeit der graphischen Darstellung und damit der zu bestimmenden pharmakokinetischen Konstanten erleichtert.

Bei **Bestimmung des Wirkstoffs oder eines Metaboliten im Harn** muss die Flüssigkeit vollständig gesammelt werden.

Die in der Deklaration von Helsinki vereinbarten ethischen Normen müssen beachtet werden. Die Zustimmung der Probanden muss eingeholt, und die erforderlichen Sicherheitsmaßnahmen für die Probanden müssen getroffen werden.

Um die physiologischen Schwankungen zwischen den Probanden – die interindividuellen Unterschiede – klein zu halten, sollte grundsätzlich jede Versuchsperson als Vergleich dienen, d. h. jedem Probanden werden Untersuchungs- und Standardpräparat verabfolgt. Bei Nichtbeachtung würden sich nicht nur die bei einer Versuchsperson vorhandenen zeitlichen Schwankungen der pharmakokinetischen Parameter (**Chronopharmakokinetik**) auf die Genauigkeit der Versuchsergebnisse auswirken, sondern als zusätzliche Unsicherheitsfaktoren kämen noch die unterschiedlichen Schwankungen mehrerer Probanden, z. B. hinsichtlich des Verteilungsvolumens und der Ausscheidung, hinzu. Daher ist auch von einer Mittelung der Ergebnisse abzusehen. Statt dessen werden die individuellen AUC-Quotienten nach Gl. (16) gebildet und dann gemittelt (s. Kap. 2, Abschn. 3).

Chronopharmakokinetische Gründe verlangen, dass die Verabreichungen zu gleichen Tageszeiten erfolgen. Es muss sichergestellt sein, dass vor der nächsten Verabreichung Wirkstoff und Metaboliten der vorhergehenden Applikation vollständig ausgeschieden sind, d. h. eine ausreichende **Auswaschphase** sichergestellt ist.

Die **statistische Beurteilung** von Bioverfügbarkeitsparametern bzw. die Prüfung auf Bioäquivalenz erfolgt insbesondere mit Hilfe der Inklusionsregel (s. Kap. 2, Abschn. 4).

Bestimmung an Tieren

In der Präformulierungsphase sind Untersuchungen über den Einfluss physikalischer bzw. physikalisch-chemischer Parameter, von Hilfsstoffen und von der Verfahrenstechnik auf die Bioverfügbarkeit an Tieren bisher noch unerlässlich. Bei der Qualitätsüberwachung bzw. bei Bioäquivalenz-Bestimmungen ist der Tierversuch weniger aussagekräftig, da die Ergebnisse auf den Menschen meist nicht übertragbar sind.

4.2.2 Beeinflussungsmöglichkeiten der Bioverfügbarkeit durch pharmazeutisch-technologische Faktoren

Der Übertritt eines Wirkstoffs in das Blutkompartiment bei extravasaler Verabreichung erfolgt in zwei Schritten, der Freigabe und der Resorption des Wirkstoffs (s. Abb. **7.28**).

Galenische Maßnahmen beeinflussen bevorzugt die Pharmakokinetik dieser beiden Schritte. Hierbei ist zu unterscheiden zwischen

- wirkstoffspezifischen Faktoren, insbesondere Beeinflussung der physikalischen und physikalisch-chemischen Eigenschaften des Wirkstoffs und
- arzneiformenbezogenen Faktoren, wie Art der Darreichungsform, Art und Menge zugesetzter Hilfsstoffe bzw. der Grundlage, verfahrenstechnische Parameter usw.

Physikalische und physikalisch-chemische Eigenschaften des Wirkstoffs

Die Wirkstoff-Freisetzung und folgende Resorption können durch nachstehende Parameter beeinflusst werden:

- Verteilungskoeffizient, Lipophilie, pK_a-Wert
- Löslichkeit, Lösungsgeschwindigkeit
- Kristallform, amorpher Zustand
- Hydrat- und Solvatbildung
- Komplexbildungsvermögen

Verteilungskoeffizient, Lipophilie, pK_a-Wert. Wegen der Lipophilie biologischer Membranen können aus der Kenntnis des Verteilungsverhaltens des Wirkstoffs zwischen einer organischen lipophilen und einer mit dieser nicht mischbaren wässrigen hydrophilen Phase Hinweise auf die passive Diffusionsmöglichkeit durch Membranen erhalten werden. Die Membranpermeabilität ist auch ein wesentliches Kriterium des Biopharmazeutischen Klassifizierungssystems BCS (vgl. Abschn. 4.2). Mit größerem Verteilungskoeffizienten nimmt die Membranpermeabilität bzw. Resorptionsgeschwindigkeit zu (s. Kap. 4, Abschn. 2.3.4 und Kap. 17, Abschn. 3, Gl. (1)).

Viele Wirkstoffe sind schwache Säuren oder Basen. Bei den pH-Werten des Magens, Dünndarms oder Muskelgewebes können sie in Abhängigkeit vom pK_a-Wert in unterschiedlichen Anteilen in dissoziierter, mehr hydrophiler, oder nichtdissoziierter, mehr lipophiler Form vorliegen.

Die Voraussetzungen für eine Resorption durch die lipophilen Membranen sind für die nichtdissoziierte Form günstiger, daher wird die Fähigkeit schwacher Säuren oder Basen, Membranen zu durchdringen, vom pH-Wert beeinflusst.

Der Einfluss des pK_a-Wertes und damit des Dissoziationsgrades auf die Membranpermeation

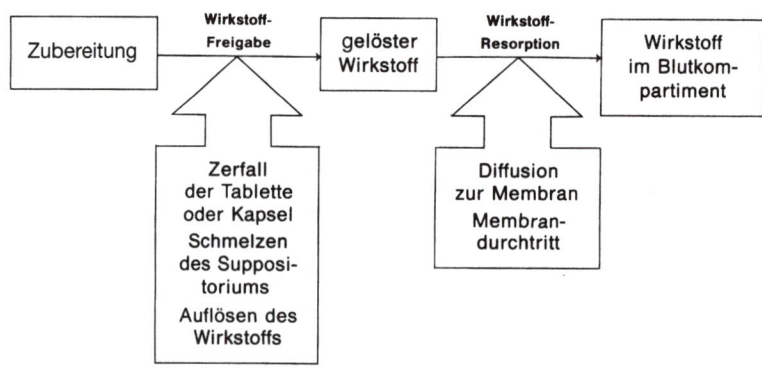

Abb. **7.28**   Schema der Wirkstoff-Freisetzung und -Resorption.

darf jedoch nicht isoliert betrachtet werden. So werden nur geringe Mengen einer nichtdissoziierten schwachen Wirkstoffsäure aus dem Magen wegen dessen geringer Fläche resorbiert. Andererseits wird die Säure weitgehend aus dem Darm resorbiert. Dies ist einmal auf dessen große Resorptionsfläche zurückzuführen, andererseits ist bei manchen Wirkstoffen durch das Vorhandensein größerer unpolarer Strukturreste die Lipophilie auch im dissoziierten Zustand für einen langsamen Membrandurchtritt noch ausreichend. In den oberen Dünndarmbereichen liegt auch häufig ein – wenn auch geringer – Teil der Moleküle noch undissoziiert vor. Ausgesprochen schlecht werden polare, höhermolekulare Stoffe resorbiert.

Löslichkeit und Lösungsgeschwindigkeit. Bei der extravasalen Verabreichung fester Wirkstoffe mit dem Ziel einer systemischen Wirkung kann der Auflösungsvorgang zum begrenzenden Faktor für die Resorption werden. Bei peroraler Verabreichung ist dann die Passagezeit durch den Darm nicht mehr für eine vollständige Auflösung und Resorption ausreichend (vgl. Biopharmazeutisches Klassifizierungssystem BCS, Abschn. 4.2). Daher wird versucht, mit pharmazeutisch-technologischen Maßnahmen das Auflösungsverhalten schwer löslicher Wirkstoffe zu verbessern.

Andererseits kann bei intramuskulär verabreichten Depot-Injektionssuspensionen die Lösungsgeschwindigkeit über Löslichkeit und Partikelgröße verringert werden (s. Kap. 16, Abschn. 5.4).

Gut wasserlösliche Wirkstoffe ergeben seltener Bioverfügbarkeitsprobleme. Etwaige Wechselwirkungen nach dem Auflösen mit anderen Wirkstoffen oder mit Hilfsstoffen müssen aber beachtet werden. Schwer lösliche, peroral verabreichte Wirkstoffe, deren Löslichkeit in Wasser weniger als 0,5 % beträgt oder deren Dosis sich nicht in maximal 250 ml künstlichem Magen- bzw. Darmsaft löst, können Bioverfügbarkeitsprobleme ergeben. Hier reicht unter Umständen die zur Verfügung stehende Menge der Verdauungssäfte nicht zur ausreichend schnellen und vollständigen Wirkstoffauflösung aus. Dies bedeutet Auflösungs- bzw. Löslichkeitskontrolle der Bioverfügbarkeit.

Der zeitliche Auflösungsvorgang lässt sich in einfachen Fällen aus den Diffusionsgesetzen und geometrischen Beziehungen herleiten. In erster Linie ist die Noyes-Whitney-Gleichung anzuführen (s. Kap. 4, Abschn. 2.3.6).

Unstrittig sind Unterschiede in der Lösungsgeschwindigkeit in erster Linie für variierende Bio-

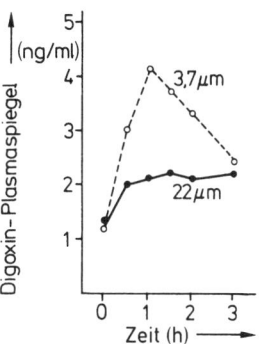

Abb. **7.29** Digoxin-Plasmaspiegel nach peroraler Verabreichung von 0,5 mg Digoxin unterschiedlicher Partikelgrößen an 4 Patienten (nach Shaw und Carless, 1974).

verfügbarkeiten verantwortlich. Daher ist die Bestimmung der Lösungsgeschwindigkeit eines der wichtigsten Bestimmungsverfahren im Rahmen der Qualitätskontrolle (s. Abschn. 6).

Einfluss der Partikelgröße. Meist erstrecken sich Maßnahmen zur Erhöhung der Lösungsgeschwindigkeit schwer löslicher Wirkstoffe auf eine Vergrößerung der Partikeloberfläche durch Zerkleinerung in geeigneten Mühlen (s. Kap. 5, Abschn. 2.1). Haben die Kristalle eine Partikelgröße < 10 bis $20\ \mu$m spricht man von Mikrokristallen, die durch **Mikronisierung** hergestellt werden. Ein Beispiel für die besondere Bedeutung der Partikelgröße sind Herzglykoside enthaltende Zubereitungen. Nach Verabreichung einer Digoxin-Einzeldosis der mittleren Partikelgröße von $3,7\ \mu$m wurden fast doppelt so hohe Plasmakonzentrationen gefunden wie nach Gabe eines Digoxin-Pulvers mit einer mittleren Partikelgröße von $22\ \mu$m (s. Abb. **7.29**).

Solche Unterschiede können wegen der geringen therapeutischen Breite der Herzglykoside bei der Behandlung der Herzinsuffizienz bei einem Präparatewechsel gefährlich werden.

Die relative Resorbierbarkeit des Antimykotikums Griseofulvin ließ sich um den Faktor 2,5 steigern, wenn ein Präparat der mittleren Partikelgröße von $1,6\ \mu$m statt von $10\ \mu$m verwendet wurde.

Bei mikronisierten Wirkstoffen können z. B. infolge Umhüllung mit Luft und Partikelkohäsion nach dem Mahlvorgang Benetzungsprobleme entstehen. Daher versucht man, durch Zusatz von Hydrophilisierungsmitteln diesem Problem zu begegnen oder auch andere Verfahren zur

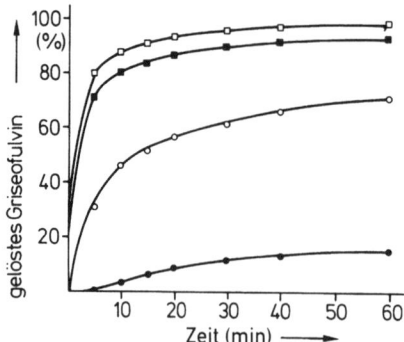

Abb. 7.30 In-vitro-Auflösungskurven von Griseofulvin aus sprüherstarrten Schmelzen mit Poloxamer-Polymeren; 5 mg Griseofulvin, pH 6,25, 37 °C (nach Frömming et al., 1981).
-□- Schmelze mit 5 % Griseofulvin
-■- Schmelze mit 10 % Griseofulvin
-○- Schmelze mit 20 % Griseofulvin
-●- Mikronisiertes Griseofulvin.

Partikelreduzierung anzuwenden. So lassen sich manche schwer löslichen Wirkstoffe, wie Griseofulvin, Furosemid, Digoxin, Digitoxin usw., durch Verarbeiten mit gut wasserlöslichen Hilfsstoffen, wie Polyvinylpyrrolidon, Galaktomannan oder halbfesten Macrogolen, zu **festen Dispersionen**, d. h. Sprüheinbettungen, Copräzipitaten oder erstarrten Schmelzen (s. Kap. 14, Abschn. 4.5.3) verarbeiten. Die Wirkstoffe liegen hier in feinstkristalliner und unter Umständen auch in amorpher, besser löslicher Form vor. Benetzungsprobleme treten weniger auf.

Ein Beispiel stellen sprüherstarrte Schmelzen von Griseofulvin in Poloxamer dar, in denen feinstkristallines Griseofulvin vorliegt. Sie zeigen ein wesentlich verbessertes Auflösungsverhalten gegenüber mikronisiertem Griseofulvin (s. Abb. **7.30**). Die Bioverfügbarkeiten von 20 % Griseofulvin enthaltenden einfachen Gemischen und der durch Sprüherstarrung erhaltenen Arzneiformen betragen aufgrund der Bestimmung des Hauptmetaboliten 6-Demethylgriseofulvin im Harn für das Gemisch 133 %, für die Sprüherstarrung 162 %. Hierbei wurde die Bioverfügbarkeit von mikronisiertem Griseofulvin gleich 100 % gesetzt.

Auf die Bedeutung der Partikelgröße für Retard- und Depot-Zubereitungen wird in Kap. 16, Abschn. 5.4, für Suppositorien in Kap. 13, Abschn. 4 eingegangen.

Polymorphe Formen, amorpher Zustand, Solvate. Viele Wirkstoffe, unter ihnen so wichtige Gruppen wie Barbiturate, Steroide oder Sulfonamide, können in verschiedenen Gittern mit unterschiedlichen Grenzflächenenergien kristallisieren. Solche **polymorphen Formen** unterscheiden sich in ihren physikalischen Eigenschaften, wie Schmelzpunkt und Löslichkeit (s. Kap. 4, Abschn. 2.2.1). Die thermodynamisch weniger stabile Form besitzt häufig eine bessere Wasserlöslichkeit und ergibt damit eine höhere Sättigungskonzentration, was sich in erhöhter Lösungsgeschwindigkeit und verbesserter Resorption auswirken kann. Vielfach wird jedoch die Bedeutung der Polymorphie für die Resorption überschätzt.

Bekannt sind die unterschiedlichen Bioverfügbarkeiten zweier polymorpher Formen des Chloramphenicolpalmitats. Eine wässrige Suspension mit der energiereicheren Form II ergibt die therapeutisch erforderlichen Plasmaspiegel, während die Form I weitgehend inaktiv ist. Die Ursache liegt hier nicht in verschiedenen Löslichkeiten, sondern in unterschiedlichen Geschwindigkeiten der enzymatischen Esterspaltung der beiden festen Polymorphe, welche besser lösliches, resorbierbares Chloramphenicol freisetzt.

Die thermodynamisch aktivere Form II der Tetracyclinbase hat eine höhere Lösungsgeschwindigkeit als Form I. Intraduodenale Applikation an Kaninchen ergibt mit der energiereicheren Form höhere Plasmaspiegel (s. Abb. **7.31**). Auch die Verabreichung an Probanden zeigte eine bessere Bioverfügbarkeit der Form II.

Nichtkristalline, also **amorphe Stoffe**, sind thermodynamisch instabil und besitzen höhere Löslichkeiten als die kristalline Form. Beim Auflösen ist keine Gitterenergie zu überwinden. Das Antibiotikum Novobiocin kann nur nach Einnahme der zehnmal besser löslichen metastabilen amorphen Substanz aus dem Magen-Darm-Kanal resorbiert werden. Allerdings neigen amorphe Stoffe zur Rekristallisation (s. Abb. **7.32**).

Manche Depot-Insuline enthalten Mischungen von 30% amorphem und 70% kristallinem Insulin. Der amorphe Anteil dient als schnell wirksame Initialdosis.

Verbesserte Löslichkeit und/oder Lösungsgeschwindigkeit, die bei durch Sprühtrocknung oder Gefriertrocknung hergestellten Präparaten häufiger zu beobachten sind, können zum Teil auf das Vorliegen des amorphen Zustandes zurückgeführt werden. Dies setzt allerdings eine ausreichend gute Benetzbarkeit voraus, die nicht immer gegeben ist.

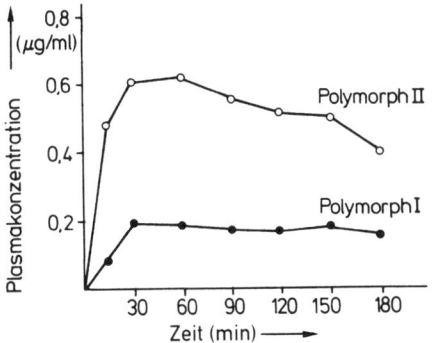

Abb. **7.31** Plasmaspiegel nach intraduodenaler Verabreichung zweier polymorpher Formen von 200 mg Tetracyclin an Kaninchen (nach Miyazaki et al., 1975).

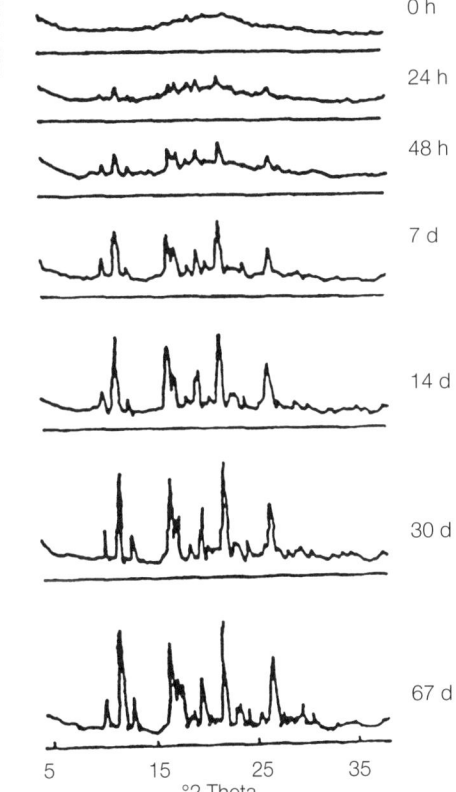

Abb.**7.32** Röntgendiffraktogramme: Umwandlung von amorphem in kristallines Indometacin beim Lagern bei Raumtemperatur (nach Fukuoka et al., 1989).

Solvathaltige und **solvatfreie Kristalle** können sich in Löslichkeit und Lösungsgeschwindigkeit unterscheiden. Meist sind die Hydrate thermodynamisch stabiler; die wasserfreien Formen von Coffein, Glutethimid und Theophyllin lösen sich schneller als die Hydrate.

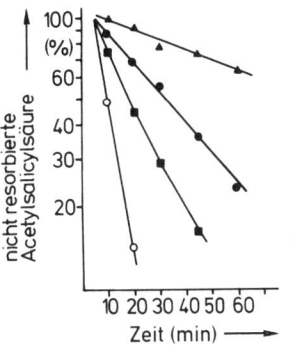

Abb. **7.33** Resorption von Acetylsalicylsäure aus
○ Lösung, ■ gepufferter Tablette,
● Tablette, ▲ Mikrokapseln;
Dosis 0,65 g, 12 Versuchspersonen
(nach Levy und Tsuchiya, 1972).

Der Arzneimittelhersteller muss sicherstellen, dass die Wirkstoffform während der Verarbeitung zum Arzneimittel und der folgenden Lagerung erhalten bleibt. Ein solvatfreier Wirkstoff kann bei der Feuchtgranulierung in das Hydrat umgewandelt werden. Amorphes Indometacin kristallisiert beim Stehenlassen bei Raumtemperatur in relativ kurzer Zeit vollständig aus (s. Abb. **7.32**).

Salze

Gut wasserlösliche Salze zeigen infolge erhöhter Sättigungskonzentration verbessertes Auflösungsverhalten und höhere Bioverfügbarkeiten. So ergibt Phenobarbital-Natrium knapp 1000-mal größere Lösungsgeschwindigkeitswerte in einer HCl-Lösung mit einer Konzentration von 0,1 mol/l als die freie Säure. Salze des Tolbutamids ergeben höhere Harnausscheidungswerte des Hauptmetaboliten Carboxytolbutamid als die freie Säure.

Das Prinzip der verbesserten Freigabe gut löslicher Salze ist auch bei Pufferzusatz und in Brausetabletten mit Wirkstoffsäuren verwirklicht. Nach Zerfall einer gepufferten Acetylsalicylsäure-Tablette im Magen oder einer entsprechenden Brausetablette kommt es um den sich auflösenden Wirkstoff zu einer pH-Erhöhung und damit zu einer Salzbildung der Acetylsalicylsäure. Abb. **7.33** zeigt die nicht resorbierten Acetylsalicylsäure-Mengen beim Menschen nach Einnahme verschiedener Zubereitungen.

Es muss allerdings im sauren Magensaft mit einer teilweisen Ausfällung der freien Säuren aus Salzlösungen von Wirkstoffsäuren gerechnet werden. Das anfallende Präzipitat ist jedoch meist eine feinstkristalline Mikrofällung mit gutem Auflösungsverhalten.

Die Verwendung gut löslicher Salze von Wirkstoffbasen mit dem Ziel eines verbesserten Auflösungsverhaltens ist i. Allg. biopharmazeutisch nutzlos, da im Magen ohnehin Salzbildung erfolgt.

Schwer lösliche Salze werden zur Erzielung von Depoteffekten insbesondere bei i.m. Applikation eingesetzt (s. Kap. 16, Abschn. 5.3).

Prodrugs

Prodrugs sind Wirkstoffderivate, bei denen der Wirkstoff erst nach der Verabreichung im Körper enzymatisch freigegeben wird. Durch Prodrug-Bildung werden bestimmte Eigenschaften des Wirkstoffs, wie die Lipophilie oder die Löslichkeit, verändert. Hierdurch wird meist auch das biopharmazeutische Verhalten, insbesondere die Wirkstoff-Freisetzung und -Resorption beeinflusst.

So werden nur 40 bis 65 % Ampicillin aus dem Magen-Darm-Kanal resorbiert. Verwendung von Ampicillinestern mit höherer Lipophilie, z. B. Bacampicillin oder Pivampicillin, ergibt eine höhere Resorptionsquote. Die lipophileren Ampicillin-Prodrugs sind leichter membrangängig, um dann enzymatisch unter Freigabe des wirksamen Ampicillins gespalten zu werden.

Andererseits können schwerer lösliche Prodrugs, wie z. B. verschiedene Steroidester, oder kovalent an ein Polymer gebundener Wirkstoff bei der *i. m.* Injektion zur Erzielung eines Depoteffektes verwendet werden.

Allerdings ist zu bedenken, dass Prodrugs neue Wirkstoffe darstellen. Daher sind bei ihrer Prüfung vollständige, neue Daten zur Wirksamkeit und Unbedenklichkeit zu erstellen.

Chemische Stabilität des Wirkstoffes

Chemisch instabile Verbindungen können z. B. nach Auflösung im Magen-Darm-Kanal vor der Resorption durch säurekatalysierte oder enzymatische Reaktionen teilweise oder völlig zersetzt werden. So wird Penicillin G im Magen mit einer Halbwertszeit von weniger als einer Minute bei pH 1 hydrolytisch abgebaut. Dagegen liegt der entsprechende Wert für Ampicillin im Magensaft bei mehreren Stunden. Für viele im Magen chemisch instabile Verbindungen kann ein zu schneller Auflösungsprozess zu einer verminderten Bioverfügbarkeit führen. Erythromycin hat eine Zersetzungs-Halbwertszeit von etwa 2 min. Einige schwer lösliche Ester, wie das Erythromycinstearat, besitzen verbesserte Stabilitäten.

Digitalisglykoside können im Magen eine teilweise hydrolytische Zuckerabspaltung erfahren, die die Bioverfügbarkeit signifikant reduziert. Auch Omeprazol und verwandte Verbindungen werden im Sauren inaktiviert.

Sofern die Stabilität im schwächer sauren Medium des Dünndarms wesentlich größer ist als im stärker sauren Magenmilieu, kann die Verwendung eines magensaftresistenten Überzugs stabilitätserhöhend wirken. Für viele Wirkstoffe ist mangelnde Stabilität im Gastrointestinaltrakt der Grund, dass eine perorale Verabreichung nicht möglich ist. Bekannte Beispiele sind das Insulin und andere Peptidhormone.

Einfluss von Hilfsstoffen

Es gibt eine große Zahl von Hilfsstoffen, die die Resorption von Wirkstoffen beschleunigen oder verlangsamen und damit die Bioverfügbarkeit beeinflussen können. Eine Resorptionsverzögerung durch Hilfsstoffe ist das Prinzip vieler Retard- und Depotzubereitungen (s. Kap. 16, Abschn. 5.4).

Häufig treten Komplexbindungen zwischen Wirk- und Hilfsstoffen auf. Stöchiometrisch zusammengesetzte Komplexe liegen z. B. im löslichen Coffein-Natriumsalicylat-Komplex vor. Durch Einschlüsse in Mizellen werden lipophile Substanzen, wie fettlösliche Vitamine, ätherische Öle oder schwerlösliche Wirkstoffe, mittels mizellbildender **Lösungsvermittlern (Solubilisatoren)** kolloidal gelöst. Derartige kolloide Einschlüsse dürfen aber nicht eine so hohe Stabilität aufweisen, dass eine Verzögerung der Resorption eintritt. Tenside ermöglichen als **Netzmittel** eine verbesserte Benetzbarkeit lipophiler Stoffe. Erhöhen sie auch noch die Durchlässigkeit biologischer Membranen, werden sie als **Resorptionsvermittler** bezeichnet. Hierbei sind jedoch Nebenwirkungen nicht auszuschließen. Verbesserte Benetzung kann meist schon durch intensives Verreiben des Wirkstoffs mit **hydrophilen Hilfsstoffen**, wie Milchzucker, erreicht werden. Unter Umständen wird die Resorptionsgeschwindigkeit durch solche Stoffe derart gesteigert, dass es zu Intoxikationen kommen kann.

Ein interessantes Prinzip der Lösungsvermittlung ist in der Ausbildung eines räumlichen Komplexes bei den **Cyclodextrin-Einschlussverbindungen** verwirklicht. Der Wirkstoff ist molekular

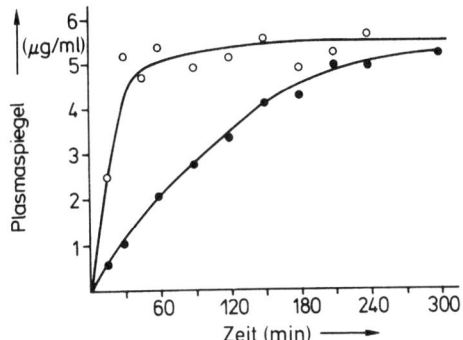

Abb. **7.34** Resorptionsverhalten von Phenobarbital aus Tabletten beim Menschen (nach Finholt et al., 1972).
o Gelatine,
● Macrogol als Bindemittel.

in dem Hohlraum des aus α-Glucose-Einheiten aufgebauten besser löslichen Cyclodextrin-Moleküls eingeschlossen und kann im Magen molekular freigesetzt werden (s. Kap. 6, Abschn. 3.2). Feste Einschlussverbindungen der schwer löslichen und instabilen Prostaglandine lassen ein verbessertes Auflösungsverhalten und eine verbesserte Stabilität der Prostaglandine erreichen. Besonders günstig wird ein teilweise hydroxypropyliertes β-Cyclodextrin wegen nur geringer Nephrotoxizität beurteilt.

Viele polymere Hilfsstoffe, wie Macrogole oder Povidon, haben reaktive Gruppierungen, die leicht mit Wirkstoffen Wechselwirkungen einge-

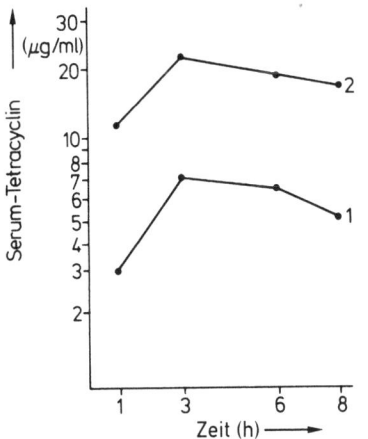

Abb. **7.35** Serumspiegel nach Verabreichung von 250 mg Tetracyclin mit Dicalciumphosphat (1) bzw. Citronensäure (2) als Füllmittel an 6 Probanden (nach Boger und Gavin, 1959).

hen. Wie schwierig es sein kann, den Einfluss solcher Wechselwirkungen auf die Bioverfügbarkeit vorauszusagen, zeigt das unterschiedliche Verhalten des Tablettenbindemittels Macrogol 4000 nach Verarbeiten mit verschiedenen Barbituraten. Lediglich Phenobarbital bildet einen schwer löslichen Komplex mit verzögerter Resorption. Die in Abb. **7.34** dargestellten Plasmawerte stammen von Tablettenzubereitungen, deren Zusammensetzung sich lediglich darin unterscheidet, dass Gelatine bzw. Macrogol als Bindemittel verwendet wurde.

Ein anderes Negativ-Beispiel sind die nach Verabreichung von Tetracyclinhydrochlorid in Gegenwart von Calciumphosphat stark verminderten Serumspiegel (s. Abb. **7.35**). Der Komplex ist nicht resorbierbar.

Zusatz **hydrophober Hilfsstoffe** kann das Auflösungsverhalten gut löslicher Wirkstoffe ungünstig beeinflussen. So wird die Freigabe des leicht löslichen Natriumsalicylats aus Hartgelatinekapseln durch zu große Mengen des hydrophoben Magnesiumstearats verlangsamt (s. Abb. **7.36**).

Meist kommt es jedoch nur zu einer Verlangsamung der Resorption, weniger zu einer Verminderung der insgesamt resorbierten Menge.

Die Wahl eines geeigneten **Sprengmittels** kann den Zerfall von Tabletten unterschiedlich beeinflussen. So ergaben Furosemid-Tabletten in Abhängigkeit von der Effektivität des verwendeten Sprengmittels unterschiedliche Bioverfügbarkeitswerte.

Einfluss der Darreichungsform und des Herstellungsverfahrens

Insbesondere bei der peroralen Applikation können auf dem gleichen Verabreichungsweg verschiedene Darreichungsformen des gleichen Wirkstoffs gegeben werden. Hinsichtlich der Rangfolge der Geschwindigkeit der Wirkstoff-Freisetzung lässt sich keine allgemein gültige Regel aufstellen. Im Allgemeinen wird jedoch aus Lösungen und vielfach auch aus Suspensionen eine gute Bioverfügbarkeit erreicht. Bei festen Darreichungsformen, wie Kapseln oder Tabletten, ist bei beabsichtigter schneller Wirkung ein rascher Zerfall der Darreichungsform mit nachfolgender schneller Wirkstoff-Auflösung erforderlich. Vor allem wenn Benetzungsprobleme vorliegen, können Zerfall und Auflösungsgeschwindigkeit Verzögerungen erfahren.

Von diesen Aussagen gibt es jedoch immer wieder Ausnahmen. So wurde für eine wässrige Gri-

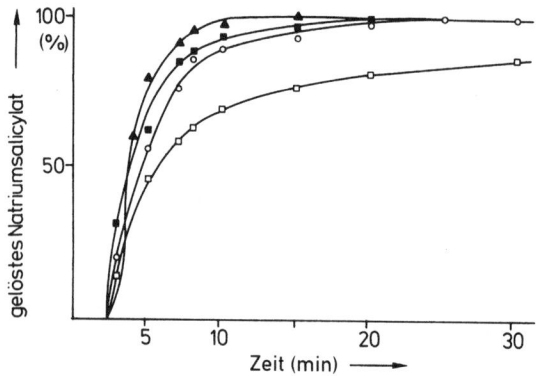

Abb. **7.36** In-vitro-Auflösungskurven von 40 mg Natriumsalicylat aus Hartgelatinekapseln bei Zusatz von Magnesiumstearat; HCl-Lösung ($c = 0,1$ mol/l) + 0,01 % Polysorbat 80, Durchflussmethode (nach Frömming und Gröbler, 1983).
▲ Natriumsalicylat, ■ mit 1 %, ○ mit 2 %, □ mit 4 % Magnesiumstearat.

seofulvin-Suspension eine etwas geringere Harnausscheidung von 6-Demethylgriseofulvin im Vergleich zu zwei Tabletten und eine deutlich geringere als aus einer O/W-Emulsion gefunden (s. Abb. **7.37**).

Das **Herstellungsverfahren** kann die Qualität gleich zusammengesetzter Zubereitungen beeinflussen. Ein Beispiel ist die Abhängigkeit vom **Mischprozess**. Zehnminütiges Verreiben von mikronisiertem Griseofulvin mit Mannit (3 + 7) im Mörser mit Pistill ergibt eine Mischung mit einem signifikant besseren Auflösungsverhalten

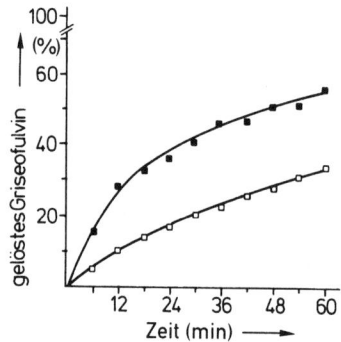

Abb. **7.38** In-vitro-Auflösungskurven von Griseofulvin-Mannit-Gemischen (3 + 7) in Wasser in Abhängigkeit vom Mischprozess (nach Grote, 1985).
■ 10 min im Mörser verrieben,
□ 30 min in der Turbula gemischt.

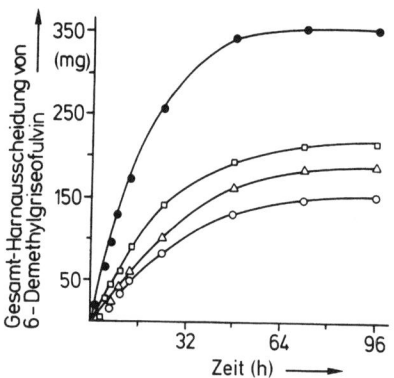

Abb. **7.37** Harnausscheidung von 6-Demethylgriseofulvin nach peroraler Einnahme von 500 mg mikronisiertem Griseofulvin in unterschiedlichen Zubereitungen (nach Bates und Sequeira, 1975).
○ wässrige Suspension, △ Tablette A,
□ Tablette B, ● O/W-Emulsion.

als wenn die Mischung 30 min lang in einer Turbula gemischt wird (s. Abb. **7.38**).

Das **Granulierverfahren** kann hinsichtlich der Art und Menge der Granulierflüssigkeit und der verwendeten Granuliermethode sowie der Granulatkorngröße die Wirkstoff-Freisetzung aus dem Granulat bzw. daraus hergestellten Tabletten beeinflussen.

Wechsel von einer Feuchtgranulierung in der Wirbelschicht zur Feuchtgranulierung im Mischkneter bei der Herstellung von Nitrendipin-Granulat ergab eine Zubereitung mit verringerter Bioverfügbarkeit (s. Abb. **7.39**).

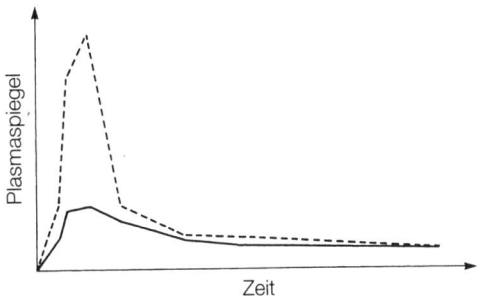

Abb. **7.39** Einfluss des Granulierverfahrens auf die Plasmaspiegel von Nitrendipin (nach Ohm, 1995).
—— Mischkneter   ----- Wirbelschicht.

4.2.3 Weitere Beeinflussungsmöglichkeiten der Bioverfügbarkeit

Neben pharmazeutisch-technologischen Parametern haben physiologische Faktoren, gleichzeitige Einnahme mehrerer Arzneimittel, vorliegender First-pass-Effekt, pathologische Zustände, Nahrungsaufnahme usw. Einfluss auf die Bioverfügbarkeit.

Physiologische Faktoren

Die in Tab. 7.3 aufgeführten physiologischen Faktoren können die Bioverfügbarkeit bei peroraler Verabreichung beeinflussen.

Eine variierende Magen-Darm-Sekretion kann Unterschiede der **pH-Werte**, der **Menge und Zusammensetzung der Verdauungssäfte** und damit auch der **Enzymaktivität** bewirken. Auch psychische Faktoren, Stress und Nahrungsaufnahme haben solche Einflüsse. Insbesondere das Resorptionsverhalten schwacher Wirkstoffsäuren kann hierdurch verändert werden.

Änderungen in **Enzymmuster** und **Bakterienflora** vor allem im Colon können den Abbau mancher Wirkstoffe verändern.

Besonders bedeutsam sind Einflüsse auf die **Magenentleerungsgeschwindigkeit**, die durch phy-

Tabelle **7.3** Die Bioverfügbarkeit beeinflussende physiologische Faktoren bei peroraler Resorption.

– Menge und Zusammensetzung der Verdauungssäfte, pH-Wert
– Enzymmuster, Bakterienflora
– Motilität des Magen-Darm-Kanals, Magenentleerungsgeschwindigkeit, Passagezeit
– Durchblutung der Magen-Darm-Schleimhäute
– Füllungsgrad des Magen-Darm-Kanals

siologische sowie pathologische Effekte und durch Arzneimittel hervorgerufen werden können. So wird eine Verlangsamung der Entleerung die Resorption vieler Wirkstoffe verzögern, da sie nicht so schnell in den wichtigen Resorptionsbereich des Dünndarms gelangen. Einige Stoffe, wie das Riboflavin, sind nur in begrenzten Bereichen des oberen Darmkanals resorbierbar. Erhöhte Motilität kann eine zu schnelle Passage eines solchen **Resorptionsfensters** zur Folge haben, so dass die für die Resorption erforderliche Zeit nicht ausreicht. Dies trifft auch für Stoffe zu, die mittels eines aktiven Transportmechanismus durch die Darmwand permeieren. Eine zu schnelle Passage kann in einzelnen Fällen für die Auflösungszeit schwer löslicher Wirkstoffe nicht ausreichend sein.

In der Literatur werden **Transitzeiten** für nichtzerfallende Tabletten (monolithische Arzneiformen, Single-units) durch den gesamten Gastrointestinaltrakt von wenigen Stunden bis zu mehr als 40 h berichtet. Multipartikuläre Formen (< 2 mm, Multiple-units) verhalten sich wesentlich weniger variabel. Für ihren Transit durch den Magen und Dünndarm sind etwa 5 h zu veranschlagen, für den gesamten Magen-Darmkanal mehr als 15 h. Für die unterschiedliche Variabilität ist in erster Linie die unterschiedliche Magenentleerung verantwortlich (Abschn. 2.1.2).

Eine verstärkte **Durchblutung der Magen-Darm-Schleimhäute** fördert die Resorption und damit den Abtransport der Wirkstoffe. Die Bedeutung des Füllungsgrades ist unter Nahrungseinfluss weiter unten beschrieben.

Neben den genannten Faktoren können selbstverständlich noch weitere Einflüsse diesem Bereich zugeordnet werden, z. B. Tag-Nacht-Rhythmus, Körperhaltung bei der Arzneimitteleinnahme usw.

Auch bei anderen Verabreichungswegen müssen variierende Einflüsse, wie unterschiedliche Durchblutungsraten des Muskelgewebes bei der *i.m.* Applikation, Hautzustand bei der topischen Verabreichung, Tränenfluss bei der kornealen Applikation, pH-Wert bei der vaginalen Gabe usw., berücksichtigt werden. Einen großen Einfluss auf die Bioverfügbarkeit bei allen Applikationswegen haben veränderte Eliminationsgeschwindigkeiten.

Arzneimittel-Interaktionen

Gleichzeitige Einnahme mehrerer Arzneimittel kann die Bioverfügbarkeit in verschiedener

Weise beeinflussen. Interaktionen können vor dem eigentlichen Resorptionsschritt im Gastrointestinaltrakt auftreten. Häufig wird zur Vermeidung von Magenbeschwerden ein Antacidum verabreicht. Antacida hemmen die Resorption vieler Wirkstoffe. So beeinflusst die perorale Einnahme von Kaolin-Pektin-Suspensionen 2 h vor der Verabreichung des Antibiotikums Lincomycin dessen Bioverfügbarkeit nicht. Gleichzeitige Einnahme oder Verabreichung 2 h nach dem Antibiotikum ergeben eine beträchtliche Verringerung der Resorption. Die Einnahme eines Antacidums sollte daher in einem gewissen zeitlichen Abstand zum Arzneimittel erfolgen.

Abführmittel können eine Verdünnung des Darminhalts sowie eine Beschleunigung der Darmbewegung auslösen, was sich nachteilig auf die Resorption eines zweiten Wirkstoffs auswirkt.

Wechselwirkungen während der Resorption, Distribution, Metabolisierung und Elimination können sich auf die Pharmakokinetik eines Wirkstoffs auswirken. Verschiedene Wirkstoffe, wie Anticholinergika oder Metoclopramid, beeinflussen die Motilität der Magen-Darm-Wände, wodurch die Resorption eines zweiten Wirkstoffs verändert werden kann.

Eine weitere wichtige Wechselwirkung sind Änderungen in der Eiweißbindung. Nur nichtgebundener Wirkstoff steht für die Wirkung, aber auch für die glomeruläre Filtration zur Verfügung. Dieses Gleichgewicht kann durch andere Stoffe gestört werden. Dies ist von besonderer Bedeutung für stark an Eiweiß gebundene Substanzen, wie Chinidin, Propranolol, Verapamil, Lidocain. Sulfonamide und Sulfonylharnstoffe verdrängen Antikoagulantien aus der Plasmaeiweißbindung.

Arzneimittel-Wechselwirkungen können die Pharmakokinetik der Elimination beeinflussen. Manche Wirkstoffe beschleunigen die Aktivität des für die Wirkstoffmetabolisierung verantwortlichen Enzymsystems der Lebermikrosomen (Enzyminduktion), andere hemmen die Enzyme (Enzymhemmung). So beschleunigen perorale Kontrazeptiva durch Enzyminduktion den Stoffwechsel einiger Wirkstoffe, z. B. Rifampicin. Cimetidin hemmt das für die Verstoffwechselung von Betablockern verantwortliche Enzymsystem.

Interaktionen in der Eliminationsphase können auch auf pH-Änderungen des Harns durch einen Wirkstoff zurückgeführt werden. So erhöhen alkalisierende Wirkstoffe die Elimination lang wirkender Barbiturate; ein niedriger pH-Wert vermehrt dagegen die Ausscheidung von Basen. Auch eine Beeinflussung des aktiven Transportmechanismus bei der tubulären Sekretion ist möglich. Bei gleichzeitiger Gabe von Probenecid und Penicillin wird Letzteres langsamer ausgeschieden, da die aktive tubuläre Sekretion gestört ist.

Wechselwirkungen am Rezeptor können die Pharmakodynamik eines Wirkstoffs beeinflussen.

Nahrungseinfluss

Nahrungsaufnahme wirkt sich auf das pharmakokinetische Verhalten von Wirkstoffen unterschiedlich aus. In vielen Fällen tritt keine Änderung oder höchstens eine Verzögerung der Resorption des Wirkstoffs ein, was keinen Einfluss auf die therapeutische Wirkung haben sollte. Es werden aber auch erhöhte bzw. verringerte Bioverfügbarkeitswerte nach Nahrungsaufnahme beobachtet. Beeinflussungen der Bioverfügbarkeit sind vor allem auf durch Nahrungsaufnahme bedingte Änderungen der physiologischen Verhältnisse zurückzuführen. Daneben können Wechselwirkungen zwischen Arzneimittel und Nahrung vorkommen.

Der **Nüchtern-pH-Wert des Magens** kann nach Nahrungsaufnahme auf Werte oberhalb von pH 6 steigen. Hierdurch erhöhen sich Löslichkeit und Lösungsgeschwindigkeit schwacher Wirkstoffsäuren. Auch die Magensaftresistenz von Tablettenüberzügen kann ungünstig beeinflusst werden.

Nahrungsaufnahme verringert meist die Magenmotilität, wobei fettreiche und grobe Nahrung besonders stark verzögernd wirken. Dies führt zu längerer Verweildauer des Arzneimittels im Magen. Da der Magen für die Resorption nur eine untergeordnete Rolle spielt, wird die Resorption vieler Wirkstoffe nur verzögert. Auf säurelabile Wirkstoffe, wie Ampicillin, Cloxacillin, Erythromycin, Digitalisglykoside, kann sich eine längere Verweildauer im Magen in einer stärkeren Zersetzung auswirken. Auch größere Mengen von Fruchtsäften können wegen der enthaltenen Säuren und hohen Zuckerkonzentrationen die Magenentleerung verlangsamen. Dies kann zu erhöhten Bioverfügbarkeiten von Stoffen führen, die, wie das Riboflavin, nur in begrenzten Bereichen des oberen Dünndarms durch einen aktiven Transportmechanismus resorbiert werden. Bei verlangsamter Magenentleerungsgeschwindigkeit findet keine vollständige Absättigung der für den Transport benötigten Bindungsstellen mehr statt.

Andererseits können sich schwer lösliche, lipophile Wirkstoffe, wie Griseofulvin, bei Anwesenheit von Fetten bereits im Magen vermehrt lösen. Auch die Bioverfügbarkeiten von Nitrofurantoin, Propranolol und Metoprolol sind nach Nahrungsaufnahme höher.

Eiweißreiche Kost liefert einen mehr sauren, vorwiegend pflanzliche Nahrung einen mehr alkalischen Harn. Dies kann Änderungen der Eliminationskinetik bewirken, da aus einem alkalischen Harn schwache Säuren schneller, schwache Basen langsamer ausgeschieden werden.

Ein Beispiel für direkte Wechselwirkungen zwischen Wirkstoff und Nahrung ist die Bildung schwer löslicher, nichtresorbierbarer Komplexe von Eisen-Ionen mit dem Gerbstoff des Tees.

Die Zulassungsbehörden verlangen, insbesondere bei der Zulassung von Arzneimitteln mit neuen Wirkstoffen und von Arzneimitteln mit modifizierter Wirkstoff-Freisetzung zur peroralen Anwendung, **Untersuchungen über den Einfluss von Nahrung** bestimmter Zusammensetzung. Hierdurch sollen insbesondere eine mögliche Beeinflussung der Resorption und das Auftreten bzw. die Verminderung von Risiken für den Patienten (z. B. dose dumping bei Wirkstoffen mit geringer therapeutischer Breite) erkannt werden.

First-pass-Effekt

Nach peroraler Verabreichung muss der freigesetzte Wirkstoff zunächst durch die Darmwand diffundieren. Bevor das Herz sowie Lungen- und Körperkreislauf erreicht werden, hat der gesamte Wirkstoff über die Pfortader die Leber zu passieren (s. Abb. **7.40**). Sowohl in der Darmwand als besonders auch während dieser ersten Leberpassage wird ein unterschiedlich großer Teil der Dosis metabolisiert. Dies wird als First-pass-Effekt bezeichnet, wodurch die systemische Verfügbarkeit des Wirkstoffs reduziert wird.

Wirkstoffe mit hohem First-pass-Effekt sind Alprenolol, Chlorpromazin, Desipramin, Lidocain, Pentazocin, Propranolol, Verapamil. Ein nichtenzymatischer Abbau wird nicht dem First-pass-Effekt zugerechnet, ist aber häufig nicht klar identifizierbar.

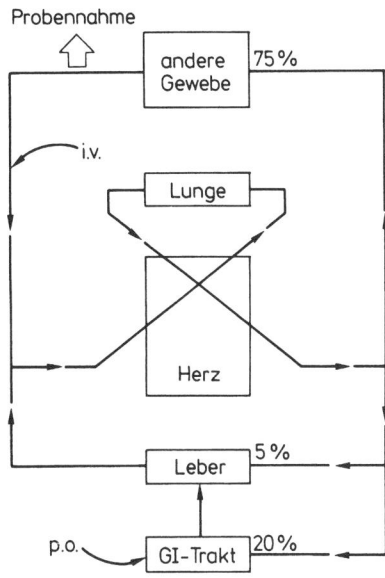

Abb. **7.40**   Blutfluss zu verschiedenen Organen (nach Houston, 1981).

Die erste Leberpassage lässt sich durch Wechsel des Verabreichungsweges umgehen, z.B. durch intravenöse, transdermale, sublinguale und bukkale Gabe. Eine Umgehung durch rektale Applikation ist unsicher (s. Kap. 13, Abschn. 4).

Pathologische Zustände

Physiologische Prozesse, die Ausmaß und Geschwindigkeit der Resorption eines Wirkstoffs mitbestimmen, können bei Erkrankungen verändert werden und damit die Bioverfügbarkeit beeinflussen. So ist die Resorption bei gastrointestinalen Erkrankungen variabel und häufig unvorhersehbar. Die Verringerung der Dünndarmpassagezeit bei Diarrhöe kann insbesondere bei Retardarzneizubereitungen mit einer Abnahme der Bioverfügbarkeit einhergehen.

Erkrankungen der Niere, der Leber oder des Herz-Kreislauf-Systems können die Pharmakokinetik beeinflussen. Lebererkrankungen verringern die Eliminationsgeschwindigkeitskonstante metabolisch ausgeschiedener Wirkstoffe. Niereninsuffizienz führt zu einer Verlängerung der Eliminationshalbwertszeit.

Es wird immer wieder diskutiert, ob Bioverfügbarkeitsbestimmungen an Gesunden oder Kranken vorgenommen werden sollen. Für den Arzneimittelhersteller ist die Bioverfügbarkeit in erster Linie ein Qualitätsmerkmal. Ihn interessiert vor allem, ob die Zubereitung so formuliert ist, dass der Wirkstoff bei gesunden Versuchspersonen optimal freigesetzt wird. Werden durch krankhafte Zustände pharmakokinetische Parameter beeinflusst, ist dies durch Änderung der Dosis, Wechsel des Medikamentes usw. zu berücksichtigen.

5 Arzneiform und Nebenwirkungen

Pharmakokinetische und biopharmazeutische Untersuchungen beweisen, dass Unverträglichkeiten nach Arzneimitteleinnahme häufig weniger dem Wirkstoff als seiner galenischen Verarbeitung und den Einnahmegewohnheiten des Patienten anzulasten sind. So werden insbesondere nach Nüchterneinnahme von Tabletten oder Suspensionen mit mikronisiertem Nitrofurantoin Kopfschmerzen, Schwindel und Erbrechen beobachtet. Diese Symptome treten weniger nach Verabreichung von makrokristallinem Nitrofurantoin auf. Infolge des langsameren Auflösungsverhaltens sind nichterwünschte Plasmaspiegelspitzen weniger ausgeprägt, was eine bessere Verträglichkeit zur Folge hat.

Ersatz des Hilfsstoffs Calciumsulfat durch Milchzucker in Phenytoin-Tabletten führte 1968 zu schweren Zwischenfällen mit toxischen Symptomen einer Überdosierung. Das schwer lösliche Calciumsulfat übte einen resorptionsverlangsamenden Effekt aus, während der Milchzucker eine resorptionsfördernde Wirkung hat.

Perorale höhere Dosen von Kaliumchlorid können zu Magenunverträglichkeiten führen. Diese treten weniger nach Verarbeitung zu einer Retardtablette auf. Die meisten nichtsteroidalen Antirheumatika verursachen Magenbeschwerden. Diese haben ihre Ursache vor allem in einer Hemmung der Prostaglandin-Synthese. Eine wesentliche Rolle spielen hierbei im Magen bzw. in der Mukosa auftretende hohe Wirkstoffkonzentrationen. Zubereitungen, die derart hohe Konzentrationen vermeiden, wie z. B. magensaftresistente Pellets, reduzieren die Nebenwirkungen.

Form und Oberflächenbeschaffenheit der Darreichungsform können die Tendenz, an der Ösophagusmukosa zu haften, beeinflussen. Nach Einnahme von Tabletten oder Hartgelatinekapseln mit pulverförmigem Doxycyclin oder Tetracyclin enthaltendem Füllgut wurden Speiseröhrenulzerationen beobachtet. Diese traten nicht nach Einnahme von Tropfen, Säften oder Weichgelatinekapseln auf.

Als Nebenwirkungen müssen auch Allergisierungen gesehen werden, die auf die Wirkung bestimmter Hilfsstoffe, wie p-Hydroxybenzoesäureester, Tartrazin, Lanolin usw., zurückzuführen sind.

Mit dem Auftreten anaphylaktischer Reaktionen muss nach der intravasalen Verabreichung tensidhaltiger Zubereitungen gerechnet werden.

6 In-vitro-Prüfungen zur Untersuchung der Wirkstoff-Freisetzung – In-vitro/In-vivo-Korrelationen

6.1 Ziele und Aufgaben

In-vitro-Prüfungen zur Untersuchung der Wirkstoff-Freisetzung sollen folgende Aussagen ermöglichen:

- Beeinflussungen der Wirkstoff-Freisetzung durch die physikalischen Eigenschaften des Wirkstoffs, durch Hilfsstoffe, durch die Arzneiformulierung und durch die Verfahrenstechnik bei der Arzneimittelentwicklung, insbesondere in der Präformulierungsphase,
- laufende Qualitätskontrolle, insbesondere zur Überwachung der Chargeneinheitlichkeit (Chargenhomogenität) und der Chargenübereinstimmung (Chargenkonformität),
- Hinweise auf die zu erwartende In-vivo-Freisetzung,
- Freisetzungsstabilität; Qualitätsüberwachung durch den Hersteller, Abgabestellen, Kontrolllaboratorien oder Überwachungsbehörden. In-vitro-Prüfungen können Hinweise auch auf andere physikalische und chemische Veränderungen während der Lagerung geben.

In einigen Pharmakopöen sind Mindestanforderungen an die Wirkstoff-Freisetzung aus festen Darreichungsformen, Retardzubereitungen und Transdermalen Therapeutischen Systemen aufgestellt.

Die Methoden zur In-vitro-Wirkstoff-Freisetzung sollen auch eine Reduzierung entsprechender Prüfungen am Menschen ermöglichen. Daher wird versucht, Korrelationen zwischen den Ergebnissen von In-vitro-Prüfungen und dem In-vivo-Verhalten zu finden.

Als grob orientierend können In-vitro-Prüfungen angesehen werden, bei denen nur bestimmte Voraussetzungen für die Auflösung des Wirkstoffs untersucht werden, wie z. B. der Zerfall von Tabletten bzw. von Kapseln (s. Kap. 14, Abschn. 7

und 8) oder das Schmelzverhalten bzw. die Löslichkeit von Suppositorien und Vaginalovula (s. Kap. 13, Abschn. 5). Diese Prüfmethoden geben noch keine Auskunft über das Auflösungsverhalten des Wirkstoffs und sind für eine Korrelation mit In-vivo-Daten ungeeignet.

Daneben können Detailfragen durch In-vitro-Prüfungen an isolierten tierischen Organen, z. B. Darmsegmenten, oder Gewebe-Äquivalenten, z. B. künstliche Haut, Zellkulturen, untersucht werden. Diese Versuche sollen Hinweise auf den nachfolgenden Resorptionsschritt geben.

6.2 Bestimmung der Lösungsgeschwindigkeit

Gelöste Wirkstoffe werden meist schnell resorbiert. Der Auflösungsvorgang kann daher bei schwer löslichen Wirkstoffen für die Invasion in das zentrale Kompartiment zum geschwindigkeitsbestimmenden Schritt werden. In diesen Fällen kommt der Bestimmung des Freisetzungsverhaltens bzw. der Lösungsgeschwindigkeit besondere Bedeutung zu (s. Kap. 4, Abschn. 2.3.6, Gl. (39)).

Bei der Qualitätskontrolle ist diese Prüfung meist als Attributprüfung ausgelegt, das heißt es sind nur zwei Ergebnisse möglich: Das Prüfmuster besteht den Test oder nicht. In diesen Fällen beschränkt sich die Fragestellung meist darauf, ob nach festgelegten Zeitintervallen bzw. am Ende der Prüfzeit die vorgeschriebene Mindestmenge der Dosis gelöst ist. Bei Retardformen dürfen bestimmte Limits nicht überschritten werden.

6.2.1 Methoden und Geräte

Viele Methoden und Apparaturen sind zur Prüfung des Auflösungsverhaltens von Wirkstoffen aus festen Zubereitungen vorgeschlagen. Sie lassen sich jedoch auf wenige Grundtypen zurückführen. Für halbfeste Zubereitungen zur rektalen Applikation und zur Anwendung auf der Haut sowie für transdermale Pflaster sind ebenfalls Methoden und Apparaturen entwickelt worden.

Eine Einteilungsmöglichkeit der Methoden ist in Tab. **7.4** aufgeführt worden.

Tabelle **7.4**   Methoden zur Bestimmung der Wirkstoff-Freigabe.

1. Einphasen- bzw. Einkompartiment-Methoden
   – Eintopfmethoden
   – Durchflussmethoden
2. Mehrphasen- bzw. Mehrkompartiment-Methoden

Bei den meist eingesetzten **Einphasen-Methoden** wird ein wässriges Auflösungsmittel verwendet. Bei den **Mehrphasen-Methoden** diffundiert der gelöste Wirkstoff aus der wässrigen Phase des Auflösungsmittels in eine lipophile Phase. Diese soll die Resorptionsmembran imitieren, so dass die Mehrphasen-Methoden versuchen, Auflösungs- und Resorptionsschritt zu simulieren.

Bei den **Eintopfmethoden**, die auch den **geschlossenen Systemen** zugeordnet werden, wird die zu prüfende Zubereitung in die gesamte Menge des Auflösungsmediums eingebracht. Bei den **Durchflusszellen** steht für den Auflösungsvorgang entweder laufend neues Lösungsmittel zur Verfügung, das aus einem Vorratsbehältnis durch die Durchflusszelle gepumpt wird, oder das Auflösungsmittel wird im Kreislauf wieder in das Vorratsbehältnis zurückgeführt. Im ersten Fall liegt ein **offenes System**, im zweiten Fall ein geschlossenes System vor.

Es wird versucht, die Untersuchungsbedingungen zur Bestimmung des Auflösungsverhaltens so realistisch zu gestalten, dass sie die physikalisch-chemischen Eigenschaften der zu prüfenden Zubereitung berücksichtigen und den Verhältnissen im Magen-Darm-Kanal angepasst sind. Wegen der schnellen Resorption des gelösten Wirkstoffs liegen im Magen-Darm-Kanal meist Sink-Bedingungen (engl. sink, Abfluss, Ausguss) vor. Dies kann bei sehr schwer löslichen Wirkstoffen bei der Prüfung mit den Eintopfmethoden recht große Volumina von Auflösungsmedium erfordern. Bei der Bestimmung der Auflösungsgeschwindigkeit von Wirkstoffen liegen Sink-Bedingungen vor, wenn die Konzentration des betreffenden Wirkstoffs durch Abfluss, wie bei Durchflusszellen im offenen System, oder durch Zugabe von frischem Prüfmedium, wie beim Half-change-Test, s. Kap. 16, Abschn. 7, niedrig gehalten wird ($C < 0,1$ bis $0,2 \, C_s$). Als Auflösungsmedium werden bevorzugt HCl-Lösung ($C = 0,1$ mol/l), Wasser und schwach saure bis schwach alkalische Pufferlösungen verwendet, um die natürlichen pH-Werte zu imitieren. Bei Vorliegen von in Wasser sehr schwer löslichen Wirkstoffen ist der Zusatz eines Lösungsvermittlers, z. B. von 0,1 % Natriumlaurylsulfat, vertretbar. Der Zusatz von organischen Lösungsmitteln zur Erhöhung der Löslichkeit schwer löslicher Wirkstoffe sollte unterbleiben. Während bei schnell freisetzenden Zubereitungen die Verwendung von 0,1 N-HCl meist ausreichend ist, sollten mit Retardzubereitungen Untersuchungen bei möglichst drei verschiedenen pH-Werten durchgeführt werden, um so das physiologisch zu erwartende pH-Spektrum zu berücksichtigen.

Eintopfmethoden. Unter den Eintopfmethoden haben die Blattrührer- bzw. Paddle-Methode und die Drehkörbchen- bzw. Basket-Methode die größte Bedeutung.

Bei beiden Methoden wird das gleiche zylindrische Gefäß mit halbkugelförmigem Boden verwendet (s. Abb. **7.41a**). Unterschiedlich sind die Positionierung des Prüfmusters und das Rührelement. Bei der **Blattrührer-Apparatur** liegt der Formling zu Beginn der Prüfung frei am tiefsten Punkt des Untersuchungsgefäßes. Hartgelatinekapseln, die wegen ihrer geringen Dichte aufschwimmen würden, werden mit einer Drahtspirale (Sinker) beschwert. Das Rührblatt rotiert meist mit 50 U · min^{-1}.

Bei der **Drehkörbchenmethode** wird das Prüfmuster in einem zylindrischen Körbchen aus Draht, das sich mit 100 oder 150 U · min^{-1} 25 mm oberhalb der Mitte des Gefäßbodens dreht, bewegt. Das Volumen des Auflösungsmediums beträgt bei beiden Methoden meist 900 ml.

Durchflussmethoden. Durchflusszellen von 10 bis 30 ml Gefäßvolumen werden langsam von dem Auflösungsmedium von unten nach oben gleichmäßig durchströmt. Der Flüssigkeitsstrom wird durch eine Schlauch- oder Kolbenpumpe erzeugt. Zur Fixierung der zu untersuchenden Arzneiformen lassen sich kleine Glasperlen einsetzen. Ungelöste Partikeln werden durch ein Filter in der Zelle zurückgehalten (s. Abb. **7.41b**). Im Gegensatz zu den Eintopfmethoden kann durch geeignete Mischung verschiedener Auflösungsmedien kontinuierlich der pH-Wert verändert werden, um den pH-Verhältnissen am Resorptionsort nahezukommen. Blattrührer-, Drehkörbchen- und Durchflussmethoden sind im Arzneibuch berücksichtigt.

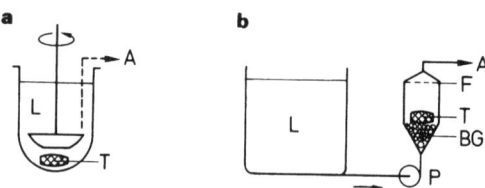

Abb. **7.41**   Prinzip der Eintopf- (**a**) und Durchflussmethode (**b**).
A zur Analyse, T Tablette als Untersuchungsprobe, L Auflösungsmittel, P Pumpe, BG Glasperlen-Bett, F Filter.

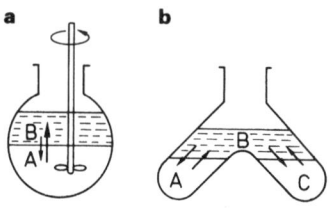

Abb. **7.42**   Schema von einfachen Mehrphasen-Methoden.
a Zweikompartiment-Modell, **b** Dreikompartiment-Modell, A Auflösungsmedium, B lipophile Phase (organisches Lösungsmittel), C wässrige Phase.

Mehrphasen-Methoden. Bei den Mehrphasen-Methoden wird zwischen Zwei- und Dreikompartiment-Modellen unterschieden. Bei den **Zweikompartiment-Methoden** diffundiert der Wirkstoff nach Auflösen im Kompartiment A in ein mit Wasser nicht mischbares organisches Lösungsmittel, das Kompartiment B. Wenn der lipophilen Phase ein weiteres wässriges Kompartiment C nachgeschaltet ist, liegt ein Dreikompartiment-Modell vor. Die zweite wässrige Phase soll das Plasma nachahmen (s. Abb **7.42**). Bei den **Membranmodellen** übernimmt eine lipophile Membran die Funktion der organischen Phase. Häufig wird mit diesen Modellen durch Einbringen von Wirkstofflösungen in das Kompartiment A nur das Verteilungsverhalten untersucht.

6.2.2 Probeentnahme

Die Zeiten der Probeentnahmen bzw. die Dauer kontinuierlicher Messungen richten sich nach der zu erwartenden Freigabecharakteristik. Eine den Wirkstoff schnell freisetzende Zubereitung erfordert in der Anfangsphase häufigere Probeentnahmen. Über 60 min hinausgehende Prüfzeiten sind meist nicht erforderlich. Ein Retardformling verlangt dagegen eine mehrstündige Prüfzeit. Entnommene Flüssigkeitsmengen müssen jeweils durch frisches Auflösungsmedium ersetzt oder rechnerisch berücksichtigt werden.

6.2.3 Validierung

Kein Verfahren ist ohne methodische Nachteile. So neigen die Rührgefäßmethoden zu Vibrationen der Untersuchungsgefäße. Bei der Drehkörbchenmethode können zusätzliche Probleme durch unnatürliche, durch das Drahtkörbchen bedingte mechanische Abrasionen des Formlings und Verstopfungen des Körbchens durch Bestandteile der zerfallenden Darreichungsform eintreten.

Eine Validierung aller Geräte- und Verfahrensparameter ist erforderlich. Zur Eichung der Geräte sind zerfallende und nichtzerfallende Standardtabletten als Eichmuster erhältlich. Sie müssen eine bestimmte Substanzmenge innerhalb einer bestimmten Zeit freigeben. Liegt diese außerhalb der im Prüfschein angegebenen Spezifikationen, wurden entweder die Versuchsbedingungen nicht eingehalten oder das Gerät weist Mängel auf.

Zur Erhöhung der Reproduzierbarkeit der Ergebnisse und der Wirtschaftlichkeit der Untersuchungen sind mehrere Varianten der Automatisierung eingeführt worden.

6.3 Auswertung der Ergebnisse

Auflösungsgeschwindigkeitsprofil und kumulativer Verlauf. Die Ergebnisse von Auflösungsuntersuchungen können graphisch dargestellt werden. Bei Rührgefäßmodellen und der Durchflusszelle im Umlauf erfolgt dies durch Auftragen der kumulativ freigesetzten Wirkstoffmenge bzw. des Dosisanteils in Abhängigkeit von der Zeit. Sofern laufend frisches Auflösungsmittel durch die Durchflusszelle gepumpt wird, kann in der ablaufenden Lösung die Wirkstoffkonzentration kontinuierlich oder fraktionsweise bestimmt und so die pro Sammelintervall freigesetzte Wirkstoffmenge ermittelt werden. Hierdurch ist eine Bestimmung des Auflösungsgeschwindigkeitsprofils möglich (s. Abb. **7.43**).

Diese graphischen Darstellungen sind zwar anschaulich und enthalten die gesamte Information. Für einen quantitativen Vergleich der Ergebnisse oder für eine angestrebte Korrelation mit In-vivo-Werten sind sie aber wenig geeignet. Daher ist die Charakterisierung des Freigabeverlaufes durch möglichst wenige Kenngrößen vorzuziehen.

Kurvenparametrisierung. Die Beschreibung des Auflösungsverlaufs durch Konstanten wird Kurvenparametrisierung genannt. Hierbei wird angestrebt, sowohl die Geschwindigkeit als auch das Ausmaß der Freigabe zu erfassen. Es kann unterschieden werden zwischen

- empirischer, modellunabhängiger Kurvenparametrisierung
- funktionsgebundener, modellabhängiger Kurvenparametrisierung.

Hierzu können die in Tab. **7.5** angeführten In-vitro-Parameter verwendet werden.

Werden Auflösungstests als Prüfung eines qualitätsbestimmenden Merkmals zu Kontrollzwecken eingesetzt, so ist meist nur die Wirkstoffmenge von Interesse, die nach einer bestimmten Zeit in Lösung gegangen ist. Dies erfordert häufig nur eine Gehaltsbestimmung; eine Kenntnis des vorliegenden kinetischen Modells ist nicht

Tabelle **7.5**   In-vitro-Kurvenparameter.

Empirische, modellunabhängige Parameter

– Mengen bzw. Konzentrationen,
  z. B. Prozent bzw. Menge Wirkstoff gelöst zur Zeit t.
  Häufige Forderung: mind. 80 % Wirkstoff gelöst nach 20 min bei schnell freisetzenden Tabletten

– Zeiten,
  z. B. benötigte Zeit zur Auflösung von x Prozent Wirkstoff, wie $t_{63,2\%}$ bzw. $t_{75\%}$; dies bedeutet, dass sich 63,2 % oder 75 % Wirkstoff in der Zeit t gelöst haben

– Mittlere Auflösungszeit MDT_{vitro}

– Geschwindigkeiten,
  z. B. Auflösungsgeschwindigkeit dm/dt, maximale Auflösungsgeschwindigkeit v_{max}

Funktionsgebundene modellabhängige Parameter

– Zeitgesetze,
  z. B. nullter oder 1. Ordnung, Quadratwurzel-, Kubikwurzelgesetz und entsprechende Konstanten

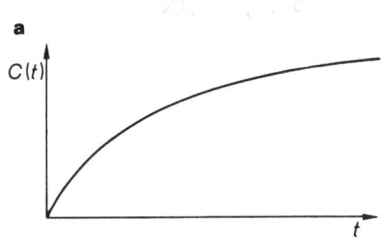
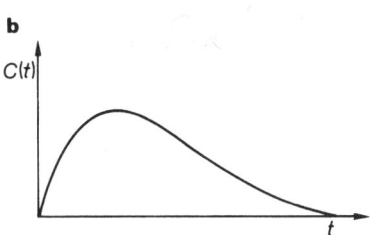

Abb. **7.43**   Verlauf der Wirkstoffkonzentrationen bei Eintopf- und Durchflussmethoden.
a kumulativ: Eintopf; Durchfluss im Umlauf;
b differentiell: Durchfluss unter „Sink"-Bedingungen.

erforderlich. Entsprechende Anforderungen werden für die meisten Tabletten- und Kapsel-arzneimittel in der amerikanischen Pharma-kopöe gestellt.

Ein Beispiel für die Anwendung statistischer Verteilungen ist die Linearisierung von Auflö-sungskurven mit der RRSBW- bzw. Weibull-Funktion (s. Kap. 14, Abschn. 2.1.2). Sie erlaubt die Ermittlung der Auflösungszeit τ_D (63,2 % des Wirkstoffs sind gelöst).

Empirische Parameter haben den Nachteil, dass zur genaueren Verlaufsbeschreibung der Auf-lösungskurven i. Allg. mehrere Werte erforder-lich sind. Eine Ausnahme stellt die MDT_{vitro} dar (Abschn. 6.4).

Funktionsgebundene Parameter setzen die Kenntnis der Auflösungsfunktion voraus. Bei ki-netisch einheitlicher Freigabe können z. B. die Konstanten der Zeitgesetze angegeben werden. Meist gehorcht eine Auflösungskurve nur inner-halb eines gewissen Zeitraumes einfachen kineti-schen Gesetzmäßigkeiten.

Bei der Auswertung von Retardzubereitungen ist für jeden Messpunkt der sich über mehrere Stun-den erstreckenden Untersuchung zu begutach-ten, ob eine vorgeschriebene Mindestmenge des Wirkstoffs verfügbar, eine festgesetzte Höchst-menge aber nicht überschritten ist.

Auch bei den In-vivo-Parametern werden empirische und modellgebundene Daten unter-schieden (s. Tab. **7.6**).

Tabelle **7.6**   In-vivo-Parameter.

Empirische, modellunabhängige Parameter

- Fläche unter der Plasmaspiegel-Zeit-Kurve *AUC*

- Kumulative Harnausscheidungswerte U_∞

- Maximale Plasmaspiegelwerte C_{max} mit zugehörigen t_{max}-Werten

- Zeiten *t*, bis zu denen bestimmte Wirkstoffmengen resorbiert sind

- Mittlere Verweilzeit *MRT*

Modellabhängige Parameter

- Resorptionsgeschwindigkeitskonstante k_a

- In-vivo-Auflösungs- bzw. Freisetzungsgeschwindig-keitskonstante

6.4 In-vitro/In-vivo-Korrelation

Nur in seltenen Fällen werden *in vivo* dieselben Auflösungs-Zeitprofile gefunden wie bei der In-vitro-Prüfung. Aber auch bei Nichtübereinstim-mung können Korrelationen zwischen In-vitro- und In-vivo-Verhalten erwartet und dargestellt werden.

Es wird in verschiedenartigster Weise versucht, In-vitro- und In-vivo-Daten zu korrelieren. Dies kann durch

- Vergleich nichtanaloger Parameter und durch
- Vergleich analoger Parameter

erfolgen. Die wichtigsten für solche paarweisen Korrelationen herangezogenen Parameter sind in Tab. **7.7** aufgeführt.

Korrelation nichtanaloger Parameter

Eine Korrelation nichtanaloger Parameter ist die häufig angewendete Rangkorrelation, z. B. der Auflösungs- bzw. Freisetzungsgeschwindigkeits-konstanten und Plasmaspiegelmaxima bzw. von nach *x* min gelösten Wirkstoffmengen und den Flächen unter den Plasmaspiegel-Zeit-Kurven von mehreren Zubereitungen. Durch Variation der In-vitro-Versuchsbedingungen wird versucht, die In-vitro-Ergebnisse mit den In-vivo-Ergebnis-

Tabelle **7.7**   Parameter für In-vitro/In-vivo-Korrelationen.

In-vitro-Parameter	In-vivo-Parameter
Korrelation nichtanaloger Parameter	
Aufgelöste Mengen bzw. Konzentrationen	Maximale Plasmaspiegel-werte Harnausscheidungswerte Fläche unter der Plasma-spiegel-Zeit-Kurve
Korrelation analoger Daten	
Auflösungskinetik Auflösungs- bzw. Freisetzungsgeschwin-digkeitskonstante	Resorptionskinetik Resorptionsgeschwindig-keitskonstante
Zeit bis zu der eine be-stimmte Wirkstoffmenge gelöst ist	Zeit, bis zu der eine be-stimmte Wirkstoffmenge gelöst ist
Gelöste Wirkstoffmenge	Resorbierte Wirkstoff-menge
Fläche unter der Kon-zentrations-Zeit-Kurve	Fläche unter der Plasma-spiegel-Zeit-Kurve
Mittlere Auflösungszeit MDT_{vitro}	Mittlere Verweilzeit MRT

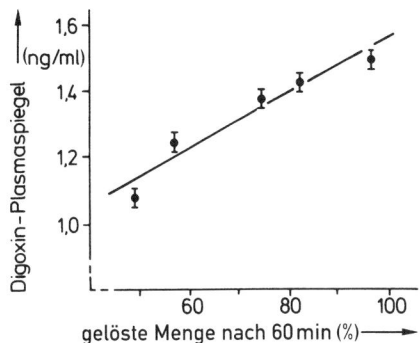

Abb. **7.44** In-vitro/In-vivo-Korrelation von fünf peroralen Digoxin-Fertigarzneimitteln zwischen Steady-state-Plasmaspiegelwerten und in-vitro nach 60 min gelösten Mengen (nach Johnson et al., 1973).

sen in eine übereinstimmende Rangfolge zu bringen.

Bei der Korrelation nichtanaloger Daten werden meist nur nichtlineare Zusammenhänge erhalten. Eine lineare Beziehung wurde z. B. zwischen den nach 60 min in vitro gelösten Digoxin-Mengen und den Steady-state-Plasmaspiegelwerten bzw. den in den Harn ausgeschiedenen Digoxin-Mengen verschiedener Fertigarzneimittel gefunden (s. Abb. **7.44**).

Diese Verfahren werden häufig dazu benutzt, In-vitro-Grenzwerte für minimal zu fordernde In-vitro-Auflösungswerte festzulegen. Werden diese unterschritten, sind z. B. Bioverfügbarkeitsprobleme zu erwarten.

Korrelation analoger Parameter

Die Korrelation analoger Parameter bedeutet den Vergleich von einander entsprechenden In-vitro- und In-vivo-Daten. Diese Verfahren sind teilweise kompliziert. Die Bestimmung der benötigten pharmakokinetischen Parameter erfordert meist die Kenntnis des pharmakokinetischen Modells.

Analoge Parameter sind z. B. die nach einer bestimmten Zeit in vitro gelösten und in vivo resorbierten Wirkstoffmengen. Die Berechnung des In-vivo-Parameters erfordert häufig die Kenntnis des Modells, das heißt, ob sich der Wirkstoff nach einem offenen Ein- oder Zweikompartiment-Modell (s. Abschn. 1.2) verhält. Keine Kenntnis des pharmakokinetischen Modells und der Auflösungskinetik erfordert die Korrelation der mittleren Verweilzeiten. Diese Methode ist nachstehend ausführlicher beschrieben.

Korrelation der mittleren Verweilzeiten

Eine lineare Beziehung kann bei Korrelationen der mittleren Verweilzeiten aus In-vitro- und In-vivo-Versuchen erhalten werden.
Die mittlere Verweilzeit ist eine statistische Größe. Sie ist das arithmetische Mittel all der Zeiten, während der die einzelnen Wirkstoffmoleküle in einem System verbleiben.

Die mittlere In-vitro-Verweilzeit in der Darreichungsform ist die mittlere Auflösungszeit (mean dissolution time) MDT_{vitro}, der entsprechende In-vivo-Parameter ist die mittlere Auflösungszeit MDT_{vivo}, die sich dann in der mittleren Verweilzeit (mean residence time) im Gesamtsystem MRT wiederfindet (Gl. (20)).

Mittlere Auflösungszeit MDT_{vitro}. Bei der Charakterisierung des In-vitro-Auflösungsvorganges befinden sich zum Zeitpunkt Null alle Wirkstoffmoleküle in der Darreichungsform (s. Abb. **7.45**). Die zur Zeit t_∞ insgesamt in Lösung gegangene Menge entspricht dem asymptotischen Wert Y der kumulativen Auflösungskurve. Der Abstand zwischen einem bestimmten Punkt dieser Auflösungskurve und dem Grenzwert Y ist die Wirkstoffmenge, die zum entsprechenden Zeitpunkt noch ungelöst in der Darreichungsform ist. Die Fläche ABC (*A*rea *B*etween the *C*urves) ist ein Maß für das Verweilen des Wirkstoffs in der Darreichungsform. Die mittlere Auflösungszeit MDT_{vitro} ist gleich der Fläche ABC, dividiert durch die gelöste Wirkstoffmenge Y (Gl. (18)).

$$MDT_{vitro} = \frac{ABC}{Y} \qquad (18)$$

Jede waagerechte Linie in Abb. **7.45** stellt die Verweildauer der entsprechenden Wirkstofffraktion in der Darreichungsform dar.

Mittlere In-vivo-Verweildauer nach i.v.-Gabe (mean residence time i.v.) $MRT_{i.v.}$ Bei einer in-

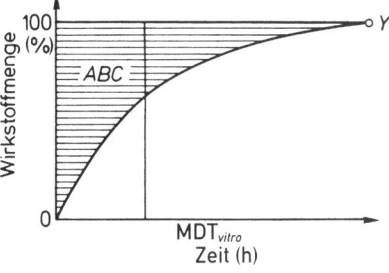

Abb. **7.45** Mittlere Auflösungszeit.

travenösen Injektion von N Molekülen als Bolus benötigt jedes Molekül eine bestimmte Transitzeit bis zur Ausscheidung; es hat also seine eigene Verweildauer im System. Der Mittelwert aller dieser einzelnen molekularen Verweilzeiten ist die mittlere Verweilzeit $MRT_{i.v.}$.

Bei peroraler Verabreichung einer Wirkstofflösung wird wegen des vorgeschalteten Resorptionsschritts die mittlere Verweilzeit T_{biol} etwas größer sein als nach der Injektion. Diese Differenz entspricht der mittleren Verweilzeit der Substanz beim Resorptionsvorgang (mean absorption time) MAT (s. Abschn. 4.2.1) (Gl. (19)).

$$T_{biol} = MAT + MRT_{i.v.} \qquad (19)$$

T_{biol} umfasst sämtliche Vorgänge von der Resorption bis zur Elimination. Nach peroraler Einnahme des gleichen Wirkstoffs als feste Darreichungsform tritt als zusätzlicher zeitbeanspruchender Vorgang die Wirkstoffauflösung hinzu. Die mittlere Verweilzeit des Wirkstoffs im System nach peroraler Applikation MRT ist nach Gl. (20) und (21):

$$MRT = MDT_{vivo} + MAT + MRT_{i.v.} \qquad (20)$$
$$MRT = MDT_{vivo} + T_{biol} \qquad (21)$$

Dieses Verfahren erlaubt auch die Ermittlung der In-vivo-Freigabekurve. Darüberhinaus hat sich gezeigt, dass die einzelnen mittleren Verweilzeiten den Reziprokwerten der jeweiligen Geschwindigkeitskonstanten entsprechen, wenn die Prozesse nach 1. Ordnung ablaufen. So ist z. B. $MAT = 1/k_a$ und $MRT_{i.v.} = 1/k_e$.

Die Bestimmung von MRT kann mit Harn- und mit Plasmawerten erfolgen. Sie wird bei Vorliegen der kumulativen Harnausscheidungskurve entsprechend dem Verfahren zur Ermittlung von MDT_{vitro} nach Gl. (22) vorgenommen. Es brauchen also nur die Fläche ABC_u und die Menge des insgesamt ausgeschiedenen Wirkstoffs U_∞ ermittelt zu werden.

$$MRT = \frac{ABC_u}{U_\infty} \qquad (22)$$

Bei Vorliegen von Plasmawerten erfolgt

1. Bestimmung der Fläche unter der Plasmaspiegel-Zeit-Kurve AUC, z. B. mit der Trapezregel (s. Abschn. 4.2.1 und Abb. **7.46**, oben),

2. Darstellung der Fläche AUC von $t = 0$ bis $t = \infty$ als Summenhäufigkeit (s. Abb. **7.46**, unten).

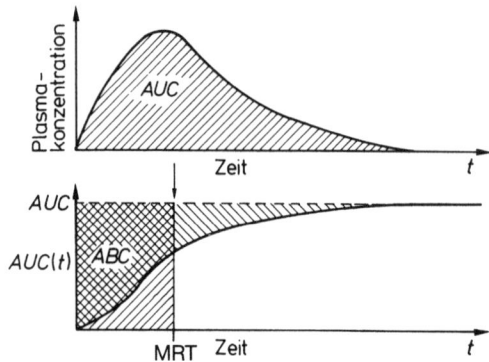

Abb. **7.46**   Bestimmung der mittleren Verweilzeit aus Plasmawerten (Erläuterungen s. Text, untere Kurve: Transitkurve).

Diese zeitabhängige Flächenentwicklung beschreibt den zeitlichen Verlauf (Transit) der Substanzabgabe, also der Elimination, aus dem System. Die Fläche ABC ist wiederum ein Maß für das Verweilen des Wirkstoffs im In-vivo-System. Sie hat den gleichen Betrag wie ein Rechteck mit der Ordinate AUC und der Abszisse MRT. Die mittlere Verweilzeit errechnet sich nach Gl. (23).

$$MRT = \frac{ABC}{AUC} \qquad (23)$$

Korrelation. Wegen des additiven Verhaltens der mittleren Verweilzeiten resultiert ein linearer Zusammenhang zwischen MDT_{vivo} und MRT. (Gl. (21)).

Weiterhin gilt nach Gl. (24)

$$MRT = f \cdot MDT_{vitro} + T_{biol} \qquad (24)$$

falls ein Zusammenhang zwischen den In-vivo- und In-vitro-Zeiten in einem Faktor f resultiert, der MDT_{vitro} zu MDT_{vivo} entsprechend Gl. (25) wandelt.

$$MDT_{vivo} = f \cdot MDT_{vitro} \qquad (25)$$

Auftragen der Werte von MDT_{vitro} gegen MRT von mehreren Zubereitungen ergibt eine Gerade mit der Steigung f. Hat dieser Transformationsfaktor f den Wert 1, so liegen übereinstimmende Freigabewerte vor. Kleinere f-Werte beweisen eine langsamere In-vivo-Freigabe im Vergleich zu den In-vitro-Werten.

Durch eine lineare Transformation der Zeitachse des In-vitro-Versuchs kann das In-vitro-Auflösungsprofil mit dem In-vivo-Auflösungsprofil zur Deckung gebracht werden. In-vitro/In-vivo-Korrelationen sind also über die Transformationsgleichung für die Zeitachse darstellbar.

6.5 Kritische Wertung der In-vitro-Auflösungs-Prüfungen zur Voraussage des In-vivo-Verhaltens

Das Auflösungsverhalten im menschlichen Körper und der sich anschließende Resorptionsschritt sind so komplexe Vorgänge und den verschiedenartigsten Einflüssen unterworfen, dass sie sich nicht verlässlich in vitro simulieren lassen. Es sollte daher Vorsicht geboten sein, aus In-vitro-Ergebnissen Rückschlüsse auf das In-vivo Verhalten zu ziehen. Der In-vitro-Versuch ist keine Methode zur Bioverfügbarkeitsbestimmung.

Zweifelsohne ist die In-vitro-Auflösungsprüfung während der Entwicklung, aber auch zur Kontrolle der reproduzierbaren Fertigung eines Arzneimittels wichtig. Die Überprüfung der Wirkstoff-Freisetzung im Rahmen der Qualitätskontrolle von Folgechargen sowie die Überprüfung einer eventuellen Veränderung der Wirkstoff-Freisetzung während der Lagerung sind wichtige Einsatzgebiete. Die In-vitro-Prüfung ist eine einfache Methode, die Chargeneinheitlichkeit und -konformität zu garantieren. In den meisten Fällen ist der Schluss gerechtfertigt, dass bei unverändertem Auflösungsverhalten mit keiner Änderung der Bioverfügbarkeit gerechnet werden muss.

Andererseits kann nicht unbedingt der Schluss gezogen werden, dass ein verändertes Auflösungsverhalten eine Änderung der Bioverfügbarkeit zur Folge haben muss. Ein verändertes Auflösungsverhalten ist zunächst ein pharmazeutisches Qualitätsproblem.

Umstrittener ist der Wert der In-vitro-Auflösungsprüfung als Methode zur Qualitätskontrolle mehrerer, den gleichen Wirkstoff enthaltender Zubereitungen mit dem Ziel, Aussagen über die Bioäquivalenz, z. B. von Generika und Ursprungspräparat, zu erhalten. Die Prüfung ermöglicht die einwandfreie Aussage, ob der gleiche Wirkstoff in vitro aus solchen Arzneimitteln im Rahmen der zulässigen Abweichungen mit übereinstimmender Geschwindigkeit und in vergleichbarer Menge freigegeben wird. Die Prüfung ermöglicht aus Gründen mangelnder Qualität die Aussonderung von Arzneimitteln, die den Wirkstoff mit ungenügender Geschwindigkeit und/oder unvollständig freigeben.

Aber aufgrund der Ergebnisse der In-vitro-Prüfung allein können keine verlässlichen Rückschlüsse auf ein vergleichbares In-vivo-Verhalten gezogen werden. Sofern ein Verdacht besteht, dass eine ungenügende In-vitro-Auflösung sich nachteilig in vivo, z. B. in verminderter Bioverfügbarkeit, auswirkt, kann das verlässlich nur in vivo bewiesen werden. Auch bei Vorliegen einer linearen In-vitro/In-vivo-Korrelation zwischen mehreren untersuchten Zubereitungen kann nicht davon ausgegangen werden, dass sich weitere Zubereitungen, die ursprünglich nicht untersucht worden waren, in die Korrelation einordnen.

Weiterführende Literatur

APV-Richtlinie „Untersuchungen zur Bioverfügbarkeit, Bioäquivalenz" (1987), Dtsch. Apoth. Ztg. *127*, 1645.

Blume, H., Mutschler, E. (1989), Bioäquivalenz, Qualitätsbewertung wirkstoffgleicher Arzneimittel, Govi-Verlag, Frankfurt/M.

Blume, H., Siewert, M., Steinijans, V., Stricker, H. (1989), Bioäquivalenz von per os applizierten Retard-Arzneimitteln, Pharm. Ztg. *134*, 2488.

Dehrendorf, H., Gramatté, T., Schäfer, H. G. (2002), Pharmakokinetik, 2. Aufl., Wissenschaftliche Verlagsgesellschaft mbH, Stuttgart.

Dolder, R., Skinner, F. S. (1990), Ophthalmika-Pharmakologie, Biopharmazie und Galenik der Augenarzneimittel, Wissenschaftliche Verlagsgesellschaft mbH, Stuttgart.

Illum, L. (2000), Transport of drugs from the nasal cavity to the central nervous system, Eur. J. Pharm. Sci. *11*, 1.

Knop, K. (1999), Wirkstoff-Freisetzung aus festen Arzneiformen – Prüfmethoden, Auswertung, Einflussparameter, PharmuZ *28*, 301.

Langenbucher, F. (1981), *in vitro*-Prüfung und Korrelation mit *in vivo* Daten, in Biopharmazie, Theorie und Praxis der Pharmakokinetik (Meyer, J., Rettig H., Hess, H., Herausgeb.), Georg Thieme Verlag, Stuttgart, New York, S. 277.

Langguth, P., Fricker, G., Wunderli-Allenspach, H. (2004), Biopharmazie, Wiley-VCH Verlag, Weinheim.

Lindenberg, M., Kopp, S., Dressman, J. B. (2004), Classification of orally administered drugs of the WHO model list of essential medicines according to the biopharmaceutics classification system, Europ. J. Pharm. Biopharm. *58*, 365.

Lemmer, B. (2004), Chronopharmakologie, 3. Aufl., Wissenschaftliche Verlagsgesellschaft mbH, Stuttgart.

Lippold, B. C. (1984), Biopharmazie, Eine Einführung zu den wichtigsten Arzneiformen, Wissenschaftliche Verlagsgesellschaft mbH, Stuttgart.

Lippold, B. C. (1981), Wirkstoffresorption aus Dermatika, Dtsch. Apoth. Ztg. *121*, 2585.

Löbenberg, R., Amidon, G. L. (2000), Modern bioavailability, bioequivalence and biopharmacentics classification system. Europ. J. Pharm. Biopharm. *50*, 3.

Meier, J., Rettig, H., Hess, H. (1981), Biopharmazie, Theorie und Praxis der Pharmakokinetik, Georg Thieme Verlag, Stuttgart, New York.

Merkus, F. W. H. M., (2001), Arzneimittel vor, während oder nach der Mahlzeit? 2. Aufl. Deutscher Apotheker Verlag, Stuttgart.

Midha, K. K., Blume, H. H. (eds.) (1993, 1995), Bio-International-Bioavailability, Bioequivalence and Pharmacokinetics, medpharm, Stuttgart.

Moll, F., Bender, H. (1994), Biopharmazeutische Untersuchungsverfahren, Wissenschaftliche Verlagsgesellschaft mbH, Stuttgart.

Möller, H., Potthast, H. (1999), Biopharmazeutische Charakterisierung von Arzneistoffen und Fertigarzneimitteln, Pharm. Ztg. *144*, 1640.

Pfeifer, S., Pflegel, P., Borchert, H.-H. (1995), Biopharmazie, Ullstein/Mosby, Berlin.

Rubinstein, M. H., Price, E. J. (1977), In vivo evaluation of the effect of five disintegrants on the bioavailability of furosemide from 40 mg Tablets. J. Pharm. Pharmacol. *29S*, 5P.

Schriftenreihe der Bundesapothekerkammer (1980), Prinzipien der Arzneimittelwirkung – Grundlagen der medikamentösen Therapie, Bd. X, Werbe- und Vertriebsges. Deutscher Apotheker, Frankfurt/M.

Schriftenreihe der Medizinisch Pharmazeutischen Studiengesellschaft (1974), Bioverfügbarkeit, Heft 6, Umschau Verlag, Frankfurt/Main.

Stricker, H. (1979), Die Korrelation analoger und nichtanaloger *in vitro/in vivo*-Verfügbarkeitsdaten, Pharm. Ind. *41*, 279.

Thews, G. (1982), Magen-Darm-Trakt: Anatomie, Physiologie und Pathophysiologie, Dtsch. Apoth. Ztg. *122*, 1589.

Voegele, D., v. Hattingberg, H. M., Brockmeier, D. (1981), Ein einfaches Verfahren zur Ermittlung von *in vitro/in vivo*-Zusammenhängen in der Galenik, Acta Pharm. Technol. *27*, 115.

Weitschies, W. (2001), Eine Reise durch den Verdauungstrakt, Pharm. Ztg. *146*, 1108.

www.PharmTech.de

Abbildungsnachweise

Bates, T. R., Sequeira, J. A. (1975), J. Pharm. Sci. *64*, 793.

Boger, W. P., Gavin, J. J. (1959), N. Engl. J. Med. *261*, 827.

Chien, Y. W. (1995), S. T. P. Pharma Sciences *5*, 257.

Eckert, M. (1977), Zur Problematik der biologischen Verfügbarkeit von rektalen Arzneiformen, Untersuchungen mit einem Sulfonamid, Dissertation Zürich.

Elias, P. M. (1981), Int. J. Dermatol. *20*, 1.

Finholt, P., Haabrekke, O., Holme, I., Jansholt, L., Paulssen, R. B., Sveen, K. (1972), Saertrykk av Medde-leser fra Norsk Farmaceutisk Selskap *34*, 101.

Frömming, K.-H., Gröbler, S. (1983), Pharm. Ztg. *128*, 786.

Frömming, K.-H., Heyer, K., Hosemann, R. (1981), Dtsch. Apoth, Ztg. *121*, 2276.

Fukuoka, E. (1989), Chem. Pharm. Bull. *37*, 1047.

Grote, U. (1985), Dissertation, Freie Universität Berlin.

Houston, J. B. (1981), Pharmacy Int. 2, 37.

Johnson, B. F., Greer, H., McCrerio, J., Bye, C., Fowle, A. (1973), Lancet, 1473.

Keller, M. (1981), Pharm. Ztg. *126*, 1377.

Kinsey, Adler, in Dolder, R., Skinner, S. (1983), Ophthalmika: Pharmakologie, Biopharmazie und Galenik der Augenarzneimittel, Wissenschaftliche Verlagsgesellschaft mbH, Stuttgart, S. 26.

Levy, G., Tsuchiya, T. (1972), Clin. Pharmacol. Ther. *13*, 317.

Leydhecker, W. (1975), Grundriss der Augenheilkunde, Springer Verlag, Berlin, Heidelberg, New York.

Miyazaki, S., Nakano, M., Arita, T. (1975), Chem. Pharm. Bull. *23*, 552.

Ohm, A. (1995), Critical manufacturing variables and in vitro dissolution tests in view of in vivo performance, in Bio-International 2-Bioavailability, Bioequivalence and Pharmacokinetic Studies, Blume, H.H., Midha, K.K. (eds.), medpharm, Stuttgart, p. 261.

Rettig, H. (1978), Acta Pharm. Technol. *24*, 143.

Sewing, K. F., Schriftenreihe der Bundesapothekerkammer, Frankfurt a. M., Band X, Weiße Reihe, S. 47 f.

Shaw, T. R. D., Carless, J. E. (1974), Eur. J. Clin. Pharmacol. 7, 269.

Wilson, T. H. (1962), Intestinal Absorption, W. B. Saunders, Philadelphia.

Kapitel 8

Flüssige Arzneiformen

1 Allgemeines, Definitionen

Zu den flüssigen Arzneiformen zählen Lösungen, Suspensionen und Emulsionen zur äußerlichen oder inneren Anwendung (s. Kap. 4, Abschn. 5.6 und 5.7).

Neben den nachstehend aufgezählten Darreichungsformen sind weitere flüssige Arzneiformen in den Kapiteln Parenteralia (s. Kap. 9), Darreichungsformen zur Anwendung am Auge (s. Kap. 10), Inhalationen, Aerosole (s. Kap. 11) und Pflanzliche Arzneizubereitungen (s. Kap. 18) beschrieben.

Aromatische Wässer (Aquae aromaticae)

Lösungen oder feinste Dispersionen von ätherischen Ölen in Wasser.

Arzneiliche Öle (Olea medicata)

Ölige Lösungen lipophiler Arzneistoffe, ölige Pflanzenauszüge oder ölige Suspensionen, z. B. ölige Lösung von Vitamin A (Ph. Eur.).

Arzneiliche Weine (Vina medicata)

z. B. Likörwein (DAB), Ansatzweine zur Herstellung von Arzneizubereitungen.

Arzneispiritusse (Spirituosa medicata)

Lösungen von Wirkstoffen in Ethanol oder Ethanol/Wasser-Gemischen, Campherspiritus (DAB).

Elixiere (Elixiria medicinalia)

Wässrig-alkoholische gesüßte Lösungen.

Lösungen (Solutiones)

Übergeordneter Begriff arzneilich verwendeter Lösungen, aber auch Sorbitol-Lösung 70 % (Ph. Eur.), Hämodialyselösungen (Ph. Eur.). **Liquores** sind Flüssigkeiten, bei deren Herstellung eine chemische Reaktion abläuft, z. B. wässrige Ammoniak-Lösung.

Mixturen (Mixturae)

Zum inneren Gebrauch bestimmte, löffelweise dosierte Lösungen, seltener Suspensionen. Zur äußerlichen Anwendung bestimmte Mixturen werden als Schüttelmixturen oder **Lotionen** (Lotiones) bezeichnet.

Sirupe (Sirupi)

Nach Arzneibuch flüssige Zubereitungen süßschmeckender Mono- oder Disaccharide, die Arzneizusätze oder Pflanzenauszüge enthalten können.

Das Arzneibuch enthält die Monographien „Flüssige Zubereitungen zur Einnahme" und „Flüssige Zubereitungen zur kutanen Anwendung".

2 Entwicklungskriterien

Für die Applikation flüssiger Arzneiformen kommen die meisten Applikationswege in Betracht.

Neben der meist sehr schnellen Resorption ist die mögliche individuelle Dosierung ein Vorteil flüssiger Arzneiformen. Nachteilig sind die im Vergleich zu festen Darreichungsformen größeren Gefahren von chemischen Instabilitäten und Inkompatibilitäten gelöster Wirk- bzw. Hilfsstoffe sowie der Dosierungsungenauigkeit nach Abfüllung in Mehrfachdosenbehältnissen. Bei flüssigen Suspensionen muss mit Bildung von schwer aufschüttelbaren Sedimenten (s. Kuchenbildung, Kap. 4, Abschn. 5.3, 5.6.2 und 5.7), bei flüssigen Emulsionen mit Koaleszenz und Aufrahmen bzw. Brechen (s. Kap. 4, Abschn. 5.6.2) gerechnet werden.

Neben dem Wirkstoff und dem Lösungs- bzw. Dispersionsmittel enthalten flüssige Arzneiformen meist noch zusätzliche Hilfsstoffe, wie Geschmacksstoffe, Lösungsvermittler (s. Kap. 4, Abschn. 2.3.9, Kap. 6, Abschn. 3.3), Konservierungsmittel (s. Kap. 5, Abschn. 7.2), Puffersub-

stanzen, Farbstoffe, Peptisatoren oder Flo-
ckungsmittel (s. Kap. 4, Abschn. 5.4, 5.5 und
5.7), viskositätserhöhende Stoffe (s. Kap. 4, Abschn. 2.1 und 5.2), Antioxidantien (s. Kap. 22, Abschn. 6.2.2) usw.

Lösungsmittel – Kosolventien – Lösungs-
vermittler

Eine besondere Bedeutung kommt der Wahl des
geeigneten Lösungsmittels zu, wobei – wenn
irgend möglich – Wasser wegen seiner guten Verträglichkeit verwendet werden sollte. Besonders
hohe Anforderungen, insbesondere hinsichtlich
der mikrobiellen Reinheit, sind an die Herstellung von Parenteralia (s. Kap. 9), Darreichungsformen zur Anwendung am Auge (s. Kap. 10) und
von Lösungen zur Behandlung offener Wunden
zu stellen. Für diese Zubereitungen ist nach dem
Arzneibuch „Wasser für Injektionszwecke" zu
verwenden.

Wasser stellt, insbesondere mit gelöst vorliegenden weiteren Stoffen, häufig einen guten Nähr-
boden für Mikroorganismen dar (s. Kap. 5,
Abschn. 4).

Ungenügende Löslichkeit des Arzneistoffs in
Wasser kann Maßnahmen zur Lösungsvermittlung (Solubilisierung, s. Kap. 4, Abschn. 2.3.9
und Kap. 9, Abschn. 2) erfordern. Eine Möglichkeit besteht in dem Zusatz von mit Wasser
mischbaren Lösungsmitteln, so genannten Ko-
solventien, wie Ethanol, Propylenglykol, flüssige
Macrogole. Kritisch ist ein Zusatz solcher Ko-
solventien bei parenteraler, insbesondere i.v.
Applikation, im Hinblick auf die erforderliche
Venenverträglichkeit und Gewebefreundlichkeit
zu betrachten. Auch bei Schleimhäuten als Applikationsort müssen die Isotonie, eventuelle
Extraktion von Membranbestandteilen oder
sonstige Irritationen, wie Störungen der Funktion der Zilien bei der Nasenschleimhaut,
berücksichtigt werden. Ethanol enthaltende
Arzneimittel zur inneren Anwendung sowie insbesondere zur Injektion und Infusion müssen
bei Überschreiten bestimmter Konzentrationen
in der Bundesrepublik Deutschland gemäß
der Arzneimittel-Warnhinweisverordnung einen
Warnhinweis tragen.

Ein Zusatz von Lösungsvermittlern ermöglicht,
die Wasserlöslichkeit von Wirkstoffen zu verbessern (s. Kap. 4, Abschn. 2.3.9). Hierbei können unterschiedliche Mechanismen wirksam
werden. Beispiele sind Substanzen mit positivem
Hydrotropieeffekt, Komplexbildner oder Tenside.

Bei der Herstellung öliger Lösungen von Wirkstoffen ist die Verwendung möglichst reiner Öle
erforderlich, um Oxidationsprozesse während
der Lagerung auszuschließen. Besondere Anforderungen sind in dieser Hinsicht an die Herstellung öliger Injektionszubereitungen und öliger
Augentropfen zu stellen.

Geschmacksstoffe

Zur Geschmackskorrektur – nicht nur von flüssigen peroral zu verabreichenden Darreichungsformen – werden Aromastoffe sowie Zucker,
Zuckerersatz- und Zuckeraustauschstoffe zugesetzt. Die Geschmacksrezeptoren der Zunge
können die Geschmacksrichtungen

süß – sauer – bitter – salzig

unterscheiden.

Bei einer Aromatisierung kann der Basisge-
schmack

- durch Zusatz von Stoffen gleicher oder ähnlicher Geschmacksrichtung harmonisiert, z. B.
  bitter mit Wermut, sauer mit Zitrone, oder
- mit der entgegengesetzten Geschmacksrichtung überdeckt werden, z. B. bitter mit Vanille,
  sauer mit Erdbeere.

Wegen seiner Instabilität gegenüber Hydrolyse
bei Anwesenheit saurer Wirkstoffe sowie
seiner kariesfördernden und kalorienliefernden
Wirkung wird Zucker (Saccharose) vermehrt
durch Zuckeraustauschstoffe, wie Fructose, Sorbitol, Mannitol, Xylitol, und Süßstoffe, wie Cycla-
mat, Saccharin oder Aspartame, verdrängt.
Zuckeraustauschstoffe sind ebenfalls kalorien-
liefernd.

Viskositätserhöhende Stoffe

Ein Zusatz viskositätserhöhender Stoffe zu flüssigen Arzneiformen kann zur

- Wirkungsverlängerung in Augentropfen,
- Verbesserung der Gießbarkeit,
- Erhöhung der Dosierungsgenauigkeit,
- Verringerung der Sedimentation von Suspen-
  sionen oder des Aufrahmens von Emulsionen
  oder
- Geschmacksverbesserung

erfolgen. Die Geschmacksverbesserung durch
Erhöhung der Viskosität bei peroralen flüssigen
Zubereitungen ist durch eine Erniedrigung der
Diffusionsgeschwindigkeit bedingt, so dass pro
Zeiteinheit weniger Wirkstoffmoleküle die Ge-
schmacksrezeptoren erreichen.

Zusätze von **Säuren**, **Basen** oder **Puffersubstanzen** können zur Erhöhung der chemischen Wirkstoffstabilität (s. Kap. 22), der verbesserten Löslichkeit von Wirk- oder Hilfsstoffen, der Beeinflussung der Resorption, Wirksamkeit oder Verträglichkeit (s. Kap. 7) oder zur Verbesserung der Konservierungsmittelwirkung erforderlich sein.

Weitere Hilfsstoffe können **Farbstoffe** oder **Antioxidantien** sein.

Die Verwendung von Farbstoffen in Arzneimitteln ist durch die Arzneimittelfarbstoffverordnung 1982 geregelt. Hiernach dürfen nur die in einer Anlage aufgeführten Stoffe bzw. Zubereitungen verwendet werden. Beispiele sind Tartrazin, Gelborange, Amaranth, Anthocyane, Titandioxid, Eisenoxide.

3 Herstellungsverfahren

Die Herstellung von Lösungen ist im Gegensatz zu der Herstellung von Suspensionen und Emulsionen in der Regel mit weniger Problemen behaftet, wenn die Wirk- und Hilfsstoffe ausreichend wasserlöslich sind. Die erforderlichen Geräte bei der industriellen Herstellung sind meist von einfacher Ausführung. Heiz- und kühlbare Rührwerksbehälter sind wesentliche Teile. Deren Beschickung erfolgt häufig noch manuell, während die Zugabe der Lösungsmittel oder anderer flüssiger Stoffe bei Großansätzen über Rohrleitungen erfolgt. Die Herstellung von Suspensionen oder Emulsionen erfordert in der Regel Zerkleinerungs- bzw. Homogenisierungsschritte in geeigneten Homogenisatoren oder Kolloidmühlen.

Besondere Beachtung muss der Vermeidung mikrobieller Verunreinigungen, insbesondere bei Zubereitungen zur parenteralen Verabreichung und von Augentropfen geschenkt werden.

Bei Suspensionen ist eine während der Lagerung auftretende Sedimentation meist unvermeidbar. Durch eine sachgemäße Herstellung, z. B. durch Zusatz von Peptisatoren oder Flockungsmitteln sowie von viskositätserhöhenden Stoffen, muss jedoch die so genannte Kuchenbildung unbedingt vermieden werden. Hierdurch würde die Suspension unbrauchbar.

Zur Vermeidung der Koaleszenz oder des Brechens von flüssigen Emulsionen können die in Kap. 4, Abschn. 5.6.2 genannten Maßnahmen durchgeführt werden.

Mehrdosenbehältnisse werden ausschließlich mit Dosierhilfen versehen. Es wird zwischen **Randtropfer** und **Zentraltropfer** unterschieden. Zentraltropfer haben eine bessere Dosiergenauigkeit und sind daher zu bevorzugen. Eine zu rasche Tropfenfolge lässt sich durch Zugabe makromolekularer Substanzen, wie Polyvidon, verringern.

4 Zubereitungen zur nasalen Anwendung (Nasalia)

Das Arzneibuch ordnet Nasentropfen, flüssige Nasensprays und Nasenspüllösungen – neben Nasenpulver und Nasensalben – der Monographie „Zubereitungen zur nasalen Anwendung" zu.

Nasentropfen sind wässrige oder ölige Darreichungsformen, die als Lösungen, Suspensionen oder Emulsionen zur meist lokalen, teilweise auch systemischen Wirkung verwendet werden. Nasensprays unterscheiden sich von Nasentropfen lediglich durch die Art der Anwendung und Verpackung. Sie werden in quetschbare Kunststoffflaschen oder Behältnisse mit Dosierpumpventil abgefüllt.

Zur Vermeidung von Reizungen der Nasenschleimhaut sollten wässrige Nasentropfen, Nasensprays und Nasenspüllösungen annähernd isoton und euhydrisch sein. Im Gegensatz zu Augentropfen ist keine Sterilität vorgeschrieben. Bei Abgabe in Mehrdosenbehältnissen muss, in der Regel durch Zusatz eines Konservierungsmittels, mikrobielle Rekontamination ausgeschlossen werden. Aus hygienischen Gründen werden je nach Art der Applikationshilfe zwei bis vier Wochen Aufbrauchfrist gefordert (vgl. Kap. 10, Abschn. 3). Neuartige **Pumpspraysysteme** verhindern durch spezielle Konstruktionen wie flexible Innenbeutel ohne Kontakt mit der Außenluft oder durch Luftfilter sowie Einsatz versilberter Bauteile an der Auslassöffnung die Rekontamination. Steril abgefüllt kommen sie ohne Konservierungsmittel aus (s. auch Kap. 10, Abs. 3).

Bei der Entwicklung der Rezeptur müssen alle Stoffe auf eventuelle Beeinträchtigung der Bewegungen der Zilien und Aufrechterhaltung des Sol-Gel-Gleichgewichtes des Nasenschleims untersucht werden.

Wässrige Zubereitungen sind öligen Präparaten wegen der geringeren Beeinflussung der Ziliarfunktion weit überlegen.

Flüssiges Paraffin soll in Nasentropfen wegen der Gefahr der Paraffinombildung insbesondere

in der Lunge nach Aspiration unbedingt vermieden werden; entsprechende Sprays verbieten
sich gänzlich.

5 Zubereitungen zur Anwendung am Ohr (Auricularia)

Das Arzneibuch ordnet Ohrentropfen, Ohren-
sprays und Ohrenspülungen – neben halbfesten
Zubereitungen, Ohrenpuder und Ohrentampons
– der Monographie „Zubereitungen zur Anwendung am Ohr" zu. Ohrentropfen sind Lösungen,
Suspensionen oder Emulsionen zur lokalen
Therapie im Gehörgang des Außenohrs. Als
Lösungsmittel werden meist Glycerol oder Propylenglykol in Mischung mit Wasser sowie seltener Wasser oder wässrig-ethanolische Mischungen verwendet. Fette Öle oder flüssiges Paraffin
werden wegen des fehlenden osmotischen Ef-
fekts weniger eingesetzt.

Eine weitgehende Angleichung an die physiologischen Verhältnisse ist meist nicht erforderlich,
da das Epithel des Außenohres im Vergleich zum
Nasenepithel robuster ist. Eine Ausnahme besteht, wenn wässrige Ohrentropfen zur Behandlung bei verletztem Trommelfell oder bei chirurgischen Eingriffen vorgesehen sind; dann ist
annähernde Isotonie zu fordern. Auch Spüllösun-
gen für das Mittelohr sind isoton anzugleichen.
Für alle Lösungen zur Anwendung jenseits des
Trommelfells gilt, dass sie steril und konservie-
rungsmittelfrei sein müssen, um ototoxische Reaktionen auszuschließen. Hypotone Lösungen
können das Trommelfell durchdringen.

6 Hämodialyselösungen Hämofiltrationslösungen

Hämodialyse- und Hämofiltrationslösungen (Ph.
Eur.) werden zur extrakorporalen Blutreinigung
in geeigneten Dialysatoren benötigt. In diesen
sind das zu reinigende Blut und die Hämodia-
lyse- bzw. Hämofiltrationslösung durch eine
künstliche Membran getrennt. Die Membran ist
für Wasser, Ionen und kleinere organische Stoffe,
wie Kreatinin und Harnstoff, durchlässig.

Die Zusammensetzung der gebrauchsfertigen
Lösungen entspricht ungefähr der Zusammensetzung der extrazellulären Körperflüssigkeit.
Für die Lagerung werden meist konzentrierte
Hämodialyselösungen hergestellt, die vor Gebrauch mit Wasser (Wasser zum Verdünnen konzentrierter Hämodialyselösung, Ph. Eur.) entsprechend zu verdünnen sind. Dieses Wasser

wird wie „Gereinigtes Wasser" aus Trinkwasser
erhalten, muss aber zusätzlichen Reinheitsprüfungen genügen.

7 Sirupe

Der Zuckersirup des Arzneibuchs ist eine Lösung von 64 % Saccharose in Wasser. Derart
hochkonzentrierte Zuckerlösungen unterliegen
wegen ihrer starken osmotischen Wirkung keinem mikrobiellen Befall. Durch Kondensatbil-
dung infolge Verdampfen von Wasser können
jedoch Bereiche verdünnterer Lösungen an der
Gefäßinnenwand entstehen, die Nährböden für
mikrobielle Keime darstellen. Das Abfüllen der
noch heißen Sirupe soll daher unter aseptischen
Bedingungen erfolgen.

8 Biopharmazeutische Probleme

Die Resorptionsvoraussetzungen sind aus Lösungen, Suspensionen und Emulsionen unterschiedlich. Gelöst vorliegender Arzneistoff hat
die besten Voraussetzungen für eine schnelle
Resorption, wobei die Resorptionsgeschwindigkeit aus wässrigen Lösungen in der Regel schneller als aus öligen Lösungen ist. Bei letzteren ist
der Penetration in die Resorptionsmembran
noch ein Verteilungsschritt aus der öligen in die
wässrige Phase vorgeschaltet. Außerdem ist die
Diffusionsgeschwindigkeit in Öl langsamer als in
Wasser.

In einer wässrigen Suspension ist der Wirkstoff
fein dispergiert und gut benetzt. Bei weitgehender Teilchengrößenreduzierung steht für einen
beabsichtigten schnellen Wirkungseintritt für
den raschen Angriff der Gastrointestinal- oder
Gewebsflüssigkeit eine große Oberfläche zur
Verfügung. Außerdem ist eine schnelle Verteilung der vielen festen Wirkstoffpartikeln über
größere Bereiche des Magen-Darm-Kanals
möglich.

Aus Emulsionen werden vor allem für die Resorption von schwerlöslichen, lipophilen Wirkstoffen günstige Ergebnisse berichtet, wie z. B.
von Vitamin A nach peroraler Gabe. Teilweise
wird auch ein Abtransport über die Lymphgefäße angenommen (s. Kap. 7, Abschn. 2).

9 Qualitätsprüfung

Zur Qualitätsbeurteilung bzw. zur Beschreibung
des Zustandes und der Eigenschaften von flüssi-

gen Zubereitungen eignen sich neben den üblichen chemischen Bestimmungen vor allem physikalisch-chemische und physikalische Methoden. Je nach Art der flüssigen Arzneiform kommen nachstehende Methoden zur Qualitätskontrolle in Betracht.

Arzneibuchbestimmungen und -kennzahlen:

- relative Dichte,
- Brechungsindex,
- pH-Wert,
- Gleichförmigkeit der Masse und des Gehaltes (s. Kap. 2, Abschn. 3 und 6),
- Wassergehalt,
- Ethanolgehalt,
- Viskosität (s. Kap. 4, Abschn. 2.1.3, 2.1.5 und 5.2),
- falls mikrobielle Reinheit und/oder Sterilität gefordert werden, s. Kap. 9, Abschn. 5.

Dispersität und Teilchengrößen:

- Mikroskopie (s. Kap. 14, Abschn. 2.1.2),
- Mikroskopie mit polarisiertem Licht,
- Transmissions- und Raster-Elektronenmikroskopie,
- Coulter-Counter-Methode (s. Kap. 14, Abschn. 2.1.2),
- Lichtstreuungs- und -beugungsmethoden.

Sonstige Werte:

- Oberflächenspannung (s. Kap. 4, Abschn. 3.2.2),
- Leitfähigkeit (s. Kap. 4, Abschn. 5.6.3),
- kolligative Eigenschaften (s. Kap. 4, Abschn. 2.3.7).

Ein besonderes Problem stellt die **Dosierungsgenauigkeit** von flüssigen Arzneiformen dar. Gemäß Arzneibuch muss jede Dosis einer Mehrdosen-Zubereitung mit Hilfe einer geeigneten Dosiervorrichtung entnehmbar sein. Messlöffel – meist 5 ml – gelten als Dosiersysteme niederer Genauigkeit. Die individuelle Dosierung von Tropfenpräparaten setzt voraus, dass das abtropfende Tropfengewicht bzw. -volumen immer gleich ist und die Abtropfgeschwindigkeit nur so groß ist, dass der Patient die Tropfen noch zählen kann. Die Monographie „Flüssige Zubereitungen zur Einnahme" (Ph. Eur.) gibt Normen für die Dosierung von Tropfflüssigkeiten. Sie fordert einen oberen Grenzwert von maximal zwei Tropfen je Sekunde für die Tropfgeschwindigkeit selbsttätiger Tropfgeräte sowie Akzeptanzlimits für die Streuung einzelner abgeteilter Dosen aus einer Tropfeinrichtung. Im Arzneibuch ist als Dosierungshilfe ein Normaltropfenzähler beschrieben.

Lösungen müssen während ihrer Lagerung auf die etwaige Bildung von Abscheidungen, wie Trübungen, Niederschläge oder Auskristallisationen, beobachtet werden. Meist handelt es sich hierbei um herstellungs- oder lagerungsbedingte Folgen. Leichte Nachtrübungen sind bei Temperaturerhöhung meist reversibel. Trübungen können auch mikrobiologisch bedingt sein.

Bei Suspensionen muss die Qualitätskontrolle sicherstellen, dass während der Lagerung kein Partikelgrößenwachstum durch Umlösungsvorgänge eintritt. Ein gebildetes Sediment muss aufschüttelbar sein. Bei bestimmten Applikationen von Emulsionen, wie zur parenteralen Ernährung, darf ein bestimmter Dispersitätsgrad nicht unterschritten werden (s. Kap. 9, Abschn. 5). Die während der Lagerung stets zunehmende Teilchengröße der inneren Phase führt schließlich zum Brechen der Emulsion.

Weiterführende Literatur

Arzneimittelfarbstoffverordnung (AMFarbV). Vom 25. August 1982, (1982), Pharm. Ind. 44, 884.

Bagel, S., Wiedemann, B. (1999), Nasensprays ohne Konservierungsmittel, Deutsch. Apotheker Ztg. *139*, 4438.

Bremeker, K.-D. (1988), Neuere Entwicklungen bei Darreichungsformen zur transdermalen und transnasalen Medikation, Pharm. Ztg. 133, 611.

Deitmer, T., Scheffler, R. (1992), Nasentropfen, Wirkung von Arzneipräparaten auf die Schlagfrequenz nasaler Flimmerzellen, Dtsch. Apoth. Ztg. *132*, 751.

Fickweiler, E. (1983), Biopharmazie der Oto-Rhino-Laryngologica, Pharmazie *38*, 274.

Klement, A. (1986), Schnupfen und die Nasenschleimhaut, Österr. Apoth. Ztg. *40*, 113.

Merkus, F., Lehr, C.-M. (2004), Intranasale Applikation von Arzneistoffen mit systemischer Wirkung, Dtsch. Apoth. Ztg. *144*, 317.

Reimann, H., Blume, H. (1993), Dosierung von oralen Liquida, Pharm. Ztg. *138*, 594.

Kapitel 9

Parenteralia, einschließlich Blutzubereitungen, Sera und Impfstoffe

1 Allgemeines, Definitionen

Parenteral – par enteron – bedeutet „unter Umgehung des Magen-Darm-Kanals". Meist wird der Begriff jedoch enger gefasst. So versteht das Arzneibuch unter Parenteralia sterile Zubereitungen, die zur Injektion (Iniectabilia), Infusion (Infundibilia) oder Implantation in den menschlichen oder tierischen Körper bestimmt sind (s. a. Kap. 7, Abschn. 2.8).

Injektionen sind Zubereitungen, bei denen kleine Volumina (meist zwischen 1 und 20 ml) als Lösung, Suspension oder Emulsion appliziert werden.

Bei **Infusionen** werden Volumina, die größer als 100 ml sind, infundiert. Sie werden insbesondere aus folgenden Gründen verwendet:

– Ersatz von Blut und Blutderivaten,
– Volumensubstitution bei größeren Flüssigkeitsverlusten,
– Elektrolytersatz,
– Proteinersatz: bei Hypoproteinämie, partielle Ernährung, Aminosäuren,
– Parenterale Ernährung: Zufuhr von Kohlenhydraten, Aminosäuren, Fetten sowie Vitaminen und Mineralstoffen,
– Osmotherapie: Wasserentzug aus Geweben mit hypertonen, konzentrierten Lösungen von Zuckern, Polyolen oder Harnstoff,
– Lösungen zur Peritonealdialyse: Entfernung toxischer Substanzen und Eliminierung harnpflichtiger Stoffe bei Niereninsuffizienz,
– externe Anwendung zu Spül- oder Drainagezwecken, bei großflächigen Verbrennungen.

Meist wird die Infusionstherapie stationär durchgeführt; vereinzelt werden auch vom Patienten tragbare Infusionssysteme eingesetzt (s. Kap. 16, Abschn. 6.5).

Pulver zur Herstellung von Injektionszubereitungen werden erst vor der Applikation in dem vorgeschriebenen Volumen des sterilen Lösungsmittels aufgelöst. Chemisch instabile Wirkstoffe werden zu dieser Arzneiform verarbeitet.

Implantate sind zur meist subkutanen Implantation bestimmt (s. Kap. 16, Abschn. 6.1).

Eine besondere Gruppe stellen die **Injektionslösungen mit radioaktiven Stoffen** dar, die teils diagnostisch, teils therapeutisch verwendet werden. Die an sie zu stellenden Anforderungen sind in einem besonderen Abschnitt des Arzneibuchs – Radioaktive Arzneimittel – zusammengefasst.

2 Herstellung von Parenteralia

Allgemeine Anforderungen. Die grundsätzlichen Anforderungen an die Herstellung von Parenteralia sind in der EG-Leitlinie für die Herstellung von sterilen Produkten niedergelegt. Parenteralia müssen mit besonderer Sorgfalt hergestellt werden, um Reizlosigkeit zu garantieren und mikrobielle und partikuläre Verunreinigungen zu vermeiden. Mehr als bei anderen Darreichungsformen kommt dem Herstellungsverfahren eine besondere Bedeutung zu. An Parenteralia sind die in Tab. **9.1** aufgeführten Anforderungen zu stellen.

Tabelle **9.1**   Anforderungen an Parenteralia.

– Sterilität
– Pyrogenfreiheit
– Gute Verträglichkeit für den Patienten
  sie hängt ab von
  – der Isotonisierung oder annähernden Isotonisierung
  – einem angenäherten physiologischen pH-Wert wässriger Parenteralia
  – der Abwesenheit von partikulären Verunreinigungen
– Verträglichkeit mit dem Behältnismaterial
– Stabilität während der Lagerung

Lösungsmittel und Hilfsstoffe. Das wichtigste **Lösungs-** bzw. **Dispersionsmittel** ist Wasser (s. Kap. 5, Abschn. 4.2). Nach dem Arzneibuch muss grundsätzlich „Wasser für Injektionszwecke" (Ph. Eur.) verwendet werden. Die Verwendung oder der Zusatz eines anderen Lösungsmittels ist nur vertretbar, wenn der Wirkstoff

- in Wasser schwerlöslich ist,
- in Wasser instabil ist,
- eine protrahierte Wirkung erwünscht ist.

Mit Wasser mischbare Lösungsmittel, die als Cosolventien bis zu einer bestimmten Menge zugesetzt werden können, sind in erster Linie Ethanol bis 20 % (s. Kap. 6, Tab. **6.5**), Glycerol bis 30 %, Propylenglykol und Macrogol 300 bis 50 % und 1,3-Butandiol bis 100 %.

An nichtwässrige Lösungsmittel sind die in Tab. **9.2** angegebenen Anforderungen zu stellen. Als lipophile Lösungsmittel werden natürliche Öle pflanzlicher Herkunft, wie Erdnuss-, Oliven-, Mandel-, Sesamöl, „Sojaöl zur parenteralen Anwendung (Ph. Eur.)" und halbsynthetische Fettsäureester verwendet (s. Kap. 12, Abschn. 2.2). An sie müssen erhöhte Anforderungen gestellt werden. Unangenehm macht sich die teilweise recht hohe Viskosität bemerkbar. Gesättigte halbsynthetische Ester, wie gesättigtes Triglycerid mit C_8-C_{12}-Fettsäuren (Mittelkettige Triglyceride Ph. Eur.), sind vor allem wegen ihrer niedrigeren Viskosität und teilweise größeren chemischen Stabilität gegenüber der Heißluftsterilisation sowie wegen ihrer guten Lösungseigenschaften, z. B. für Steroidhormone und fettlösliche Vitamine, geeignet.

Der Zusatz von Hilfsstoffen sollte hinsichtlich Anzahl und Menge möglichst gering gehalten werden. Es kommen vor allem die in Tab. **9.3** aufgeführten Gruppen in Betracht.

Tabelle **9.2** Anforderungen an nichtwässrige Lösungsmittel für Parenteralia.

- Geeignete physikalische Eigenschaften, insbesondere ausreichend niedrige Viskosität
- Toxikologische Unbedenklichkeit, lokale Verträglichkeit
- Chemische Verträglichkeit mit den Wirk- und Hilfsstoffen der Zubereitung
- Pharmakologische Indifferenz
- Physiologische Verträglichkeit; keine Reizungen, Sensibilisierungen oder allergene Reaktionen
- Verträglichkeit mit dem Behältnismaterial

Tabelle **9.3** Hilfsstoffe für Parenteralia.

- Stoffe zur Verbesserung der Löslichkeit
- Stoffe zur Isotonisierung
- Puffer
- Antioxidantien, Chelatbildner
- Konservierungsmittel
- Emulgatoren
- Hilfsstoffe zur Wirkungsverlängerung

Lösungsvermittlung, Löslichkeitserhöhung. Intravenös zu verabreichende Wirkstoffe müssen vollständig gelöst sein. Während der Entwicklung der Zubereitung ist sicherzustellen, dass während der Injektion keine Ausfällung erfolgt. Da Ersatz des Wassers durch andere Lösungsmittel nur begrenzt möglich ist, wird durch mehrere Verfahren versucht, die Löslichkeit von in Wasser schwerlöslichen Wirkstoffen zu verbessern (Tab. **9.4**). Vorsicht ist bei der Verwendung von grenzflächenaktiven Lösungsvermittlern geboten, da mit Membran-Irritationen gerechnet werden muss.

Außerdem liegen Berichte über das Auftreten anaphylaktischer Reaktionen vor. Neben Lecithin und Glycerol-Macrogolricinoleat (Polyoxyethylen 35 rizinusöl) können für Parenteralia zur Zeit praktisch nur das Poloxamer 188 verwendet werden.

Isotonisierung. Wässrige Parenteralia sollen der Blut- bzw. Gewebsflüssigkeit isoosmotisch bzw. annähernd isoosmotisch sein. Die Forderung nach Isotonie ist bei intravasalen Zubereitungen zu stellen. Bei stärker hypo- oder hyperosmotischen

Tabelle **9.4** Verfahren zur Löslichkeitsverbesserung schwerlöslicher parenteral zu verabreichender Wirkstoffe.

- Strukturelle Veränderungen des Wirkstoffmoleküls durch Einführung funktioneller Gruppen
- Zusatz von Cosolventien bzw. Substanzen mit positivem Hydrotropieeffekt
- Salzbildung, z. B. Aminophyllin = Theophyllin + Ethylendiamin
- Zusatz von Komplexbildnern, z. B. Benzocain-Coffein-Komplex
- Zusatz von wasserlöslichen Cyclodextrinen bzw. Cyclodextrinderivaten
- Zusatz von grenzflächenaktiven Lösungsvermittlern (Solubilisatoren)
- Prodrug-Bildung, z. B. Metronidazol → Dikaliumsalz des Metronidazolphosphats

Abweichungen kann es zu Erythrozytenschädigung bzw. Gewebereizungen kommen. Bei *i.v.* Gabe stärker hypoosmotischer Lösungen tritt Hämolyse, bei Zufuhr größerer Mengen hyperosmotischer Lösungen tritt Plasmolyse ein. Hypoosmotische Lösungen enthalten weniger gelöste Moleküle oder Ionen als im Blut oder der Gewebsflüssigkeit vorhanden sind. In diesem Fall muss durch Zugabe von Natriumchlorid, Glucose oder Mannit eine Isotonisierung erfolgen, entsprechend einer Gefrierpunkterniedrigung gegenüber reinem Wasser von – 0,52 °C (s. Kap. 4, osmot. Druck, Abschn. 2.3.7 und Kap. 10, Abschn. 3). Die *i.v.* Gabe hyperosmotischer Lösungen lässt sich für manche Stoffe, wie Glucose, Kontrastmittel, osmotisch wirkende Diuretika, Aminosäuren, aus therapeutischen Gründen nicht vermeiden.

Isohydrie, Euhydrie. Das Blutserum verfügt über die vier Puffersysteme Kohlensäure/Hydrogencarbonat, Plasmaproteine, primäres/sekundäres Phosphat und Hämoglobin/Oxyhämoglobin. Das letzte System ist am wirksamsten. Der pH-Wert des Bluts liegt zwischen pH 7,30 und 7,45. Eine Angleichung wässriger Parenteralia an den physiologischen Bereich ist aus Stabilitätsgründen häufig nicht möglich. So können Alkaloidbasen bei diesen Werten teilweise bereits ausgefällt werden.

Bei der pH-Angleichung wird zwischen Isohydrie und Euhydrie unterschieden. **Isohydrie** ist die Einstellung auf den physiologischen pH-Bereich. Sie ist besonders bei Infusionen sowie bei Injektionen ins Gewebe erforderlich. **Euhydrie** bedeutet eine bestmögliche Angleichung an den physiologischen pH-Wert. Intravenös verabreichte Injektionslösungen können aus Gründen der Wirkstoffstabilität euhydrisch sein. Eine ausreichend langsame Injektion ermöglicht den Puffersystemen des Bluts eine schnelle Angleichung an den physiologischen pH-Wert.

Der pH-Bereich kann für *i.v.* Lösungen größer als für *i.m.* oder andere extravasale Verabreichungen gewählt werden. Die Grenzwerte für *i.v.* Injektionslösungen liegen etwa zwischen pH 3,0 und 10,5, für andere Applikationswege zwischen pH 4,0 und 9,0. Infusionslösungen sind in der Regel isohydrisch.

Es ist zu unterscheiden zwischen der pH-Einstellung mit Säuren oder Basen und der Pufferung mit Acetat-, Phosphat- oder Citratpuffern. Eine Pufferung von Infusionsarzneimitteln sollte nicht erfolgen, damit die natürliche pH-Stabilisierung des Bluts erhalten bleibt. Eine etwa erforderliche pH-Einstellung erfolgt mit Salzsäure bzw. Natronlauge. Häufig wird ein Kompromiss zwischen Isotonie, Euhydrie, physiologischen Anforderungen und Wirkstoffstabilität erforderlich sein.

Maßnahmen zur chemischen Stabilisierung. Als chemische Instabilitäten in Parenteralia kommen in erster Linie hydrolytische und oxidative Reaktionen sowie Inkompatibilitäten zwischen einzelnen Bestandteilen der Zubereitung in Betracht (s. Kap. 22, Abschn. 3). Andere Reaktionen, wie Decarboxylierungen, sind seltener.

Die Bedeutung von Maßnahmen zur Vermeidung solcher Instabilitäten muss auch unter dem Aspekt gesehen werden, dass meist eine Hitzesterilisation von Parenteralia durchgeführt wird, was zu einer wesentlichen Beschleunigung chemischer Reaktionen führen kann. Chemische Zersetzungen werden gefördert durch

- – Energiezufuhr infolge von Hitze und Licht,
- – Luftsauerstoff,
- – katalytische Wirkung von Metallspuren,
- – Wasser.

In Tab. **9.5** sind wesentliche Maßnahmen zur Vermeidung derartig bedingter Instabilitäten angeführt.

Durch Autoxidation zersetzbare Wirkstoffe, wie Morphin oder Epinephrin, können durch Zugabe von Antioxidantien stabilisiert werden. Neben Ascorbinsäure werden für wässrige Lösungen insbesondere Natriummetahydrogensulfit, Natriumsulfit und -hydrogensulfit verwendet. Chelatbildner, wie Dinatriumedetat (EDTA-Na), können durch ihre gegenüber Metallionen komplexbildenden Eigenschaften die Wirkung von Antioxidantien verstärken. Alle chemischen Zersetzungsreaktionen sind pH-abhängig. Der für die Stabilität optimale pH-Wert sollte eingehalten werden.

Tabelle **9.5**   Vermeidung von chemischen Instabilitäten bei Parenteralia.

- – Lichtschutz während der Herstellung und durch Braunglasampullen und -fläschchen
- – Ausschluss von Sauerstoff, Verwendung von Schutzgasen, wie Stickstoff oder Kohlendioxid
- – Zusatz von Antioxidantien
- – Einstellung eines geeigneten pH-Wertes
- – Trennung von Wirkstoff und Lösungsmittel
- – Verwendung von Pulvern
- – Getrenntes Abfüllen unverträglicher Lösungen in Ampullenpaare

Maßnahmen zur Keimminderung. Während der Herstellung von Parenteralia muss peinlichst auf die Vermeidung mikrobieller Verunreinigungen geachtet werden (s. Kap. 5, Abschn. 5.1). Anlage und Beschaffenheit der Räume, Anwendung der Reinraumtechnik oder Isolatortechnologie (s. Kap. 5, Abschn. 5.2), Desinfektionsmaßnahmen und größtmögliche persönliche Hygiene sind unerlässliche Voraussetzungen. Geeignete, leicht zu reinigende Geräte und Behältnisse sind zu verwenden. Kurze Leitungssysteme, die zu Reinigungszwecken eine häufige Dampfsterilisation ermöglichen, sind zusätzliche Sicherheitsmaßnahmen.

Bereits bei der Auswahl der Ausgangsstoffe ist besondere Sorgfalt erforderlich. Wirk- und Hilfsstoffe müssen einen hohen Reinheitsgrad haben und sollen keimarm bzw. steril und pyrogenfrei sein. Häufigste Ursache für mikrobielle Verunreinigungen ist das Wasser. Die Herstellung des Wassers für Injektionszwecke soll zeitlich möglichst nahe der weiteren Verwendung für die Produktion erfolgen.

Für wässrige Zubereitungen, die unter aseptischen Bedingungen hergestellt und in den verschlossenen Endbehältnissen nicht sterilisiert werden können, erlaubt das Arzneibuch den Zusatz einer geeigneten antimikrobiell wirk-samen Substanz. Der Zusatz ist nicht bei größeren Einzeldosen als 15 ml und bei Zubereitungen, die intrazisternal oder auf anderem Wege in die Zerebrospinal-Flüssigkeit sowie intra- oder retrookulär gegeben werden, gestattet. In diesen Fällen muss eine Abfüllung in Einzeldosisbehältnisse erfolgen. Wässrige Zubereitungen in Mehrdosenbehältnissen müssen ein Konservierungsmittel enthalten, falls die Zubereitung selbst keine antimikrobielle Wirksamkeit besitzt. Hierfür kommen z. B. p-Hydroxybenzoesäureester, Benzylalkohol, Phenylquecksilber-Salze oder Chlorkresol in Betracht. Parenteralia müssen frei von Pyrogenen sein (s. Abschn. 5).

Allgemeine Herstellungsvorschrift. Die Herstellungsvorschrift sollte möglichst einfach sein. Zahl und Menge der Hilfsstoffe müssen so klein wie möglich gehalten werden. In allen Bereichen der Herstellung sind aseptische Maßnahmen einzuhalten.

Die vergleichsweise geringsten Probleme bereitet die Herstellung von **parenteralen Lösungen**. Ein Herstellungsschema für wässrige Lösungen ist in Abb. **9.1** angeführt. Die Lösung wird in sauberen, verschlossenen Kesseln aus Edelstahl angesetzt. Bei sauerstoffempfindlichen Stoffen wird die Luft durch ein Schutzgas, wie Stickstoff, Argon oder Kohlensäure, verdrängt. Vor der

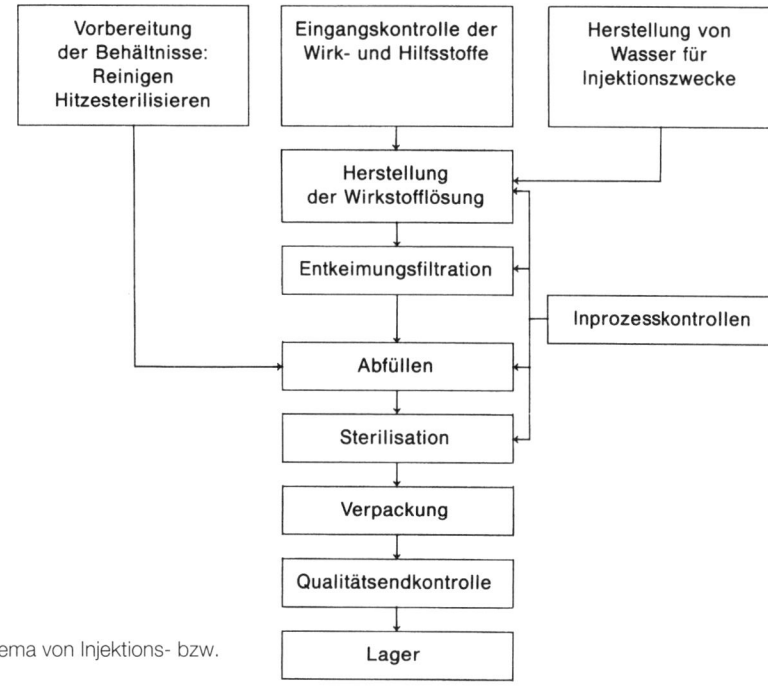

Abb. **9.1** Herstellungsschema von Injektions- bzw. Infusionslösungen.

meist mit Kolbenpumpen erfolgenden Abfüllung in die Endbehältnisse erfolgt Entkeimungsfiltration (s. Kap. 5, Abschn. 5.1.2). Nach Abfüllen in Ampullen werden diese durch Zuschmelzen verschlossen.

Sofern es die chemische Stabilität erlaubt, muss im Endbehältnis mit gespanntem, gesättigtem Wasserdampf sterilisiert werden. Eine immer wichtigere Rolle spielt die Entkeimungsfiltration durch Filter mit Porendurchmessern von 0,22 μm. Die biotechnologisch hergestellten Arzneistoffe sind häufig so instabil, dass sie nicht hitzesterilisiert werden können. In allen Herstellungsstufen müssen aseptische Maßnahmen streng eingehalten werden (s. Kap. 5, Abschn. 5.2). Die verschiedenen Einzelschritte werden industriell meist in Kompaktanlagen zusammengefasst. Hierbei werden vermehrt Isolatoren eingesetzt. Der Isolator erlaubt die Trennung des Menschen mittels einer physischen Barriere vom Arbeitsprozess (s. Kap. 5, Absch. 5.2).

Nach Abfüllen von Injektionsflüssigkeiten in Einzeldosisbehältnisse muss ein ausreichendes Füllvolumen vorliegen, da in Abhängigkeit von der Viskosität ein Teil der Lösung durch Behältnis und Verschluss bei der Entnahme zurückgehalten wird.

Konzentrate zur Herstellung von Parenteralia sind nach dem Arzneibuch unmittelbar vor der Anwendung mit einer geeigneten Flüssigkeit zu verdünnen.

Schwerer zu entwickeln und herzustellen sind **Suspensionen zur Injektion**. Sie müssen leicht abfüllbar und gut aufschüttelbar sein; es darf keine Kuchenbildung eintreten. Normalerweise werden Anforderungen an die Partikelgröße gestellt. Eine Partikelgröße von 40 μm sollte bei nicht intravenös zu verabreichenden Injektionen nicht überschritten werden.

Zur Herstellung der Suspensionen wird meist die wässrige Lösung der Hilfsstoffe, z. B. Isotonisierungszusatz, Puffer, viskositätserhöhender Stoff, nach Hitzesterilisation oder Entkeimungsfiltration in einem vorsterilisierten Behälter mit dem sterilen Wirkstoff aseptisch zusammengegeben.

Besonders hohe Anforderungen sind an die Herstellung partikulärer Kontrastmittel zur intravenösen Injektion zu stellen. Darreichungsformen sind neben Emulsionen Nanopartikeln, Mikropartikeln und Liposomen (s. Kap. 15). Eine besondere Art sind Zubereitungen von Mikrogasblasen, die als Ultraschallkontrastmittel Anwendung finden. Ultraschall wird besonders ef-

fektiv an der Grenzfläche gasförmig/flüssig gestreut. Es handelt sich um stabilisierte Gasblasen, deren Größe im Bereich der Blutzellen liegt. Bei der kurz vor der Anwendung erfolgenden Suspendierung von agglomerierten Galaktose-Mikropartikeln in 20 %iger Galaktoselösung wird die zwischen den Partikeln eingeschlossene Luft in Form von Mikrogasblasen frei. Ein geringer Zusatz von Palmitinsäure wirkt stabilisierend auf die Mikrogasblasen.

Ein anderes Verfahren besteht in der Herstellung von gasgefüllten Mikrokapseln, deren Wandmaterial aus partiell denaturiertem humanem Serumalbumin besteht. Tab. **9.6** gibt die erforderlichen Partikelgrößenbereiche der für die intravenöse Verabreichung verwendeten Darreichungsformen an. Zum Vergleich sind die Partikelgrößen einiger zellulärer Blutbestandteile aufgeführt.

Der Durchmesser der Tröpfchen der dispergierten Phase von **O/W-Fettemulsionen** zur parenteralen Ernährung sollte zur Vermeidung von Embolien <1 μm sein, wobei keinesfalls Tröpfchen >5 μm vorliegen dürfen. Die Größe der Emulsionströpfchen darf sich während der Lagerung nicht verändern. Der Fettgehalt liegt zwischen 10 und 20 %. Die Sterilisation erfolgt mit

Tabelle **9.6**   Partikelgrößen von partikulären Systemen und Blutbestandteilen.

System/Bestandteil	Partikelgröße (μm)
Partikuläre Systeme	
Liposomen	
Kleine unilamellare Vesikeln (SUV)	0,02–0,05
Große unilamellare Vesikeln (LUV)	0,05–0,3
Multilamellare Vesikeln (MLV)	>0,1
Mikroemulsionen	0,01–1
Emulsionen	<5
Nanopartikeln	0,005–1
Mikropartikeln	>0,5
Zelluläre Bestandteile	
Monozyten	12–20
Lymphozyten	7–12
Erythrozyten	7
Thrombozyten	1,5–4
Partikuläre Bestandteile	
Chylomikronen	0,1–1
Lipoproteine sehr geringer Dichte (VLDL)	0,03–0,07
Lipoproteine geringer Dichte (LDL)	0,015–0,07
Lipoproteine hoher Dichte (HDL)	0,0075–0,01

gespanntem gesättigten Wasserdampf von 121 °C (s. Kap. 5, Abschn. 5.1.2).

Parenterale Fettemulsionen werden zur parenteralen Ernährung und als Wirkstoffträger verwendet.

Sofern ein Wirkstoff in gelöster Form nicht ausreichend haltbar ist, kann er als steriles Pulver abgefüllt werden. Dieses muss den Anforderungen der Monographie **Pulver zur Herstellung von Injektionszubereitungen und zur Herstellung von Infusionszubereitungen** des Arzneibuchs entsprechen. Es wird vor der Applikation in der erforderlichen Lösungsmittelmenge gelöst oder suspendiert.

Folgende Herstellungsmethoden kommen in Betracht:

- Sterile Kristallisation bzw. Ausfällung,
- Lyophilisation.
- Sprühtrocknung.

Bei der **sterilen Kristallisation** wird nach Sterilfiltration der Wirkstofflösung durch Zugabe eines anderen sterilen Lösungsmittels die Kristallisation eingeleitet. Das ausgefallene Kristallisat wird abgetrennt und unter aseptischen Bedingungen getrocknet. Mögliche Rekontaminationen müssen verhindert werden. Die sterilen Kristalle können als solche unter aseptischen Bedingungen abgefüllt oder in einer Trägerflüssigkeit suspendiert und lyophilisiert werden.

Die häufig angewendete **Lyophilisation** (s. Kap. 5, Abschn. 2.6.7) erfolgt meist in den Endbehältnissen, teilweise unter Zusatz eines Hilfsstoffes. Der Hilfsstoff, häufig Mannitol, dient als Gerüstbildner und gleichzeitig zum Einstellen der Isotonie nach dem Auflösen. Nach Aufheben des Vakuums wird Sterilluft in den Trockner gegeben. Amorphe Lyophilisate können während der Lagerung Stabilitätsprobleme, wie Rekristallisation, ergeben. Für schwer wasserlösliche Substanzen ist es schwierig, ein geeignetes Lösungsmittel für die Gefriertrocknung zu finden.

Zytostatikalösungen. Besondere Vorsichtsmaßnahmen sind bei der Herstellung von Zytostatikazubereitungen erforderlich. Sie unterliegt in Apotheken in der Bundesrepublik Deutschland der Richtlinie „Herstellung applikationsfertiger Zytostatikalösungen in Apotheken". Hierdurch soll eine höchstmögliche Produktqualität bei optimalem Schutz von Mensch und Umwelt gewährleistet werden. Sie betrifft das herstellende Personal, die Räumlichkeiten, die apparative Ausstattung und deren Wartung, den Herstel-

lungsprozess, den Transport sowie die Entsorgung. Die Herstellung hat in einem abgetrennten Raum in Sicherheitswerkbänken oder Isolatoren – jeweils DIN-genormt – zu erfolgen. Die Lösungen sind in bruchsicheren Kunststoffbehältnissen abzufüllen. Die Primärbehältnisse sollen eingeschweißt werden, um bei Leckagen eine Kontamination zu vermeiden.

Partikuläre Verunreinigungen. Es ist unmöglich, absolut fremdpartikelfreie Parenteralia herzustellen. Allein beim Öffnen einer Ampulle gelangt eine große Zahl feinster Glaspartikeln in die Zubereitung. Besondere Sorgfalt ist bei der Herstellung von Injektionssuspensionen erforderlich.

Die Frage, ob wenige große Partikeln für den menschlichen Organismus gefährlicher sind als viele kleine Partikeln, lässt sich noch nicht eindeutig beantworten. Als medizinisch besonders problematisch werden starre Fasern mit einer Länge von $>5\ \mu m$ und einem Durchmesser $<3\ \mu m$ angesehen, wie sie insbesondere beim Asbest vorliegen. Sie können zu Zellschädigungen führen. Bisher ging man davon aus, dass kleinere Partikeln, die 5 μm nicht überschreiten, nahezu vollständig schnell über die Nieren eliminiert werden. Diese Auffassung wurde damit begründet, dass die Lumina der feinen Lungengefäße bis auf etwa 7 μm abnehmen und der Erythrozytendurchmesser etwa 7 μm beträgt. Neuerdings werden vermehrt kleine Partikeln als Ursache für schwere Organschäden angesehen. Das BfArM fordert die völlige Abwesenheit von Asbestfasern mit einer Länge $>2,5\ \mu m$.

Für die Vermeidung partikulärer Verunreinigungen ist insbesondere die Kenntnis ihrer möglichen Herkunft wichtig. Eine grobe Einteilung der Ursachen lässt sich in exogene und endogene Kontamination treffen.

Exogene Kontaminationsquellen sind Wirk- und Hilfsstoffe, der Herstellungsprozess, Behältnisse mit Verschlüssen und Verschlusssicherungen und das Personal.

Die partikuläre Verunreinigung der Ausgangsstoffe ist meist relativ groß. Sie stellt aber normalerweise den Hersteller vor keine größeren Probleme, wenn ein Filtrationsprozess während der Herstellung eingeschaltet ist. Schwieriger ist der Verarbeitungsprozess zu beherrschen. Ungenügend gereinigte oder vom Material her ungeeignete Geräte können Ursachen einer Verunreinigung sein. Häufig liegen gerade im kritischen Bereich hinter den Entkeimungsfiltern zu lange

Rohrleitungssysteme. Unsachgemäße Filtration, insbesondere mit asbesthaltigen Tiefenfiltern, kann zur Faserabgabe führen.

Ampullen und Infusionsflaschen verlassen die Fertigungsmaschinen der Glasindustrie in relativ sauberem Zustand. Es ist besonders ein Problem der Verpackung, dass keine anschließende sekundäre Verunreinigung der Leerbehältnisse erfolgt. Infusionslösungen in Kunststoffbehältnissen sind für eine Kontamination meist weniger anfällig als solche in Glasflaschen. Gummistopfen sind eine weitere Herkunftsquelle infolge Abrasion nach zu starker Reinigung oder beim Verschließen der Behältnisse mit den Stopfen.

Daneben stellen Verunreinigungen aus der umgebenden Luft eine große Kontaminationsquelle für Leerbehältnisse dar. Sie werden auch als **airborne particles** bezeichnet. Die sicherste Möglichkeit zu ihrer Ausschaltung besteht in der Verwendung von Lamina-Air-Flow-Geräten (s. Kap 5, Abschn. 5.2).

Eine besondere Gefahrenquelle ist das in Krankenhäusern übliche Zumischen von wirkstoffhaltigen Injektionslösungen zu Infusionslösungen während der Infusionstherapie. Jedes Durchstechen des Verschlusses des Infusionsbehältnisses oder des Kautschukansatzstücks am Infusionssystem kann zu einem Loslösen von Partikeln führen. Es werden besondere Stopfen mit gekennzeichneter Durchstichstelle hergestellt, die dies verhindern sollen.

Endogene Kontamination ist die Bildung von Fremdpartikeln während der Lagerung. Primär sind es Ausfällungen und Auskristallisationen, wie sie z. B. aus übersättigten Lösungen von Calciumgluconat und Mannit auftreten. Endogene Kontamination kann die Folge einer exogenen Verunreinigung sein. Eine Faser an der Glasoberfläche des Leergefäßes kann als Keimbildner für eine Kristallbildung dienen. Wechselwirkungen der Lösung mit dem Behältnismaterial, z. B. durch Alkaliabgabe aus Glasbehältern bzw. Gasdurchlässigkeit, insbesondere von CO_2 bei Kunststoffbehältnissen, Abgabe von Zink-Ionen aus den Stopfen, können die Ursache sein.

Ein validiertes Herstellungsverfahren erlaubt heutzutage die Herstellung partikelfreier Lösungen.

3 Behältnisse

An die Primärpackmittel (s. Kap. 21) von Parenteralia sind höchste Anforderungen zu stellen.

Als Materialien werden Glas und Kunststoff – jeweils ausreichend durchsichtig – für die Behältnisse und zusätzlich Elastomere für die Verschlüsse verwendet.

Für Injektionslösungen werden bei einzeldosierten Lösungen meist Glasampullen eingesetzt. Für die Verabreichung von Einzeldosis und Mehrfachdosen existieren auch mit Gummistopfen verschließbare Injektionsfläschchen von meist 5 ml, auch **Durchstichfläschchen** oder **Vials** genannt. In ihnen werden neben Lösungen Suspensionen und Pulver abgefüllt. Spezielle Behältnisse für einmalige Verabreichungen sind **Einmalspritzen** (Sterile Einmalspritzen aus Kunststoff, Ph. Eur.), **Fertigspritzen** bzw. **Spritzampullen**, die bereits die spritzfertige Injektionslösung enthalten. **Doppelkammerspritzampullen** oder Zweikammerspritzen bestehen z. B. aus einem Vial mit der Trockensubstanz und einer Spritzampulle mit dem Lösungsmittel. Vor der Injektion wird das Lösungsmittel aus der Spritzampulle in das Vial gedrückt; nach Auflösen der Trockensubstanz wird die Wirkstofflösung in die Spritzampulle zurückgezogen.

Für Spezialfälle wurden besondere Injektionshilfen entwickelt. Die so genannten **Insulin-Pens** haben die Form eines Füllfederhalters und enthalten das spritzfertige Insulin in einer auswechselbaren Kartusche. Mittels eines **Jet-Injektors** können Wirkstoffe unter hohem Druck ohne Nadel in die Haut geschossen werden. Dieses System wurde zunächst für Massenimpfungen entwickelt.

Für die Aufnahme von Infusionslösungen dienen Flaschen aus Glas bzw. Kunststoff und kollabierende Kunststoffbeutel. Anstelle der früher verwendeten Infusionsflaschen aus Schwerglas werden heute leichtere, dünnwandigere Glasflaschen verwendet.

Gelegentlich werden „Aufbrennampullen" eingesetzt, die vor der Befüllung nicht mehr gewaschen werden müssen. Während bei normalen Ampullen die Oberfläche von Alkaliionen verarmt ist, ist dies bei Aufbrennampullen nicht der Fall.

Das Material der Primärbehältnisse muss gegenüber dem Füllgut inaktiv und so beschaffen sein, dass weder Diffusion in oder durch das Behältnis auftritt, noch fremde Substanzen an das Füllgut abgegeben oder aus ihm aufgenommen werden. Daher schreibt das Arzneibuch bestimmte Glasqualitäten von hoher hydrolytischer Resistenz vor (s. Kap. 21, Abschn. 2.1).

Tabelle **9.7** Anforderungen an Kunststoffbehältnisse für Parenteralia.

- Unzerbrechlichkeit
- Niedrige Dichte
- Durchsichtigkeit
- Sterilisierbar mittels Hitze
- Verträglichkeit mit dem Füllgut
- Undurchlässig gegenüber Gasen und Wasserdampf
- Monomeren- und weichmacherfrei
- Umweltfreundlich
- Toxikologisch unbedenklich
- Wirtschaftlich

Infolge mancher Nachteile von Glas, wie hohes Taragewicht und Zerbrechlichkeit, werden vermehrt Kunststoffe verwendet. Die wichtigen Anforderungen an derartiges Behältnismaterial sind in Tab. **9.7** angeführt.

Keines der gebräuchlichen Polymere erfüllt sämtliche Anforderungen. Meist ist der Zusatz weiterer Hilfsstoffe, wie Weichmacher, Stabilisatoren, Antioxidantien usw., erforderlich. Eine teilweise Sorption einzelner Bestandteile aus dem Füllgut ist nicht ausgeschlossen. So werden z. B. beachtliche Insulinmengen an PVC-Beutel, nicht jedoch an Polyethylen-Beutel sorbiert.

Bei in 0,9 %iger Natriumchloridlösung gelöstem Diazepam wurde innerhalb von 24 h ein Wirkstoffverlust von 55 % bei Verwendung von PVC-Behältnissen gefunden. Auch ein ohne Qualitätseinbuße autoklavierbares Material ist noch nicht erhältlich.

Die eventuelle Abgabe von Bestandteilen der als Verschlussmaterialien verwendeten Elastomere, z. B. von Vulkanisationsbeschleunigern (Kap. 21, Abschn. 2.2 und 3), in die Lösung muss beachtet werden. Das Arzneibuch enthält Monographien über das Material zur Herstellung von Behältnissen und für Behältnisse.

4 Biopharmazeutische Probleme

Nach Applikationsort und Zusammensetzung der Zubereitung können Wirkungseintritt und -dauer in weiten Grenzen variiert werden (s. Kap. 16, Abschn. 6.1 und Abschn. 6.4). Die parenterale Verabreichung bietet die Möglichkeit eines äußerst schnellen, unter Umständen lebenserhaltenden Wirkungseintritts oder einer sich über Tage, Wochen, ja sogar Monate erstreckenden Wirkung.

Eine besondere pharmakokinetische Bedeutung kommt der Partikelgröße bei der intravenösen Verabreichung partikulärer Darreichungsformen mit dem Ziel einer wirkortspezifischen Wirkstoffapplikation (Drug-Targeting, s. Kap. 15, Abschn. 4 und Kap. 23, Abschn. 2) oder für diagnostische Zwecke zu. Partikelgröße und -form sowie die Oberflächeneigenschaften der Partikeln beeinflussen ihre Verteilung. Die Injektion von einmal kugelförmigen und zum anderen etwa volumengleichen, aber stäbchenförmigen Partikeln mit 10–12 μm Längsdurchmesser ergibt im ersten Fall eine bevorzugte Anreicherung in Milz und Leber, im zweiten Fall in der Lunge. Partikeln mit der Größe oberhalb der Kapillardurchmesser der Lunge werden nach intravenöser Applikation mechanisch zurückgehalten. Bei Verwendung von mit ^{99m}Tc-Technetium beladenen Zubereitungen ist so die szintigraphische Darstellung durchbluteter Areale der Lunge möglich. Mangelhaft oder nicht durchblutete Gebiete werden von den Kontrastmitteln nicht erreicht.

Durch Veränderung der Oberflächenladung oder Hydrophilie kann die Aufnahme parenteral applizierter Partikeln aus dem Blut in die Zellen des retikuloendothelialen Systems (RES) gezielt behindert werden.

5 Qualitätsprüfung

Der Qualitätssicherung von Parenteralia ist besondere Beachtung zu schenken. Neben den üblichen Qualitätskontrollen muss bei der **Eingangskontrolle** für die Ausgangsstoffe besonderer Wert auf die Abwesenheit von Keimen bzw. auf das Vorliegen einer niedrigen Keimzahl gelegt werden. Das primäre Verpackungsmaterial ist – sofern entsprechende Vorschriften aufgenommen sind – nach dem Arzneibuch und zusätzlich nach den DIN-Vorschriften zu prüfen (s. Kap. 21).

Die **Inprozess-Kontrolle** soll vor allem das schnelle Erkennen etwaiger Konzentrationsabweichungen des Wirkstoffs von der Norm erlauben. Die Verfahren sollen wenig zeitaufwendig sein, um längere Lagerung noch nicht sterilisierter Halbfertigarzneimittel zu vermeiden. Neben der relativ unspezifischen pH-Messung kommen Bestimmungen der elektrischen Leitfähigkeit, z. B. bei Natriumchlorid-Lösungen, der Brechzahl, der Osmolalität oder der optischen Drehung in Betracht. Häufig wird eine Kombination von zwei Verfahren günstig sein. Für eine

Tabelle **9.8** Spezielle Verfahren der Qualitätsendkontrolle bei Parenteralia.

- Partikelkontamination (Ph. Eur.)
  Nichtsichtbare Partikeln
  Sichtbare Partikeln
- Prüfung auf Sterilität (Ph. Eur.)
- Prüfung auf Pyrogene (Ph. Eur.)
- Prüfung auf Bakterien-Endotoxine (Ph. Eur.)
- Prüfung auf Dichtigkeit von Ampullen
- Prüfung auf ausreichende Füllung
- Gleichförmigkeit der Masse bzw. des Gehalts einzeldosierter Arzneiformen (Ph. Eur.)
- Bestimmung des entnehmbaren Volumens (Ph. Eur.)

---

schnelle Prüfung auf Pyrogenfreiheit ist der Limulustest geeignet (s. bei Pyrogene weiter unten).

Neben den allgemeinen üblichen Verfahren der Prüfung auf Reinheit und Identität sowie der Gehaltsbestimmung kommen für die **Endkontrolle** die in Tab. **9.8** aufgeführten Untersuchungen hinzu.

Die **Prüfung auf Abwesenheit von Partikeln** in Injektions- und Infusionslösungen wurde in der Vergangenheit meist visuell durchgeführt. Die Erfassungsgrenze des Auges liegt bei etwa $50\,\mu m$. Dies ist eine subjektive Prüfmethode, so dass zwei Beurteiler selten zu übereinstimmenden Ergebnissen kommen. Eine gewisse Objektivierung wird durch ein auch im DAC aufgenommenes Verfahren angestrebt, bei dem die Sichtkontrolle unabhängig von mindestens drei Prüfern vorgenommen wird. Die Bewertung erfolgt nach einem Punktsystem. Dieses Auswerteverfahren ist nicht für die Routinekontrolle geeignet.

Daneben werden zunehmend automatisierte opto-elektrische Verfahren zur Erfassung solcher Partikeln eingesetzt.

Neben der mikroskopischen Bestimmung werden vielfach elektronische Prüfautomaten eingesetzt, die nach den Verfahren der Lichtblockade oder Lichtstreuung arbeiten. Das Arzneibuch enthält eine entsprechende **Prüfung auf nichtsichtbare Partikeln.**

Durch Umformung in elektrische Signale erfolgen eine Anzeige und gleichzeitiges Aussortieren der verunreinigten Ampullen. Diese Methoden verdrängen immer mehr die visuellen Verfahren. In jedem Fall erfolgt bei der Endkontrolle die

Überprüfung jedes einzelnen Behältnisses (100 % Sichtkontrolle).

Den nichtdestruktiven Methoden stehen die destruktiven Verfahren gegenüber. Die amerikanische Pharmakopöe schreibt für Infusionslösungen eine mikroskopische Prüfmethode vor, wobei obere Zahlengrenzwerte für Partikelgrößen von $10\,\mu m$ und $25\,\mu m$ pro ml Infusionslösung angegeben werden. Geeignet ist das Coulter Counter-Verfahren (s. Kap. 14, Abschn. 2.1.2 und Abb. **14.**7).

Die **Prüfung auf Sterilität** muss gemäß Arzneibuch an allen Chargen vorgenommen werden.

Für bestimmte Parenteralia fordert das Arzneibuch eine **Prüfung auf Bakterien-Endotoxine** (s. Pyrogenitätsprüfung).

Eine häufig verwendete Methode zur **Prüfung auf Dichtigkeit** von Ampullen ist die Blaubadprüfung. Die Ampullen werden unter Anlegung eines Vakuums mindestens 15 min lang z. B. in eine 1%ige Methylenblau-Lösung getaucht. Sofern eine Ampulle eine Undichtigkeit aufweist, tritt durch diese Luft aus. Nach Aufheben des Vakuums (Vakuumtauchmethode) oder Anlegen eines Überdrucks (Drucktauchmethode) tritt infolge des Druckunterschiedes zwischen Ampulleninhalt und Tauchlösung Blaubadlösung in die defekten Ampullen ein. Dies wird durch eine Verfärbung des Inhalts angezeigt. Das Verfahren erlaubt nicht mit Sicherheit, in jedem Fall undichte Ampullen zu erfassen, da die feststellbare Farbänderung ungenügend sein kann.

Eine andere Methode gestattet das Erkennen von Undichtigkeiten in Ampullen mit Hilfe des elektrischen Stromes. In einem elektrischen Hochspannungsfeld stehen zwei Elektroden A und B ähnlich wie in einem Kondensator einander gegenüber (Abb. **9.**2).

Bei Einbringen der zu prüfenden Ampulle zwischen die Elektroden fließt ein Strom bestimmter Stromstärke über die Ampulle. Bei gleichbleibender Spannung wird bei einer defekten

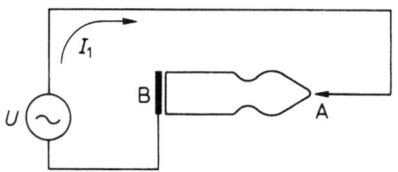

Abb. **9.**2 Schema der Dichtigkeitsprüfung im elektrischen Hochspannungsfeld.

Ampulle eine größere Stromstärke messbar. An modernen Prüfmaschinen wird jede Ampulle gleichzeitig von vier Elektroden abgetastet, um den gesamten Ampullenkörper sicher zu erfassen. Die Methode gestattet auch die Untersuchung von gefärbten Lösungen.

Einzeldosisbehältnisse müssen ein genügendes Füllvolumen enthalten, um bei normaler Technik die Entnahme und Verabfolgung der deklarierten Dosis zu ermöglichen. Dies wird durch die **Bestimmung des entnehmbaren Volumens** (Ph. Eur.) überprüft.

Pyrogene

Als **Pyrogene**, dieser Name bedeutet Fieber oder Feuer erzeugen, werden Stoffe bezeichnet, die – in Bruchteilen eines Mikrogrammes parenteral verabreicht – beim Menschen und bei Tieren etwa 1 bis 2 h nach der Injektion Fieberreaktionen erzeugen. Außerdem können sie Leukopenie und Leukozytose verursachen. Es werden exogene und endogene Pyrogene, die auch als **Endotoxine** bezeichnet werden, und pyrogenartig wirkende Stoffe nicht mikrobieller Herkunft unterschieden. **Exogene Pyrogene** sind Stoffwechsel- oder Zerfallsprodukte überwiegend von gramnegativen Bakterien, von Pilzen oder von Viren. Virenpyrogene sind nur von der Myxovirus-Gruppe bekannt. Die **endogenen Pyrogene** entstehen beim Zerfall körpereigener Zellen. Daneben gibt es auch noch pyrogenartig wirkende Stoffe nicht mikrobieller Herkunft, z. B. aus Elastomerdichtungen oder -verschlüssen der Verpackung herausgelöste Zuschlagstoffe.

Als häufigste Kontaminanten von Arzneimitteln gelten nach heutigem Wissen Endotoxine.

Chemisch handelt es sich bei den Pyrogenen um gut wasserlösliche Lipopolysaccharide wechselnder Zusammensetzung, die auch noch Glucosamin enthalten. Durch milde Säurehydrolyse lassen sie sich in eine Polysaccharid- und eine Lipoidfraktion trennen. In letzterer sind die endotoxischen Eigenschaften verankert.

Während gramnegative Bakterien bereits ab 70 °C abgetötet werden, sind die von ihnen stammenden Pyrogene wesentlich hitzestabiler. Sie werden erst ab 200 °C und nach längeren Einwirkungszeiten zerstört. Viruspyrogene sind dagegen weniger hitzestabil.

Pyrogene können überall dort entstehen wo mikrobielles Wachstum möglich ist. So sind beispielsweise Ionenaustauscheranlagen für enthär-tetes oder demineralisiertes Wasser als Quellen für die Entstehung von Pyrogenen gefürchtet. Diese Einrichtungen sind deshalb regelmäßig zu reinigen und zu desinfizieren. Da Pyrogene leichter eingeschleppt werden als sie wieder zu entfernen sind, müssen bei Wasser und allen Ausgangsmaterialien, vor allem wenn sie zur Herstellung von parenteralen Zubereitungen bestimmt sind, entsprechende Vorsichtsmaßnahmen eingehalten und Qualitätsprüfungen durchgeführt werden.

Exogene Pyrogene lassen sich durch Peressigsäure oder Ozon inaktivieren sowie durch bestimmte Adsorptionsfilter (s. Kap. 5, Abschn. 2.5) abtrennen. Diese Methoden sind jedoch sehr aufwendig, und außerdem ist Ozon anschließend nicht mehr vollständig aus dem Produkt zu eliminieren.

Pyrogenitätsprüfungen

Ursprünglich war im Arzneibuch für die Prüfung auf Pyrogene allein der Kaninchentest vorgesehen. Mit der Aufnahme des Limulus-Testes (Prüfung auf Bakterien-Endotoxine) ist allerdings eine Entwicklung eingeleitet, die zu einer Ablösung des Kaninchentestes führen kann.

▨ Kaninchentest

Dieser Pyrogentest beruht darauf, dass Kaninchen auf intravenöse Injektionen von Lösungen mit geringsten pyrogenen Verunreinigungen kurzfristig mit einem Anstieg ihrer Körpertemperatur reagieren. Nach der Injektion wird die innerhalb einer Zeitspanne von 3 h auftretende Maximaltemperatur festgehalten. Die Temperatursteigerung darf den vom Arzneibuch vorgegebenen Grenzwert nicht überschreiten.

▨ Limulus-Test

Mit dem Limulus-Amöbozyten-Lysat-Test (LAL-Test) steht ein etwa 100-mal empfindlicherer und weniger aufwendiger In-vitro-Test zur Verfügung. Dieser Test beruht darauf, dass Bakterien-Endotoxine mit dem Lysat von Amöbozyten des Pfeilschwanzkrebses (*Limulus polyphemus*) unter Koagulation bzw. Gelbildung reagieren.

Die Vorteile des LAL-Testes gegenüber dem Kaninchentest liegen vor allem in der schnellen Durchführbarkeit, der hohen Empfindlichkeit und der Vermeidung von Tierversuchen. Nachteile des Testes sind seine hohe Spezifität und die Störanfälligkeit gegenüber anderen Substanzen. Letzteres erfordert eine exakte Validierung des

Verfahrens. Die große Spezifität beruht auf dem alleinigen Nachweis von Pyrogenen, die von gramnegativen Bakterien abgeschieden werden. Dies wird jedoch in Kauf genommen, da in wässrigen Parenteralia in der Regel nur Pyrogene vom Typ der Bakterien-Endotoxine vorliegen.

Als Voraussetzung dafür, dass auf den Etiketten von Arzneizubereitungen der Vermerk „pyrogenfrei" verwendet werden darf, verlangt das Arzneibuch von Injektionen, deren Einzeldosis das Volumen von 15 ml überschreitet, und von allen Infusionszubereitungen, sofern eine Prüfung auf Bakterien-Endotoxine weder vorgeschrieben noch zugelassen ist, das Bestehen eines Pyrogentestes.

6 Radioaktive Arzneimittel, Röntgen- und Magnetresonanz-Diagnostika

Diese Gruppe von Parenteralia kann aus Lösungen, kolloiddispersen Systemen oder Emulsionen bestehen.

Radioaktive Arzneimittel können ein oder mehrere Radionuklide enthalten, deren Strahlung zur Diagnostik oder Therapie eingesetzt werden kann. Isotope, die γ-Strahlung emittieren, werden hauptsächlich zur Szintigraphie des ganzen Körpers oder bestimmter Organe verwendet. β-Strahler dienen vorwiegend zur Schädigung unerwünschten Gewebes, z. B. von Tumoren. Neben den üblichen Anforderungen für Parenteralia müssen bei radioaktiven Arzneimitteln die Reinheit des Radionuklids und die Reinheit der radioaktiven Markierung der verwendeten Substanz (radiochemische Reinheit) geprüft werden.

Neben Gasen zur negativen Kontrastierung der Lunge (s. auch Abschn. 2), wasserlöslichen Zubereitungen von jodhaltigen Verbindungen zur positiven Kontrastierung der Atemwege und der Lunge oder $BaSO_4$ zur Darstellung des Magen-Darm-Traktes sind verschiedene Röntgenkontrastmittel zur parenteralen Anwendung auf dem Markt.

Dabei können ölige Kontrastmittel mit jodierten Methylestern zur direkten Lymphographie, d. h. Darstellung von Lymphgefäßen und Lymphknoten nach Injektion in die Lymphgefäße, verwendet werden. Wasserlösliche nichtionische oder ionische Kontrastmittel werden meist zur i.v.-Injektion verwendet. Letzere werden als Na-, Meglumin- oder Lysinsalze eingesetzt.

Zu den parenteralen Kontrastmitteln für die Magnetresonanz-Tomographie zählen kolloidale Zubereitungen wie dextranumhüllte oder freie Eisenoxidkristalle oder Liposomen mit verkapselten stabilen Komplexverbindungen von Gadolinium (Gd)-Ionen mit Diethylentriaminpentaessigsäure (DTPA). Diese Partikeln werden nach i.v.-Injektion schnell in das RES aufgenommen, meist von der Leber. Danach kann z. B. der gesamte Leber-Gallengangs-Trakt dargestellt werden. Bei den Lösungen handelt es sich meist um stabile Gd-Komplexe, die entweder schnell aus dem Gefäßsystem entweichen und den Extrazellularraum darstellen oder die sehr lange im Blutkreislauf verweilen und diesen sichtbar machen.

7 Blutzubereitungen, Plasmaersatzmittel

Eine besondere Gruppe der Parenteralia sind die Blutkonserve, Zubereitungen aus dem Blut und Plasmaersatzmittel. Sie werden für folgende Zwecke benötigt:

- Ersatz funktioneller Bestandteile nach größeren Blutverlusten, z. B. Erythrozyten, Leukozyten,
- Flüssigkeitszufuhr nach größeren Flüssigkeitsverlusten,
- Gewinnung von spezifischen Bestandteilen des Bluts, insbesondere zur Behandlung von Bluterkrankungen,
- Gewinnung von Seren zur passiven Immunisierung.

Ein Schema der Verwertungsmöglichkeiten wichtiger Blutbestandteile ist in Abb. **9.3** aufgeführt.

Gewinnung von Blut und seinen Zubereitungen

Die Gewinnung von Blut und seinen Zubereitungen erfolgt durch

- Sammlung von Vollblut,
- Plasmapherese.

Das dem Spender abgenommene Vollblut wird entweder zur Vollblutkonserve verarbeitet, oder es werden durch Zentrifugieren die Formelemente abgetrennt. Das Plasma wird tiefgefroren, sofern nicht eine sofortige Weiterverarbeitung erfolgt. Die **Plasmapherese** wird verstärkt zur Gewinnung von Plasma und Plasmabestandteilen angewendet. Dem Blutspender werden nach der Entnahme und Abtrennung des Plasmas die Erythrozyten und übrigen Zellen, zu deren Regenerierung der Körper mehrere Wochen benötigt, wieder zurückgegeben. Der Eiweißverlust wird vom Körper schnell wieder ausgeglichen. Das gewonnene Plasma wird sofort tiefgefroren und unterhalb von –20 °C gelagert.

Blutkonserve. Vollblut hat stark an Bedeutung verloren. Durch Gewinnung von Blutbestandteilen ist es möglich, dem Patienten gezielt die Teile zu übertragen, die jeweils benötigt werden. Hierdurch wird eine unnötige Kreislaufbelastung vermieden; darüber hinaus können lagerungsbedingte Veränderungen des Vollbluts umgangen werden. Die Blutkonserve muss mit einer Stabilisatorlösung versetzt werden. Eine heute überwiegend verwendete Lösung enthält Citronensäure, Natriumcitrat, Glucose, Natriumdihydrogenphosphat und Adenin. Natriumcitrat reagiert mit dem Calcium im Blutplasma unter Bildung von Calciumcitrat und verhindert dadurch die Blutgerinnung. Glucose und Adenin erhöhen die Lebensdauer der Erythrozyten, Citronensäure stabilisiert durch pH-Erniedrigung die Glucose vor einer Karamelisierung bei der Sterilisation. Der Zusatz der Stabilisatorlösung ermöglicht eine maximale Haltbarkeit von 5 Wochen. Die Lebensdauer der Erythrozyten im Blutkreislauf beträgt dagegen 100 bis 120 Tage.

Vermehrt wird derzeit zur Vermeidung von Virusinfektionen nach Gabe von Fremdblutprodukten vor planbaren Operationen **Eigenblut** eingesetzt.

Zellkonzentrate werden von Erythrozyten in unterschiedlichen Anreicherungsstufen, sowie von Leukozyten und Thrombozyten hergestellt.

Plasma besteht aus über 120 verschiedenen Eiweißkörpern, die in sehr unterschiedlichen Mengen vorliegen und verschiedene Funktionen erfüllen (s. Abb. **9.4**). Das Gesamtplasma wird als **gefrorenes Human-Frischplasma** oder als **Trockenplasma** verwendet. Das Arzneibuch enthält ein **Plasma vom Menschen (Humanplasma) zur Fraktionierung,** das zur Herstellung von Zubereitungen aus Blutprodukten vorgesehen ist. Es muss bei mindestens –25 °C gelagert werden. Die **Serumkonserve** entspricht in ihrer Zusammensetzung dem Plasma, enthält allerdings kein Fibrinogen. Sie dient vor allem der Volumenauffüllung.

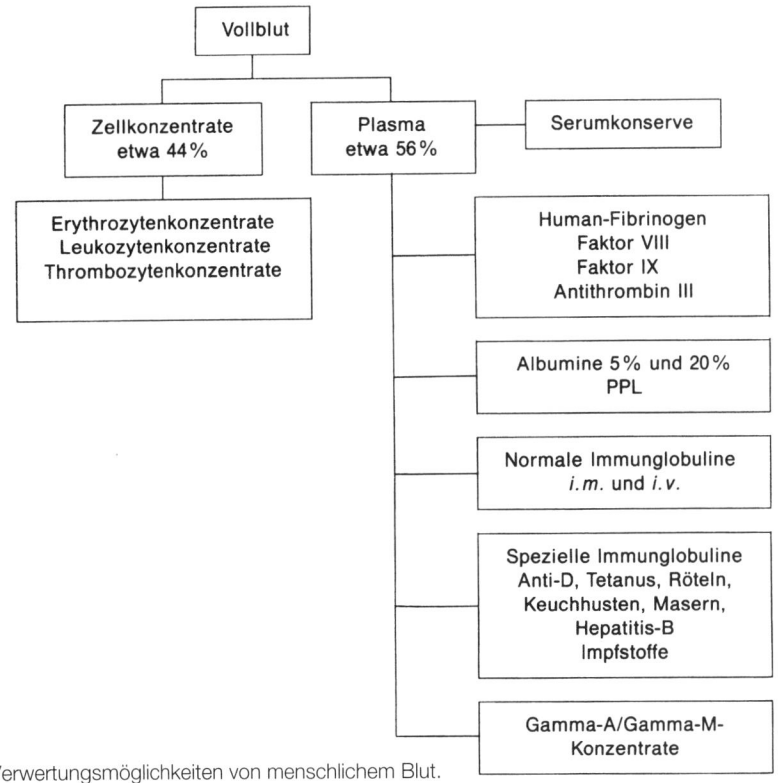

Abb. **9.3** Verwertungsmöglichkeiten von menschlichem Blut.

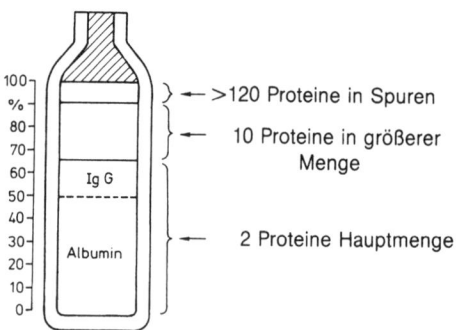

Abb. **9.4**   Prozentuale Verteilung (in %) der Human-Plasmaproteine (nach Schwick, 1991).

Die **Plasmafraktionierung** erfolgt entsprechend den Fraktionierungsmethoden nach Cohn. Danach werden die Eiweiße in der Nähe ihres isoelektrischen Punktes durch Zugabe geeigneter Alkoholkonzentrationen ausgefällt. Die Präzipitate werden in mehreren Schritten unter Verwendung von Präzipitations-, Adsorptions-, Extraktions-, Elektrophorese-, Ultrafiltrationsmethoden und chromatographischen Verfahren fraktioniert.

Durch diese Fraktionierungs- und Reinigungsschritte sowie anschließendes Erhitzen der Präparationen in wässriger Lösung für 10 h bei 60 °C werden vorhandene Viren inaktiviert.

Im Blutplasma sind bisher etwa 30 verschiedene, für eine normale Blutgerinnung erforderliche Eiweißkörper bekannt. Sie werden aus dem Plasma gewonnen und klinisch eingesetzt. Ein besonders angereicherter Faktor ist **der Blutgerinnungsfaktor VIII vom Menschen** (Ph. Eur.). Der **Prothrombinkomplex** enthält die Gerinnungsfaktoren II, VII, IX und X. Die **Immunglobuline**, insbesondere das γ-Immunglobulin G, erfüllen als Antikörper eine Schutzfunktion gegenüber durch Viren, Bakterien und Toxine hervorgerufene Erkrankungen (s. Abschn. 8).

Das in besonders großer Menge vorliegende **Albumin** wird als 4- bis 5%ige Lösung zur Volumensubstitution und als hochkonzentrierte 15- bis 25%ige Lösung (Albuminlösung vom Menschen, Ph. Eur.) bereits zur parenteralen Eiweißsubstitution verwendet. Bei der **pasteurisierten Plasmaprotein-Lösung (PPL)** handelt es sich um ein angereichertes Albuminpräparat mit mindestens 85 % Albumin.

Viele Jahre lang stellte die durch Transfusion übertragene Hepatitis B ein großes Risiko dar.

Die Übertragung von AIDS-auslösenden Viren durch Blutpräparate kann nach dem derzeitigen Wissensstand bei Einhaltung nachstehender Vorsichtsmaßnahmen ausgeschlossen werden:

– Ausschluss von Spendern, bei denen ein potentielles AIDS-Risiko besteht,
– Immunglobulin-Zubereitungen und Albumin gelten als sicher, wenn sie nach dem Fraktionierungsverfahren nach Cohn hergestellt sind. Ethanol-Konzentrationen von mehr als 20 % inaktivieren AIDS-auslösende Viren.
– Lagerfähige Blutzubereitungen, bei denen kein Verfahren zur Virusinaktivierung angewendet werden kann, müssen einer sechsmonatigen Quarantänelagerung unterworfen werden. Vor dem Inverkehrbringen dieser Blutzubereitungen muss vom Spender eine erneute Blut-/Plasmaprobe entnommen und auf Antikörper gegen AIDS- und Hepatitis-B- und -C-Viren untersucht werden. Zu den betroffenen Blutprodukten zählen gefrorene oder gefriergetrocknete Frischplasmen, die keinem Virusinaktivierungsverfahren unterzogen wurden, sowie tieftemperaturkonservierte Blutzellen-Zubereitungen (Erythrozyten-, Thrombozyten-, Leukozyten-Konzentrate). Hierdurch soll das Nichterkennen kontaminierten Spenderbluts zwischen dem Zeitpunkt einer eventuellen Ansteckung und der Bildung von Antikörpern ausgeschlossen werden. Während dieser Zeit ist eine Virusübertragung durch einen Spender möglich, obwohl sein Antikörpertest negativ ist.

Ein im Jahre 1998 erlassenes Transfusionsgesetz regelt in der Bundesrepublik Deutschland die wesentlichen Grundsätze zur Blut- und Plasmaspende und zum Transfusionswesen und legt unerlässliche Pflichten fest.

Für alle aus Plasmapools hergestellte Produkte ist seit 1999 ein Test auf Virusgenome mittels der Nukleinsäure-Amplifikationstechnik (NAT = PCR, polymerase chain reaction) vorgeschrieben. Der Test ermöglicht, früher und mit einer deutlich höheren Empfindlichkeit als bisher, Virusmarker zu erkennen.

Plasmaersatzmittel

Als körperfremde Kolloide werden Dextran-, Gelatine- und Hydroxyethylstärke-Lösungen verwendet.

An Polymere, die zur Volumenauffüllung verwendet werden, müssen bestimmte Anforderungen hinsichtlich

■ der relativen Molekülmasse und der Molekülmassenverteilung

- des kolloid-osmotischen bzw. onkotischen Drucks
- des Gelschmelzpunkts und
- der Viskosität

gestellt werden.

Von großer Bedeutung ist die relative Molekülmasse. Stoffe mit einer Molekülmasse $M_r >$ ≈ 40 000 werden nicht mehr von der Niere ausgeschieden. Andererseits hängt eine ausreichende Verweildauer im Kapillarsystem von der relativen Molekülmasse ab. Polymere für Plasmaersatz müssen eine genügend hohe relative Molekülmasse haben, um eine schnelle Ausscheidung durch die Niere zu vermeiden. Andererseits muss zur Ausschaltung von Gewebespeicherungen eine Metabolisierung bis zu nierengängigen Spaltprodukten möglich sein. Kumulierungen waren der Grund, dass der erste Plasmaersatz, Polyvinylpyrrolidon der mittleren relativen Molekülmasse von $M_r = 50 000$, heute nicht mehr hierfür verwendet wird. Kolloide sind immer Gemische von Stoffen unterschiedlicher relativer Molekülmasse. Daher können sich Arzneimittel mit gleichen mittleren relativen Molekülmassen, aber unterschiedlichen Molekülmassenverteilungen in der Volumenauffüllung unterscheiden.

Für das Wasserbindungsvermögen und damit den volumenauffüllenden Effekt ist der onkotische Druck wichtig. Eine zu hohe Viskosität der Lösungen würde der beabsichtigten Durchblutung der peripheren Gewebe entgegenstehen.

Plasmaersatzmittel werden auch **Plasmaexpander** genannt. Dies sind Stoffe, die das intravasale Blutvolumen infolge ihres Hydratationsvermögens stärker ansteigen lassen als es der infundierten Flüssigkeitsmenge entspricht.

Dextrane sind Polysaccharide aus hauptsächlich 1,6-α-glykosidisch verknüpften D-Glucopyranoseeinheiten. Sie sind meist als 10- bzw. 6 %ige Lösungen mit den mittleren relativen Molekülmassen $M_r = 40 000$ und $M_r = 60 000$ bis 75 000 im Handel. Die Halbwertszeit der niedrigermolekularen Arzneimittel beträgt 3 bis 4 h, die der höhermolekularen 6 bis 8 h.

Als **Gelatine**-Plasmaexpander werden wegen der unzureichenden Viskositätseigenschaften nur abgewandelte Gelatinen verwendet. Durch Abbau der aus dem Kollagen gewonnenen Rohgelatine erfolgt eine Überführung in kleinere Spaltprodukte der ungefähren relativen Molekülmassen von $M_r = 12 000$ bis 25 000. Durch Vernetzung oder Substitution mit bifunktionellen Brücken-

molekülen, wie z. B. Bernsteinsäureanhydrid, Diisocyanat, Glyoxal, können dann Moleküle eines geeigneten Bereichs, meist $M_r = 30 000$ bis 35 000, hergestellt werden. Sie werden als 3,0 bis 5,5 %ige Lösungen verwendet.

Unter den **Hydroxyethylstärken** werden Verbindungen der mittleren relativen Molekülmassen zwischen $M_r = 40 000$ und 450 000 als 6 bis 10 %ige Lösungen verwendet. Verbindungen mit höheren M_r-Werten haben eine Halbwertszeit von 8 bis 12 h. Die Makromoleküle werden durch enzymatische Spaltung in kleinere Bruchstücke umgewandelt. Sie haben in den letzten Jahren eine steigende Bedeutung erlangt. Zur Vermeidung von Nierenschäden werden Hydroxyethylstärken mit großen Flüssigkeitsmengen appliziert.

Selbstverständlich muss durch entsprechenden Isotonisierungszusatz Blutisotonie der Lösungen eingestellt werden.

Reine **Elektrolytlösungen** zählen nicht zu den Plasmaersatzlösungen, da sie infolge des Fehlens von Molekülkolloiden ein zu geringes Wasserbindungsvermögen haben.

8 Sera und Impfstoffe

Sera und Impfstoffe dienen vor allem der Vorbeugung von Krankheiten. Impfstoffe werden auch als **Vakzine** bezeichnet. Nur in seltenen Fällen werden Seren auch zur Therapie eingesetzt. Unter den Impfstoffen wird lediglich die Tollwut-Schutzimpfung sowohl zur Prophylaxe als auch erst nach Kontakt mit einem tollwutverdächtigen Tier durchgeführt.

Injektion von Seren bewirkt eine **passive Immunisierung** durch Antikörper, die in einem anderen Organismus gebildet wurden. Antikörperbildung im Tier führt zu tierischen Seren mit **heterologen Antikörpern**. Im Menschen gebildete Antikörper ergeben Seren mit **homologen Antikörpern**. Der Vorteil der passiven Immunisierung besteht in dem sofortigen Einsetzen des Impfschutzes. Die Wirkung ist jedoch nur relativ kurzfristig.

Bei der **aktiven Immunisierung** durch Impfstoffe erfolgt die Antikörperbildung im Organismus des Impflings durch Injektion modifizierter Antigene, wie abgetöteter oder abgeschwächter Bakterien, Viren oder deren Toxoide. Hierbei wird ein länger andauernder, jahre- bis jahrzehntelanger Impfschutz erreicht; die Antikörperbildung und damit der Impfschutz setzen erst nach einer gewissen Zeit ein.

Die bei der passiven Immunisierung früher ausschließlich eingesetzten tierischen **Immunseren** sind zunehmend durch menschliche Immunseren ersetzt, wobei in vielen Fällen nicht mehr das Vollserum genommen wird, sondern nur die isolierten **Immunglobuline**. Nach der Verabreichung tierischer Seren muss mit unter Umständen tödlichen Reaktionen durch artfremdes Eiweiß gerechnet werden (Serumkrankheit, anaphylaktischer Schock).

Die Immunglobuline sind keine einheitliche Fraktion, sondern enthalten neben dem mengenmäßig am stärksten vertretenen Immunglobulin G die Immunglobuline A, M, D und E. Die Immunglobuline sind Träger der spezifischen Antikörper. Das Immunglobulin G hat eine Halbwertszeit von etwa 4 Wochen. Neben dem Standard-Immunglobulin gibt es spezifische Immunglobuline (**Hyperimmunglobulin**). Sie dienen zur Prophylaxe – bei der Tollwut auch zur Therapie – bestimmter Krankheitsbilder, wie Hepatitis B- bzw. Masern- bzw. Pertussis-Immunglobulin.

Die durch übliche Plasmafraktionierung erhaltenen Immunglobuline dürfen nur intramuskulär injiziert werden. Zur *i.v.*-Verabreichung muss eine Vorbehandlung mit eiweißspaltenden Agentien, z.B. Pepsin, Plasmin oder Papain, erfolgen. Hierdurch wird die Abspaltung oder Inaktivierung von Teilen des Peptidmoleküls, die Anlass für sonst bei *i.v.*-Injektionen auftretende unerwünschte Reaktionen sind, erreicht. Die Immunglobulin-Konzentrationen für die *i.m.* zu verabreichende Lösung liegen bei 16 %, für die *i.v.*-Lösungen zwischen 1 und 5 %.

Die für die aktive Immunisierung benötigten Impfstoffe können nach dem in Tab. **9.9** vorliegenden Schema eingeteilt und gewonnen werden. Die Toxizität von Toxinen wird durch Überführung in Toxoide durch physikalische (Erhit-

zen) oder chemische Methoden (Formaldehyd-Behandlung) verringert oder vollständig beseitigt. Durch Adsorption der Antigene an ein Adjuvans, z.B. Aluminiumhydroxid oder Aluminiumphosphat, werden Adsorbat-Impfstoffe mit verzögerter Wirkung erhalten. Impfstoffarzneimittel sind wässrige kolloidale Lösungen, Suspensionen oder Lyophilisate.

Mit Hilfe der Gentechnologie wird es in Zukunft möglich sein, die bisher nur über aufwendige Gewebekulturen herstellbaren Virusimpfstoffe in einfacher Weise aus Bakterien und Hefen zu gewinnen.

So ist in der Bundesrepublik Deutschland ein Impfstoff gegen Hepatitis B auf dem Markt, der mit Hilfe der rekombinanten DNA-Technologie hergestellt wird.

Da es sich bei Seren und Impfstoffen um empfindliche Zubereitungen handelt, sind besondere Lagerungsbedingungen erforderlich. Lebendimpfstoffe werden meist als Trockenimpfstoffe, gewonnen durch Gefriertrocknung, abgegeben.

Für die Bereitung der Immunglobuline wird das Plasma einer großen Zahl von Spendern – sog. Plasmapools – eingesetzt. Es ist sicherzustellen, dass diese Plasmapools frei von Hepatitis- und HIV-Viren sind (s. Abschn. 6).

Weiterführende Literatur

Avis, K. E., Lieberman, H. A., Lachman, L. (1992: Vol. 1; 1993: Vol. 2, Vol. 3), Pharmaceutical Dosage Forms: Parenteral Medications, 2nd ed., Marcel Dekker Inc., New York, Basel.

Blasius, H. (1999), Der „Blutskandal", Dtsch. Apoth. Ztg. *139*, 1272.

Bröker, M. (1998), Formulierung von Humanvakzinen, in: Pharmazeutische Technologie: Moderne Arzneiformen (Müller, R. H., Hildebrand, G. E., Hrsg.), 2. Aufl., Wissenschaftliche Verlagsgesellschaft mbH, Stuttgart, S. 293.

Dolder, R. (1982), Möglichkeiten und Probleme der Therapie mit großvolumigen Sterillösungen, Schriftenreihe der Bundesapothekerkammer zur wissenschaftlichen Fortbildung, Grüne Reihe, Bd. II, S. 233.

Ferber, H. P. (1991), Blutersatzstoffe, Österr. Apoth. Ztg. *45*, 652.

Förster, H., Krech, I., Asskali, F. (1999), Nierenschwelle für Hydroxyethylstärke, Krankenhauspharmazie *20*, 476.

Fresenius, W. (1998), Transfusionsgesetz, Dtsch. Apoth. Ztg. *138*, 2531.

Tabelle **9.9**   Herstellung von Impfstoffen.

Ausgangs-material	Art des Impf-stoffs	Behandlungs-schritt
Bakterien	Lebendimpfstoff	Abschwächung
	Totimpfstoff	Inaktivierung
Viren	Lebendimpfstoff	Abschwächung
	Totimpfstoff	Inaktivierung
Toxine	Toxoid-Impfstoff	Überführung in Toxoide
	Adsorbat-Impf-stoff	Adsorption an Adjuvantien

Frösner, G. G. (1987), Impfstoffe gegen bakterielle und virale Infektionen, Schriftenreihe der Bundesapothekerkammer zur wissenschaftlichen Fortbildung, Grüne Reihe, Bd. VII S. 143.

Lucks, J.-S., Müller, B. W. (1994), Parenterale Fettemulsionen, Krankenhauspharmazie *15*, 51.

Marrer, S., Petermann, J. B. (1992), Qualitätsstandards für die Herstellung steriler Pharmazeutika, Swiss Pharma *14*, H. 9, 13.

Pflegel, H. (1982), Biopharmazeutische Aspekte parenteraler Arzneiformen, Pharmazie *37*, 307.

Predel, B., Barth, J., Wachsmuth, J. (2003), Zytostatika, Pharmazeutische Grundlagen, Deutscher Apotheker Verlag, Stuttgart.

Schneider, W. (1980). Zur Verarbeitung von Humanblut zu therapeutischen Bestandteilen, Pharm. Unserer Zeit *9*, 179.

Seidl, S. (1993), Blut und seine Bestandteile in der Transfusionsmedizin, Pharm. Ztg. *138, 2139.*

Wallhäuser, K. H. (1995), Praxis der Sterilisation, Desinfektion – Konservierung – Keimidentifizierung – Betriebshygiene, 5. Aufl., Thieme Verlag, Stuttgart, New York.

Walz, B. (1991), Infusionslösungen im Krankenhaus, Pharm. Ztg. *136, 841.*

Wasielewski, S. (2000), Gene als Impfstoffe, Dtsch. Apoth. Ztg. *140, 702.*

Weitschies, W., Heldmann, D., Fritzsch, T. (1995), Partikuläre Kontrastmittel zur intravasalen Applikation, Pharm. Ztg. *140, 3305.*

Weitschies, W. (1998), Kontrastmittel für die bildgebende medizinische Diagnostik, in: Pharmazeutische Technologie: Moderne Arzneiformen (Müller, R. H., Hildebrand, G. E., Hrsg.), Wissenschaftliche Verlagsgesellschaft mbH, Stuttgart, S. 259.

Zytostatikalösungen, Herstellung applikationsfertiger Zytostatikalösungen in Apotheken, Bundesgesundheitsblatt Nr. 9/1998; Dtsch. Apoth. Ztg. *138*, 4176.

Abbildungsnachweise

Schwick, H.-G., Günther, R. H., Fischer, J. (1991), Arzneimittel aus Blut, Monographie der Fa. Hoechst AG, Frankfurt.

Kapitel 10

Darreichungsformen zur Anwendung am Auge

1 Allgemeines, Definitionen

Die überwiegende Zahl der zur Anwendung am Auge bestimmten Wirkstoffe wird lokal angewendet. Es kann zwischen folgenden Darreichungsformen unterschieden werden:

Augenbäder bzw. **Augenwässer** sind wässrige zum Baden bzw. zum Spülen der Augen bestimmte Lösungen. An Augenwässer und -bäder sind entsprechende Anforderungen wie an Augentropfen zu stellen.

Augeninserte sind zum Einlegen in den Unterlid- oder Oberlidsack bestimmte feste oder halbfeste Zubereitungen von geeigneter Größe und Form.

Augensalben sind zur Anwendung am Auge bestimmte Salben.

Augensprays dienen zur lokalen Anwendung von am Auge bestimmten Dosieraerosolen.

Augentropfen sind sterile, wässrige oder ölige Lösungen oder Suspensionen, die zum Eintropfen in den Bindehautsack bestimmt sind.

Iniectabilia zur intraokulären Injektion werden entweder subkonjunktival – unter die Bindehaut – oder retrobulbär – hinter den Augapfel – gespritzt.

Kontaktlinsenflüssigkeiten dienen als benetzungsfördernde Lösungen und als Pflegelösungen zur komplikationslosen Anwendung von Kontaktlinsen.

Lidsalben sind zur Anwendung auf der Außenseite der Augenlider bestimmt.

Ophthalmika ist die übergeordnete Bezeichnung für Darreichungsformen zur Anwendung am Auge. Sie gehören zu den sterilen Arzneiformen.

2 Biopharmazeutische Probleme

Intensität und Zeitdauer der Wirkung eines Arzneimittels zur Anwendung am Auge hängen von folgenden Kriterien ab:

- Anatomische und physiologische Verhältnisse am Auge (s. Kap. 7, Abschn. 2.3),
- Struktur des Wirkstoffs,
- Aufbau der Darreichungsform.

Man ist bemüht, durch galenische Maßnahmen eine verlängerte Wirkung zu erreichen. Die wichtigsten Möglichkeiten sind:

- Erhöhung der Viskosität des Dispersionsmittels
- Verwendung von Suspensionen
- Verwendung von Augensalben
- Verwendung von Inserten.

Sichtbehinderungen, insbesondere bei Verwendung von öligen Zubereitungen und Augensalben, sind hierbei nicht auszuschließen.

Abb. **10.1** zeigt die höheren Dexamethason-Kammerwasserkonzentrationen bei Kaninchen

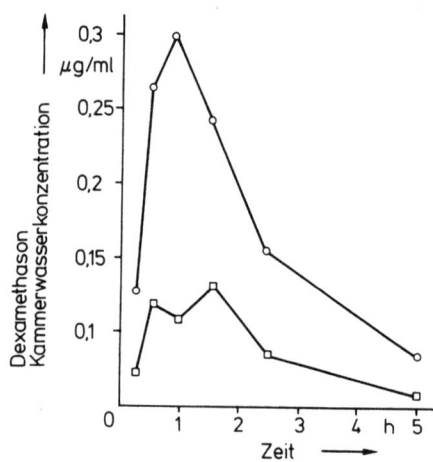

Abb. **10.1** Dexamethason-Kammerwasserkonzentration nach Applikation 0,1 %iger Suspensionen unterschiedlicher mittlerer Partikelgröße am Kaninchenauge (nach Schoenwald und Stewart, 1980). ○ 5,75 μm □ 22,0 μm.

nach Verabreichung von Suspensionen, deren Kristalle eine mittlere Partikelgröße von 5,75 μm gegenüber 22 μm haben. Mit fallenden Partikelgrößen steigen die Wirkstoffkonzentrationen.

Eine Aufgabe der Entwicklung von Augenarzneizubereitungen ist auch die Vermeidung bzw. Verminderung systemischer Wirkungen. Das Auftreten systemischer Effekte wurde lange unterschätzt. Wichtige Möglichkeiten zu ihrer Vermeidung sind:

- gleichzeitige Gabe von Vasokonstriktoren, wie Phenylephrin oder Epinephrin,
- Einsatz von Prodrugs, die wegen ihrer größeren Lipophilie besser in die Hornhaut penetrieren und damit eine Reduzierung der Dosis ermöglichen, z. B. O-Buturyltimolol. Prodrugs geben erst am Wirkort nach hydrolytischer Spaltung den eigentlichen Wirkstoff frei,
- „Soft-Wirkstoffe", die nach Erreichen ihrer therapeutischen Wirkung und Übertritt in das Blut rasch metabolisiert und dabei inaktiviert werden.

3 Anforderungen an Augenarzneien

Wegen der großen Empfindlichkeit des Auges werden an Augenarzneimittel besonders hohe Anforderungen hinsichtlich

- Verträglichkeit und Reizlosigkeit,
- Keimfreiheit und
- Stabilität

gestellt. Die Verträglichkeit bzw. Reizlosigkeit wird insbesondere durch die erforderliche Tonizität, den geeigneten pH-Wert und die Abwesenheit partikulärer Verunreinigungen erreicht.

Tonizität. Beiderseits des Hornhautepithels besteht ein osmotischer Druck (s. Kap. 4, osmotischer Druck, Abschn. 2.3.7 und Kap. 9, Isotonisierung, Abschn. 2). Wird dieser in der Tränenflüssigkeit durch einen wirkstoffhaltigen Tropfen verändert, erfolgt Lösungsmitteltransport durch die Membran in Richtung höherer Konzentration. Dies kann bei größeren Konzentrationsunterschieden zu Schmerz- und Reizerscheinungen führen. Daher sollen Augentropfen einen annähernd physiologischen osmotischen Druck haben, sie sollen etwa isotonisch sein.

Richtigerweise sollte bei wässrigen Ophthalmika nicht von Isotonie, sondern von Isoosmose gesprochen werden, da auf die nichtintravasale Tränenflüssigkeit bezogen wird. Im klinischen Be-

reich ist aber der Begriff Isotonie so verbreitet, dass es vertretbar ist, beide Begriffe synonym zu verwenden.

Der schmerzfreie Tonizitätsbereich reicht von schwach hypoton bis stärker hyperton, entsprechend Natriumchlorid-Konzentrationen zwischen 0,7 und 1,4 %. Letztere entsprechen Gefrierpunkterniedrigungen von 0,42 bis 0,80 °C bzw. Osmolalitäten von 225 bis 430 mosmol $\cdot$ kg^{-1}. Eine 0,9 %ige Natriumchlorid-Lösung hat den Wert 286 mosmol $\cdot$ kg^{-1}. Für Augentropfen sind Tonizitäten zwischen 250 und 300 mosmol $\cdot$ kg^{-1} zu fordern.

Hypertone Lösungen werden vom Auge besser vertragen als hypotone Lösungen. Dies ist bedeutsam, da wirksame Konzentrationen mancher Wirkstoffe, wie Sulfonamide, hypertonen Lösungen entsprechen. Eine exakte Einstellung des osmotischen Drucks ist geboten, wenn die Tropfen am entzündeten Auge appliziert werden oder bei Augenwässern. Dies erfolgt meist durch Zugabe von Natriumchlorid. Auch bei chronischer Anwendung von Tropfen sollte der osmotische Wert nicht zu stark vom physiologischen Wert abweichen.

pH-Einstellung – Stabilität und Stabilisierung. Die Pufferkapazität der Tränenflüssigkeit ist wegen des fehlenden Hämoglobin/Oxihämoglobin-Systems etwas schwächer als die des Blutes. Viele ophthalmische Wirkstoffe sind beim pH-Wert der Tränenflüssigkeit von 7,4 chemisch instabil. Daher sind wässrige Augentropfen häufig auf saure pH-Werte eingestellt. Anstelle einer genauen Einstellung auf den physiologischen pH-Wert – **Isohydrie** – wird ein annähernd physiologischer pH-Wert – **Euhydrie** – eingestellt, z. B. bei Atropinsulfat-Augentropfen pH 4,0 bis 5,5, Ethylmorphinhydrochlorid-Augentropfen pH 4,0 bis 6,0. Hierbei ist jedoch die Empfindlichkeit des Auges zu berücksichtigen. Ein pH-Bereich von 7,0 bis 9,0 ist schmerzfrei. pH-Werte unterhalb von 6,0 und oberhalb von 10,5 werden vom Auge als schmerzhaft empfunden. Es muss daher sichergestellt sein, dass nach Einbringen in das Auge durch das Puffersystem der Tränenflüssigkeit eine pH-Angleichung an den physiologischen pH-Wert erfolgt. Bei einer Pufferung der Augentropfen soll die Pufferkapazität der Zubereitung möglichst niedriger als die der Tränenflüssigkeit sein. Als Puffer werden Phosphat-, Acetat-, Borat- und Acetat-Boratpuffer verwendet. Bei Augenwässern und -bädern ist immer Isohydrie erforderlich.

Die Wahl des euhydrischen pH-Wertes ist häufig ein Kompromiss zwischen physiologischer Reizlosigkeit, Erzielung günstiger Penetrationswerte in die Hornhaut und weitgehender Wirkstoffstabilität.

Zur Vermeidung oxidativer Zersetzungen kann der Zusatz von Antioxidantien erforderlich sein. So ist z. B. bei Epinephrin-Lösungen neben der Einstellung auf einen pH-Wert von 3,5 der Zusatz von Ascorbinsäure oder Sulfiten, wie Natriummetahydrogensulfit, unerlässlich.

Sofern die Stabilität eines Wirkstoffs für die Herstellung einer wässrigen Lösung nicht ausreichend ist, bietet eine Suspension unter Verwendung eines geeigneten Dispersionsmittels bessere Stabilitätsvoraussetzungen. Eine andere Möglichkeit besteht in der Gefriertrocknung der Wirkstofflösung. Der sehr instabile Cholinesterasehemmer Ecothiopatiodid wird z. B. unter Zusatz von Kaliumacetat zu einem Lyophilisat verarbeitet, das in dem separaten Lösungsmittel, das Konservierungsmittel, Puffer und Isotonisierungszusatz enthält, vor Gebrauch gelöst wird.

Keimfreiheit, Sterilität. Zubereitungen zur Anwendung am Auge sind sterile Darreichungsformen. In jedem Fall müssen bei der Herstellung aseptische Bedingungen eingehalten werden. Nichtbeachtung dieser Forderung kann zu schweren Augenschädigungen, eventuell sogar zum Verlust der Sehkraft führen. Besonders gefährlich sind *Pseudomonas-aeruginosa*-Infektionen.

Mikrobielle Verunreinigungen können während der Herstellung und durch den Patienten eintreten. Bei Einhaltung der notwendigen Verfahren zur Verminderung der Keimzahl (s. Kap. 5, Abschn. 5) sind keimfreie Zubereitungen ohne Schwierigkeiten herzustellen. Das schwächste Glied der Kette ist zweifelsohne die Handhabung durch den Patienten. Unter den Ausgangsstoffen ist Wasser die gefährlichste Quelle von Verunreinigungen. Daher muss zur Herstellung Wasser für Injektionszwecke verwendet werden.

Wässrige Darreichungsformen zur Anwendung am Auge in Mehrdosenbehältnissen müssen nach dem Arzneibuch mit geeigneten Konservierungsmitteln versetzt sein, falls das Präparat nicht selbst schon entsprechende antimikrobielle Eigenschaften hat. Hierfür schlägt der DAC Thiomersal (0,002 %), Phenylmercurinitrat bzw. -borat (0,002 %), Chlorhexidinacetat (0,01 %) bzw. Benzalkoniumchlorid (0,01 %) vor. Eventuelle Unverträglichkeiten mit Wirkstoffen oder dem Behältnis- und Verschlussmaterial sowie das pH-Optimum der Wirkung des verwendeten Konservierungsmittels müssen bei der Auswahl berücksichtigt werden. Zugesetzte Konservierungsmittel müssen nach Arzneibuch deklariert werden. Zubereitungen zur Verwendung bei chirurgischen Eingriffen am Auge oder nach Unfällen mit Schädigung des Auges dürfen nicht konserviert werden. In solchen Fällen müssen Behältnisse zur einmaligen Applikation (Einzeldosisbehältnisse) verwendet werden.

Als weitere Vorsichtsmaßnahme schreibt das Arzneibuch vor, dass Behältnisse für Augentropfen nicht mehr als 10 ml enthalten dürfen. In der Regel müssen sie eine mit dem Behältnis verbundene Tropfeinrichtung haben. Die Aufbrauchfrist nach Anbruch für Augentropfen und Augenwässer beträgt, sofern bei einzelnen Zubereitungen nicht kürzere Zeiten erforderlich sind, höchstens 4 Wochen. Augensalben dürfen in höchstens 5 g fassende Tuben mit Applikationsspitze abgepackt werden.

Mittlerweile sind wie bei Nasentropfen Mehrdosenbehältnisse entwickelt worden, die das Zurückströmen von Außenluft in das Produktbehältnis und damit die Kontamination des Füllguts verhindern. Zusätzlich besitzen Produkt berührende Metallteile insbesondere an der Flüssigkeitsaustrittsöffnung eine Silberbeschichtung, so dass durch den oligodynamischen Effekt abgegebener Silberionen antimikrobielle Eigenschaften gewährleistet sind. Damit kann auf Konservierungsmittel verzichtet werden, die bei länger dauernder Anwendung die Epithelzellen der Cornea schädigen und die Lipidschicht des Tränenfilms emulgieren können (z. B. quartäre Ammoniumverbindungen) (s. auch Kap. 8, Abschn. 4).

Viskositätserhöhung. Bei einem Volumen der Tränenflüssigkeit von 7 bis 10 μl und dem durchschnittlichen Volumen von 50 μl eines Tropfens Wirkstofflösung wird der größte Teil der applizierten Lösung abfließen. Um diesen Vorgang zu verlangsamen und so eine Wirkungsverlängerung zu erreichen, wird wässrigen Augentropfen häufig ein viskositätserhöhender Stoff zugesetzt. Hierbei handelt es sich meist um Celluloseether, Povidon oder Polyvinylalkohol. Die Viskositätswerte solcher Augentropfen sollen zwischen 10 und 25 mPa · s (Kapillarviskosimeter) liegen. Höhere Polymerkonzentrationen sollten wegen möglicher Reizungen nicht verwendet werden.

Neben der Verwendung als viskoses Vehikel für lösliche Wirkstoffe und Suspensionen dient der viskose Augenarzneiträger auch als künstliche Tränenflüssigkeit bei verminderter Tränenabsonderung sowie als Schmiermittel bei Messungen des Augeninnendrucks oder beim Einsetzen von Kontaktlinsen.

In lösliche Hydrogele, z. B. Gele von Cellulosederivaten, eingebettete Wirkstoffe ergeben höhere Penetrationsraten in die Hornhaut als wässrige Tropfen. Besonders vorteilhaft sind bioadhäsive Polymersysteme (s. Kap. 23, Abschn. 3), mit denen ein längeres Verweilen auf der Hornhaut erreicht wird. Wasserlösliche Bioadhäsiva werden langsam gelöst und mit der Tränenflüssigkeit eliminiert, während wasserunlösliche Bioadhäsiva länger auf der Hornhaut verweilen.

Eine höhere Viskosität haben auch **ölige Lösungen**. Wegen der mit ihrer Anwendung verbundenen Sichtbehinderung kommen sie vor allem für eine Anwendung über Nacht in Betracht. Bei entsprechender Herstellung sind sie keimarm und erfordern keine Einstellung hinsichtlich Tonizität und pH-Wert.

4 Allgemeine Herstellungsvorschriften

Die Herstellung von Augenarzneimitteln muss unter aseptischen Bedingungen erfolgen und richtet sich nach dem in Abb. **10.2** angegebenen allgemeinen Schema. Im Prinzip gilt dieser Herstellungsweg für die Apothekenrezeptur und die industrielle Herstellung. Grundsätzlich ist nach Arzneibuch zur Keimreduktion die Sterilisation im Endbehältnis die Methode der Wahl. Der Zusatz von Hilfsstoffen zur Isotonisierung, pH-Einstellung, Stabilisierung, Viskositätsangleichung, Erhöhung der Löslichkeit des Wirkstoffs und Konservierung kann erforderlich sein. Zugabe von nicht unbedingt erforderlichen Hilfsstoffen sollte jedoch unterbleiben.

Die Entkeimungsfiltration erfolgt durch Membranfilter mit mittlerem Porendurchmesser von $0,22\,\mu$m unter Verwendung einer sterilisierten Filtereinheit. In der Apothekenrezeptur wird diese zusammen mit einer Injektionskanüle und -spritze verwendet. Die Filtration erfolgt direkt in das sterile Abgabegefäß. Die Unversehrtheit des Filters muss überprüft werden. Meist erfolgt dies mit der Blasendruckmethode (Bubble-Point-Test, s. Kap. 5, Abschn. 2.4.4). Eine Verwendung von Tiefen- oder Kombinationsfiltern ist bei der Filtration kleiner Mengen wegen der auftretenden Sorptionseffekte nicht angezeigt.

Häufig ist wegen der Hitzeempfindlichkeit vieler

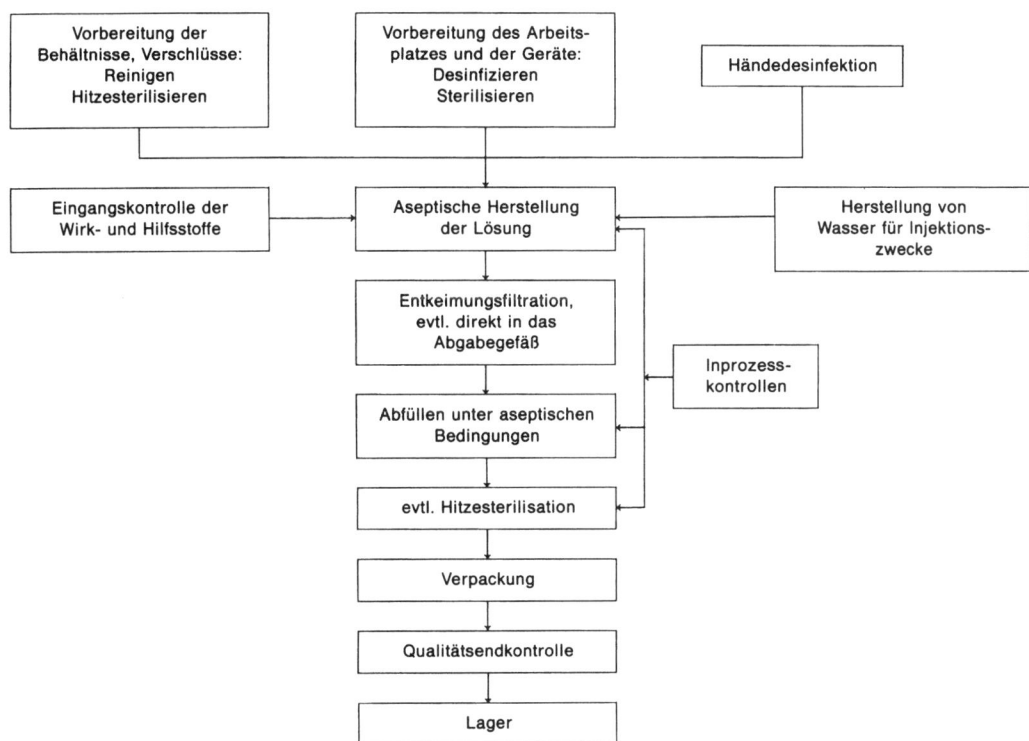

Abb. **10.2** Allgemeines Herstellungsschema für Augentropfen und Augenwässer.

Wirkstoffe und Behältnismaterialien die aseptische Herstellung einschließlich Entkeimungsfiltration das einzige Verfahren zur Verminderung der Keimzahl von Augentropfenlösungen.

Osmotische Angleichung, Isotonisierung. Die osmotische Angleichung bzw. Isotonisierung wässriger Lösungen kann rechnerisch oder graphisch aus Nomogrammen erfolgen. Anstelle einer umständlichen Bestimmung des osmotischen Druckes kann eine leichter zugängliche kolligative Eigenschaft (s. Kap. 4, Abschn. 2.3.7) bestimmt werden. In der Regel wird die Gefrierpunkt- bzw. Dampfdruckerniedrigung gegenüber Wasser ermittelt.

Es kann unterschieden werden zwischen

- der Ermittlung der Gefrierpunkterniedrigung und der Ermittlung der zur Isotonisierung zuzusetzenden Hilfsstoffmenge
- der Berechnung des Natriumchlorid-Zusatzes mittels des Natriumchloridäquivalentes
- der Anwendung von Nomogrammen.

Die **Gefrierpunkterniedrigung** kann experimentell mit dem Beckmann-Thermometer oder mittels eines elektronischen Osmometers bestimmt werden. Elektronische Osmometer zeigen die Gefrierpunkterniedrigung mittels eines in Celsius-Grade oder in Milliosmol pro 1000 g Wasser geeichten Messinstrumentes an.

Für eine Anzahl von Hilfsstoffen und Wirkstoffen können die zum Erreichen einer Isotonie erforderlichen Zusätze, wie die L-Werte aus Gl. (4), auch aus Tabellen entnommen werden. In solchen Fällen kann der erforderliche Gehalt der Lösung an Hilfsstoffen nach einem im DAC angegebenen Verfahren mit ausreichender Genauigkeit errechnet werden.

Nach Gl. (1) kann die Gefrierpunkterniedrigung ΔT der zu isotonisierenden Wirkstofflösung errechnet werden.

$$\Delta T = K \cdot \frac{m \cdot 1000 \cdot i}{m_L \cdot M_r} \tag{1}$$

ΔT Gefrierpunkterniedrigung der zu isotonisierenden Wirkstofflösung
K molare Gefrierpunkterniedrigung bzw. kryoskopische Konstante des Wassers (1,86 °C)
m Masse des Wirkstoffs (in g)
M_r relative Molekülmasse des Wirkstoffs
m_L Masse des Lösungsmittels (in g)
i Van't Hoff'scher Koeffizient

Der **Van't Hoff'sche Koeffizient** i berücksichtigt die unvollständige Dissoziation schwacher Elek-

trolyte nach Gl. (2a) und die verringerte osmotische Aktivität starker Elektrolyte nach Gl. (2b).

$$i = 1 + (z - 1)\,\alpha \tag{2a}$$

$$i = f_0 \cdot z \tag{2b}$$

α = Dissoziationsgrad des Elektrolyten
z = maximale Anzahl möglicher Ionen, in die der Elektrolyt dissoziieren kann.
f_0 = experimenteller osmotischer Aktivitätskoeffizient (vgl. Leuenberger, 2002)

In stark verdünnten Lösungen werden $\alpha = 1$ sowie $f_0 = 1$ und $i = z$. Bei Nichtelektrolyten ist $\alpha = 0$ sowie $f_0 = 1$ und damit $i = 1$.

Die Menge G in g des zu der Wirkstofflösung zuzusetzenden isotonisierenden Zusatzes ergibt sich dann nach Gl. (3).

$$G = \frac{(0{,}52 - \Delta T) \cdot M_r \cdot m_L}{K \cdot 1000 \cdot i} \tag{3}$$

0,52 ist die Gefrierpunkterniedrigung der Tränenflüssigkeit bzw. des Serums gegenüber reinem Wasser in °C.

Das **Natriumchlorid-Äquivalent** E gibt die Natriumchlorid-Menge in g an, die den gleichen osmotischen Druck wie 1 g der zu verarbeitenden Substanz, jeweils in gleichen Lösungsmittelmengen gelöst, ausübt.

Diese universell anwendbare Methode erlaubt, dass auch neue Wirk- und Hilfsstoffe, deren osmotischer Wert noch nicht empirisch ermittelt wurde, der Berechnung zugänglich sind. Die Berechnung des Natriumchlorid-Äquivalentes E erfolgt nach Gl. (4).

$$E = \frac{M_{NaCl} \cdot L}{L_{NaCl} \cdot M_r} = 17 \cdot \frac{L}{M_r} \tag{4}$$

L molare Gefrierpunkterniedrigung der Substanz
M_r relative Molekülmasse der Substanz

Zur Berechnung des erforderlichen Natriumchlorid-Zusatzes werden die vorgesehenen Substanzmengen mit ihren E-Werten multipliziert. Durch Subtraktion der erhaltenen Werte von der Natriumchlorid-Menge, die zur Herstellung einer 0,9 %igen Lösung benötigt wird, resultiert der erforderliche Natriumchlorid-Zusatz.

Das Natriumchlorid-Äquivalent E des Wirkstoffs kann auch zur Berechnung des für die Herstellung einer isotonischen Wirkstofflösung erforderlichen Wasservolumens V verwendet werden. Danach wird mit isotonischer Hilfsstofflösung auf das erforderliche Endvolumen aufgefüllt (Gl. (5)).

$$V = m \cdot E \cdot V_{\text{NaCl}} \qquad (5)$$

m Masse des gelösten Wirkstoffs (in g)
V_{NaCl} Volumen einer isotonischen Lösung von 1 g
Natriumchlorid = 111,1 ml

Nomogramme. Aus Nomogrammen kann für eine Reihe wichtiger Wirkstoffe die zur Isotonisierung notwendige Natriumchlorid-Menge entnommen werden. Nomogramme befinden sich zum Beispiel in Hagers Handbuch der Pharmazeutischen Praxis.

5 Spezielle Darreichungsformen

Suspensionen zur Anwendung am Auge. Die Applikation einer wässrigen oder öligen Suspension eines Wirkstoffs in den Bindehautsack ermöglicht die Bildung eines Depots. Ungenügende Löslichkeit oder nicht ausreichende Stabilität des Wirkstoffs in wässriger Lösung können andere Gründe für die Anwendung dieser Arzneiform sein. Beispiele sind Suspensionen von Corticosteroiden.

Zur Vermeidung von Reizerscheinungen sollte die Partikelgröße kleiner als 25 μm sein. Partikeln, die kleiner als 3 μm sind, werden zu schnell über die Tränenkanäle ausgeschwemmt.

Die Herstellung ophthalmischer Suspensionen ist im Vergleich zu den peroralen Suspensionen größeren Einengungen unterworfen. So sind Peptisatoren, Netzmittel und viskositätserhöhende Mittel zur Vermeidung von Hornhautschädigungen bzw. Verstopfungen des Tränenkanals nur beschränkt einsetzbar.

Ölige Augentropfen sollten mit sterilisiertem Rizinusöl, Erdnussöl von jeweils besonders hohen Reinheitsgraden oder mittelkettigen Triglyceriden hergestellt werden. Mittelkettige Triglyceride besitzen günstigere Viskositätswerte als die vegetabilischen Öle.

Augensalben. Es kann zwischen Lid- und Augensalben unterschieden werden. Da bei der Behandlung von Erkrankungen des Augenlids ein Kontakt mit der Hornhaut nicht auszuschließen ist, sind an Lidsalben die gleichen Anforderungen wie an Augensalben zu stellen. Die wichtigsten Anforderungen sind in Tab. **10.1** aufgeführt.

Die geforderten Eigenschaften werden in erster Linie von kohlenwasserstoff- und cholesterolhaltigen Grundlagen erfüllt. Vaselin enthält aus Konsistenzgründen meist einen Zusatz von flüssigem Paraffin. Die „Einfache Augensalbe DAC" besteht aus 40 Teilen dickflüssigem Paraffin und 60 Teilen weißem Vaselin. Die Verwendung anderer Grundlagen ist vor allem durch das mögliche Auftreten osmotisch bedingter Reizeffekte begrenzt. Dies gilt für O/W-Emulsionssalben, Hydrogel- und Macrogol-Grundlagen.

Eine Voraussetzung für gute Spreitung liegt in einer Begrenzung der Viskosität. Die Viskosität sollte bei 32 °C unterhalb von 1000 mPa · s liegen, und die Fließgrenze sollte kleiner als 300 mPa sein. Die mikrobielle Kontamination der wasserfreien Grundlagen ist im Allgemeinen gering. Gebräuchlich ist eine Heißluftsterilisation bei 160 °C, mindestens 2 Stunden.

Am häufigsten wird der Wirkstoff in der Grundlage zu einer **Suspensionssalbe** verarbeitet. Besonders wichtig ist hierbei zur Vermeidung von Reizerscheinungen eine ausreichend kleine Partikelgröße. Die überwiegende Zahl der Wirkstoffpartikeln sollte kleiner als 25 μm sein. Neben der Bereitung mit Mörser und Pistill findet in der Apothekenrezeptur zur Herstellung kleiner Mengen eine aufgeraute Salbenplatte mit Porphyrisator Verwendung. Häufig ist die aseptische Arbeitsweise die einzige Maßnahme, eine weitestgehende Keimfreiheit zu erreichen.

Wasserlösliche stabile Wirkstoffe werden in Ausnahmefällen zu einer **W/O-Emulsionssalbe** verarbeitet. Eine Herstellung von Emulsionssalben zur Anwendung am Auge ist aus Gründen günstiger Keimvermehrungsbedingungen nicht empfehlenswert. Bei W/O-Salben ist eine Konservierung, z. B. mit Benzalkoniumchlorid, Thiomersal oder Phenylethylalkohol, unerlässlich.

Das Auflösen von Wirkstoffen direkt in der Salbengrundlage zu einer **Lösungssalbe** sollte nur mit in der Grundlage ausgesprochen gut löslichen Wirkstoffen erfolgen. Andernfalls muss während der Lagerung, auch unter Berücksichtigung auftretender Temperaturschwankungen, mit Rekristallisationen gerechnet werden.

Tabelle **10.1**   Anforderungen an Augensalbengrundlagen.

– Sterilität oder höchste Keimarmut
– Reizlosigkeit
– gute Verteilung der Wirkstoffe oder deren Lösungen in der Salbe
– Geschmeidigkeit
– rasche Verteilung als feiner Film über den Augapfel
– gute Haftfähigkeit am Auge
– gute Haltbarkeit
– geringe Beeinträchtigung der Sicht

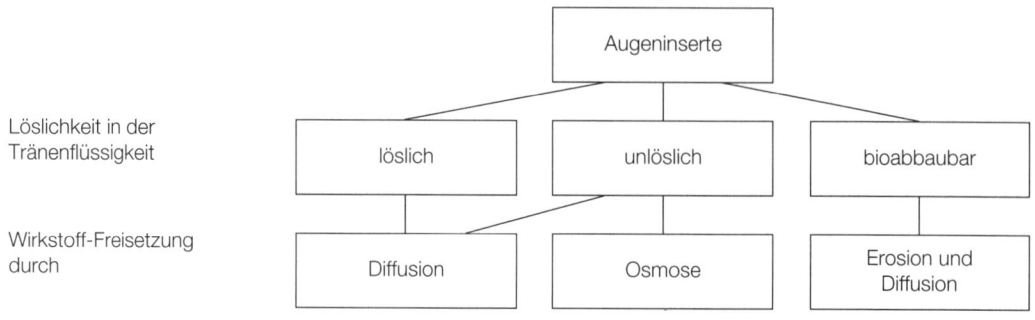

Abb. **10.3**   Einteilung von Augeninserten.

Augensalben haben an Bedeutung verloren, da sie von vielen Patienten als ein Fremdkörper im Auge empfunden werden. Wie ölige Augentropfen beeinträchtigen sie das Sehvermögen. Sie werden meist während der Nacht verwendet.

Augeninserte. Mit lamellen- bzw. scheibchenförmigen Augeninserten ist eine verlängerte Verweildauer des Wirkstoffs am Applikationsort beabsichtigt. Nach Einbringen in den Bindehautsack soll der Wirkstoff langsam und gleichmäßig freigegeben werden.

Nach dem Lösungsverhalten wird zwischen löslichen, unlöslichen und bioabbaubaren Augeninserten unterschieden (Abb. **10.3**). Bei den löslichen Augeninserten handelt es sich um die älteste Gruppe derartiger Zubereitungen. Neben natürlichen Kollagenderivaten werden heute bevorzugt halbsynthetische bzw. synthetische Polymere, wie Cellulosederivate, eingesetzt. Die

auf Hydrogelbasis aufgebauten löslichen Systeme können als solche appliziert werden oder erst nach der Applikation durch den Einfluss von pH-Wert, Temperatur oder Ionenkonzentration der Tränenflüssigkeit gebildet werden.

Die Freisetzung aus den unlöslichen Systemen kann durch Diffusion erfolgen. Ein zur Glaukombehandlung an das Auge konstant Pilocarpin abgebendes System besteht aus einem von zwei Kunststoffmembranen umgebenem Reservoir, das 5,0 mg (Ocusert P 20) bzw. 11,0 mg (Ocusert P 40) Pilocarpinbase enthält, die in ein Alginsäuregel eingebettet ist (s. Abb. **10.4**). Die membrangesteuerte Freigabe setzt ein, sobald das System in die feuchte Umgebung des Bindehautsacks eingelegt wird. Sieben Tage lang werden dann konstant 20 μg/h bzw 40 μg/h Pilocarpin freigegeben. Dies führt zu einer vier- bis achtfach geringeren Wirkstoffbelastung im Vergleich zu einer alternativ durchgeführten

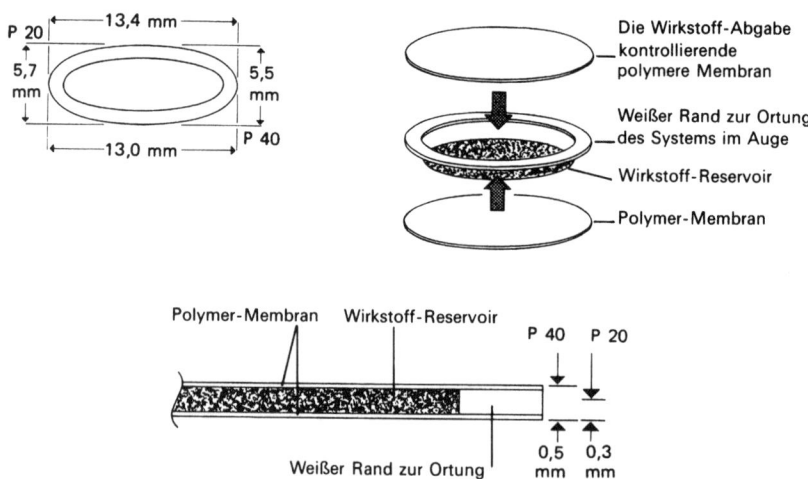

Abb. **10.4**   Schema des Pilocarpin enthaltenden Systems Ocusert (nach Heilmann, 1983).

Therapie mit Pilocarpin-Tropfen. Ein Problem für manchen Patienten liegt darin, das System über längere Zeiten im Auge zu behalten. Das Ocusert wurde, vor allem aus wirtschaftlichen Gründen, in einigen Ländern wieder vom Markt genommen.

Interessante Weiterentwicklungen sind bei wirkstoffbeladenen Kontaktlinsen, aus denen der inkorporierte Wirkstoff langsam diffundiert, zu erwarten (s. a. Kap. 23, Abschn. 5).

Mit Poly(orthoestern) oder Poly(orthocarbonaten) lassen sich bioabbaubare Augeninserte herstellen. Die Wirkstoff-Freisetzung erfolgt durch langsame hydrolytische Spaltung der chemischen Bindungen des Polymers von der Oberfläche aus (Erosion) in Kombination mit Diffusion.

Kontaktlinsen, Kontaktlinsenflüssigkeiten. Es gibt harte und weiche Kontaktlinsen. Weiche Kontaktlinsen bestehen häufig aus Hydroxyethylmethacrylat (HEMA). Das ursprünglich für harte Kontaktlinsen verwendete Polymethylmethacrylat (PMMA) ist weitgehend durch Celluloseacetatbutyrat (CAB) oder Fluorsiliconcarbonate ersetzt, die besser verträglich sind. Harte Linsen werden vermehrt auch als formstabile Kontaktlinsen bezeichnet.

Inzwischen sind auch halbharte Linsen auf dem Markt, die z. B. aus modifiziertem Celluloseacetatbutyrat (CAB) aufgebaut sind.

Ein wichtiger Unterschied zwischen den harten und weichen Linsen ist der Porendurchmesser. Er beträgt bei harten Linsen 0,1 bis 0,2 nm, bei weichen Linsen 2,2 bis 3,0 nm. Daher besteht bei weichen Linsen eine größere Gefahr von Sorptionen sowohl von Bestandteilen der Tränenflüssigkeit als auch von solchen aus applizierten Augentropfen. Kontaktlinsenträger sollten bei Verabreichung von Zubereitungen am Auge die Kontaktlinsen herausnehmen. Ein weiterer Nachteil ist die größere Tendenz zu mikrobiellem Befall.

Die Vorteile der weichen Materialien liegen besonders in der hohen Wasseraufnahmefähigkeit und guten Sauerstoffpermeabilität sowie der guten Benetzbarkeit.

Unterschiedliche Linsenmaterialien, aber auch unterschiedliches individuelles Reagieren im Tränenfluss erfordern differenzierte **Pflegeflüssigkeiten.** Dabei liegen die Anforderungen bei harten Linsen, die häufig trocken aufbewahrt werden, niedriger als bei weichen Linsen.

Bei den Pflegeflüssigkeiten kann zwischen Aufbewahrungs-, Benetzungs-, Abspül- und Reinigungslösungen unterschieden werden. Mit Ausnahme der Reinigungslösungen sind Pflegeflüssigkeiten konserviert.

Die desinfizierende **Aufbewahrungslösung** soll die Linse von festsitzenden Sekreten, die beim kurzfristigen Reinigen haften geblieben sind, befreien. Außerdem soll sie dafür sorgen, dass die Linse im hydratisierten Gleichgewicht bleibt.

Die **Benetzungslösung,** die insbesondere für harte Linsen benötigt wird, bezweckt das Aufbringen eines mechanischen Schutz- und Gleitfilms, der gleichzeitig auch beim Einsetzen eine bessere Benetzbarkeit garantiert. Tenside oder wasserlösliche, gut verträgliche Polymere sind in diesen Lösungen enthalten. Für weiche Linsen sind diese Lösungen gewöhnlich nicht erforderlich.

Die **Abspüllösung** ist nur für weiche Linsen erforderlich, um die in der Reinigungslösung enthaltenen Stoffe abzuspülen.

Reinigungslösungen enthalten Tenside oder Wasserstoffperoxid. Im letzten Fall muss durch anschließende Neutralisation sichergestellt werden, dass kein überschüssiges Wasserstoffperoxid auf der Linse verbleibt. Insbesondere weiche Linsen sollten häufiger einer Intensivreinigung mit Enzymen unterzogen werden.

Für weiche Linsen werden auch **multifunktionelle Lösungen** verwendet. Die Lösungen enthalten Salze zur Isotonisierung, Puffer, viskositätserhöhende Zusätze, Tenside und Konservierungsmittel.

Für weiche Linsen darf Benzalkoniumchlorid wegen zu starker Sorption nicht eingesetzt werden; für harte Linsen ist es gut geeignet.

Für weiche Linsen wird z. B. eine Kombination von Thiomersal mit EDTA vorgeschlagen. Auch die Herstellung von Kontaktlinsenflüssigkeiten muss unter aseptischen Bedingungen erfolgen.

6 Behältnisse

Behältnisse für flüssige Augenarzneimittel müssen aus absolut indifferentem Material bestehen, wie es auch für Parenteralia gefordert wird. Bei den industriell gefertigten Arzneimitteln haben aus Kunststoff, insbesondere Polyethylen, bestehende Behältnisse verstärkt Eingang gefunden. Bei konservierungsmittelhaltigen Augentropfen muss beachtet werden, dass Sorption des

Konservans an nicht aus Glas bestehende Behältnisse, Verschlussmaterialien und Tropfeinrichtungen eintreten kann.

Sichere Keimfreiheit ist praktisch nur mit Einzeldosisbehältnissen zu erreichen. Einzeldosisbehältnisse für industriell gefertigte Augentropfen werden mit dem Bottlepack-Verfahren in einem Arbeitsgang hergestellt und befüllt (s. a. Kap. 21, Abschn. 3).

Die Einzeldosisabfüllung von Augentropfen in der Apotheke ist mit dem Aponorm®-System möglich. Augensalben können in kleinen Ampullen aus Kunststoff abgefüllt werden.

7 Qualitätsprüfung

Wichtige Prüfpunkte bei Augenarzneizubereitungen sind

- Beurteilung der Klarheit und Farbe von Augentropfen
- Prüfung auf partikuläre Verunreinigungen
- Messung des pH-Wertes, der Dichte bei wässrigen Augentropfen
- Bestimmung der Osmolalität bei wässrigen Augentropfen
- Bestimmung der Viskosität
- Identitätsbestimmungen des Wirkstoffs
- Gehaltsbestimmung des Wirkstoffs und des Konservierungsmittels.

Das Arzneibuch verlangt bei Suspensionen und Suspensionssalben eine **Bestimmung der Partikelgröße**. Die Mehrzahl der Partikeln muss unterhalb von 25 μm liegen; nur wenige Partikeln dürfen im Bereich zwischen 50 und 90 μm, kein Partikel darf oberhalb von 90 μm liegen. Außerdem lässt das Arzneibuch auf Sterilität prüfen.

Bei Augensalben fordert die amerikanische Pharmakopöe eine Prüfung auf Abwesenheit von Metallpartikeln.

Weiterführende Literatur

Anders, B., Wiedemann, B. (1985), Mikrobiologische Kontamination gebrauchter Augentropfen, Pharm. Ztg. *130,* 1648.

Berg, C. (1997), Kontaktlinsenhygiene: Reinigung, Desinfektion und Aufbewahrung, PZ Prisma *4,* 210.

Daniels, R. (2003), Galenische Tricks für Arzneiformen am Auge, Pharm. Ztg. *148,* 1685.

Dolder, R., Skinner, S. (1990), Ophthalmika: Pharmakologie, Biopharmazie und Galenik der Augenarzneimittel, Wissenschaftliche Verlagsgesellschaft mbH, Stuttgart.

Gurtler, F., Gurny, R. (1995), Patent literature review of ophthalmic inserts, Drug Dev. Ind. Pharm. *21,* 1.

Keipert, S. (1994), Etablierte und neue Konzepte zur Optimierung von Ophthalmika, Pharm. Ztg. *139,* 567.

Leuenberger, H. (2002), Martin, Physikalische Pharmazie, Wissenschaftliche Verlagsgesellschaft mbH, Stuttgart, S. 486 f.

Leydhecker, W. (1975), Grundriss der Augenheilkunde, Springer Verlag, Berlin, Heidelberg, New York.

Meißner, S. (1992), Kontaktlinsenhygiene – richtige Pflege schützt vor Komplikationen, Pharm. Ztg. *137,* 467.

Mielck, J. B. (1990), Hilfestellungen des DAC in der Apotheken-Rezeptur, Pharm. Ztg. *128,* 61.

Reimann, H. (1989), Apothekengerechte Einzeldosis-Verpackung von Lösungen in Rezeptur und Defektur, Pharm. Ztg. *134,* 209.

Roth, H.-U. (1986), Die Pharmakologie der Kontaktlinse, Dtsch. Apoth. Ztg. *126,* 959.

Thoma, K. (2000), Apothekenrezeptur und -defektur, Deutscher Apotheker Verlag, Stuttgart, S. 1/1.

Wolf, E. (1998), Kontaktlinsen: optische Hilfen auf den Punkt gebracht, Pharm. Ztg. *143,* 3011.

Abbildungsnachweis

Schoenwald, R. D., Stewart, P. (1980), J. Pharm. Sci. *69,* 391.

Kapitel 11

Inhalationen, Aerosole

1 Allgemeines, Definitionen

Inhalationen, die schon im Altertum bekannt waren und angewandt wurden, dienen in erster Linie medizinischer Behandlung der Atemwege durch das Einatmen von Gasen, Dämpfen, Flüssigkeitströpfchen oder Pulvern. Wenn die Eigenschaften der Wirkstoffe es erlauben, kann auch gezielt Resorption über die Atemwege erreicht werden. Auf diesem Wege lassen sich demnach nicht nur lokale Behandlung z. B. mit Glucocorticoiden und β-Sympathomimetika, sondern auch systemische Wirkungen erzielen. Die Inhalation von Gasen, z. B. bei der Inhalationsnarkose, ist technologisch und biopharmazeutisch am wenigsten problematisch. Zur selten angewandten direkten Dampfinhalation müssen leicht verdampfbare Wirkstoffe, z. B. ätherische Öle, vorliegen.

Sind die zu applizierenden Wirkstoffe weder gasförmig noch verdampfbar, müssen sie aus entsprechenden flüssigen oder festen Zubereitungen zur Inhalation mit Hilfe eines **Inhalators** in ein **Aerosol**, d. h. in eine feinpartikuläre Dispersion von flüssigen oder festen Teilchen in Gas überführt werden.

Je nach Art der Dispergierung bzw. des verwendeten Gerätes unterscheidet das Arzneibuch zwischen

▪ Druckgas-(Dosier-)Inhalatoren,
▪ Pulverinhalatoren und
▪ Inhalatoren mit Zerstäubern.

Erst nach dem Verlassen des Inhalators beim Dispergieren entsteht aus der Zubereitung die Darreichungsform **Aerosol**.

Bei strenger Auslegung beschreibt der Begriff Aerosol kolloidal dispergierte Flüssigkeiten in Gas, z. B. Nebel, oder Feststoffe in Gas, z. B. Rauch (s. a. Kap. 4, Abschn. 5.1). Kolloidale Feststoffe in Gas werden auch als Xerosole bezeichnet. In der pharmazeutischen Praxis werden so feine Dispergierungen allerdings nicht angestrebt, so dass es realistischer ist, einfach von dispersen Systemen fest oder flüssig in Gas zu sprechen.

Aerosole zur Inhalation müssen Partikelgrößen im Bereich von 0,5 bis 5 μm aufweisen (s. Abschn. 6).

Bei **Pumpzerstäubern**, die ohne Treibgas auskommen, wird der Sprüh- bzw. Zerstäubungsdruck mit Pumpen (s. Abb. 11.1) erzeugt. Damit lassen sich jedoch keine ausreichend feindispersen Inhalationen erzeugen. Ihr Einsatzgebiet sind vor allem Nasensprays (s. a. Kap. 8, Abschn. 4). Neue *Hochdruckzerstäuber* erzielen dagegen sehr viel höhere Drücke, so dass lungengängige Inhalationen entstehen (s. Abschn. 4).

2 Zubereitungen in Druckgas- Dosierinhalatoren

Zubereitungen in Druckgas-Dosierinhalatoren werden umgangssprachlich aber nicht exakt als Druckgasaerosole bezeichnet. Sie dienen dem Versprühen kleiner, genau dosierter Flüssigkeitsvolumina (Lösungen, Suspensionen, seltener Emulsionen). **Druckgasaerosole** enthalten Treibgase oder Treibgasgemische, die ausreichend hohe Sprühdrucke erzeugen. In der Mehrzahl dienen sie der Erzeugung von inhalierbaren Aerosolen.

Die Druckgasaerosole sind einfach durch Fingerdruck auf den Sprühkopf zu betätigen. Druckgasaerosole bestehen aus dem Druckbehältnis mit Ventil und Sprühkopf (s. Abb. **11.2**). Sie werden mit der sprühbaren Zubereitung und einem Treibgas bzw. einer Treibgasmischung gefüllt. Je nach Zubereitung oder Anwendungszweck können verschiedenartige Ventile (s. Abb. **11.3**) und Sprühköpfe verwendet werden, beispielsweise **Dosierventile** für die exakte Dosierung von stark wirksamen Arzneimitteln wie Asthma- oder Bronchialaerosolen. Wird ein Ventil, auf

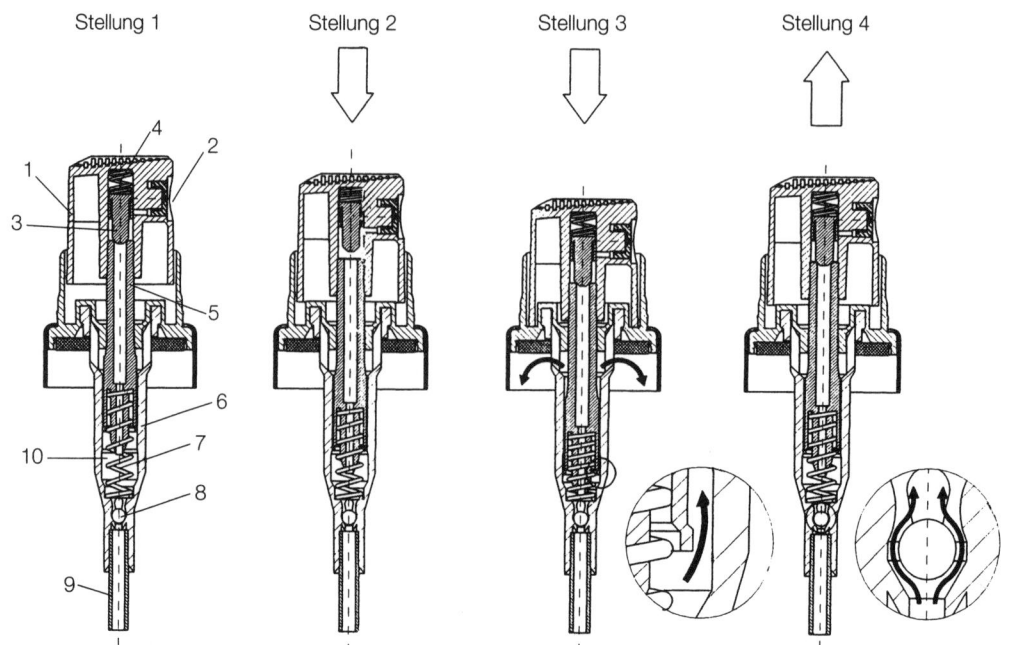

Abb. **11.1   Pumpzerstäuber-Dosierventil** (Aeropump GmbH, Hofheim/Taunus).
1 Sprühkopf, 2 Düse, 3 Verschlusskolben, 4 Verschlussfeder, 5 Stempelschaft, 6 Gehäuse, 7 Pumpenfeder, 8 Pumpenverschlusskugel, 9 Steigrohr, 10 Dosierkammer.
Stellung 1: Das Ventil, hier in der unbetätigten und angesprühten Stellung, ist gleichzeitig Pumpe.
Stellung 2: Durch Drücken auf den Sprühkopf (1), der auf dem Stempelschaft (5) sitzt, wird die Zerstäuberpumpe betätigt. Der Stempelschaft (5) ist gleichzeitig auch der Pumpenkolben. Mit der Kolbenbewegung nach unten wird Druck auf das Produkt in der Dosierkammer (10) zwischen Stempelschaft (5) und Gehäuse (6) ausgeübt. Die Verschlusskugel (8) im Dichtsitz verhindert ein Rückströmen des Produkts in das Arzneiformbehältnis, das nicht mit abgebildet ist. Erreicht der Druck ca. 7 bar, der von der Verschlussfeder (4) nicht mehr gehalten wird, gibt der Verschlusskolben (3) die Ventilschaftöffnung zur Düse (2) frei. Dieses Funktionsprinzip gewährleistet einen gleichmäßigen, nicht abfallenden und feinst zerteilten Sprühstrahl.
Stellung 3: Beim weiteren Eindrücken erreicht der Stempelschaft (5) den Entlüftungsring im Gehäuse, und der aufgebaute Druck kann am Stempelschaft vorbei in das Arzneiformbehältnis entweichen. Der Verschlusskolben (3) schließt das System wieder, und der exakt dosierte Sprühstoß wird beendet.
Stellung 4: Durch die Pumpenfeder (7) wird der Stempelschaft (5) mit dem Sprühkopf (1) wieder in die Ausgangsposition zurückbefördert. In der Dosierkammer (10) wird ein Unterdruck erzeugt, der die Verschlusskugel (8) anhebt und Produktnachschub aus dem Arzneiformbehältnis durch das Steigrohr (9) ansaugt. Damit befindet sich das System wieder in der Ausgangsstellung.

dem der Sprühkopf sitzt, durch Herunterdrücken geöffnet, drückt der Innendruck die Aerosolzubereitung mit gelösten Treibgasanteilen über das Steigrohr zum Sprühkopf. Beim Verlassen des Sprühkopfes wird die Mischung zum Aerosol versprüht. Dosierinhalatoren mit suspendiertem Wirkstoff werden zum Absichern der Dosierungsgenauigkeit ohne Steigrohr und daher über Kopf angewendet.

Mittlerweile kommen auch **atemzuginduzierte Dosieraerosole** (Autoinhaler) zum Einsatz. Es

gibt in der Pharmazie nicht nur Zubereitungen in Druckgasbehältnissen zur Inhalation, sondern z. B. auch Desinfektions-, Salben-, Film- oder Pudersprays sowie Schäume, die mittels Druckgas erzeugt bzw. gefördert werden.

2.1 Treibgase

Als Treibgase für Druckgasaerosole sind Gase geeignet, zu deren Verflüssigung nicht zu hohe Drücke aufgewendet werden müssen, die toxikologisch und physiologisch unbedenklich, umwelt-

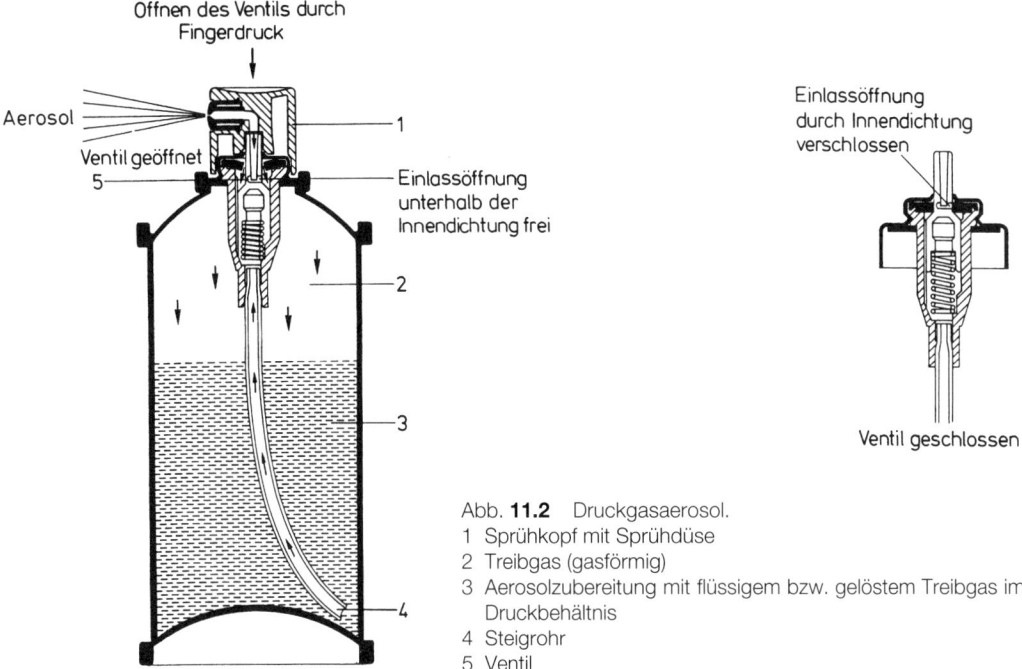

Öffnen des Ventils durch Fingerdruck

Aerosol

Ventil geöffnet
5

1

Einlassöffnung unterhalb der Innendichtung frei

2

3

4

Einlassöffnung durch Innendichtung verschlossen

Ventil geschlossen

Abb. **11.2** Druckgasaerosol.
1 Sprühkopf mit Sprühdüse
2 Treibgas (gasförmig)
3 Aerosolzubereitung mit flüssigem bzw. gelöstem Treibgas im Druckbehältnis
4 Steigrohr
5 Ventil

freundlich und ungefährlich sind. Ferner sollen natürlich die geforderten technologischen Eigenschaften gegeben sein, z. B. bestimmte Mischbarkeiten sowie die Kompatibilität mit den einzusetzenden Wirk- und Hilfsstoffen. Oberhalb seiner kritischen Temperatur kann ein Gas nicht mehr im flüssigen Zustand existieren, d. h. es lässt sich auch durch höchste Drücke nicht verflüssigen. Besonders geeignet sind deshalb Treibgase, deren kritische Temperatur nicht zu tief liegt und die sich bei niedrigen Drücken verflüssigen lassen, z. B. bei Raumtemperatur nicht über 10^6 Pa (10 bar), am besten unter $6 \cdot 10^5$ Pa (6 bar). Treibgase, die sich in verflüssigter Form einsetzen lassen, heißen **druckverflüssigte Treibgase**. Solche, die wegen ihrer zu tiefen kritischen Temperatur nicht verflüssigt werden können, heißen **druckverdichtete Treibgase**. Stickstoff (N_2), Kohlendioxid (CO_2) und Distickstoffoxid oder Lachgas (N_2O) sind Beispiele für druckverdichtete Gase. Stickstoff ist chemisch und physiologisch indifferent und leicht erhältlich bzw. verfügbar. Der entscheidende Nachteil der druckverdichteten Treibgase gegenüber den druckverflüssigten ist die rasche Abnahme des Sprühdrucks. Weitere Nachteile sind ungenügende Löslichkeiten in den Flüssigkeiten bzw. Lösungsmitteln der Zubereitung. Diese Nachteile haben zur Folge, dass die Behältnisse nur etwa zur Hälfte mit der Zu-

bereitung gefüllt werden können und dass der Druck bei der Anwendung proportional mit dem abnehmenden Füllungsgrad abnimmt.

Kohlendioxid und Distickstoffoxid sind in Flüssigkeiten wie Wasser, Alkohol und Aceton besser löslich als Stickstoff. Sie bilden **druckgesättigte Lösungen von Treibgasen**. Durch den Gleichgewichtszustand zwischen gasförmigem und flüssigem bzw. gelöstem Treibgas besitzen Druckgasaerosole insbesondere mit druckverflüssigten Treibgasen, bis zu einem gewissen Grad auch mit druckgesättigten Lösungen, ein Treibgasreservoir. Der Sprühdruck nimmt deshalb bei der Anwendung in erheblich geringerem Maße ab als bei der Verwendung von druckverdichteten Treibgasen.

Zu bedenken ist, dass Kohlendioxid chemisch nicht vollkommen inert ist. Bei Distickstoffoxid kommt noch dazu, dass dieses Gas besonders in höheren Dosen physiologisch bedenklich ist.

Zu den Treibgasen, die sich druckverflüssigen lassen und die ein großes Treibgasreservoir bilden, gehören teilfluorierte bzw. vollfluorierte, nicht chlorierte Kohlenwasserstoffe (HFKW, FKW), Fluorchlorkohlenwasserstoffe (FCKW), niedere Kohlenwasserstoffe, wie Propan und Butan und Dimethylether (Tab. **11.1**). Ihr Sprühdruck bleibt, da nach Absprühen von Flüssigkeit abnehmendes Gasvolumen durch Nachverdamp-

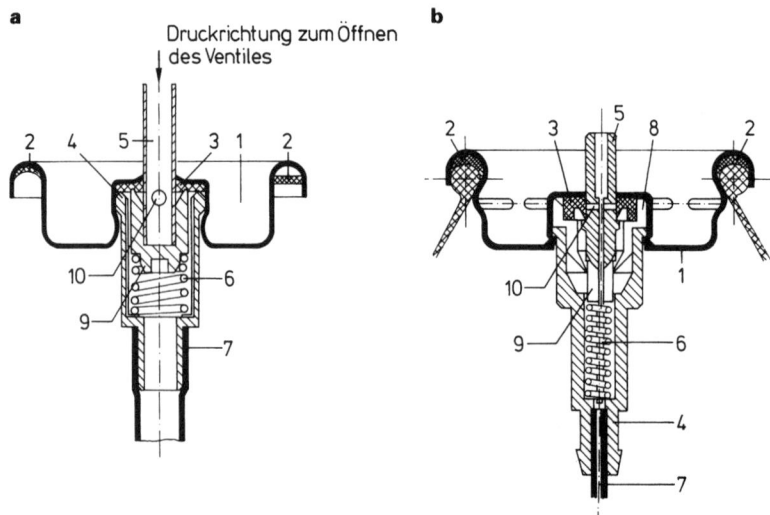

Abb. **11.3**   Einfache und spezielle Aerosolventile für Zubereitungen in Druckbehältnissen.
1 Ventilteller mit Bördelrand zum Verbördeln mit dem Druckbehältnis
2 Außendichtung im Bördelrand zur Abdichtung zwischen Ventilteller und Druckbehältnis
3 Innendichtung (eigentliche Ventildichtung)
4 Ventilgehäuse bzw. Ventilkörper
5 Ventilschaft (Stem), Ventilsitz und Federpfanne
6 Verschlussfeder
7 Steigrohr
8 Dosierkammer
9 Federpfanne und Ventilsitz
10 Einlassöffnung
Auf den Ventilschaft (5) können verschiedene Sprühköpfe aufgesetzt werden. Wird der Ventilschaft eines einfachen
Aerosolventiles (a) gegen die Verschlussfederspannung 2 bis 3 mm vertikal nach unten gedrückt, löst sich der mit
dem Ventilschaft fest verbundene Ventilsitz (9) von der Innendichtung (3) und öffnet somit das Ventil.
In ein **Dosierventil (b)** ist noch eine Dosierkammer (8) eines bestimmten Volumens eingebaut. Bei geschlossenem
Ventil ist diese Dosierkammer nur zum Inneren des Aerosolbehältnisses geöffnet, so dass es sich über das Steigrohr
(7) aus dem Druckbehältnis mit der Aerosolzubereitung füllen kann. Beim Öffnen des Ventiles unter Fingerdruck
schließt die Dosierkammer gegen das Aerosolbehältnis und öffnet sich zum Sprühkopf hin, um die dosierte Menge
Aerosolzubereitung zu versprühen (**a:** aus Lindal-Ventil GmbH; **b:** aus Deutsche Aerosol-Ventil GmbH).

fen entsprechender Flüssiganteile wieder ersetzt wird, während der gesamten Anwendung praktisch konstant und erfährt nur temperaturbedingte Variationen. Durch Mischung verschiedener Typen dieser Treibgase können nicht nur die erforderlichen Drücke bzw. Sprüheigenschaften für verschiedene Aerosolzubereitungen in den Behältnissen der Druckgasaerosole eingestellt, sondern auch die Flammpunkte brennbarer Gase verringert werden.

Je nachdem, ob sich das druckverflüssigte Treibgas mit zugesetzten Flüssigkeiten bzw. Lösungen vollständig mischt oder nicht, liegen Zweiphasen-Druckgasaerosole (Abb. **11.2**) oder Dreiphasen-Druckgasaerosole vor (2 flüssige Phasen, 1 Gasphase).

Bei den in der Übersichtstabelle Tab. **11.1** zusammengestellten Treibgasen handelt es sich um die derzeit zugelassenen. Die in der Vergangenheit fast ausschließlich verwendeten **FCKW** besitzen lange Verweilzeiten in der Stratosphäre und ein hohes Ozon-Zerstörungspotential. Wegen dieser Umweltgefährdung wurde inzwischen ein Produktionsverbot für diese Treibgase erlassen. Es ist jedoch bei der Wahl eines Treibgases auch deren Treibhauseffekt zu bedenken. Insgesamt hat dies zu einem starken Anstieg von Pulvern zur Inhalation geführt (s. Abschn. 4).

Als Alternativen zu den FCKW stehen kurzlebige, chlorfreie, wasserstoffhaltige oder voll fluorierte Fluorkohlenwasserstoffe (HFKW oder FKW), Kohlenwasserstoffe sowie der Dimethyl-

Tabelle **11.1** Eine Auswahl pharmazeutisch gebrauchter Treibgase.

Treibgase	chemische Formel	Brennbarkeit	Siedepunkt (°C)	Druck bei 20 °C in 10^5 Pa (gerundet)	Verweildauer in Atmosphäre (Jahre)
Hydrofluorkohlenwasserstoffe und Fluorkohlenwasserstoffe (HFKW und FKW)					
TG 134a	H_2FC-CF_3	–	–26,5	5,75	8–11
TG 227	$F_3C-CHF-CF_3$	–	–17,3	4,00	
Kohlenwasserstoffe					
Propan	C_3H_8	+	–44,5	7,94	14 Tage
Butan	C_4H_{10}	+	– 0,5	1,37	9 Tage
i-Butan	C_4H_{10}	+	–11,7	2,16	
Ether					
Dimethylether	CH_3-O-CH_3	+	–24,8	4,20	7,7 Tage

TG = Treibgas
Die Typenbezeichnung der Fluor-Chlor-Kohlenwasserstoffe leitet sich aus folgendem Schlüsselsystem ab:
Zahl in Einerstelle = Anzahl Fluor-Atome (F)
Zahl in Zehnerstelle minus 1 = Anzahl Wasserstoff-Atome (H)
Zahl in Hunderterstelle plus 1 = Anzahl Kohlenstoff-Atome (C)
Zahl der noch freien Valenzen = Anzahl Chlor-Atome (Cl)
Beispiel: Treibgas 134a
Zahl in Einerstelle   4   = 4 Fluoratome
Zahl in Zehnerstelle   3; 3–1   = 2 Wasserstoffatome
Zahl in Hunderterstelle   1; 1 + 1   = 2 Kohlenstoffatome
                                      = $C_2H_2F_4$

Der kleine Buchstabe a bedeutet, dass der Ethangrundkörper unsymmetrisch substituiert ist. So ergibt sich CF_3-CH_2F.

ether zur Verfügung. Allerdings sind die Kohlenwasserstoffe und der Dimethylether in reiner bzw. konzentrierter Form leicht brennbar. Diese Gefährlichkeit kann durch Verdünnen mit nichtbrennbaren Treibgasen und/oder Lösungsmitteln vermindert werden. Im Gegensatz zu den Kohlenwasserstoffen zeichnet sich der Dimethylether durch eine verhältnismäßig gute Mischbarkeit mit Wasser aus. Je mehr Wasser der Dimethylether aufnimmt oder enthält, desto geringer wird seine Brennbarkeit. Treibgase werden auch in kosmetischen und technischen Aerosolen, zur Herstellung von Polyurethanschäumen sowie in Kühl- und Klimageräten eingesetzt.

2.2 Abfüllen von Aerosolzubereitungen

Die **Kaltabfüllung** ist die einfachste Methode der Abfüllung von druckverflüssigten Treibgasen. Hierbei wird zunächst die Aerosolzubereitung in das Behältnis eingefüllt und unter den Siedepunkt des Treibgases abgekühlt. Anschließend wird das Treibgas zudosiert und das Behältnis verschlossen. Es ist darauf zu achten, dass die Stahlflaschen bei der Entnahme des flüssigen Treibgases mit dem Verschluss nach unten zeigen. Abfüll- bzw. Dosierventil sowie der Hahn an der Stahlflasche dürfen niemals längere Zeit gleichzeitig geschlossen bleiben. Es besteht sonst die Gefahr, dass das sich ausdehnende Gas den Zuleitungsschlauch sprengt (s. Abb. **11.4**). Ein Nachteil ist der hohe kältetechnische Aufwand. Die **Abfüllung unter Druck** ist für größere Stückzahlen besser geeignet. Dabei wird ebenfalls zuerst die Aerosolzubereitung in die Behältnisse abgefüllt. Nach Aufsetzen der Ventilteller auf die Behältnisse wird durch Verbördeln verschlossen. Die Treibgase werden bei dieser Abfüllmethode unter hohem Druck, etwa $6 \cdot 10^6$ Pa (60 bar), durch die Ventile zugesetzt.

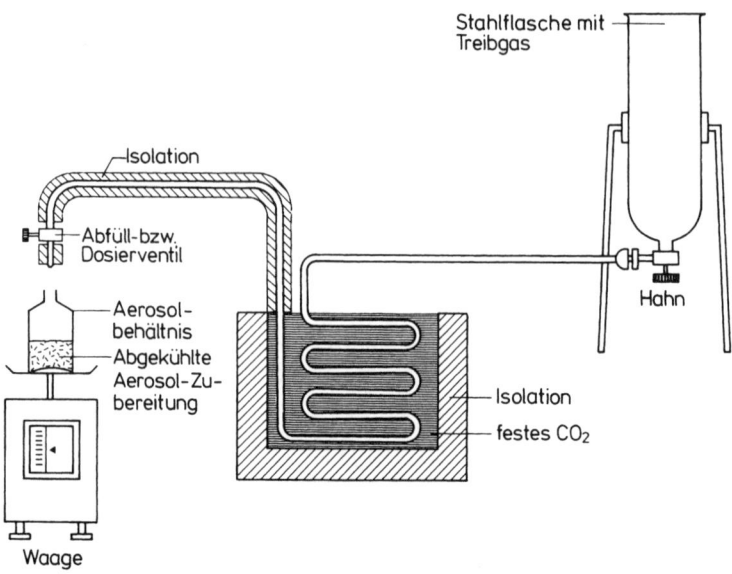

Abb. **11.4**   Abfüllung des abgekühlten und verflüssigten Treibgases (Kaltabfüllung).

3 Pulver-Inhalatoren

Neben den Pumpzerstäubern wurden in den letzten Jahren treibgasfreie Pulver-Inhalatoren als weitere umweltfreundliche Alternative entwickelt. Eine Reihe von Typen dieser neuen Arzneiform haben inzwischen Marktreife erreicht. Es gibt Pulver-Inhalatoren, die abgeteilte, feinpulverisierte **Einzeldosen** aus einem geeigneten Reservoir zerstäuben, beispielsweise aus Hartgelatinekapseln, wie Spinhaler®, Ventilat®-Inhalator (s. Abb. **11.5**) oder aus Blisterscheiben bzw. -bändern, z.B. Rotadisk®, Diskhaler®, Diskus® etc. Soweit das zu applizierende Pulver nicht hygroskopisch ist und damit ausreichende Fließeigenschaften besitzt, können aus

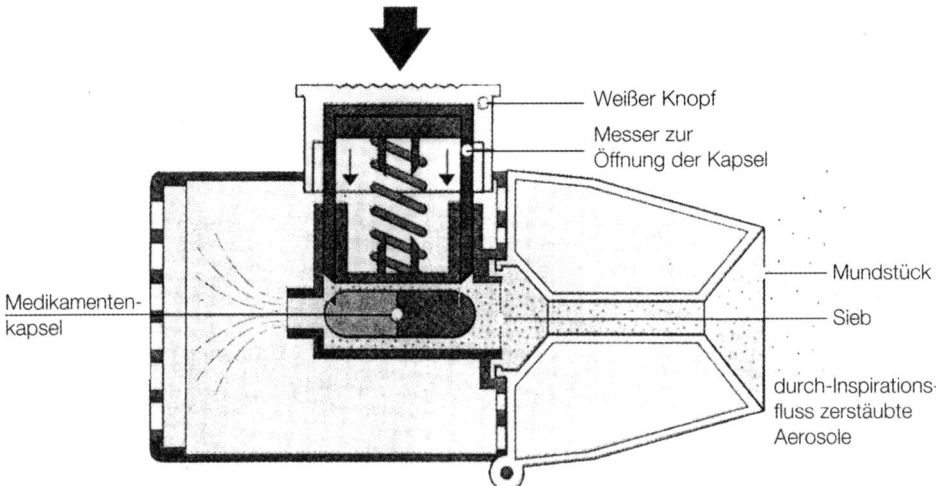

Abb. **11.5**   **Ventilat®-Inhalator,** Eindosen-Pulverzerstäuber mit einer Hartgelatinekapsel als Wirkstoffreservoir. Durch Knopfdruck wird die Kapsel an beiden Enden aufgeschnitten und der Kapselinhalt durch einen Atemzug zerstäubt und inhaliert (nach Frieß und Kutz, 1993).

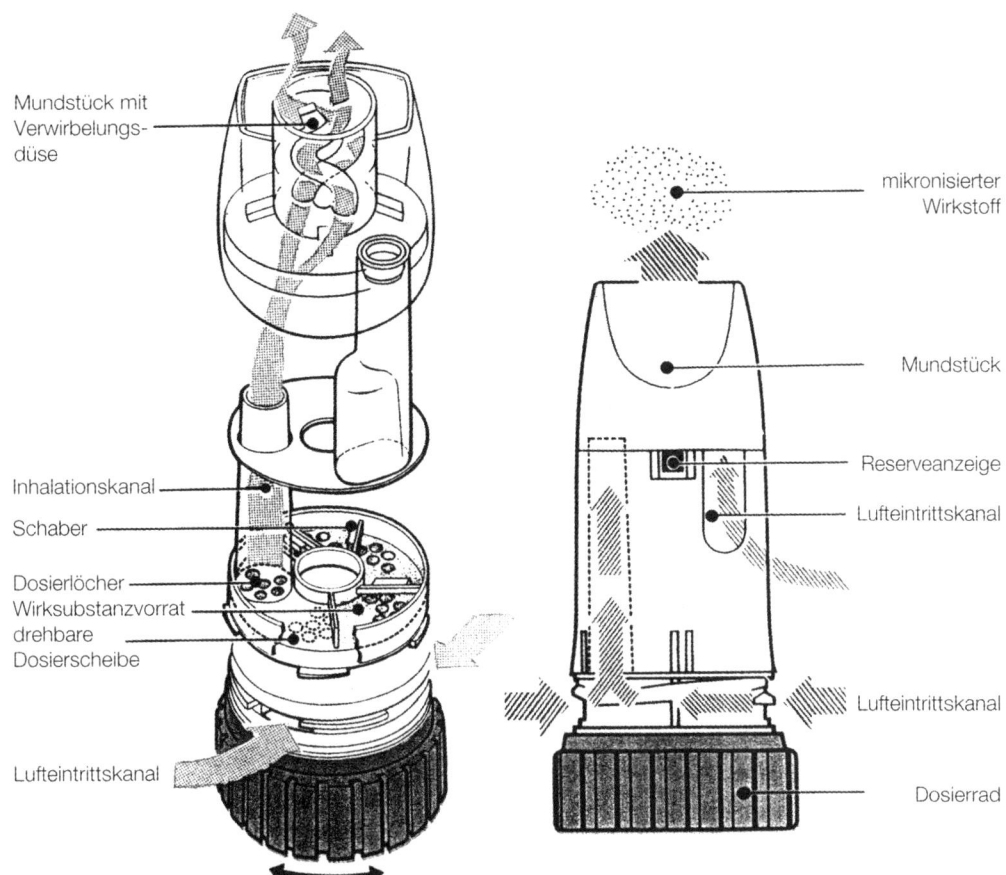

Mundstück mit
Verwirbelungs-
düse

mikronisierter
Wirkstoff

Mundstück

Inhalationskanal

Schaber

Reserveanzeige

Lufteintrittskanal

Dosierlöcher
Wirksubstanzvorrat
drehbare
Dosierscheibe

Lufteintrittskanal

Lufteintrittskanal

Dosierrad

Abb. **11.6   Aerodur® Turbohaler®,** Mehrdosen-Pulverzerstäuber (nach Frieß und Kutz, 1993).

einem Mehrdosenvorratsbehältnis Einzeldosen mittels Volumendosierung zur Inhalation bereit gestellt werden, z. B. durch eine drehbare, perforierte Dosierscheibe (s. Abb. **11.6,** Turbohaler® oder durch eine Dosierwalze (Easyhaler®). Diese Pulverzerstäuber sind derart konstruiert, dass ein vom Patienten ausgelöster kurzer Luftsog oder Atemzug das feinst zerteilte bzw. mikronisierte Pulver in ein inhalierbares, bronchialgängiges Pulveraerosol überführt, dessen maximale Partikelgröße um 5 µm liegen soll. Wenn die Wirkstoffe sich nicht in reiner Form als Einzelpartikel oder leicht zerfallende Agglomerate applizieren lassen, müssen geeignete **Träger-Hilfsstoffe** zugesetzt werden, die für die pulmonale Anwendung unbedenklich sind. Dies ist in der Hauptsache α-Lactose-Monohydrat.

Bei diesen Zubereitungen ist der mikronisierte Wirkstoff an die gröberen Trägerpartikeln adsorbiert (interaktive Mischung). Bei der Applikation bleiben diese Wirkstoffträger durch Trägheitsaufprall bereits in der Rachenhöhle hängen, während die feinen desorbierten Wirkstoffpartikeln in die Bronchien weiterfliegen.

4 Inhalatoren mit Zerstäuber

Flüssige Zubereitungen lassen sich auch mit Zerstäubern (Vernebelern) in Aerosole zur Inhalation überführen. Dies erfolgt entweder durch Düsenvernebelung mittels **Pressluft** aus einem Kompressor oder durch **Ultraschallvibration** mit Hilfe von Piezokristallen. In beiden Fällen werden bevorzugt Lösungen zur längeren, meist stationären Anwendung zerstäubt. Allerdings schreitet die **Miniaturisierung** so stark fort, dass seit einiger Zeit bereits kleine Taschengeräte zur

Verfügung stehen (Omron U1® Ultraschallver-
nebeler, BINEB® Hochdruck-Nebulisator). Ausschließlich mittels mechanischer Energie, erzeugt
mit einer gespannten Feder, wird beim neuen
Respimat Soft Inhaler® ein Druck von ca. 250 bar
aufgebaut. Damit lässt sich bei diesem Kleinst-
gerät ein sich langsam über 1 bis 2 Sekunden ent-
wickelndes Nebel-Aerosol mit Tröpfchengrößen
überwiegend im erwünschten Größenbereich
von 0,5 bis 5 μm erzielen. Die Lungendeposition
einer Lösung von Fenoterol soll wegen guter
Koordinationsmöglichkeit zwischen allmählich
entstehender Sprühwolke und Inhalation bei
nahezu 40 % liegen.

Auch die Anpassung der Aerosol-Erzeugung an
die individuelle Atmung macht Fortschritte.

Den Inhalatoren mit Zerstäuber stehen **Dampf-
inhalatoren** nahe. Wirkstoffe bzw. ihre Lösungen
werden heißem Wasser zugesetzt, der durch Wär-
mezufuhr erzeugte Dampf bzw. entstehende Nebel wird inhaliert (einfachste Form: Kopfdampf-
bad). Voraussetzung für die Applikation eines
Wirkstoffes auf diese Weise ist eine gewisse Was-
serdampfflüchtigkeit.

5 Biopharmazeutische Probleme

Eine wesentliche Aufgabe der Entwicklung von
Inhalationen und Aerosolen besteht darin,
sicherzustellen, dass der Wirkstoff in die zu the-
rapierenden Bereiche des Respirationstraktes
gelangt. Selbst bei optimaler Inhalationstechnik
geht ein erheblicher Teil der freigesetzten Dosis

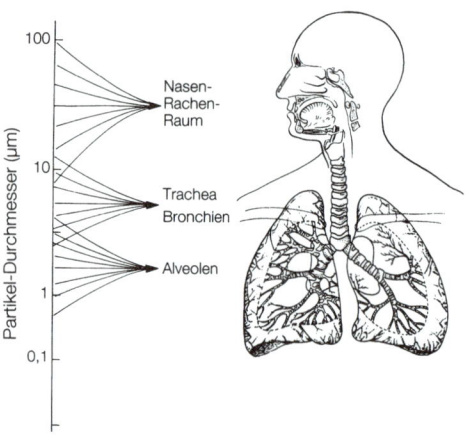

Abb. 11.7 Ablagerung von Spray- bzw. Inhalations-
partikeln in den Atmungsorganen in Abhängigkeit von
deren Durchmessern (nach Meier et al., 1981).

im Bereich der oberen Atemwege verloren. Die
Abscheidung dispergierter Teilchen in der Lunge
erfolgt durch **Impaktion** (Trägheitsaufprall) und
durch **Sedimentation.** Partikeln, die größer als
3 μm sind, werden vorwiegend durch Impaktion
niedergeschlagen. Aufgrund ihres Trägheitsmo-
ments können sie Richtungsänderungen beim
Atemgastransport nur begrenzt folgen und werden daher durch Aufprall an Hindernissen, wie
dem Kehlkopf, deponiert. Teilchen mittlerer
Größe (0,5–3 μm) werden vorwiegend durch
Sedimentation abgeschieden.

Zum Erreichen einer verbesserten Wirkstoffab-
scheidung in den tieferen Lungenbereichen muss
folglich eine Verminderung der Wirkstoffverluste
durch Impaktion angestrebt werden.

Die Abscheidung durch Impaktion erfolgt vermehrt mit steigendem Durchmesser d der Teilchen und steigender **Atemstromstärke F** gemäß
der Beziehung:

$$\text{Impaktion} \sim \log(d^2 F).$$

Die Beziehung weist gleichzeitig auf die Bedeutung der Atemtechnik hin. Eine niedrige Atemstromstärke erhöht die Sedimentation und damit
die Abscheidung in den tieferen Lungenbereichen.

Optimal funktionierende pulmonale Aerosole
benötigen zu einer ausreichenden bronchialen
Wirkstoffdeposition die relativ geringe Atemleis-
tung von 0,5–2 l/s. Teilchen größer als 10 μm, wie
sie in einem Nasenspray vorliegen, werden fast
vollständig im Nasen-Rachenraum zurückgehalten (s. Abb. 11.7). Lediglich Partikeln im Größenbereich von 0,5 bis 5 μm können in die weit verzweigten und engen Lungenalveolen gelangen
und dort verbleiben. Eine noch weitergehende
Partikelreduzierung ist nicht ratsam, da die für
eine lokale Wirkung oder beabsichtigte Resorption erforderliche Deposition weitgehend unterbleibt. Derartig kleine Partikeln werden wieder
ausgeatmet. Dies alles erklärt, dass in der Regel
nur 20 bis 30 % eines Aerosols die **Alveolen** erreichen.

Um die Inhalationsapplikation von Druckgasaerosolen sicherer zu machen und das nicht
immer ausreichende Atmungsvolumen der Patienten in höherem Maße zu berücksichtigen,
werden heute vor allem Asthma- und Bronchial-
aerosole mit röhrenförmigen **Expandern** oder
bauchigen **Spacern** ausgestattet. Expander dienen zur Abscheidung gröberer Partikeln vor
Eintritt in die Mundhöhle. In die birnenförmi-

gen, großvolumigen Spacer werden die versprühten Aerosole, die zunächst als grobe Flüssigkeitspartikeln aus der Düse austreten, abgebremst und einer normalen Inhalationsgeschwindigkeit um 60 l/min angepasst. Dabei werden die Partikeln mit steigender Entfernung vom Düsenaustritt außerdem durch Verdunstung des Treibgases auch immer kleiner. Weil das Aerosol im Spacer gefangen bleibt, kann es vom Patienten mühelos und weitgehend ohne Verluste inhaliert werden.

6 Prüfung von Druckgasaerosolen, Pulverinhalatoren und Verneblern

An Druckgasaerosolen sind folgende spezielle Prüfungen durchzuführen, die auch in Pharmakopöen enthalten sind.

1. Aerosolbehältnisse müssen vor der Abfüllung auf **Innendruckbelastbarkeit** geprüft werden. Sie müssen einen Prüfdruck von 10 bar aushalten und dürfen beim 1,2fachen Prüfdruck nicht undicht werden, sich nicht verformen oder bersten. Nach Fall aus 2,5 m Höhe darf die Innenschutzlackierung keine Fehlstellen, wie Risse oder Poren, aufweisen.

2. Der **Innendruck** wird durch Aufsetzen eines Manometers auf das Ventil geprüft. In der Regel liegt der Innendruck von Aerosolbehältnissen zwischen $1 \cdot 10^5$ und $6 \cdot 10^5$ Pa (1–6 bar).

   Mit dieser Prüfung können sowohl die richtige Füllung mit Treibgasen als auch Treibgasverluste während der Lagerung geprüft werden.

3. Die **Dichtigkeit** wird durch den Masseverlust in Abhängigkeit von den Lagerzeiten bei verschiedenen Temperaturen geprüft und/oder durch Prüfung des **Ventilsitzes** nach 5-minütigem Einstellen in ein Wasserbad von 55 °C.

4. Feststellung der **Dosierung in der Sprühmenge** oder bei Dosierventilen pro Einzeldosis.

5. **Charakterisierung des Sprühstrahles**
   – Wenig sichtbarer Sprühstrahl (<10 μm), feinste Nebel oder Stäube, z. B. für Druckgasaerosole zur Inhalation,
   – gut sichtbarer Sprühstrahl (10 bis 50 μm), grobe Nebel oder Stäube, z. B. für Nasen- oder Rachenraum, eventuell für die oberen Atemwege,

   – deutlich sichtbarer grober Sprühstrahl (>50 μm), z. B. für Hautoberflächen und Gegenstände.

6. **Aerodynamische Beurteilung**
   Bei allen Zubereitungen zur Inhalation ist eine **aerodynamische Beurteilung** der erzeugten Partikeln vorzunehmen.
   Diese wird mit **Impaktoren (Impingern)** durchgeführt, wie sie in Arzneibüchern in verschiedenen Varianten zu finden sind. Sie dienen in erster Linie der Qualitätskontrolle (reproduzierbare Herstellung). Wichtig für die Handhabung ist die Einstellung eines festgelegten Luftstromes.
   Abb. **11.8** zeigt beispielhaft einen Mehrstufen-Kaskaden-Impaktor, der bis zu 8 Partikelgrößenfraktionen trennen und bestimmen kann.

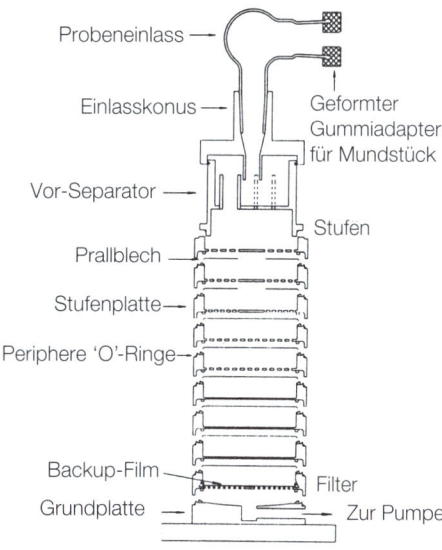

Abb. **11.8** 8-Stufen-Kaskaden-Impaktor zur Partikelgrößenbestimmung von maximal 8 Fraktionen. Die Fraktionen werden durch einen definierten Luftstrahl durch Sichten getrennt und nach dem Auflösen analysiert (nach Malton et al., 1995, und Ph. Eur.).

Weiterführende Literatur

Frieß, S., Kutz, G. (1993), Pulverinhalatoren, Dtsch. Apoth. Ztg. *133*, 1242.

Grützmann, R., Schmidt, P. C. (2004), Pulverinhalatoren und Dosieraerosole richtig anwenden, Pharm. Ztg. *149*, 1979.

Hickey, A. J. (Hrsg.) (1992), Pharmaceutical Inhalation Aerosol Technology, Marcel Dekker, New York.

Holzner, P. (1998), FCKW-freie Aerosole und Disper-gier-Systeme, in: Pharmazeutische Technologie: Moderne Arzneiformen (Müller, R. H., Hildebrand, G. E., Hrsg.), Wiss. Verlagsges., Stuttgart.

Keller, M. (1991), Pharmazeutische Aerosole, Dtsch. Apoth. Ztg. *131*, 263.

Kircher, W. (2000), Arzneiformen richtig anwenden, 2. Auflage, Dtsch. Apoth. Verlag, Stuttgart.

Martin, E. (1995), Darreichungsformen zur pulmonalen Anwendung, Pharm. Ztg. *140*, 2881.

McCallion, O. N. M., Taylor, K. M. G., Bridges, P. A., Thomas, M., Taylor, A. J. (1996), Jet nebulizers for pulmonary drug delivery, Int. J. Pharm. *130*, 1.

Meier, J., Rettig, H., Hess, H. (1981), Biopharmazie, Georg Thieme Verlag Stuttgart, New York, S. 54.

Morén, F., Dolovich, M. B., Newhouse, M. T., Newman, S. P. (Hrsg.) (1993), Aerosols in Medicine, Elsevier, Amsterdam.

Müller-Goymann, C. C. (1998), Aerosole-Pulverinhalatoren auf dem Pharmazeutischen Markt, in: Pharmazeutische Technologie: Moderne Arzneiformen (Müller, R. H., Hildebrand, G. E., Hrsg.), Wiss. Verlagsges., Stuttgart.

Podczeck, F. (1997), Pulveraerosole zur Inhalation, Dtsch. Apoth. Ztg. *137*, 3711.

Ross, G. (1991), Aerosole und Pumpenaerosole, in: Pharmazeutische Technologie (Sucker, H., Fuchs, P., Speiser, P., Hrsg.), Georg Thieme Verlag, Stuttgart, New York, S. 673–689.

Schlenger, R. (2004), Inhalatoren und Aerosoltherapie, Deutsch. Apoth. Ztg. *144*, 2625.

Kapitel 12

Halbfeste Arzneiformen

1 Allgemeines, Definitionen

Zu den halbfesten Arzneiformen sind hauptsächlich die salbenartigen Zubereitungen zu rechnen. Sie zeichnen sich dadurch aus, dass sie nur eine sehr begrenzte Formstabilität besitzen. Auch die Suppositorien (s. Kap. 13) können dieser Gruppe zugerechnet werden. Dabei ist die Konsistenz der Suppositorien durchweg fester als die der Salben. Salben zeigen plastisches Fließverhalten (s. Kap. 4, Abschn. 2.1.5 und 5.2) mit niedriger unscharfer Fließgrenze und vorwiegend Casson-Charakteristik. Die Fließgrenze der Suppositorien (s. Kap. 13) liegt deutlich höher und ist wesentlich schärfer ausgeprägt. Die Mehrzahl der Suppositorien zeigt aber bei Raumtemperatur kein echtes plastisches Fließverhalten sondern eine Bruchverformung. Die Fließgrenze entspricht daher auch eher einer Bruchspannung. Bei höheren Temperaturen, wozu man bereits die Körpertemperatur rechnen kann, können dagegen echt plastische Eigenschaften in den Vordergrund treten.

Die für die Anwendung dieser Arzneiformen bedeutungsvollen Konsistenzeigenschaften sind auf verschiedene kolloide Zustände zurückzuführen, über deren Wesen trotz intensiver Forschung bisher nur sehr wenig bekannt ist. Aufgrund dieser Tatsache ist es verständlich, dass für dieses Wissensgebiet geschaffene Definitionen oft sehr unklar sind und Begriffe nur selten konsequent den Definitionen folgend gebraucht werden. Auch vermitteln Klassifizierungen oft den Eindruck eines willkürlichen Kompromisses.

Salben sind streichfähige halbfeste Zubereitungen, die zur Anwendung auf der Haut oder den Schleimhäuten bestimmt sind. Die für die Salbenbereitung verwendeten Rohstoffe – mit Ausnahme der Wirkstoffe – werden als **Salbengrundstoffe** bezeichnet. Aus ihnen gebildeter Salbenkörper, der zur Aufnahme der Wirkstoffe dienen kann, wird als **Salbengrundlage** bezeichnet.

Salben können zur *lokalen* d. h. *topischen* Anwendung bestimmt sein, bei der Applikationsort und Wirkungsort identisch oder zumindestens sehr nahe benachbart sind. Aufgrund dieser Tatsache kann die physikalische oder auch physikalisch-chemische Milieuänderung, die durch den Zustand der gesamten Zubereitung am Applikationsort auftritt, bei entsprechender Wahl der Zusammensetzung im Sinne einer das Krankheitsgeschehen positiv beeinflussenden Wirkung genutzt werden. Wird allein dieser physikalische oder physikalisch-chemische Effekt gewünscht, kann auf die Einarbeitung eines echten Wirkstoffs sogar verzichtet werden. Dementsprechend unterscheidet man bei topischen Zubereitungen zwischen *wirkstoffhaltigen* und *wirkstofffreien* Darreichungsformen.

Wirkstoffhaltige Salben können für eine lokale oder systemische Wirkung bestimmt sein.

Die in der Monographie „Halbfeste Zubereitungen zur kutanen Anwendung" (Ph. Eur.) aufgeführten streichfähigen Darreichungsformen werden auf der Haut oder auf Schleimhäuten appliziert. Sie gliedern sich je nach Zusammensetzung oder Beschaffenheit in Salben, Cremes, Gele und Pasten. Letztlich ist zwischen dem häufig verwendeten Oberbegriff Salben und den Salben im engeren Sinn zu unterscheiden.

Salben im engeren Sinn sind Zubereitungen, die keine wässrige Phase enthalten. Man unterscheidet hydrophobe, wasseraufnehmende und hydrophile Salben.

Hydrophobe Salben oder Salbengrundlagen sind solche, die keine polaren Bestandteile enthalten und die deshalb nicht in der Lage sind, Wasser aktiv zu binden. Es handelt sich durchweg um lipophile Grundlagen, in die Wasser lediglich durch mechanische Dispergierung eingearbeitet werden kann. Hierzu gehören vor allem Kohlenwasserstoffgrundlagen wie Vaselin oder Vaselin-Paraffin-Mischungen, Triglyceride, Wachse und Polyalkylsiloxane.

Wasseraufnehmende Salben oder Salbengrund-lagen enthalten neben lipophilen Grundstoffen amphiphile Substanzen (s. Kap. 6, Abschn. 3.3). Das Arzneibuch erwähnt an dieser Stelle ledig-lich die W/O-Emulgatoren und führt auch als Beispiele nur solche auf. Mischt man derartigen Salben Wasser zu, so entstehen hydrophobe Cremes.

Hydrophile Salben oder Salbengrundlagen sind Zubereitungen, deren Grundlagen mit Wasser mischbar sind. Als typisches Beispiel wird die Macrogol- bzw. Polyethylenglykolsalbe aufge-führt.

Nach dem Text der Sammelmonographie ist es unklar, in welche der genannten Kategorien Sal-ben einzuordnen sind, die O/W-Emulgatoren enthalten. Das Arzneibuch führt allerdings für eine derartige Salbe, die emulgierenden Cetyl-stearylalkohol enthält, die Bezeichnung Hydro-phile Salbe. Diese Bezeichnung stammt aus den früheren Arzneibüchern und entspricht nicht der oben angeführten Klassifikation.

Da Salben im engeren Sinn im Gegensatz zu Cre-mes keine separate Wasserphase besitzen, werden sie in einer groben Vereinfachung als einphasig bezeichnet. Diese Bezeichnung ist insofern nicht korrekt, da sie sowohl in der Grundlage als auch mit den zugesetzten Wirkstoffen durchaus mehr-phasig sein können. Allerdings ist die Anwendung des Phasenbegriffs bei vielen Salbengrundlagen problematisch, da in ihnen strukturell unter-schiedliche Bereiche vorkommen können, die gleitend ineinander übergehen. Auf dieses Pro-blem wird später am Beispiel von Vaselin noch-mals hingewiesen. Salben sind nicht grundsätzlich wasserfrei. Sie können geringe Mengen Wasser, das im allgemeinen als Hydratwasser aus den Salbengrundstoffen stammt, enthalten.

Cremes sind Salben, die neben einer Lipidphase eine wässrige Phase enthalten.

Aufgrund der Formstabilität mindestens einer der beiden Phasen sind unterschiedliche Verteilungs-muster möglich. Sie können wie bei den flüssigen Emulsionen eine kohärente und eine disperse Phase aufweisen. In diesem Fall liegen echte O/W- bzw. W/O-Systeme (s. Kap. 4, Abschn. 5.6) je nach Phasenlage vor. Daneben sind Verteilungen mög-lich, in denen zwei oder mehrere kohärente Phasen ausgebildet werden. Dadurch wird die Angabe der Phasenlage O/W bzw. W/O sinnlos. Wegen dieser Verteilungsvielfalt wie auch der Tat-sache, dass mindestens eine der beteiligten Phasen in der Regel keine Flüssigkeit ist, sind Cremes

normalerweise keine echten Emulsionen. Sie können jedoch als emulsionsähnlich (emulsoid) bezeichnet werden. Das Arzneibuch unterschei-det zwischen hydrophoben und hydrophilen Cre-mes. In der Praxis werden diese in Anlehnung an die echten Emulsionen unbeschadet des tatsäch-lichen kolloidchemischen Aufbaus als W/O- bzw. O/W-Cremes bezeichnet.

Hydrophobe Cremes sind solche, die außer den hydrophoben Lipidbestandteilen und Wasser Tenside geringer Polarität, d. h. mit niedrigem HLB-Wert (s. Kap. 4, Abschn. 5.6.2), enthalten.

Hydrophile Cremes enthalten außer hydropho-ben Lipidbestandteilen Tenside hoher Polarität. Häufig sind daneben in diesen Cremes zur Stabi-lisierung und Erhöhung der Dispersität auch Tenside niedrigen HLB-Wertes eingearbeitet.

Die Bezeichnungen Wasserhaltige Wollwachsal-koholsalbe und Wasserhaltige Hydrophile Salbe des Arzneibuchs sind historisch bedingt.

Gele sind nach dem Arzneibuch halbfeste Sys-teme, bei denen Flüssigkeiten durch Gelgerüst-bildner verfestigt werden. Nahezu alle Salben enthalten neben Flüssigkeiten feste Gerüstbild-ner, die für die Konsistenz verantwortlich sind. Aus diesem Grund wurden Salben auch als plas-tische Gele bezeichnet. Wenn das Arzneibuch Gele als eine spezielle Gruppe der Salben aus-weist, so hat dies insofern seine Berechtigung als hierunter Systeme verstanden werden, die un-zweifelhaft den einfachen klassischen Gelvor-stellungen entsprechen.

Es wird zwischen hydrophoben und hydrophilen Gelen unterschieden.

Hydrophobe Gele sind Gele aus mineralischen oder fetten Ölen. Sie werden auch als **Oleogele** bezeichnet. Für ihre Verfestigung werden kolloi-dales Siliciumdioxid und geeignete hydrophobe Polymere oder Seifen mehrwertiger Metalle ver-wendet.

Hydrophile Gele bestehen aus Wasser oder wässrigen Lösungen, die in der Regel mit hydro-philen makromolekularen Verbindungen, wie Gelatine, Celluloseether und dergleichen geliert werden.

Pasten sind hochkonzentrierte Suspensionssal-ben. Physikalisch-chemisch stellen sie den Über-gang von hochkonzentrierten Suspensionen zu feuchten Pulvern dar und zeichnen sich durch dilatantes Fließverhalten (s. Kap. 4, Abschn. 2.1.4, Abb. **4.6**) aus. Pharmazeutische Pasten, wie z. B. die Zinkpaste, haben in der Regel einen noch zu geringen Feststoffanteil, um diese Eigenschaft auszuweisen. Das Arzneibuch nennt auch keine Grenzkonzentration des Feststoffanteils, oberhalb der der Ausdruck Paste gebraucht werden kann.

2 Hydrophobe Salben

2.1 Kohlenwasserstoff-Grundlagen

Eine besondere Rolle bei dermatologischen Zubereitungen spielen die **Kohlenwasserstoff-Grundlagen**. Vaselin stellt ein Gemisch aus flüssigen und festen gereinigten, gebleichten und gesättigten Paraffinkohlenwasserstoffen aus den dunklen halbfesten Rückständen der Erdöldestillation dar **(Naturvaselin)**. Es liegt in Form eines plastischen Geles mit netzartigem Gerüst vor. Die immobile Gerüstphase besteht aus wenig verzweigten oder n-Paraffinen, die flüssige oder mobile Phase dagegen aus stark verzweigten i-Paraffinen. Der Gehalt an festen Kohlenwasserstoffen liegt zwischen 10 und 30 %. Nach dem Arzneibuch sind auch **Kunstvaselinen** erlaubt; nicht erlaubt sind jedoch Kunststoffzusätze zur Verbesserung der charakteristischen zügigen Konsistenz oder Duktilität. Die Erstarrungstemperatur von Vaselin am rotierenden Thermometer liegt zwischen 38 und 56 °C.

Über den kolloidchemischen Aufbau von Vaselin und auch von artifiziellen Kohlenwasserstoffgemischen aus festen und flüssigen Kohlenwasserstoffen und dessen Bedeutung für die Gebrauchseigenschaften liegen bisher nur sehr wenige grundlegende Untersuchungen vor. Im Polarisationsmikroskop erkennt man zahlreiche anisotrope, d. h. kristalline Bereiche, die sich unscharf von ihrer Umgebung abgrenzen. Eine wieder erstarrte Schmelze zeigt zunächst eine geringe Kristallinität, während im Laufe der Lagerung Zahl und Größe dieser anisotropen Bereiche deutlich zunehmen.

Ursprünglich hat man angenommen, dass es sich bei diesen kristallinen Bereichen um echte Kristalle von höher molekularen Paraffinkohlenwasserstoffen der entsprechenden Gemische handelt. Der unscharfe Übergang in die Umgebung eröffnete dagegen die Übertragung einer Modellvorstellung, die auch für das Kristallisationsverhalten anderer langkettiger Verbindungen gebräuchlich war. Danach nahm man an, dass die Paraffinmoleküle sich innerhalb der länglichen Kristallite entlang der Kristallitachse parallel ausrichten und einen Ordnungszustand aufbauen, der relativ einfach mit Hilfe der Röntgendiffraktometrie aufgeklärt werden konnte. Wegen der ungleichen Moleküllängen und auch einer ungleichen Ausrichtung der Moleküle wurde angenommen, dass die überschüssigen, nicht am Aufbau des Ordnungszustandes beteiligten Molekülenden aus den Kristalliten wie Fransen aus einem Teppich in die Umgebung hineinragen. Diese Vorstellung führte zu der Bezeichnung **Fransenmizelle** (Abb. **12.1**).

Durch Verankerung der aus den kristallinen Bereichen überstehenden Molekülteile in anderen Kristalliten werden die Kristallite miteinander verknüpft und können so ein Gelgerüst aufbauen, in dessen Zwischenräumen kapillar flüssige Komponenten der Mischung aufgenommen werden (Abb. **12.2**).

Diese Vorstellung hat sich als gute Arbeitshypothese erwiesen, jedoch zeigten neuere Untersuchungen, dass sie dem tatsächlichen Zustand dieser Systeme nicht gerecht wird.

Anhand der verschiedensten langkettigen makromolekularen Verbindungen konnte nachge-

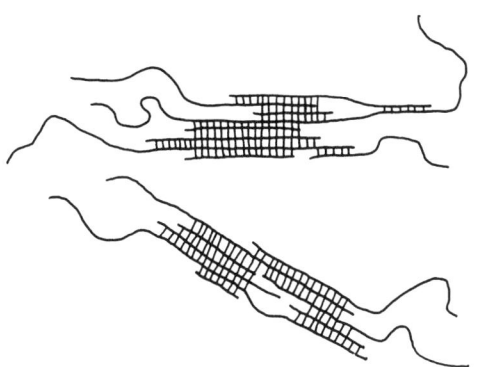

Abb. **12.1**   Fransenmizelle, schematisch.

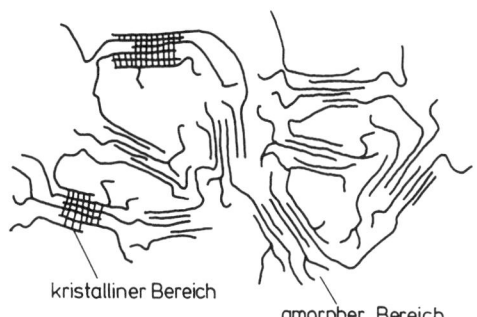

kristalliner Bereich   amorpher Bereich

Abb. **12.2**   Fransenmizellen im Verband, schematisch.

wiesen werden, dass die Kristallite einen schicht-artigen Aufbau besitzen und die Moleküle mit ihren Achsen senkrecht zu den Schichtebenen ausgerichtet sind. Auch Paraffine, wie z. B. Hart-paraffin, bauen entsprechende Kristallite auf. Der Aufbau eines Kristallits aus Paraffin ist in den Abb. **12.3a** bis **c** schematisch wiedergegeben. Die Anordnung der C-Atome der Paraffinketten ist einerseits durch die Streckung der Moleküle und andererseits durch den C-C-C Bindungswin-kel vorgegeben. Die Moleküle befinden sich in Faltungsebenen, wie in Abb. **12.3a** dargestellt. Die Abbildung **12.3b** gibt einen Querschnitt durch parallel liegende Paraffinmoleküle wieder. Daraus ist ersichtlich, dass jeweils 4 gleichartig ausgerichtete Moleküle ein Rechteck bilden, in deren Mitte sich ein weiteres Molekül befindet, dessen Faltungsebene um 90 Grad gegenüber den anderen verdreht ist. Dieses Molekül bildet wiederum ein Rechteck mit 3 weiteren Mole-külen, die sich außerhalb der durch die Verbin-dungslinien dargestellten Einheit befinden. In Abb. **12.3c** ist die Anordnung räumlich darge-stellt. Die Moleküle, die sich in darüber und da-runter liegenden Schichten befinden, sind ver-setzt angeordnet (in den Abb. **12.3b** und **c** durch die offenen Kreise dargestellt).

Aus Röntgenuntersuchungen folgt, dass ein ent-sprechender Aufbau auch bei Vaselin vorliegt, jedoch mit dem Unterschied, dass die unter-schiedlichen Moleküllängen zur Ausbildung hochgeordneter Kernschichten und Zwischen-schichten mit geringem Ordnungszustand

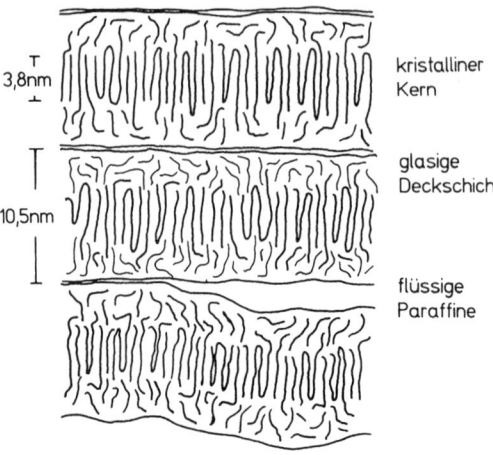

Abb. **12.4**   Modell des kolloiden Aufbaus der Vaseline.

führen. Die Zwischenschichten sind quellfähig und können niedermolekulare Anteile der Mischung aufnehmen (s. Abb. **12.4**). Hier zeigt sich eine interessante Parallelität zur Struktur der Macrogol- bzw. PEG-Salbe (s. Ab-schn. 3).

Es ist offensichtlich, dass der Verband der lang-kettigen Kohlenwasserstoffe zu einem Festkör-pergerüst führt, das letztlich die mechanischen Eigenschaften des Gesamtsystems beherrscht. Dabei ist festzustellen, dass für die Konsistenz des Systems oft nur 10 % der Masse verantwort-lich sind. Dieses Verhältnis Feststoffkomponente zu Flüssigkeit sowie die Kohärenz des Festkör-pergerüstes führen dazu, dass man den Koh-lenwasserstoff-Grundlagen einen Gelcharakter zuschreibt. Da es sich bei den beiden das Gel auf-bauenden Komponenten um chemisch gleich-artige Substanzen handelt, die sich lediglich in ihrer Molmasse unterscheiden, bezeichnet man diese Systeme als **Isogele**.

Vaselin zeigt plastisch thixotropes Fließverhal-ten mit Casson-Charakteristik (s. Kap. 4, Ab-schn. 2.1.4, Abb. **4.9a**). Die Fließgrenze liegt dabei relativ niedrig, da das Netzwerk über die schwachen Van der Waals-London-Wechselwir-kungen zwischen den Paraffinkohlenwasser-stoff-Ketten zusammengehalten wird. Bei einer mechanischen Beanspruchung können die Ket-ten, ohne direkt voneinander getrennt zu wer-den, aneinander abgleiten, wozu sehr niedrige Scherkräfte erforderlich sind. Aufgrund der unterschiedlichen Überlappungen ist die Ener-gie, die erforderlich ist, um das System irrever-

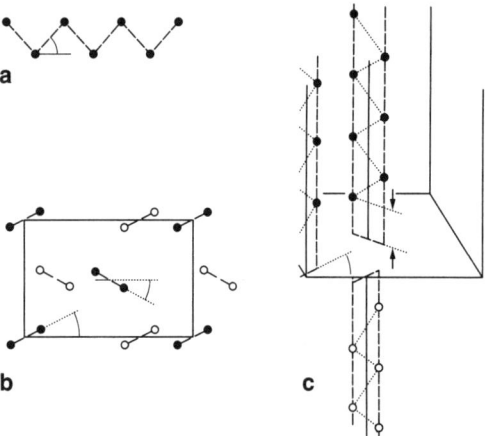

Abb. **12.3**   Schematischer Aufbau von Kristalliten aus Paraffinen; **a** Ausrichtung der Zickzackebenen der Pa-raffinketten; **b** Aufsicht auf eine Elementarzelle; **c** Aus-schnitt einer Elementarzelle in räumlicher Darstellung.

sibel zu verformen, außerordentlich breit gestreut. Hieraus ergibt sich die Casson-Charakteristik, wonach die Fließfähigkeit des Systems mit zunehmender Scherbeanspruchung zunimmt.

Nach erfolgter Scherung erfolgt die Erholung des Systems relativ schnell, da mit der thermischen Bewegung der Moleküle sehr schnell wieder größere intermolekulare Überlappungsbereiche gebildet werden können. Die intermolekulare Wechselwirkung, die als eine Summierung der interatomaren unspezifischen Van der Waals-London-Kräfte aufgefasst werden kann, kann schnell wieder aufgebaut werden. Allerdings ist der gebildete Zustand unmittelbar nach der Scherung nicht stabil. Während der Lagerung nimmt die Kristallinität zu, indem Fehlstellen im Gitter ausheilen, bestehende Kristallite wachsen und neue Kristallite gebildet werden. Diese Veränderung findet fortlaufend statt, so dass Produkte wie Vaselin nach mehrmonatiger Lagerung bereits organoleptisch nachweisbare Veränderungen aufweisen. Besonders deutlich kann man diese fortschreitende Stabilisierung bei Lagerung einer erstarrten Schmelze beobachten. Eine frisch erstarrte Schmelze von Vaselin weist nur eine geringfügige Trübung auf oder ist sogar klar. Mit zunehmender Lagerzeit wird sie aufgrund der zunehmenden Kristallinität mehr und mehr trübe. Dies führt auch gleichzeitig zu Veränderungen in der Konsistenz. Schließlich kann man gelegentlich einen Vorgang beobachten, der aus der Kolloidchemie der Hydrogele unter dem Namen Synärese bekannt geworden ist. Die Alterung des Produktes führt dazu, dass das Netzwerk immer grobmaschiger wird und damit schließlich an Kapillarität einbüßt. Dies hat zur Folge, dass die flüssigen Paraffinkohlenwasserstoffe nicht mehr aufgenommen werden können. Sie werden unter Zusammensacken des Kristallit-Verbandes nach oben abgestoßen. Man beobachtet auf der Oberfläche des gelagerten Vaselins die abgestoßenen flüssigen Anteile des Produktes. Dieser Vorgang wird in der Praxis als das **Bluten des Vaselins** bezeichnet. Ähnliche Vorgänge kann man auch bei anderen Salbengrundlagen beobachten.

Je höher der Verzweigungsgrad der festen Paraffinkohlenwasserstoffe ist, um so stärker wird die Ausbildung großer kristalliner Bereiche gestört und umso höher sind die Kapillarität und die Stabilität des Produktes. Gleichzeitig ist aber auch für eine hohe Stabilität eine breite Verteilung der Molekülmassen der langkettigen Anteile zu fordern.

Hydrophobes Basisgel DAC, bisher als Plastibase® gebräuchlich, wird durch Lösen von 5 % Polyethylen mit einer mittleren Molekülmasse von ca. 21 000 in 95 % dickflüssigem Paraffin durch hohes Erhitzen und anschließendes Schockkühlen hergestellt. Es ist eine vaselinartige gut streichbare Masse von zügiger Konsistenz. Im Gegensatz zu Vaselin erleidet die Konsistenz von Plastibase® im Temperaturbereich von –15 bis +60 °C weniger Veränderungen. Plastibase® ist also im Vergleich zu Vaselin in einem weiteren Temperaturbereich ohne Probleme anwendbar. Der Klarschmelzpunkt liegt bei 90–91 °C. Wegen des höheren Anteils an mobiler Phase im Vergleich zu Vaselin zeigt Plastibase® etwas günstigere Freisetzungseigenschaften für die eingearbeiteten Stoffe.

Die **dick-** und **dünnflüssigen Paraffine** sind farblose, klare Kohlenwasserstoffe. Sie werden aus den oberhalb von 300 °C siedenden Destillationsfraktionen des Erdöls gewonnen und durch Abkühlen von festen Kohlenwasserstoffen befreit. Durch Extrahieren mit Lösungsmitteln sowie durch Behandlung mit Bleicherden und Schwefelsäure werden sie raffiniert. Sie dürfen keine fluoreszierenden Beimengungen enthalten. Die Paraffinöle sind mit Ether und Chloroform mischbar, aber nicht mit Wasser und Ethanol (90 % Volumenkonzentration). Dünnflüssiges Paraffin mit einer Viskosität, die unterhalb von 70 mPa·s liegt, wird beispielsweise in Sprühzubereitungen eingesetzt. Dickflüssiges Paraffin besitzt eine Viskosität größer als 100 mPa·s.

Hartparaffin ist ein Gemisch fester, gereinigter und gesättigter Kohlenwasserstoffe. Das Gemisch besteht überwiegend aus n-Paraffinen, weniger aus i-Paraffinen mit Molekülmassen von 225 bis 450. Es wird aus den höher siedenden Fraktionen des Erdöls, aus dem Paraffingatsch, durch Entölung und Raffination gewonnen. Die Erstarrungstemperaturen am rotierenden Thermometer liegen zwischen 50 und 62 °C. Hartparaffin wird in erster Linie als Konsistenzgeber in Salbengrundlagen eingesetzt.

Kohlenwasserstoffe sind schlechte Lösungsmittel für Wirkstoffe, so dass Arzneizubereitungen mit Kohlenwasserstoff-Grundlagen vorwiegend Suspensionssalben darstellen, in denen ein größerer Anteil der Wirkstoffe in noch ungelöster, im allgemeinen kristalliner Form dispergiert ist. Vaselin bleibt nach der Applikation auf den äußersten Hautschichten liegen, so dass der Wirkstoff in molekulardisperser Form lediglich allein auf dem Diffusionsweg in die Haut gelangen kann. Dieser Vorgang wird durch den Okklusionseffekt der Paraffinkohlenwasserstoffe unterstützt. Hierunter versteht man, dass Paraffinkohlenwasserstoffe infolge ihrer geringen Wasserdampf-Durchlässigkeit die **perspiratio insensibilis**, d. h. die natürliche Wasserdampf-Abdunstung von der Hautoberfläche, nach Diffusion des Wassers durch die Hornschicht praktisch unterbinden. Damit kommt es zu einem Feuchtigkeitsstau im *stratum corneum* und einer verstärkten Quellung. Das erhöhte Wasserangebot in der Hornschicht erleichtert die Wirkstoffdiffusion. Mit der Wirkstoffabgabe wird die Sättigungskonzentration des Wirkstoffs in der Kohlenwasserstoff-Grundlage unterschritten, so dass weiterer Wirkstoff aus suspendierten Kristallen in Lösung gehen kann. Suspensionssalben besitzen demnach den Vorteil einer gleichmäßigen Wirkstoff-Freisetzung.

Wirkstofffreie Kohlenwasserstoff-Grundlagen können für eine Erhöhung des Feuchtigkeitsgehalts der Hornschicht verwendet werden. Der Feuchtigkeitsstau setzt sich jedoch in tiefere Schichten fort und kann bei einer länger dauernden Okklusion zu einer Akanthose führen, einer Erkrankung des *stratum spinosum*, der Stachelzellenschicht.

2.2 Triglycerid-Grundlagen

Den Paraffinkohlenwasserstoffen stehen die Triglycerid-Gemische gegenüber. Ein natürliches Produkt, das sich durch hohe Hautverträglichkeit auszeichnet, jedoch nur selten in der Rezeptur Verwendung findet, ist das **Schweineschmalz**. Es wird durch Ausschmelzen des Netz- und Nierenfetts von Schweinen gewonnen und besteht aus einem Gemisch von Triglyceriden verschiedener Zusammensetzung. Die veresterten Fettsäuren sind in erster Linie Palmitin-, Stearin- und Ölsäure. Hieraus ergibt sich ein breites Spektrum von Verbindungen, das sowohl flüssige als auch feste wachsartige Komponenten enthält. Auch das Schweineschmalz zeigt optische Anisotropie, die darauf zurückzuführen ist, dass die festen wachsartigen Bestandteile zu einem großen Teil im kristallinen Zustand vorliegen. Triglyceride kristallisieren normalerweise in Form eines monoklinen Schichtgitters. Das Kristallisat durchzieht die gesamte Substanz in Form eines feinmaschigen dreidimensionalen Netzwerkes und nimmt die flüssigen Triglyceride kapillar auf. Auch dem Schweineschmalz, wie allen halbfesten Triglyceriden, kann man daher mit gewisser Berechtigung einen Gel-

charakter zuschreiben. Halbfeste Triglycerid-Gemische werden auch als **Lipogele** bezeichnet.

Die Kristallite der festen wachsartigen Anteile können bei Lagerung zu gröberen Partikeln auswachsen, die dem Produkt eine körnige Beschaffenheit verleihen. Schweinefett ist zwar gut hautverträglich, neigt jedoch insbesondere durch den Ölsäureanteil zum Ranzigwerden, so dass es mit Hilfe von Antioxidantien stabilisiert werden muss.

Halbsynthetische Fette besitzen den Vorzug einer höheren chemischen und kolloidchemischen Stabilität. Sie werden im allgemeinen durch Verseifung natürlicher Triglyceride und durch Resynthese aus Glycerin und bestimmten aufgearbeiteten gesättigten Fettsäurefraktionen gewonnen.

Softisan® **378** ist ein halbsynthetisches gut streichbares Triglycerid. Die Zusammensetzung der Fettsäurefraktion wird aus gesättigten Fettsäuren so ausgewählt bzw. zusammengestellt, dass eine stabile, hautaffine, gut verträgliche, nicht oxidierbare Triglycerid-Grundlage von gleicher Konsistenz und ähnlicher Hautaffinität wie Schweinefett entsteht. Die Fettsäurefraktion besteht hierbei aus ca. 30 % Caprylsäure ($C_7H_{15}COOH$), ca. 18 % Caprinsäure ($C_9H_{19}COOH$), ca. 12 % Laurinsäure ($C_{11}H_{23}COOH$) und ca. 40 % Stearinsäure ($C_{17}H_{35}COOH$). Die breite Palette der verschiedenen Fettsäuren bewirkt, dass in dem Produkt verschiedene kolloide Strukturen nebeneinander vorkommen, die mehr oder minder gleitend ineinander übergehen. Dadurch wird dem Fett eine hohe kolloidchemische Stabilität verliehen.

Neben dem streichfähigen, halbsynthetischen Triglycerid werden auch halbsynthetische ölige Glyceride hergestellt. Diese bestehen ebenfalls aus Gemischen von Estern unterschiedlicher Säuren. Sie werden als **Neutralöle** bezeichnet. Neutralöle sind halbsynthetische niedrigviskose Triglyceridöle mit einer Viskosität von 28 mPa · s. Als Fettsäurefraktion werden mittelkettige Fettsäuren ausgewählt, welche die niedrige Viskosität bedingen. Die Fettsäurefraktion von Neutralölen enthält die mittelkettigen Fettsäuren Capryl-, Caprin- und Laurinsäure. Die Herstellung erfolgt analog der von Hartfett (s. Kap. 13, Abschn. 1). Hervorzuheben ist, dass Neutralöle nicht nur in fast allen Lipidlösungsmitteln, sondern auch in Ethanol (90 und 96 % Volumenkonzentration) löslich sind.

Für die Herstellung von Lipogelen werden auch ölige Triglyceride verwendet, einerseits um den Grundlagen eine weichere Konsistenz zu verleihen, andererseits aber auch, wenn aus harten und flüssigen Triglyceriden Lipogele rezeptiert werden sollen. Als natürliche Triglyceridöle werden vor allem pflanzliche Öle verwendet, wie **Olivenöl, Erdnussöl** und **Ricinusöl**. Diese Öle sind klare gelbliche Flüssigkeiten, die in der Regel indifferent und gut verträglich sind. Die Fettsäurefraktionen der Triglyceridöle sind je nach Pflanze, Ernte und Herkunftsland unterschiedlich. Qualitätsbestimmend sind vor allem niedrige Säure- und Peroxidzahlen. Die Iodzahlen geben Hinweise auf den Gehalt an ungesättigten Säuren bzw. auf ihre Neigung zum oxidativen Verderb. Triglyceridöle sind mischbar mit Ether, Petrolether, aber nur schwer löslich in Ethanol. Ricinusöl ist mit einer Viskosität von 950 bis 1100 mPa·s dickflüssiger als die meisten anderen Pflanzenöle. Die Hydroxyfettsäure Ricinolsäure mit einem Anteil von 85 bis 90 % in der Fettsäurefraktion ist dafür verantwortlich, dass Ricinusöl im Gegensatz zu den anderen Pflanzenölen mit Ethanol und Ether gut mischbar ist. Es ist jedoch schwer löslich in Petrolether.

3 Hydrophile Salben (Macrogol- bzw. PEG-Salben)

Zu den Salben sind nach dem Arzneibuch auch die lipidfreien hydrophilen Systeme wie die **Macrogol- oder Polyethylenglykolsalbe** zu rechnen. Die Arzneibuchgrundlage besteht aus 1 Teil Macrogol 1500 und 1 Teil Macrogol 300.

$$HO–CH_2–CH_2–(O–CH_2–CH_2)_n–OH$$

Macrogol (Polyethylenglykol)

Beide Komponenten werden unter Erwärmen auf dem Wasserbad gemischt und bis zum Erkalten gerührt. Macrogol 1500 gehört zu den wachsartigen Macrogolen. Es kristallisiert, indem die Moleküle sich gestreckt parallel zueinander anordnen, so dass die terminalen OH-Gruppen in periodisch auftretenden Ebenen zu liegen kommen. Andere Pharmakopöen verwenden anstelle von Macrogol 1500 Macrogol 3000 oder 4000. Diese beiden Macrogole zeichnen sich durch eine gefaltete Struktur aus. Die beiden Strukturen sind in der Abb. **12.5** schematisch einander gegenübergestellt.

Die Einarbeitung von flüssigem Macrogol 300 führt zur Einlagerung der kurzkettigen Moleküle in die Schichten, in denen sich die terminalen OH-Gruppen befinden. Die flüssigen Anteile stellen also in der Salbe keine eigene freie Phase dar, sondern sie dienen lediglich zur Quellung des Wachskristallisates. Die Quellschicht besitzt sehr gute irreversible Verformungseigenschaften. Sie benimmt sich also nahezu wie eine Flüssigkeit. Dementsprechend kann man auch verstehen, dass die Macrogolsalbe ein spezielles Fließverhalten zeigt, das zu den zahlreichen widersprüchlichen Angaben der Literatur führt. Man kann sich vorstellen, dass, solange die Masse aus einem kohärenten Wachskristallisat besteht, mit dem eingelagerten flüssigen Anteil ein System resultiert, das vorwiegend plastische Fließeigenschaften besitzt, wobei die Macrogol 300-Schichten als bevorzugte Gleitebenen auftreten. Ist aber durch die Art der Verteilung das Macrogol 1500 in diskrete kleine Kristallite zerteilt, die durch einen mehr oder minder dünnen Film von Macrogol 300 voneinander getrennt sind, so ist dilatantes Fließverhalten zu erwarten. Beide Fließcharakteristika werden immer wieder beschrieben. Macrogolsalbe ist stark hydrophil und daher gut abwaschbar. Sie hat hervorragende Lösungseigenschaften, so dass sie zahlreiche Wirkstoffe auch in höheren Konzentrationen molekulardispers aufzunehmen vermag. Da sie jedoch, wie alle Salbengrundlagen, nicht in die Haut einzudringen vermag, sondern auf dem Stratum corneum liegen bleibt oder nur in die äußersten Schichten eindringt, ist die Löslichkeit für die Wirkstoff-Freisetzung problematisch. Die guten Lösungseigenschaften des Macrogols bedeuten, dass diese Substanz eine hohe Affinität zu den Wirkstoffen besitzt, wodurch der Verteilungskoeffizient zur Haut, der für die Penetrationsgeschwindigkeit von entscheiden-

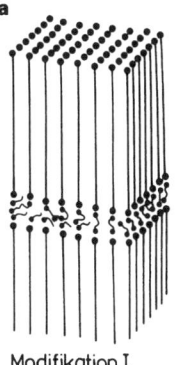 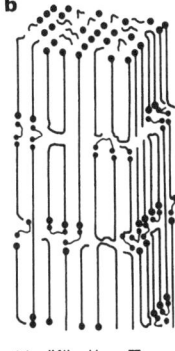

Modifikation I   Modifikation II

Abb. **12.5**   Kristallisation von Macrogol: **a** in gestreckter, **b** in gefalteter Struktur.

der Bedeutung ist, ungünstig beeinflusst wird. Macrogolsalben können aus der Gruppe der Salben am ehesten als Einphasen-Systeme bezeichnet werden.

4 Wasseraufnehmende Grundlagen (Absorptionsgrundlagen)

Wasseraufnehmende Grundlagen **(Absorptionsgrundlagen)** sind solche Salbengrundlagen, die Tenside enthalten und dadurch ein besonderes Wasserbindungsvermögen besitzen. Die eingearbeiteten Tenside können je nach ihrem HLB-Wert der Rezeptur einen W/O- oder einen O/W-Charakter verleihen. Im ersten Fall entsteht bei Einarbeitung von Wasser eine schwer abwaschbare, im zweiten Fall eine gut abwaschbare Creme.

4.1 W/O-Absorptionsgrundlagen

W/O-Absorptionsgrundlagen entstehen bereits bei Zumischung der relativ schwach wasserbindenden Fettalkohole zu Paraffinkohlenwasserstoffen. Die Fettalkohole Cetylalkohol und Stearylalkohol werden mit Vorzug als konsistenzgebende Faktoren in Salbenrezepturen verwendet. Es genügen bereits relativ niedrige Konzentrationen im Bereich zwischen 5 und 10 %, um ein kohärentes Netzwerk der Fettalkoholkristallisate aufzubauen. Um ein solches Netzwerk zu erhalten, ist es erforderlich, das gesamte Lipidgemisch durchzuschmelzen und wieder auf Raumtemperatur abzukühlen. Obgleich Paraffinkohlenwasserstoff-Fettalkohol-Mischungen ein homogenes Aussehen besitzen, ist festzustellen, dass sie sich gegeneinander eutektisch verhalten, d. h. bei der Abkühlung aus der gemeinsamen Schmelze getrennt nebeneinander kristallisieren. Eine Mischung von Fettalkoholen und Vaselin führt dann zu einem Produkt, bei dem die Fettalkohole das kristalline Netzwerk ausbilden, in dessen Maschen die Paraffinkohlenwasserstoffe des Vaselins ihr eigenes System aus gequollenen Kristalliten aufbauen. Schematisch ist in Abb. **12.6** die Struktur einer aus Fettalkoholen und Paraffinkohlenwasserstoffen bestehenden Absorptionsgrundlage wiedergegeben. Werden solche Systeme kaltgerührt, wird die Kristallisation einzelner Phasen nebeneinander weitgehend verhindert. Wird dies jedoch unterlassen, kann sich eine derartige Kristallisation praktisch ungehindert vollziehen.

Abb. **12.6** veranschaulicht das amphiphile kristalline Gerüst, das durch seine Kohärenz dem Gesamtsystem gelartige Eigenschaften verleiht. Langkettige Fettalkohole besitzen als konsistenzgebende Faktoren den Vorteil, dass ihr kohärentes Festkörpergerüst über einen relativ großen Temperaturbereich eine temperaturunabhängige Festigkeit aufweist. Erst oberhalb der eutektischen Temperatur der Mischung ist daher mit einem signifikanten Konsistenzverlust zu rechnen.

Das Arzneibuch bedient sich anstelle des reinen Cetyl- oder reinen Stearylalkohols einer Mischung aus beiden. Cetyl- und Stearylalkohol sind in der Lage, Mischkristallisate auszubilden, in denen die beiden Komponenten in einer statistischen Folge auftreten. Diese Mischkristallisate führen aufgrund der zu erwartenden größeren Zahl von Gitterstörungen zu einer größeren Verzweigungswahrscheinlichkeit des Netzwerkes und damit zu einer engeren Maschenweite und einer höheren Stabilität der Gesamtmischung.

Paraffinkohlenwasserstoff-Fettalkohol-Mischungen sind in der Lage, größere Wassermengen als reine Paraffinkohlenwasserstoffe aufzunehmen, wofür zwei Mechanismen in erster Linie verantwortlich gemacht werden können. Erstens sind die Fettalkohole in der Lage, je Molekül ein halbes Molekül Kristallwasser aufzunehmen, d. h. Semihydrate auszubilden, und zweitens kann das amphiphile Gerüst über die OH-Gruppen der Fettalkohole polare Grenzflächen ausbilden,

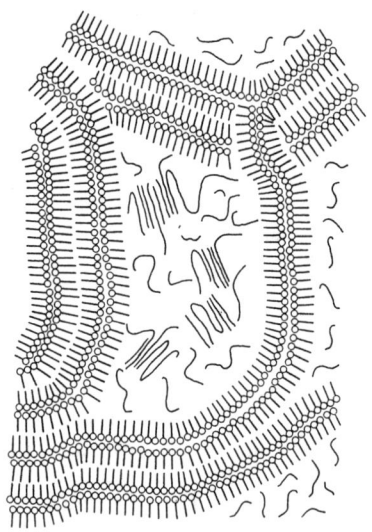

Abb. **12.6**   Schematische Darstellung einer aus ∼ Paraffin und −○ Fettalkohol aufgebauten, wasseraufnehmenden Grundlage.

über die relativ energiearm mechanisch Wasser eingeschlossen werden kann.

Große Bedeutung haben **Wollwachs** und **Wollwachsalkohole** als Hilfsstoffe für die Bereitung von W/O-Absorptionsgrundlagen erlangt. Häufig werden sie in Kombination mit Fettalkoholen eingesetzt. Wollwachs ist eine aus dem Haarfett von Schafen gewonnene, äußerst komplex zusammengesetzte gelbliche bis bräunliche zähe Masse aus 1 bis 2 % freien Fettsäuren und Kohlenwasserstoffen, 3 % freien Alkoholen und 95 % Estern. Die Alkoholfraktion nach Verseifung der Ester ergibt

- 20 % aliphatische Alkohole (C_{18}- bis C_{30}-*n*-Alkohole, C_{16}- bis C_{26}-Isoalkohole, C_{18}-*n*-Alkan-1,2-diole, C_{18}- bis C_{24}-Isoalkan-1,2-diole),
- 30 % Cholestan-Derivate (Cholesterole usw.),
- 27 % Lanosterole sowie noch nicht identifizierte Anteile.

Die Säurefraktion der Ester ergibt nach dem Verseifen

- C_{10}- bis C_{26}-*n*-Fettsäuren,
- C_{14}- bis C_{16}-Hydroxyfettsäuren,
- C_{10}- bis C_{28}-Isopropylfettsäuren und
- geradzahlige C_9- bis C_{29}-Isobutylfettsäuren.

Zur Gewinnung des Wollwachses, von dem etwa 15 bis 25 % an der Schurwolle haften, wird zur Entfernung der wasserlöslichen Verunreinigungen, wie Schweiß, Salze und Staub, mit kaltem Wasser gewaschen. Das Rohwollwachs kann nach drei Verfahren von der Wolle entfernt werden:

- durch Behandlung mit Sodalaugen, Seife oder synthetischen Waschmitteln,
- mit sauren Waschflotten und
- durch Extraktion mit geeigneten Lösungsmitteln.

Aus dem nach den beiden ersten Verfahren erhaltenen Emulsionen werden die wollwachshaltigen lipophilen Phasen durch Zentrifugation abgetrennt. Das erste Verfahren ist schonender als das saure Verfahren. Bei diesem zweiten Verfahren entsteht ein Wollwachs mit einem höheren Anteil an freien Fettsäuren, die sich nach Neutralisation als wasserlösliche Salze abtrennen lassen.

Die nach diesen drei Methoden gewonnenen Rohwollwachse werden durch Entfärben mit Aktivkohle, Bleicherden oder Peroxid sowie durch Desodorierung raffiniert. Wollwachs unterliegt leicht der Autoxidation. Eine gute Qualität kann das 2- bis 3fache seiner Masse an Wasser aufnehmen. Die allergene Potenz ist ein wesentlicher Nachteil. Wollwachs ist der Rohstoff zur Herstellung der Wollwachsalkohole und von W/O-Emulsionen. Wegen seiner Zähigkeit ist Wollwachs allein als Salbe nicht zu verwenden. Wollwachsalkohole werden durch alkalische Verseifung des Wollwachses, nachfolgende Abtrennung von den Fettsäuresalzen und Extraktion des unverseifbaren Anteiles mit organischen Lösungsmitteln und nachfolgende Raffination hergestellt. Die Ausbeute an Wollwachsalkoholen beträgt nach dieser Methode etwa 50 %. Das Produkt bildet eine hellgelbe bis bräunliche, spröde, wachsartige Masse, die bei Erwärmung plastisch knetbar wird. Die Wollwachsalkohole sind in Ether, Petrolether und siedendem wasserfreiem Ethanol löslich, aber nur wenig löslich in Ethanol (90 % Volumenkonzentration) und unlöslich in Wasser.

Reine Wollwachsalkohole lösen sich klar in Petrolether, aber schon nach geringer Autoxidation entstehen Produkte, die in Petrolether und Paraffin nicht mehr klar löslich sind. Gelegentlich wird in halbfeste Zubereitungen auch Wachs eingearbeitet, das zur Konsistenzgebung dient, aber auch von Einfluss auf die Wasseraufnahmefähigkeit insbesondere durch mechanischen Einfluss ist.

Gelbes Wachs ist ein Gemisch aus Estern höherer Fettsäuren mit höheren Alkoholen. Es ist in Form von gelben bis bräunlichen Stücken oder Tafeln im Handel, die bei Handwärme knet- und formbar werden. Gelbes Wachs wird durch sorgfältiges Ausschmelzen von gesäuberten Honigbienenwaben hergestellt. Die Hauptbestandteile sind 10 bis 15 % Kohlenwasserstoffe, z. B. Heptacosan, 35 bis 75 % Ester mit 40 bis 52 C-Atomen, wobei der wichtigste dieser Ester Myricylpalmitat ist. Außerdem enthält gelbes Wachs noch 15 % Cerotinsäure und 2 % Cerylalkohol.

Gebleichtes Wachs besteht aus weißen bis gelblich-weißen in dünner Schicht fast durchscheinenden Stücken oder Tafeln, die bei Handwärme knet- und formbar werden. Das gebleichte Wachs wird aus gelbem Wachs durch Peroxid- oder Sauerstoffbleichung sowie durch adsorptive Reinigung hergestellt. Ansonsten ist das gebleichte Wachs mit dem gelben Wachs vergleichbar.

4.2 O/W-Absorptionsgrundlagen

O/W-Absorptionsgrundlagen sind in der Klassifikation des Arzneibuches nicht berücksichtigt. Sie sollten sinnvollerweise den wasseraufnehmenden Salben zugeordnet werden. Die O/W-

Absorptionsgrundlagen bilden sich aus W/O-Absorptionsgrundlagen durch den Zusatz von Tensiden mit hohen HLB-Werten. In der Regel werden diese Tenside in die kristallinen oder flüssigkristallinen Strukturen der Grundlage eingebaut. Ein typischer Vertreter dieser Absorptionsbasen ist die **Hydrophile Salbe** des Arzneibuches, die sich aus emulgierendem Cetylstearylalkohol, dickflüssigem Paraffin und weißem Vaselin zusammensetzt.

Unter **Emulgierender Cetylstearylakohol** versteht man ein Gemisch aus Cetylalkohol, Stearylalkohol, Cetylstearylsulfat-Natrium (Typ A) oder Dodecylsulfat-Natrium (Typ B). Bei den letzteren handelt es sich um das Natrium-Salz des Monofettalkoholesters der Schwefelsäure. In der Mischung der Absorptionsgrundlagen bilden sich zwischen den Fettalkoholen und den Fettalkoholsulfaten unterschiedliche Mischkristallisate aus. Diese werden durch das kohärente dreidimensionale Netzwerk des Fettalkoholkristallisats beherrscht, das die Paraffinkohlenwasserstoffe durchzieht. In dem Mischkristallisat, bestehend aus Cetylalkohol und Stearylalkohol, werden die Fettalkoholsulfate aufgenommen, so dass die polaren Ebenen des Schichtgitters eine verstärkte Polarität und damit auch ein verstärktes Wasserbindungsvermögen annehmen. Die Verteilung der Moleküle in dem Kristallisat ist

nicht rein statistisch. Es bilden sich vielmehr Bereiche mit einem höheren Fettalkoholgehalt neben Bereichen mit einem höheren Gehalt an Fettalkoholsulfaten aus. Insgesamt ist aber das Kristallisat vollkommen zusammenhängend. Aufgrund der Sulfat-Gruppen sind die polaren Schichten mit Wasser sehr stark quellbar. Während der Schichtabstand normalerweise in der Größenordnung von 4 nm liegt, kann sich dieser auf über 20 nm aufweiten. Dies entspricht der Einlagerung einer rund 50 Moleküllagen dicken Wasserschicht. Daneben ist es diesem amphiphilen Kristallisat möglich, sowohl unpolare als auch polare Grenzflächen auszubilden. Die unpolaren Grenzflächen werden durch die endständigen CH_3-Gruppen der Fettalkoholketten ausgebildet, während die polaren Grenzflächen durch die Hydroxy-Gruppen und Sulfat-Gruppen der Fettalkohole bzw. der Fettalkoholsulfate zustande kommen. Eine Vorstellung über die Struktur dieser hydrophilen Salbe soll Abb. **12.7** verdeutlichen.

Das O/W-Tensid der hydrophilen Salbe ist anionisch. Es gibt auch die Möglichkeit, ein entsprechend aufgebautes Emulgatorgemisch mit einem kationischen Emulgator herzustellen. So kann man anstelle des Emulgierenden Cetylstearylalkohols des Arzneibuches eine Kombination aus 10 Teilen eines Gemisches Dodecyl-, Tetradecyl- und Hexadecyltrimethylammoniumbromid und 90 Teilen Cetylstearylalkohol verwenden. Diese Austauschmöglichkeit ist insofern von Bedeutung, als kationische Wirkstoffe mit dem anionischen Kristallisat des Emulgatorgemisches der Hydrophilen Salbe des Arzneibuches im Sinne eines Ionenaustauscheffektes in Wechselwirkung treten können. Das bedeutet, dass die Wirkstoffe in die polaren Schichten des Gitters eindringen können und als Gegenionen der Sulfat-Gruppen anstelle des Natriums festgehalten werden. Mit derartigen Effekten ist grundsätzlich bei allen Hilfsstoffen, die Polysäuren darstellen, und allen Kristallisaten, in denen viele saure funktionelle Gruppen vorkommen, zu rechnen. Dies lässt sich durch Verwendung eines kationischen Tensids vermeiden. Umgekehrt kann natürlich auch ein anionischer Wirkstoff gegen das Bromid im Falle des kationischen Emulgatorgemisches ausgetauscht werden.

Es sind verschiedene Rezepturen für entsprechende hydrophile Salben mit nichtionischen Emulgatoren entwickelt worden. Eine Mischung aus Cetylstearylalkohol 80 Teile und Macrogol-1000-Monocetylether 20 Teile kann den Emulgierenden Cetylstearylalkohol des Arzneibuches

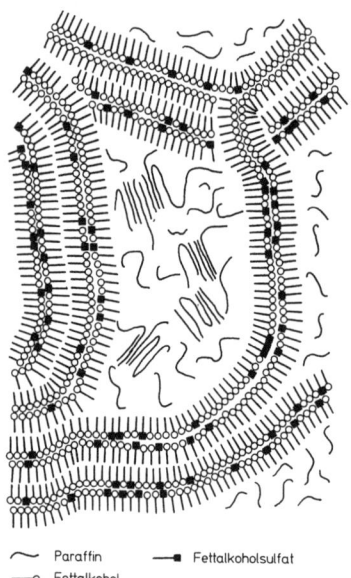

Paraffin
Fettalkohol
Fettalkoholsulfat

Abb. **12.7** Schematische Darstellung des Aufbaus der Hydrophilen Salbe.

ersetzen. Als O/W-Emulgator in der Kombination mit den Fettalkoholen ist auch Polyoxyethylen-(20)-sorbitanmonostearat eingesetzt worden.

Man darf annehmen, dass der strukturelle Aufbau der beschriebenen O/W-Absorptionsgrundlagen immer dem gleichen Prinzip folgt. Hierfür spricht die einfache Austauschbarkeit des O/W-Emulgators unter Beibehaltung des prinzipiellen Aufbaus der Rezeptur.

5 Cremes, wasserhaltige Salben

Arbeitet man in wasseraufnehmende Salben Wasser ein, so erhält man **Cremes**. Eine bewährte Creme des W/O-Typs des Arzneibuches ist das Lanolin. **Lanolin** ist eine Kombination aus Wollwachs, Wasser und dickflüssigem Paraffin.

Die **Wasserhaltige Wollwachsalkoholsalbe** des Arzneibuches, die eigentlich Wollwachsalkoholcreme heißen müsste, ist eine Mischung von Wollwachsalkoholsalbe mit Wasser im Verhältnis 1:1. Sie besitzt eine schlechte Abwaschbarkeit, lässt sich nicht mit Wasser verdünnen und färbt sich gut mit fettlöslichen Farbstoffen an. Hieraus leitet man ab, dass diese Cremes emulsionsähnliche Zustände vom W/O-Typ aufweisen.

Die Hydrophile Salbe (s. Abb. **12.7**) besteht aus einem Netzwerk eines Fettalkoholkristallisates, an dessen Aufbau sich Fettalkoholsulfat beteiligt. Dieser verleiht dem Netzwerk eine starke Quellbarkeit mit Wasser. Ferner ist das amphiphile Kristallisat in der Lage, stark polare Grenzflächen zu bilden, so dass größere Wassermengen von der Grundlage kapillar aufgenommen werden können. Bei der zu diskutierenden Creme der **Wasserhaltigen Hydrophilen Salbe** liegt wahrscheinlich ein kohärentes, mit Wasser gefülltes polares Kapillarsystem vor. Die mit dem Kohlenwasserstoff-Gemisch gefüllten unpolaren Kapillarräume können aber auch mehr oder minder die gesamte Masse durchziehen.

Zwei- oder Dreiphasen-Systeme, gebildet aus echten Flüssigkeiten, lassen disperse Zustände nur zu, wenn höchstens eine der beteiligten Phasen als Dispersionsmittel kohärent ist. Bei Zwei- oder Dreiphasen-Systemen, bei denen eine der beteiligten Phasen Feststoffcharakter besitzt, d. h. formstabil ist, ist es möglich, Bi- oder sogar Trikohärenz aufzubauen.

Die beschriebene Creme weicht also in ihrem Zustand von dem der klassischen Emulsionen weit ab. Ein besonderer Unterschied ist auch

darin zu sehen, dass zwischen den wässrigen und den öligen Volumenelementen keine echte Grenzfläche existiert, die mit frei beweglichen Emulgatormolekülen belegt ist, sondern dass die wässrigen und die öligen Volumenelemente durch das gequollene kristalline Lipidgerüst völlig voneinander getrennt sind. Man muss sich allerdings auch darüber im klaren sein, dass weder eine reine Öl- noch eine reine Wasserphase existiert, sondern dass in der öligen Phase und in der wässrigen Phase Tensidmoleküle gelöst sind, die die Bestandteile der jeweils anderen Phase solubilisieren. Schematisch ist der Aufbau einer derartigen Creme in Abb. **12.8** wiedergegeben.

Aufgrund der Kohärenz der wässrigen Phase ist die wasserhaltige hydrophile Salbe in der Lage, das inkorporierte Wasser relativ leicht an die Umgebung abzugeben, d. h. die Creme neigt zum Austrocknen. Diese Eigenschaft besitzen alle Cremes des Typs O/W, wenn sie nicht entsprechende Feuchthaltemittel, die den Dampfdruck des Wassers entscheidend herabsetzen, enthalten. Derartige Feuchthaltemittel sind Glycerol, Sorbit, Mannit und ähnliche Polyole.

Nach der Applikation auf der Haut kommen diese Cremes schnell in einen Gleichgewichtszustand. Je nach relativer Luftfeuchtigkeit und dem ursprünglichen Wassergehalt der Creme nimmt die Creme zunächst Wasser auf oder gibt Wasser

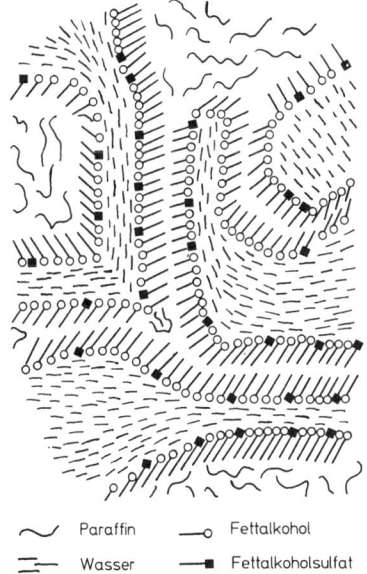

Abb. **12.8** Schematische Darstellung des Aufbaus der Wasserhaltigen Hydrophilen Salbe.

ab, um sich dann auf einen ganz bestimmten Wassergehalt, der von der relativen Luftfeuchtigkeit abhängig ist, einzustellen. Die Creme befindet sich dann in einem Fließgleichgewicht. Danach ist die aus tieferen Hautregionen über Diffusion von Wasser durch die Hornschicht in die Creme gelangende Wassermenge gleich derjenigen Wassermenge, die von der Oberfläche der Creme abdunstet. Misst man also die Wasserabgabegeschwindigkeit der Haut pro Oberflächeneinheit, so stellt man fest, dass nach einer relativ kurzen Zeit nach der Applikation die gleichen Werte erreicht werden wie vor der Applikation. Dies schließt nicht aus, dass sich der Feuchtigkeitsgehalt der Hornschicht verändert hat. Vielmehr muss man annehmen, dass sich ein entsprechend den physikalischen Eigenschaften der Creme erhöhter oder abgesenkter Wassergehalt einstellt. Es ist also durchaus möglich, dass O/W-Cremes – je nach ihrer Beschaffenheit und den klimatischen Bedingungen – austrocknend oder die Haut durchfeuchtend wirken.

O/W-Cremes besitzen häufig den großen Nachteil, dass sie nach mikrobiologischer Kontamination Keimwachstum begünstigen. Einige O/W-Tenside besitzen geradezu Nährbodencharakter. Es ist daher erforderlich, O/W-Cremes zu konservieren. Häufig gebrauchte Konservierungsmittel in diesem Zusammenhang sind Parabene, jedoch sollte man sich ihres allergenen Potentials bewusst sein. Alternativ eignet sich Sorbinsäure/Kaliumsorbat oder Ethanol in mindestens 20 %iger Konzentration.

O/W-Cremes sind abwaschbar, lassen sich mit wasserlöslichen Farbstoffen anfärben, in Wasser dispergieren und besitzen eine im Verhältnis zu W/O-Cremes hohe Leitfähigkeit. Aus diesem Grund hat man ihnen einen emulsionsähnlichen Zustand vom Typ O/W zugeschrieben.

Sehr häufig versagen die Unterscheidungskriterien zwischen den W/O- und den O/W-Cremes. Dies gilt insbesondere dann, wenn am Aufbau der Creme viele den Kolloidzustand beeinflussende Einzelkomponenten beteiligt sind. Gerade dann kann man häufig auch eine extrem hohe Dispersität beobachten. In diesem Fall darf man davon ausgehen, dass Übergangssysteme vorliegen, die dadurch ausgezeichnet sind, dass die in Wechselwirkung miteinander stehenden Phasen aufgrund ihrer ähnlichen Zusammensetzung eine sehr geringe Grenzflächenspannung gegeneinander haben. Cremes dieser Art besitzen daher auch eine hohe kolloidchemische Stabilität.

Eine Besonderheit unter den bei Cremes verwendeten Emulgatoren bieten die **Phospholipide**. Mit ihnen ist es möglich, Cremes zu rezeptieren, die, je nach Wasserangebot, einen W/O- bzw. O/W-Charakter besitzen. Bei niedrigem Wassergehalt überwiegt der lipophile Charakter, während bei hohem Wassergehalt der hydrophile Charakter vorherrscht. Solche Cremes lassen sich z. B. als Reinigungscremes zur Entfernung überschüssiger Lipide verwenden, indem man zunächst die Creme mit einem geringen Wassergehalt auf die zu reinigenden Hautpartien aufträgt, die zu entfernenden Lipide sich in der Creme lösen lässt und dann durch Massage mit einem größeren Wasserüberschuss die Phasenumkehr in den O/W-Charakter bewirkt, der es erlaubt, relativ leicht die Creme abzuwaschen. Derartige Cremes sind unter anderem auch für die Akne-Behandlung entwickelt worden. Das Emulgatorgemisch, das derartige Effekte zulässt, bezeichnet man als Umkehremulgator, die Creme ist eine Creme vom Umkehremulsionstyp. Die natürlichen Phospholipide, von denen in erster Linie das Lecithin zu erwähnen ist, werden in diesen Rezepturen häufig durch synthetische Phosphatide, z. B. vom Typ Hostaphat®, ersetzt.

$$O-(CH_2-CH_2-O)_n-(CH_2)_m-CH_3$$
$$|$$
$$O=P-O-(CH_2-CH_2-O)_n-(CH_2)_m-CH_3$$
$$|$$
$$O-(CH_2-CH_2-O)_n-(CH_2)_m-CH_3$$

Gemisch aus (Mono-, Di-) Tri-(alkyltetraglycolether)-o-phosphorsäureestern

Es lässt sich leicht nachweisen, dass es sich bei diesen Umkehremulsionen nicht um einen echten Phasenumkehreffekt handelt. Dies würde auch der Bancroft-Regel (s. Kap. 4, Abschn. 5.6.2) widersprechen. Es zeigt sich vielmehr, dass die Phospholipide sowohl mit Ölen wie auch mit Wasser sehr stabile flüssigkristalline Lamellarphasen ausbilden, die in Bezug auf den Ölgehalt und den Wassergehalt einen gewissen Spielraum erlauben. Die darüber hinausgehende Überschusskomponente bildet dann die jeweilige äußere Phase. Meist liegen die Produkte in einer nahezu reinen lamellaren Phase vor, die als solche einen fettigen Charakter hat und in der Lage ist, auch noch weitere Lipide aufzunehmen. Aufgrund ihres Wassergehaltes aber und ihrer Zusammensetzung werden sie als Cremes vom Typ W/O bezeichnet. Bei Wasserüberschuss lässt sich die Lamellarphase in Wasser dispergieren, wobei der Eindruck der Entstehung einer O/W-Emulsion vermittelt wird.

Eine Übergangsform stellen auch Cremes dar, denen ein Doppelemulsionscharakter zugeordnet wird. Man geht dabei von der Vorstellung aus, dass sich in einer äußeren öligen Phase dispergierte Wassertropfen befinden, die wiederum das Dispersionsmittel für eine ölige Phase darstellen. Ein umgekehrter Doppelemulsionstyp wäre danach durch eine äußere wässrige Phase mit dispergierten Öltröpfchen, in denen sich wiederum eine dispergierte wässrige Phase befindet, gekennzeichnet. Ob und wie weit ein derartiger Aufbau tatsächlich in entscheidendem Maße am Aufbau einer Creme beteiligt ist und welche Konsequenzen ein solcher Aufbau für die Gebrauchseigenschaften haben könnte, bedarf noch weiterer Forschungen.

6 Gele

Echt einphasige Systeme stellen die **Gele** dar (s. Abschn. 1). Man unterscheidet, je nachdem ob die das Gel bildende Flüssigkeit Wasser oder ein Öl ist, Hydrogele und Oleogele.

Hydrogele bestehen aus einer wässrigen Wirkstofflösung, die vorwiegend mit makromolekularen hydrophilen Substanzen zu einem Gel verfestigt wird. Als Gelbildner werden Methylcellulose, Carboxymethylcellulose, Polyacrylsäuren und ähnliche Substanzen verwendet. Es ist aber auch möglich, mit anorganischen Hydrogelbildnern zu arbeiten. Hier sind zu nennen das Bentonit, ein Montmorillonit, das einen Quellton darstellt, und das hochdisperse Siliciumdioxid, das Aerosil®.

Die kettenförmigen hydrophilen makromolekularen Verbindungen bilden, je nach ihrer Konzentration, Lösungen mit pseudoplastischem Fließverhalten oder plastische Körper aus, wobei der Übergang von den pseudoplastischen Lösungen, den Solen, zu den Gelen durchaus gleitend ist. Man beobachtet zunächst eine Casson-Charakteristik ohne Fließpunkt (s. Kap. 4, Abschn. 2.1.4, Abb. **4.5**). Der Fließpunkt bildet sich dann mit zunehmender Konzentration immer deutlicher aus, wobei allerdings auch zu beobachten ist, dass sich die Systeme meist von der Casson-Charakteristik in Richtung zur Bingham-Charakteristik verlagern (s. Kap. 4, Abschn. 2.1.4, Abb. **4.7** und **4.8**). Die mit den hydrophilen makromolekularen Gerüstbildnern aufgebauten Gele sind thixotrop und transparent.

Bei längerer Lagerung kann man häufig **Synärese** beobachten, ein Vorgang, der dadurch ausgezeichnet ist, dass die Kapillarität des Gelgerüstes abnimmt, so dass das Gelgerüst schrumpft und einen Teil der flüssigen Komponente abstößt. Der Prozess ist reversibel, d. h. durch Wärmen lassen sich diese Gele im allgemeinen wieder verflüssigen und in den Solzustand überführen, um schließlich bei Abkühlung wieder die ursprüngliche Gel auszubilden (s. Kap. 4, Abschn. 5.5).

Der hohe Wassergehalt bedingt die Gefahr der Austrocknung, der man dadurch begegnen kann, dass Hydrogele grundsätzlich in Tuben abgefüllt werden und ihnen ein Feuchthaltemittel, wie z. B. Glycerol, Sorbit oder Mannit, zugesetzt wird. Das Feuchthaltemittel hat oft auch die Funktion eines Weichmachers. Damit wird die Einstellung einer gewünschten Streichfähigkeit erleichtert.

Der Wassergehalt besitzt andererseits auch den Nachteil, dass die Hydrogele leicht mikrobiologisch befallen werden können. Sie müssen daher im Allgemeinen konserviert werden.

Für die Wirkstoff-Freisetzung aus derartigen Systemen ist die Kenntnis der Diffusionskoeffizienten der betreffenden Wirkstoffe in diesen Hydrogelen von besonderem Interesse. Im Allgemeinen sind die Diffusionskoeffizienten, die die Beweglichkeit der Moleküle in den Systemen charakterisieren, umgekehrt proportional zur Viskosität des Gesamtsystems. Dies gilt jedoch nur dann, wenn die messtechnisch erfassbare makroskopische Viskosität auch repräsentativ für kleine und kleinste Volumenelemente des Systems ist. Es ist beobachtet worden, dass in relativ festen Hydrogelen kleine Moleküle unter Umständen die gleichen Diffusionskoeffizienten aufweisen können wie in Wasser. Dies rührt daher, dass die Diffusion in Hydrogelen ausschließlich im Wasseranteil stattfindet, der den weitaus größten Teil des Systems bildet. Allerdings ist zu berücksichtigen, dass zwischen dem Gelgerüstbildner und dem Wasser auch aktive Wechselwirkungen bestehen, die zu einer mehr oder minder starken Hydratation des Gelgerüstbildners führen. Je stärker die Hydratation ausgebildet ist, umso geringer ist die Mobilität des Wassers und umso stärker die Diffusionsbehinderung. Im Grenzfall ist das gesamte Wasser des Gels mehr oder minder als Hydratwasser aufzufassen und besitzt damit eine vom normalen flüssigen Wasser abweichende Struktur und Mobilität. Die Strukturstörung und die Mobilitätsstörung sind dabei umso größer, je dichter die Wassermoleküle sich an den polaren funktionellen Gruppen des Gelgerüstbildners befinden. Je stärker die Hydratation des Gelgerüstbildners ist, umso geringer ist auch seine Tendenz zur Assoziation, d. h. umso feingliedriger ist und bleibt das Netzwerk des Gelgerüstes. Damit ist auch eine signifikant erhöhte Stabilität gegeben.

Oleogele sind Öle, die mit Gelbildnern versteift worden sind. Dabei handelt es sich durchwegs um Gelgerüstbildner, die partikulärer Struktur sind und auf ihrer Oberfläche eine hohe Konzentration polarer Gruppen aufweisen. Diese verursachen zu den Ölen hin entsprechend hohe Grenzflächenspannungen, die durch Agglomeration der Partikeln untereinander zu Gelgerüsten teilweise kompensiert werden. Demzufolge sind die Gelgerüste immer umso fester, je größer der Polaritätsunterschied zwischen den Ölen und der Gerüstbildneroberfläche ist. Als Gelgerüstbildner wird in erster Linie Aerosil®, d. h. **hochdisperses Siliciumdioxid**, eingesetzt. Es genügen bereits 5- bis 10 % hochdisperses Siliciumdioxid, um flüssige Öle wie Lebertran, Olivenöl und dergleichen zu einem festen klaren transparenten Gel zu versteifen. Solche Gele sind auf der Haut aber sehr rauh und deswegen weniger geeignet.

7 Pasten

Das Arzneibuch definiert **Pasten** als Salben, in denen pulverförmige Substanzen in größerer Menge verteilt sind. Damit sind Pasten konzentrierte **Suspensionssalben**. Die Konzentration, ab der eine Suspensionssalbe als Paste zu bezeichnen ist, ist allerdings unklar. Für den Pastenbegriff ist damit ein großer Spielraum gegeben. Im engeren Sinn ist eine Paste der Übergang von einer Suspension zum feuchten Pulver. Es ist ein so hoch konzentriertes System, dass sich die flüssige Phase gerade noch im Zustand der Kohärenz befindet. Echte Pasten zeigen daher auch ein besonderes rheologisches Verhalten. Sie sind dilatant und rheopex. Die in der Pharmazie mit Pasten bezeichneten Zubereitungen sind in diesem Sinn im Bezug auf ihren Feststoffanteil noch zu niedrig konzentriert.

8 Herstellung von Salben, Cremes und Pasten

So verschiedenartig halbfeste Arzneiformen aufgebaut sein können, so unterschiedlich sind auch die Verfahren, die zu ihrer Herstellung angewandt werden. Sollen die Herstellungsverfahren Produkte ergeben, welche die Anforderungen an Sicherheit und Einfachheit bei der Anwendung sowie auf ausreichende Haltbarkeit und Bioverfügbarkeit erfüllen, müssen sie sich in erster Linie

- nach den Eigenschaften und der Menge der Wirkstoffe,
- nach den physiologischen und anatomischen Verhältnissen am Applikationsort,
- nach den therapeutischen Anforderungen, z. B. Wirkung auf der Oberfläche, Penetration oder Permeation und
- nach maschinellen Gegebenheiten richten.

Diese Vorgaben bestimmen weitgehend die Art der zu verwendenden Grundlage und die Vorbereitung der Wirkstoffe, z. B. ob bestimmte Kristallisationsbedingungen angewendet werden müssen oder eine Mikronisierung erforderlich ist.

Wasserfreie Salben werden ganz einfach nach **Schmelzverfahren** mit anschließendem Kaltrühren hergestellt. Die lipiden konsistenzgebenden Bestandteile werden zur Zerstörung ihrer bestehenden Kristallisate bei der niedrigsten hierzu erforderlichen Temperatur mit den flüssigen Bestandteilen zu einer bei Raumtemperatur streichfähigen Masse zusammengeschmolzen, z. B. Hartparaffin mit Paraffinölen oder hochmit niedermolekularen Macrogolen. Die Schmelzen müssen sorgfältig kaltgerührt werden, damit die Bildung grobkristalliner Aggregate verhindert wird und sich homogene, feinkristalline Mischstrukturen bilden. Da die Technologie der Salbenherstellung weitgehend von diesen Kristallisationsprozessen beherrscht wird, ist auf das gesamte Temperaturprogramm der Herstellungsprozesse – Geschwindigkeit des Aufheizens, Höhe und Anwendungsdauer der Maximaltemperatur sowie Abkühlgeschwindigkeit – besonders zu achten. Aber auch die Art und Intensität der mechanischen Bearbeitung, insbesondere bei den verschiedenen Temperaturen, ist kritisch und muss für jede Grundlage optimiert werden. Da sich die meisten Salben nach der Herstellung nicht im thermodynamischen Gleichgewicht befinden, sind ihre Eigenschaften streng vom Ablauf des Herstellungsverfahrens abhängig. Sie unterliegen während der Lagerung fortlaufenden Veränderungen. Formulierung und Herstellungsverfahren sind so auszuwählen, dass diese Veränderungen möglichst lange innerhalb der Stabilitätsanforderungen bleiben.

Wasserhaltige Salben oder Cremes sind in der Regel **Emulsionssalben**, es sei denn, die Grundlagen sind mit Wasser mischbar bzw. wasserlöslich, z. B. Macrogole. Die lipophilen Phasen von Emulsionssalben (Cremes) werden wie wasserfreie Lipidsalben durch Zusammenschmelzen der festen und flüssigen Bestandteile vorbereitet. Beim Vereinigen und Emulgieren mit der hydrophilen Phase sollen beide Phasen annähernd die gleiche Temperatur aufweisen, meist 50 bis 60 °C.

Zur Salbenherstellung können einfache Mischapparaturen, wie Planetenmischer in Verbindung mit Homogenisatoren eingesetzt werden. Vorteilhafter sind jedoch geschlossene, doppelwandige Kessel zum Aufheizen und Kühlen mit geeigneten Rührwerken, Abstreifern sowie eingebauten Homogenisatoren. Lipide besitzen bekanntlich ein hohes Lösungsvermögen für Gase. Da gelöster Sauerstoff durch Peroxidbildung an Emulgatoren mit Polyethylenoxid-Gruppen aktiviert werden kann, besteht die Gefahr eines raschen oxidativen Verderbs. Deshalb ist eine Salbenherstellung in geschlossenen Geräten unter Vakuum oder Inertbegasung vorteilhaft. Diese Betrachtung erklärt den Hauptnachteil von Dreiwalzenstühlen mit ihrer offenen Konstruktion, zu dem auch noch eine erhöhte Kontaminationsgefahr kommt. Trotzdem eignen sich Dreiwalzenstühle gut zum Desaggregieren von festen Salbenbestandteilen und generell zum Homogenisieren von halbfesten Arzneiformen.

Halbfeste Arzneiformen werden meist diskontinuierlich, also chargenweise hergestellt. Sie können aber auch kontinuierlich hergestellt werden, wenn die zu produzierenden Mengen groß genug sind, damit die Verfahren wirtschaftlich werden.

Die heutige fortgeschrittene Apparatetechnik lässt die konservativen Emulgierregeln manchmal fast überflüssig erscheinen. Beim **Cryo-Mix-Verfahren** wird beispielsweise die gesamte Wasserphase kalt über eine spezielle Zuleitung durch einen Homogenisatorkopf in die heiße Lipidphase eingetragen. Die **Nieder-Energie-Emulgierung** (Low Energy Emulsification) empfiehlt die heiße Herstellung einer Grundemulsion aus der lipophilen Phase und einem Teil der hydrophilen Phase. Der Hauptanteil der hydrophilen Phase wird anschließend kalt eingearbeitet.

Diese beiden Verfahren haben hauptsächlich die Energieeinsparung zum Ziel. Vor allem soll die Abkühlperiode verkürzt werden, die sich immer mehr verlängert, je größer die Ansätze werden.

9 Biopharmazeutische Probleme

Das biopharmazeutische Verhalten von topischen halbfesten, wirkstoffhaltigen Darreichungsformen wird durch das Zusammenspiel der Eigenschaften der Haut, des Wirkstoffs und der Grundlage bestimmt. Bei der Entwicklung der Rezeptur ist zu unterscheiden, ob der Wirkstoff lokal oder systemisch wirken soll. Hauterkrankungen sind meist im Bereich der Epidermis und der oberen Dermis lokalisiert.

Bei beabsichtigter lokaler Wirkung wird folglich eine optimale Wirkstoffanreicherung in der Haut angestrebt, wobei ein stärkerer Flux in das Blutgefäßsystem unerwünscht ist. Eine gezielte Lokalisation des Wirkstoffs nur im erkrankten Hautbereich ist bisher praktisch nicht möglich. Bei beabsichtigter systemischer Wirkung wird eine möglichst vollständige Permeation des applizierten Wirkstoffes durch die Haut ohne nennenswerte Zurückhaltung in der Haut angestrebt.

Nur wenige Wirkstoffe sind in der Lage, unterstützt durch geeignete Salbengrundlagen, die Epidermis so zu durchwandern, dass nach ihrer Resorption im Plasma Konzentrationen erreicht werden, die eine systemische Wirkung ermöglichen. Als Beispiele seien Sexualhormone, Opioide, Nikotin, Scopolamin und Nitroglycerin genannt. Mit diesen Wirkstoffen ist es auch möglich, wirkstoffhaltige Pflaster (s. Kap. 17), zu entwickeln.

Der erste Schritt bei topischer Applikation besteht in der *Diffusion* des gelösten Wirkstoffs zur Grenzfläche Grundlage/Haut und der anschließenden *Penetration* des gelösten Wirkstoffs in die Epidermis (s. Kap. 7, Abschn. 2.7, Abb. **7.22**). Bei Suspensionssalben ist vorhergehendes Auflösen des Wirkstoffs in der Grundlage erforderlich. Der weitere Wirkstofftransport in den Bereich des Blutgefäßsystems in der oberen Dermis wird als *Permeation*, die Aufnahme in das Blutgefäßsystem als *Resorption* bezeichnet.

Wasser, Elektrolyte und hydrophile Moleküle penetrieren – wenn überhaupt – nur langsam in die Haut. Mit steigender Lipophilie des Wirkstoffs steigt die Penetration, wobei O/W-Verteilungskoeffizienten $\gg 1$ (*n*-Octanol/Wasser) günstig sind. Daher werden nichtdissoziierte schwache Säuren und Basen besser aufgenommen als in der dissoziierten Form. Hochmolekulare Verbindungen, wie Polymere, penetrieren schlecht.

Eine kleine Partikelgröße in Suspensionssalben fördert die Lösungsgeschwindigkeit. Daher sollten die Wirkstoffpartikeln kleiner als 50 μm sein.

In der Regel bleiben die Salbengrundstoffe im oberen Stratum corneum und vermögen die Lipidschichten nicht zu durchwandern. Einige Substanzen sind allerdings in der Lage, die Penetration von Wirkstoffen durch die Haut zu verstärken. Derartige penetrationsfördernde Substanzen werden als **Penetrationsbeschleuniger** oder als Enhancer bezeichnet. Die Begriffe **Permeationsbeschleuniger, -verbesserer, Resorptions-** oder **Penetrationsvermittler** werden synonym gebraucht.

Penetrationsfördernde Substanzen müssen pharmakologisch inert sein. Sie dürfen kein irritatives oder allergenes Potential besitzen. Nach Absetzen der Substanz sollte die Barrierefunktion der Haut schnell und vollständig regeneriert werden.

Penetrationsfördernde Substanzen lassen sich verschiedenen chemischen Substanzklassen zuordnen. Beispiele sind kurz- und langkettige Alkohole, Amide, Azone (= Laurocapram = 1-Dodecylazacycloheptan-2-on), ätherische Öle, Fettsäuren und Fettsäureester, Pyrrolidone, Dimethylsulfoxid, Cyclodextrinderivate. Diese Substanzvielfalt weist auf unterschiedliche Wirkmechanismen hin, die jedoch noch nicht in allen Einzelheiten geklärt sind.

Zum einen können die betreffenden Substanzen den kolloid-kristallographischen Zustand der Hautlipide verändern oder gar vollständig zerstören. Damit bilden sich anstelle der echtkristallinen flüssigkristalline oder sogar amorphe Zustände aus, die allein schon aufgrund der geringeren Dichte, aber auch der geringeren intermolekularen Wechselwirkungen eine höhere Permeabilität besitzen. Eine andere Möglichkeit ist eine Veränderung des Hydratationszustandes des Keratins im Stratum corneum.

Daneben sollte die Anwesenheit von penetrationsfördernden Substanzen im Stratum corneum auch zu einer Änderung des Verteilungsverhaltens des Wirkstoffs zwischen den lipophilen und wässrigen Phasen führen.

Durch den Zusatz von **Keratolytika**, wie Harnstoff in Konzentrationen über 40 %, kann die interzelluläre Substanz gelockert werden. **Tenside** sind für eine bessere Spreitung der Dermatika auf der Haut günstig.

Weitere Methoden wurden herangezogen, um die Permeation von Wirkstoffen durch die Haut zu erhöhen. Ein möglicher Weg ist der Einsatz von **Prodrugs** (s. a. Kap. 7, Abschn. 4.2.2 und Kap. 23, Abschn. 2). Die Verwendung von Estradiolestern z. B. führt zum erhöhten Anfluten von Estradiol im Rezeptorkompartiment. Die lipophilen Ester permeieren besser durch die Haut als Estradiol und werden während der Hautpassage vollständig enzymatisch verseift.

Die **Iontophorese** ist eine Methode, ionische Wirkstoffe durch eine elektrische Spannung transdermal zur Anwendung zu bringen. Die zum Einsatz kommenden Geräte bestehen im Prinzip aus zwei Elektroden und einer Stromquelle. Eine der auf die Haut aufgebrachten Elektroden enthält den Wirkstoff. Bei Schließen des Stromkreises wandern Wirkstoffmoleküle durch die Haut und können resorbiert werden. Ein Vorteil insbesondere der mit gepulstem Gleichstrom arbeitenden Iontophorese ist die Möglichkeit, auch Makromoleküle, selbst Peptide wie Insulin und Vasopressin, partiell durch die Haut systemisch verfügbar zu machen.

Die Beobachtung, dass Wirkstoffe aus einer Suspensionssalbe meist besser von der Haut aufgenommen werden als aus einer Lösungssalbe, ist auf das Vorliegen günstigerer Werte des Verteilungskoeffizienten zurückzuführen. Außerdem ist aus Suspensionssalben eine konstantere Penetrationsgeschwindigkeit erreichbar, da sich ungelöster Wirkstoff in dem Maße in der Grundlage nachlöst wie gelöster Wirkstoff in die Haut penetriert (Sinkbedingungen, s. Kap. 4, Abschn. 2.3.6).

Bei Suspensionssalben ist daher mit einem geringeren Einfluss der Grundlage auf die Penetration des Wirkstoffs in die Haut zu rechnen als bei Lösungssalben. Letztere zeigen einen ausgeprägteren Einfluss der Grundlage. Je besser löslich der Wirkstoff in der Grundlage ist, desto stärker wird er von der Grundlage festgehalten.

Alle Wirkstoffe, die einen spezifischen pharmakologischen Effekt an lebenden Zellen der Haut ausüben sollen, müssen die Lipidbarriere durchwandern, da die äußerste noch lebende Schicht, das Stratum granulosum, unter dieser liegt. Wirkstoffe, die ihre Wirkung im Corium, der Lederhaut, oder tiefer entfalten sollen, müssen darüber hinaus sogar durch das engmaschige Netz der Kapillargefäße des Stratum papillare dringen. Damit ist in den meisten Fällen gleichzeitig mit der lokalen Therapie eine Aufnahme der Wirkstoffe in den Kreislauf nicht zu vermeiden. Wenn dabei systemische Wirkungen ausbleiben, so liegt dies im allgemeinen an der durch die Verteilung entstehenden niedrigen Plasmakonzentration. Die Grundlage einer Darreichungsform kann die Wirkung beeinflussen (s. Tab. **12.1**). Ein feuchter

Tabelle **12.1**   Einfluss der Grundlagen auf die Wirkung topisch applizierter Darreichungsformen (nach Thoma, 1983).

Grundlage	Erkrankungs-stadium	Effekt	Tiefenwirkung
feuchter Umschlag Puder Schüttelmixtur Paste	akut	kühlend trocknend	
Lösung Hydrogel O/W-Milch O/W-Creme Kühlsalbe W/O-Salbe	subakut	entzün- dungs- widrig	zunehmend
Lipogelsalbe Pflaster Okklusion	chronisch	wärmestauend mazerierend aktivierend	

Umschlag wirkt wie ein Docht und ist damit entquellend und oberflächlich wirksam. Die Voraussetzungen für eine Wirkstoffresorption sind ungünstig. Die kühlende, trocknende und entzündungswidrige Wirkung ist für ein akutes Stadium geeignet, wobei neben den feuchten Umschlägen Puder und Schüttelmixturen verwendet werden. Eine Okklusivfolie (s. Kap. 20, Abschn. 4.3) wirkt dagegen wärmestauend, quellend, hydratisierend und bietet somit günstigere Voraussetzungen für die Penetration und Permeation von Wirkstoffen und damit für die Behandlung chronischer Zustände. Vaselin, Lipogelgrundlagen oder W/O-Cremes schaffen ebenfalls Okklusionsbedingungen. Andere Grundlagen lassen sich zwischen diesen beiden Extremen einordnen.

Bei lokal applizierten Corticoiden ist durch Okklusion eine bis zu 100fache Erhöhung der Penetration beobachtet worden. Je akuter das Krankheitsbild ist, desto bedeutsamer ist der Anteil der Grundlage am Therapieerfolg, während mit zunehmender Chronizität die Bedeutung des Wirkstoffs zunimmt.

Die Wahl der Grundlage wird auch vom Hauttyp (s. Kap. 7, Abschn. 2.7) mitbestimmt. Für Seborrhoiker sind hydrophile Grundlagen günstiger zu beurteilen, während für Sebostatiker lipophile Grundlagen verträglicher sind.

10 Qualitätsprüfung von halbfesten Arzneiformen

Neben der chemischen Prüfung, die sich auf den Wirkstoff und die Hilfsstoffzusammensetzung bezieht, werden zahlreiche physikalische und physikalisch-chemische Untersuchungsmethoden zur Qualitätsbeurteilung der halbfesten Arzneiformen herangezogen. Diese erlauben nicht immer voll zuverlässige Aussagen, da die Strukturforschung der pharmazeutischen kolloiden Systeme noch nicht weit genug fortgeschritten ist. Besonders problematisch sind Aussagen über Phasenverteilungen und Dispersität sowie über die stoffliche Zusammensetzung und die Struktur der einzelnen Phasen. Bei vielen Methoden, wie den thermoanalytischen und den rheologischen Verfahren, erfolgen durch die Untersuchung selbst so tiefgreifende Veränderungen in der Probe, dass Rückschlüsse über den Originalzustand nur mit Einschränkungen gemacht werden können. Im folgenden sind gebräuchliche Untersuchungsmethoden aufgelistet. Einige davon sind bevorzugt für Ausgangsmaterialien bestimmt bzw. geeignet, andere für Fertigprodukte. Die Auswahl der anzuwendenden Verfahren richtet sich nach der Art der Probe und ist dieser in jedem Fall speziell anzupassen.

Fettkennzahlen des Arzneibuches: Hydroxylzahl, Verseifungszahl, Säurezahl, unverseifbarer Anteil und Iodzahl.

Wechselwirkung mit Wasser: Feuchtigkeitsgehalt, Wassergehalt (s. Kap. 14, Abschn. 8 und Kap. 5, Abschn. 2.6.1), Wasseraufnahmefähigkeit, Wasserbindungszustand (Thermogravimetrie), Abschätzung des Emulsionstyps (s. Kap. 4, Abschn. 5.6.3).

Dispersität: Mikroskopie mit polarisiertem Licht, Transmissions- oder Raster-Elektronen-Mikroskopie.

Thermoanalytische Verfahren (TA): Schmelzbereich, Steigschmelzpunkt, Fließschmelzpunkt, Klarschmelzpunkt und Erstarrungstemperatur (rotierendes Thermometer, Gefrierpunktmessgerät), Thermomikroskopie sowie Differenzthermoanalyse (DTA), Dynamische Differenzkalorimetrie (DDK = DSC), Thermogravimetrie (TG), Thermomechanische Analyse (Dilatometrie, TMA) (s. Kap. 4, Abschn. 2.2.2).

Mechanische Eigenschaften: Konsistenz (Penetrometer), Fließeigenschaften (Viskosimeter, s. Kap. 4, Abschn. 2.1.3, 2.1.5 und 5.2) sowie viskoelastische Eigenschaften (oszillierendes Rotationsviskosimeter, Resonanzfrequenzmethoden).

Die besondere Schwierigkeit der Konsistenzbeurteilung halbfester Systeme besteht darin, dass die meisten Untersuchungsmethoden, z. B. die

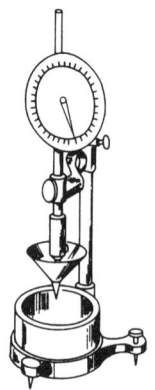

Abb. **12.9**   Penetrometer.

Rotationsviskosimetrie, zu einer Zerstörung der Systeme führen und keine befriedigenden Informationen über den mechanischen Zustand von ungescherten Proben geben. Für die Konsistenzbeurteilung von streichfähigen Arzneizubereitungen hat sich aus diesem Grund die **Penetrometrie** bewährt. Das Prinzip des Penetrometers beruht darauf, dass man einen kegelförmigen Senkkörper durch seine Eigenmasse in die zu untersuchende Masse eindringen lässt und die nach einer vorgegebenen Zeit erreichte Eindringtiefe bestimmt. Die Eindringtiefe ist außer von der Konsistenz des Materials vom Gewicht des Senkkörpers und dem Öffnungswinkel des Kegels abhängig. Aufgrund dieser Tatsache ist es möglich, das Messsystem dem jeweils interessierenden Messbereich optimal anzupassen. In Abb. **12.9** ist der Aufbau eines Arzneibuch-Penetrometers schematisch wiedergegeben.

In-vitro-Wirkstoff-Freisetzung

Die In-vitro-Wirkstoff-Freisetzung aus halbfesten Arzneiformen wird häufig in In-vitro-Membranmodellen (s. a. Kap. 7, Abschn. 6.2.1) bestimmt. Hierbei handelt es sich um Zweikammermodelle, wobei die Donatorkammer von der Akzeptorkammer durch eine Resorptionsmembran getrennt ist. Dies kann eine synthetische Membran oder exzidierte tierische oder menschliche Haut sein. Auf die Membranseite in der Donatorkammer wird die halbfeste Zubereitung aufgebracht. Der freigesetzte Wirkstoff diffundiert durch die Membran in die Akzeptorkammer, die von Pufferlösung, z. B. Phosphatpuffer pH 7,4, durchströmt wird. Das ganze System ist auf eine Temperatur von 32 °C bzw. 37 °C temperiert. In Zeitabhängigkeit wird in der Puffer-

lösung die Konzentration des freigesetzten Wirkstoffes bestimmt.

Zu bedenken ist hierbei, dass alle bisher bekannten Membranen die realen Bedingungen nur bedingt simulieren können. Deshalb gibt es für halbfeste Arzneizubereitungen im Gegensatz zu den festen Arzneiformen bis heute noch keine offizinellen Methoden zur Bestimmung der Wirkstoff-Freisetzung. Freisetzungsuntersuchungen ohne Trennung von Donator- und Akzeptorkammer durch eine Membran sind bei Unmischbarkeit der halbfesten Zubereitung und des Akzeptormediums möglich.

Bezüglich weiterer Untersuchungsverfahren sei auf die Monographien der verwendeten Hilfsstoffe hingewiesen.

Weiterführende Literatur

Asche, H., Essig, D., Schmidt, P. C. (1984), Technologie von Salben, Suspensionen und Emulsionen, Wissenschaftliche Verlagsgesellschaft mbH, Stuttgart.

Barry, B. W. (1991), Lipid-Protein-Partitioning Theory of Skin Penetration Enhancement, J. Controlled Release *15*, 237.

Egermann, H. (1985), Grundlagen für Dermatika. I. Die Grundlagen und ihre Eigenwirkungen auf die Haut. II. Einfluss der Grundlagen auf die Wirksamkeit der Arzneistoffe, Österr. Apoth. Ztg. *39*, 601, 641.

Lippold, B. C., Teubner, A. (1982), In-vitro-Freisetzung von Nicotinsäurebenzylester aus verschiedenen Lösungssalben. Acta Pharm. Technol. *28*, 115.

Loth, H. (1986, 1987), Grundlagen des intra- und transdermalen Transports von Arzneistoffen I und II, Acta Pharm. Technol. *32*, 109; *33*, 3.

Müller-Goymann, C. C. (1998), Arzneimittel mit Flüssigkeitsstoffen, in: Müller, R. H., Hildebrand, G. E. (Hrsg.), Pharmazeutische Technologie: Moderne Arzneiformen, 2. Aufl., Wiss. Verlagsgesellschaft, Stuttgart.

Müller-Goymann, C. C., Refai, H. (2000), Dermale Rezeptur-Tücken im Apothekenlabor. Pharm. Ztg. *145*, 3025.

Niedner, R., Ziegenmeyer, J. (1992), Dermatika, Therapeutischer Einsatz, Pharmakologie und Pharmazie, Wissenschaftliche Verlagsgesellschaft mbH, Stuttgart.

Shah, V. P., Behl, C. R., Flynn, G. L., Higuchi, W. I., Schaefer, H. (1992), Principles and Criteria in the Development and Optimization of Topical Therapeutic Products, Int. J. Pharm. *82*, 21.

Thoma, K. (1983), Grundlagen für Dermatika und ihre Bedeutung für die Therapie, Schriftenreihe der Bundesapothekerkammer, Frankfurt/Main, Bd. III, Grüne Reihe, S. 183.

Kapitel 13

Suppositorien, Zubereitungen zur vaginalen und intrauterinen Anwendung

1 Allgemeines, Definitionen

Suppositorien, Vaginalovula und Stifte sowie Vaginalringe und Intrauterin-Pessare sind verschieden geformte einzeldosierte Darreichungsformen, die zum Einführen in Körperhöhlungen, hauptsächlich in das Rektum, in die Vagina, in die Harnröhre oder in den Uterus bestimmt sind. Daneben kommen aber auch ganz andere Arzneiformen wie Kapseln, Klysmen, Tabletten, Schäume, Tampons sowie Lösungen und halbfeste Zubereitungen in diesen Körperhöhlungen zur Anwendung. Bei den gegossenen Formen (Suppositorien, Vaginalovula) lassen sich entsprechend der Grundlagen verschiedene Typen voneinander unterscheiden:

- lipidhaltige und
- wasserlösliche Zubereitungen.

Je nach Verteilung der Wirkstoffe unterscheidet man Lösungs-, Emulsions- und Suspensions-Zubereitungen. Die Lipide bzw. Lipidgemische sollen bei Körpertemperatur schmelzen und aus der Schmelze die inkorporierten Wirkstoffe freigeben. Dieser Mechanismus schränkt zwangsläufig die Verwendbarkeit der Lipidgrundlagen auf Klimazonen ein, bei denen Temperaturen nahe der Körpertemperatur nicht erreicht werden. Hieraus ergibt sich auch die Forderung, dass derartige Suppositoriengrundlagen einen möglichst engen Schmelzbereich aufweisen. Eine derartige Bedingung erfüllen nur Lipide, die nahezu vollständig in einer bestimmten einheitlichen kristallographischen Form kristallisieren. Lipidgemische für Suppositorien setzen sich damit deutlich von denen ab, die Salbengrundlagen darstellen.

Lipide können polymorph sein, d. h. sie treten in verschiedenen Kristallmodifikationen auf. Sie weisen häufig neben den echt kristallinen Strukturen (s. Kap. 4, Abschn. 2.2.1) auch eine charakteristische Übergangsform zum flüssigkristallinen Lamellarzustand auf (s. Kap. 4, Abb. **4.51**). Echt kristallin ist ein Lipid dann, wenn alle Atome und Atomgruppen einen streng geordneten periodischen Aufbau besitzen. Dies bedeutet, dass auch die CH_2-Gruppen der Kohlenwasserstoff-Ketten in allen Raumrichtungen der Materie streng geordnet vorkommen und lediglich um die diesem Ordnungsprinzip folgenden Schwerpunktlagen thermische Oszillationen ausführen.

Der Übergang von einer echt kristallinen Form zum Flüssigkristall erfolgt dabei in der Weise, dass die Paraffinkohlenwasserstoff-Ketten oberhalb einer bestimmten Temperatur beginnen, frei um ihre Längsachse zu rotieren, so dass sie einen zylindrischen Raum einnehmen. Die Wechselwirkung der Paraffinkohlenwasserstoff-Reste untereinander ist damit stark eingeschränkt. Die Materie nimmt jedoch die unter Wahrung einer Parallelorientierung der Kohlenwasserstoff-Reste und ihrer freien Drehbarkeit noch mögliche dichteste Packung ein. Die dichteste Zylinderpackung ist eine Hexagonalpackung, d. h. man beobachtet einen hexagonalen Aufbau, wenn man in Richtung der Längsachsen der Kohlenwasserstoff-Reste auf das Kristallisat blickt.

Im festen Zustand besitzen die Lipidgrundlagen aufgrund ihrer hohen Kristallinität ein wesentlich geringeres Lösungsvermögen als Salbengrundlagen. Dies führt häufig zur Ausbildung von Suspensionsuppositorien. Das Lösungsvermögen verbessert sich in der Schmelze oder in den flüssigkristallinen Übergangsformen. Sind eingearbeitete Wirkstoffe in diesen Zuständen löslich, so zeigen sie meist im festen Bereich ein eutektisches Mischungsverhalten mit Schmelzpunktdepression (s. Kap. 4, Abschn. 3.1.3).

Bevorzugt werden als Lipide Triglyceride verwendet.

Hartfett ist ein halbsynthetisches Gemisch von Mono-, Di- und Triglyceriden von gesättigten Fettsäuren (s. auch Neutralöl, Kap. 12, Abschn. 1.2). Ausgangsmaterialien für die Herstellung sind Palmkern- und Kokosfette, da diese einen sehr hohen Anteil an Laurinsäure haben. Diese Naturfette werden zur Herstellung von Hartfett zunächst verseift und das erhaltene Fettsäuregemisch zur Beseitigung der ungesättigten Fettsäuren hydriert. Anschließend wird fraktioniert destilliert, um niedere Fettsäuren wie Caprin-, Capryl- und Capronsäuren abzutrennen. Nach Auswahl der geeigneten Fettsäuren wird wieder mit Glycerol verestert. Auf diese Weise werden Hartfette mit bestimmten Schmelzeigenschaften und bestimmten Hydroxylzahlen durch die Einstellung entsprechender Verhältnisse zwischen Mono-, Di- und Triglyceriden hergestellt. Diese Hartfette haben weit bessere Stabilitätseigenschaften als Kakaobutter, vor allem, weil die ungesättigten Fettsäuren fehlen. Mit steigenden Hydroxylzahlen nehmen die W/O-Emulgiereigenschaften der Hartfette wegen des höheren Mono- und Diglycerid-Gehaltes zu. Andererseits wird Hartfett umso spröder, je niedriger die Hydroxylzahlen sind.

Hartfett ist in einer Vielzahl von Typen handelsüblich. Hartfette mit niedrigen Hydroxylzahlen sind günstiger für Zubereitungen, die hydrolyseempfindliche Wirkstoffe enthalten, z. B. Acetylsalicylsäure. Hartfette mit höheren Schmelzpunkten sind dagegen für Formulierungen mit Wirkstoffen geeignet, die Schmelzpunkterniedrigungen nach sich ziehen. Die Fettsäurefraktion des Hartfettes besteht aus gesättigten Fettsäuren $C_{11}H_{23}COOH$ bis $C_{17}H_{35}COOH$. Der Hauptanteil ist Laurinsäure mit 37–51 %. Längerkettige Fettsäuren bewirken höhere Schmelzpunkte.

Auch Hartfett zeigt Polymorphie. Nach dem Ausgießen und Erstarren entsteht zunächst die orthorhombische β'-Phase. Sofern das Ausgießen unterhalb 10 °C erfolgte, bildet sich vorher die flüssigkristalline α-Phase, die sich aber bei RT rasch in die β'-Phase umlagert. Die β'-Phase ist energiereich und somit instabil und wandelt sich bei RT im Lauf von einigen Monaten in die stabile, trikline β-Phase um. Dabei steigt der Schmelzpunkt um einige Grad an. Dieser Prozess wird als **Nachhärtung** bezeichnet und kann das Schmelzen der Suppositorien bei Körpertemperatur verhindern. Er ist bei der Entwicklung und Stabilitätsprüfung von Suppositorien bzw. Vaginalovula auf Hartfettbasis unbedingt zu berücksichtigen. Eine problemlose Entnehmbarkeit von gegossenen Arzneiformen auf Hartfettbasis ohne die Anwendung von Trennmitteln aus den Gießformen wird durch eine deutliche **Volumenkontraktion** gewährleistet.

Hartfett-Typen mit breiterem Schmelzintervall sind vorteilhaft, wenn es gilt, in einem Suppositorium einen Wirkstoff einzuarbeiten, der in einer niedrig viskosen Schmelze rasch sedimentieren würde. Der breite Schmelzbereich erlaubt es besonders gut, in seinen tieferen Temperaturen höher viskose Schmelzen herzustellen, in denen die Sedimentation behindert ist (Cremeschmelzverfahren). Dank Zusatz von O/W-Emulgatoren entstehen selbstemulgierende Hartfettmassen zur Herstellung gut spreitender Ovula.

Eine Suppositoriengrundlage des Arzneibuchs, die lange Zeit bevorzugt verwendet wurde, ist die **Kakaobutter,** ein natürliches Triglycerid-Gemisch. Sie besteht aus blassgelblichen, bei Raumtemperatur spröden Tafeln oder Stücken mit angenehmem kakaoartigem Geruch. Die Gewinnung erfolgt durch Abpressen aus Kakaokernen oder Kakaomasse mit anschließender Reinigung durch Filtration oder Zentrifugation. Die Fettsäurefraktion der Kakaobutter setzt sich aus ca. je 35 % Stearin- und Ölsäure, 26 % Palmitinsäure und 3 % Linolsäure zusammen. Auffallend sind die hohen Anteile an ungesättigten Fettsäuren, die die gute Spreitung der Kakaobutter auf Wasser verursachen. Von Nachteil ist, dass die Triglyceride der Kakaobutter in verschiedenen monotropen Modifikationen vorkommen können. Der Schmelzpunkt der stabilen β-Modifikation liegt bei 34,5 °C. Daneben existieren noch eine β'-Modifikation mit einem Schmelzpunkt von 31 °C und eine α-Modifikation mit einem Schmelzpunkt von 22 °C. Um bei der Verarbeitung die stabile β-Form zu erhalten, darf höchstens bis zu 33 °C erwärmt werden. Bei diesem **Cremeschmelzverfahren** wird die Schmelze nicht völlig klar, und es bleiben noch genügend Kristallkeime zurück, um die Masse wieder in der β-Modifikation erstarren zu lassen. Neben der Bildung von tieferschmelzenden Modifikationen, die nicht unbeträchtliche Herstellungsprobleme verursachen, hat die Kakaobutter noch einen weiteren Nachteil. Sie zeigt beim Abkühlen keine Volumenkontraktion. Deshalb müssen die Gießformen mit einem Formentrennmittel, zum Beispiel mit Seifenspiritus oder einer Lösung von Silikonöl in Aceton oder Essigsäureethylester, behandelt werden. Kakaobutter ist heute als Suppositoriengrundlage durch Hartfett weitgehend verdrängt.

Die lipiden Grundlagen werden in erster Linie für Suppositorien verwendet, die zur rektalen Applikation bestimmt sind.

Neben den lipiden Suppositoriengrundlagen werden auch wasserlösliche Massen verwendet. Diese sollen nicht nach Schmelzen bei Körpertemperatur, sondern nach Auflösung durch das in den Körperhöhlen vorhandene Wasser die inkorporierten Wirkstoffe freigeben. Da sich im Rektum bzw. in der Vagina nur sehr wenig Wasser befindet, ist die Ausnutzung eines derartigen Effektes als problematisch zu bezeichnen. Andererseits kann man dadurch, dass diese Substanzen nicht bei Körpertemperatur schmelzen müssen, höherschmelzende Materialien einsetzen, die sich für wärmere Klimata eignen.

Für die rektale Applikation werden **Macrogol 6000 (Polyethylenglykol 6000)** bzw. Mischungen von Macrogolen hoher und niedriger Molekülmassen eingesetzt. Der Schmelzbereich derartiger Massen liegt bei 55 bis 60 °C. Macrogolsuppositorien zeigen Nachhärtungserscheinungen, was auf einen fortlaufenden Anstieg des Kristallinitätsgrades zurückzuführen ist. Zu bedenken ist ferner, dass Macrogole mit vielen Wirkstoffen Unverträglichkeiten zeigen.

Grundlagen aus **Glycerol-Gelatine** eignen sich für Vaginalovula als Wirkstoffträger. Diese enthalten nach BP 93 14 g Gelatine, 70 g Glycerol und 16 g Wasser. Die Masse stellt ein transparentes festes Gel dar. Sie wird allerdings aufgrund ihrer Zusammensetzung in Abwesenheit von Konservierungsstoffen leicht mikrobiell befallen, so dass der DAC Konservierung fordert.

2 Herstellung von Suppositorien und Vaginalovula

Suppositorien und Vaginalovula werden vorwiegend nach dem Gießverfahren, in selteneren Fällen nach dem Pressverfahren hergestellt. Im **Gießverfahren** wird die Grundlage gemeinsam mit den Wirkstoffen aufgeschmolzen und bildet mit diesen, je nach Art der Rezeptur, in der Schmelze eine Suspension, Emulsion oder Lösung. Um eine rasche Rekristallisation nach dem Ausgießen zu ermöglichen und um eine homogene Wirkstoffverteilung zu gewährleisten, sollte die Schmelztemperatur so tief wie möglich gehalten werden. Einerseits erreicht man damit, dass der Cremeschmelzzustand nicht überschritten wird und in der Masse noch genügend Rekristallisationskeime für die stabile Modifikation der Lipide vorhanden sind, und andererseits, dass die Schmelze eine so hohe Viskosität aufweist, dass Sedimentationen oder Aufrahmungen behindert sind. Auch sollte aus diesem Grund die Schmelz-

zeit so kurz wie möglich gehalten werden. Die so hergestellte Schmelze wird in zerlegbare Formen ausgegossen, die die Herstellung mehrerer Formlinge gleichzeitig ermöglichen. Die Dosierung der geschmolzenen Mischung erfolgt durch das Volumen der Form für jedes einzelne Suppositorium zwangsläufig volumetrisch. Die Größe der Einzelformen ist so bemessen, dass Suppositorien für Erwachsene etwa 2 g und Suppositorien für Kinder etwa 1 g wiegen, Ovula etwa 3 g.

Da die Grundlagen unterschiedliche Dichten besitzen und die Dichte der fertigen Rezeptur durch den Wirkstoff noch eine weitere Variation erfahren kann, muss die Menge an Grundlage, die für die Herstellung solcher Zubereitungen benötigt wird, individuell so eingestellt werden, dass diejenige Menge der Rezeptur, die gerade das Volumen der Form ausfüllt, die vorgeschriebene Wirkstoffmenge enthält. Um dies zu ermitteln, bedient man sich verschiedener Verfahren. Zunächst kann man sich eines **Eichfaktors der Form** für die jeweils ausgewählte Grundlage bedienen. Unter dem Eichfaktor versteht man die mittlere Masse eines aus der Grundlage hergestellten Formlings in der betreffenden Form.

Die Veränderung, die die Dichte der betreffenden Grundlage durch den Wirkstoff erfährt, wird durch den **Verdrängungsfaktor** bestimmt. Dieser ist das Verhältnis zwischen der Dichte der Grundlage und der Dichte des Wirkstoffs. Er gibt an, wie viel Gramm der Grundmasse mit einem Gramm des Wirkstoffs volumenäquivalent sind. Aus diesen beiden Größen lässt sich die Menge der für die Herstellung einer bestimmten Anzahl der Formlinge benötigten Grundmasse berechnen.

Daneben gibt es auch die Möglichkeit, die Grundmasse so zu bemessen, dass das Volumen nur etwa zu 80 bis 90 % für das Füllen der vorgesehenen Formen ausreicht. Man gießt die Masse aus und füllt dann die Form mit reiner Masse vollständig auf. Nach dem Zerlegen der Form wird die Mischung erneut aufgeschmolzen und wieder ausgegossen (**Münzel-Verfahren**).

Die Glycerol-Gelatine-Massen sind in Bezug auf die Schmelztemperatur relativ unkritisch. Nach dem Ausgießen der Zäpfchen müssen diese einige Stunden in der Form belassen werden, da die Aushärtung sehr langsam vor sich geht.

Sowohl die lipiden Grundmassen als auch Macrogol-Mischungen eignen sich für die Herstellung von Suppositorien, Stiften o. Ä. nach dem **Pressverfahren.** Hierzu werden die Wirkstoffe mit der geraspelten Grundmasse vermischt und in Spezialpressen in die Zäpfchenform gepresst.

3 Spezielle Freisetzungssysteme zur vaginalen und intrauterinen Anwendung

Spezielle Darreichungsformen zur vaginalen bzw. intrauterinen Applikation stellen **Vaginalringe** bzw. **Intrauterin-Pessare** dar. Sie setzen Wirkstoff aus Depots, umgeben von Polymermembranen, z. B. Estradiol im Fall des Vaginalrings zur lokalen Hormonsubstitution oder Progesteron aus einem T-förmigen Intrauterin-Pessar zur Empfängnisverhütung, über längere Zeit nahezu konstant frei. Nach Beendigung des Freisetzungsprozesses muss das jeweilige Trägerelement wieder entfernt werden.

Der Aufbau eines Langzeitkontrazeptivums, das Progesteron an das Uteruslumen abgibt, ist in Abb. **13.1** und Tab. **13.1** dargestellt.

Tabelle **13.1**   Aufbau des Progesteron abgebenden Therapeutischen Systems Biograviplan® (Progestasert®).

---

1. Wirkstoff: Progesteron

2. Wirkstoff-Abgabeeinheit
   – Wirkstoffreservoir: 38 mg Progesteron in Siliconöl suspendiert, mit Bariumsulfat
   – Abgabe-Kontrollelement: Kunststoffmembran (Ethylen-Vinylacetat-Copolymer)
   – Energiequelle: Wirkstoffkonzentration im Reservoir

3. Trägerelement: Kunststoff

4. Therapeutisches Programm: 65 μg/d Progesteron werden 1 Jahr lang freigegeben

---

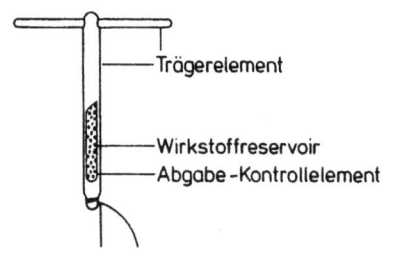

Abb. **13.1**   Progesteron abgebendes Therapeutisches System Biograviplan® (Progestasert®).

Als „Energiequelle" dient die nach dem 1. Fickschen Diffusionsgesetz ablaufende Diffusion von höheren zu niedrigeren Wirkstoffkonzentrationen (s. Kap. 4, Abschn. 2.3.5). Solange ungelöster Wirkstoff im Reservoir vorliegt, diffundiert eine konstante Menge Wirkstoff durch die Membran in die uterine Flüssigkeit. Die Diffusionsgeschwindigkeit wird von der Beschaffenheit der Membran, wie Dicke, Oberfläche und Struktur, bestimmt.

4 Biopharmazeutische Probleme

Suppositorien sollen lokal oder systemisch, Vaginalzubereitungen in der Regel lokal wirksam sein. Die Resorptionsgeschwindigkeit rektal in Form von Suppositorien verabreichter Wirkstoffe ist meist kleiner als bei peroraler Verabreichung, so dass häufig höhere Dosen erforderlich sind.

Bei Vorliegen von Substanzen mit einem hohen First-pass-Effekt können aber auch höhere Bioverfügbarkeiten bei rektaler Verabreichung als zum Beispiel bei peroraler Gabe erreicht werden. So betrug die absolute Bioverfügbarkeit von Morphin bei rektaler Gabe 53 %, bei peroraler Einnahme 37 %. Die teilweise verlangsamte Resorption bei rektaler Gabe wird zum Erreichen eines Retardeffektes bei der Behandlung chronischer Erkrankungen ausgenutzt.

Die Wirkstoffaufnahme erfordert

- die Freigabe des Wirkstoffs aus der Grundlage,
- den Übertritt in die Rektalschleimhaut und
- die Diffusion zum Blutgefäßsystem mit anschließender Resorption.

Die Wirkstoff-Freisetzung, das heißt alle Schritte bis zum Vorliegen des gelösten Wirkstoffs, setzt bei lipophilen Grundlagen das Schmelzen, bei hydrophilen Grundlagen deren Lösen im Darmsekret mit anschließendem Auflösen des Wirkstoffs voraus. Wegen der geringen Schleimmenge ist das meist ein langsamer Prozess. Über den Zusammenhang von Wirkstoffeigenschaften und Grundlagentyp können die in Tab. **13.2** aufgeführten orientierenden Abhängigkeiten aufgestellt werden. Bei schlecht wasserlöslichen Wirkstoffen wird in der Regel eine möglichst kleine Partikelgröße die Wirkstoff-Freisetzung begünstigen, während für gut wasserlösliche Wirkstoffe die Reduzierung der Partikelgröße zu einer langsameren Freisetzung führen kann. In diesen Fällen bestimmt die Sedimentationsgeschwin-

Tabelle **13.2**   Wirkstoffeigenschaften und Grundlagen-typ.

Löslichkeit des Wirkstoffs		Günstigste Grundlage
in Fett	in Wasser	
schlecht	gut	Fettmasse
gut	schlecht	wasserlösliche Masse
schlecht	schlecht	Fettmasse oder wasser-löslische Masse*

* mit mikronisiertem Wirkstoff

digkeit zur Grenzfläche Grundlage/Schleim in der erweichenden Grundlage die Resorptions-geschwindigkeit. In einer lipophilen Grundlage eingearbeitetes Natriumsalicylat mit einer Teil-chengröße zwischen 125 und 250 μm ergibt z. B. wesentlich höhere Plasmaspiegel im Vergleich zu einem Präparat mit einer Teilchengröße von 20 μm.

Außerdem wird die Resorption z. B. von der Größe des Verteilungskoeffizienten des Wirk-stoffs zwischen Rektalschleimhaut und Grund-lage sowie dem Ionisationsgrad von Wirkstoff-säuren oder -basen beeinflusst. Durch Zusatz penetrationsfördernder Substanzen (s. Kap. 12, Abschn. 7) wird versucht, eine Erhöhung resor-bierter Wirkstoffmengen zu erreichen.

Günstige Resorptionsvoraussetzungen bestehen bei Verabreichung von möglichst weitgehend gesättigten Wirkstoff-Lösungen, z. B. Diazepam, als **Mikroklysmen.** Selbstverständlich ist bei lo-kal wirksamen Klysmen eine Resorption uner-wünscht.

Bei vaginaler Verabreichung muss eine etwaige Wirkstoff-Resorption als Nebenwirkung angese-hen werden. Die gute Durchblutung der Vaginal-schleimhaut macht die Vagina als Resorptions-organ geeignet. Im Vergleich zu anderen Körper-höhlen liegt nur wenig Flüssigkeit als Transsudat vor (s. Kap. 7, Abschn. 2.2). Zur Behandlung der Vaginalschleimhaut eignen sich vor allem Dar-reichungsformen mit wasserlöslichen Grund-lagen, wie Glycerol-Gelatine. Vaginaltabletten werden häufig mit Brausegemischen versetzt, um trotz der geringen Schleimmenge einen schnellen Zerfall sicherzustellen.

Bei der Formulierung von vaginalen Zuberei-tungen ist darauf zu achten, dass der physiolo-gische, schwach saure pH-Wert der Vaginalflüs-sigkeit nach der Applikation nicht verändert wird, da es andererseits zu einer Änderung der vaginalen Mikroflora kommen kann (s. Kap. 7, Abschn. 2.2).

5 Qualitätsprüfungen

Die Qualitätsprüfmethoden für Suppositorien und Ovula lehnen sich naturgemäß eng an dieje-nigen der halbfesten Zubereitungen oder ihrer Ausgangsstoffe an (s. Kap. 12, Abschn. 10). In bestimmten Fällen können auch Prüfungen von festen Arzneiformen als Vorbild dienen.

Der Zustand von Suppositorien lässt sich am besten mit thermoanalytischen Methoden be-urteilen. Zur Bestimmung der mechanischen Festigkeit wurden verschiedene Methoden beschrieben, bei denen bei einer gegebenen Untersuchungstemperatur die Suppositorien einer zunehmenden mechanischen Belastung, z. B. durch Gewichte, ausgesetzt werden. Es wird diejenige Belastung ermittelt, bei denen die Sup-positorien brechen (Bruchfestigkeit nach Ph. Eur.).

Grobdisperse Systeme sind auf Dispersität und Homogenität zu prüfen. Dies gilt besonders für

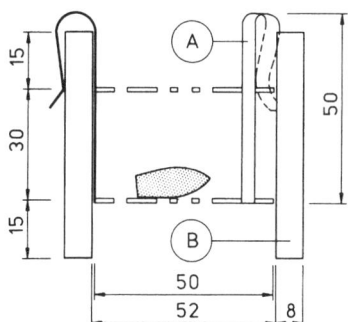

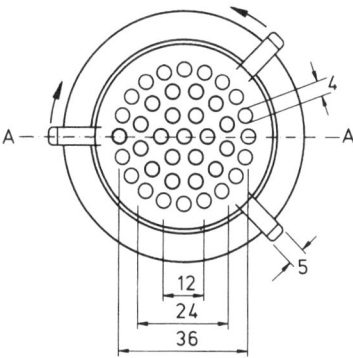

Abb. **13.2**   Gerät zur Bestimmung der Zerfallszeit nach Arzneibuch für Suppositorien und Vaginalkugeln (aus Müller, 1986). Angaben der Abmessungen in mm. **A** Einsatz, bestehend aus zwei perforierten, kreisförmi-gen Edelstahlblechen und drei Halteklammern, **B** Glas-oder Kunststoffzylinder.

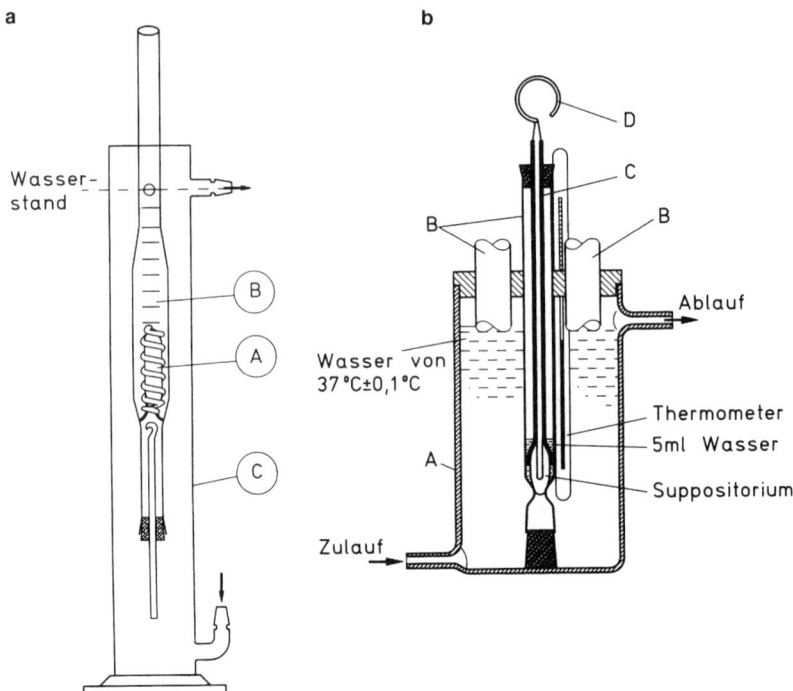

Abb. **13.3a**   Suppositorien-Schmelzprüfer Erweka SSP (aus Müller, 1986). **A** Haltespirale aus Glas, **B** graduiertes Prüfrohr, **C** auf Körpertemperatur erwärmtes Wasserbad. Die im Verlaufe der Prüfung abgeschmolzenen Anteile der Grundlage steigen auf, und es kann ihr Volumen pro Zeiteinheit abgelesen werden.

Abb. **13.3b**   Suppositorien-Penetrationstester Erweka PM3 (aus Müller, 1986). Dieses Gerät geht auf Krowczynski (1959) zurück und wurde von Erweka modifiziert. **A** Wasserbad, **B** Prüfrohre zur Aufnahme der Proben, die zur Prüfung mit jeweils 5 ml Wasser beschickt werden, **C** Führungsrohr mit Prüfstab **D** (Gewicht 7,5 g). Das Eindringen des Prüfstabes in die Probe zeigt den Grad der Erweichung pro Zeiteinheit an und das Ablaufen der geschmolzenen Probe durch die untere Verengung des Prüfrohres die vollkommene Verflüssigung.

Suspensionssuppositorien, bei denen die Gefahr besteht, dass unmittelbar nach dem Ausgießen der suspendierte Wirkstoff in die Spitze des Suppositoriums sedimentiert.

Das Arzneibuch fordert für gegossene Suppositorien und Vaginalovula die Prüfungen auf Gleichförmigkeit des Gehaltes und der Masse sowie eine Bestimmung der Zerfallszeit.

Das DAB/Ph.Eur. beschreibt eine einfache Apparatur für die Zerfallsprüfung von Suppositorien oder Vaginalkugeln (s. Abb. **13.2**). In diese Apparatur werden die Prüfobjekte zwischen zwei grob perforierte Platten eingelegt und diese Vorrichtung in einem Wasserbad von 36 bis 37 °C alle 10 Minuten umgedreht. Als Zerfallszeit gilt der Zeitpunkt, in dem die Proben vollständig zerfallen oder durch und durch weich geworden sind.

Wegen der Bedeutung der Erweichungs-, Zer-

falls- oder Auflösungseigenschaften dieser Arzneiformen, vor allem im Hinblick auf die Biopharmazie, und wegen der Unvollkommenheit der Arzneibuchprüfmethode, sind je nach Zielrichtung noch eine Reihe von nichtoffiziellen Apparaturen im Gebrauch. Dazu gehören beispielsweise der Suppositorien-Schmelzprüfer (Abb. **13.3a**) und der Suppositorien-Penetrationstester (Abb. **13.3b**). Letzterer wurde in abgewandelter Form im Nachtrag des Ph. Eur. zur Bestimmung der Erweichungstemperatur aufgenommen.

Für die Untersuchung der In-vitro-Wirkstoff-Freisetzung kommen ähnliche Verfahren in Anwendung wie für die Bestimmung von peroralen Arzneiformen einschließlich der Durchflusszelle nach Arzneibuch. Daneben werden auch Membranmodelle verwendet (s. Kap. 7, Abschn. 6.2.1 und Kap. 12, Abschn. 10).

Weiterführende Literatur

Daniels, R. (2000), Arzneiformen zur Hormontherapie, PZ Prisma 7, 42.

Deshpande, A. A., Rhodes, C. T., Danish, M. (1992), Intravaginal Drug Delivery, Drug Dev. Ind. Pharm. *18*, 1225.

Dittgen, M. (1998), Vaginale und intrauterine Arzneistoffzufuhr – bioadhäsive und lang wirkende Freigabesysteme, in: Pharmazeutische Technologie: Moderne Arzneiformen (Müller, R., Hildebrand, G. E., Hrsg.), Wiss. Verlagsges., Stuttgart.

Hermann, T. W. (1995), Recent research on bioavailability of drugs from suppositories. Int. J. Pharm. *123*, 1.

Lippold, B. C. (1984), Biopharmazie, Wiss. Verlagsges., Stuttgart.

Müller, B. W. (1986), Suppositorien, Wissenschaftliche Verlagsgesellschaft mbH, Stuttgart.

Sucker, H., Fuchs, P., Speiser, P. (1991), Pharmazeutische Technologie, 2. Aufl., Georg Thieme Verlag, Stuttgart.

Thoma, K. (1980), Arzneiformen zur rektalen und vaginalen Applikation, Werbe- und Vertriebsgesellschaft Deutscher Apotheker, Frankfurt/Main.

Abbildungsnachweise

Krowczynski, L. (1959), Dissert. Pharm. (Warschau) *11*, 269.

Kapitel 14

Feste Arzneiformen

1 Allgemeines, Definitionen, feste Arzneiformen als disperse Systeme

Die festen Arzneiformen können aus technologischer Sicht, ebenso wie die flüssigen und halbfesten, in einer Gruppe systematisch zusammengefasst werden. Diese Gruppe umfasst sowohl partikuläre feste Formen wie Pulver, Puder, Granulate und Pellets, als auch kompakte Arzneiformen, z. B. Tabletten, Dragees und Filmtabletten. Die schüttfähigen pulvrigen, körnigen oder stückigen Stoffe werden in der Verfahrenstechnik auch **Haufwerke** genannt. Pastillen und Kapseln werden ebenfalls der Gruppe der festen Arzneiformen zugerechnet. Für Kapseln ist diese systematische Einordnung nicht unumstritten, denn innerhalb ihrer festen Hüllen können sie sowohl feste, halbfeste als auch flüssige Füllungen enthalten. Trotzdem sind sie wegen ihrer festen äußeren Beschaffenheit am besten unter die festen Arzneiformen einzureihen.

2 Pulver

Pulver sind disperse Systeme, bestehend aus einer festen dispersen Phase und einer gasförmigen Phase, mit der Besonderheit, dass die Einzelpartikeln der inneren Phase sich gegenseitig berühren. Hierauf sind die für Pulver charakteristischen rheologischen Eigenschaften zurückzuführen.

Die Fließeigenschaften von Pulvern lassen sich nach den Erkenntnissen der modernen **Schüttgutmechanik** beschreiben. Danach sind Pulver zwischen den Festkörpern und den Flüssigkeiten einzuordnen.

In einer Flüssigkeit sind die Moleküle in allen Raumrichtungen frei beweglich, so dass sich der hydrostatische Druck allseits gleichmäßig fortpflanzt. Die Masse einer Flüssigkeitssäule löst eine vertikale Druckspannung σ_y und eine ebenso große horizontale Druckspannung σ_x auf die Wandungen des Gefäßes aus. Für ideale Flüssigkeiten gilt also $\sigma_x = \sigma_y$ und $\sigma_x/\sigma_y = 1 = \lambda_0$. λ_0 wird als Ruhedruckbeiwert bezeichnet.

Ein rein elastischer Festkörper erfährt durch seine Eigenmasse eine Belastung in vertikaler Richtung, der Druck auf die Unterlage ist die vertikale Druckspannung σ_y. Aufgrund der inneren Stabilität des Festkörpers werden Horizontalspannungen abgefangen, so dass auf den seitlichen Begrenzungen des Festkörpers keine horizontale Druckspannung wirkt. Es gilt für den idealen Feststoff $\sigma_x = 0$ und damit auch

$$\lambda_0 = \frac{\sigma_x}{\sigma_y} = 0 \tag{1}$$

Die Partikeln einer Pulverpackung haben dagegen unter vertikaler Belastung die Möglichkeit, nur im begrenzten Umfang horizontal auszuweichen. Daraus resultiert für ein in einem Behälter befindliches Pulver an den Wandungen eine horizontale Druckspannung σ_x, die zwischen den Grenzwerten 0 und σ_y liegt. Der Ruhedruckbeiwert λ_0 wird durch die Ungleichung

$$0 \leqq \lambda \leqq 1 \tag{2}$$

beschrieben.

Während des Fließens ist die Schubspannung τ bei einer idealen Flüssigkeit direkt proportional zur Schergeschwindigkeit D. Die Proportionalitätskonstante ist die Viskositätskonstante η. Eine Abhängigkeit der Schubspannung von der Normalspannung, d. h. einer Kraft pro Flächeneinheit senkrecht zur Bewegungsrichtung, besteht nicht. Es gilt:

$$\tau = \eta D \tag{3}$$

Die Festkörperreibung ist dagegen durch die Beziehung (4) beschrieben.

$$F_r = r_g F_N \tag{4}$$

F_r Gleitreibung (die Kraft, die für die Erhaltung der Bewegung aufgebracht werden muss)

r_g Gleitreibungskoeffizient (eine dimensionslose Zahl)

F_N Normalkraft (diejenige Kraft, mit der der gleitende Körper auf seine Unterlage gepresst wird)

Normiert man diese Gleichung auf die Flächeneinheit, so erhält man Gl. (5).

$$\tau = r_g \sigma \tag{5}$$

τ Schubspannung
σ Normalspannung

Man erkennt, dass die Festkörperreibung im Gegensatz zur inneren Reibung der Flüssigkeiten von der Normalspannung abhängig ist. Das Fließen von Pulvern unterscheidet sich demnach von dem der Flüssigkeiten dadurch, dass die Teilchenbewegung von der Festkörperreibung beherrscht wird. Damit hängt das Pulverfließen von der Normalspannung ab. Aus dem Phänomen der Festkörperreibung ergibt sich aber auch, dass die Fließvorgänge von Bruchvorgängen des Pulverbettes beherrscht werden. Aus diesem Grund ist ein Schergefälle D nicht definierbar.

Ähnlich wie beim plastischen Fließverhalten sind Schüttgüter innerhalb eines begrenzten Schubspannungsbereiches elastisch und beginnen erst oberhalb einer bestimmten Schubspannung, die als Fließgrenze oder Bruchspannung bezeichnet wird, zu fließen. Im Gegensatz zu plastischen Körpern ist jedoch diese Schubspannung von der Normalspannung abhängig. In der Bodenmechanik wird seit langem ein von Coulomb aufgestelltes Fließkriterium benutzt, um die Standsicherheit von Bauwerken auf verschiedenen Böden abschätzen zu können. Die Schubspannung τ, bei der sich der Boden irreversibel verformt, wird in eine lineare Beziehung zur Normalspannung σ gesetzt. Danach ist in der Fließgrenze: $\tau = \sigma \cdot \tan\varphi + c$ (s. Abb. **14.1**).

Der Winkel der inneren Reibung ist durch φ dargestellt. c wird als Kohäsion bezeichnet und ist diejenige Schubspannung, bei der unter einer Normalspannung von Null, d. h. dem unbelasteten Zustand, das Fließen einsetzt. Der Bereich unter der Geraden ist ohne weiteres realisierbar. Er verkörpert alle Wertepaare, die eine rein-elastische Verformung des Pulverbettes zur Folge haben. An der Coulomb-Geraden setzt der Fließvorgang ein, so dass Wertepaare oberhalb der Coulomb-Geraden praktisch nicht verifizierbar sind.

Diese Betrachtungsweise schließt nicht die Tatsache ein, dass sowohl der Reibungswinkel φ als auch die Kohäsion c nicht nur von der Normalspannung, sondern auch von der Packungsdichte des Schüttgutes abhängig sind.

Nach Jenike liegen die Fließpunkte nicht auf einer Geraden, sondern auf einer leicht gekrümmten Linie. Dabei ist für jede Dichte der Pulverpackung eine andere Kurve zugrunde zu legen (s. Abb. **14.2**).

Die zu jeder Dichte zugehörige Kurve wird als Fließort bezeichnet. Sie gibt für die betreffende Schüttgutdichte die Schubspannungswerte wieder, bei denen unter verschiedenen Normalspannungen der Fließvorgang einsetzt. Man erkennt aus Abb. **14.2**, dass bei einer gegebenen Normalspannung mit zunehmender Dichte des Schüttgutes eine zunehmende Schubspannung erforderlich ist, um den Fließvorgang auszulösen. Ein Material mit der Dichte ρ_3, das sich unter der Normalspannung σ_y befindet, benötigt eine Schubspannung τ_1, um in den Fließvorgang überzugehen. Während des Fließens kann man beobachten, dass die Dichte des in Bewegung befindlichen Pulvers abnimmt und sich einem stationären Wert nähert. Der Zustand, in dem sich das Pulver dann befindet, wird als stationäres

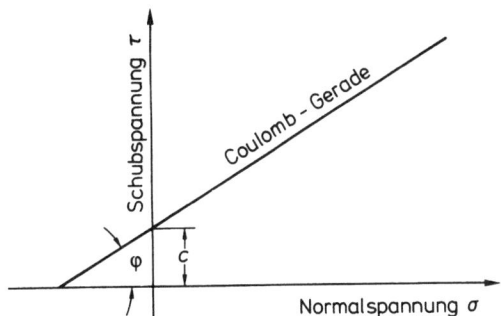

Abb. **14.1** Darstellung eines normalen Schubspannungsdiagramms mit einer Coulomb-Geraden.

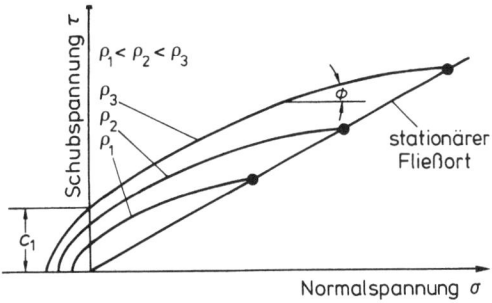

Abb. **14.2** Schar von drei Fließorten nach Jenike für unterschiedliche Schüttgutdichten.

Fließen bezeichnet. Die Dichte des Pulvers ist dabei durch die Normalspannung vorgegeben. Aufgrund dieser Tatsache ist der Zustand des stationären Fließens in Bezug auf Dichte des Pulvers und Schubspannung für jede Normalspannung eindeutig festgelegt. Im stationären Fließen ist die Schubspannung direkt proportional zur Normalspannung.

2.1 Messtechnik pulvertechnologischer Eigenschaften

2.1.1 Fließeigenschaften

Das **Fließverhalten** von Pulvern lässt sich auf verschiedene Weise charakterisieren. Lässt man aus einem Trichter das zu untersuchende Pulver auf eine ebene Unterlage auslaufen, so baut sich unter dem Trichter ein Kegel auf. Aus dem Durchmesser und der Höhe des Kegels lässt sich der **Böschungswinkel**, das ist der Winkel des Kegelmantels gegen die Unterlage, bestimmen. Ein großer Böschungswinkel resultiert bei einer hohen Kohäsivität des Pulvers, wogegen sich bei guten Fließeigenschaften und einer geringen Kohäsivität ein entsprechend flacher Kegel mit einem geringen Böschungswinkel aufbaut.

Während der Böschungswinkel den Übergang vom fließenden zum ruhenden Pulver charakterisiert und dementsprechend von der interpartikulären Gleitreibung beherrscht wird, geht der **Abrutschwinkel** aus dem ruhenden Pulver hervor. Zu seiner Bestimmung wird ein Pulverbett geneigt und der Winkel bestimmt, bei dem das Fließen einsetzt. Der Abrutschwinkel leitet sich also aus der interpartikulären Haftreibung ab.

Das Fließverhalten eines Pulvers kann ferner mit einem genormten Auslauftrichter bestimmt werden. Dabei ermittelt man die Zeit, die das Pulver benötigt, um aus dem Trichter auszulaufen.

Aber nicht nur die Fließgeschwindigkeit, sondern auch die Gleichmäßigkeit des Fließvorganges kann man mit dieser einfachen Methode beurteilen, indem man mehrere Messungen durchführt und die Streuung der Messwerte als Kriterium für die Gleichmäßigkeit des Fließvorganges heranzieht.

Grundsätzlich werden bei fließfähigen Pulvern zwei verschiedene Fließcharakteristika unterschieden:

– Massenfluss und
– Kernfluss.

Wird ein an seinem unteren Ende in einen Trichter übergehender Zylinder mit dem zu untersuchenden Pulver gefüllt, so kann bei **Massenfluss** beobachtet werden, dass sich mit dem Auslaufen des Pulvers der Meniskus vollkommen gleichmäßig absenkt, d. h. alle Pulverpartikeln über den gesamten Querschnitt annähernd die gleiche Fließgeschwindigkeit besitzen.

Im Gegensatz dazu senkt sich bei **Kernfluss** bereits relativ kurze Zeit nach Beginn des Fließvorgangs der Meniskus der Substanzsäule in der Mitte trichterförmig ab. Mit dem Auslaufen wird die trichterförmige Absenkung steiler, bis sie schließlich die Auslauföffnung erreicht und den gesamten Querschnitt der Auslauföffnung einnimmt. Damit unterbricht sie den weiteren Auslaufvorgang. In dem Auslaufgefäß bleibt wandständig ein mehr oder minder großer Teil der Substanz stehen. Der Trichter im Inneren der Substanz ist durch einen Böschungswinkel charakterisiert, der nicht identisch mit dem oben erwähnten Böschungswinkel ist. Wie dieser ist er aber auch umso größer, je schlechter die Fließeigenschaften der Substanz sind.

Sind die Wandungen des trichterförmigen Auslaufs des Probenbehälters ebenso steil oder steiler als der Böschungswinkel beim Kernfluss, so findet der Auslauf mit Massenfluss statt. Damit können die Fließeigenschaften einer Substanz über den Öffnungswinkel des Auslauftrichters, durch den gerade noch Massenfluss auftritt, charakterisiert werden.

2.1.2 Partikelgröße und Partikelgrößenverteilung

Die **Partikelgröße** der Einzelpartikeln ist lediglich bei exakt sphärischer Form durch den Durchmesser eindeutig beschrieben. Im Falle nichtsphärischer Partikeln wird die Partikelgröße durch eine Durchmesserangabe d charakterisiert, die sehr unterschiedlich sein kann. Nachstehend ist eine Reihe von Größendefinitionen aufgeführt, die alle nebeneinander gebräuchlich und je nach der besonderen Fragestellung oder dem gewählten Messprinzip von besonderem Interesse sind. Im Folgenden sei mit l die Länge, mit b die Breite und mit h die Höhe des Partikels bezeichnet.

$d = b$	zweitgrößte Hauptabmessung
$d = l$	größte Hauptabmessung
$d = \dfrac{l + b}{2}$	Mittelwert von Länge und Breite

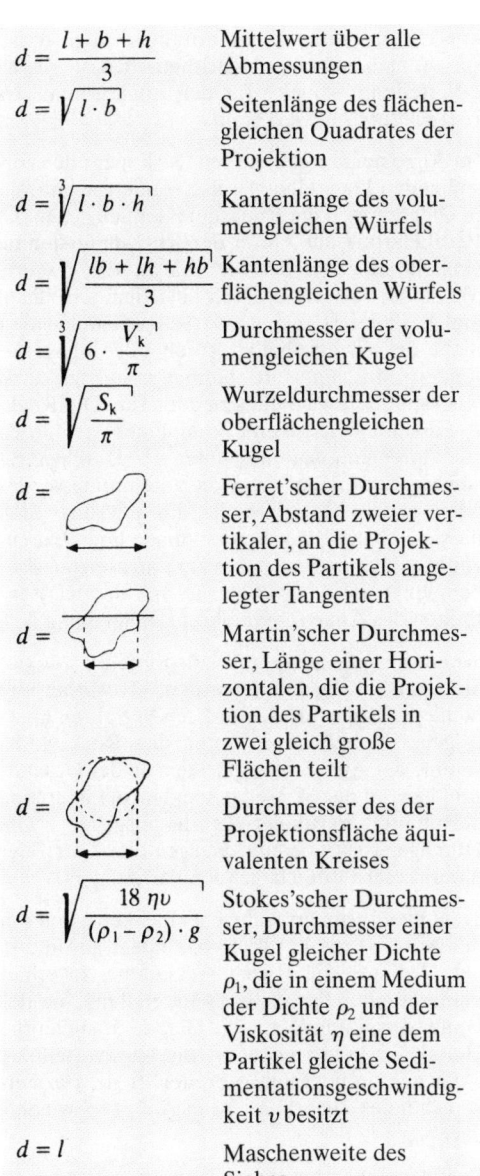

$$d = \frac{l + b + h}{3}$$ Mittelwert über alle Abmessungen

$$d = \sqrt{l \cdot b}$$ Seitenlänge des flächengleichen Quadrates der Projektion

$$d = \sqrt[3]{l \cdot b \cdot h}$$ Kantenlänge des volumengleichen Würfels

$$d = \sqrt{\frac{lb + lh + hb}{3}}$$ Kantenlänge des oberflächengleichen Würfels

$$d = \sqrt[3]{6 \cdot \frac{V_k}{\pi}}$$ Durchmesser der volumengleichen Kugel

$$d = \sqrt{\frac{S_k}{\pi}}$$ Wurzeldurchmesser der oberflächengleichen Kugel

$d =$ Ferret'scher Durchmesser, Abstand zweier vertikaler, an die Projektion des Partikels angelegter Tangenten

$d =$ Martin'scher Durchmesser, Länge einer Horizontalen, die die Projektion des Partikels in zwei gleich große Flächen teilt

$d =$ Durchmesser des der Projektionsfläche äquivalenten Kreises

$$d = \sqrt{\frac{18 \, \eta \upsilon}{(\rho_1 - \rho_2) \cdot g}}$$ Stokes'scher Durchmesser, Durchmesser einer Kugel gleicher Dichte ρ_1, die in einem Medium der Dichte ρ_2 und der Viskosität η eine dem Partikel gleiche Sedimentationsgeschwindigkeit υ besitzt

$d = l$ Maschenweite des Siebes

Zur Festlegung der Partikelgröße bedient man sich der dem Zweck der Messung am ehesten gerechtwerdenden Definition. Hierfür einige Beispiele.

Für die Direkttablettierung wird als Hilfsstoff Cellulose verwendet. Je länger die Celluloseparktikeln sind, umso schlechter sind im Allgemeinen die Fließeigenschaften, umso geringer ist die Schüttdichte und umso schlechter ist der Zerfall des Presslings. Aus diesem Grund ist es von In-

teresse, zur Beurteilung der Qualität einer Cellulose die größte Längsausdehnung der Partikeln zu kennen.

Bei der Herstellung von Suspensionen interessiert in erster Linie die Sedimentationsgeschwindigkeit der Partikeln im Trägermedium. Diese ist von der Partikelgröße abhängig. Als Partikelgröße wählt man in diesem Fall am sinnvollsten den Stokes'schen Durchmesser (s. Kap. 4, Abschn. 5.3).

Es gibt zahlreiche sehr unterschiedliche Messverfahren für die **Partikelgrößenverteilung**. Grundsätzlich ist aber zwischen zwei verschiedenen Erfassungsarten der Messgrößen zu unterscheiden:

– Zählverfahren und
– Mengenmessverfahren.

Die einfachste und am häufigsten angewandte Methode nach dem Mengenmessverfahren ist die **Siebanalyse**. Hierzu werden Siebe unterschiedlicher Maschenweite zu einem Turm zusammengefasst, wobei das unterste Sieb die geringste Maschenweite und das oberste Sieb die größte Maschenweite haben soll. Prüfsiebe besitzen genormte Maschenweiten. Der Prüfsiebturm wird in eine Prüfsiebmaschine eingesetzt und in dieser intensiv bewegt. Nach einer bestimmten Siebdauer werden die auf den einzelnen Sieben verbleibenden Rückstände gewogen. Man trägt nun in einem Diagramm, wie es als Beispiel in Abb. **14.3** wiedergegeben ist, auf der Abszisse die Maschenweite der betreffenden Siebe auf und auf der Ordinate die Masse der jeweiligen Siebrückstände. Da mit den zwangsläufig vorgegebenen Abständen zwischen den Maschenweiten der Siebe die zu untersuchende Substanz in Partikel- bzw. Kornklassen unterteilt wird, erhält man

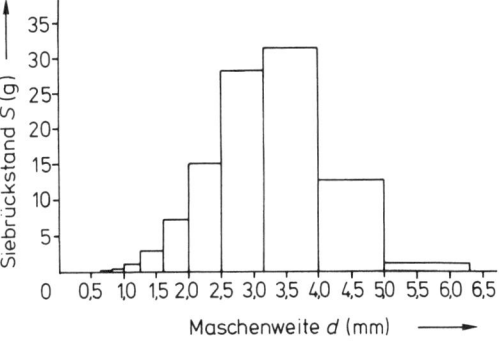

Abb. **14.3** Histogramm einer Siebanalyse.

keinen kontinuierlichen Kurvenzug, sondern ein **Stufendiagramm**, das als **Histogramm** bezeichnet wird.

Nach Aufbringen von z. B. 100 g Substanz auf das oberste Sieb wird unmittelbar mit dem Rückstand auf jedem Sieb die prozentuale Häufigkeit erhalten, mit der ein Korn des untersuchten Pulvers in die jeweilige Kornklasse fällt. Diese ist zwangsläufig umso größer, je größer die Klassenbreite ist. Um diesen Effekt auszuschalten, wird anstelle der Häufigkeit die relative Häufigkeit yh über der Maschenweite entsprechend Abb. **14.4** aufgetragen.

Durch Näherungsverfahren, die graphisch oder aber auch mit Hilfe eines Rechners vorgenommen werden können, lässt sich nun eine Partikelverteilungskurve darstellen. Eine solche Partikelverteilungskurve ist in das Histogramm eingezeichnet.

Eine Normalverteilung (Gauß-Verteilung) wird erhalten (s. Kap. 2, Abschn. 2), wenn die zur Diskussion stehenden Partikeln langsam wachsen, d. h. wenn sich das Kristallisat langsam aufbaut, oder wenn die Partikeln aus biologischen Wachstumsprozessen hervorgegangen sind, z. B. Stärkekörner. Die Normalverteilung ist durch einen symmetrischen Kurvenzug und durch die Standardabweichung charakterisiert. Der Kurvenzug hat sein Maximum bei der häufigsten Korngröße, die zugleich auch die mittlere Korngröße ist. Partikeln, die aus schnellen Prozessen hervorgehen, wie z. B. Präzipitate, Zerstäubungstrocknungsprodukte, Aerosolpartikeln oder die Partikeln der Tröpfchen der inneren Phase einer Emulsion, weisen eine unsymmetrische Verteilung auf, bei der die kleineren Partikeln eine stärkere Betonung besitzen als größere. Diese unsymmetrische Verteilung lässt sich durch Logarithmieren der Abszisse wieder in eine symmetrische Glocken-

kurve transponieren. Sofern dies möglich ist, spricht man von einer **logarithmischen** oder auch **ζ-Verteilung**, wobei ζ für den Logarithmus des Partikeldurchmessers steht.

Im Allgemeinen bedient man sich nicht der vorstehenden Darstellungsweise, sondern man trägt in Diagrammen die Rückstandssumme gegen die Partikelgröße auf. Unter der **Rückstandssumme** versteht man bei der Siebanalyse die gesamte Masse der Proben, die sich über dem jeweiligen Sieb befindet. Hier sind also die Rückstände aller Siebe, die sich oberhalb des Siebes der interessierenden Maschenweite befinden, mit zu dem Rückstand dieses Siebes zu addieren. Die Rückstandssumme R ist eine komplimentäre Größe zur Durchgangssumme. Unter der **Durchgangssumme** D versteht man die Gesamtmasse des eingesetzten Materials, die das jeweilige Sieb passiert hat. Rückstandssumme und Durchgangssumme ergänzen sich zur eingesetzten Probenmenge. Beide Größen sind von den Klassenbreiten des Analysenverfahrens unabhängig.

Wenn diese Begriffe auch ursprünglich aus der Siebanalyse abgeleitet wurden, so werden sie heute praktisch auf alle anderen Verfahren übertragen. Deshalb wird unter der Rückstandssumme der Anteil aller Partikeln an der Gesamtzahl bzw. an der Masse verstanden, die über eine bestimmte Partikelgröße hinausgehen. Die Durchgangssumme gibt dagegen den Anteil der unter dieser Größe liegenden Partikeln an.

Trägt man in einem Wahrscheinlichkeitspapier in der Abszisse die Partikelgröße linear auf und in der Ordinate die Rückstandssumme, so erhält man bei einer Partikelgrößenverteilung, die der Gauß-Verteilung folgt, eine Gerade. Je steiler die Gerade ist, umso enger ist die Kornverteilung, je flacher sie liegt, umso breiter ist sie. Ein entsprechendes Diagramm ist in Abb. **14.5** wiedergegeben.

In entsprechender Weise kann man bei einem Material vorgehen, das logarithmisch verteilt ist, d. h., man trägt auf einem entsprechenden Diagrammpapier die Partikelgröße in der Abszisse logarithmisch ab.

Materialien, die diesen Verteilungen nicht entsprechen, wie z. B. viele Mahlprodukte, folgen der **RRSB-Verteilung**. Diese geht aus einer Näherungsfunktion für die relative Häufigkeit yh hervor.

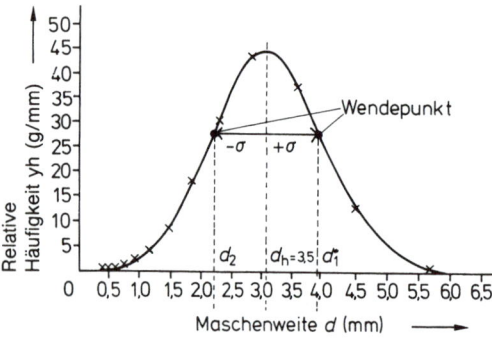

Abb. **14.4** Entzerrtes Histogramm mit approximierter Partikelverteilungskurve (Gauß-Verteilung).

$$yh = -\frac{dR}{d(d)} = 100 \cdot bnd^{n-1} \cdot e^{-b\,d^n} \qquad (6)$$

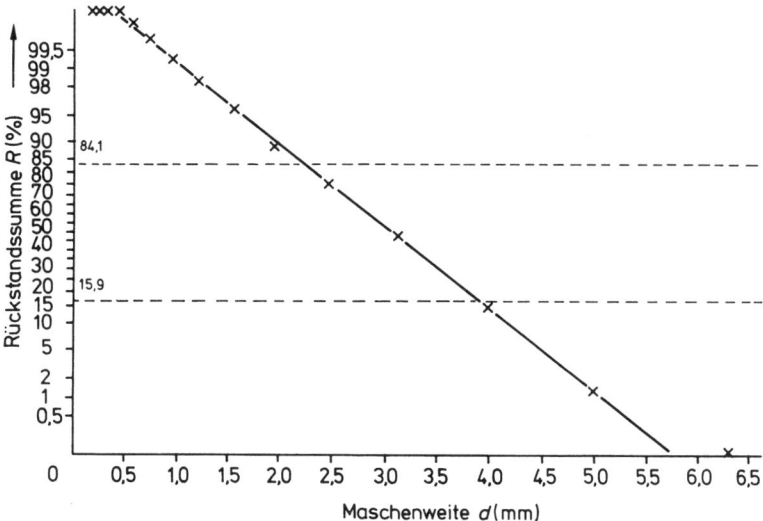

Abb. **14.5**   Partikelgrößen einer Normalverteilung, dargestellt im Wahrscheinlichkeitsnetz.

In Gl. (6) stellen b und n empirisch gefundene Konstanten dar. Durch Integration und Umformung erhält man Gl. (7).

$$1 - D = R = 100 \cdot e^{-\left(\frac{d}{d'}\right)^n} \qquad (7)$$

d' ist eine charakteristische Korngröße, während n die Steilheit der Verteilung widerspiegelt. Als für die Verteilung charakteristische Korngröße wählt man $d = d'$ und erhält für $R = 100 \cdot e^{-1} = 36,8\,\%$, bzw. $D = 63,2\,\%$. Die charakteristische Korngröße d' ist also diejenige, bei der die Durchgangssumme 63,2 % bzw. die Rückstandssumme 36,8 % beträgt. Zur vereinfachten Darstellung entsprechend den vorhergehenden Diagrammen im Wahrscheinlichkeitsnetz bedient man sich eines RRSB-Diagrammpapiers (s. Abb. **14.6**). Nach DIN sind Rückstandssumme und Durchgangssumme nicht in Prozent, sondern in Anteilen definiert, d. h. sie ergänzen sich zu eins. Zur Darstellung gelangt die Massenverteilungssumme, die der Durchgangssumme entspricht. Das RRSB-Diagramm ist auf der Ordinate doppelt logarithmisch geteilt, so dass mit D die Größe log (log 1/R) linear abgetragen wird. Die Abszisse ist einfach logarithmisch geteilt. Hier wird der Durchmesser d aufgetragen. Folgt ein Partikelkollektiv der RRSB-Verteilung, so erhält man eine Gerade mit der Steigung n. n wird als die Gleichmäßigkeitszahl bezeichnet. Sie kann nach Parallelverschiebung der Geraden, so dass diese durch einen am Rand eingezeichneten Pol-

punkt P geht, an einem Randmaßstab abgelesen werden. Gleichzeitig erlaubt ein weiterer Randmaßstab die Ermittlung einer spezifischen Oberfläche. Dieser liegt die vereinfachende Annahme zugrunde, dass die Partikeln alle kugelförmig und an ihrer Oberfläche glatt sind. Schließlich ist die Größe $D = 0,632$ durch eine horizontale gestrichelte Linie markiert. Durch Fällen des Lotes vom Schnittpunkt dieser Linie mit der Verteilungsgeraden lässt sich auf der Abszisse der Wert für d' ermitteln.

Alle drei Darstellungsarten, die Normalverteilung, die logarithmische Verteilung und die RRSB-Verteilung, sind dadurch charakterisiert, dass sie einen Lageparameter, der eine repräsentative Korngröße des Partikelkollektivs darstellt, und einen Streuungsparameter, der die Breite der Verteilung widerspiegelt, aufweisen. Die entsprechenden Größen sind bei der Normalverteilung $\bar{d}$ und σ und bei der logarithmischen Verteilung, $\bar{\zeta}$ und σ_ζ. Bei der RRSB-Verteilung stellt d' den Lageparameter dar. Die Gleichmäßigkeitszahl n ist als indirekter Streuungsparameter anzusehen.

Die Verteilungen sind nur dann homogen, wenn das gesamte Partikelkollektiv aus einer einzigen Zufallsgesetzmäßigkeit hervorgeht. Bei Pulvermischungen aus zwei oder mehreren Partikelkollektiven entstehen Verteilungen mit abgeflachten Maxima oder mehreren Maxima, wenn die Verteilungen weiter auseinander liegen. Dies äußert

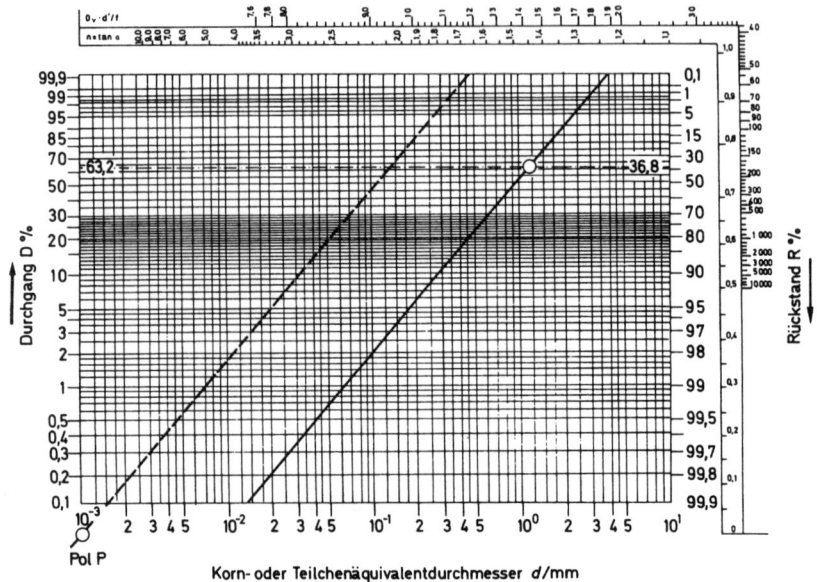

Abb. **14.6**   Beispiel einer RRSB-Verteilung im RRSB-Körnungsnetz.

sich in entsprechender Weise in den Rückstands-summendiagrammen.

Die Abtrennung einer Siebfraktion aus einem Partikelkollektiv stellt einen nachträglichen Eingriff in die Wahrscheinlichkeitsverteilung der Größen dar, der sich ebenfalls in den Diagrammen der Rückstandssummenverteilungen zu erkennen gibt.

Es ist aber auch zu beachten, dass das Messverfahren als solches zu einer repräsentativen Größenverteilung führen muss. Die Schwierigkeiten, die sich dabei einstellen, seien anhand eines nadelförmigen Materials demonstriert. Bei der Analyse eines nadelförmigen Materials erhält man – je nach durchgeführtem Verfahren – zwei überlagerte Partikelgrößenverteilungen, obgleich ein einheitliches Partikelkollektiv vorliegt. Diese beiden Verteilungen rühren daher, dass viele Messverfahren, so auch die Siebanalyse, sowohl die größte Längsausdehnung als auch die Querdimension der Partikeln erfassen. Die erhaltenen Diagramme spiegeln eine scheinbare Pulvermischung aus zwei unterschiedlichen Partikelkollektiven wider.

Die als Beispiel angeführte Siebanalyse ist ein **Mengenmessverfahren**. Ein typisches **Zählverfahren** ergibt sich bei der Auswertung mikroskopischer oder elektronenmikroskopischer Bilder.

Hierzu wird das zu untersuchende Material möglichst gleichmäßig auf einen Objektträger gebracht, wobei man darauf achten muss, dass einerseits alle Flächenelemente des Objektträgers gleichmäßig mit allen Partikeln des Partikelkollektivs bedeckt sind und dass andererseits möglichst wenig Partikeln sich gegenseitig berühren. Allein diese Präparation ist oft problematisch. Ein von einem größeren Partikelkollektiv gewonnenes Bild wird dann projiziert und jedes einzelne Partikel entweder von Hand oder automatisch mit Hilfe entsprechender optischer Abtastvorrichtungen vermessen. Dabei wird eine der eingangs aufgeführten Größen als Partikeldurchmesser bestimmt. Bei der Handvermessung ist die Anwendung des Ferret'schen Durchmessers am bequemsten. Man geht dabei in horizontaler Richtung zeilenweise über das Bild, legt die vertikalen Begrenzungen an den jeweils äußersten linken und äußersten rechten Punkt des Partikels und bestimmt den Abstand dieser vertikalen Linien.

Nach willkürlicher Festlegung bestimmter Kornklassen lassen sich die Partikeln des betreffenden Bildes klassieren, d. h. man kann die Anzahl der Partikeln einer jeden Kornklasse auszählen. Die Partikelzahl je Kornklasse gilt in Analogie zur Siebanalyse als Rückstand, so dass Diagramme der relativen Häufigkeit bzw. der Rückstandssummen erstellt werden können.

Anstelle der Handvermessung werden mikroskopische, besonders aber rasterelektronenmikroskopische Bilder halbautomatisch bzw. vollautomatisch ausgewertet. Bei der halbautomatischen Auswertung bedient man sich eines Computers, der mit Hilfe einer speziellen Bildunterlage, eines Grafiktabletts, in der Lage ist, sämtliche Koordinaten der Partikelprojektion aus einem elektronenmikroskopischen oder mikroskopischen Bild durch Umfahren der Partikeln mit einem Spezialstift aufzuzeichnen. Zur Kontrolle werden die jeweils bereits vermessenen Partikeln auf einem Bildschirm abgebildet. Da die Koordinaten der Umrisse der Partikeln im Computer festliegen, ist es lediglich eine Frage des Programms, welche der diskutierten Größen in die Rechnung eingehen. Selbst bei faserigen Partikeln kann die größte Längsausdehnung berechnet werden. Ebenso ist es möglich, eine Flächenbestimmung durchzuführen und damit den Durchmesser eines flächengleichen Kreises zu bestimmen und dergleichen mehr. Häufig wird bei dieser und der vollautomatischen Analysenmethode der Martin'sche Durchmesser bestimmt.

Bei der vollautomatischen Bildanalyse wird ein mikroskopisches Bild über eine Fernsehkamera elektronisch abgerastert oder unmittelbar das elektronische Signal eines Rasterelektronenmikroskopes ausgewertet. Bei der Abrasterung des Bildes können ebenfalls die Koordinaten eines jeden Punktes ermittelt werden, so dass aus den Hell-Dunkel-Effekten über einen Computer die Geometrie der Projektion eines jeden Partikels ermittelt werden kann.

Schließlich sei noch als Zählverfahren die Coulter-Counter-Methode (s. Abb. **14.7**) erwähnt.

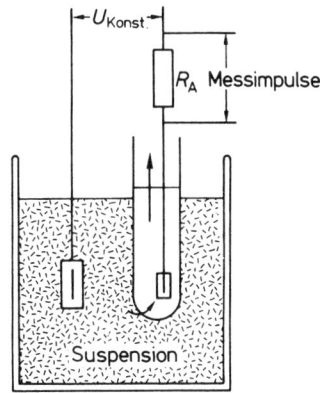

Abb. **14.7** Coulter-Counter-Partikelgrößenmessgerät, schematisch.

Nach dieser Methode wird eine bestimmte Menge der zu untersuchenden Substanz in einer Elektrolytlösung dispergiert und mit einer konstanten Geschwindigkeit durch eine kapillare Öffnung, die zwei getrennte Elektrodenräume verbindet, gesaugt. Die Elektroden liegen in Serie mit einem Arbeitswiderstand R_A an einer konstanten Spannung.

Aufgrund der Leitfähigkeit der Elektrolytlösung fließt durch das System ein Strom, der an R_A zu einem proportionalen Spannungsabfall führt. Passiert ein Partikel die Kapillare, so tritt infolge der Querschnittsänderung eine Leitfähigkeitsänderung ein, die der Partikelgröße proportional ist. Die Leitfähigkeitsänderung der Messzelle führt zu einer Veränderung des Stroms im Kreislauf und damit zu einer Veränderung der an R_A abfallenden Spannung. Es resultiert aufgrund der relativ hohen Geschwindigkeit des Vorgangs ein kurzer Spannungsimpuls, dessen Höhe von der Partikelgröße abhängig ist. Über Diskriminatoren können die Impulse nach ihrer Höhe klassiert und die zu jeder Impulshöhenklasse gehörenden Impulse ausgezählt werden.

Diese Methode ist nur anwendbar, wenn die Substanz der betreffenden Partikeln in der Elektrolytlösung praktisch unlöslich ist. Die Partikeln dürfen unter dem Einfluss der Elektrolytlösung keinerlei Größenänderung, z. B. durch Quellung, erfahren.

Aus den Zählmethoden gewonnene Messergebnisse lassen sich auch in Rückstandssummendiagrammen darstellen, die bei einem einheitlichen, unter einer einzigen Zufallsbedingung entstandenen Partikelkollektiv den bereits diskutierten Verteilungen folgen. Die Zählmethoden führen jedoch zunächst zu anderen Diagrammen als die Mengenmessverfahren. Dies ergibt sich zwangsläufig aus der Tatsache, dass bei den Zählmethoden kleine Partikeln gleichgewichtig bewertet werden wie große, während bei den Mengenmessverfahren die kleinen Partikeln wegen ihrer geringeren Massen in erheblich geringerem Umfang in das Messergebnis eingehen. Dies bewirkt, dass bei den Zählverfahren eine Verschiebung der Diagramme im Sinne einer stärkeren Betonung der kleinen Partikeln zu beobachten ist.

2.1.3 Partikelform

Die Partikelform wird bei Kristallen am einfachsten über den Habitus beschrieben. Unter dem Habitus versteht man eine sehr grobe Formangabe. Dabei wird zunächst klassifiziert in

– isometrische oder isodimensionale und
– anisometrische bzw. anisodimensionale Partikeln.

Isometrisch sind solche Partikeln, die in den drei Raumrichtungen etwa die gleichen Dimensionen aufweisen wie eine Kugel, ein Würfel oder ein kurzes Prisma. Viele Kristalle sind anisometrisch. Typische Angaben zum Habitus sind in diesem Fall: prismatisch, nadelförmig, plättchenförmig.

Eine weitere grobe Charakterisierung der Form von Partikeln kann durch die verschiedenen Formfaktoren erfolgen.

Der **oberflächenbezogene Formfaktor** ist der Faktor, mit dem das Quadrat des gemessenen Partikeldurchmessers d zu multiplizieren ist, um die tatsächliche Oberfläche zu erhalten. Für die Kugel gilt

$$\text{Oberfläche} = \pi d^2 \tag{8}$$

Der oberflächenbezogene Formfaktor der Kugelgestalt ist also π.

Das Kugelvolumen ist gegeben durch Gl. (9).

$$\text{Volumen} = \frac{\pi}{6} \cdot d^3 \tag{9}$$

Der **volumenbezogene Formfaktor** ist der Faktor, mit dem die 3. Potenz des gemessenen Durchmessers zu multiplizieren ist, um das Volumen des Partikels zu erhalten. Er beträgt für kugelförmige Partikeln demnach $\pi/6$. Der Betrag von π ist 3,142, der von $\pi/6$ ist 0,524. Je weiter ein Partikel von der Kugelgestalt abweicht, umso weiter werden auch diese beiden Formfaktoren von denen der Kugel abweichen. Gleichzeitig muss aber auch festgestellt werden, dass die Formfaktoren in ihrer Größe nicht nur von der Gestalt des Partikels, sondern auch von der Definition des jeweiligen Durchmessers abhängen. So ist es z. B. verständlich, dass der Formfaktor, der beim Martin'schen Durchmesser definiert ist, anders sein muss als der beim Stokes'schen Durchmesser, und dieser wiederum muss anders sein als bei einem Durchmesser, der aus einer Siebanalyse ermittelt wird.

Der **geometrische Formfaktor** ist eine Größe, die angibt, wie weit die Form der betreffenden Partikeln von der Kugelgestalt abweicht. Mit Kenntnis des Volumens eines jeden Partikels lässt sich ein Durchmesser errechnen, der dem einer volumengleichen Kugel entspricht. Für diese volumengleiche Kugel ist mit πd^2 die Oberfläche festgelegt. Hat also das Partikel Kugelgestalt, so wird es diese Oberfläche haben. Je weiter das Partikel von der Kugelgestalt abweicht, umso größer wird die spezifische Oberfläche sein. Man bezeichnet nun als den geometrischen Formfaktor das Verhältnis zwischen der Oberfläche des Partikels und der einer volumengleichen Kugel. Dieser Formfaktor wird u. a. für die Ermittlung der spezifischen Oberfläche aus dem RRSB-Diagramm benutzt.

Eine exakte Beschreibung der Partikelform ist bei Pulvern im Allgemeinen nicht möglich. Dies gilt insbesondere dann, wenn die betreffenden Pulver Präzipate oder Mahlprodukte darstellen.

2.1.4 Dichte

Für die Technologie besonders interessant bei der Charakterisierung der Eigenschaften eines Pulvers ist die Beschreibung der **Dichte**. Hierbei ist zu berücksichtigen, dass es je nach Zielsetzung der entsprechenden Messungen sinnvoll ist, eine oder mehrere Dichten verschiedener Art nebeneinander zu bestimmen.

Füllt man ein Pulver lose in einen Behälter ein, so nimmt es den Zustand der **Schüttdichte** ein. Die Schüttdichte repräsentiert noch weitgehend den Zustand, den das Pulver beim Fließvorgang inne hatte. Im Allgemeinen liegen die Partikeln regellos nebeneinander und zeigen kaum Vorzugsorientierungen. Allerdings kann bereits bei starker Anisometrie ein gewisser Ordnungszustand auftreten.

Durch mechanische Erschütterungen ist es möglich, auf die einzelnen Pulverpartikeln soviel Energie zu übertragen, dass sie in der Lage sind, die interpartikuläre Reibung zu überwinden, um einen höheren Ordnungszustand einzunehmen. Mit dem höheren Ordnungszustand sackt die Substanzsäule etwas in sich zusammen, der Schwerpunkt des Pulvers hat danach eine niedrigere Lage als im Zustand der Schüttdichte. Hieraus resultiert, dass das Pulver insgesamt eine geringere potentielle Energie besitzt als zuvor. Mit der Erniedrigung der potentiellen Energie geht auch eine Verringerung der Entropie des Pulvers einher. Man kann den Zustand des Pulvers, wenn es die Schüttdichte einnimmt, als metastabil bezeichnen oder auch mit einer metastabilen unterkühlten Schmelze vergleichen, die durch Zufuhr einer Aktivierungsenergie in den stabilen Zustand umgewandelt wird. Die äußeren mechanischen Erschütterungen lassen sich am einfachsten durch wiederholtes mechanisches Aufstampfen des Gefäßes hervorrufen. Danach wird die Dichte, die das Pulver besitzt, auch als **Stampfdichte** bezeichnet.

Die der Schüttdichte reziproke Größe ist das **Schüttvolumen**, das ein spezifisches Volumen darstellt. Ebenso korrespondiert mit der Stampfdichte das **Stampfvolumen**.

Zur Ermittlung der Schüttdichte wird eine bestimmte Pulvermenge abgewogen und lose in einen Messzylinder gefüllt. Danach wird das Volumen, das dieses Pulver einnimmt, bestimmt und der Quotient aus Masse und Volumen ermittelt. Beim Stampfvolumen geht man in entsprechender Weise vor, jedoch setzt man den betreffenden Messzylinder in ein Stampfvolumeter ein, in dem genormte Stampfbewegungen ausgeführt werden können. Nach einer vorgegebenen Anzahl von Stampfbewegungen wird dann das Volumen, das die Masse einnimmt, durch die Einwaage dividiert und damit die Stampfdichte ermittelt.

Es liegt auf der Hand, dass isometrische Partikeln keine oder nur sehr geringfügige Unterschiede zwischen der Stampfdichte und der Schüttdichte zeigen können. Ein kugelförmiges Isokorn, d. h. ein Pulver, das aus gleichgroßen kugelförmigen Partikeln besteht, nimmt nach dem Einfüllen in ein Gefäß bereits einen sehr hohen Ordnungszustand ein, der durch die dichteste Kugelpackung diktiert wird. Diese ist aber in verschiedenen Teilen des Pulverbettes unterschiedlich orientiert. Dazwischen liegen Störbereiche. Mit dem Stampfen wird die erforderliche Aktivierungsenergie in das Pulver eingetragen, die zu einer Ausheilung der Störbereiche führen kann. Dieser Prozess ist absolut vergleichbar mit dem Tempern mehr oder minder stark gestörter Kristallisate.

Schüttdichte und Stampfdichte werden als **Bulkdichten** bezeichnet. Eine Bulkdichte beschreibt die Dichte eines Haufwerkes einschließlich aller vorhandenen Lufträume. Sie ist von sehr großer technologischer Bedeutung. Es sei an dieser Stelle nur daran erinnert, dass Tablettiermaschinen und Kapselfüllmaschinen volumetrisch dosieren. Die Masse der entstehenden Tablette ist demnach vom Matrizenvolumen und der Bulkdichte des betreffenden Materials abhängig. Bei großen Unterschieden zwischen Schütt- und Stampfdichte besitzt auch die Bulkdichte eine große Variationsbreite, so dass Variationen in der Dosierung bei Tablettenmaschinen und Kapselfüllmaschinen zu erwarten sind. Zur Charakterisierung solcher technologischer Belange kann

auch der **Hausner-Faktor (HF)** herangezogen werden.

$$HF = \frac{\text{Stampfdichte}}{\text{Schüttdichte}}$$

Dieser Quotient aus Stampfdichte und Schüttdichte wird auch als Maß für die Kompressibilität eines Haufwerkes bezeichnet.

Den Bulkdichten stehen die scheinbare Dichte und die wahre Dichte gegenüber. Bei den letzteren werden die interpartikulären Gasvolumina des Pulverbettes bei der Volumenbestimmung nicht erfasst. Beide Dichten stellen somit keine echten Pulverdichten, sondern lediglich Dichten der Einzelpartikeln dar.

Die **scheinbare Dichte** wird mit Vorzug in einem Quecksilberpyknometer ermittelt. Man bestimmt dabei dasjenige Volumen der Substanz, in das Quecksilber nicht einzudringen vermag. Dabei kann man näherungsweise davon ausgehen, dass die interpartikulären Hohlräume mit Quecksilber ohne weiteres aufgefüllt werden können, während kleinere Poren und Kapillaren der Partikeln selbst nur bedingt gefüllt werden.

Bei der **wahren Dichte** bedient man sich einer Flüssigkeit geringerer Oberflächenspannung und Viskosität, in der die Partikeln nicht löslich sind, oder eines Gases. Beim einfachen Flüssigkeitspyknometer stellt man nach Verdrängung der Luft in allen Hohlräumen, in die die Flüssigkeit einzudringen vermag, fest, welches Volumen der zu untersuchenden Substanz die Prüfflüssigkeit in dem Pyknometer verdrängt. Aus diesem Volumen und der Einwaage lässt sich die wahre Dichte der Substanz ermitteln. Selbstverständlich ist die wahre Dichte der Substanz von der Art des Messmediums abhängig. Gase vermögen in wesentlich feinere Poren einzudringen als Flüssigkeiten. Hierauf beruht das Druckvergleichspyknometer. Hierbei bringt man die zu untersuchende Sustanz in ein zylinderförmiges Gefäß und verdichtet durch Eintreiben eines Kolbens das Gasvolumen über der Substanz. In einem Vergleichsgefäß gleichen Volumens führt man ebenfalls eine Verdichtung durch. Während der Messung wird darauf geachtet, dass zwischen den beiden Messzylindern keine Druckdifferenz besteht. Nach einer bestimmten Kompression werden die beiden Kolbenwege und damit die Volumendifferenzen, über die die Kompression durchgeführt wurde, ermittelt. Hieraus lässt sich das Verdrängungsvolumen der zu untersuchenden Substanz feststellen. Zur Erfassung sehr feiner Kapillaren und Poren wird anstelle von Luft Helium verwendet. Auch die wahre Dichte, die mit Hilfe eines Druckvergleichspyknometers ermittelt worden ist, hat demnach je nach Art des verwendeten Gases unterschiedliche Werte.

In die Werte der wahren Dichte geht die Dichte der reinen Substanz ein. Es werden aber auch geschlossene Poren mit erfasst.

2.1.5 Spezifische Oberfläche

Zur Charakterisierung der Oberfläche eines Pulvers bedient man sich der **volumenspezifischen Oberfläche** O_V und der **massenspezifischen Oberfläche** O_m. Beide stehen über die wahre Dichte ρ_W miteinander in Beziehung.

$$O_m = \frac{O_V}{\rho_W} \qquad (10)$$

Es lassen sich verschiedene spezifische Oberflächen definieren, je nachdem, wie weit Oberflächenrauigkeit, Sackporen oder durchgehende Kapillaren der Partikeln mit berücksichtigt werden. Die Wahl der Bestimmungsmethode ist dem Zweck der Messung und der besonderen Fragestellung anzupassen. Gilt es z. B. Partikeln mit einem feinkörnigen Material einzuhüllen, so kann zur Ermittlung des Bedarfs an feinkörnigem Material eine relativ einfache Methode herangezogen werden. Ist die Partikelgrößenverteilung bekannt, so lässt sich aus dem RRSB-Körnungsnetz durch Verschiebung der RRSB-Geraden durch den Pol an einem Randmaßstab eine **Oberflächenkennzahl** O_k ablesen. Aus der Division des abgelesenen Wertes durch den Durchmesser der Rückstandssumme 36,8 %, d', erhält man die volumenbezogene spezifische Oberfläche des Pulvers unter der Annahme, dass alle Partikeln sphärisch sind und eine glatte Oberfläche besitzen. Die Abweichung von der Kugelgestalt kann durch den geometrischen Formfaktor f korrigiert werden. Die volumenbezogene spezifische Oberfläche unter Vernachlässigung der Partikelrauigkeit und jeglicher Poren ist dann für dieses Pulver:

$$O_V = \frac{O_k \cdot f}{d'}. \qquad (11)$$

Mit Hilfe der **Gaspermeationsmethode** lässt sich auf indirektem Wege eine spezifische Oberfläche ermitteln. Diese berücksichtigt insbesondere neben der aus Größe und Form sich ergebenden Oberfläche die Oberflächenrauigkeit und zum Teil auch durchgängige Kapillaren größeren Durchmessers. Das Verfahren lehnt an das Hagen-Poiseuille'sche Gesetz an (s. Kap. 4, Abschn. 2.1.3 und Kap. 5, Abschn. 2.5.1). Nach diesem ist

die pro Zeiteinheit bei einer Druckdifferenz Δp durch eine Kapillare der Länge l und des Radius r fließende Gas- oder auch Flüssigkeitsmenge Q der Viskosität η

$$Q = \frac{\Delta p \cdot \pi r^4}{8\,\eta l}. \qquad (12)$$

Bei Durchströmung eines porösen Körpers steht dem durchströmenden Medium eine größere Zahl von Kapillaren zur Verfügung. Die Kanäle des Pulverbetts besitzen eine mehr oder minder große Oberflächenrauigkeit, die dem Durchströmungsvorgang entgegenwirkt. Der Zusammenhang zwischen der Durchströmungsgeschwindigkeit V/t, d. h. dem Volumen pro Zeiteinheit eines durch ein Pulverbett strömenden Gases, und der volumenbezogenen spezifischen Oberfläche O_V ist durch die **Carman-Kozeny'sche Gleichung** gegeben (Gl. (13)).

$$\frac{V}{t} = \frac{\varepsilon^3 \cdot \Delta p \cdot A \cdot \rho_L}{(1-\varepsilon)^2 \cdot \eta l \cdot O_V^2} \qquad (13)$$

A Querschnitt der durchströmten Substanzsäule
l Länge der durchströmten Substanzsäule
Δp Druckdifferenz oberhalb und unterhalb der Substanzsäule
ε Porosität
η Viskosität des durchströmenden Gases
ρ_L Dichte der Messflüssigkeit

Aufgrund dieser Beziehung ist es möglich, mit Hilfe der relativ einfachen Apparatur nach Blaine die Bestimmung der spezifischen Oberfläche durchzuführen. Der Aufbau ist schematisch in Abb. **14.8** wiedergegeben.

Das Gerät besteht im Wesentlichen aus einem mit einer Flüssigkeit gefüllten U-Rohr, das auf einem Schenkel das Messgefäß mit der auf eine bestimmte Porosität komprimierten Substanz

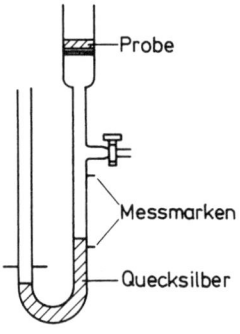

Abb. **14.8** Apparatur zur Bestimmung der spezifischen Oberfläche nach Blaine, schematisch.

trägt. Das U-Rohr ist mit zwei Messmarken versehen und einem Entlüftungshahn, der es erlaubt, die Flüssigkeitssäule in dem unter der Probe befindlichen Schenkel durch Vakuum anzuheben. Mit Schließen des Hahnes senkt sich die Flüssigkeitssäule durch das über die Probe einströmende Gas wieder ab. Man bestimmt nun die Zeit, die zwischen dem Passieren der zwei Messmarken verstreicht, d. h. die Zeit, die erforderlich ist, um eine bestimmte Luftmenge durch die Probe strömen zu lassen. Die volumenbezogene Oberfläche O_V errechnet sich nach der vereinfachten Gl. (14). k ist die Gerätekonstante.

$$O_V^2 = \frac{\Delta p \cdot A \cdot \rho_L \cdot \varepsilon^3 \cdot t}{1 \cdot V \cdot (1-\varepsilon)^2 \cdot \eta} = \frac{k \cdot \varepsilon^3 \cdot t}{(1-\varepsilon)^2 \cdot \eta} \qquad (14)$$

Die **Porosität** eines Pulvers ist definiert als der Gasanteil am Gesamtvolumen. Ist das Gesamtvolumen V, das Volumen der reinen Substanz oder das wahre Volumen V_W, so ist die Porosität $(V - V_W)/V$ bzw. $1 - V_W/V$. Während mit der Gaspermeationsmethode nur ein Teil der tatsächlich vorhandenen Oberfläche erfasst wird, erlaubt die Gasadsorptionsmethode die nahezu quantitative Bestimmung der tatsächlichen Oberfläche.

Der **Gasadsorptionsmethode** liegt die Beobachtung von Brunauer, Emmet und Teller zugrunde, dass zwischen der adsorbierten Gasmenge V an einer Oberfläche von 1 g Substanz, derjenigen Gasmenge V_m, die zu einer monomolekularen Bedeckung dieser Oberfläche erforderlich ist, dem Druck p und dem Sättigungsdampfdruck des betreffenden Gases p_s folgende Beziehung besteht

$$\frac{p}{V \cdot (p_s - p)} = \frac{1}{V_m C} + \frac{(C-1) \cdot p}{V_m C \cdot p_s}. \qquad (15)$$

Bei Gültigkeit dieser Gleichung, die auch BET-Gleichung genannt wird, muss bei Auftragung von $p/[V(p_s{-}p)]$ gegen p/p_s in einem Diagramm eine Gerade erhalten werden, deren Steigung und Ordinatenabschnitt die Größen C und V_m darstellen. C ist eine Konstante.

Ist diejenige Menge des Gases bekannt, die zur Ausbildung einer monomolekularen Schicht erforderlich ist, so kann über die Fläche, die ein Mol des betreffenden Gases bei monomolekularer Ausbreitung bedeckt, die Oberfläche der Probe errechnet werden. Dieser Rechnung liegt folgender Zusammenhang zugrunde (Gl. (16)).

$$O_m = \frac{A_m N_A V_m}{V_M \cdot M_{(Einwaage)}} \qquad (16)$$

A_m Flächenbedarf eines Moleküls des Gases
N_A Avogadrosche Zahl (6,02 · 10^{23} Moleküle pro Mol)
V_m Volumen des betreffenden Gases, das zu einer monomolekularen Bedeckung der Probenoberfläche führt
V_M Molvolumen des Gases
O_m Massenspezifische Oberfläche
M Masse

Im Allgemeinen verwendet man für diese Methode ein Inertgas, wie z. B. Stickstoff. Für Stickstoff ergibt sich dann

$$O_m = 4{,}35 \cdot V_m. \qquad (17)$$

Ein wesentlich besseres Eindringvermögen in die feinsten Poren besitzt Helium, das anstelle von Stickstoff verwendet werden kann.

Für die Ermittlung der Lage der BET-Geraden benötigt man im Allgemeinen mehrere Messpunkte. Apparativ vereinfacht wird die Messung durch eine Einpunktmethode mit Hilfe des AREA-Meters nach Ströhlein. Die Apparatur besteht im Wesentlichen aus einem Proben- und einem Vergleichsgefäß, die über ein Manometer miteinander verbunden werden können. Proben- und Vergleichsgefäß werden unmittelbar vor der Messung mit Stickstoff gefüllt, wobei sich in dem Probengefäß die entgaste und mit Stickstoff gespülte Probe befindet. Nach Druckausgleich werden die beiden Gefäße miteinander über das Manometer verbunden. Man taucht nun beide Gefäße in flüssigen Stickstoff. Bei dieser Abkühlung findet eine verstärkte Adsorption des Stickstoffs an den ihm angebotenen Oberflächen statt. Aufgrund der im Verhältnis zur Gefäßoberfläche großen Oberfläche der Probe kommt es im Probengefäß zu einem stärkeren Druckabfall als im Vergleichsgefäß. Hieraus können die an der Probe adsorbierte Stickstoffmenge bestimmt und die spezifische Oberfläche der Probe errechnet werden.

Die Anreicherung von Bestandteilen gasförmiger oder flüssiger Phasen an Festkörpergrenzflächen wird als **Adsorption** bezeichnet. Je nach Art der Bindung zwischen Adsorbens und Adsorbat wird zwischen **Physisorption**, wenn nur Sekundärbindungskräfte wirksam werden, und **Chemisorption** unterschieden, wenn die Bindungen stärker sind und mehr chemischen Bindungen gleichen. Bei Physisorptionen sind deshalb vollständige, bei Chemisorptionen kaum Desorptionen möglich.

Für eine gegebene Temperatur bestehen definierte Beziehungen zwischen dem Volumen V_{ads} des adsorbierten Gases und dem relativen Druck p/p_s (Quotient aus Druck und Sättigungsdruck des betreffenden Gases). Diese Beziehungen können als Adsorptionsisothermen graphisch dargestellt werden.

Unter Annahme einer monomolekularen Adsorptionsschicht gilt die Langmuir'sche Adsorptionsisotherme. Für praktische Anwendungen, wie die vorher beschriebene Oberflächenbestimmung, ist jedoch die BET-Isotherme für Mehrschichten-Physisorptionen von größerer Bedeutung.

2.1.6 Wassergehalt

Der Wassergehalt eines Pulvers ist für dessen technologische Eigenschaften im Allgemeinen von großer Bedeutung. Kristallwasser, das im Gegensatz zu Sorptionswasser relativ fest gebunden ist, führt zur Ausbildung von Pseudomodifikationen mit verminderter Löslichkeit. Sorptionswasser verursacht eine Erhöhung der Kohäsivität, verschlechtert die Fließeigenschaften und erhöht die Agglomerationstendenz (s. Kap. 5, Abschn. 2.6.1).

Substanzen mit polaren funktionellen Gruppen neigen zu Wasserdampfsorption. Dabei kann der Wasserdampf in der Oberfläche zur Adsorption gelangen oder z.B. im Fall der Stärke oder hydratbildender Kristalle auch ins Innere der Partikeln eindringen, wobei die Adsorption schließlich in eine Absorption übergeht. Adsorption und Absorption werden unter dem Überbegriff Sorption zusammengefasst. Die Menge des sorbierbaren Wasserdampfes ist von der Art der betreffenden Substanz und deutlich vom Wasserdampfpartialdruck bzw. der relativen Feuchtigkeit und weniger ausgeprägt von der Temperatur abhängig.

Diagramme, welche die von einer Substanz sorbierte Wassermenge in Abhängigkeit von der relativen Feuchtigkeit der umgebenden Atmosphäre bei einer bestimmten Temperatur wiedergeben, werden als **Sorptionsisothermen** bezeichnet (s. Kap. 5, Abschn. 2.6.1). Ist die Sorptionsisotherme eines Pulvers bekannt, kann mit Hilfe eines Probenhygrometers, nachdem sich die Gleichgewichtsfeuchtigkeit eingestellt hat, der Feuchtigkeitsgehalt eines Pulvers bestimmt werden (s. Abschn. 8). Bei dem Probenhygrometer handelt es sich um einen dicht schließenden Behälter, in dessen Deckel ein Hygrometer eingebaut ist.

Andere Bestimmungsmethoden zur Messung des Wassergehaltes von Pulvern sind gravimetrische Verfahren im Trockenschrank, Thermogravimetrie oder unter IR-Strahlern, Dielektrizitätskonstantenmessungen und die Karl-Fischer-Titration.

2.2 Pulverförmige Arzneizubereitungen

In der Gruppe dieser Arzneizubereitungen sind Pulver aus einer Substanz – ungemischte Pulver – und gemischte Pulver zu unterscheiden. Einzeldosisarzneiformen enthalten Einzeldosen von Wirkstoffen, z.B. in Papierbriefchen oder in Kapseln. Sie werden auch abgeteilte Pulver genannt. Vielfach werden aber nicht solche Einzeldosen, sondern mehrere Dosen in ein Behältnis abgefüllt. In diesen Fällen liegen nicht abgeteilte Pulverarzneiformen vor. Pulverförmige Arzneizubereitungen haben heute nur noch geringe Bedeutung. Von größerer Wichtigkeit sind pulverförmige Vor- und Zwischenprodukte zum Herstellen von Granulaten, Tabletten, Kapseln, Suspensionen, Trockensäften und Trockentropfen.

Zur **Herstellung pulverförmiger Zubereitungen** ist eine Reihe von Grundoperationen, wie Zerkleinern, Mischen, Sieben und Trocknen, anwendbar (s. Kap. 5, Abschn. 2.1, 2.3, 2.6).

Je nach Zusammensetzung und Bearbeitung haben Pulver sehr unterschiedliche physikalisch-chemische Eigenschaften. Zur Beurteilung der pharmazeutisch-technologischen Verarbeitbarkeit und des biopharmazeutischen Verhaltens sind besonders die nachfolgend aufgeführten Eigenschaften von Bedeutung.

- Löslichkeit, Lösungsgeschwindigkeit,
- Partikelgrößen, Partikelformen,
- Fließverhalten,
- wahre und scheinbare Dichten, Schütt- und Stampfvolumen, Porosität,
- Oberflächeneigenschaften, wie Benetzbarkeit, Chemisorption oder Physisorption.

Die Prüfmethoden zur Erfassung oder Bewertung dieser Eigenschaften sind im vorhergehenden Abschnitt behandelt worden.

Puder sind pulverförmige Arzneiformen mit Partikelgrößen in der Regel unter 100 μm, die zum Einstäuben oder Aufstreuen bestimmt sind.

Puder sollen entweder selbst bestimmte Effekte ausüben, wie adsorbieren, kühlen oder gleitfähig machen, oder Wirkstoffe, z. B. Antibiotika, lokal zur Anwendung bringen. Entsprechend dem Verwendungszweck und Zustand des Applikationsortes, z. B. intakte Haut, geschädigte Haut oder tiefere Wunden, ist die Zusammensetzung der Puder sehr unterschiedlich. Bei der Anwendung auf intakter Haut oder bei vorwiegend kosmetischer Anwendung kann ein breites Spektrum von anorganischen und organischen festen Hilfsstoffen eingesetzt werden, sofern sie genügend feine Partikeln aufweisen, toxikologisch unbedenklich sind und vor allem die Haut nicht reizen. Am häufigsten werden Talkum, Calcium- und Magnesiumcarbonat, Kieselsäure, Magnesiumoxid, Metallseifen, Cellulosepulver, reine und modifizierte Stärken, Milchzucker und bestimmte Polymerpulver (s. Kap. 6) verwendet. An Wundpuder, die bei offenen Wunden angewendet werden, sind höhere Anforderungen zu stellen. Sie müssen mit keimarmen oder keimfreien und möglichst resorbierbaren Hilfsstoffen hergestellt werden. Resorbierbare Puder werden auf Basis von in bestimmter Weise modifizierten Stärken hergestellt. Geeignete Stärkequalitäten entstehen durch Vernetzung oder durch Phosphatierung, denn nach diesen Modifizierungen sind sie in wässriger Umgebung unter Wärmeeinfluss nicht mehr verkleisterungsfähig. Sie sind jedoch – was für resorbierbare Puder wichtig ist – sterilisierbar und resorbierbar (s. a. bei Stärken, Kap. 6). Wundpuder für die chirurgische Anwendung müssen steril sein.

3 Granulate

Granulate sind gröbere oder körnigere Haufwerke als Pulver. Die Bezeichnung Granulat leitet sich von dem lateinischen Wort „granula" für Körner ab. Pharmazeutische Granulate werden in der Regel durch die Zusammenlagerung bzw. Aggregierung feinerer Pulverpartikeln hergestellt. Je nach Herstellungstechnik können die Granulatpartikeln die verschiedenartigsten Formen haben. Kugelförmige Granulatpartikeln werden als **Pellets** bezeichnet. Diese Bezeichnung leitet sich von dem englischen Wort für Kügelchen oder Schrotkorn her. Wie Pulver haben Granulate als eigenständige Arzneiform nur eine geringe Bedeutung. Ihr Einsatz als Zwischenprodukt bei der Herstellung von Tabletten oder zur Füllung von Kapseln steht im Vordergrund.

Prinzipiell werden pharmazeutische Granulate über folgende Schritte oder Grundoperationen hergestellt:

1. Mischen,
2. Aggregieren bzw. Formen der gemischten Pulverpartikeln durch Befeuchten, unter Druck oder durch Erwärmen,
3. Trocknen der Feuchtgranulate,
4. Klassieren durch Sieben; die angestrebte mittlere Partikelgröße richtet sich nach den Anforderungen der Anwendung oder der Weiterverarbeitung, z. B. Umhüllen oder Tablettengrößen.

Mit der Herstellung von Granulaten werden je nach Verwendungszweck in erster Linie folgende Ziele angestrebt:

– Vergrößerung der Partikeln und hiermit Verkleinerung der spezifischen Oberflächen sowie Erniedrigung des Schüttvolumens, hierdurch sollen die Fließeigenschaften und die Dosierungsgenauigkeit verbessert werden. Außerdem sollen die Staubanteile reduziert werden.
– Verbesserung der plastischen Verformbarkeit als Grundvoraussetzung der Komprimierung zu Tabletten.
– Optimierung der Oberflächenbeschaffenheit, der Benetzbarkeit, der Porosität, der Löslichkeit oder der Zerfallszeit in Hinblick auf die Bioverfügbarkeit.
– Ausschaltung von Entmischungstendenzen, z. B. durch Fixierung des Wirkstoffs in der Mischung vor der Granulation.

3.1 Granuliertechniken und Granulatherstellung

Die systematische Einteilung der Granulate wird meist nach der Technologie ihrer Herstellung vorgenommen. Granulate können durch Feuchtgranulierung, durch Trockengranulierung bzw. Kompaktierung und durch Schmelzerstarrungsgranulierung hergestellt werden. Die gebräuchlichste Granuliertechnik ist die **Feuchtgranulierung**, da diese Technik den wenigsten Einschränkungen unterworfen ist und am sichersten zu Granulaten mit günstigen Eigenschaften führt. Auf diese Art lassen sich praktisch alle Substanzen außer den gegenüber Flüssigkeit empfindlichen Stoffen granulieren.

Bei den Feuchtgranuliertechniken wird zwischen **Klebstoffgranulierung** und **Krustengranulierung** unterschieden, je nachdem ob die Befeuchtung und Aggregierung der zu granulierenden Pulvermischungen mit Lösungen von Bindemitteln

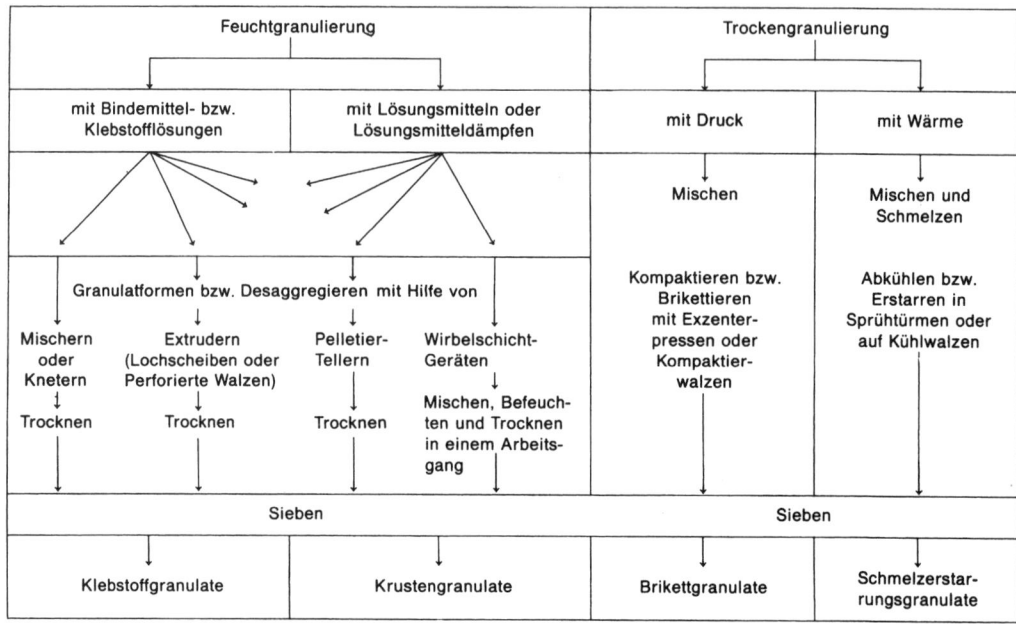

Abb. **14.9**   Übersicht der wichtigsten Granuliertechniken.

bzw. Klebstoffen oder einfach mit reinen Lösungsmitteln oder Lösungsmittelgemischen durchgeführt wird (s. Abb. **14.**9) wobei die Anwesenheit eines bindenden Bestandteiles in der Granuliermischung Voraussetzung ist.

Der Trend für die Granuliermethode der Zukunft geht momentan aus ökonomischen und ökologischen Gründen in Richtung praktisch hermetisch geschlossener Eintopf- und Einschrittverfahren in Intensivmischern mit effektiven Konvektions- und Strahlungstrockenmethoden.

In der Technik werden **Aufbaugranulationen** und **Abbaugranulationen** unterschieden. Bei Ersterer werden feine Partikeln zu gröberen Aggregaten aufgebaut, während bei Letzterer aus gröberen Stücken durch Zerkleinern feinere Granulate hergestellt werden. In einem pharmazeutischen Granulierverfahren laufen oft Aufbau- und Abbaugranulierschritte nacheinander oder nebeneinander ab.

Die einfachere Technik bei der Feuchtgranulierung ist die **Herstellung von Krustengranulaten**, da die Herstellung einer Bindemittellösung entfallen kann. Hierbei wird die zu granulierende Pulvermischung nur mit einem Lösungsmittel befeuchtet, z. B. mit Wasser oder mit einer Wasser-Ethanolmischung. Sobald ein bestimmter Feuchtigkeitsgehalt erreicht wird, bilden sich zunächst

interpartikuläre Flüssigkeitsbrücken aus, die der Pulvermischung eine hohe interpartikuläre Adhäsivität verleihen. Diese Adhäsivität wird durch eine mehr oder weniger starke Anlösung eines oder mehrerer Bestandteile der Pulverbestandteile (Bindemittel) unterstützt. Die Masse wird feuchtplastisch und formbar. Nachdem sie mit geeigneten Geräten in die gewünschte Partikelform und -größe gebracht worden ist, wird getrocknet. Während des Trocknungsvorganges werden aus den interpartikulären Flüssigkeitsbrücken in einem bestimmten Ausmaß wieder zuvor in Lösung gegangene Pulveranteile ausgeschieden. Auf diese Weise können sich die Flüssigkeitsbrücken verfestigen. Amorphe Ausscheidungen führen grundsätzlich zum Verkleben der Partikeln. Deshalb werden solche Granulate auch den Klebstoffgranulaten zugerechnet.

Rein kristalline Ausscheidungen führen nur dann zu ausreichend festen interpartikulären Bindungen, wenn zwischen den Kristallgittern der zu verbindenden Oberflächen und dem rekristallisierendem Material kristallografische Ähnlichkeiten bzw. Affinitäten bestehen.

Echte Krustengranulate lassen sich vorzugsweise dann herstellen, wenn die Komponente der Pulvermischung, die entscheidend zur Krustenbildung beiträgt, einen ausreichend hohen Anteil des Pulvers ausmacht.

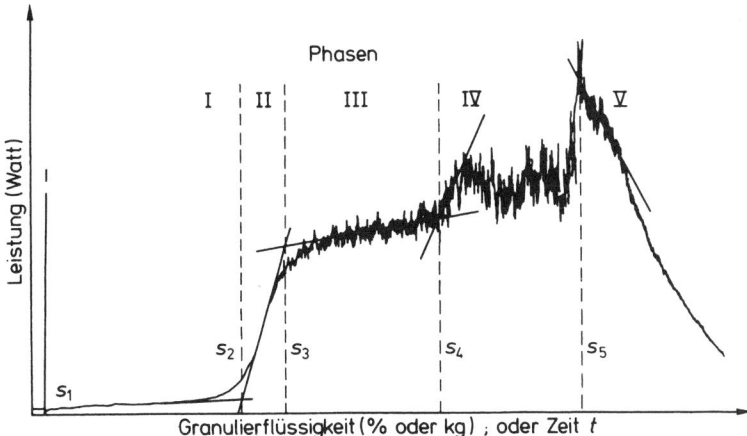

Abb. **14.**10 Leistungsaufnahme eines Planetenmischers als Funktion der zugegebenen Granulierflüssigkeits-menge (nach Bier et al., 1979). Die Kurve zeigt fünf Phasen, denen folgende Bedeutungen zugeschrieben werden.
Phase I (s_1–s_2). Die Pulvermischung wird angefeuchtet, ohne dass jedoch eine Agglomerierung stattfindet. Deshalb ist auch noch kein Anstieg der Strom-Leistungsaufnahmekurve zu beobachten.
Phase II (s_2–s_3). Diese Phase ist durch den Beginn der Agglomerierung bzw. des Granulataufbaues gekennzeichnet, die Leistungsaufnahmekurve zeigt einen steilen Anstieg.
Phase III (s_3–s_4). Das Plateau zwischen s_3 und s_4 stellt den Bereich der optimalen Befeuchtung der zu granulieren-den Pulvermischung dar. Unterhalb von s_3 ist die Mischung noch zu trocken, die Granulate werden zu weich, und oberhalb von s_4 ist die Mischung bereits zu feucht.
Phase IV (s_4–s_5). Die Pulvermischung ist überfeuchtet, und die Leistungsaufnahmekurve zeigt unregelmäßige Schwankungen.
Phase V. Die überfeuchtete Pulvermischung geht in eine flüssige Suspension über, was durch einen steilen Abfall der Leistungsaufnahmekurve zum Ausdruck kommt.

Die Herstellung von Lutschtabletten auf Saccha-rosebasis ist ein gutes Beispiel für den Einsatz der Krustengranuliertechnik. Saccharose ist sehr gut wasserlöslich. Bei ausreichendem Wasserzu-satz zur Pulvermischung bildet sich durch die teilweise Auflösung der Saccharose interparti-kulär ein hochkonzentrierter Sirup, der Flüssig-keitsbrücken entstehen lässt. Beim Trocknen wandeln sich diese in Feststoffbrücken um und auf diese Weise werden Pulversaccharosepar-tikeln durch kristallisierte Sirupsaccharose ver-bunden. Derartige Feststoffbrücken sind mecha-nisch sehr stabil.

Die Hygroskopizität der Saccharose ist hierbei nachteilig, da weiterführende Brückenbildungen durch Wasseraufnahme zu erheblichen Nachhär-tungen führen. Bei Lutschtabletten ist dies ohne Belang, nicht jedoch bei normalen Tabletten, von denen man kurze Zerfallszeiten erwartet. Des-halb wird bei der Herstellung normaler Tabletten der praktisch nicht hygroskopische Milchzucker der Saccharose vorgezogen.

Die **Klebstoffgranulierung**, bei der hauptsächlich Lösungen amorpher, polymerer Bindemittel an-gewendet werden, ist dagegen sicherer und kom-plikationsloser. Klebstoffbrücken sind nicht kris-tallin und ergeben deshalb durch ihre Plastizität und je nach Formschlüssigkeit einen starken Zusammenhalt. Die Eigenschaften der Brücken, wie Festigkeit und Wiederauflösbarkeit, hängen eng mit denen des verwendeten Bindemittels zu-sammen. Wenn die physikalischen Eigenschaften der Bindungen, insbesondere die Zerfallszeit der Granulate während der Verwendbarkeitsdauer, gleich bleiben sollen, dürfen sich die Feststoff-brücken in diesem Zeitraum weder physikalisch noch chemisch verändern.

Meist werden diese beiden Techniken zur Feuchtgranulierung in Mischern, auch Schnell-mischern oder Mischknetern durchgeführt (s. Kap. 5, Abschn. 3.1.7). Es wird dann von **Misch-granulierung** gesprochen. Für die Mischgranulie-rung gibt es heute effektive Methoden der **Pro-zesssteuerung**, z. B. durch Messung der elektri-schen Leistungsaufnahme des Mischerantriebs. Die Leistungsaufnahmekurven zeigen für ver-schiedene Phasen der Mischgranulierung einen charakteristischen Verlauf (s. Abb. **14.**10).

Diese Art der Prozesssteuerung gewährleistet eine optimale Befeuchtung der Pulvermischungen bei der Mischgranulierung mit Granulierflüssigkeiten, eine jederzeit sichere Reproduzierbarkeit der Granulatqualitäten und ermöglicht nicht zuletzt ein GMP-gerechtes Dokumentieren des Herstellungsganges (s. Kap. 1).

Extruder- bzw. Lochscheiben- oder Lochwalzengranulierungen sind apparativ aufwendiger, denn zusätzlich zu einem Mischer wird noch ein Extruder- oder ein Lochwalzengranulator benötigt. Ein wesentlicher Vorteil dieser Granuliertechnik ist jedoch, dass etwa nur ein Drittel oder die Hälfte der sonst üblichen Mengen an Granulierflüssigkeit gebraucht werden. Deshalb sind die auf diese Art hergestellten Granulate schneller und mit weniger Energieaufwand zu trocknen. Der Grund, weshalb diese Granuliertechnik mit weniger Wasser auskommt, ist, dass nicht von feuchtplastischen Massen wie beim Mischgranulieren ausgegangen werden muss, sondern von angefeuchteten Pulvern, die erst beim Pressen durch die Lochscheiben oder Lochwalzen plastisch werden. Es werden also sowohl Prinzipien der Feuchtgranulierung als auch der Trockengranulierung mit Druck ausgenützt.

Bei der **Trockengranulierung** werden die Bindungen zwischen den zu granulierenden Pulverpartikeln durch die Anwendung von hohen mechanischen Drücken bewirkt. Dies kann sowohl mit Tablettenpressen erreicht werden, wobei als Zwischenprodukte größere Tabletten oder Briketts entstehen, als auch mit Kompaktierwalzen, die Schülpen ergeben. Die erhaltenen Briketts oder Schülpen werden anschließend mit gegenläufigen Stachelwalzen zerkleinert und/oder durch Siebe geschlagen. Die Trockengranulierung ist eine wirtschaftliche Granuliertechnik, die sich für feuchtigkeitsempfindliche Wirkstoffe, wie Penicillin-Derivate, anbietet. Sie setzt jedoch ausreichend komprimierbare bzw. gut plastisch verformbare Pulvermischungen voraus. Außerdem ist die Kompaktierung nur anwendbar, wenn die zu verpressenden Wirkstoffe durch den erforderlichen hohen Energieaufwand in ihrer Stabilität nicht beeinträchtigt werden (z. B. Enzyme, metastabile Kristallmodifikationen etc.).

Schmelzgranulate werden durch Schmelzen und Erstarren vor allem in Schnellmischern, Wirbelschichtgranulatoren oder mittels Extrusion hergestellt (s. auch Pelletierung). Bevorzugte Hilfsstoffe sind hierbei feste Polyethylenglykole für feuchteempfindliche Wirkstoffe und rasche Freisetzung und Hartfette oder Wachse; ihre Einsatz-

gebiete sind Retard- und Depotarzneiformen (s. Kap. 16).

Die **Wirbelschichtgranulierung** hat sich aus dem Wirbelschichttrocknen entwickelt, indem Wirbelschichttrockner (s. Kap. 5, Abschn. 2.6.5) mit Einsprühvorrichtungen für die Granulierflüssigkeiten ausgerüstet worden sind (s. Abb. **14.11a**). Außerdem musste der Unterteil des Wirbelschichtgranulators oberhalb des Siebbodens konisch gestaltet werden, um annähernd eine Sprudelschicht (s. Kap. 5, Abschn. 2.6.5, Abb. **5.19g**) mit hoher Turbulenz und daher gutem Mischeffekt zu erhalten.

In einem Wirbelschichtgranulator erzeugt ein Ventilator einen Luftstrom, der mit dem zu granulierenden Gut eine Wirbelschicht bildet. In die Wirbelschicht wird zum Granulataufbau die Granulierflüssigkeit nach dem Gegenstrom- oder

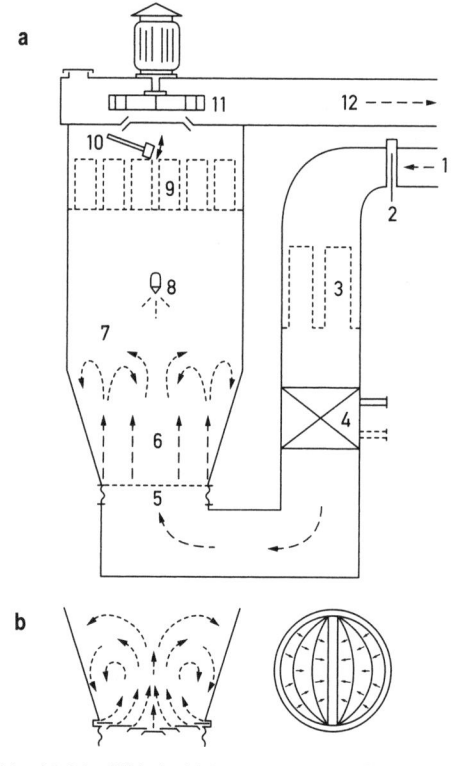

Abb. **14.11** Wirbelschichtgranulator **a** (GLATT, Binzen), Anströmboden **b** (INNOJET, Lörrach).

1 Zuluft,	7 Entspannungszone,
2 Zuluftregulierschieber,	8 Sprühdüse,
3 Zuluftfilter,	9 Abluftfilter,
4 Lufterhitzer,	10 Abrüttler,
5 Anströmboden,	11 Ventilator,
6 Materialbehälter,	12 Abluft.

Abb. **14.12** Verlauf einer Wirbelschichtgranulierung. Zuerst erfolgt 2 min lang Mischen bei geringer Luftströmung, danach
eine Erhöhung der Luftströmung, dann
wird Granulierflüssigkeit eingesprüht und
die Trockenluftheizung eingeschaltet. Nach
29 min ist die Granulierlösung eingesprüht.
Die Trockenluftströmung wird reduziert, um
Granulatabrieb zu vermeiden. Die ab
35 min ansteigende Guttemperatur zeigt,
dass der Prozess beendet werden kann.
Die Arbeitstemperatur der Zuluft liegt bei
95 °C. Alle 2 min wird der Abluftfilter durch
Rütteln gereinigt.

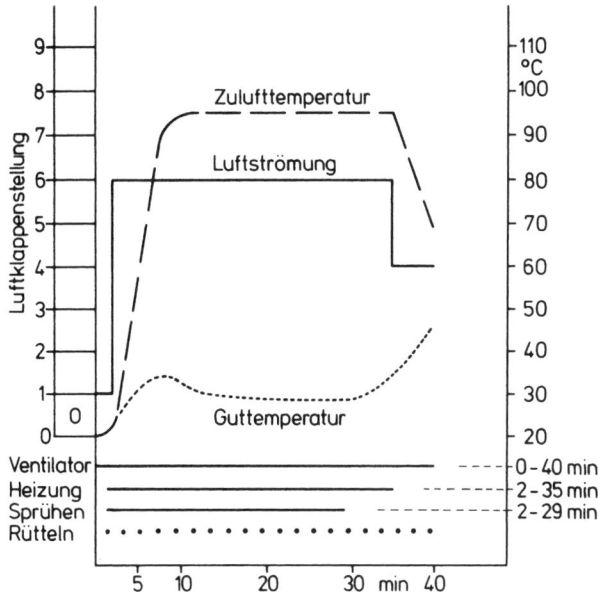

Gleichstromprinzip eingesprüht. Durch Aufheizen des Luftstromes wird die Trocknung eingeleitet. Der Verlauf einer Wirbelschichtgranulierung
kann Abb. **14.12** entnommen werden. Die Gutbewegung in einer Wirbelschicht ist naturgemäß
sehr heterogen. Dies ist auf die zu granulierenden Pulvergemische zurückzuführen (s. Kap. 5,
Abschn. 2.6.5, Wirbelschichttrockner und Wirbelschicht). Die zu granulierenden Materialien sind
in der Pharmazie häufig aus verschiedenen Stoffen mit unterschiedlichen Dichten sowie einigen
weiteren unterschiedlichen physikalischen Eigenschaften zusammengesetzt.

Um homogene Fließbett- oder Luftgleitschichten zu erreichen, ist zunächst der Einbau von Bo-
denrotoren in die Wirbelschichtgranulatoren versucht worden. Es gibt beispielsweise Kugelcoater
mit einem verstellbaren Lamellenboden. Sie
zeichnen sich durch günstiger gelenkte Luftgleit-

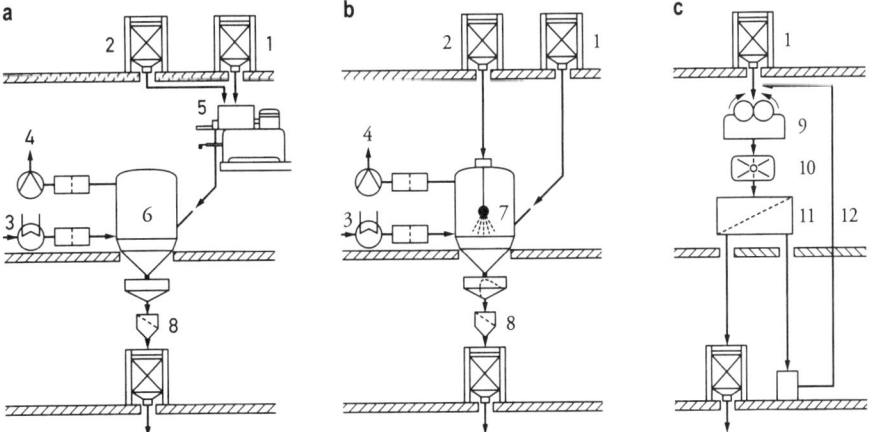

Abb. **14.13**   Fließschemen der drei industriell am häufigsten verwendeten Granulierverfahren. **a** Mischgranulierung
mit Mischern oder Mischknetern, **b** Wirbelschichtgranulierung, **c** Trockengranulierung (nach Bayer AG).
1 Vorratsbehälter für das Ausgangsmaterial, 2 Vorratsbehälter für die Granulierflüssigkeit, 3 Zuluft, 4 Abluft, 5 Intensivmischer, 6 Wirbelschichttrockner, 7 Wirbelschichtgranulator, 8 Siebe, 9 Kompaktierwalzen, 10 Stachelwalzen
zum Zerkleinern, 11 Klassiersieb, 12 Feingutrückführung.

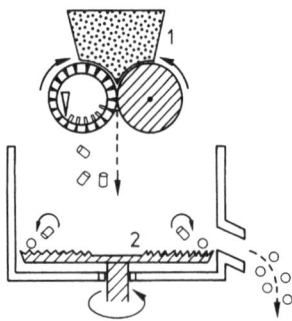

Abb. **14.14** Pelletieranlage, bestehend aus einem Lochwalzenkompaktor (1), der aus einem feuchten Pulver Zylindergranulate formt, und einem Pelletierbehälter mit rotierender Bodenscheibe (2), auf der die Zylindergranulate zu Pellets rolliert werden. Anstelle des Lochwalzenkompaktors kann auch ein Lochscheibenextruder eingesetzt werden (Prinzip Marumerizer® und Spheronizer®).

schichten aus, die neben einer geringeren mechanischen Belastung des Gutes auch einen niedrigeren Luftverbrauch gewährleisten (s. Kap. 14, Abschn. 5.3, Geräte zum Überziehen, Wirbelschichtumhüllung). Ein ähnlicher Effekt der Homogenisierung der Gutbewegung lässt sich aber auch durch den Einbau von nicht beweglichen, starren Lamellenböden erreichen. Diese können anstatt der üblichen Siebböden in die Geräte eingebaut oder nachgerüstet werden (s. Abb. **14.11b**).

Die Wirbelschichtgranulierung ist ein schnelles, rationelles Feuchtgranulierverfahren, da die Arbeitsschritte Mischen, Granulataufbau durch Einsprühen der Granulierflüssigkeit und Trocknen in *einer* Apparatur stattfinden. Zur Verarbeitung von voluminösen Mischungen, die stärker verdichtet werden müssen, ist die Wirbelschichtgranulierung weniger geeignet.

Zur **industriellen Herstellung von Granulaten** werden hauptsächlich drei dieser Granuliertechniken herangezogen und zwar die Mischgranulierung, die Wirbelschichtgranulierung und die Trockengranulierung (s. Abb. **14.13**).

Die Herstellung von Pellets oder das **Pelletieren** ist eine spezielle Aufbaugranuliertechnik zur Herstellung kugelförmiger Granulatpartikeln. Sie kann in Dragierkesseln, Pelletiertellern oder anderen Pelletiermaschinen durchgeführt werden. Spezielle Pelletieranlagen sind der Marumerizer® oder der Spheronizer® (s. Abb. **14.14**).

Sie bestehen aus einem Extruder- oder Lochwalzenkompaktor und einem Kessel mit einer rotie-

renden Bodenscheibe, auf der die Pellets geformt werden. In den Extruder wird die angefeuchtete Masse eingefüllt und durch eine Lochscheibe oder Lochwalze gepresst. Hierbei entsteht ein zylinderförmiges Granulat, das in den Kessel mit der rotierenden Bodenscheibe fällt, wo es zu kugelförmigen Pellets rolliert wird. Besonders geeignet zur Pelletisierung sind Mischungen aus mikrokristalliner Cellulose, wegen der hervorragenden Wasserbindungsfähigkeit, und Lactose. Häufig werden als Ausgangsmaterial zum Pelletieren Starterpellets aus möglichst gleichförmigen und gleich großen Kristallkernen oder Zuckerpellets eingesetzt, auf die dann sukzessive Wirkstoffschichten aufgezogen werden.

Im Prinzip wird der Aufbau der Pellets mit Feuchtgranuliertechniken erreicht.

In Hartgelatinekapseln abgefüllte oder in Tabletten eingearbeitete Pellets verteilen sich nach der Einnahme und der sich anschließenden Auflösung der Kapseln im Magen-Darm-Trakt und geben ihren Wirkstoff über größere Flächen gleichmäßig verteilt frei (s. Kap. 16, Abschn. 6.2.1 und 6.2.5).

3.2 Bindung in Granulaten

Interpartikuläre Bindungen können durch elektrostatische Aufladung, durch kohäsive Wechselwirkungen unmittelbar, mit Hilfe einer Flüssigkeit oder eines Bindemittels über adhäsive Wechselwirkungen oder durch interpartikuläre Verwachsungen zustande kommen. In der Regel wird daher zwischen meist schwächeren kohäsiven, interpartikulären Bindungen ohne Brücken sowie stärkeren Bindungen über Flüssigkeitsbrücken oder Feststoffbrücken unterschieden, wobei zwischen allen dieser Bindungen gleitende Übergänge bestehen.

- Agglomerationen durch elektrostatische Ladungen (Abb. **14.15 A** und **B**) können in besonderen Fällen, z. B. durch Reibung, auftreten (s. a. Kap. 4, Abschn. 5.4). Diese Bindungen machen sich vor allem bei der Verschlechterung des Fließvermögens von Haufwerken bemerkbar.
- Kohäsive Bindungen zwischen Granulatpartikeln ohne Brücken, die für die Granulatbildung wichtig sind, entstehen hauptsächlich durch kohäsive oder adhäsive Wechselwirkungen von Wassersorptionshüllen auf gleichen oder ungleichen Stoffen oder Primärpartikeln. Das Zustandekommen erfolgt weniger durch freie Sekundärvalenzen, wie z. B. van der

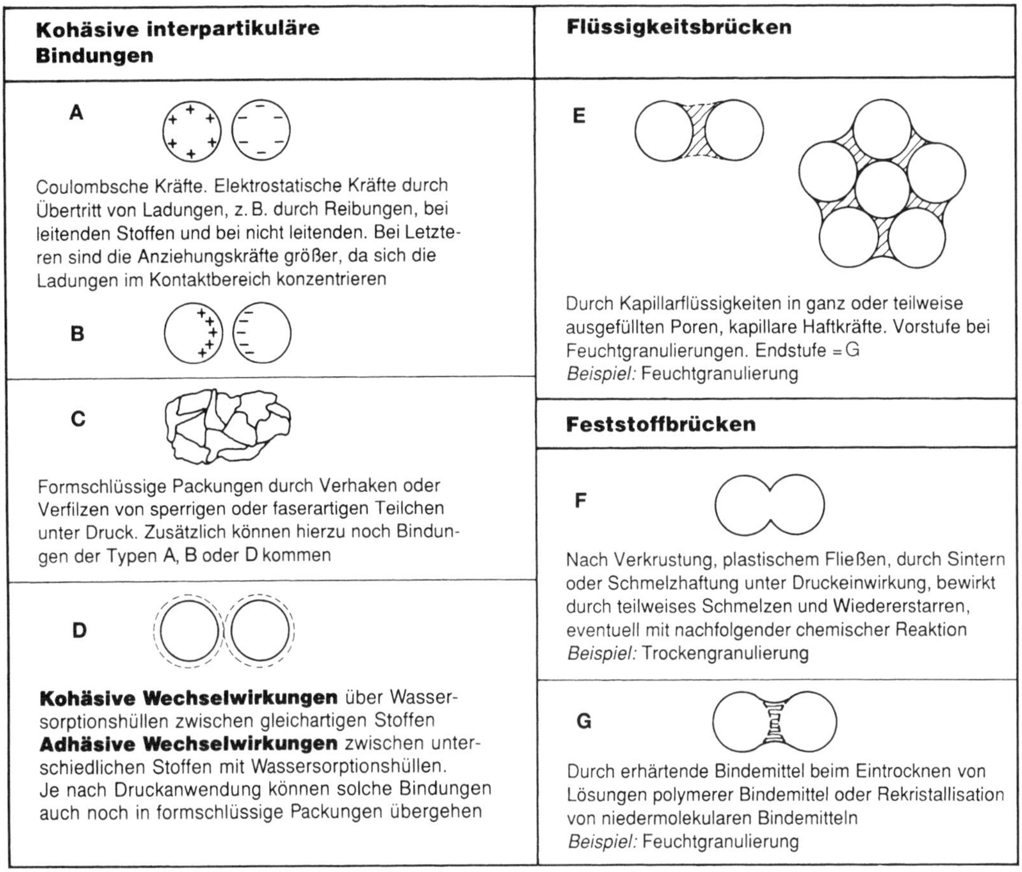

Kohäsive interpartikuläre Bindungen	Flüssigkeitsbrücken
A Coulombsche Kräfte. Elektrostatische Kräfte durch Übertritt von Ladungen, z. B. durch Reibungen, bei leitenden Stoffen und bei nicht leitenden. Bei Letzteren sind die Anziehungskräfte größer, da sich die Ladungen im Kontaktbereich konzentrieren	**E** Durch Kapillarflüssigkeiten in ganz oder teilweise ausgefüllten Poren, kapillare Haftkräfte. Vorstufe bei Feuchtgranulierungen. Endstufe = G *Beispiel:* Feuchtgranulierung
B	**Feststoffbrücken**
C Formschlüssige Packungen durch Verhaken oder Verfilzen von sperrigen oder faserartigen Teilchen unter Druck. Zusätzlich können hierzu noch Bindungen der Typen A, B oder D kommen	**F** Nach Verkrustung, plastischem Fließen, durch Sintern oder Schmelzhaftung unter Druckeinwirkung, bewirkt durch teilweises Schmelzen und Wiedererstarren, eventuell mit nachfolgender chemischer Reaktion *Beispiel:* Trockengranulierung
D **Kohäsive Wechselwirkungen** über Wassersorptionshüllen zwischen gleichartigen Stoffen **Adhäsive Wechselwirkungen** zwischen unterschiedlichen Stoffen mit Wassersorptionshüllen. Je nach Druckanwendung können solche Bindungen auch noch in formschlüssige Packungen übergehen	**G** Durch erhärtende Bindemittel beim Eintrocknen von Lösungen polymerer Bindemittel oder Rekristalisation von niedermolekularen Bindemitteln *Beispiel:* Feuchtgranulierung

Abb. **14.15**   Bindungsmechanismen in Granulaten (nähere Erklärungen im Text).

Waals-, Dipol-Dipol- oder Wasserstoff-Brückenbindungen der reinen Oberflächen. Diese können wegen der hierfür erforderlichen und kaum erreichbaren geringen Abstände bei interpartikulären Berührungen nicht abgesättigt werden. Auch die im Falle von Wasserstoff-Brückenbindungen notwendigen sterischen Voraussetzungen können nur in sehr geringem Umfang erreicht werden. Aus diesem Grund sind trockene, sorptionshüllenfreie Pulver auch nicht kohäsiv. Mit zunehmendem Feuchtigkeitsangebot bauen sich auf Partikeln mit polarer Oberfläche über Wasserstoffbrücken fest gebundene und nicht bewegliche Wassersorptionshüllen auf. Diese können als gemeinsame Sorptionsschichten der Partikeln aufgefasst werden. Sie verursachen eine stärkere Kohäsivität (Abb. **14.15 C** und **D**).

■ Flüssigkeitsbrücken (Abb. **14.15 E**).
Mit zunehmender Schichtdicke der Sorptions-

hülle nimmt das Wasser in den äußersten Schichten zunehmend die normale Wasserstruktur an. Ist die Schicht so stark geworden, dass zwischen den Partikeln echte Flüssigkeitsbrücken auftreten, dann wird die Agglomeration von einem anderen Phänomen, nämlich von Kapillarkräften, beherrscht. Diese werden aus dem konvexen Flüssigkeitsmeniskus ersichtlich, der sich zwischen den polaren und damit gut benetzbaren Oberflächen ausbildet. Jede gekrümmte Oberfläche führt zwischen den aneinandergrenzenden Phasen (in diesem Fall der Luft und der Flüssigkeit) zu einer Druckdifferenz Δp, wonach $\Delta p = 2\sigma \cdot r^{-1}$, mit der Oberflächenspannung σ und dem Krümmungsradius r. Da die Gasphase zwangsläufig unter Atmosphärendruck steht, muss in der interpartikulären Flüssigkeit ein Unterdruck herrschen, der die beiden Partikeln immobilisiert.

▪ Feststoffbrücken.
Hier ist zwischen Feststoffbrücken mit Bindemitteln und Sinterbrücken zu unterscheiden.

▪ Bindemittelbrücken (Abb. **14.15 G**) werden bei der Trocknung von Polymerlösungen gebildet. Solche Bindemittellösungen führen im Granulierprozess zunächst zur Agglomeration über Flüssigkeitsbrücken. Im Verlaufe der Trocknung nimmt die Viskosität der zwischen den Partikeln kapillar aufgenommenen Flüssigkeit zu, bis sie schließlich zu einer festen Masse erstarrt. Das Polymer gewährt, insbesondere wenn es sich in amorpher Form verfestigt und wenn es über eine hohe Konzentration verschiedener polarer Gruppen verfügt, die mit polaren Grenzflächen der Partikeln in Wechselwirkung treten können, eine hohe Bindungsfestigkeit. Bei Feststoffbrücken aus Bindemitteln bleibt die Individualität der verbundenen Partikeln erhalten. Agglomerate dieser Art können deshalb nach Auflösung der Bindemittelbrücken wieder in die ursprünglichen Partikeln zerfallen.

▪ Sinterbrücken (Abb. **14.15 F**).
Unter diesem Begriff werden alle Feststoffbrücken verstanden, bei denen die Individualität der ursprünglichen Partikeln durch unmittelbare Verwachsungen zu größeren Aggregaten verloren gegangen ist. Dies kann durch Verkrustung aus einer Lösung oder durch eine echte Versinterung aus einem Oberflächenschmelzfluss auftreten. Verkrustungen treten grundsätzlich während der Trocknung beim Feuchtgranulationsprozess dann auf, wenn von der Granulierflüssigkeit Partikeln angelöst werden und das gelöste Material bei der Rekristallisation die Partikeln fest miteinander verbindet.
Echte Sinterbrücken entstehen bei der Rekristallisation einer die Partikeln verbindenden Schmelze. Diese kann z. B. durch tribomechanische Prozesse, d. h. durch interpartikuläre Reibung, bei örtlich hohen Energiekonzentrationen vorkommen.

Ob Feststoffbrücken große Flächen zwischen den Partikeln miteinander verbinden oder nur punktuelle Bindungen entstehen, hängt nicht nur von der Art und der Konzentration der Bindemittel ab, sondern auch von den Granulierbedingungen.

In Knetern mit starkem Kneteffekt entstehen Granulate hoher Dichte, in Wirbelschichtgranulatoren dagegen eher lockere Granulate. Bei der Verwendung von Lösungsmitteldämpfen anstelle von Lösungen werden hochporöse Instantgranulate aufgebaut, die beim Einbringen in Flüssig-

keiten wegen ihrer hohen Porosität außerordentlich rasch dispergieren (s. Abb. **14.16**).

Die wichtigsten Bindemittel bei der Herstellung von Granulaten in der pharmazeutischen Technologie und ihre üblichen Anwendungskonzentrationen* sind:

Stärkekleister	5–15 %.
Gelatine	1– 3 %.
Polyvinylpyrrolidon	3– 5 %.
Celluloseether	1– 5 %.

Die erforderlichen Anwendungskonzentrationen ergeben sich aus der Effektivität der Bindemittel. Von stark wirkenden Bindemitteln müssen geringere Mengen eingesetzt werden.

4 Tabletten

Tabletten werden aus technologischer Sicht als einzeln dosierte feste Arzneiformen definiert, die durch Komprimieren aus Pulvern oder Granulaten in verschiedensten Formen hergestellt werden (s. Abb. **14.17**). Gewölbte Tabletten sind vorzugsweise Zwischenprodukte bei der Herstellung umhüllter Tabletten. In dieser Eigenschaft werden sie auch als Kerne bezeichnet.

Der Ursprung des Begriffes Tablette ist das lateinische Wort „Tabuletta" und bedeutet Täfelchen. Die lateinische Übersetzung von Tablette im Arzneibuch ist jedoch nicht „Tabuletta", sondern „Compressi". Die Bezeichnung „Compressi" (Komprimate) kommt ebenfalls aus dem Lateinischen von „comprimere" und bedeutet zusammenpressen. Damit wird eine sinnvolle Verbindung zur Herstellungstechnologie hergestellt. Diese begriffliche Verbindung ist deshalb sinnvoll, weil sie ohne Einschränkung der äußeren Formgebung alle durch Komprimierung hergestellten Arzneiformen

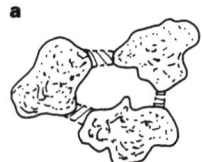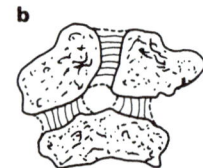

Abb. **14.16**   Feststoffbrücken bei lockeren und dichten Granulaten. **a** Punktuelle Verbindungen: lockere, poröse Granulate, kurze Zerfallszeiten, je nach Löslichkeit und Klebkraft der Bindemittel; **b** breitere Überbrückungen: höhere Dichten, weniger Poren.

---

* Diese Prozentangaben beziehen sich auf Feststoffanteile der Bindemittel pro trockenes Granulatgemisch.

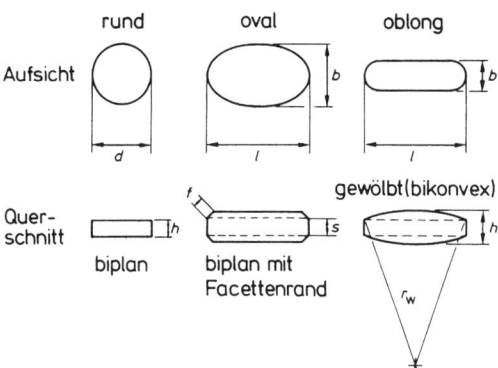

Abb. **14.17** Die wichtigsten Tablettenformen.
d   Durchmesser (2 *r*),
l   Länge, *b* Breite,
f   Facette, *s* Steghöhe,
h   Tablettenhöhe,
r_w Wölbungsradius.

umfasst. Die Bezeichnung „Tabuletta" dagegen bezieht sich streng genommen nur auf tafelförmige Arzneiformen.

Auch **Pastillen** können tafelförmig sein, obwohl sie definitionsgemäß keine Tabletten sind. Pastillen werden nämlich nicht durch Komprimieren, sondern durch Austropfen, Ausstechen oder Ausstanzen aus plastischen Massen verschiedenster Zusammensetzung geformt.

Physikalisch sind Tabletten als disperse Systeme gasförmig/fest einzustufen. Der Anteil der Gasphase bzw. der Poren kann dabei je nach dem Grad der Komprimierung erheblich variieren. Tabletten sind die meistgebrauchte Arzneiform. Die Gründe für ihre weite Verbreitung liegen auf der Hand.

– Sie können aus fast allen festen Wirkstoffen maschinell in großen Mengen wirtschaftlich hergestellt werden;
– sie haben eine hohe Dosierungsgenauigkeit;
– sie sind einfach und angenehm einzunehmen;
– sie sind lange haltbar, einfach zu verpacken, gut zu lagern und zu transportieren;
– die Freigabe der Wirkstoffe aus Tabletten kann mit entsprechenden Formulierungs- und/oder Herstellungstechniken in weiten Grenzen gesteuert bzw. modifiziert werden.

Tabletten werden meist nicht aus reinen Stoffen, sondern aus Gemischen von Wirkstoffen und Hilfsstoffen hergestellt. Die Hilfsstoffe haben dabei die Aufgabe, den Tabletten die Eigenschaften zu geben, die im Hinblick auf die Einfachheit und

Sicherheit ihrer Handhabung, zur Optimierung ihrer Bioverfügbarkeit und ihrer Herstellung erforderlich sind.

4.1 Hilfsstoffe zum Tablettieren und Granulieren

Die speziellen Hilfsstoffe zum Tablettieren und Granulieren (s. a. Kap. 6) können gemeinsam abgehandelt werden, da für die Herstellung der beiden Arzneiformen weitgehend dieselben Stoffe verwendet werden (s. Tab. **14.1**).

4.2 Basisrezepturen für Tabletten

Die Zusammensetzung von Tabletten kann äußerst vielfältig sein. Sie müssen individuell für jeden Wirkstoff, für jeden Verwendungszweck und für jede Herstellungstechnologie entwickelt werden. Jeder Wirkstoff hat bestimmte physikalische und chemische Eigenschaften, z. B. gute oder schlechte Komprimierbarkeit oder Löslichkeit, höhere oder niedrigere Hygroskopizität, Hydrolyse- oder Oxidationsempfindlichkeit etc. Diese Eigenschaften sind bei der Wahl der Hilfsstoffe und der Herstellungsverfahren genauso zu berücksichtigen, wie die angestrebte Bioverfügbarkeit und Haltbarkeit der fertigen Arzneiform. Es ist falsch, Tabletten mit feuchteempfindlichen Penicillinen mit Wasser zu granulieren oder zu Tabletten mit hydrolyseempfindlicher Acetylsalicylsäure alkalisch reagierende Hilfsstoffe zu geben. Ebenso falsch ist es, Tabletten, die rasch zerfallen sollen, mit der hygroskopischen Saccharose oder Lutsch- bzw. Kautabletten, die sich in der Mundhöhle auflösen sollen, mit Sprengmitteln herzustellen. Rektal- und Vaginaltabletten müssen so formuliert sein, dass sie ihre Wirkstoffe auch in den geringen am Applikationsort zur Verfügung stehenden Flüssigkeitsmengen freigeben. Abb. **14.18** zeigt eine systematische Übersicht von Tabletten nach Verwendung und Herstellungstechnologie.

Bei der Entwicklung von Tabletten kann von folgender Basisrezeptur einer Tablettiermischung ohne Wirkstoff bzw. eines Simplexgranulates ausgegangen werden:

I Stärke (Sprengmittel)		10–20 %
Bindemittel		1–15 %
Milchzucker (Füllmittel)		ad 100 %
II Stärke (Sprengmittel)		10 %
Talkum (Gleitmittel)		5–8 %
Magnesiumstearat	(Schmier-	0,5 % bzw.
oder Stearinsäure	mittel)	1,0 %

Tabelle **14.1** Hilfsstoffe zum Tablettieren und Granulieren.

Art des Hilfsstoffes	Verwendungszweck und Beispiele
Füllstoffe	Inerte und physiologisch gut verträgliche Stoffe zur Volumenauffüllung bei niedrig dosierten Wirkstoffen oder zur besseren Dispergierung von Wirkstoffen in den Arzneiformen, z. B. zur Verhinderung eines zu nahen Zusammenlagerns einzelner Wirkstoffpartikeln. *Beispiele:* Milchzucker, Cellulosepulver, Mannitol, Calciumdiphosphat, verschiedene Stärken.
Sprengmittel, Zerfallsförderer oder -beschleuniger	In Wasser stark quellende Stoffe, die sich jedoch bis zu Temperaturen von 37 °C nicht lösen dürfen, z. B. Stärken und Stärkederivate, quer vernetztes Polyvinylpyrrolidon, niedrig substituierte Natriumcarboxymethylcellulose. Bei Brausetabletten werden CO_2-Entwickler, wie $NaHCO_3$, eingesetzt.
Bindemittel oder Klebstoffe bei der Feuchtgranulierung	Zur Herstellung von Klebstofflösungen für die Feuchtgranulierung, z. B. Stärkekleister, Gelatine, Polyvinylpyrrolidon, Celluloseether, Zucker. Höhere Dosen von Bindemitteln als üblich können auch als Gegensprengmittel, z. B. bei Lutschtabletten, verwendet werden.
Trockenbindemittel bei der Trockengranulierung	Zur Verbesserung der plastischen Verformbarkeit oder zur Ermöglichung formschlüssiger Bindungen, z. B. mikrokristalline Cellulose, enzymatisch abgebaute und sprühgetrocknete Stärke, faserige Stoffe.
Feuchthaltemittel	Zusätze zu Tablettenmischungen, wenn diese zum Austrocknen neigen und aus diesem Grund schlecht tablettierbar werden, z. B. Glycerol oder Sorbitol.
Trockenmittel oder Adsorptionsmittel	Zum Einbinden von flüssigen Wirkstoffen oder zur Vermeidung von Verflüssigungen von Tablettiermischungen, z. B. hochdisperse Kieselsäure.
Gleitmittel (Fließregulierungs-, Schmier- oder Formentrennmittel)	Zur Verbesserung der Fließeigenschaften bzw. der Rieselfähigkeit, z. B. hochdisperse Kieselsäure. Zum Reduzieren der Reibung zwischen den zu tablettierenden Mischungen und dem Tablettierwerkzeug (Stempel und Matrizen), z. B. Stearinsäure, Magnesiumstearat.

In einigen Pharmakopöen werden solche einfachen, grundlegenden Granulatrezepturen unter der Bezeichnung Simplexgranulat beschrieben.

Im praktischen Sprachgebrauch wird bei Tablettenmischungen zwischen inneren Phasen (I) und äußeren Phasen (II) unterschieden. Die innere Phase mit dem Füllmittel, dem Bindemittel und erforderlichenfalls einem Sprengmittel ist das eigentliche Granulat. Die Bestandteile der äußeren Phase (II) werden dem Granulat (innere Phase I) vor der Tablettierung zugemischt. Je nach Höhe der Wirkstoffdosierung können Füllmittel ganz oder teilweise durch Wirkstoffe ersetzt bzw. kompensiert werden. Für die Wahl der Tablettenbindemittel gelten im Prinzip dieselben Überlegungen, wie sie im vorhergehenden Abschnitt für die Granulatbindemittel beschrieben wurden (s. Abschn. 3.2).

Für Tabletten, die den Wirkstoff schnell freigeben sollen, sind gut lösliche Bindemittel auszuwählen. Gut lösliche Wirkstoffe können mit schwer oder unlöslichen Bindemitteln retardiert werden. Die Granulierung unlöslicher Wirkstoffe mit unlöslichen Bindemitteln ist in der Regel ein Fehler. In der äußeren Phase werden einer Tablettiermischung alle die Bestandteile zugegeben, die in feinpulvriger Form besser wirksam sind, wie Sprengmittel, Schmiermittel und Fließregulierungsmittel, oder die sich während der Granulierung verflüchtigen oder verändern können, wie z. B. Aromen.

Wenn hydrophobe Wirkstoffe oder der Verwendungszweck der Tabletten es erfordern, können der inneren oder der äußeren Phase auch noch Netzmittel bzw. Lösungsvermittler, Süßstoffe oder andere Hilfsstoffe zugesetzt werden. Pharmazeutische Tabletten sollen nicht nur eine hohe mechanische Festigkeit aufweisen, sie müssen im Gegensatz zu technischen Komprimaten in physiologischen Flüssigkeiten auch wieder rasch zerfallen. Dies sicherzustellen ist Aufgabe der Sprengmittel. Schmiermittel sollen das Ausstoßen der Tablette aus der Matrize erleichtern.

Tabletten-arten	Applikations-art/Ort der Wirkstoff-abgabe	Charakteristika	Tabletten-arten	Applikations-art/Ort der Wirkstoff-abgabe	Charakteristika
Einfache Tabletten	p.o., im Magen oder im Darm	Häufigste Form bzw. Normalform der Tabletten, mit Sprengmitteln, rascher Zerfall	Vaginal-tabletten	intravaginal	Spezielle anwendungsbezogene Formen und Zusammensetzungen
Lutsch-tabletten	in der Mundhöhle (oral)	Ohne Sprengmittel, gegebenenfalls mit Zerfallsverzögerer, hauptsächlichste Füllmittel: Saccharose, Sorbitol und Mannitol	Rektal-tabletten	rektal	
Kautabletten	in der Mundhöhle und z. T. im Magen		Mehrschichtentabletten (Sandwich-Tabletten)	p.o.	Geeignet zur Trennung von miteinander unverträglichen Wirkstoffen oder zur Trennung von Initial- und Erhaltungsdosis bei Retardarzneiformen
Sublingual- und Bukkal-tabletten	unter der Zunge bzw. in der Backentasche				
Lösungs-tabletten	Nach Auflösung: oral oder p.o., topisch, seltener parenteral	Gut löslich, möglichst nur lösliche Hilfsstoffe	Manteltabletten (Dry-coated-Tabletten)	p.o.	
Brause-tabletten	Nach Auflösung: p.o.	Mit Brausemischung aus Säurekomponenten und Bicarbonaten oder Carbonaten, sehr feuchtigkeitsempfindlich	Punkttabletten (Bull-eye-Tabletten)	p.o.	
Implantations-tabletten	s.c.	Sterile oder aseptische Herstellung	Gerüst-tabletten	p.o.	Polymer- oder Wachsgerüste bzw. -matrices mit eingebetteten Wirkstoffen
p.o. = peroral; s.c. = subcutan					

Abb. **14.18** Systematik der Tabletten nach Art der Verwendung oder nach der Herstellungstechnologie.

Formentrennmittel sollen das Festkleben der Tabletten an den Stempeln verhindern.

Nach einer Faustregel soll das Verhältnis innere Phase zur äußeren Phase bzw. Granulatanteil zu Fein- oder Pulveranteil im Hinblick auf optimale Fließeigenschaften und Packungsdichten zwischen 80:20 und 90:10 liegen.

Wie unterschiedlich Tablettenrezepturen zusammengesetzt sein können, zeigt das folgende Beispiel von Calcium-Brausetabletten, die neben normalen Tablettenhilfsstoffen auch noch eine Brausemischung enthalten.

I Calciumgluconat	529,2 T*
Calciumcarbonat	54,0 T
Puderzucker (Füllstoff)	121,2 T
Natriumcyclamat (Süßstoff)	54,0 T
Orangenaroma (Geschmackskorrigenz)	3,6 T
II Citronensäure wasserfrei	297,0 T
Natriumhydrogen-carbonat	180,0 T
(Brausemischung)	
Macrogol 4000 pulv. (Gleitmittel)	36,0 T
	1275,0 T

* T = Teile

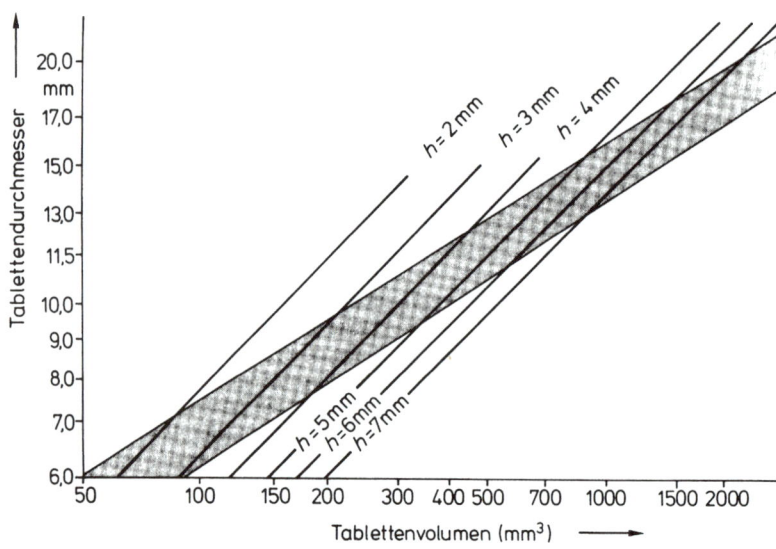

Abb. **14.19**   Standardisierung von Tablettengrößen.

4.3 Tablettengrößen und Tablettenmassen

Die geeigneten Tablettendurchmesser für bestimmte Tablettenvolumina hängen einerseits von den maximalen Füllraumtiefen der Tablettenpressen und andererseits von einem ästhetischen Verhältnis zwischen Tablettendurchmesser und Tablettenhöhe ab. Diese Grenzwerte lassen sich graphisch (s. Abb. **14.19**) und tabellarisch festlegen (s. Tab. **14.2**).

Aus den Tablettenvolumina errechnen sich in Abhängigkeit von den Dichten die Tablettenmassen. In der Praxis werden solche Tabellen

Tabelle **14.2**   Zusammenstellung von Tablettendurchmessern, -höhen und -volumina.

Tabletten-durchmesser (mm)	Tablettenhöhen min. und max. (mm)	Tablettenvolumen min. und max. (mm³)
6	1,8–3,0	50– 100
7	2,0–3,7	70– 140
8	2,3–4,1	110– 200
9	2,7–4,7	160– 300
10	3,0–5,1	220– 400
11	3,3–5,8	300– 500
11,5	3,6–6,1	350– 600
12	3,8–6,5	400– 700
13	4,2–7,0	500– 900
15	5,0–8,0	800–1400

oder Graphiken zur Ermittlung der kleinsten erforderlichen Zahl von Standardformaten für Tabletten benutzt, um alle Tablettenvolumina bzw. -massen zwischen bestimmten Grenzwerten lückenlos abzudecken. Je kleiner die Anzahl der erforderlichen Tablettier- und Verpackungswerkzeuge für ein ganzes Sortiment ist, desto wirtschaftlicher lässt sich dessen Tablettierung und Verpackung durchführen.

Aus Abb. **14.19** ist leicht zu erkennen, dass bei Wahl der Zwischengröße 11,5 mm auf die Tablettierwerkzeuge der Durchmesser 11 mm, 12 mm und 14 mm verzichtet werden kann. Mit der Standardreihe der Durchmesser für Tablettenwerkzeuge von 10 mm, 11,5 mm, 13 mm und 15 mm können alle Tabletten der Volumina 220–1400 mm³ ohne größere Überschneidungen hergestellt werden (s. Tab. **14.2**).

4.4 Tablettenmaschinen

Zur Herstellung von Tabletten stehen Exzenter- und Rundlaufpressen zur Verfügung. Bei den **Exzenterpressen** wird die Presskraft von einem Exzenter über den Oberstempel auf das zu komprimierende Gut übertragen. Der Unterstempel hat dabei nur die Aufgabe, den Matrizenraum nach unten zu begrenzen und nach der Komprimierung die fertigen Tabletten auszustoßen. Im Gegensatz zu Rundlaufpressen sind bei Exzenterpressen während des Pressvorganges nur der Oberstempel und der Füllschuh beweglich. Auf

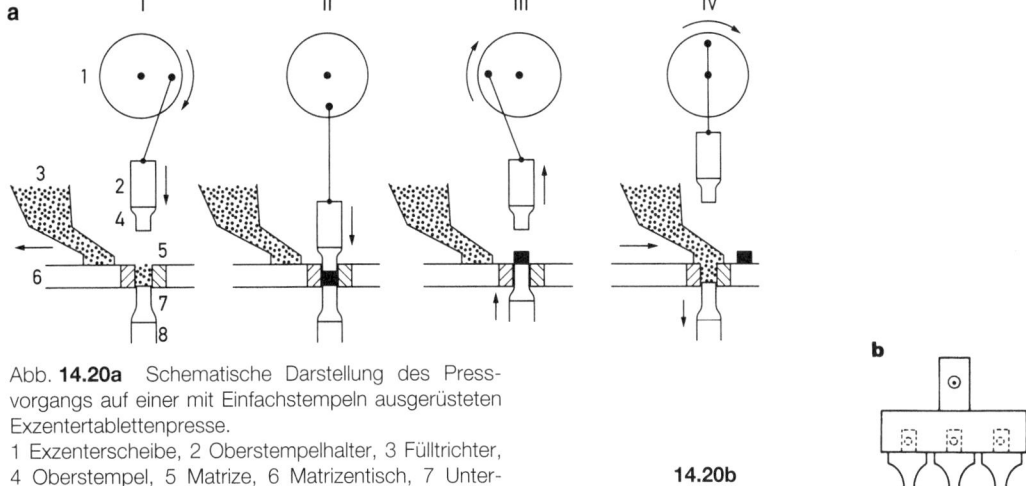

Abb. **14.20a** Schematische Darstellung des Pressvorgangs auf einer mit Einfachstempeln ausgerüsteten Exzentertablettenpresse.
1 Exzenterscheibe, 2 Oberstempelhalter, 3 Fülltrichter, 4 Oberstempel, 5 Matrize, 6 Matrizentisch, 7 Unterstempel, 8 Unterstempelhalter.

14.20b
Mehrfachstempel.

Position I. Der Unterstempel ist in der Ausgangsstellung und begrenzt den Füllraum (Volumen der Matrizenbohrung) derart, dass er genau soviel von der zu tablettierenden Mischung aufnehmen kann, wie der Masse einer Tablette entspricht. Der Oberstempel ist auf dem Weg nach unten.
Position II. Unterer Wendepunkt mit maximaler Verdichtung des Tablettiergutes.
Position III. Der Oberstempel ist auf dem Weg nach oben, während der Unterstempel die fertige Tablette aus der Matrize drückt. Auf eine exakte Unterstempeljustierung ist hierbei unbedingt zu achten, um Beschädigungen von Tabletten und von Stempelrändern zu vermeiden.
Position IV. Der Oberstempel hat den oberen Wendepunkt erreicht, und der Unterstempel ist wieder in seiner Ausgangsstellung. Gleichzeitig bewegt sich der Füllschuh über die Matrizenöffnung, füllt diese mit dem zu tablettierenden Gut und geht wieder in seine Ausgangsstellung zurück. Anschließend beginnt der Komprimierprozess mit der Position I wieder von neuem.

den Füllschuh wird ein Fülltrichter aufgesetzt, der für den Substanznachfluss sorgt. Mit Hilfe der Unterstempeleinstellung wird die Füllraumtiefe in der Matrizenbohrung und somit die Einstellung der Tablettenmasse reguliert. Die Verdichtung wird durch die Eintauchtiefe des Oberstempels eingestellt (s. Abb. **14.20**). Während die Oberstempelbewegung durch den Exzenter direkt bewirkt wird, erfolgen die Ausstoßbewegungen des Unterstempels und die Füllschuhbewegung über eine Schablonensteuerung, die synchron mit dem Exzenterantrieb läuft. Die Tablettiermischungen oder -granulate im Füllschuh und im Fülltrichter dürfen sich bei den Rüttelbewegungen der Exzenterpressen nicht entmischen. Matrizen und Matrizentisch sind bei den Exzenterpressen feststehend.

Matrizen sind zylindrische Scheiben zum Einsetzen in den Matrizentisch; sie haben zentrische Bohrungen, deren Abmessungen bei den runden Formen dem Tablettendurchmesser entsprechen, die das zu tablettierende Gut zur Komprimierung aufnehmen. Bedenkt man, dass die Stempel

auf 1/100 mm genau in die Matrizen eingepasst sind, dann ist höchste Sorgfalt bei jedem Aus- und Einbau von Stempeln und Matrizen in Tablettenpressen selbstverständlich. Sollen die Tablettenwerkzeuge ihre Präzision über einen längeren Zeitraum bewahren, dann sind sie sofort nach jedem Gebrauch gründlich zu reinigen, zu polieren und gegen Stoß und Fall gesichert aufzubewahren.

Exzenterpressen haben mit Einfachwerkzeugen nur geringe Stundenleistungen von rund 1500 bis 3000 Tabletten. Mit Mehrfachwerkzeugen, das sind Stempelhalterungen mit mehreren Stempeleinsätzen und Matrizen der entsprechenden Anzahl von Bohrungen, lassen sich diese Leistungen erhöhen. Exzenterpressen werden hauptsächlich zur Herstellung kleinerer Chargen oder zur Herstellung größerer Komprimate, z. B. von Briketts oder Veterinärtabletten (Boli), eingesetzt.

Bei **Rundlaufpressen** wird die Verdichtung mit Ober- und Unterstempel, die durch zwei

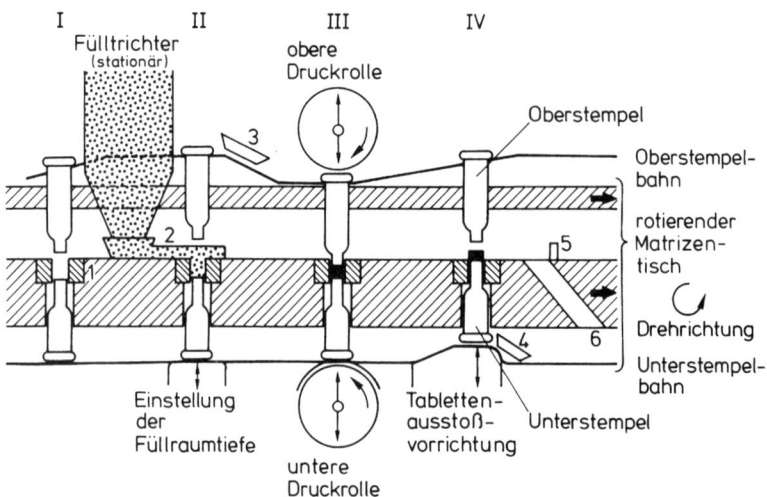

Abb. 14.21   Schematische Darstellung des Pressvorganges auf einer Rundlauftablettenpresse.
1 Matrizen, 2 Füllrechen, 3 Niederzugschiene für Oberstempel, 4 Niederzugschiene für Unterstempel, 5 Tabletten-
auswerfer, 6 Ablaufrinne; die rotierenden Maschinenteile sind schraffiert, die schwarzen Pfeile geben die Drehrich-
tung an.
Position I. Der Oberstempel ist auf der Oberstempelbahn auf dem Weg nach oben. Der Unterstempel ist in seiner
untersten Stellung und öffnet den Füllraum der Matrize voll für die Aufnahme des zu tablettierenden Gutes. Zwischen
den Positionen I und II fließt aus dem Fülltrichter das zu tablettierende Gut in den Füllrechen, der die Aufgabe hat,
dieses gleichmäßig in die Füllräume der Matrizen zu verteilen. Da die Unterstempel auf ihrer Unterstempelbahn dabei auf dem untersten Niveau bleiben, werden die Füllräume etwas überfüllt.
Position II. Der Oberstempel ist auf dem obersten Niveau seiner Bahn. Der Unterstempel wird bei der Einstellung der
Füllraumtiefe auf eine der Dosierung entsprechende Höhe angehoben, wobei der letzte Füllrechenteil die Überfüllun-
gen abstreift. Auf diese Weise werden sehr exakte und gleichmäßige Dosiergenauigkeiten gewährleistet.
Position III. Zwischen der oberen und unteren Druckrolle, an der Pressstation, werden die optimale Verdichtung zur
Formung der Tablette sowie die optimale Presszone in der Matrize durch Regulieren der beiden Druckrollen eingestellt. Die Niederzugschienen sollen nicht regelmäßig in Aktion treten, sondern nur wenn sich die Stempel einmal
nicht frei bewegen, weil beispielsweise Pulverteilchen in die Führungen eingedrungen sind.
Position IV. Der Unterstempel stößt die fertige Tablette aus. Die Unterstempelstellung muss dabei äußerst sorgfältig
vorgenommen werden, damit die Tabletten einwandfrei und unversehrt abgestreift werden und die Stempelränder
nicht am Abstreifer beschädigt werden. Der Abstreifer schiebt die Tablette anschließend auf eine Ablaufrinne. Der
Oberstempel ist zur selben Zeit wieder auf dem Weg nach oben, und dann beginnt der Komprimiervorgang wieder
von vorne.

Druckrollen aufeinander zugeführt werden, gleichzeitig bewirkt. Die Stempelpaare (Ober- und Unterstempel) befinden sich gemeinsam mit den Matrizen in einem rotierenden Matrizentisch, wobei pro Umlauf eines Stempelpaares eine Tablette gepresst wird. Die Auf- und Abbewegungen der Stempel werden in der Hauptsache von schienenartigen Bahnen bestimmt. Zusätzliche Niederzugschienen unterstützen schwierige Bewegungsphasen vor den Pressstationen (Druckrollen) und nach dem Tablettenausstoß. Fülltrichter und Füllrechen stehen bei den Rundlaufpressen im Gegensatz zu den Exzenterpressen fest (s. Abb. **14.21**).

Die gezeigte schematische Darstellung ist auf vier charakteristische Positionen eines Umlaufes des Matrizentisches abstrahiert. In Wirklichkeit gibt es auf der runden rotierenden Matrizenscheibe so viele Stationen, wie die Maschine Matrizen und Stempelpaare besitzt. Es gibt Rundlaufpressen, die pro Umlauf und Stempelpaar eine Tablette pressen und solche, die dieses Ergebnis bereits mit einem halben Umlauf erreichen. Diese Maschinen müssen zwei Pressstationen und zwei Füllstationen haben. Die Leistungen von Rundlaufpressen reichen von rund 10 000 bis zu 1 Million Tabletten pro Stunde, je nach Anzahl der Stempelpaare, der Rotationsgeschwindigkeit, der Pressstationen und der eventuellen Verwendung von Mehrfachwerkzeugen. Rundlauftablettenpressen eignen sich vor allem zur Herstellung großer Chargen. Von Nachteil ist, dass die Größe der herzustellenden Tabletten durch die Größe der rotierenden Matrizenscheibe und der Anzahl der Stempelpaare begrenzt ist. Je kleiner die Matrizenscheibe und je größer die Anzahl der Stempelpaare ist, desto kleiner werden die maximalen Durchmesser der einsetzbaren Matrizen sein. Ein weiterer Nachteil ist, dass Rundlaufpressen nicht so hohe Presskräfte erlauben wie Exzenterpressen. Demgegenüber steht der Vorteil einer raschen und wirtschaftlichen Herstellung großer Tablettenmengen. Bei sehr schnell laufenden Rundlaufpressen kann die Nachfließgeschwindigkeit des zu tablettierenden Materials problematisch werden. Deshalb sind heute alle Hochleistungsrundlaufpressen mit **Rührflügelfüllschuhen** ausgerüstet (s. Abb. **14.22**).

Wegen der unterschiedlichen Presscharakteristiken und Pressgeschwindigkeiten zwischen Exzenter- und Rundlauftablettenpressen ist es nicht überraschend, wenn bestimmte Tablettiermischungen, die sich auf Exzenterpressen einwandfrei verarbeiten lassen, für Rundlaufpressen keineswegs optimal sind.

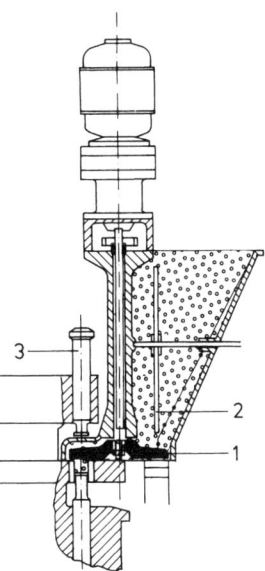

Abb. **14.22** Schematische Darstellung eines Rührflügelfüllschuhes, wie sie heute praktisch an allen Hochleistungstablettenpressen anstelle der Füllrechen verwendet werden; 1 horizontal rotierender Rührflügel, 2 oszillierender Mischstab, 3 Stempel der Tablettenpresse (Fette GmbH, Schwarzenbek b. Hamburg).

Die Herstellung von **Mehrschichten- oder Manteltabletten** (s. Abb. **14.18**) wird meist mit Rundlauftechniken durchgeführt. Sie erfordert jedoch speziell konstruierte Maschinen. Voraussetzung sind mindestens zwei Füll- und Pressstationen. Außerdem muss der Unterstempel auf verschiedene Füllhöhen einregulierbar sein. Denn zur Herstellung von Mehrschichtentabletten geht der Unterstempel an der ersten Füllstation auf eine Teilfüllraumtiefe und füllt auf diese Weise die erste Schicht ein. An der ersten Pressstation wird diese so schwach als möglich komprimiert. Danach geht der Unterstempel auf die nächste Füllraumtiefe und füllt an der zweiten Füllstation die zweite Schicht ein. An der letzten Pressstation findet die endgültige Komprimierung statt (s. Abb. **14.23a**).

Wichtig hierbei ist, dass zwischen den Füllrechen der einzelnen Füllstationen Vorrichtungen für eine saubere Trennung der einzelnen Schichten eingerichtet werden können und dass die ersten Schichten schwächer komprimiert werden. Findet die Hauptkomprimierung, d. h. die Komprimierung mit der höchsten Verdichtung, nicht mit dem letzten Schritt statt, ergeben sich Probleme bei der Haftung zwischen den Schichten. Die Herstellung von Mantel- oder Punkttabletten verläuft ganz ähnlich wie die Herstellung von Dreischichtentabletten. Abweichend hiervon wird anstelle der mittleren Schicht – bei der Manteltablette – oder der letzten Schicht – bei der Punkttablette – ein Tablettenkern eingesetzt (s. Abb. **14.23b**). Eine Punkttablette ist praktisch eine Manteltablette, bei welcher der Kern nicht vollständig umhüllt ist. Der Kern ist deshalb an der Oberseite sichtbar (s. Abb. **14.18**, Abschn. 4.2). Das Einsetzen der Kerne in die Mantelmischung besorgt ein Transfer- und Zentriermechanismus. Manteltabletten können entweder auf einer synchron laufenden Doppelrundlaufpresse (Drycota, Manesty) hergestellt werden oder auf zwei Rundlaufpressen (Prescota, Kilian). Bei der Doppelrundlaufpresse werden die Kerne auf dem einen Turm der Rundlaufpresse hergestellt und durch den dazwischenliegenden Transfer- und Zentriermechanismus auf den Turm der zweiten Rundlaufpresse überführt, wo das Aufpressen des Mantels erfolgt. Für die andere Methode sind eine normale Rundlaufpresse zur Herstellung der Kerne und eine Spezialrundlaufpresse mit einem Transfer- und Zentriermechanismus erforderlich. Vorteil der Doppelrundlaufpresse zur Herstellung von Manteltabletten ist, dass die Kerne auf dem ersten Turm sehr weich vorgepresst werden können. Die Endkomprimie-

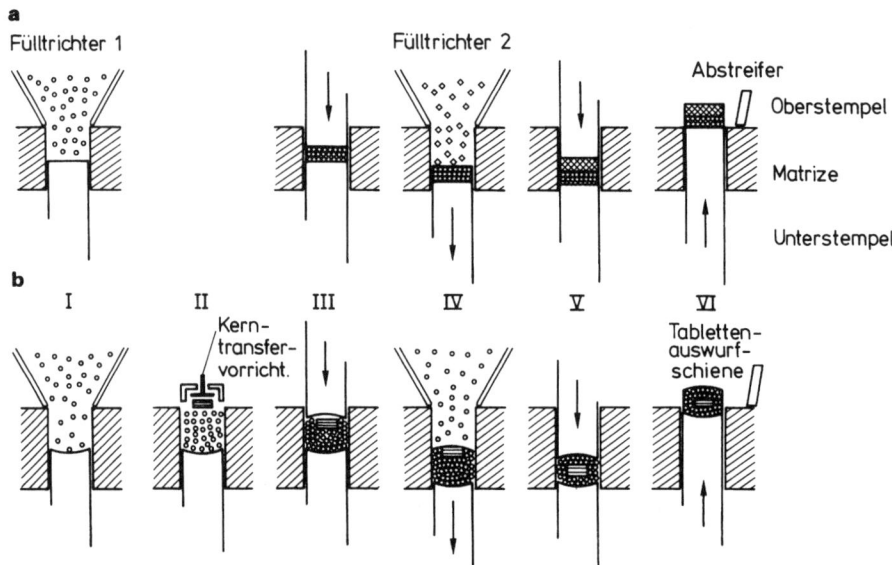

Abb. **14.23**   Herstellung von Mehrschichtentabletten (**a**) und von Manteltabletten (**b**) (nach Kilian & Co, GmbH, Köln-Niehl).

a I   Unterstempel auf Teilfülltiefe, Einfüllung der ersten Schicht in die Matrize
a III   Leichte Komprimierung der ersten Schicht durch den Oberstempel
a IV   Absenken des Unterstempels auf die nächste Füllhöhe. Einfüllen der zweiten Schicht
a V   Endkomprimierung
a VI   Ausstoßen der Mehrschichtentablette
b I   Unterstempel auf Teilfülltiefe, Einfüllung der Mantelmischung für die untere Mantelhälfte
b II   Aufsetzen und Zentrieren des Kernes mit der Transfer- und Zentriervorrichtung
b III   Leichtes Komprimieren der unteren Mantelhälfte, gleichzeitig Anpressen des Kernes
b IV   Weiteres Absenken des Unterstempels auf die nächste Fülltiefe, Einfüllen der zweiten Hälfte der Mantel-
        mischung
b V   Endkomprimierung
b VI   Ausstoßung der Manteltablette

rung ergibt auf diese Weise eine sehr gute Haftung zwischen Kern und Mantel. Vorteil der Methode mit zwei Maschinen ist, dass beide Maschinen auch zur Herstellung von normalen Tabletten eingesetzt werden können. Dies wird jedoch mit dem Nachteil erkauft, dass die Kerne härter gepresst werden müssen, damit sie schadlos auf die zweite Maschine überführt werden können.

4.5 Herstellung von Tabletten

Der einfachste und ökonomischste Weg zur Tablettenherstellung ist die **Direkttablettierung**, d. h. ohne vorhergehende Granulation. Voraussetzung dazu sind eine ausreichende plastische Verformbarkeit der Tablettiermischungen, gute Fließeigenschaften und keine Entmischungstendenzen. Diese drei Voraussetzungen zu beherr-

schen ist außerordentlich schwierig. Kristalline Substanzen können aufgrund ihrer Kristallstruktur einen großen Elastizitätsbereich aufweisen, der erst bei hohen Materialspannungen in eine irreversible Verformung, plastisches Fließen oder Bruch übergeht. Außerdem kann die Anisotropie der Kristalle auf den ganzen Pressling übertragen werden. Entmischungserscheinungen treten vor allem bei niedrig dosierten Tabletten nachteilig in Erscheinung. Schon geringe Abweichungen bei den Mischungsbestandteilen in Partikelgröße oder Partikelform können zu Tabletten führen, die nicht ausreichend mechanisch fest sind. Aus diesen Gründen wird die Direkttablettierung nicht allzu oft durchgeführt. Daneben ist auch die **Trockengranulierung** eine Möglichkeit der trockenen Verarbeitung von feuchtigkeitsempfindlichen Mischungen. Eine wichtige Regel bei dieser Technologie ist, dass Trockengranulate weicher gepresst werden müssen als die anschließend daraus herzustellenden Tabletten. Wird diese Regel nicht eingehalten, ist es schwierig oder sogar unmöglich, die Trockengranulate auf Tablettenpressen noch genügend weiter zu verformen. Das Ergebnis sind nicht genügend feste Tabletten. Trockengranulate sind das Zwischenprodukt der Wahl für Tabletten, die feuchtigkeitsempfindliche Wirkstoffe enthalten. Entmischungstendenzen werden durch die Trockengranulierung praktisch ausgeschaltet.

Feuchtgranulate lassen sich am sichersten und am komplikationslosesten tablettieren. Deshalb sind sie das häufigste Zwischenprodukt bei der Herstellung von Tabletten.

Fehler, die beim Herstellen von Tabletten auftreten können, sind in Tab. **14.3** zusammengestellt.

4.5.1 Bindung in Tabletten

Voraussetzung zur Herstellung von mechanisch ausreichend stabilen Tabletten mit geringen Masseschwankungen bzw. mit hohen Dosierungsgenauigkeiten ist, dass die Tablettiermischungen oder Granulate ausreichend plastisch verformbar sind und auch bei hohen Herstellungsgeschwindigkeiten gut in die Matrizenbohrungen fließen. Die Ordnungsgrade dieser Schüttungen in den Matrizen müssen reproduzierbar sein. Sie sind in etwa vergleichbar mit denen, die bei der Bestimmung von Schütt- und Stampfvolumen erreicht werden (s. Abschn. 2.1.4). Dies erklärt auch, weshalb die Schütt- und Stampfvolumina

Tabelle **14.3**   Fehler, die bei der Tablettenherstellung auftreten können.

Fehler	Ursachen und Behebung
Ungenügende mechanische Festigkeit	– zu geringer Pressdruck – ungeeignetes Bindemittel oder zu wenig Bindemittel – zu hoher Stärkeanteil – zu hoher Gleit- oder Schmiermittelzusatz – zu niedriger Feuchtigkeitsgehalt bzw. übertrocknete Tablettiermischung – ungenügende plastische Verformbarkeit
Deckeln der Tabletten (schichtenweises Aufreißen)	– zu niedrige Feuchtigkeit, Verbesserung durch Zusatz eines Feuchthaltemittels – durch Lufteinschlüsse, evtl. Behebung durch Spezialtablettenmaschine mit Vordruckrolle oder durch Reduktion der Pressgeschwindigkeit, evtl. auch Reduktion des Pressdrucks – zu hohe Rückdehnung, Verbesserung durch Zusatz eines Hilfsstoffes, welcher die plastische Verformbarkeit erhöht, z. B. mikrokristalline Cellulose – Vorzugsorientierungen im Komprimat, daher unterschiedliche achsiale und radiale mechanische Festigkeit. Behebung durch Granulieren der Mischungskomponenten oder Verminderung der Partikelgrößen des Ausgangsmaterials
Kleben der Tablettenmischung an den Stempelwerkzeugen oder zu hohe Reibung in den Matrizen („Harzen")	– zu wenig Schmier- bzw. Formentrennmittel – zu hoher Feuchtigkeitsgehalt der Mischung – Schmelzpunkterniedrigung durch eutektisches Verhalten, Behebung durch Zusatz eines Adsorptions- bzw. Trocknungsmittels, z. B. hochdisperse Kieselsäure
Ungenügende Zerfallszeit	– ungeeignetes Sprengmittel – zu wenig oder fehlender Zerfallsbeschleuniger – zu hydrophob bzw. zu wenig oder fehlender Netzmittelzusatz – zu wenig wasseraufsaugende Hilfsstoffe wie hochdisperse Kieselsäure oder Stärke – zu geringe Porosität bzw. zu hoher Pressdruck – gut lösliche Komponenten in der Mischung, die über osmotische Effekte Zerfallsbeschleuniger unwirksam machen
Dosierungsschwankungen	ungenügendes Fließverhalten der Tablettenmischung, Verbesserung durch Optimierung der Partikelgröße oder Zusatz von hochdisperser Kieselsäure

zur Charakterisierung und Optimierung von Tablettenmischungen herangezogen werden.

Im Verlaufe von Komprimierprozessen werden die säulenförmigen Schüttungen in den zylindrischen Matrizenbohrungen zunächst zwischen Ober- und Unterstempel zusammengeschoben.

Die Vorverdichtung ist beendet, wenn die Partikeln nicht mehr aneinander abgleiten können. Durch das weitere Vordringen der Stempelwerkzeuge in die Matrize erfolgt nach diesem Abschnitt die Verformung der Partikeln. Die Verformung ist zunächst elastisch. Sie führt zum Aufbau von Zwangskräften, die vom vordringenden Stempel überwunden werden müssen. Der Bereich, über den die für die Tablettierung in Frage kommenden Substanzen elastisch verformbar sind, ist relativ klein.

Nach Überschreiten der Elastizitätsgrenze setzt die irreversible Verformung ein, die für die Tablettierung mit Vorzug eine plastische Verformung sein sollte. Die Fließgrenze, d. h. diejenige Materialspannung, oberhalb der das plastische Fließen beobachtet werden kann, sollte so niedrig wie möglich sein. Spröde Substanzen, die bei überelastischer Beanspruchung brechen, sowie hochelastische Materialien eignen sich kaum für die Tablettierung. Sie lassen sich jedoch durch Einbettung in geeignete Hilfsstoffe mit guten plastischen Eigenschaften in besser tablettierbare Produkte überführen.

Für den Zusammenhalt der Komprimate kommen Kohäsions- bzw. Adhäsionskräfte, Feststoffbrücken oder formschlüssige Bindungen in Betracht (s. Abschn. 3.2, Abb. **14.15**). Die verschiedenen Bindungsarten kommen häufig nebeneinander vor. Je nachdem welche der Bindungen die Eigenschaften der Tabletten im Wesentlichen beherrscht, lassen sich die Presslinge klassifizieren.

1. Presslinge, die durch Kohäsions- bzw. Adhäsionskräfte zusammengehalten werden. Sie sind im Hinblick auf rasche Zerfallbarkeiten vorteilhaft.

2. Presslinge mit sich langsam lösenden Feststoffbrücken, die Sinterbrücken oder aber auch Bindemittelbrücken sein können. Sie werden z. B. für Lutschtabletten hergestellt.

Formschlüssige Bindungen werden nur in vereinzelten Spezialfällen angestrebt. Prinzipiell gilt also für die Bindung in Tabletten Ähnliches wie für die Bindung in Trockengranulaten (s. Abschn. 3.2).

Fehlerfreie Kristalle sind besonders fest und haben ausgeprägte elastische Eigenschaften, die sich in einem hohen Elastizitätsmodul widerspiegeln (Hooke'sches Gesetz, s. Kap. 4, Abschn. 2.2.3). Sie sind deshalb erst im Bereich hoher Materialspannungen irreversibel verformbar. Besser zu verformen sind Realkristalle, die sich durch eine mehr oder minder hohe Konzentration von Gitterfehlern, wie z. B. Leerstellen, Zwischengitterplätzen, Fremdbausteinen, Stufen- oder Schraubenversetzungen, auszeichnen. Die Gitterstrukturen solcher Kristalle sind umso geschwächter, je höher die Fehlstellenkonzentration ist. Die Verformbarkeit ist auch entscheidend von der Art der das Gitter zusammenhaltenden Sekundärvalenzen sowie der Geometrie des Gitters abhängig. Acetylsalicylsäurekristalle lassen sich leichter plastisch verformen als Milchzuckerkristalle.

Häufig werden bei der Granulatbereitung oder auch bei der Direkttablettierung den Wirkstoffen Hilfsstoffe zugesetzt, die ein ausgesprochen gutes plastisches Fließvermögen besitzen. Diese führen aufgrund ihrer niedrigen Fließgrenze zu einer Verminderung der Presskräfte und sind in der Lage, weniger gut verformbare Arzneistoffkristalle zu umfließen. Eine derartige Funktion übernehmen im Allgemeinen bereits Zusätze von Bindemitteln. Bindemittel sind mit Vorzug makromolekulare polare amorphe Substanzen, die aufgrund ihrer amorphen Beschaffenheit ein isotropes Verformungsverhalten aufweisen und damit optimale Voraussetzungen für das Einfließen in jeden zur Verfügung stehenden Hohlraum liefern.

4.5.2 Verfolgung des Druckverlaufs bei der Herstellung von Tabletten

Durch die Ausrüstung von Tablettenpressen mit elektronischen Kraftmessvorrichtungen bzw. Sensoren und Weggebern, die die jeweilige Position der Stempelwerkzeuge erfassen, lässt sich eine relativ exakte Analyse über alle mechanischen Vorgänge, die sich während der Tablettierung abspielen, durchführen.

Für die Messung der Presskräfte eignen sich zwei verschiedene Aufnehmertypen:

1. Dehnmessstreifen (DMS)

2. piezoelektrische Aufnehmer oder Druckgeber.

Dehnmessstreifen – früher Dehnungsmessstreifen genannt – bestehen aus meanderförmig gelegten oder spiralig gewickelten Konstantan-

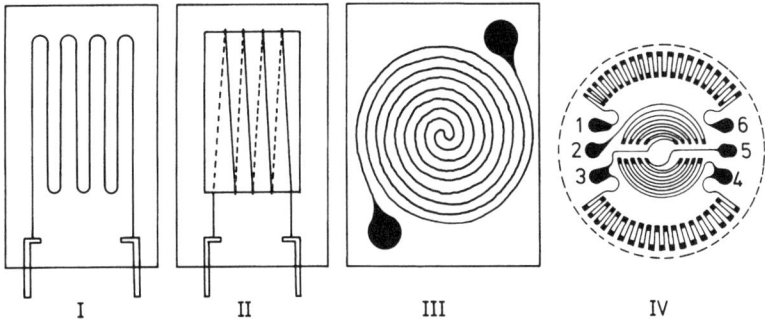

Abb. **14.24** Schematische Darstellung einiger Drahtgitter- (I, II, III) und Foliengitter-Dehnmessstreifen (IV) mit zwei bzw. sechs Anschlusskontakten.

drähten oder dünnen entsprechend geformten Metallfolien, die in Polymerfolien eingebettet sind (s. Abb. **14.24**).

Dehnmessstreifen werden zur Kraftmessung auf belastete Maschinenteile geklebt und übernehmen dadurch die unter der Belastung an diesen Maschinenteilen auftretenden Verformungen. Da die Maschinenteile unter den üblichen Belastungen ideal elastisch verformt werden, ist auch die Verformung des Dehnmessstreifens und damit des eingebetteten Drahtes proportional zu den zu messenden Kräften. Die Verformung des Drahtes führt damit zu Widerstandsänderungen, die diesen Veränderungen proportional sind und die in einer Brückenschaltung in Spannungssignale überführt werden können. Die Dehnmessstreifen werden im Falle von Kraftmessungen bei der Tablettierung bei Exzenterpressen vorzugsweise auf die Stempelhalter geklebt. Eine Applikation der Streifen auf die Stempel, die aufgrund ihres kleineren Querschnitts größere Verformungen erleiden und daher ein empfindlicheres Signal liefern sollten, ist zu vermeiden, da die Verformungen der Stempel bei hohen Belastungen den Proportionalbereich überschreiten.

Zur Ausschaltung von Temperatureinflüssen werden entweder zwei Dehnmessstreifen – einer in der Stauchungs- bzw. Dehnungseinrichtung und ein zweiter quer dazu – aufgebracht, oder es wird ein Spezialdehnmessstreifen benutzt (s. Abb. **14.24** IV) und in eine Kompensationsschaltung gebracht.

Piezoelektrische Druckgeber nutzen den piezoelektrischen Effekt aus, der darauf beruht, dass bei reinen Quarzkristallen oder bestimmten Werkstoffen, z.B. Bariumtitanat, bei Zug- oder Druckbelastungen durch Kristallgitterverspannungen elektrische Ladungen auftreten (s. Abb.

14.25). Werden solchen Kristallen oder geeigneten synthetischen Werkstoffen an zwei Seiten Elektroden aufgedampft, lassen sich über diese Elektroden die den Zug- oder Druckbeanspruchungen proportionalen elektrischen Spannungen abnehmen und nach entsprechenden Verstärkungen weiter verarbeiten. Die piezoelektrischen Druckgeber lassen sich nicht einfach wie Dehnmessstreifen aufkleben. Sie sind so in die Maschine einzubauen, dass sie den gesamten Kraftfluss oder einen definierten Anteil desselben aufnehmen. Dafür sind sie gegenüber Temperatureinflüssen, die bei Dehnmessstreifen kompensiert werden müssen, praktisch unempfindlich. Mit Dehnmessstreifen oder piezoelektrischen Druckgebern ausgerüstete Tablettenpressen werden als instrumentierte Tabletten-

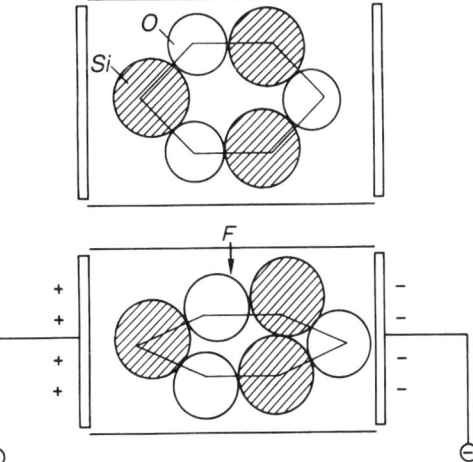

Abb. **14.25** Schematische Darstellung des piezoelektrischen Effektes. *F* Krafteinwirkung; *Si* = Silicium; *O* = Sauerstoff.

pressen bezeichnet und sowohl zur Datengewinnung bei der Forschung und Entwicklung als auch während der produktionsmäßigen Herstellung von Tabletten eingesetzt.

Forschungs- und Fabrikationstablettiermaschinen werden heute in den verschiedensten Ausführungen serienmäßig mit Kraftaufnehmern ausgerüstet.

In der Forschung und Entwicklung werden die bei der Tablettierung auftretenden Presskräfte häufig in Abhängigkeit von der jeweiligen Stellung der Presswerkzeuge aufgenommen. Zu diesem Zweck bedient man sich **induktiver Weggeber**. Diese bestehen aus einer länglichen Spule mit Mittelabgriff. In der Spule befindet sich ein frei beweglicher Eisenkern, der mit dem Oberstempelhalter mechanisch fest verbunden wird. Die Spule dagegen ist mechanisch mit irgendeinem Bezugspunkt der Maschine, z. B. dem Unterstempelhalter, gegen den die jeweilige Stellung des Oberstempelhalters gemessen werden soll, fest verbunden. Befindet sich der Spulenkern genau in der Mitte der Spule, sind die Selbstinduktivitäten und damit die Wechselstromwiderstände der beiden Spulenhälften genau gleich. Bei einer Verschiebung gegenüber dieser Lage, die durch eine Veränderung der Stellung des Oberstempelhalters zustande kommt, ändert sich das Verhältnis der Wechselstromwiderstände der beiden Spulenhälften zueinander, so dass bei einer entsprechenden Brückenschaltung eine der Stellungsänderung proportionale Spannung gemessen werden kann. Induktive Weggeber gestatten sehr genaue und empfindliche geometrische Vermessungen. Sie werden u. a. auch in elektronischen Waagen verwendet. Gerade bei der Tablettierung ist die sorgfältige Wahl des Bezugspunktes wichtig, da häufig übersehen wird, dass viele Maschinenteile durch die Belastung der Maschine ihre Lage verändern.

Die den Presskräften proportionalen Spannungen werden zur unmittelbaren Aufzeichnung einem Oszillografen zugeführt oder zunächst digitalisiert und in einer geeigneten Datenverarbeitungsanlage abgespeichert.

Wenn die Presskraft in Abhängigkeit zur Zeit in einer Exzenterpresse sowohl für den Oberstempel als auch für den Unterstempel aufgezeichnet wird, ergeben sich die in der Abb. **14.26** dargestellten Diagramme.

Das Diagramm **14.26a** zeigt, dass der Kraftanstieg und der Kraftabfall unsymmetrisch zueinander verlaufen. Dies ergibt sich zwangsläufig

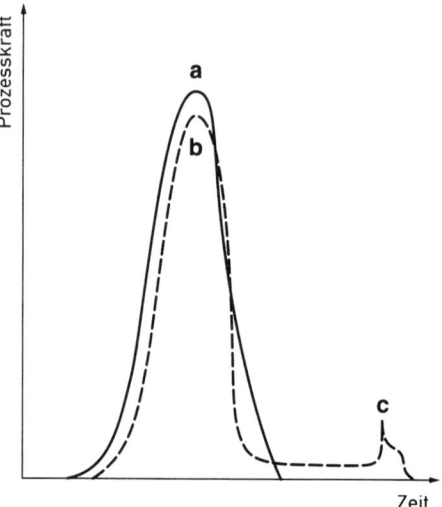

Abb. **14.26**   Registrierung der Presskraft bei der Tablettierung in einer Exzenterpresse: **a** mit Kraftmessung am Oberstempel (durchgezogene Linie), **b** mit Kraftmessung am Unterstempel (gestrichelte Linie), **c** Ausstoß-Signal (s. Text).

aus der irreversiblen Verformung des Tablettiergutes. Die Presskraft steigt unmittelbar oder kurz nach Eindringen des Stempels in die Matrize stetig bis zum Kompressionsmaximum an. Die Presskraft im Kompressionsmaximum spiegelt die elastischen Kräfte in der Substanz wider, die im Augenblick der maximalen Kompression vorherrschen. Diese werden in der nachfolgenden Entspannungsphase wieder abgebaut. Da die Tablette sich aber nur über einen kleinen Weg entspannt, fällt die Presskraft nach dem Kompressionsmaximum steiler ab als sie sich vor dem Maximum aufgebaut hat.

Das Unterstempelkraftdiagramm **14.26b** zeigt einen geringfügig anderen Verlauf. Der Presskraftanstieg beginnt zu einem etwas späteren Zeitpunkt als beim Oberstempel, da infolge der Reibung der Substanz an der Matrizenwand die Kraftübertragung vom Oberstempel zum Unterstempel verzögert erfolgt. Die Presskraft im Maximum ist infolge der ebenfalls reibungsbedingten unvollständigen Kraftübertragung geringer. Der Kurvenverlauf ist wie am Oberstempeldiagramm unsymmetrisch, zeigt aber am Kraftabfallast eine über längere Zeit bestehende Restkraft, kenntlich durch das Ausstoßsignal, dem ein mehr oder minder scharfer Beschleunigungspeak des Unterstempels überlagert ist (Abb. **14.26c**). Erst mit dem Ausstoß der Tablette fällt diese

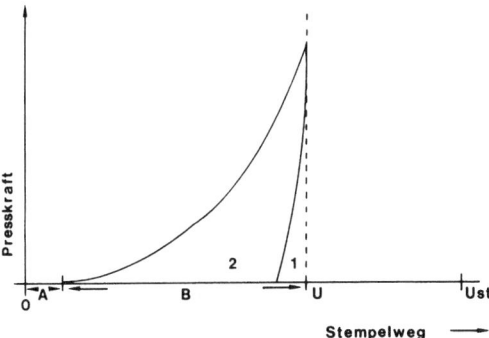

Abb. **14.27** Abhängigkeit der Presskraft bei der Tablettierung in einer Exzenterpresse von der jeweiligen Position des Oberstempels in der Matrize.

Kraft auf Null ab. Diese Restkraft hat ebenfalls eine Ursache in der Reibung. Sie spiegelt die Haftreibung der fertigen Tablette in der Matrize wider, wobei zu berücksichtigen ist, dass diese neben dem Haftreibungskoeffizienten von der Intensität der radialen Verspannungen abhängt.

Abb. **14.27** zeigt als Beispiel ein Diagramm, das die am Oberstempel einer Exzenterpresse auftretende Kraft in Abhängigkeit von der jeweiligen Position des Oberstempels in der Matrize wiedergibt.

Der Koordinatenursprung O wird zweckmäßigerweise so gewählt, dass er der Position des Oberstempels unmittelbar vor dem Eintauchen in die Matrize entspricht. Mit U ist der untere Totpunkt des Stempels markiert. Würde der Stempel bis zur Berührung des Unterstempels in die Matrize vordringen, so würde dies bei der Position Ust geschehen.

Die Vorkompression, bei der die Partikeln noch aneinander abgleiten können und damit dem vordringenden Stempel ausweichen, ist durch den Abschnitt A gekennzeichnet. Erst nach der Vorkompression setzt im Wesentlichen die Partikeldeformation und damit der Anstieg der Presskraft ein. In dieser Phase B der Tablettierung wird ein ständig steigender Anteil des Pressgutes bis über die Elastizitätsgrenze verspannt und plastisch unter Auffüllung von Hohlräumen verformt. Aufgrund dieser Tatsache muss die Presskraft, die als eine integrale Erscheinung aller Materialspannungen im Pressgut zu verstehen ist, ständig ansteigen. In jedem betroffenen Bereich ist die Höhe der Materialspannung durch den Übergang in die irreversible Verformung limitiert.

Mit Überschreiten des unteren Totpunktes U kehrt sich die Arbeitsrichtung des Oberstempels um. Die Tablette entspannt sich nun über einen kurzen Weg, bis die Presskraft am Stempel auf Null abgesunken ist.

Da es sich bei diesem Diagramm um ein Kraft-Weg-Diagramm handelt, stellt jede Fläche innerhalb dieses Diagramms als Produkt aus Kraft und Weg einen mechanischen Energiebetrag dar. Danach lässt sich folgende energetische Betrachtung durchführen:

Die Fläche unter der Kraftanstiegskurve, das Integral des Kraftanstiegs, stellt diejenige mechanische Energie dar, die von der Maschine auf die Substanz bis zum Kompressionsmaximum übertragen worden ist. Die Fläche unter der Kraftabfallkurve (1) stellt diejenige mechanische Energie dar, die bei der Entspannung von der Substanz nach Überschreiten des unteren Totpunktes an die Maschine wieder abgegeben wurde. Die Tablette hat sich in dieser Phase in Richtung der Werkzeugbewegung entspannt. Die vom gesamten Kurvenzug umschlossene Fläche (2), die die Differenz zwischen den erstgenannten beiden darstellt, ist diejenige mechanische Energie, die für die irreversible Verformung, d. h. im Wesentlichen für die plastische Verformung, verbraucht und in Wärme umgewandelt wird. Durch kalorimetrische Messungen konnten bis zu 90 % des umgesetzten mechanischen Energiebetrages als Wärme nachgewiesen werden.

Derartige Überlegungen zur Energiebilanz dürfen bei Exzenterpressen nur anhand von Oberstempeldiagrammen durchgeführt werden, da nur der Oberstempel eine aktive Kompressionsarbeit leistet und daher sich nur am Oberstempel wesentliche mechanische Energieübertragungen abspielen – sieht man von der Ausstoßarbeit des Unterstempels ab.

Instrumentierte Tablettenpressen eignen sich aufgrund der durchgeführten Überlegungen für folgende Aufgaben:

1. Entwicklung von Tablettenrezepturen mit optimalen Kompressionseigenschaften.

2. Überwachung der Tablettenfabrikation.

Für die erste Aufgabe ist auf folgende Kriterien zu achten:

▪ Die Vorkompressionsphase sollte so kurz wie möglich sein.
▪ Die für die Herstellung einer Tablette mit guten mechanischen Eigenschaften erforderliche Presskraft sollte so niedrig wie möglich sein.

- Die bis zum Kompressionsmaximum auf die Substanz übertragene mechanische Energie sollte unter Einhaltung der bereits genannten Bedingungen so groß wie möglich sein. Optimal wäre ein möglichst gleichmäßiger Kraftanstieg vom Eintauchpunkt in die Matrize bis zum unteren Totpunkt.
- Der Kraftabfall sollte so steil wie möglich sein. Dies beinhaltet, dass so viel wie möglich der aufgewendeten mechanischen Energie für die irreversible Verformung verbraucht wird.
- Oberstempel- und Unterstempelkraft-Zeitdiagramme sollten so wenig wie möglich voneinander abweichen. Damit werden die während der Verdichtung und Entspannung auftretenden Reibungskräfte minimiert.
- Die am Unterstempeldiagramm erkennbare Restkraft sollte so niedrig wie möglich sein.
- Bei sehr empfindlichen Messungen lässt sich oft nachweisen, dass bereits vor Erreichen des unteren Totpunktes, d. h. vor dem Verdichtungsmaximum, die Presskraft abzufallen beginnt. Dieser Effekt sollte so klein wie möglich sein. Er weist auf kritische Verarbeitungsgeschwindigkeiten hin und zeugt unter Umständen von einer Empfindlichkeit der betreffenden Substanz gegenüber der Kompressionscharakteristik der jeweiligen Tablettiermaschine.

Der zweiten Aufgabe, d. h. der Überwachung der Tablettenfabrikation, kommen die serienmäßigen Instrumentierungen insbesondere der Rundlauftablettenpressen (s. Abb. **14.28**) weitgehend entgegen.

Mit ihnen ist es im Allgemeinen möglich, folgende Daten zu erfassen:

- die Maximalkraft einer jeden einzelnen Kompression unter gleichzeitiger Zuordnung zu der jeweiligen Pressstation und
- den Mittelwert der Presskraft aus einer bestimmten Zahl von Kompressionen.

Die Werte stehen unmittelbar oder nach entsprechender statistischer Auswertung in einem integrierten Rechner für die Dokumentation zur Verfügung. Gleichzeitig können die Messdaten für automatische Dosierungsregelungen oder aber auch für Sicherheitsabschaltungen genutzt werden. Die Presskraft wird dabei häufig als eine indirekte Information für die Dosierung betrachtet. Da die Presskraft aber nicht nur von der Dosierung, sondern von sehr vielen verschiedenen Bedingungen der Tablettenfabrikation abhängig ist, stellt sie eine ideale Größe für die integrale Fabrikationsüberwachung und Inprozesskontrolle dar.

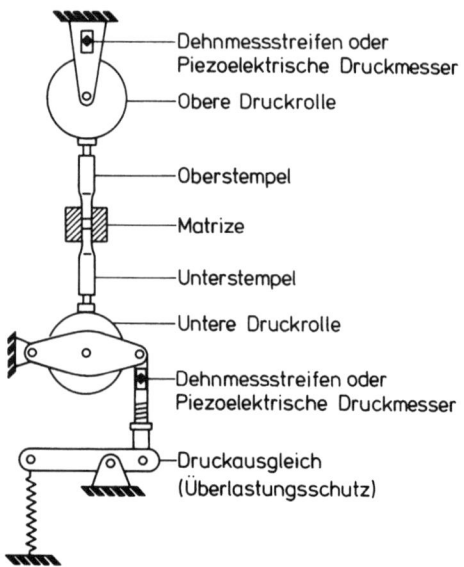

Abb. **14.28** Schematische Darstellung einer Rundlauftablettenpresse mit Druckmesseinrichtung.

4.5.3 Dispersität von festen Arzneiformen

Feste Arzneiformen sind in der Regel disperse Systeme, die die Phasen fest/fest, flüssig/fest und gasförmig/fest haben können (s. Kap. 4). Pulver und Granulate enthalten einen hohen Gas- bzw. Luftanteil, der bei der Kompression zu Tabletten stark vermindert wird. Die einzelnen Pulverpartikel* können selbst wieder eigene disperse Systeme i. a. fest/fest darstellen.

Aus der Noyes-Whitney-Gleichung (s. Kap. 4, Abschn. 2.3.6) geht hervor, dass die Lösungsgeschwindigkeit eines Stoffes umso größer wird, je größer seine **benetzbare** Oberfläche ist. Daraus geht hervor, dass die Wirkstofffreigabe aus einer festen Arzneiform, wie z. B. einer Tablette, sowohl vom Dispersitätsgrad des Wirkstoffs als auch von den Grenzflächeneigenschaften der dispersen Einheiten abhängig ist. Sind die Grenzflächeneigenschaften der Dispersität unabhängig, wie z. B. bei amorphen Körpern, so wächst die Lösungsgeschwindigkeit mit steigender Dispersität.

---

* Unter einem(r) Partikel versteht man allgemein ein Einzelindividuum einer dispersen Phase eines dispersen Systems. Damit ist nicht nur ein Kristall in einer Suspension oder ein einzelnes Korn eines Pulvers ein Partikel, sondern auch ein Aerosoltröpfchen, ein Tröpfchen der inneren Phase einer Emulsion und eine Gasblase in einer Flüssigkeit oder einem Feststoff. Für Feststoffpartikeln wird im deutschen Sprachgebrauch häufig der Begriff Korn verwendet.

Entstehen jedoch bei der Herstellung des dispersen Zustandes auf dem Wege der Zerkleinerung oder Präzipitation Veränderungen in der Grenzflächenpolarität – sehr häufig kann man eine Abnahme der Polarität beobachten –, kann dieser Effekt verringert, kompensiert oder sogar umgekehrt werden.

Ideale Verhältnisse sind gegeben, wenn der Wirkstoff molekulardispers von einem Hilfsstoff aufgenommen wird. In diesem extremen Grenzfall kommen dem Wirkstoff keine eigenen partikulären Eigenschaften mehr zu. Es existiert keine Grenzfläche, der Wirkstoff befindet sich im Zustand einer festen Lösung. Die Wirkstofffreisetzung wird ausschließlich von der Lösungsgeschwindigkeit des Trägermaterials beherrscht.

Ein interessantes Beispiel stellt die Dispersion von Griseofulvin in Macrogol 4000 dar. Wird das schlecht in Wasser lösliche Griseofulvin in geschmolzenem Macrogol gelöst und diese molekulardisperse Lösung durch schockartiges Abkühlen auf Kühlwalzen oder Kühlbändern erstarrt, so entsteht primär eine feste metastabile Lösung von Griseofulvin in Macrogol 4000. Da sich Macrogol sehr leicht in Wasser löst, wird das Griseofulvin nach der Einnahme von den physiologischen Flüssigkeiten aus diesen festen Dispersionen unmittelbar im molekulardispersen, d. h. im Lösungszustand übernommen.

Ist der Wirkstoff nicht direkt im Einbettungsmaterial löslich, wie im oben erwähnten Fall das Griseofulvin im Macrogol, ist die Herstellung solcher **fester Dispersionen** schwierig. Diese Schwierigkeiten lassen sich jedoch überwinden, wenn es gelingt, ein Lösungsmittel oder ein Lösungsmittelgemisch zu finden, in dem sowohl der Wirkstoff als auch das Einbettungsmaterial löslich sind. Nach ausreichender Dispergierung von Wirkstoff und Einbettungsmaterial müssen die Lösungsmittel wieder abgedampft werden.

Als Einbettungsmaterialien sind neben Macrogol noch viele weitere Hilfsstoffe (s. Kap. 6) geeignet, z. B. Polyvinylpyrrolidon, Poloxamer (Pluronic F68), Harnstoff, Mannitol, Dextrin, Bernsteinsäure, Methylcellulose u. Ä. Bei der Vergrößerung der Oberflächen oder der Grenzflächen zur besseren Steuerung der Verfügbarkeit eines Wirkstoffs darf nicht übersehen werden, dass sich hiermit auch die anderen Grenzflächeneffekte entsprechend ändern, z. B. die Benetzbarkeit.

Werden gut wasserlösliche Wirkstoffe in Einbettungsmaterialien dispergiert, die in Wasser unlöslich sind, z. B. in Wachs, erfolgt die Freigabe aus diesen festen Dispersionen entsprechend verzögert (s. Kap. 16, Abschn. 5.4 und 6.2.3).

Bei partikulären Verteilungen der Wirkstoffe hängen die Grenzflächeneffekte immer von den Eigenschaften der beteiligten Phasen ab, vor allem von deren Kohäsion oder Adhäsion, Löslichkeit oder Mischbarkeit, Hydrophilität oder Hydrophobizität, Hygroskopizität, Quelleigenschaften, Schmelzverhalten etc.

Werden beispielsweise hydrolyseempfindliche Wirkstoffe, wie Acetylsalicylsäure, zum Zwecke eines verbesserten Auflösungsverhaltens fein vermahlen, nimmt im gleichen Maße wie die Oberfläche vergrößert wird auch die Hydrolysebereitschaft zu.

Eine verstärkte Hydrolysebereitschaft kann zu Stabilitätsproblemen führen, wenn die andere Phase z. B. Wasser oder Wasserdampf an die Oberfläche der Acetylsalicylsäure abgibt. Dementsprechend kann Acetylsalicylsäure in feinstvermahlener Form und ohne dass eine höhere Hydrolyserate resultiert, nur mit ausreichender Stabilität in Hartfett eingearbeitet werden, wenn die OH-Zahl und damit die Hydrophilität bzw. die Wasseraufnahme des Hartfettes entsprechend niedrig ist. Dieses Beispiel zeigt, dass eine verbesserte Lösungsgeschwindigkeit eines Wirkstoffs eine Verschlechterung der Haltbarkeit nach sich ziehen kann. Andererseits sind aber solche Beeinträchtigungen bei entsprechender Kenntnis der Kausalzusammenhänge nicht unabwendbar. Sind die Einflüsse der anderen Phase nicht so leicht auszuschalten wie eben geschildert, muss ein Kompromiss zwischen optimaler Verfügbarkeit und optimaler Haltbarkeit angestrebt werden.

Nicht selten sind Wirkstoffe, z. B. Cinnarizin, nicht nur schlecht löslich, sondern auch noch schlecht benetzbar bzw. ausgesprochen hydrophob. Werden solche Wirkstoffe feinst vermahlen, kann die angestrebte schnellere Lösungsgeschwindigkeit durch die sich parallel hierzu verstärkende Hydrophobizität noch weiter gehemmt bzw. zurückgedrängt werden.

Die Abnahme der Benetzbarkeit durch Mahlprozesse ist vor allem darauf zurückzuführen, dass die bevorzugten Spaltebenen kristalliner Materialien Gitterebenen mit unpolaren, hydrophoben Eigenschaften sind.

Dadurch wird auch verständlich, dass gut wasserlösliche Materialien, wie z. B. Metamizol, bei einer Vermahlung schlechte Benetzungseigenschaften annehmen können (s. a. Kap. 4, Abschn. 2.2.1 und 2.2.2).

Ein gutes Benetzen eines Stoffes ist als ein der Auflösung vorgeschalteter Schritt aufzufassen. Theoretisch wird diesem Umstand Rechnung getragen, wenn in der Noyes-Whitney-Gleichung die Oberfläche als benetzbare Oberfläche definiert wird und in der Praxis, wenn dem gemahlenen, hydrophoben Wirkstoff ein geeignetes Netzmittel zugesetzt wird.

Über die Herstellung von festen Dispersionen lassen sich nicht nur gesteuerte Auflösungsgeschwindigkeiten von Wirkstoffen erreichen. Unerwünschtes Kristallwachstum kann dadurch vermieden werden, dass die einzelnen dispergierten Wirkstoffpartikeln in einer festen Dispersion voneinander getrennt gehalten und fixiert werden. Auf diese Weise werden Diffusionsvorgänge und darauf folgende Konzentrationsänderungen im festen Zustand auf ein Minimum beschränkt.

Diese Betrachtungen der festen Arzneiformen als disperse Systeme machen deutlich, wie wichtig der disperse Aufbau von Arzneiformen und die Eigenschaften der beteiligten Phasen für die optimale Wirksamkeit und Haltbarkeit sind.

5 Überzogene feste Arzneiformen

Das Arzneibuch führt nur überzogene und magensaftresistente (magensaftrestistent überzogene) Tabletten in der Monographie „Tabletten" sowie überzogene und magensaftresistente (magensaftresistent überzogene) Granulate in der Monographie „Granulate" auf. Als Kerne für überzogene Arzneiformen kommen aber nicht nur Tabletten, sondern auch natürliche Kerne, z. B. Samen oder Früchte, und einige halbfeste Formen in Frage.

Wegen der unterschiedlichen Massenkräfte ist es sehr viel einfacher, größere Kerne zu überziehen oder zu umhüllen, als Pulver oder Granulate. Je kleiner die zu überziehenden Kerne sind, desto mehr neigen sie zum Zusammenkleben, da hierbei die Adhäsionskräfte im Gegensatz zu den Massenkräften stärker zur Wirkung kommen.

Die Bezeichnung **Dragee** ist hauptsächlich den mit Zucker bzw. mit Zuckersirup überzogenen festen Arzneiformen vorbehalten. Es wird angenommen, dass die Bezeichnung Dragee aus dem Griechischen von „Tragemata" kommt und soviel wie Süßigkeit oder Naschwerk bedeutet. Wegen der zeitraubenden Herstellung werden auch **Dünnschichtdragees** hergestellt.

Die mit Polymer überzogenen Arzneiformen heißen **Film- oder Lacktabletten**. Heute hat sich der Begriff Filmtablette mehr durchgesetzt.

Die manchmal benützte Bezeichnung Filmdragee ist nach der vorher angegebenen Definition nicht richtig, da es sich bei diesen Arzneiformen meist nicht um Zuckerumhüllungen handelt.

Überzogene Tabletten sollen einen möglichst lückenlosen, gleichmäßigen Überzug aus Zucker oder Polymer haben. Magensaftresistent überzogene Tabletten werden mit Filmbildnern umhüllt, die eine mindestens zweistündige Beständigkeit in saurem Magensaft gewährleisten. Im Darmsaft bzw. in einer entsprechenden Pufferlösung sollen sich diese Überzüge anschließend innerhalb von höchstens 60 min auflösen (s. Kap. 6, Abschn. 3.2).

Mit dem Überziehen von Arzneiformen werden folgende Zwecke verfolgt:

- Modifizierung oder Steuerung der Wirkstoffabgabe aus der Arzneiform, z. B. durch eine magensaftresistente und dünndarmlösliche Umhüllung;
- Bewahrung des Wirkstoffs oder der Arzneiform vor Inaktivierung durch Luftsauerstoff, Feuchtigkeit, Licht oder durch den stark sauren und enzymatisch aktiven Magensaft;
- Verhinderung von Irritationen, z. B. an der Magenschleimhaut;
- Verbesserung der Einnahme durch Maskierung von schlechtem Geruch und/oder schlechtem Geschmack;
- Erleichterung der Identifizierung;
- Vermeidung von Staubabrieb, vor allem bei starken Wirkstoffen.

5.1 Überzüge mit Zucker

Das Überziehen von Kernen mit Zucker, das Dragieren, ist ein sehr altes Umhüllungsverfahren. Es wurde ursprünglich von Zuckerwarenherstellern übernommen und im Laufe der Jahre immer mehr an pharmazeutische Anforderungen angepasst. **Dragiersirupe** sind hoch konzentrierte Zuckerlösungen mit bis zu 80 % Zuckergehalt. Sie sind das wichtigste Ausgangsmaterial bei der konventionellen Dragierung. Zur Herstellung der Dragiersirupe wird als Zucker vorwiegend Saccharose verwendet, da dieser bei nicht zu hoher Hygroskopizität am besten in Wasser löslich ist. Den Dragiersirupen können auch noch andere, den Umhüllungsprozess günstig beeinflussende Hilfsstoffe zugesetzt werden.

Um beispielsweise das transparente, mehr glasurartige und weniger kristalline Erstarren der Sirupschichten zu fördern, wird den Saccharosesirupen noch 10 bis 40 % Stärkesirup als Kristallisationsverzögerer hinzugesetzt. Stärkesirup ist oligosaccharidhaltig, stört damit die Kristallisation des Zuckers (s. a. Kap. 6 und Sorbitollösung nicht kristallisierend nach dem Arzneibuch) und fördert auf diese Weise bei Zuckerumhüllungsverfahren die Entstehung glasartiger amorpher Schichten. Der Gehalt an Oligosacchariden verursacht das Fadenziehen beim Abtropfen. Die Herstellung des Stärkesirups erfolgt durch Kochen von Stärkesuspensionen mit Säure. Er enthält je nach Kochzeit in bestimmten Grenzen schwankende Gehalte des Monosaccharids Glucose, des Disaccharids Maltose und Oligosaccharide. Letztere sind für die fadenziehenden Eigenschaften des Stärkesirupes verantwortlich.

Die Dragiersirupe werden portionsweise auf Kerne, die im Dragierkessel rollierende Bewegungen ausführen, aufgegossen. Die einzelnen Portionen müssen so bemessen sein, dass sie die Oberflächen der zu umhüllenden Kerne gleichmäßig und gerade ausreichend befeuchten. Hat sich eine eingegossene Portion gleichmäßig verteilt, wird Dragierpuder eingestreut; anschließend wird durch genau dosiertes Einblasen von kalter oder warmer Luft getrocknet. Diese abwechselnden Auftrag- und Trockenschritte beim Überziehen von Kernen werden so oft wiederholt, bis die vorgesehenen Schichtdicken oder die Endmasse erreicht sind. Ein zu starkes Trocknen der Dragees macht sich durch „Absterben" bemerkbar. Dies bedeutet, dass die aufgetragenen Portionen nicht glasig, sondern kristallin erstarren und dabei staubig laufen. Es entstehen höhere Mengen von Abrieb. Dragierpuder bestehen z. B. aus Talkum oder Gemischen aus Talkum und Puderzucker.

Bei diesen konventionellen Dragierverfahren werden folgende unterschiedlich zusammengesetzte Schichten nacheinander und portionsweise aufgetragen:

1. Andeckschicht aus wenigen Portionen Andecksirup und dazwischen gestreutem Andeckpuder,

2. Auftragschicht aus mehreren Portionen Auftragsirup und dazwischen gestreutem Auftragpuder,

3. glättende Schicht aus reinem, eventuell angefärbtem Sirup, um der Drageeoberfläche Brillanz zu geben,

4. Glänzen oder Polieren mit Wachs oder Wachslösung als Abschluss.

Die **Andeckschicht** hat die Aufgabe, die Kerne mechanisch zu festigen und gleichzeitig das Eindringen von Feuchtigkeit in die Kerne zu verhindern. Zum Andecken werden den Dragiersirupen als Hilfsstoffe **Bindemittel**, wie Gelatine, Celluloseether oder Polyvinylpyrrolidon, **Antiklebmittel**, z. B. Talkum, sowie **strukturgebende Füllmittel**, wie Calciumcarbonat oder kolloidale Kieselsäure, zugesetzt.

Die **Auftragsirupe** sind ähnlich zusammengesetzt, aber erheblich niedriger konzentriert und deshalb weniger viskos. Sie sollen die Kerne bzw. Dragees auf Gewicht bringen und gleichzeitig ausrunden. Die **Auftragschicht** stellt die mengenmäßig größte Schicht einer Drageehülle dar.

Als **Glättsirupe** werden hauptsächlich klare, reine Sirupe eingesetzt, die gegebenenfalls noch angefärbt werden oder noch Stärkesirupe enthalten.

Das abschließende **Polieren** der Dragees wird durch Befeuchten mit Lösungen von Hartwachsen und anschließendem Abdampfen der Lösungsmittel erreicht. Ein besserer und haltbarer Glanz wird erzielt, wenn dieser Arbeitsgang in besonderen mit Stoff oder Filz ausgeschlagenen Kesseln nach einer Zwischentrocknung durchgeführt wird.

Da diese Mehrschichten- oder Mehrschrittverfahren unökonomisch und vor allem nicht zu automatisieren sind, wurden rationellere Dragierverfahren entwickelt. Diese werden heute vorwiegend angewandt. Bei diesen Verfahren wird vor allem auf das Einstreuen von Dragierpudern verzichtet. Die Formulierungen zum Überziehen werden so zusammengesetzt, dass sie möglichst rasch glatte und homogene Drageehüllen aufbauen, ohne dass eine Unterteilung in mehrere unterschiedlich zusammengesetzte Schichten notwendig ist. Dies wird in erster Linie durch die Erhöhung der Feststoffanteile, z. B. durch die Suspendierung von Puderzucker oder von anderen Füllstoffen in den Dragiersirupen erreicht. Auf diese Weise entstehen **Dragiersuspensionen**. Diese Dragiersuspensionen mit hohen Feststoffgehalten verlangen jedoch eine besondere Optimierung des Glättmittelzusatzes.

Die nachfolgend aufgeführte Rezeptur ist ein Beispiel für eine Dragiersuspension:

Zucker (Saccharose)		58–64 %
Gelatine	(als Bindemittel)	0,5–1 %
Macrogol-stearat-400	(als Glättmittel und Dispergator)	1 %
Titandioxid	(als Aufheller und Deckmittel)	0,05 %
Aerosil	(als Trockenmittel zur Verbesserung der Hafteigenschaften und Strukturbildung)	0,5–1 %
Pigmentfarben		q.s.
Wasser		32–39 %

Dragiersuspensionen sind nicht für jedes Dragiergerät optimal. Sie sind vor allem im Wasser/Feststoff-Verhältnis auf das benützte Dragiergerät sowie dessen Zu- und Abluftleistung abzustimmen. Der Vorteil von Überzugsverfahren mit Dragiersuspensionen liegt darin, dass fast der gesamte Umhüllungsprozess mit einer einzigen Dragiersuspension durchgeführt werden kann. Solche Verfahren können deshalb ohne Probleme mit Mikroprozessoren automatisch gesteuert werden. Bei empfindlichen Kernen ist unter Umständen zu Beginn noch zusätzlich eine dünne Isolierschicht bzw. Schutzumhüllung erforderlich. Wenn eine gewisse Brillanz der Dragees gefordert wird, sind zum Abschluss einer Umhüllung mit einer Dragiersuspension noch mindestens fünf Portionen von klarem oder leicht eingefärbtem Sirup aufzutragen. Auch das Glänzen ist als eigener bzw. getrennter Arbeitsschritt meistens nicht zu umgehen.

Die Herstellungszeiten für Dragees hängen in hohem Maße von der Dicke der aufzutragenden

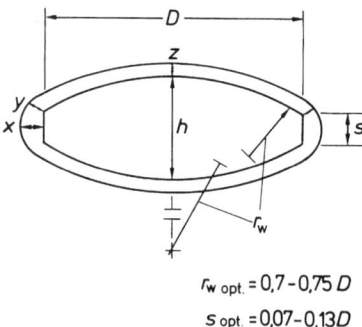

$$r_{w\,opt.} = 0{,}7 - 0{,}75\,D$$
$$s_{opt.} = 0{,}07 - 0{,}13\,D$$

Abb. **14.29** Optimale Drageekernformen als Voraussetzung für gleichmäßige und gleich dicke Zuckerüberzüge. *D* Drageekerndurchmesser, *h* Drageekernhöhe, *s* Steghöhe, *r*w Wölbungsradius, *y* minimale Dicken des Überzugs, *x* und *z* maximale Dicken des Überzugs.

Drageehülle ab. Sie lassen sich deshalb beträchtlich verkürzen, wenn die Schichtdicke der Drageehülle vermindert wird. Bei konventionellen Dragees beträgt die Masse der aufzutragenden Hülle bezogen auf die Kernmasse um 100 %. Werden mit Dragiersuspensionen **Dünnschichtdragees** hergestellt, deren Drageehüllen bezogen auf die Kernmasse auf 20–50 % reduziert werden, verkürzen sich die Herstellungszeiten auf die Hälfte oder bis zu etwa ¼. Voraussetzung für die Herstellung solcher Dünnschichtdragees sind optimierte Kernformen. Sind die Stege zu hoch und/oder die Wölbungen der Kerne zu flach, entstehen zu scharfe Stegkanten. An solchen zu scharfen Stegkanten bildet sich eine zu dünne, durchscheinende Drageedecke. Optimale Abmessungen für gut zu dragierende Kerne sind in Abb. **14.29** dargestellt.

5.2 Überziehen mit Polymeren

Außer mit Zucker können feste Arzneiformen auch mit Filmbildnern, die in der Regel Polymere sind, überzogen werden (s. Kap. 6, Abschn. 3.2). Die hierbei entstehenden überzogenen Arzneiformen heißen Film- oder Lacktabletten. Polymere werden in Form von Lösungen oder Dispersionen, falls die Löslichkeit nicht ausreicht, auf die Kerne aufgetragen. Nach dem Abtrocknen der Lösungsmittel bleiben die Polymere als zusammenhängende, gleichmäßige Filmhülle auf den Kernen zurück. Aus Lösungen entstehen hierbei die festen Filmschichten durch Eindickung über einen Gelzustand. Bei den Dispersionen ist es Voraussetzung, dass die fein dispergierten Filmbildnerpartikeln so weich bzw. gequollen sind, dass sie im Verlaufe des Eindickungsvorganges koaleszieren und verfilmen können.

Wegen der höheren Klebrigkeit der Polymere im Gegensatz zu Zucker werden die Formulierungen zum Überziehen, die Polymerlösungen oder -dispersionen, vorteilhafter auf das zu überziehende Gut aufgesprüht und nicht aufgegossen.

Hierzu können zwei Techniken benützt werden. Sicherer ist das **diskontinuierliche Überziehen**, bei dem ähnlich wie beim Dragieren jeweils kleine Portionen aufgesprüht und anschließend im Luftstrom angetrocknet werden. Das **kontinuierliche Verfahren**, bei dem die Formulierungen zum Überziehen ohne Unterbrechung aufgesprüht und durch gleichzeitig eingeblasene Luft getrocknet werden, ist dagegen schneller. Es erfordert jedoch eine sehr sorgfältige Einstellung der Sprührate.

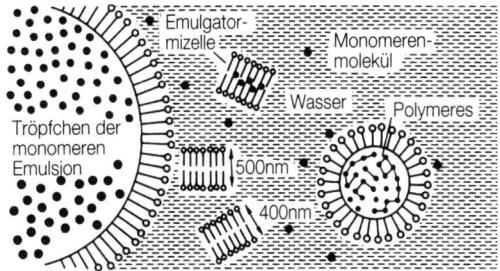

Abb. **14.30** Mechanismus der Emulsionspolymerisation (nach Lehmann und Dreher, 1972).

Zum Aufsprühen können **Einstoff- bzw. Hochdrucksprühdüsen, Zwei- oder Mehrstoffsprühdüsen sowie Ringspaltsprühdüsen** eingesetzt werden (s. Kap. 5, Abschn. 2.2).

Bei der Einstoffsprühdüse wird nur die Formulierung zum Überziehen unter Druck versprüht. Dazu muss in der Sprühvorrichtung mit Hochdruckpumpen ein Druck von $50 \cdot 10^5$ bis $200 \cdot 10^5$ Pa aufgebaut werden. Mit Zwei- oder Mehrstoffsprühdüsen ausgerüstete Sprühvorrichtungen stehen dagegen unter normalem Druck. Die Flüssigformulierungen zum Überziehen werden in Zwei- oder Mehrstoffsprühdüsen mit Pressluft vereinigt und nach Verlassen der Sprühdüse durch die sich entspannende Luft versprüht.

Da die Filmbildnerlösungen oder -dispersionen rascher als Zuckerlösungen getrocknet werden können, sind die Formen der Filmtablettenkerne beim Überziehen weniger kritisch. Es gibt praktisch keine Beschränkungen auf bestimmte Wölbungsradien und Steghöhen. Nur biplane Kerne ohne Wölbung lassen sich nicht überziehen. Sie kleben nach dem Befeuchten geldrollenartig zusammen.

Formulierungen zum Überziehen von Filmtablettenkernen setzen sich aus folgenden Bestandteilen zusammen:

- Filmbildner, z.B. Celluloseacetatphthalat,
- Weichmacher, z.B. Triacetin,
- Dispersionsmittel oder Glättmittel, z.B. Polyoxyethylen-20-Sorbitanmonolaurat,
- Deckmittel, z.B. Titandioxid,
- Farbstoff und
- Lösungsmittel, z.B. Ethanol und Aceton.

Wegen der günstigeren Löslichkeit von Polymeren in organischen Lösungen werden die Formulierungen zum Überziehen am einfachsten mit organischen Lösungsmitteln hergestellt. Aus toxikologischen Erwägungen und aus Umweltschutzgründen, aber auch wegen der Brennbarkeit vieler organischer Lösungsmittel werden heute zunehmend wässrige Formulierungen zum Überziehen mit Polymeren entwickelt und ein-

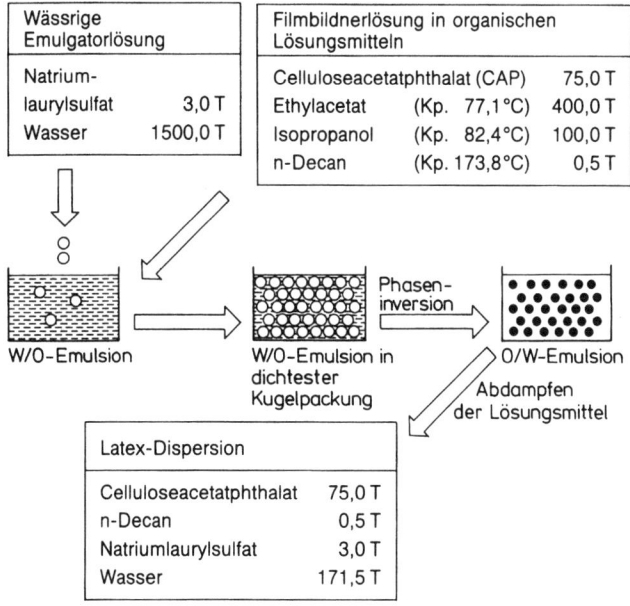

Wässrige Emulgatorlösung		Filmbildnerlösung in organischen Lösungsmitteln		
Natrium-laurylsulfat	3,0 T	Celluloseacetatphthalat (CAP)		75,0 T
Wasser	1500,0 T	Ethylacetat	(Kp. 77,1 °C)	400,0 T
		Isopropanol	(Kp. 82,4 °C)	100,0 T
		n-Decan	(Kp. 173,8 °C)	0,5 T

W/O-Emulsion → W/O-Emulsion in dichtester Kugelpackung → Phaseninversion → O/W-Emulsion
Abdampfen der Lösungsmittel

Latex-Dispersion	
Celluloseacetatphthalat	75,0 T
n-Decan	0,5 T
Natriumlaurylsulfat	3,0 T
Wasser	171,5 T

Abb. **14.31** Beispiel für die Herstellung einer Latex-Dispersion zur Filmumhüllung auf physikalischem Weg (nach Ortega, 1977). Nähere Erklärung im Text.

gesetzt. Nachdem die meisten Polymeren nicht wasserlöslich sind, müssen sie dabei mit geeigneten Dispersionsmitteln, z. B. Netzmitteln oder Emulgatoren, in Wasser dispergiert werden (Abb. **14.30** und **14.31**) (makromolekulare Filmbildner, s. Kap. 6, Abschn. 3.2).

Organische Lösungsmittel sind nicht zu umgehen, wenn beispielsweise hydrolyseempfindliche Wirkstoffe zu überziehen sind oder wenn sich das Polymere nicht durch vertretbare Mengen von amphiphilen Hilfsstoffen in Wasser dispergieren lässt. In diesen Fällen bleibt dann die Möglichkeit, die organischen Lösungsmittel mit Hilfe einer Lösungsmittel-Rückgewinnungsanlage aus der Abluft zu entfernen. Eine derartige Lösungsmittel-Rückgewinnung ist allerdings aufwendig und kostspielig.

Die Hauptvorteile der Filmtabletten im Vergleich zu Dragees sind

- dünnere und deshalb leichtere Filmtablettenüberzüge,
- kürzere Herstellungszeiten,
- differenzierte Auflösungseigenschaften je nach Filmbildnerart und
- günstigere Haltbarkeit.

Die Gegenüberstellung der Massen der Überzüge von Dragees, Dünnschichtdragees und Filmtabletten zeigt die Überlegenheit der Filmtabletten in dieser Hinsicht:

Arzneiform	Masse der Überzüge in Bezug auf die Kernmasse
Dragees	50–150 %
Dünnschichtdragees	20– 50 %
Filmtabletten	5– 15 %

Tabelle **14.4**　Übersicht über die wichtigsten pharmazeutischen Filmbildner (s. Hilfsstoffe, Kap. 6).

Filmbildner	Typ	Mittl. M^*	löslich in	unlöslich in	Bemerkungen zur Anwendung
Cellulose-Derivate					
Methylcellulose (MC)	N	20 000–150 000	H_2O, Methanol, Aceton, H_2O + Ethanol bis zu 40 %	org. LM	Wasserlösl. Filmüberzüge, diese Löslichkeit nimmt zunächst mit steigendem DS zu, fällt dann wegen fehlender freier OH-Gruppen wieder ab
Hypromellose (HPMC), Hydroxypropylmethyl-cellulose	N	10 000–150 000	H_2O, wässr. Alk., binäre u. ternäre Gemische aus Alk., hal. KW und Ket.	Ethanol, Chloroform, Ether, KW	Wasser- und lösungsmittel-lösliche Filmüberzüge, Schutzüberzüge
Hydroxypropylcellulose (HPC)	N	60 000–1,2 Mio.	H_2O, Alk., Propylenglykol	KW, Glycerol, Öle	Wasser- und lösungsmittel-lösliche Filmüberzüge, Schutzüberzüge
Hydroxyethylcellulose (HEC)	N		H_2O	org. LM	Wasserlösliche bis Diffusionsüberzüge. Die Löslichkeit nimmt mit steigendem DS zu, DS 0,3–1: H_2O-unlöslich, löslich in 5–10 %iger NaOH, DS >3: H_2O-löslich
Carmellose-Natrium (CMC-Na oder Na-CMC) Natrium-Carboxy-methylcellulose (Celluloseglykolat)	A	80 000–600 000	H_2O	org. LM	Wasserlösliche Überzüge, unterschiedliche DS, Handelstypen DS 1,5–0,3 DS <0,3: H_2O-unlöslich, alkalilöslich, DS 0,45–1,5: H_2O-löslich
Ethylcellulose (EC)	N		Ester, Ket., Alk., hal. KW, aromat. KW	H_2O	Diffusionsüberzüge, Handelstypen DS 2–3 (45–50 % Ethoxylgehalt), Löslichkeit nimmt mit steigendem DS zu

* Molekülmassen　　DS = Substitutionsgrad　　N = nichtionisch　　A = anionisch

Tabelle **14.4** Fortsetzung.

Filmbildner	Typ	Mittl. M^*	löslich in	unlöslich in	Bemerkungen zur Anwendung
Celluloseacetatphthalat (CAP)	A	40 000	Ester, Ket., Etheralkohole, cycl. KW, Gemisch Alk. + hal. KW, wässr. Lösg. pH >5,9	H_2O, Alk., KW, hal. KW	Magensaftresistente Überzüge, darmlöslich pH >6, hydrolysegefährdet in alkalischem Milieu
Hypromellosephthalat (HPMCP), Hydroxypropyl-methylcellulosephthalat	A	2 000–100 000	Aceton + Ethanol, Methanol + Methylenchlorid	H_2O	Magensaftresistente Überzüge, dünndarmlöslich, HP-50 pH >5,0, HP-55 pH >5,5
Methacrylsäure-Acrylat-Copolymere (s. a. Kap. 6)					
Dimethylaminoethyl-methylmethacrylat-Methylmethacrylat-Copolymer (DMA-MMA), z. B. Eudragit® E	K	150 000	polare org. LM, (Alk., Ket., hal. KW), Ethanol + H_2O 6:4, wässr. Lösg. pH 2–5	H_2O pH >5, Benzin	Wasser- und speichelunlösliche Überzüge, magensaftlöslich, pansenunlöslich und labmagenlöslich
Poly(ethylacrylat-methylmethacrylat)-Dispersion 30 % (PEMMA-D), z. B. Eudragit® NE 30 D	N	800 000		H_2O	Wasserunlösliche Überzüge und Diffusionsüberzüge
Methacrylsäure-Methyl-methacrylat-Copolymer 1:1 (PMMA 1:1), z. B. Eudragit® L 100	A	135 000	Alk., Etheralkohole, Ket., Ethanol + H_2O 6:4, wässr. Lösg. pH >6	Ester, hal. KW, Benzin, Toluol, wässr. Lösg. pH <6	Magensaftresistente Überzüge, darmlöslich oberhalb pH 6
Methacrylsäure-Ethacrylat-Copolymer (PMEA 1:1), z. B. Eudragit® L 100-55	A	250 000	wässr. Lösg. pH >5,5	wässr. Lösg. pH <5,5	Magensaftresistente Überzüge, darmlöslich oberhalb pH 5,5
PMMA 1:1-Dispersion 30% z. B. Eudragit® L 30 D-55	A	250 000	wässr. Lösg. pH >5,5	wässr. Lösg. pH <5,5	Magensaftresistente Überzüge, darmlöslich oberhalb pH 5,5
PMMA 1:2 z. B. Eudragit® S 100	A	135 000	wie Eudragit L wässr. Lösg. pH >7	wie Eudragit L wässr. Lösg. pH <7	Magensaftresistente Überzüge, darmlöslich oberhalb pH 7
TAMCL-EA-MMA 0,2:1:2 oder 0,1:1:2, z. B. Eudragit® RL oder RS	Q	150 000	hal. KW, Gemisch Alk. + Aceton oder Alk. + hal. KW	Benzin, Tetra-chlorkohlen-stoff, H_2O	Diffusionsüberzüge, Typ RS ist etwas schlechter quellbar in H_2O als RL
Vinylpolymere					
Polyvinylpyrrolidon (PVP)	N	10 000–350 000	H_2O, Alk., Glycerol, Methylenchlorid	Ether, KW	In Wasser und in org. LM lösliche Überzüge
Polyvinylacetatphthalat (PVAP)	A	25 000–40 000	Alk., wässr. Alk.-Lösg.	H_2O	Magensaftresistente Überzüge, darmlöslich
Natürliche Filmbildner					
Schellack	N	ca. 1000	Alk., Diethylenglykol	H_2O	Wasserunlösliche Überzüge

N = nichtionisch, A = anionisch, K = kationisch, Q = quartäre Ammonium-Gruppe, org. = organisch, hal. = halogeniert, LM = Lösungsmittel, Alk. = niedere aliphatische Alkohole, Ket. = Ketone, KW = Kohlenwasserstoffe, DS = durchschnittlicher Substitutionsgrad, DP = durchschnittlicher Polymerisationsgrad.
MA = Methacrylsäure, MMA = Methylmethacrylat, EA = Ethylacrylat. * Molekülmasse.
** liegen als wässrige Dispersionen vor, deshalb können keine genaueren Löslichkeitsangaben gemacht werden.

Makromoleküle als pharmazeutische Filmbildner und ihre Anwendungsmöglichkeiten

Zum Überziehen von festen Arzneiformen eignen sich praktisch alle physiologisch unbedenklichen Polymere (s. a. Synthetische und halbsynthetische makromolekulare Hilfsstoffe, Kap. 6). Neben ausreichenden Filmbildungsqualitäten müssen sie bestimmte Löslichkeiten, insbesondere in physiologischen Flüssigkeiten, aufweisen. In Tab. **14**.4 sind die am häufigsten pharmazeutisch verwendeten Filmbildner zusammengestellt.

Wasserlösliche Polymere, wie Methylcellulose oder Carmellose-Natrium, werden in wässriger Lösung zur Herstellung zuckerfreier, in Wasser löslicher Überzugszubereitungen eingesetzt. Polymere, die sowohl in Wasser als auch in organischen Lösungsmitteln löslich sind, z. B. Hydroxypropylcellulose oder Hypromellose, können in organischen Lösungsmitteln gelöst und auf Kerne mit wasser- bzw. hydrolyseempfindlichen Wirkstoffen aufgetragen werden. Sie bilden **Schutzüberzüge**, da sie in Gegenwart von Feuchtigkeit zunächst nur quellen, wobei alle Poren geschlossen werden. Erst in einem Überschuss von Wasser lösen sich die Überzüge rasch, und es entstehen keine Bioverfügbarkeitsprobleme. Diese Schutzüberzüge sind effektiver als die konventionellen Andeckschichten (s. Abschn. 5.1), wenn sie zwischen Kerne und wasserunlösliche Endüberzugsschichten, z. B. magensaftresistenten Überzügen oder Diffusionsüberzügen, aufgetragen werden.

Die Herstellung wässriger Formulierungen zum Umhüllen aus in Wasser nicht löslichen Polymeren kann sowohl chemisch als auch physikalisch erfolgen. Der chemische Weg zu einer wässrigen Methacrylsäure-Acrylat-Copolymer-Dispersion führt beispielsweise über eine Emulsionspolymerisation.

Hierbei werden mit Hilfe von Emulgatoren die Monomeren in Wasser emulgiert. Die Emulgatoren reichern sich in den Grenzflächen zwischen Monomerentröpfchen und Wasser an, sie bilden aber auch Mizellen, in denen Monomermoleküle solubilisiert werden. Einige Monomermoleküle gehen aber auch direkt in Lösung. Mit wasserlöslichen Polymerisationsinitiatoren wird die Emulsionspolymerisation gestartet. Als erste reagieren die gelösten Monomermoleküle. Sie bilden aktivierte Monomere oder Oligomere und wandern nach und nach in die Mizellen und in die Tröpfchen ein. Infolge ihrer Aktivierung übertragen sie den Polymerisationsprozess auf die dort befindlichen Monomeren (s. Abb. **14.30**).

Auf diese Weise entstehen aus den Mizellen und Tröpfchen nahezu kugelförmige Latexpartikeln mit Durchmessern von 0,01 bis 1 μm. Die Emulsion geht in eine wässrige Latex-Dispersion über. Unter Latex-Dispersionen versteht man in der makromolekularen Chemie Dispersionen, die halbfeste, plastische oder elastische Partikeln sehr fein dispergiert enthalten und damit der Erscheinungsform des natürlichen Latex sehr nahe kommen. Ein Nachteil dieser durch Emulsionspolymerisation hergestellten Latex-Dispersionen ist, dass sie nicht unbegrenzt haltbar sind. Die Latexpartikeln neigen bei Temperaturen, die über den Bereich von 10 bis 30 °C hinausgehen, zu Veränderungen. Außerdem sind solche Emulsionspolymerisate nicht ohne weiteres selbst herstellbar. Deshalb werden diese Latex-Dispersionen in der Regel als gebrauchsfertige Flüssigkeiten bezogen.

Die physikalische Herstellung von Latex-Dispersionen ist im Prinzip einfacher. Es sind jedoch meist so hohe Zusätze von amphiphilen Stoffen erforderlich, dass Änderungen der substanzspezifischen Löslichkeitseigenschaften des Polymeren, z. B. der Magensaftresistenz und der Dünndarmlöslichkeit, nicht ausgeschlossen werden können. Ein Weg zur physikalischen Herstellung von Latex-Dispersionen geht über die Auflösung des Polymeren in organischen Lösungsmitteln. In die erhaltene organische Lösung wird anschließend eine wässrige Lösung mit Emulgatoren, die geeignet sind, das Polymere in Wasser zu dispergieren, sukzessive eingerührt. Dabei entsteht zunächst – solange die organische Phase im Überschuss vorhanden ist – eine W/O-Emulsion. Bei weiterem Zusatz der Emulgatorlösung findet schließlich eine Phaseninversion statt, und es bildet sich eine feindisperse O/W-Emulsion. Daraus kann durch Abdampfen der organischen Lösungsmittel eine Latex-Dispersion gewonnen werden (s. Abb. **14.31**).

Die Filmbildung aus solchen Latex-Dispersionen unterscheidet sich von der Filmbildung aus Lösungen. Werden aus kolloidalen Filmbildnerlösungen die Lösungsmittel abgedampft, entstehen immer stärker konzentrierte Sole, die bei weiterer Konzentration Gele und schließlich, ein Ausgießen in dünner Schicht vorausgesetzt, nach vollständiger Trocknung in trockene Filme übergehen.

Bei den wässrigen Latex-Dispersionen rücken die kugelförmigen Latexpartikeln im Verlaufe der Verdampfung des Wassers immer näher zusammen und bilden schließlich eine dichte Kugelpackung. Bei weiterem Wasserverlust muss es zur Deformation der Partikeln kommen. Es treten immer höhere Kapillarkräfte auf, die schließlich zur Koaleszenz der Partikeln führen, sofern diese noch weich und fließfähig genug sind.

Ein Charakteristikum, ob die Dispersionspartikeln zur Koaleszenz bereit oder befähigt sind, ist die **Mindestfilmbildetemperatur (MFT)**. Sie steht im Zusammenhang mit dem Glasübergangstemperaturbereich (s. Kap. 4, Abschn. 2.2.1), der bei amorphen Polymeren das Übergangsstadium zwischen kautschukelastischem und festem, glasartigem Zustand kennzeichnet. Die Mindestfilmbildetemperatur gibt die Temperatur an, bei der Filmbildnerpartikeln noch eine so hinreichende Plastizität bzw. plastische Fließfähigkeit besitzen, dass Koaleszenz zu einem klaren Film eintreten kann.

Besitzen Filmbildnerpartikeln alleine diese Eigenschaft bei pharmazeutisch anwendbaren Temperaturen noch nicht, müssen geeignete **Weichmacher** zugesetzt werden. Hieraus ist die Bedeutung der Weichmacher ersichtlich, die sich nicht alleine auf die Verbesserung der Flexibilität und der Haftfähigkeit von Filmen erstreckt, sondern auch auf die Absenkung der Mindestfilmbildetemperatur.

Es gibt innere und äußere **Weichmacher**. Die inneren Weichmacher werden zusammen mit den Monomeren polymerisiert und sind deshalb pharmazeutisch-technologisch nur wenig interessant. In der Pharmazie werden den Formulierungen zum Überziehen in der Regel äußere Weichmacher zugesetzt. Dies sind geruch- und geschmacklose, nicht flüchtige, physiologisch unbedenkliche Flüssigkeiten, die imstande sind, sich aufgrund ihrer Affinität zwischen die Filmbildnermoleküle in den Lösungen einzuschieben und deren intermolekulare Kräfte abzuschwächen. Das Resultat dieser Interaktion sind günstigere Filmeigenschaften, vor allem in Hinblick auf die Flexibilität. Es ist jedoch zu beachten, dass auch die pharmazeutischen Eigenschaften, z. B. die Magensaftresistenz, durch hohe Zusätze von Weichmachern genauso beeinflusst werden können wie durch zu hohe Zusätze von amphiphilen Stoffen zu Dispersionen.

5.3 Geräte zum Überziehen

Einfache Dragierkessel

Die konventionellen, ursprünglich aus der Zuckerwarenindustrie stammenden Dragierkessel sind die ältesten immer noch gebräuchlichen Dragiergeräte. Sie existieren in verschiedenen Formen und werden heute fast ausschließlich aus rostfreiem Stahl hergestellt (s. Abb. **14.32**).

Da diese konventionellen Kessel (Abb. **14.32a** und **b**) um eine schräg gestellte Achse rotieren, überlagern sich eine horizontale Umwälzbewegung und vertikal wirkende Zentrifugalkräfte (s. Abb. **14.33**). Diese Überlagerung ist der Grund für den guten Mischeffekt in diesen Dragierkesseln. Bei eingehender Beobachtung der Gutbewegung sind deutlich mehrere Bewegungszonen zu erkennen (s. Abb. **14.34**).

Der bewegungsarmen oder „toten" Zone (Abb. **14.34** I), die sich zwischen auf- und absteigenden Schichten im umwälzenden Gut ausbildet, ist besondere Beachtung zu schenken, denn hier sammeln sich vorwiegend nicht oder nur we-

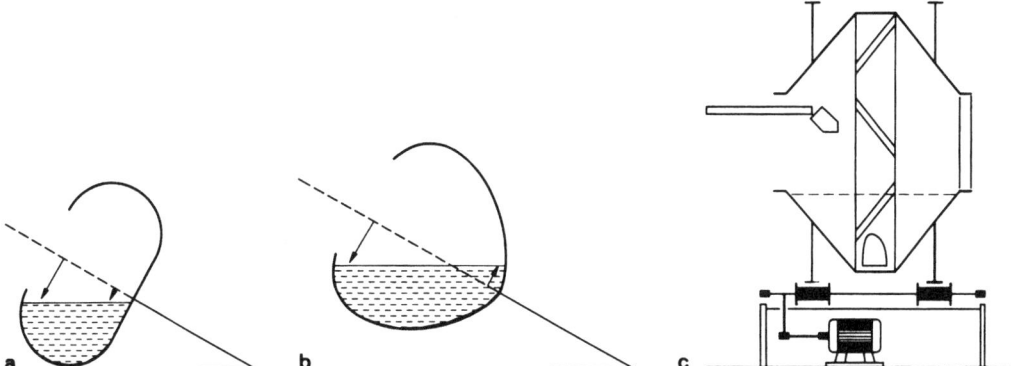

Abb. **14.32** **a** Tulpenförmiger, **b** birnenförmiger, **c** um eine waagrechte Achse rotierender Dragierkessel (Pellegrini, Mailand).

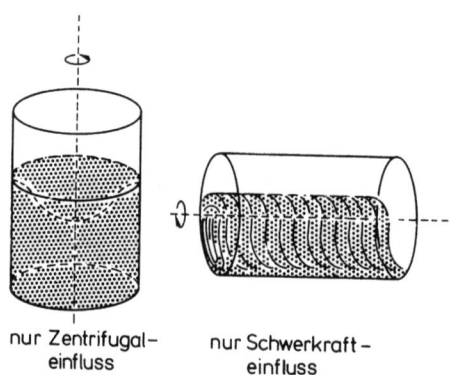

nur Zentrifugal-
einfluss

nur Schwerkraft-
einfluss

Abb. **14.33** Überlagerung von verschiedenen Bewegungen.

nig befeuchtete Kerne sowie Kerne mit glatter Oberfläche an. Mit Hilfe von Rührarmen, Umlenkschikanen oder durch kräftiges Durchrühren mit Rührpaddeln kann dies vermieden werden. Neben der bewegungsarmen Zone ist auch die Zone der schnellsten Bewegung des Gutes wichtig (Abb. **14.34** III). Von dieser Zone aus verteilt sich die eingegossene oder eingesprühte Formulierung zum Überziehen am raschesten. Deshalb soll das Eingießen oder das Einsprühen in diese Zone erfolgen.

Ein Nachteil der konventionellen Dragierkessel ist ihre begrenzte Kapazität. Die schräg gestellte Achse erlaubt nur eine bestimmte Belastung. Außerdem ergeben sich bei Chargenvergrößerung Unzulänglichkeiten bei der Trockenluftzuführung. Diese Nachteile werden behoben, wenn auf Dragierkessel ausgewichen wird, die um eine waagrechte Achse rotieren (s. Abb. **14.32c**). Diese

Kessel haben eine robuste Rollenlagerung, die sehr hohe Massen laden können und damit sehr hohe Auslastungen zulassen. Deshalb wird die Kapazität solcher waagrecht rotierenden Kessel praktisch nur durch die mechanische Belastbarkeit des zu dragierenden Gutes begrenzt. Allerdings haben diese nicht um eine schräg gestellte Achse rotierenden Kessel wegen der fehlenden Zentrifugalkräfte einen etwas ungünstigeren Mischeffekt. Dieser Nachteil muss durch den Einbau von Mischschikanen oder Mischschaufeln kompensiert werden.

Dragierkessel mit verbesserter Trocknungsluftführung

In einfachen konventionellen Dragierkesseln bestreicht die eingeblasene Trocknungsluft nur die Oberfläche der zu überziehenden Gutschüttung. Bei Chargenvergrößerungen wächst die Masse bzw. das Volumen des zu überziehenden Gutes räumlich, also in der 3. Potenz des Durchmessers, während die dem Trocknungsluftstrom ausgesetzte Oberfläche nur in der 2. Potenz zunimmt. Bei Chargenvergrößerungen wird deshalb das Verhältnis der für die Trocknungsluft erreichbaren Oberfläche zur Masse des zu überziehenden Gutes immer ungünstiger. Aus diesem Grunde wurde eine Reihe von Vorrichtungen zu einer effektiveren Trockenluftapplikation erprobt und eingeführt (s. Abb. **14.35**).

Luftdurchströmte Dragierkessel mit perforierten Böden oder seitlichen Luftschlitzen

Da das Einblasen der Trockenluft in das zu überziehende Gut über ein Tauchrohr in einigen Fällen immer noch nicht wirksam genug ist, waren

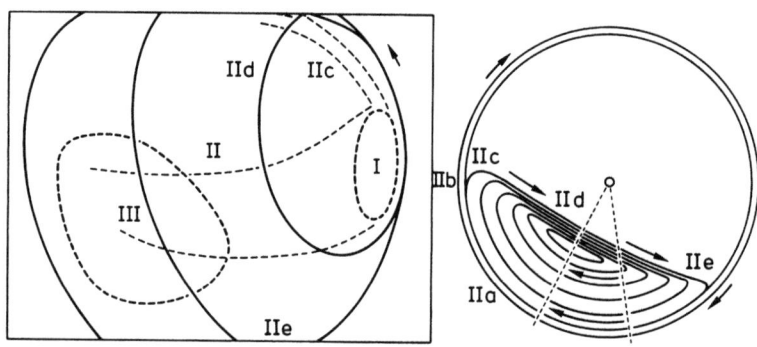

Abb. **14.34** Die verschiedenen Bewegungszonen in einem Dragierkessel: I bewegungsarme oder „tote" Zone, die sich durch das gesamte Gut zieht, II Umwälzbewegung des Gutes, a mit der Kesselwand aufsteigend, b von der Kesselwand lösend, c ballistische Kurve, d abwärts fließende Relativbewegung, e Abbremsung auf Kesselgeschwindigkeit, III Zone der schnellsten Bewegung.

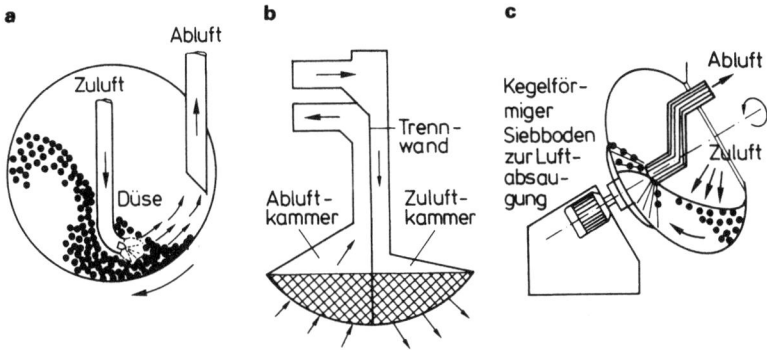

Abb. **14.35** Methoden zur verbesserten Trockenluftapplikation direkt in das zu überziehende Gut. **a** Tauchrohrverfahren. **b** Tauchschwertverfahren. Das Tauchschwert wird wie das Tauchrohr in das zu überziehende Gut eingetaucht. **c** PIK-AS-Verfahren.

Konstruktionen von Kesseln mit perforierten Böden oder seitlicher Entlüftung, die eine völlige Durchströmung des Gutes mit Trockenluft erlauben, die logische Weiterentwicklung (s. Abb. **14.36**).

Diese Kessel gibt es heute in zahlreichen Ausführungen, mit durchgehender Bodenperforierung, mit unterbrochenen Perforierungen, mit Luftströmungsrichtungen von unten nach oben und von oben nach unten. Eine außergewöhnliche Entwicklung ist der Butterfly-Coater (s. Abb. **14.36b**). Im Gegensatz zu allen anderen luftdurchströmten Kesseln weist dieser seitliche Entlüftungsschlitze auf, und außerdem verjüngt

sich seine Form nicht V-förmig, sondern verbreitert sich X-förmig. Diese Konstruktion bringt einen guten Mischeffekt bei niedrigen Schichthöhen und davon abhängig eine geringe mechanische Belastung der Kerne. Die seitlichen Entlüftungsschlitze funktionieren bei entgegengesetzter Umdrehungsrichtung des Kessels als Entladungshilfen.

In diesen durchströmten Kesseln lassen sich genau abgestufte Trockenluftdosierungen realisieren. Dies ist für Überzugsschichten, die mit bestimmten Geschwindigkeiten angetrocknet werden müssen, von Bedeutung. Zuckerschichten beispielsweise, die sich amorph, glasartig verfesti-

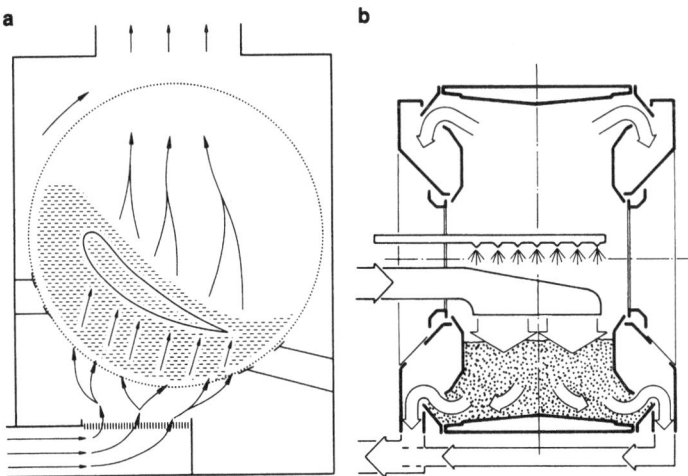

Abb. **14.36**   **a** Dragierkessel mit perforiertem Boden. Die Trockenluft durchströmt das zu überziehende Gut, für Gleichstrom- und Gegenstromverfahren geeignet. **b** Butterfly-Coater, verbreitert sich nach unten, deshalb niedrigere Guthöhen, Gleichstromverfahren, die Trockenluft wird von oben zugeführt, strömt durch das Gut und wird durch seitliche, kiemenartige Schlitze abgesaugt (HÜTTLIN, Steinen).

gen sollen, müssen in der Regel sehr langsam angetrocknet werden. Polymerfilme sind in dieser Hinsicht weniger kritisch. Wässrige Formulierungen zum Überziehen mit Polymeren erfordern stärkere Trockenluftströme als solche mit organischen Lösungsmitteln.

Wirbelschicht-, Fließbett- oder Flugschicht-überzugsgeräte

Im Gegensatz zu den luftdurchströmten, rotierenden Kesseln wird bei Wirbelschicht-, Fließbett- oder Flugschichtüberzugsgeräten die Bewegung des zu überziehenden Gutes nicht durch eine Kesselrotation, sondern durch den Luftstrom bewirkt (s. Abb. **14.37** und in Kap. 5, Abschn. 2.6.5, Abb. **5.17** und **5.19**).

Die hierzu erforderlichen hohen Strömungsgeschwindigkeiten haben zur Folge, dass viel

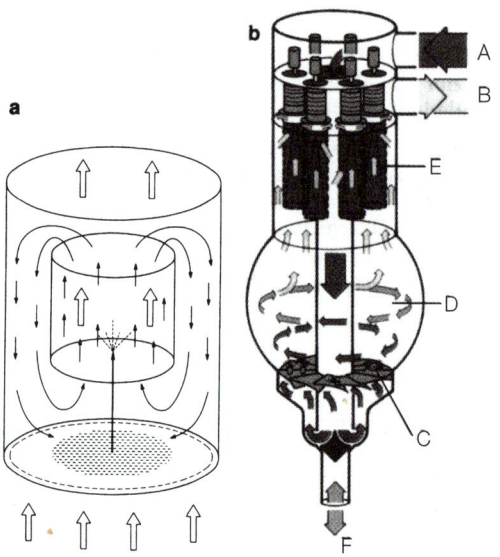

Abb. **14.37** Flugschicht- oder Luftgleitschichtüberzugsgeräte. **a** Bei diesem Gerät hat der Siebboden unter dem zentralen Führungszylinder innen mehr und größere Perforationen. Das zu überziehende Gut wird deshalb durch den Führungszylinder nach oben getragen und im Gleichstrom besprüht. Nach der Entspannung fließt es außerhalb vom Führungszylinder zurück (Wurster-Verfahren). **b** Moderner Kugelcoater (Turbojet), mit homogenem Gutfluss, A = Zuluft, B = Abluft, C = Sprühdüsen im Lamellenboden, D = Zirkulierendes Fließbett, E = Innenkegel-Abluftfilter, der sich durch alternierende, pulsierende Gegenluftströmung selbst reinigen kann, F = Befüllungs- und Entleerungsstutzen (HÜTTLIN, Steinen).

größere Luftmengen durch diese Geräte strömen als zum Trocknen der Überzüge benötigt werden. Dragiersirupe trocknen dabei so schnell, dass in diesen Geräten keine glasurartigen Zuckerüberzüge erhalten werden. Durch das schnelle Antrocknen erstarren die Dragiersirupe kristallin, nicht glasig, d. h. die Schichten „sterben ab". Deshalb eignen sich diese Gerätetypen nicht zum Überziehen mit Zucker. Wirbelschichten sind daher zum Umhüllen von Pulvern und Granulaten besser geeignet, da sich die in Wirbelschichten auftretenden Scherkräfte hierbei günstiger auswirken.

In der Wirbelschicht herrscht im Wesentlichen eine starke, fast ungesteuerte Gutbewegung. Beim Wurster-Flugschichtüberzugsgerät (s. Abb. **14.37a**) wird durch einen im Innenteil stärker perforierten Boden eine gleichmäßiger gesteuerte Gutbewegung erreicht.

Eine günstige Gutbewegung im Hinblick auf die Gleichmäßigkeit hat der Kugelcoater (Abb. **14.37b**). Durch seine Form und durch die Trockenluftströmung, die über den verstellbaren Lamellenboden erhalten wird, ergeben sich besser kontrollierbare, zirkulierende Gutbewegungen, die Luftgleitschichten. Inzwischen gibt es zur Homogenisierung der Gutbewegung auch nicht verstellbare, einfache Lamellen-Booster-Treibsätze (s. Abb. **14.11b**), die anstelle der konventionellen Siebböden in Wirbelschichtgeräte eingebaut werden. Da die Gutbewegung durch weniger Luft bewirkt wird, ist auch der Energieverbrauch niedriger.

Vakuum-Umhüllung oder -Überziehen

Zum Arbeiten mit organischen Lösungsmitteln empfehlen sich Vakuum-Überzugsanlagen. Dies sind um waagrechte Achsen rotierende Kessel, die sich hermetisch verschließen lassen und die in der Regel mit einer Lösungsmittel-Rückgewinnungseinrichtung ausgestattet sind.

6 Kapseln

Das Arzneibuch beschreibt Kapseln als feste Darreichungsform und unterscheidet zwischen Hart- und Weichgelatinekapseln sowie in Anlehnung an die Tablettenmonographie zwischen magensaftresistenten Kapseln und Kapseln mit modifizierter Wirkstoff-Freisetzung. Die Hüllen von Kapseln bestehen nach dem Arzneibuch aus Gelatine oder anderen Stoffen. Als Zusätze zu den Kapselhüllen sind die Weichmacher Glycerol und Sorbitol vorgesehen. Ferner können noch

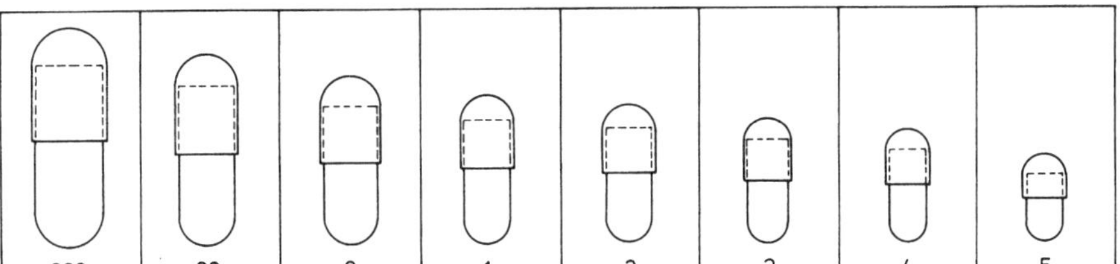

Kapselgröße								
⊢┄┄┄┄┤1cm								
	000	00	0	1	2	3	4	5
Füll-volumen [ml]	1,37	0,95	0,68	0,50	0,37	0,30	0,21	0,13
Kapsellänge [mm] (geschlossen)	28,00	23,50	21,30	19,30	17,90	16,10	14,10	10,30
Kapselkappe (Durchmesser)[mm]	9,90	8,50	7,62	6,90	6,35	5,71	5,20	4,82

Abb. **14.38**   Hartgelatinekapselgrößen und äußere Abmessungen.

oberflächenaktive Stoffe, Deckmittel, Konservierungsmittel, Süßstoffe, Arzneimittelfarbstoffe und gegebenenfalls Geschmacks- und Geruchskorrigentien zugesetzt werden. Die Kapseln können unterschiedliche Formen und unterschiedliches Fassungsvermögen haben. Das Füllgut bzw. der Kapselinhalt kann fest, pastös oder flüssig sein und darf keinerlei Interaktionen mit den Kapselhüllen eingehen.

Da **Stärkekapseln** kaum noch eine Rolle spielen, werden sie im Arzneibuch nicht erwähnt. **Mikrokapseln** werden in diesem Buch an anderer Stelle beschrieben (s. Kap. 15, Abschn. 2).

6.1 Hartgelatinekapseln

Hartgelatinekapseln werden auch Steckkapseln genannt, da sie aus zwei zusammensteckbaren Teilen bestehen, dem Kapselboden und der Kapselkappe. Sie werden als Leerkapseln hergestellt, bestehen praktisch aus reiner Gelatine und weisen einen Wassergehalt zwischen 10 und 12 % auf. Dieser Wassergehalt entspricht der Gleichgewichtsfeuchtigkeit bei 70–80 % rF/22 °C (s. Sorptionsisothermen, Abb. **5.13**, Kap. 5, Abschn. 2.6.1). Hartgelatinekapselgrößen sind normiert und decken die Füllvolumina von 0,13 ml bis 1,37 ml ab (s. Abb. **14.38**).

Es werden auch Hartgelatinekapseln angeboten, die hinsichtlich Füllvolumen und Kapsellänge von diesen Normen abweichen. Da diese Kapseln jedoch im Durchmesser der Norm entsprechen, lassen sie sich auch auf normalen Hartgelatinekapsel-Füllmaschinen und der Norm entsprechenden Füllwerkzeugen abfüllen. Diese Kapseln sind aber nur etwa halb so lang wie die normalen; ihr besonderes Kennzeichen ist, dass die Kapselkappe den Kapselboden stärker über-

lappt. Damit soll eine unbeabsichtigte Kapselöffnung erschwert werden. Hartgelatinekapseln werden je nach Fabrikat mit verschiedenen Verschlussvorrichtungen versehen, um ein einwandfreies Verschließen der Kapseln sicherzustellen. Solche Kapselverschlüsse bestehen in der Hauptsache aus einem Vorverschluss und einer Hauptverriegelung (s. Abb. **14.39**).

Die Leerkapseln werden mit eingerastetem Vorverschluss geliefert, damit sie zum Abfüllen leicht geöffnet werden können. Nach dem Abfüllen werden Kapselkappe und Kapselboden soweit zusammengeschoben, bis die Hauptverriegelung einrastet. Weitere Feinheiten an Hartgelatinekapseln sind „Air-Vent"-System sowie konische Gleitränder an Kapselböden oder unten leicht erweiterte Kapselkappen. Während das „AirVent"-System ein besseres Entweichen der Luft beim Schließen ermöglicht, sollen die Gleitränder oder Erweiterungen das Schlitzen beim Zusammenschieben von Kapselboden und

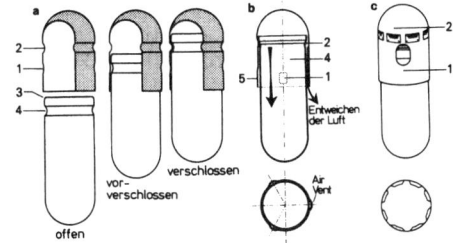

Abb. **14.39**   Hartgelatinekapselverschlüsse (nach Fahrig und Hofer, 1983). **a** Coni-Snap®-Verschluss, **b** Lok-Caps® mit Air-Vent-Verschluss, **c** Star-Lock®-Verschluss.
1 Vorverschluss, 2 Hauptverriegelung, 3 konischer Gleitrand, 4 Air-Vent-System zur Verhinderung von Luftpolstern, 5 Erweiterung der Kapselkappe.

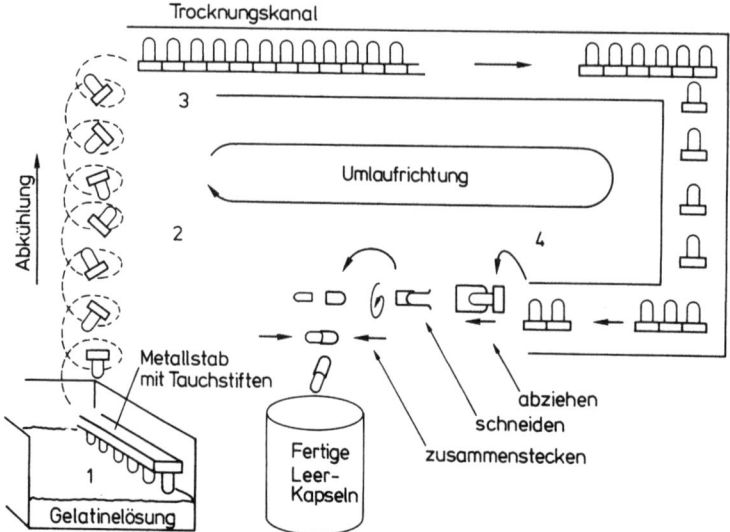

Abb. **14.40**   Herstellung von Hartgelatinekapseln nach dem Tauchverfahren (schematisch).

Kapselkappe nach dem Füllvorgang verhindern. Für eine rasche Entlüftung ist vor allem beim Abfüllen von Flüssigkeiten und Pasten zu sorgen. Bei den sehr passgenauen Hartgelatinekapseln können durch rückfedernde Luftpolster Probleme dadurch entstehen, dass sich z. B. die Kapseln nicht fest schließen lassen und sich wieder öffnen. Beim Star-Lock®-Verschluss besteht die Hauptverriegelung nicht aus einer durchlaufenden Rille, sondern aus einzelnen kleinen Einbuchtungen.

Herstellung von Hartgelatinekapseln

Die thermoreversible Sol-Gel-Umwandlung ist die besondere Eigenschaft von Gelatinelösungen, die zur Herstellung von Gelatinekapseln genutzt wird. Der erste Vorbereitungsschritt bei der Kapselherstellung ist die Aufbereitung der Gelatinelösung als Hüllenmaterial. Dazu wird granulierte Gelatine in kaltem Wasser gequollen und anschließend in einem Vakuumkessel durch Erwärmen auf 60 bis 70 °C in eine blasenfreie, kolloidale Lösung überführt. In dieses Sol werden gegebenenfalls noch Farbstoffe zur Anfärbung und Titandioxid als Weißpigment eingearbeitet.

Die Maschinen zur automatischen Herstellung von Hartgelatinekapseln sind etwa 8 bis 10 m lang und haben zwei parallel zueinander umlaufende Bahnen. Auf der einen Bahn werden die Kapselkappen, auf der anderen die dazugehörigen Kapselböden hergestellt. In jeder Bahn wer-

den fließbandartig mit Tauchstiften besetzte Metallstäbe Seite an Seite aneinandergereiht. Jeder Stab hat 30 Präzisionstauchstifte, die auch Dokken oder Pins (engl. Stifte) genannt werden. Insgesamt kommen auf eine Umlaufbahn 30 000 solcher Tauchstifte. Sie benötigen bei einer mittleren Geschwindigkeit für einen Umlauf 45 min und bringen damit in 24 h eine Herstellungsleistung von rund 1 Million Kapseln. Dies entspricht einer Stundenleistung von etwa 40 000 Kapseln (s. Abb. **14.40**).

Zu Beginn der Herstellung der Kapselhüllen mit diesem Tauchverfahren werden jeweils fünf der parallel aneinander gelegten Metallstäbe mit insgesamt 150 Tauchstiften in die warmen Gelatinelösungen, die sich am Kopfteil jeder der beiden Bahnen befinden, getaucht und wieder herausgezogen (1). In Abhängigkeit von der Viskosität der Gelatinelösung werden dabei die Tauchstifte mit einem mehr oder weniger dicken Film überzogen. Damit sich die Gelatinelösung auf den Tauchstiften gleichmäßig verteilt, drehen sich die Metallstäbe mit den 150 überzogenen Tauchstiften bei der Aufwärtsbewegung zum Trocknungstunnel zweieinhalbmal um ihre Längsachse (2). Bei diesem Vorgang kühlt sich die Gelatinelösung auf Raumtemperatur ab und geht vom Sol in den halbfesten Gelzustand über. Die mit Gelatinelösung überzogenen Tauchstifte werden blockweise, je 25 Stäbe mit insgesamt 750 Tauchstiften, in die Trockenkanäle geschoben, wo sie mit klimatisierter Luft (etwa 20 % *rF*/22 °C) getrocknet werden (3). Nach einem etwa drei vier-

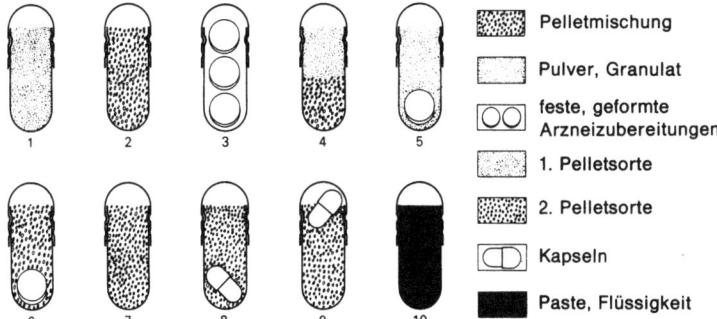

	Pelletmischung
	Pulver, Granulat
	feste, geformte Arzneizubereitungen
	1. Pelletsorte
	2. Pelletsorte
	Kapseln
	Paste, Flüssigkeit

Abb. **14.41** Einige mögliche Kombinationen von verschiedenen pharmazeutischen Formulierungen in Hartgelatinekapseln (aus Fahrig und Hofer, 1983); unter 1. und 2. Pelletsorte sind z. B. Pellets mit unterschiedlichen Freigabecharakteristiken ihrer Wirkstoffe zu verstehen.

telstündigen Umlauf bis zum Ende der Maschine und wieder zurück zum Kopfteil haben die Kapselrohlinge einen Wassergehalt von 10 bis 12 % erreicht. Die Metallstäbe werden dann auf der Bahn für die Kapselkappen und auf der für die Kapselböden um 90° gedreht (4), die Rohlinge abgezogen und mit rotierenden Messern genau auf eine vorgegebene Länge abgeschnitten. Zuletzt werden Kapselkappe und Kapselboden bis zum Einrasten des Vorverschlusses ineinandergeschoben und die Kapseln ausgeworfen. Die beiden Kapselteile müssen exakt aufeinander passen; dies setzt eine hohe Präzision bei der Herstellung der Tauchstifte voraus. Sehr kritisch im Hinblick auf die Gleichmäßigkeit der Kapselwanddicken sind die starken Rundungen an den Kapselenden.

Abfüllen von Hartgelatinekapseln

Hartgelatinekapseln sind besonders zur Aufnahme von Pulvern, Granulaten und Pellets geeignet. Dies schließt nicht aus, dass sie nicht auch mit Tabletten, kleineren Kapseln, pastösen oder flüssigen Füllgütern gefüllt werden (s. Abb. **14.41**).

Mit Flüssigkeiten gefüllte Hartgelatinekapseln müssen hermetisch verschlossen werden, z. B. mit einer Banderole aus Gelatinelösung oder durch kurzes Eintauchen in ein wasserhaltiges Lösungsmittel. Hierbei sollen sich die zwischen Kapselkappe und Kapselboden überlappenden Oberflächen leicht anlösen.

Hartgelatinekapseln sind in einfacher Weise rezepturmäßig zu füllen (s. Abb. **14.42a**). Die Leerkapseln werden dabei per Hand mit dem Kapselboden nach unten in die Lochplatten des Abfüllgerätes eingesteckt und die Kapselböden durch leichtes Verschieben der beiden unteren Loch-

platten B und C fixiert. Nach Abheben der Kapselkappen mit der Deckelplatte wird das genau eingestellte Füllvolumen für die vorgesehene

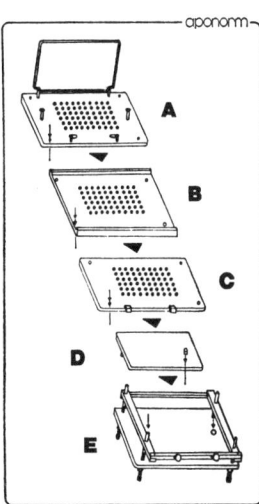

Abb. **14.42a** Schematischer Aufbau eines Kapselfüllgerätes (Aponorm).
A Deckelplatte zum Abheben der Kapseloberteile, **B/C** Lochplatten zur Führung der Kapselunterhälften, **D** Druckplatte, **E** Grundgerät (Rahmenteil) zur Aufnahme der Einsätze (A–D) für verschiedene Kapselgrößen.

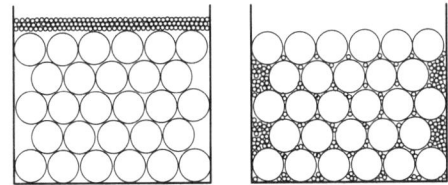

Abb. **14.42b** Volumenkonstruktion beim Mischen einer Pulvermischung mit zwei unterschiedlichen Partikelgrößenfraktionen.

a

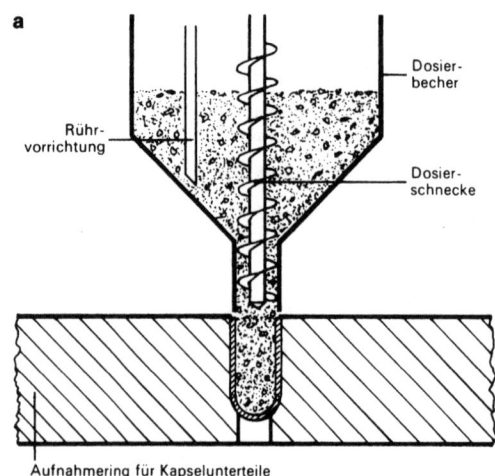

Dosier-
becher

Rühr-
vorrichtung

Dosier-
schnecke

Aufnahmering für Kapselunterteile

Abb. **14.43** Verschiedene Dosierungsvorrichtungen für Hartgelatinekapsel-Füllmaschinen (nach Fahrig und Hofer, 1983).
a Schnecken- bzw. Spindeldosierverfahren;
b Stopf- und Dosierscheibenverfahren: durch 5faches Einstopfen des Pulvers oder Granulates in die Bohrungen der Dosierscheibe wird jeweils ein Formling hergestellt, der mit dem 6. Arbeitsschritt in das Kapselunterteil eingedrückt wird. Die Dosierung des Formlings kann über die Niveaueinstellung des Kapselfüllmaterials reguliert werden;
c Röhrchendosierverfahren: durch mehrfaches Eintauchen des Dosierröhrchens in das nivellierte Reservoir wird ein Formling gebildet, der in das Kapselmaterial überführt wird;
d Doppelschieberverfahren.

b

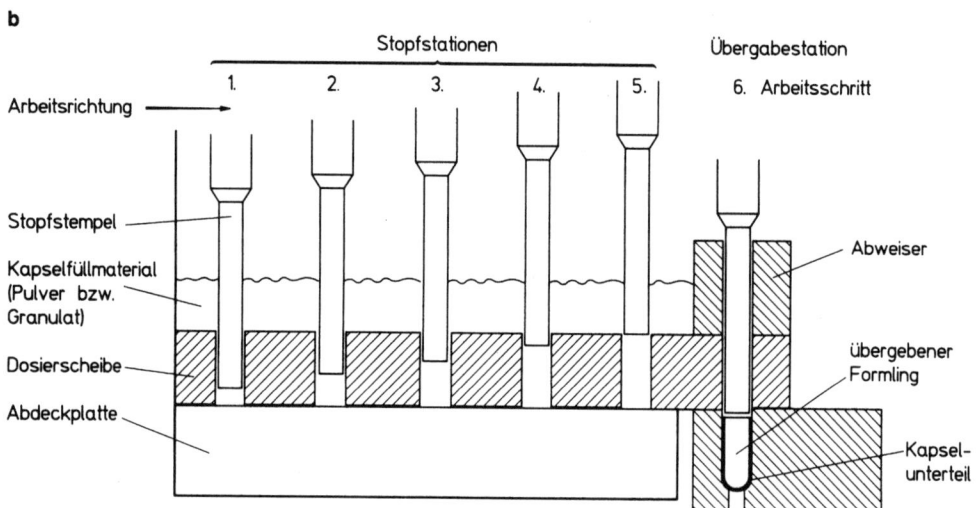

Stopfstationen

Übergabestation

1.   2.   3.   4.   5.   6. Arbeitsschritt

Arbeitsrichtung ▶

Stopfstempel

Kapselfüllmaterial
(Pulver bzw.
Granulat)

Dosierscheibe

Abdeckplatte

Abweiser

übergebener
Formling

Kapsel-
unterteil

Kapselanzahl gleichmäßig in die Kapselböden eingestrichen. Beim Einstellen der Füllvolumina ist auf etwaige Volumenkontraktionen zu achten (Abb. **14.42b**, s. a. Kap. 5, Abschn. 3.1.6).

Als gut fließfähige Pulvergrundlage zur Befüllung von Hartgelatinekapseln empfiehlt das Arzneibuch eine Mischung aus 99,5 % Mannitol und 0,5 % hochdisperses Siliciumdioxid (s. a. DAC, Anlage G). Zuletzt werden die Kapselkappen wieder aufgesetzt und mit der Druckplatte bis zum Einrasten der Hauptverriegelung über die gefüllten Kapselböden gedrückt.

Für die Abfüllung größerer Chargen steht eine Reihe von Füllmaschinen mit Stundenleistungen

bis zu etwa 200 000 Hartgelatinekapseln zur Verfügung. Prinzipiell arbeiten diese Maschinen wie die rezepturmäßigen Abfüllgeräte mit den drei Takten: Trennen von Kappe und Boden, Füllen und Zusammenstecken. Zum automatischen Füllen haben sie jedoch zusätzlich unterschiedliche Dosierungsvorrichtungen, z. B. mit Schnecken- oder Spindeldosierung, Stopf- und Dosierscheiben, Röhrchendosierung, Dosierkammern und Formatschiebern sowie mit Dosierpumpen (s. Abb. **14.43**).

Das Dosierkammer- und Formatschieberverfahren eignet sich besonders für die Abfüllung von Pellets oder Tabletten, die Dosierpumpen für Flüssig- und Pastenabfüllungen (s. Abb. **14.44**).

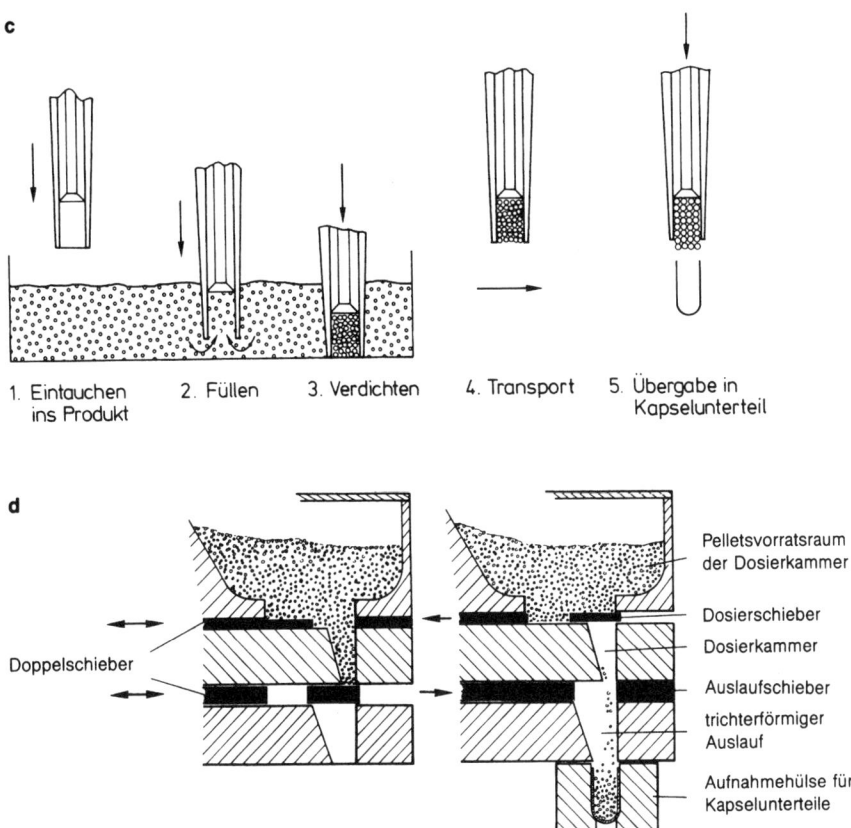

c

1. Eintauchen   2. Füllen   3. Verdichten   4. Transport   5. Übergabe in
   ins Produkt   Kapselunterteil

d

Pelletsvorratsraum
der Dosierkammer

Dosierschieber

Dosierkammer

Doppelschieber

Auslaufschieber

trichterförmiger
Auslauf

Aufnahmehülse für
Kapselunterteile

Abb. **14.43**   Fortsetzung

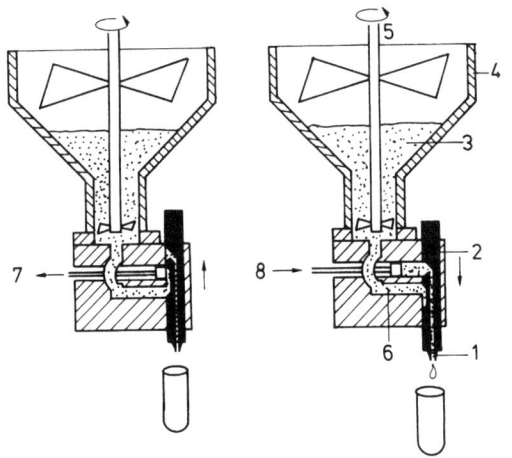

Abb. **14.44**   Vorrichtung zum Abfüllen von Flüssigkeiten und pastösen Füllgütern in Hartgelatinekapseln (Höfliger + Karg, Waiblingen).
1 Füllnadel, austauschbar für unterschiedlich viskose Massen, 2 Steuerschieber mit Durchlassventil, 3 Füllgut, 4 Füllgutbehälter mit wasserbeheizbarer Doppelwand, 5 stufenlos regulierbarer Rührer, 6 Dosierkammer, 7 Dosierkolben in Ansaugposition, beim Ziehen des Kolbens nach links wird Füllgut über das geöffnete Durchlassventil in die Dosierkammer gesogen, 8 beim Absenken des Steuerschiebers wird das Durchlassventil geschlossen, anschließend wird der Kolben nach rechts gedrückt und die genau dosierte Menge des Füllgutes über die Dosiernadel in den unteren Teil einer Hartgelatinekapsel abgefüllt. Die Dosiergenauigkeit ist auch während des Laufes der Maschine durch Veränderung des Kolbenhubs regulierbar.

Vor- und Nachteile von Hartgelatinekapseln

▪ Hartgelatinekapseln haben die Pillen aus Rezeptur und Defektur verdrängt, da sie im Hinblick auf Stabilität, Bioverfügbarkeit und Hygiene besser sind.

▪ Sie bieten sich zur Verarbeitung von druck-, temperatur- und feuchtigkeitsempfindlichen sowie bei entsprechender Anfärbung der Kapselhülle auch von lichtempfindlichen Wirkstoffen an. Sie können allerdings keinen unbegrenzten Schutz vor Feuchtigkeit und Luftsauerstoff gewährleisten.

6.2 Weichgelatinekapseln

Weichgelatinekapseln haben dickere Hüllen als Hartgelatinekapseln und enthalten in den Kapselhüllen zusätzlich noch Glycerol und/oder Sorbitol als Weichmacher. Dies ist der Grund für die Namensgebung. Weichgelatinekapseln müssen nicht weicher als Hartgelatinekapseln sein.

Weichgelatinekapselhüllen können auch Konservierungsmittel enthalten. Sollen Wirkstoffe aus Stabilitätsgründen vom Füllgut getrennt werden, können sie in die Kapselhülle eingearbeitet werden. Dies wird beispielsweise im Falle von Vitamin B_{12} in Multivitaminkapseln durchgeführt.

Der Wassergehalt von Weichgelatinekapselhüllen ist meist etwas geringer als der von Hartgelatinekapselhüllen. Er liegt bei 7 bis 8 % und entspricht der Gleichgewichtsfeuchtigkeit bei 45 bis 65 % rF/22 °C (Sorptionsisothermen, s. Abb. **14.52**). Die Gleichgewichtsfeuchtigkeit hängt von der Art und Menge der zugesetzten Weichmacher ab. Wegen ihres Weichmachergehaltes sind Weichgelatinekapseln hygroskopischer als Hartgelatinekapseln.

Weichgelatinekapseln gibt es in einer großen Formen- und Größenvielfalt (s. Abb. **14.45**). Die Größenangaben beziehen sich auf das amerikanische Hohlmaß „minim" und geben das Füllvolumen an.

Die effektive Größe wird bei Weichgelatinekapseln nicht allein von der Größe der in die Formwalzen eingefräßten Formen bestimmt, sondern auch von der durch die Dosierpumpen in die Kapseln hineingepressten Füllgutmenge. Deshalb können Weichgelatinekapseln bezogen auf das Nennvolumen etwas über- oder unterfüllt werden. Weichgelatinekapseln werden im Gegensatz zu Hartgelatinekapseln in einem Arbeitsgang geformt, gefüllt und verschlossen.

Herstellung von Weichgelatinekapseln

Die Herstellung von Weichgelatinekapseln im Tauchverfahren per Hand und das Verschließen dieser Kapseln mit einem Tropfen Gelatinelösung hat nur noch historische Bedeutung, da bei der rezepturmäßigen Abfüllung geringer Mengen von Kapseln, z.B. in der Apotheke, heute Hartgelatinekapseln verwendet werden. Industriell werden Weichgelatinekapseln nach verschiedenen Methoden hergestellt. Allerdings werden die meisten dieser Verfahren nur mehr selten praktiziert. Durchgesetzt hat sich hauptsächlich das von **R. P. Scherer** 1933 erfundene **Rotary-Die-Verfahren,** das Verfahren mit den **rotierenden Formwalzen.**

Abb. **14.46** zeigt in einem Fließschema die Herstellung von Weichgelatinekapseln von der Herstellung der Gelatinelösung für die Kapselhüllen und der Aufbereitung des Füllgutes bis zum Trocknen der fertigen Kapseln.

Größen		Formen
Kapselinhalt in minim	ml	
1	0,0616	rund oval
2	0,123	
3	0,185	oblong
5	0,308	
10	0,616	
20	1,232	suppositorienförmig
40	2,464	
80	4,928	ampullenförmig
100	6,777	

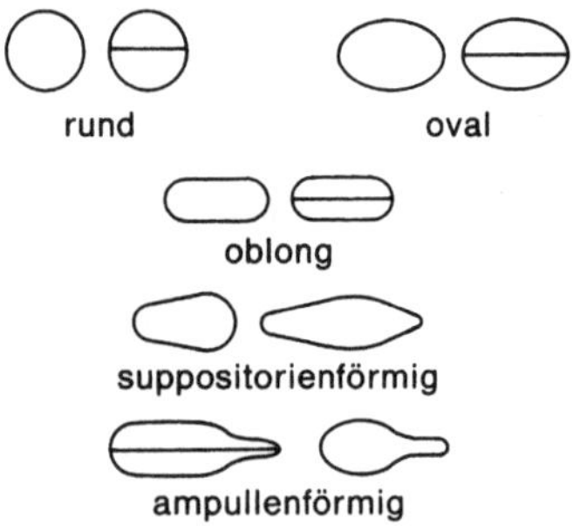

Abb. **14.45**   Weichgelatinekapselgrößen und -formen (R. P. Scherer GmbH).

Herstellung der Gelatinelösung   **Herstellung des Kapselfüllgutes**

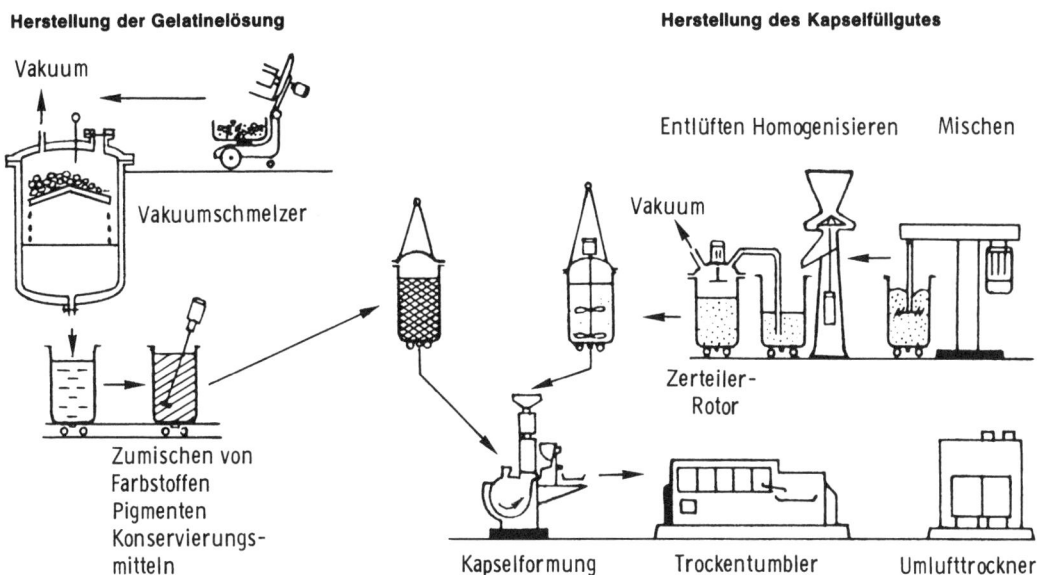

Abb. **14.46**   Schematischer Arbeitsablauf bei der Weichgelatineherstellung.

Die Gelatinelösungen zur Herstellung von Weichgelatinekapselhüllen haben z. B. folgende Zusammensetzungen.

Hilfsstoffe	für harte Kapselhüllen (%)	für weichere Kapselhüllen (%)
Gelatine	46	40
Weichmacher	20	30
Wasser	34	30

Nach Herstellung dieser Gelatinegrundlösung können je nach Bedarf noch Arzneimittelfarbstoffe, Weißpigmente, Geruchs- und Geschmackskorrigentien, Süßstoffe und Konservierungsmittel zugegeben werden (s. Kap. 6). Die Gelatinlösung wird zur Weichgelatinekapselherstellung bei 60 bis 70 °C in fließfähigem Zustand angewandt. Unterhalb 60 °C sind sie ein festes Gel.

Bei der Herstellung von Weichgelatinekapseln ist zu beachten, dass deren Hüllen im Zeitpunkt der Füllung einen Wassergehalt von 30 bis 35 % haben. Diese Feuchtigkeit wird beim Trocknen nicht vollständig abgedunstet, sondern zum Teil auch an das Füllgut abgegeben, wenn dieses nicht ausreichend hydrophob ist oder hydrophobisiert wird. Deshalb ist für hydrolyseempfindliche Wirkstoffe die Abfüllung in Hartgelatinekapseln,

die als fertige Leerkapseln praktisch trocken sind, günstiger.

Als **Füllgut** können theoretisch alle fließ- oder pumpfähigen Lösungen, Suspensionen oder Emulsionen eingesetzt werden. Einzige Vorbedingung ist, dass sie die Gelatinehülle nicht angreifen. Wasser oder wasserhaltige Gemische sind demnach ungeeignet. Ethanol und Glycerol dürfen in Füllgüter nur in begrenzten Mengen eingearbeitet werden. Ethanol diffundiert leicht durch die Kapselhüllen und lässt die Kapseln schrumpfen. Glycerol penetriert leicht in die Kapselhüllen und weicht diese auf. In der Hauptsache haben sich Pflanzenöl/Wachs-, Paraffinöl/Hartparaffin- und Macrogol 400/Macrogol-4000-Gemische bewährt (s. Tab. **14.5**).

Die wachsartigen Bestandteile dieser Grundlagen für Kapselfüllgüter sollen nicht nur als Suspendierhilfsmittel fungieren, sondern außerdem auch ein ausreichendes Schmieren der Dosierpumpen sicherstellen. Lecithin-Zusätze bewirken eine Verflüssigung und verbessern hierbei die Pumpfähigkeit des Füllgutes.

Die Wirkstoffe und die anderen festen Bestandteile sind mit Partikelgrößen von weniger als 100 μm im Füllgut zu suspendieren, damit Verstopfungen der feinen Füllkanäle und Störungen bei der Nahtbildung vermieden werden. Aus dem gleichen Grunde müssen die Füllgüter vor dem

Tabelle **14.5**   Beispiele von Füllgütern für Weichgelatinekapseln.

Beispiele für lipophile Pflanzenöl- bzw. Triglyceridgrundlagen

– Rüböl	40	T
Pflanzenöle, partiell hydriert	5	T
Sojaöl hydriert	1,5	T
Bienenwachs	1,5	T
Lecithin	1	T
– Neutralöl	33	T
Triglyceride, gesättigt	11	T
Lecithin	1	T

Beispiel für eine lipophile Paraffingrundlage

– Paraffinöl, dickflüssig	7	T
Hartparaffin	1	T

Beispiel für eine hydrophile Macrogolgrundlage

– Macrogol 400	8	T
Macrogol 4000	1	T

Beispiel für eine emulgierende Grundlage

– Polyoxyethylen-23-monolaurylether	5	T
Sorbitan-monooleat	2	T
Neutralöl	3	T

(Hilfsstoffe, s. Kap. 6)
T = Teil(e)

Abfüllen sorgfältig homogenisiert werden. Das Füllgut wird vor der Abfüllung im Vakuum entlüftet, um die Volumen/Masse-Dosierung von Ansatz zu Ansatz reproduzierbar zu machen und um sauerstoffempfindliche Bestandteile vor der Oxidation zu schützen.

Die eigentliche Verkapselung findet **vollautomatisch zwischen den gegenläufig rotierenden Formwalzen (Rotary-Die)** statt. Bei der Durchführung dieses Verfahrens (s. Abb. **14.47**) wird zunächst die Gelatinelösung in zwei endlose Gelatinebänder von definierter Dicke (1) auf rotierende Kühltrommeln ausgegossen. Bei der Abkühlung von 60 bis 70 °C auf Raumtemperatur geht die Gelatinelösung vom Sol- in den Gelzustand über. Damit die gummiartigen, noch stark wasserhaltigen Gelatinebänder an den Walzen der Maschine nicht festkleben, werden die Bänder mit einem hauchdünnen Ölfilm überzogen (2). Die zwei endlosen Gelatinebänder, die auch unterschiedlich gefärbt sein können, werden von links und von rechts der Verkapselungsmaschine zugeführt. Zwischen den Formwalzen (3) werden die Weichgelatinekapseln geformt. Über den Füllkeil (4) wird von einer Dosierpumpe (5) das Füllgut stoßweise unter Druck zudosiert. Aus den beiden Gelatinebändern werden dabei von

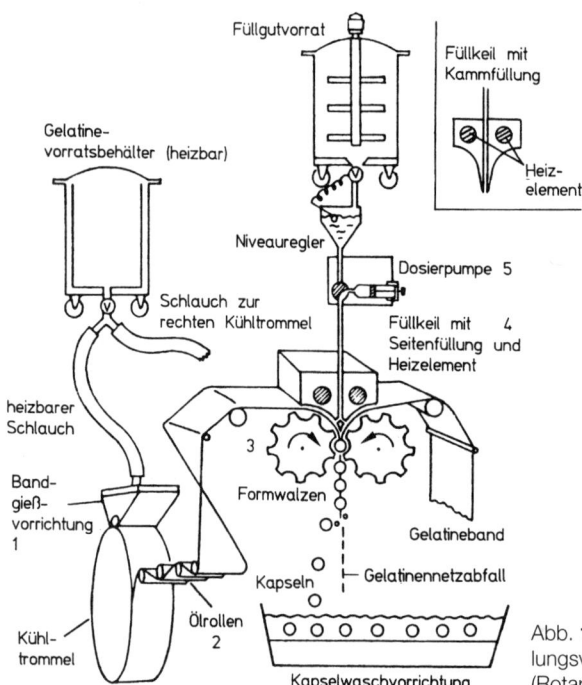

Abb. **14.47**   Schematische Darstellung des Verkapselungsverfahrens mit den rotierenden Formwalzen (Rotary-Die-Prozess, R. P. Scherer GmbH).

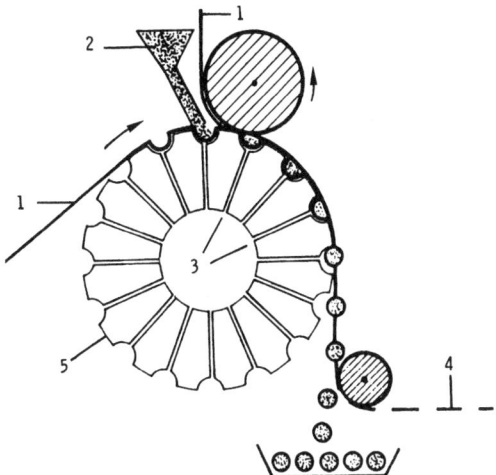

Abb. **14.48** Schematische Darstellung des Accogel-Verfahrens (aus Fahrig und Hofer, 1983). 1 Gelatinefolie, 2 Füllgutzuführung, 3 Vakuumkanäle (Vakuumbereich), 4 ausgestanztes „Gelatinenetz", 5 Formwalze.

den in die Formwalzen eingefrästen Kapselformen taschenförmige Gebilde gestanzt und an der Kapselunterseite sowie an den beiden Seitenwänden verschweißt. Kurz bevor die Oberseiten dieser taschenförmigen Gebilde bzw. die Kapseln endgültig verschweißt werden, erfolgt die Kapselfüllung durch Dosierpumpenstöße. Hierbei wölben sich die Kapseln zu ihrer endgültigen Form. Schließlich werden die rundum verschweißten Kapseln in die Kapselwaschvorrichtung ausgeworfen. In dieser werden die Ölfilme wieder abgewaschen. Die umlaufenden Schweißnähte an den Kapseln sind ein auffallendes Charakteristikum für Weichgelatinekapseln mit Ausnahme der nach dem Tropfverfahren hergestellten. Die Verschweißung wird durch oberflächliches Anwärmen der inneren Oberflächen der Gelatinebänder durch die in die Füllkeile eingebauten Heizelemente bewirkt (s. Abb. **14.47**).

Das **Accogel-Verfahren**, das die Weichgelatinekapseln durch Vakuumanwendung auf rotierenden Formwalzen formt, ist ein anderer, vollautomatischer Rotary-Die-Prozeß (s. Abb. **14.48**).

Dieses Verfahren erlaubt nicht nur die Verkapselung von flüssigen und pastösen Füllgütern, sondern auch von pulverförmigen. Zur Abfüllung von Pulvern ist allerdings eine zusätzliche Dosierwalze, die zwischen Füllgutzuführung und Formwalze eingesetzt wird, zum Abmessen und

zum Vorkomprimieren der Pulver erforderlich. Zu bedenken ist hierbei der hohe Wassergehalt der Weichgelatinekapselhüllen zum Zeitpunkt der Abfüllung.

Mit der Norton-Verkapselungsmaschine werden nach dem automatischen **„Reciprocating-Die"-**

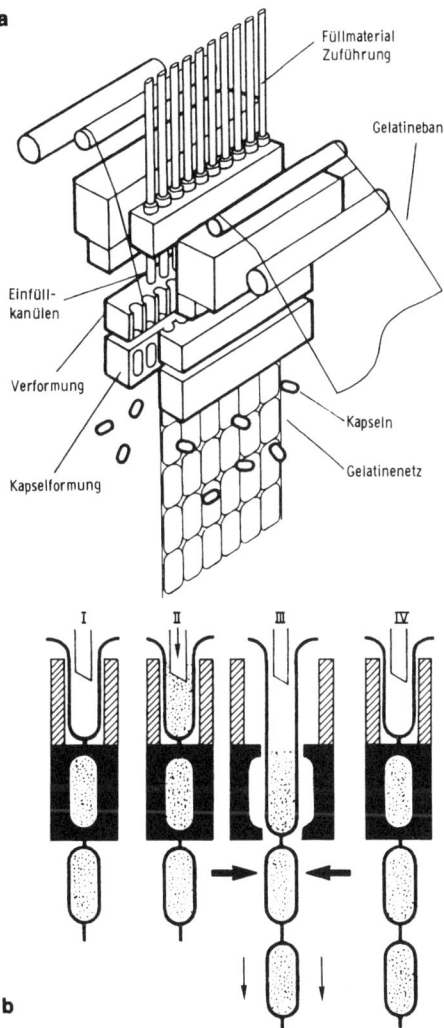

Abb. **14.49** Schematische Darstellung der Funktion einer Norton-Weichgelatinekapselmaschine (aus Fahrig und Hofer, 1983). **a** Füllvorrichtung einer Norton-Verkapselungs-Maschine (schematisch); **b** Schritt I: Kapselvorformung im oberen Teil, Verschließen im unteren Teil. Schritt II: Füllung, Zudosierung. Schritt III: Auseinandergehen der Formteile und Vorrücken der Gelatinebänder um eine Kapsellänge. Schritt IV = Schritt I: Zusammengehen der Formteile.

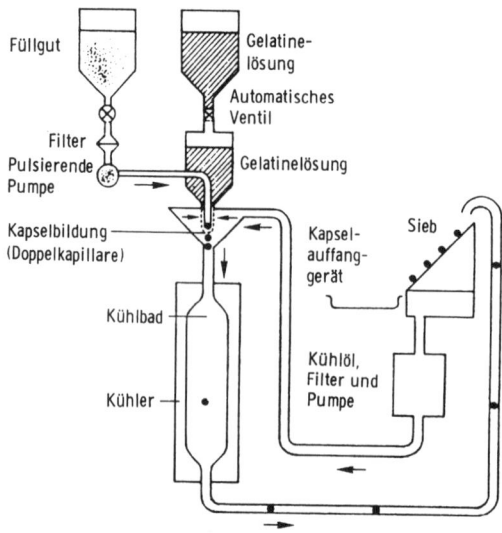

Abb. **14.50** Schematische Darstellung des Globex-Mark-II-Verkapselungsverfahrens (nach Fahrig und Hofer, 1983).

Verfahren Weichgelatinekapseln hergestellt (s. Abb. **14.49**). Dieses Verfahren geht ebenfalls von Gelatinebändern aus. Mit Formen, die sich alternierend zusammen und wieder auseinander bewegen und die eine große Ähnlichkeit mit Suppositoriengießformen haben, werden längliche, sackartige Taschen geformt, gefüllt und im nächsten Schritt verschlossen.

Mit dem **Tropf- oder Blasverfahren**, auch Globex-Verfahren genannt, werden vollautomatisch **nahtlose Weichgelatinekapseln** hergestellt (s. Abb. **14.50**). Das Herzstück der hierzu verwendeten Kapselmaschine ist eine konzentrische Doppelkapillare, bei der innen das Füllgut und im außen liegenden Teil die Gelatinelösung fließt. Von dieser Doppelkapillare werden durch pulsierende Pumpenstöße Kapseln in ein mit Öl gefülltes Kühlbad getropft. An der Mündung dieser Doppelkapillare fließen Füllgut und Gelatinelösung zusammen und formen infolge günstiger Grenzflächenspannung bzw. wegen der günstigen Kohäsionskräfte des Füllgutes und der Gelatinelösung nahtlose Weichgelatinekapseln. Dieses Verfahren ist fast ausschließlich zur Verkapselung von Ölen geeignet (s. Abb. **14.50**). Mit einer entsprechend modifizierten Maschine lassen sich auch Minikapseln herstellen.

Halbautomatische Verfahren zur Herstellung von Weichgelatinekapseln sind das **Colton- (a)** und das **Upjohn-Verfahren (b)** (s. Abb. **14.51**). Sie sind jedoch heute historisch und praktisch weitgehend überholt.

Die Herstellung von Weichgelatinekapseln ist nicht nur wegen der hierzu erforderlichen komplizierten Maschinen sehr aufwendig, sondern wegen der erforderlichen anspruchsvollen Klimatisierung aller Herstellungs- und Verpackungsräume. Die Sorptionsisothermen von Gelatinekapseln lassen erkennen, warum für die Herstellung von Weichgelatinekapseln eine Klimatisierung auf 20–30 % rF/22 °C erforderlich ist (s. Abb. **14.52**). Aus den Sorptionsisothermen kann man auch gut herauslesen, dass Hartgelatinekapseln deutlich weniger hygroskopisch sind und bei ihnen bereits eine Klimatisierung auf 40–50 % rF/22 °C ausreicht.

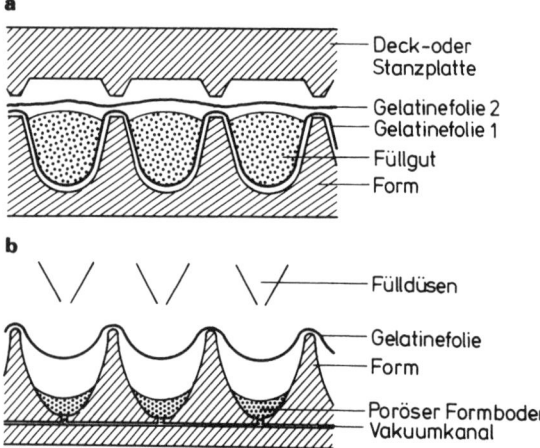

Abb. **14.51** Die halbautomatischen Verfahren zur Weichgelatinekapselherstellung (nach Fahrig und Hofer, 1983).
a Über eine untere Formplatte wird eine Gelatinefolie gelegt. Durch Anwärmen der Formplatte schmiegt sich die Gelatinefolie in die einzelnen Bohrungen der Kapselformen. Nach Zudosieren des Füllgutes in die einzelnen Wölbungen wird eine zweite Gelatinefolie darübergelegt und die Kapseln durch Aufdrücken einer Stanzplatte ausgestanzt; **b** Die Kapselherstellung verläuft ganz ähnlich wie beim Colton-Verfahren, nur dass die erste Gelatinefolie durch Vakuum in die Formbohrungen gesaugt wird.

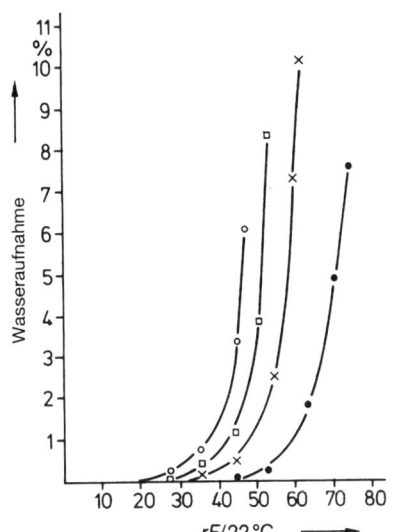

Abb. **14.52** Sorptionsisothermen von Gelatinekapseln (nach Fahrig und Hofer, 1983).
o–o–o WK-Glycerol-Masse
□–□–□ WK-Glycerol-Sorbitol-Masse
x–x–x WK-Sorbitol-Masse
●–●–● Hartgelatinekapseln
(WK = Weichgelatinekapseln)

Vor- und Nachteile von Weichgelatine-kapseln

▨ Weichgelatinekapseln sind besonders zur Verkapselung von nichtwässrigen Flüssigkeiten geeignet.
▨ Sie gewährleisten einen weitgehenden Sauerstoff- bzw. Luftausschluss und bieten sich deshalb zur Verkapselung von oxidationsempfindlichen Wirkstoffen an, z. B. von Vitamin A.
▨ Sie lassen sich in großer Formen- und Größenvielfalt herstellen.
▨ Wegen des ungünstigen Einflusses auf die Nahtbildung sind oberflächenaktive Stoffe in den Füllgütern nur begrenzt einzusetzen.
▨ Die Eigenherstellung ist außerordentlich aufwendig, vor allem durch die Klimatisierung aller Herstellungsräume auf die niedrigen Luftfeuchtigkeiten von 20–30 % *rF*/22 °C. Sie ist deshalb in der Regel spezialisierten Lohnherstellern vorbehalten.
▨ Eine starke Feuchtigkeitseinwirkung vom Augenblick der Füllung von Weichgelatinekapseln bis zum Ende der Trocknung ist nicht vollkommen auszuschließen.

6.3 Nachbehandlung von Gelatinekapseln

Hart- und Weichgelatinekapseln können auf verschiedene Arten nachbehandelt werden. Die einfachste Nachbehandlung ist das Bedrucken von Kapseln mit Farbstofflösungen, die Arzneimittelfarbstoffe enthalten, um eine bessere Identifizierung zu ermöglichen.

Eine Behandlung von Gelatinekapseln mit 1 bis 2 %iger acetonischer Formaldehyd-Lösung führt durch Quervernetzung der Gelatine zu schwer löslichen Kapseln. Es ist zu beachten, dass derartig nachbehandelte Gelatinekapseln keine regelrechte Magensaftresistenz besitzen, sondern ihre Inhaltsstoffe hauptsächlich nach Diffusionsregeln freigeben. Außerdem ist der Verlauf der Quervernetzung nicht zu kontrollieren und die Reproduzierbarkeit unsicher. Eine gewisse Vernetzung von Gelatine kann auch durch Zusatz von Xylose anstelle von Formaldehyd oder anderen geeigneten Aldehyden erreicht werden, denn in diesem Zucker ist die Aldehydgruppe ebenfalls noch ausreichend aktiv (s. a. Kap. 6, Abschn. 3.1). Es ist jedoch eine bräunliche Verfärbung in Kauf zu nehmen (Maillard-Reaktion).

Eine dem Arzneibuch entsprechende Magensaftresistenz kann nur durch Überziehen mit dünndarmlöslichen magensaftresistenten Filmbildnern, z. B. Celluloseacetatphthalat, erreicht werden. Das Überziehen von Gelatinekapseln mit Filmbildnern ist wegen der Quelleigenschaften der Gelatinekapselhüllen kein leichtes Unterfangen. Außerdem ist auch die Haftung zwischen Filmbildner und Gelatine meist ausgesprochen schlecht. Befriedigende Überzüge kommen deshalb nur zustande, wenn der geeignetste Weichmachertyp und seine Dosierung sehr sorgfältig ausgewählt und erprobt werden.

7 Biopharmazeutische Probleme

Sowohl eine beabsichtigte lokale als auch systemische Wirkung erfordern die Freisetzung des Wirkstoffs aus der festen Darreichungsform. Bei Pulvern bedeutet dies lediglich die Auflösung, bei Granulaten, Kapseln oder Tabletten ist ein vorheriger Zerfall erforderlich, sofern nicht eine retardierte Wirkstoff-Freisetzung (s. Kap. 16) oder Magensaftresistenz (s. Abschn. 5) beabsichtigt ist. Die Geschwindigkeit der Wirkstoff-Freisetzung kann in weiten Grenzen durch pharmazeutisch-technologische Faktoren beeinflusst und gesteuert werden (s. Kap. 7, Abschn. 4.2.2). Für feste Darreichungsformen lassen sich folgende Aussagen machen:

■ Sofern **Granulate** nicht als Zwischenstufe zur Tablettenherstellung benötigt werden, ist insbesondere bei Verwendung von Brausegranulaten eine schnelle Wirkstoff-Freisetzung möglich.

■ In **Kapseln** mit pulverförmigem Füllgut liegt eine geringere Verdichtung als in Tabletten vor. Art und Eigenschaften des Füllguts können jedoch die Freigabe beeinflussen, so dass Kapselzubereitungen insbesondere aus Hartgelatinekapseln nicht immer eine bessere Freigabe als Tabletten zeigen. Deshalb müssen auch Kapseln mit Pulverfüllungen Sprengmittel enthalten bzw. die Benetzbarkeit muss optimiert werden.

■ Durch Überführung in **Tabletten** ist eine starke Verringerung der für die Verdauungssäfte frei zugänglichen Oberfläche der Wirkstoffpartikeln eingetreten. Daher müssen schnell wirkende Tabletten im Magen zerfallen. Dann liegt, sofern keine Benetzungsprobleme auftreten, eine der wässrigen Suspension vergleichbare Situation vor.

■ Bei **überzogenen Tabletten** kommt noch zusätzlich die für das Auflösen, Durchlässigwerden bzw. die mechanische Zerstörung des Überzugs erforderliche Zeit hinzu. Verringerte Bioverfügbarkeiten, die sich nicht nur in der unvermeidbaren Resorptionsverzögerung, sondern auch in einer insgesamt verringerten resorbierten Wirkstoffmenge auswirken können, treten häufig bei **magensaftresistenten Zubereitungen** auf. Nach dem Auflösen des Überzugs in den oberen Darmbereichen kann die Darmpassage-Zeit nicht mehr ausreichen, um den Wirkstoff vollständig zur Resorption zu bringen.

8 Qualitätsprüfungen von festen Arzneiformen

Zur Qualitätsfestlegung von festen Arzneiformen von der Arzneiformenentwicklung bis zu Inprozess- und Endkontrollen werden hauptsächlich folgende Prüfungen herangezogen (s. Tab. **14.6**).

Spezielle Qualitätsprüfmethoden für feste Arzneiformen

Die **Zerfallszeit** von peroral einzunehmenden, festen Arzneiformen wird in einem Zerfallsprüfgerät bei 36 bis 38 °C bestimmt (s. Abb. **14.53**). Dieses Zerfallsprüfgerät ist auch im Arzneibuch beschrieben.

Tabelle **14.6**   Prüfmethoden für Pulver, Granulate, Tabletten und Kapseln.

Dichtebestimmungen
(Abschn. 2.1.4)

    Schüttdichte oder Schüttvolumen,
    Stampfdichte oder Stampfvolumen,
    Scheinbare Dichte,
    Wahre Dichte

Porosität (s. Abschn. 2.1.5)

Fließverhalten (s. Abschn. 2.1.1)
    (Kern- und Massenfluss)

Partikelgrößen (Abschn. 2.1.2)
    Siebanalysen,
    mikroskopische und elektronenmikroskopische
    Methoden,
    Oberflächenbestimmungsmethoden,
    elektronische Methoden (Coulter Counter)
    Lichtstreuungs- und Beugungsmethoden

Kristallographische Beschaffenheit
(Polymorphie) oder amorpher Zustand
(Kap. 4, Abschn. 2.2.2)

Löslichkeit, Auflösungsgeschwindigkeit und
Wirkstoff-Freisetzung
(Kap. 4, Abschn. 2.3.4 und 2.3.6 und Kap. 7,
Abschn. 6.2 und 4.2.2)

Zerfallbarkeit, Magensaftresistenz

Wasser- bzw. Feuchtigkeitsgehalt

Hygroskopizität, Sorptionsisothermen
(Kap. 5, Abschn. 2.6.1)

Mechanische Festigkeit
    (Härte, Bruch-, Druck-, Zug-, Biege- oder Abriebfestigkeit)

Dosierungsgenauigkeit
    Gleichförmigkeit des Gehaltes (Content Uniformity)

Kapselwandstärken

In dem Zerfallsprüfgerät werden jeweils sechs Tabletten oder andere feste Darreichungsformen geprüft. Sie gelten als in der Prüfflüssigkeit zerfallen, wenn die Partikeln durch den Siebboden der Röhrchen des Zerfallsprüfgerätes gefallen sind. Mit dieser Methode können keine Auflösungsgeschwindigkeit und keine Wirkstoff-Freisetzung geprüft werden (s. Kap. 4, Abschn. 2.3.6, und Kap. 7, Abschn. 6.2).

Je nach Darreichungsform oder je nach der vorgesehenen Applikationsart können verschiedene Prüfflüssigkeiten im Zerfallstester Verwendung finden, z. B. HCl-Lösung mit einer Konzentration von 0,1 mol/l oder Pufferlösungen etc. Die durch-

Tabelle **14.7**   Forderungen des Arzneibuchs an die Zerfallszeit von Tabletten und Kapseln.

Arzneiform	Prüfflüssigkeit	Zeit (min)
Nichtüberzogene Tabletten	Wasser, 36–38 °C	15
Brausetabletten	Wasser, 15–25 °C	5
Überzogene Tabletten (Dragees)	a) Wasser, 36–38 °C b) 0,1 mol · l^{-1} HCl, 36–38 °C	60 60*
Filmtabletten	Wasser oder 0, 1 N–HCl 36–38 °C	30
Magensaftresistente Tabletten und Kapseln	0,1 mol · l^{-1} HCl	kein Zerfall während 120–180 min
	anschließend: Phosphatpufferlösung pH 6,8, 36–38 °C	60
Kapseln (Hart u. Weichkaps.)	Wasser**, 36–38 °C	30

  * Prüfung wird nur ausgeführt, wenn die Ergebnisse der Prüfung in Wasser nicht den Anforderungen entsprechen.
** In begründeten und zugelassenen Fällen Salzsäure (0,1 mol · l^{-1}) oder künstlicher Magensaft.

löcherten Plexiglasscheibchen bzw. Disks, die auf die zu prüfenden Tabletten in den sechs Röhrchen gelegt werden, sollen die Partikeln durch die Siebböden drücken und eine eindeutige Endpunktbestimmung erlauben.

Die modernsten Typen der Zerfallsprüfgeräte sind mit elektronischen Endpunktsensoren ausgerüstet. Diese Geräte sind zweckmäßig, z. B. wenn die Prüfflüssigkeit während einer Bestimmung trübe und undurchsichtig wird. Sie versagen jedoch in einigen Fällen, vor allem, wenn die Arzneiformen in klebrige Partikeln zerfallen.

Das Arzneibuch stellt die in Tab. **14.7** aufgestellten **Forderungen für die Zerfallszeit von Tabletten und Kapseln auf**.

Die Prüfung auf Magensaftresistenz wird in zwei Schritten durchgeführt. Zunächst in HCl-Lösung und unmittelbar anschließend in einer Pufferlösung mit dem pH 6,8. Diese Magensaftresistenzprüfung hat den Nachteil, dass ein Eindringen von Prüfflüssigkeit in die Kerne nicht sicher festgestellt wird, weil nur die äußere Beschaffenheit zu beobachten ist. Dies könnte bei säureempfindlichen Wirkstoffen von Nachteil sein.

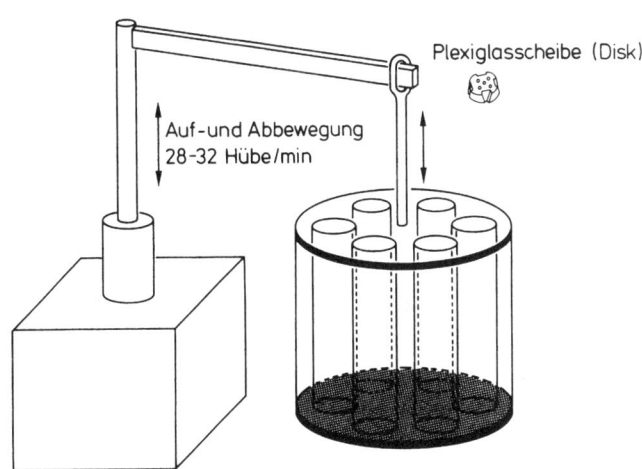

Plexiglasscheibe (Disk)

Auf-und Abbewegung
28-32 Hübe/min

Abb. **14.53**   Zerfallsprüfgerät. Das Gestell mit den sechs Prüfröhrchen, die zur Aufnahme der zu prüfenden festen Darreichungsformen über dem Siebboden dienen, taucht in eine auf 36–38 °C thermostatierte Prüflösung ein, die sich in der Regel in einem 1-l-Becherglas befindet.

Für die Bestimmung der **Feuchtigkeits- oder Wassergehalte** gibt es eine Reihe von Methoden. Ein Problem ist die unterschiedlich starke Bindung von Feuchtigkeit bzw. Wasser an das Gut (s. Kap. 5, Abschn. 2.6).

Zu den **gravimetrischen Verfahren** gehören das Abdampfen der Feuchtigkeit mit Hilfe von Wärme in Trockenschränken oder luftdurchströmten Trockenöfen, z. B. Brabender Schnellwasserbestimmer, in der Trockenpistole und auf Waagen mit IR-Strahlern, z. B. Ultra-X oder Toppan-Waage. Mit diesen Verfahren kann nicht zwischen Wasser und nichtwässrigem Lösungsmittel sicher unterschieden werden. Eine gravimetrische Methode ohne Anwendung von Wärme ist die Trocknung im Exsikkator, wobei der Dampfdruck über dem zu trocknenden Gut mit Trockenmittel und/oder Vakuum reduziert wird.

Indirekte Feuchtigkeitsmessmethoden sind die Bestimmungen der hygroskopischen Gleichgewichtsfeuchtigkeit über dem Gut durch Haarhygrometer, Psychrometer, Lithiumchlorid-Hygrometer oder Taupunkt-Hygrometer.

Haarhygrometer nutzen die Eigenschaft, dass entfettete Haare oder Synthesefasern ihre Längen mit der Luftfeuchtigkeit ändern. Sie sind in bestimmten Zeitabständen nachzueichen.

Psychrometer bestehen aus zwei Thermometern. Die Quecksilberkugel des einen Thermometers ist mit einem angefeuchteten Gewebe umgeben. Strömt Luft um die Kugeln der beiden Thermometer, verdunstet je nach Feuchtigkeitsgehalt der Luft die Feuchtigkeit aus dem Gewebe schneller oder langsamer und erzeugt proportional dazu mehr oder weniger Verdunstungskälte. Die Temperaturdifferenz zwischen den beiden Thermometern ist die psychrometrische Differenz, ein Maß für die relative Luftfeuchtigkeit. Diese psychrometrische Differenz ist umso größer, je trockener die Luft ist. Aus der Sprung'schen Psychrometerformel, mit der sich die relative Luftfeuchtigkeit berechnen lässt, leiten sich Nomogramme, Feuchtigkeitsrechenschieber und Tabellen ab, mit deren Hilfe sich in der Praxis in Sekundenschnelle die relative Luftfeuchtigkeit ablesen lässt, wenn man die psychrometrische Differenz kennt.

Die Funktion eines **Lithiumchlorid-Hygrometers** beruht auf der Hygroskopizität des Lithiumchlorids und der elektrischen Leitfähigkeit von Lithiumchlorid-Lösungen. Diese Hygrometer bestehen aus einem Temperaturfühler, der von einem mit gesättigter Lithiumchlorid-Lösung getränk-

tem Glasseidengewebe umgeben ist. Das Glasseidengewebe wird noch mit einem Silber- oder Platindraht umwickelt, an den eine niedrige Wechselstromspannung angelegt werden kann. Fließt Strom durch diesen Drahtwendel, dann fließt auch ein Teil dieses Stromes durch das mit Lithiumchlorid-Lösung gesättigte Gewebe, das sich hierbei erwärmt. Die Erwärmung veranlasst die Verdampfung eines bestimmten Teiles des Wassers. Die Lösung konzentriert sich oder kristallisiert aus. Dadurch erhöht sich der Widerstand, der Stromfluss verringert sich, und die Temperatur sinkt entsprechend ab. Da das mit Lithiumchlorid-Lösung gesättigte Gewebe aufgrund seiner Hygroskopizität bestrebt ist, ein Feuchtigkeitsgleichgewicht mit der umgebenden Luft herzustellen, ist ein bestimmter Stromfluss bzw. eine bestimmte Heizleistung erforderlich. Dieser Stromfluss kann zur indirekten Messung der relativen Luftfeuchtigkeit herangezogen werden.

Ein **Taupunkt-Hygrometer** arbeitet sehr einfach. Der Hauptbestandteil dieses Instrumentes ist ein Metallspiegel, der abgekühlt werden kann. Sobald bei diesem Vorgang der Taupunkt bzw. die Sättigungskonzentration der umgebenden Atmosphäre unterschritten wird, beschlägt der Spiegel, und die Lufttemperatur bei diesem Taupunkt ergibt nach dem h,x-Diagramm (s. Kap. 5, Abschn. 2.6.1) einen Wert für die relative Luftfeuchtigkeit.

Bei **Dielektrizitätsmessungen** bzw. bei der Dekametrie wird der Unterschied zwischen den hohen Dielektrizitätskonstanten des Wassers und den niedrigeren von feuchtigkeitshaltigen Produkten zur Feuchtigkeitsbestimmung ausgenutzt. Diese Methoden bieten den Vorteil, dass sie innerhalb von Sekunden Feuchtigkeitswerte angeben. Eine gewisse Problematik ist hierbei die Tatsache, dass nicht nur die produktspezifische Leitfähigkeit, sondern auch die Schüttdichte bzw. das Partikelgrößenspektrum die Messungen beeinflussen. Das bedeutet, dass nicht nur für jedes Substrat, sondern auch für gleiche Substrate mit unterschiedlichen Partikelspektren eigene Eichkurven erstellt werden müssen.

IR- und mikrowellenspektroskopische Feuchtigkeitsmessmethoden nutzen die Strahlungsabsorption im Bereich von spezifischen Messbanden zur quantitativen Feuchtigkeitsbestimmung aus.

Die **Karl-Fischer-Wassergehaltsbestimmung** ist eine iodometrische Titration von wasserhaltigen Substraten und geeigneten wasserfreien Extraktionsmitteln. Diese Bestimmungen können durch

Probenmaterial gestört werden, das mit Iod reagieren kann. Außerdem kann Wasser unvollständig extrahiert werden, wenn z. B. das Extraktionsmittel zu schwach ist, um die Bindung des Wassers an das Gut zu lösen und quantitativ zu extrahieren.

Die **mechanische Festigkeit** von festen Arzneiformen, hauptsächlich Tabletten, kann durch Bestimmungen der Bruchfestigkeit, der Biegefestigkeit, der Härte oder der Abriebfestigkeit bzw. der Friabilität charakterisiert werden.

Unter **Bruchfestigkeitsprüfung** ist die Herbeiführung des Bruches von Tabletten unter bestimmten Krafteinwirkungen zu verstehen. Meist wird dabei die Widerstandsfähigkeit gegen eine radial oder diametral einwirkende Kraft im Zeitpunkt des Zerbrechens der Probe gemessen. Je nachdem, ob es sich bei den einwirkenden Kräften um Zug- oder Druckeinwirkung handelt, wird von **Zug- oder Druckfestigkeiten** gesprochen. Auf dem Markt ist eine Reihe von Geräten zur Bestimmung der Bruchfestigkeit von festen Arzneiformen mit verschiedenen Funktionsprinzipien (s. Abb. **14.54**). Zu beachten ist, dass je nach Konstruktionsprinzip Messfehler auftreten können und dass sogar Geräte desselben Typs erheblich streuende Ergebnisse liefern. Insbesondere hat bei handbetriebenen Geräten der Prüfer einen erheblichen Einfluss, je nachdem ob er das Gerät schneller oder langsamer bedient. Die zuverlässig arbeitenden automatischen Apparate zur Bestimmung der Bruchfestigkeit müssen deshalb mit einem Synchronmotor ausgestattet sein. Je nach Übertragung der Krafteinwirkung auf die zu prüfenden festen Arzneiformen ist auf Reibungsverluste bzw. auf Reibungsänderungen zu achten. Diese können die Messergebnisse beträchtlich verfälschen, insbesondere bei Verschmutzung, z. B. durch Staub.

Ein weiteres Problem ist die Benennung der Kraft- oder Druckeinwirkung bzw. die Zuordnung von physikalischen Dimensionen zu diesen Kräften. Durch die unterschiedlichen Formen und Größen der zu prüfenden Tabletten sind die Berührungs- bzw. Kontaktflächen zwischen Tablette und Stempel oder Dorn des Gerätes nicht immer genau zu definieren. Als günstigster Ausweg bietet sich deshalb an, diese Bestimmungen als Konventionsmethoden zu betrachten und die Ergebnisse ohne Dimension, aber unter genauer Angabe der Durchführung anzugeben. Welche Bestimmungsmethode oder welche Durchführungsart gewählt wird, hängt vor allem von der Art und Form der Tabletten sowie von bestimmten Anwendungskri-

terien ab. So kann die Bruchfestigkeit von ovalen und oblongförmigen Tabletten längs- und querdiametral bestimmt werden. Bei Tabletten, die vom Patienten geteilt werden sollen oder die für Durchdrückpackungen vorgesehen sind, ist aus anwendungstechnischen Gründen eine Biegefestigkeitsprüfung durchzuführen. Hierbei prüft man die axiale Widerstandsfähigkeit einer auf zwei Stützen aufliegenden Tablette gegenüber einer zentral einwirkenden Kraft (s. Abb. **14.54c**).

Härteprüfungen werden durchgeführt, indem man einen spitzen Dorn oder eine Nadel senkrecht in die Oberfläche einer festen Arzneiform eindringen lässt (Abb. **14.54d**). Auf diese Weise wird die Widerstandskraft der Oberfläche gegen das Eindringen von spitzen oder kegelförmigen Prüfkörpern festgestellt. Diese Bestimmungsmethode arbeitet praktisch nach denselben Prinzipien wie die technischen Härtebestimmungen nach Shore, Brinell oder Vickers. Es handelt sich um eine Art Penetrometer.

Die **Abriebfestigkeit** (Friabilität) von Tabletten oder Granulaten ist vor allem für die Weiterverarbeitung und für die Verpackung wichtig. Kerne mit hohem Abrieb sind beispielsweise nicht zu überziehen. Bei stark wirksamen Produkten kann sich ein zu hoher Staubanteil nicht nur belästigend, sondern vielfach auch toxisch auf das Personal und die Patienten auswirken. Zur Bestimmung der Abriebfestigkeit wird das Prüfgut in rotierenden Trommeln mit oder ohne Ein-

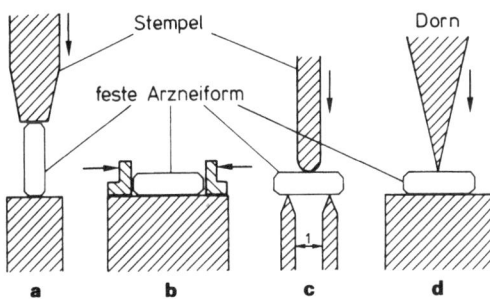

Abb. **14.54** Prüfung der mechanischen Festigkeit von festen Arzneiformen, insbesondere von Tabletten.
a Krafteinwirkung auf eine senkrecht zwischen zwei Stempeln oder einem Stempel und einem Amboss eingespannte Tablette; **b** Krafteinwirkung auf eine waagrecht zwischen zwei zusammendrückenden Backen liegende Tablette; **c** Krafteinwirkung auf eine Tablette, die zwei Stützen überbrückt (1 = veränderlicher Abstand), Biegefestigkeitsbestimmung; **d** Krafteinwirkung mit einem spitzen Dorn oder einer Nadel auf die Oberfläche einer waagrecht liegenden Tablette, Härtebestimmung.

bauten einige Zeit mechanisch belastet und der Staubabrieb gewogen. Bei Granulaten muss vor- und nachher eine Siebanalyse durchgeführt, und die Unterschiede müssen verglichen werden. Bei sehr harten Granulaten sind einige Mahlkugeln oder -würfel zusammen mit dem Prüfmuster in die Trommel zu geben.

Die **Kontrolle der Gleichmäßigkeit von Kapsel- wandstärken** wird am besten durch mikroskopische Messungen an Querschnitten durchgeführt. Bei Weichgelatinekapseln werden in analoger Weise auch die Schweiß- bzw. Siegelnähte geprüft.

Weiterführende Literatur

Abberger, T. (2001), Neuere Entwicklungen in der Granulierung, PZ Prisma *8*, 14.

Banker, G. S. (1966), The Theory and Practice of Film-Coating, J. Pharm. Sci. *55*, 81–89.

Bauer-Brandl, A. (1998), Qualifizierung der Kraftmessung an Tablettenpressen, Pharm. Ind. *60*, 63.

Bauer, K. H. (1998), Colon Delivery, Arzneistoffabgabe im Dickdarmbereich, in Pharmazeutische Technologie: Moderne Arzneiformen (Müller, R. H., Hildebrand, G. E., Hrsg.), 2. Aufl., 431–440, Wissenschaftl. Verlagsges., Stuttgart.

Bauer, K. H. (1979), Rotor-Einbauten in Wirbelschichten zur Verbesserung der Gutbewegung, Pharm. Ind. *41*, 973–976.

Bauer, K. H. (2000), Technische Innovationen auf dem Wirbelschicht- und Fließbett-Gebiet, Pharm. Ind. *62*, 816–820.

Bauer, K. H., Lehmann, K., Osterwald, H. P., Rothgang, G. (1988), Überzogene Arzneiformen, Wissenschaftliche Verlagsgesellschaft mbH, Stuttgart.

Bauer, K. H., Lehmann, K., Osterwald, H. P., Rothgang, G. (1998), Coated Pharmacentical Dosage Forms, CRC Press, Boca Raton, USA, und Medpharm Scientific Publishers, Stuttgart.

Dürr, M., Hanssen, D., Harwalik, H. (1972), Kennzahlen zur Beurteilung der Verpressbarkeit von Pulvern und Granulaten, Pharm. Ind. *34*, 905–911.

Führer, C. (1998), Moderne feste Arzneiformen in Pharmazeutische Technologie: Moderne Arzneiformen (Müller, R. H., Hildebrand, G. E., Hrsg.), 2. Auflage, 1–16, Wisschenschaftl. Verlagsges., Stuttgart.

Führer, C. (1966), Physikalische und kristallographische Grundlagen der Tablettenbildung, Informationsdienst APV *12*, 143–153.

Führer, C. (1962), Über den Druckverlauf in Tablettenpressen, Dtsch. Apoth. Ztg. *102*, 827–832.

id. (1963), Pharm. Ind. *25*, 674–676.

id. (1963), Pharm. Ind. *25*, 733–735.

Hilmann, J., Fuchs, P. (1977), Messordnung der Kompressionscharakteristik von Pressmassen an Exzenterpressen und ihre Aussagefähigkeit, Pharm. Ind. *39*, 72–76.

Lippold, B. C., Monells Pagés, R. (2001), Film formation, reproducibility of production and curing with respect to release stability of functional coatings from aqueous polymer dispersions, Pharmazie *56*, 5.

Müller, R. H., Schuhmann, R. (1996), Teilchengrößenmessung in der Laborpraxis, Wissenschaftliche Verlagsgesellschaft mbH, Stuttgart.

Podczeck, F. (1999), Rheological studies of the physical properties of powders used in capsule filling, Pharmac. Technol. Europe 11, H. 9, 16, H. 10, 34.

Prescott, J. K., Barnum, R. A. (2001), On powder flowability, Pharmac. Technol. Europe 13, H. 1, 36, H. 2, 44.

Ritschel, W. A., Bauer-Brandl (2002), Die Tablette, 2. Aufl., Editio Cantor Verlag, Aulendorf.

Rumpf, H. (1958), Grundlagen und Methoden des Granulierens, Chem. Ing. Techn. *30*, 144–158.

Schubert, H. (1979), Grundlagen des Agglomerierens, Chem. Ing. Tech. *51*, 266–277.

Stegemann, S. (1998), Hartgelatinekapseln – Aktueller Stand und Perspektiven, PZ Prisma *5*, 42.

Stegemann, S. (1999), Liquid and semi solid formulation in hard gelatin capsules, Swiss Pharma *21*, 21.

Abbildungsnachweise

Bier, H. P., Leuenberger, H., Sucker, H. (1979), Determination of the Uncritical Quantity of Granulating Liquid by Power Measurements on Planetary Mixers, Pharm. Ind. *41*, 375–380.

Fahrig, W., Hofer, U. (1983), Die Kapsel, Wissenschaftliche Verlagsgesellschaft mbH, Stuttgart.

Lehmann, K., Dreher, D. (1972), Anwendung wässriger Kunststoffdispersionen zum Überziehen von Arzneiformen, Pharm. Ind. *34*, 894–899.

Ortega, A. M. (1977), Diss. Purdue Univ., Lafayette, USA.

Kapitel 15

Mikropartikeln, Nanopartikeln und Liposomen als partikuläre Wirkstoffträgersysteme

1 Allgemeines, Definitionen

Zu den partikulären Wirkstoffträgern gehören Mikropartikeln, Nanopartikeln und Liposomen. Mit Ausnahme größerer Mikropartikelpopulationen sind sie von kolloidaler Größenordnung. In diesen Arzneiformen ist der Wirkstoff in charakteristischer Weise in einem – unter Umständen biologisch abbaubaren – Hilfsstoff eingelagert. Mikropartikeln und Nanopartikeln zeigen in mancher Hinsicht Übereinstimmung im Aufbau, in der Herstellung und in den verwendeten Hilfsstoffen zur Bildung der Kapselwand oder der Matrix. Mikro- und Nanopartikeln sind feste Stoffe, Liposomen sind dagegen aus Phospholipid-Bilayers aufgebaute halbfeste Lipidvesikeln.

Mikrokapseln. Der feste oder flüssige Wirkstoff ist von einem Polymer als Wandmaterial umhüllt (s. Abb. **15.1**).

Mikropartikeln. Übergeordneter Begriff für Mikrokapseln bzw. Mikrosphärulen mit einem Partikeldurchmesser von 1 bis 1000 μm.

Mikrosphärulen. Im Gegensatz zu den Mikrokapseln ist der Wirkstoff in einer Polymermatrix ohne Ausbildung einer gesonderten Kapselwand eingebettet (s. Abb. **15.1**).

Nanopartikeln. Im weiteren Sinne aus Wirkstoff und Polymer bestehende kolloidale Feststoffsysteme mit einem Durchmesser von 50 bis 500 nm. Es wird zwischen Nanokapseln und Nanosphärulen unterschieden.

Nanokapseln. Verfestigte mizellare Systeme, verfestigte Mikroemulsionen oder umhüllte kolloidale Feststoffsysteme.

Nanosphärulen, Nanopellets. Kolloidale Teilchen, bei denen der Wirkstoff in eine Polymermatrix eingebettet ist.

Liposomen. Kolloidale, kugelförmige Lipidvesikeln mit wässrigem Kern mit Durchmessern von 20 nm bis einige μm.

Die partikulären Wirkstoffträger können zu verschiedenen Darreichungsformen, wie Pulver, Hartgelatinekapseln, Suspensionen, Tabletten, Suppositorien, Parenteralia usw., verarbeitet werden.

Tab. **15.1** gibt einen Überblick über die wichtigsten pharmazeutischen Verwendungsmöglichkeiten von partikulären Wirkstoffträgern.

2 Mikrokapseln, Mikrosphärulen, Nanokapseln, Nanosphärulen

Das Prinzip der Mikroverkapselung wurde erstmals technisch auf die Herstellung von kohlefreien Reaktivdurchschreibpapieren übertragen. Eine auf der Rückseite des Oberblatts befind-

Mikrokapseln   Mikrosphärulen

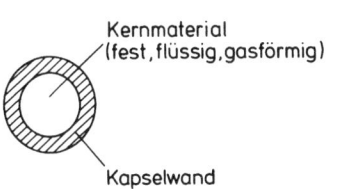
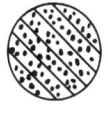

Kernmaterial
(fest, flüssig, gasförmig)

Kapselwand

Abb. **15.1**   Mikrokapseln und Mikrosphärulen.

Tabelle **15.1**   Pharmazeutische Verwendungsmöglichkeiten von Mikrokapseln, Nanopartikeln oder Liposomen als partikuläre Wirkstoffträger.

- Überführung von flüssigen, insbesondere auch von flüchtigen Verbindungen, in feste, frei fließende Pulver
- Stabilitätserhöhung von Wirkstoffen
- Retardierung von Wirkstoffen
- Transport von Diagnostika
- Organspezifischer Transport (Drug-Targeting)
- Vermeidung von Unverträglichkeiten mit anderen Wirk- oder Hilfsstoffen

liche, einen Leukofarbstoff enthaltende Mikrokapselschicht wird in dem Bereich des jeweiligen Schreibmaschinenanschlags zerstört und reagiert dann unter Farbstoffbildung mit der auf der Oberseite des Unterblatts befindlichen Farbreaktionskomponente.

2.1 Herstellungsverfahren

Folgende Verfahrensgruppen können unterschieden werden:

- Überzugsverfahren
  - im Dragierkessel
  - in der Wirbelschicht
- Phasentrennverfahren – Koazervation
- Mechanisch-physikalische Verfahren
  - Sprühtrocknung, Sprüherstarrung
  - Zentrifugalverfahren
- Polymerisationsverfahren
  - Emulsions-Polymerisation
  - Grenzflächen-Polymerisation
- Dispersion von Polymeren

Die Zuordnung der einzelnen Verfahren zu den angeführten Verfahrensgruppen ist nicht immer eindeutig.

Überzugsverfahren

Das **Überziehen im Dragierkessel** erfolgt durch Einsprühen einer geeigneten Polymerlösung oder -dispersion auf feste Wirkstoffpartikeln geeigneter Größe (s. auch Kap. 14, Abschn. 5). Das **Überziehen** fester Partikeln **in der Wirbelschicht** kann z. B. nach dem Wurster-Verfahren (s. Abb. **14.37**) erfolgen. In beiden Fällen werden Mikrokapseln oder überzogene Partikeln gebildet.

Phasentrennverfahren – Koazervation

Mehrere Verfahren beruhen auf der Wandbildung durch Phasentrennung mittels Koazervation. Koazervation bedeutet die Überführung eines gelösten Polymeren in eine polymerreiche, noch lösungsmittelhaltige Phase mittels Desolvatation (s. Abb. **15.2**). Das Koazervat lagert sich an der Grenzfläche des zu verkapselnden Materials unter Ausbildung einer zusammenhängenden Kapselwand an und wird durch Trocknung oder Polymerisation verfestigt.

In Abhängigkeit vom angewendeten Koazervationsverfahren können Flüssigkeiten, feste Partikeln und Dispersionen von Feststoffen in Flüssigkeiten mikroverkapselt werden. Zu überziehendes wasserlösliches Material wird in einem

organischen Lösungsmittel, in Wasser unlösliches Material in Wasser mikroverkapselt. Bei den ohne großen Geräteaufwand auskommenden Verfahren erfolgt die Wandbildung durch einfache oder durch komplexe Koazervation.

Bei der **einfachen Koazervation** wird die Phasentrennung durch Aussalzen mit Natrium- oder Ammoniumsulfat, Temperaturänderung, pH-Änderung oder Alkoholzusatz bewirkt. Dieses Verfahren erfordert höhere Polymerkonzentrationen. Zur Koazervation von Acetylsalicylsäure z. B. wird Ethylcellulose als Wandmaterial bei 80 °C in Cyclohexan gelöst. In der Lösung werden annähernd würfelförmige Acetylsalicylsäure-Kristalle – keine Kristallnadeln! – suspendiert. Bei Temperaturerniedrigung separiert sich die Ethylcellulose-Phase und lagert sich auf den Kristallen ab. Die umhüllten Kristalle werden abgetrennt und mit Cyclohexan gewaschen.

Bei der **komplexen Koazervation** wird die Abscheidung des Wandmaterials durch Zugabe eines entgegengesetzt geladenen gelösten Polymers erreicht. Die Methode wird bei verdünnteren wässrigen Polymerlösungen angewendet.

Als Polymere werden Gelatine, Ethylcellulose, Cellulosenitrat, arabisches Gummi usw. herangezogen, wobei komplexe Koazervation z. B. mit dem System Gelatine/arabisches Gummi erfolgen kann.

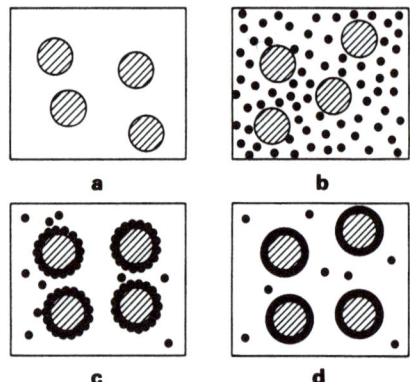

Abb. **15.2** Schema der Mikroverkapselung durch Koazervation (nach Sliwka, 1975); **a** Dispergierte Wirkstofftröpfchen in Polymerlösung, **b** beginnende Koazervation, **c** allmähliche Abscheidung des Koazervates an der Oberfläche der Wirkstofftröpfchen, **d** Koaleszenz des Koazervates zur Wandmaterialphase.

Mechanisch-physikalische Verfahren

Das Einbetten von Partikeln in einem geeigneten Hilfsstoff kann durch **Sprühtrocknung** (s. Kap. 5, Abschn. 2.6.6) erfolgen. Bei dieser Methode wird eine Wirkstoff-Polymer-Lösung, -Suspension oder W/O-Emulsion versprüht. Der Wirkstoff fällt meist in eingebetteter Form in Mikrosphärulen an. Bei Verwendung geschmolzener Fette oder Wachse wird mittels **Sprüherstarrung** mikroverkapselt.

Bei dem **Zentrifugalverfahren** wird fester oder flüssiger Wirkstoff dem Zentrum einer schnell rotierenden Scheibe zugeführt. Die durch die Zentrifugalkraft von der Scheibe geschleuderten Partikeln müssen einen Film der Polymerlösung passieren und werden so mit einer Kapselwand überzogen.

Polymerisationsverfahren

Die **Emulsions-Polymerisation** (s. Kap. 14, Abschn. 5.2, Abb. **14.30**) zur Herstellung von Nanosphärulen ist ein schnelles Verfahren, das leicht auf einen größeren Produktionsmaßstab umgestellt werden kann. Als Polymerbildner werden unter anderem Methacryl- und Methylmethacrylsäure, Acrylamid oder Styrol verwendet. Die Emulsions-Polymerisation von Polycyanoacrylaten führt zu biologisch abbaubaren Nanosphärulen. Der Wirkstoff befindet sich entweder in der Monomerlösung und wird in die Matrix mit einpolymerisiert, oder er wird nach der Polymerisation dem wirkstofffreien Polymer zugesetzt. Im letzten Fall werden die wesentlichen Wirkstoffmengen an der Polymergrenzfläche adsorbiert.

Die Emulsions-Polymerisation kann auch in organischer Lösung durchgeführt werden, wo sich jedoch die großen erforderlichen Mengen an organischem Lösungsmittel nachteilig bemerkbar machen.

Bei der **Grenzflächen-Polymerisation** erfolgt die Wandbildung aus monomeren oder oligomeren Ausgangsstoffen an der Grenzfläche einer W/O-Emulsion. Das Verfahren kann je nach Verfahrensführung zu Mikro- oder zu Nanokapseln führen.

Dispersion von Polymeren

Durch Monomer-Polymerisation hergestellte Partikeln können toxische Rest-Monomere enthalten. Um dies zu vermeiden, sind Verfahren entwickelt worden, bei denen bereits vorgebildete natürliche Makromoleküle oder synthetische Polymere zu Mikro- bzw. Nanosphärulen umgeformt werden.

Bei dem Verfahren der **Hitze-Denaturierung** wird die wässrige Phase, die den Wirkstoff und das Polymer, meist Albumin oder Gelatine, enthält, mittels Ultraschall oder Hochdruckhomogenisation in eine ölige Phase emulgiert. Einbringen der W/O-Emulsion in heißes Öl von 120 bis 180°C führt zur Denaturierung der Makromoleküle. Nach Abkühlen auf Raumtemperatur können die gebildeten Nanosphärulen abgetrennt und gewaschen werden.

Zur Vermeidung einer bei der Denaturierung erfolgenden Hitzeschädigung des Wirkstoffs kann die Hitzedenaturierung durch eine Quervernetzung des Albumins, z.B. mit Formaldehyd, ersetzt werden.

Bei dem Verfahren der **Desolvatation** werden das Protein und der Wirkstoff in Wasser gelöst. Durch Zusatz von Ethanol oder konzentrierter Natriumsulfatlösung erfolgt die Desolvatation des Proteins. Die hierfür verwendeten Mengen dürfen nicht so groß sein, dass Koazervation eintritt. Anschließend erfolgen die Quervernetzung des denaturierten Proteins mit Glutaraldehyd und Reinigung der Nanosphärulen.

Bei dem Verfahren der **Lösungsmittelverdampfung (Solvent Evaporation, Emulsion Evaporation)** zur Herstellung von Mikro- bzw. Nanosphärulen wird der Wirkstoff in einem chlorierten organischen Lösungsmittel dispergiert (Abb. **15.3**). Die Dispersion wird in die wässrige Lösung eines Polymers emulgiert. Aus den dispergierten Tröpfchen wird das organische Lösungsmittel bei reduziertem Druck entfernt, wobei das Polymer mit dem eingebetteten Wirkstoff ausfällt.

Ein Nachteil der Mehrzahl der genannten Verfahren ist der Anfall größerer Mengen an organischen Lösungsmitteln. Dies erklärt das wachsende Interesse an der Verwendung von Lipiden, insbesondere von Triglyceriden, für die Herstellung von Mikro- und Nanopartikeln. Das Prinzip besteht in der Einarbeitung des Wirkstoffs in das geschmolzene Lipid und anschließendem Überführen in Partikeln geeigneter Größe. Dies kann z.B. durch Sprüherstarrung (s. Kap. 14, Abschn. 3.1) oder Emulgierung des geschmolzenen Lipids in die wässrige Phase, insbesondere mittels Hochdruckhomogenisation geschehen. Ein weiterer Vorteil von Lipidsystemen ist deren biologische Abbaubarkeit.

Die Lagerung von Nanopartikeln als wässrige Dispersion kann zu teilweiser Biodegradation, Wirkstoff-Freisetzung oder Wirkstoff-Zersetzung führen. Daher sollte eine Überführung in die Trockenform durch Gefriertrocknung erfolgen.

Polymer in organischem
Lösungsmittel gelöst

Wirkstoff dispergiert oder   wässrige
gelöst oder emulgiert   Polymerlösung

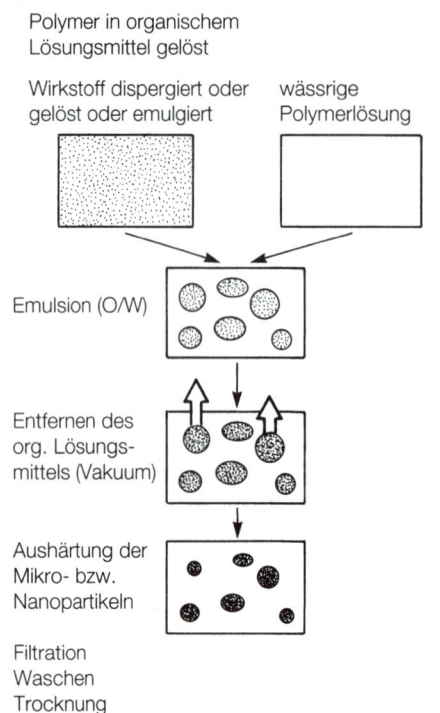

Emulsion (O/W)

Entfernen des
org. Lösungs-
mittels (Vakuum)

Aushärtung der
Mikro- bzw.
Nanopartikeln

Filtration
Waschen
Trocknung

Abb. **15.3**   Lösungsmittelverdampfung (nach Lill, 1995).

Polymerpartikeln können nicht im Autoklaven wegen Überschreitens der Glasübergangstemperatur (s. Kap. 4, Abschn. 2.2.1) und damit eintretender Partikelaggregation sterilisiert werden. In diesen Fällen ist eine Sterilisation mit ionisierenden Strahlen erforderlich.

2.2 Praktische Verwendung

Mikroverkapselte ätherische Öle werden zur Aromafixierung Tees zugesetzt. Bekannt ist eine mikroverkapselte Acetylsalicylsäure, die weiter zu Tabletten verpresst wird. Andere Fertigarzneimittel enthalten Mikropartikeln mit Kaliumchlorid bzw. Peptiden; sie sind zur Erzielung einer Retardwirkung bestimmt.

Nanopartikeln werden meist mit dem Ziel einer parenteralen Verabreichung hergestellt. Außer herkömmlichen Wirkstoffen sind Antikörper, Antigene, Toxine oder Viren für eine Nanoverkapselung interessant. Verabreichung von nanoverkapselten Immunglobulinen ergibt eine verlängerte Antikörperproduktion. Probleme können zum Erreichen der erforderlichen Sterilität auftreten. Bisher ist allerdings noch kein Fertigarzneimittel mit Nanokapseln auf dem Markt.

3 Liposomen

Phospholipide bilden in wässrigem Medium spontan konzentrische, vielschichtige Vesikeln, die Liposomen. Die Liposomenhülle besteht aus einer oder mehreren wasserunlöslichen, quellbaren Phospholipid-Doppelschichten; sie umschließt einen mit wässriger Lösung gefüllten Kern. Liposomen sind den biologischen Membranen besonders ähnliche Modelle. Ähnlich wie in biologischen Membranen kann zur Stabilisierung Cholesterol enthalten sein.

Es ist zu unterscheiden zwischen **oligo- oder multilamellaren** Liposomen mit wenigen oder mehreren konzentrisch angeordneten Phospholipid-Schichten und **unilamellaren** Liposomen mit nur einer Doppelschicht (s. Abb. **15.4** u. **15.5**).

Kleine unilamellare Liposomen (*small unilamellar vesicles*, SUV) haben Durchmesser von 20 nm bis etwa 50 nm (s. Abb. **15.4**), während **große unilamellare Liposomen** (*large unilamellar vesicles*, LUV) Durchmesser bis in den μm-Bereich aufweisen. Die Lipidhüllen wechseln in den **multilamellaren Liposomen** (*multilamellar large vesicles*, MLV) mit wässrigen Schichten ab. Größere Liposomen mit eingeschlossenen nebeneinander liegenden Vesikeln werden als **multivesikuläre Liposomen** (multivesicular vesicles, MVV) bezeichnet.

Liposomen sind geeignete Träger für Wirkstoffe, wobei hydrophile Wirkstoffe in den wässrigen Innen- und Zwischenräumen verkapselt, lipophile Wirkstoffe in den Lipidschichten der Membran inkorporiert sind (s. Abb. **15.5**).

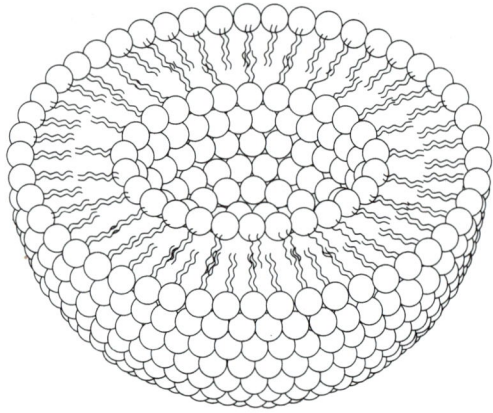

Abb. **15.4**   Schnitt durch ein kleines unilamellares Liposom (SUV) aus Phospholipiden mit lipophilem Membranbereich und wässrigem Innen- und Außenraum (nach Bretscher, 1985).

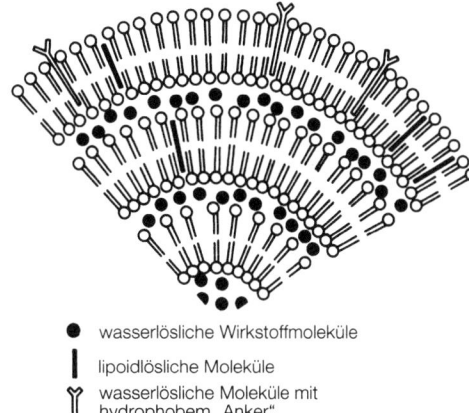

● wasserlösliche Wirkstoffmoleküle

❙ lipoidlösliche Moleküle

Ψ wasserlösliche Moleküle mit
  hydrophobem „Anker"

Abb. **15.5** Struktur von multilamellaren Liposomen und Einbaumöglichkeit von Wirkstoffmolekülen (nach Gregoriadis, 1983).

3.1 Herstellung von Liposomen

Liposomen können durch mechanische Verfahren, durch Gebrauch von organischen Lösungsmitteln oder durch Verwendung von Detergenzien hergestellt werden.

Bei den mechanischen Verfahren geht man meist von MLV aus. Diese entstehen durch Trocknung einer organischen Lösung der Membranlipide, meist Lecithin und Cholesterol, und nachfolgender Hydratisierung mit wässriger Puffer- oder Wirkstofflösung. Für die topische Anwendung von Liposomen ist meistens keine Zerkleinerung der MLV nötig. Hier ist einfache **Homogenisierung** (s. Kap. 5, Abschn. 3.2) ausreichend. Für parenterale Anwendung ist meist mechanische Zerkleinerung der MLV nötig. Eine Möglichkeit dazu ist die **Extrusion** (s. a. Kap. 16, Abschn. 6.1), bei der die Dispersion mit Drücken bis zu 100 bar durch Polycarbonatmembranen mit definierten Porengrößen, meistens 200 nm oder 100 nm, gepresst wird. Die entstehenden LUV sind dabei im Durchschnitt etwas größer als die Poren der Extrusionsmembran. Eine weitere häufig verwendete mechanische Methode ist die **Hochdruckhomogenisation**, bei der die MLV etwa 5-mal mit Drücken bis zu 1400 bar durch enge Kapillaren oder schmale Ringspalte gepresst werden. Die bei dem Prozess auftretenden Scherkräfte und Drucksprünge zerkleinern die Liposomen vorwiegend zu SUV oder LUV.

Geeignete Detergenzien, z. B. Natriumcholat, bilden in ausreichender Konzentration mit Phospholipiden und Cholesterol lösliche Mischmizellen. Durch Dialyse oder andere Methoden der **Detergensentfernung** können daraus SUV oder LUV hergestellt werden, deren Größe durch die Wahl des Detergens und der Geschwindigkeit der Detergensentfernung genau steuerbar ist.

3.2 Einschluss der Wirkstoffe

Lipophile Wirkstoffe können vor der Liposomenherstellung den Membranlipiden zugesetzt werden. Sie sind nach der Herstellung in hoher Ausbeute in die Liposomenmembranen inkorporiert. Hydrophile Wirkstoffe werden in der Regel der wässrigen Phase zugesetzt, mit der die getrockneten Lipide hydratisiert werden. Die Einschlusseffizienz wird dabei hauptsächlich durch die Lipidkonzentration und die Liposomengröße bestimmt. Um das Eindringen der Wirkstoffe in das Innere der Vesikeln zu erleichtern und damit die Verkapselungseffizienz zu erhöhen, müssen die spontan gebildeten Membranen zusätzlich gestört werden. Dies lässt sich entweder durch Einfrieren mit flüssigem Stickstoff und folgendem Wiederauftauen **(Frier/Tau-Zyklen)** oder durch **Gefriertrocknen und Rehydratisieren** der Liposomen (dehydration-rehydration vesicles, DRV) erreichen.

Hohe Einschlusseffizienzen des Wirkstoffs bis zu 50 % lassen sich mit der Methode der Phasenumkehr **(reverse-evaporation vesicles, REV, Phasenumkehrliposomen)** erzielen. Dazu werden die Lipide in leicht verdampfbarem organischem Lösungsmittel gelöst. Anschließend wird mit wässriger Wirkstofflösung durch Ultraschall eine W/O-Emulsion hergestellt. Entfernung des Lösungsmittels bei niedrigem Druck führt zu einer gelartigen Konsistenz durch dichte Packung monolayerhaltiger Prävesikeln und bei einem kritischen Lösungsmittelgehalt erfolgt Phasenumkehr mit Bildung von Liposomen.

Eine besonders effiziente Methode der Beladung ist bei Wirkstoffen möglich, die schwache Säuren oder Basen sind. Hier nutzt man einen pH-Gradienten zwischen den wässrigen Innen- und Außenbereichen der Vesikeln. Der pH des äußeren wässrigen Bereichs wird so gewählt, dass schwache Säuren protoniert und schwache Basen deprotoniert sind. Die Wirkstoffmoleküle sind dabei ungeladen und lipophil und können leicht durch die Lipidmembran diffundieren. Im Innenraum der Liposomen werden die Wirkstoffmoleküle bei entsprechendem pH-Wert wieder geladen und können nicht mehr entweichen. Bei dieser **nachträglichen Wirkstoffbeladung vorgefer-**

tigter Liposomen (remote loading) erzielt man Einschlusseffizienzen bis zu 95 % des eingesetzten Wirkstoffs.

Wenn der nichtverkapselte Anteil von Wirkstoff nicht erwünscht ist, kann er durch Gelchromatographie oder Dialyse abgetrennt werden.

3.3 Stabilität liposomaler Präparate

Leere Liposomen oder solche mit lipophilen Wirkstoffen in der Membran können meist ohne große Veränderungen autoklaviert werden. Durch die Fluidisierung der Membranen bei hohen Temperaturen werden jedoch verkapselte hydrophile Wirkstoffe aus den Liposomen freigesetzt, was eine Sterilisation durch Autoklavieren ausschließt. Für die parenterale Anwendung müssen Liposomen daher kleiner sein als die Poren der hier für die Entkeimungsfiltration notwendigen Filter (0,22 μm).

Auch ohne Autoklavieren diffundieren hydrophile Wirkstoffe aus den Liposomen. Die Permeationsgeschwindigkeit steigt mit zunehmender Lipophilie und abnehmender Größe der Moleküle. Der Wirkstoffaustritt kann jedoch durch dichtere Membranen verzögert werden. Die Dichtigkeit kann durch Cholesterolzusatz oder mit hydrierten Phospholipiden soweit erhöht werden, dass weniger als 10 % Wirkstoff in 6 Monaten austreten. Hydrierte Lipide haben zudem den Vorteil, dass keine oxidative Veränderung der Liposomen auftritt.

Die Partikelgröße von Liposomen mit hydrophilen Wirkstoffen ändert sich während der Lagerung nicht, solange durch Hydrolyse keine bedeutenden Mengen an Lysolecithin und Fettsäuren gebildet werden, die eine Membranfusion begünstigen.

Die Entwicklung von gefriergetrockneten Liposomenpräparaten kann einige dieser Lagerstabilitätsprobleme beseitigen.

Liposomen können nach parenteraler Applikation durch Einwirkung von Plasmalipoproteinen, hauptsächlich HDL, ihren Wirkstoff verlieren. Diese Destabilisierung kann durch einen hohen Cholesterolanteil oder durch gesättigte Phospholipide in den Liposomen nahezu vermieden werden. Andere Serumproteine, sog. Opsonine, adsorbieren z.T. an Liposomen, aber auch an Nanopartikeln. Dadurch werden die partikulären Wirkstoffträger markiert, so dass sie durch Phagozyten (Makrophagen, Granulozyten, Monozyten) im Blut oder im retikuloendothelialen

System (RES, s. Abschn. 4) als fremd erkannt und eliminiert werden. Die Adsorption von Proteinen kann ebenfalls durch hydrierte Lipide und Cholesterol reduziert werden. Vor allem aber eine kovalente Kopplung von Macrogol (MW ca. 2000) an die Liposomenoberfläche bewirkt eine verringerte Proteinadsorption und damit eine verminderte Aufname in die Phagozyten. Durch diese „Maskierung" **(Stealth-Liposomen oder -Nanopartikeln)** wird eine deutlich verlängerte Verweilzeit im Blut erreicht.

3.4 Praktische Verwendung

Seit einigen Jahren sind verschiedene Liposomen enthaltende Arzneimittel auf dem Markt. Zur *i.v.*-Injektion gegen systemische Pilzinfektionen dient ein lyophilisiertes Liposomenpräparat, bei dem Amphotericin B in die Membranen eingebaut ist. Dadurch ist die Nephrotoxizität des Wirkstoffs deutlich verringert. In liposomal verkapselter Form sind die Zytostatika Daunorubicin oder Doxorubicin ebenfalls zur *i.v.*-Anwendung erhältlich. Die Kardiotoxizität der Zytostatika ist durch veränderte Organverteilung der partikulären Zubereitung nahezu völlig verschwunden. Viele andere liposomale Wirkstoffe sind in klinischer Erprobung. Auch zur Verkapselung von Röntgen- oder NMR-Kontrastmitteln (s. Kap. 9, Abschn. 6) sind Liposomen geeignet, wodurch verschiedene Organe besser dargestellt werden können. Liposomen aus Rinder-Surfactant zur intratrachealen Instillation werden zur Behandlung des frühkindlichen Atemnotsyndroms eingesetzt.

Zur topischen Applikation sind Econazol und Heparin enthaltende Liposomen-Zubereitungen im Handel. Konventionelle Liposomen selbst können das Stratum corneum der Haut nicht durchdringen, sie können jedoch den Hydratationszustand der Haut modifizieren, wodurch auch die Wirkstoffpermeation verbessert werden kann. In einigen kosmetischen Zubereitungen sind Leerliposomen enthalten, die ebenfalls die Hauthydratation beeinflussen. Auch nichtionische amphiphile Moleküle können liposomale Strukturen aufbauen. Diese Formen werden **Niosomen** genannt.

4 Biopharmazeutische Aspekte

Die Geschwindigkeit der Wirkstoff-Freisetzung aus den genannten partikulären Wirkstoffträgern wird in erster Linie durch die Diffusion des Wirkstoffs aus der Polymermatrix bzw. durch die Polymerkapselwand und/oder durch die Löslichkeit bzw. den Abbau, z. B. durch Erosion, des Träger- bzw. Wandmaterials bestimmt.

Die Wirkstoff-Freisetzung aus Mikrokapseln erfolgt in Abhängigkeit von der Art und Zusammensetzung des Wandmaterials. Sofern es sich nicht um eine lösliche Kapselwand, wie bei der Gelatine, handelt, ist die Wirkstoff-Freisetzung meist diffusionskontrolliert (s. Kap. 16, Abschn. 5.4).

Wenn das Kernmaterial nach der Penetration von Wasser in den Kern quillt, kann es auch zu einem Sprengen der Kapselwand kommen. Bei Mikro- und Nanosphärulen werden die bei Retard-Einbettungsformen beschriebenen Mechanismen wirksam, wobei die zukünftige Verwendung biologisch abbaubarer Polymerer besonderes Interesse beansprucht (s. Kap. 16, Abschn. 5.4, Bioerosion).

Mit partikulären Wirkstoffträgern im kolloidalen Bereich, wie Nanopartikeln und Liposomen, ist auch eine parenterale – z. B. i. v.-Verabreichung möglich (s. Kap. 9). Hierbei ist für Nanopartikel die Entwicklung eines geeigneten biologisch abbaubaren Polymers wichtig, um eine vollständige Ausscheidung sicherzustellen.

Nach i. v.-Verabreichung von Nanopartikeln wird eine gewisse Anreicherung in bestimmten Geweben festgestellt, so dass die Nanokörper mögliche Trägersysteme für einen organspezifischen Transport – Drug-Targeting – sein könnten (s. Kap. 23, Abschn. 2).

Besonders eingehend hinsichtlich eines organspezifischen Wirkstofftransports sind Liposomen untersucht. Ähnliches gilt aber für alle partikulären Träger dieser Größe.

Nach i. v.-Verabreichung können die Liposomen das Blutgefäßsystem nur dort verlassen, wo die Endothelzellen, die Teil der Kapillarwand sind, Öffnungen aufweisen (s. Abb. **15.6**). Dies ist zum einen im **retikuloendothelialen System (RES)** der Fall, zu dem Leber, Milz und Knochenmark gehören. Hier können die Partikeln in das Gewebe entweichen und werden dort, wenn sie opsonisiert sind (siehe 3.3) von den Gewebsmakrophagen eliminiert, weshalb das RES auch als **mononukleäres Phagozyten-System (MPS)** bezeichnet wird. Dieser Weg ist nur dann anzustreben, wenn ein Wirkstoff in die Makrophagen transportiert werden soll, z. B. hochtoxische Antimonverbindungen zur Therapie der parasitären Tropenkrankheit Leishmaniasis (s. Abb. **15.7**).

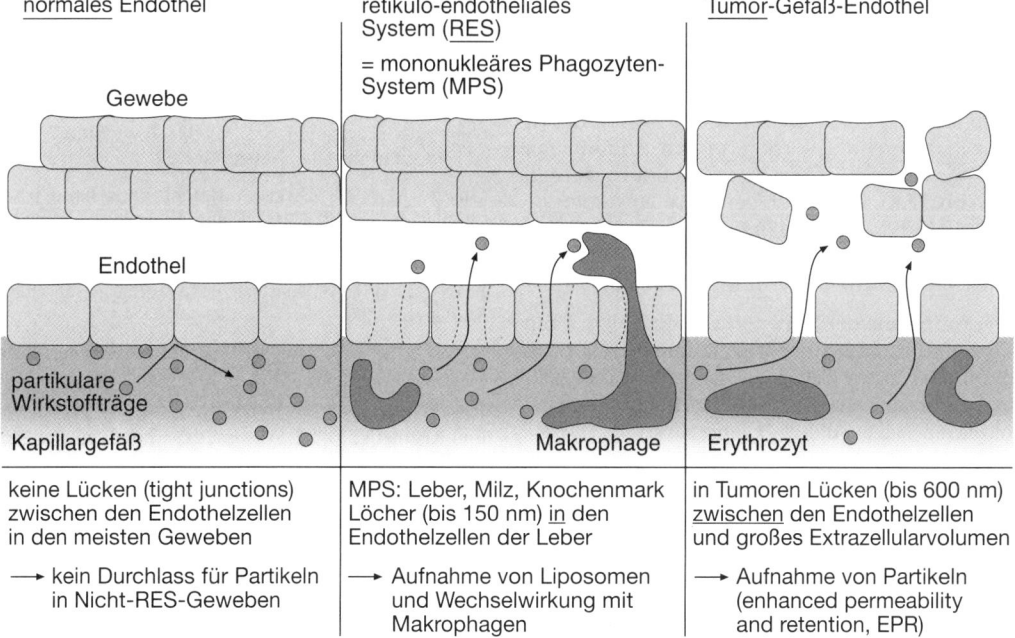

Abb. **15.6** Verteilung partikulärer Wirkstoffträger in das RES oder in ein solides Tumorgewebe.

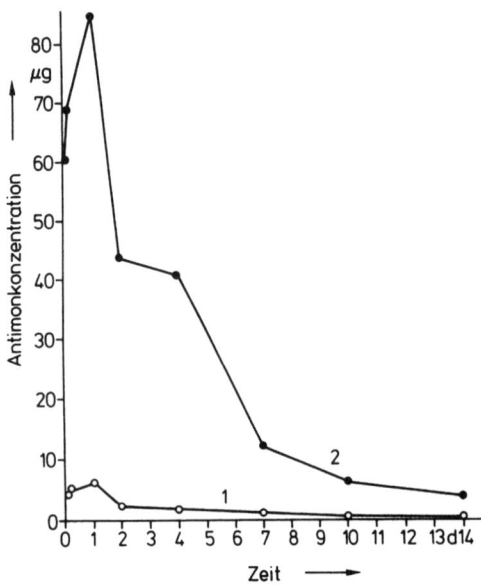

Abb. **15.7** Durchschnittliche Antimon-Konzentration in der Mäuseleber nach *i.v.*-Injektion von freiem (1) und in Liposomen eingeschlossenem (2) Stibogluconat-Natrium (nach Ward et al., 1980).

Allerdings kann man mit bestimmten Lipidmischungen von Liposomen auch ihre Aufnahme in die dahinter liegenden Leberzellen erreichen.

Ein häufig verfolgtes Ziel ist der möglichst gezielte Transport von Zytostatika in Tumorgewebe. Dies wird dadurch erleichtert, dass die Gefäßbildung in den Tumoren oft unvollständig ist und hier durch die Lücken in den Endothelien die partikulären Träger herausgefiltert werden (s. Abb. **15.6**). Eine noch genauere Ansteuerung von Zielzellen und -organen ist durch die Kopplung von spezifischen Antikörpern an die Oberflächen der partikulären Träger möglich.

Die Aufnahme der Wirkstoffe in Zielzellen kann über Diffusion aus den partikulären Trägern in die umliegenden Zellen erfolgen oder über zelleigene Mechanismen, die zur Aufnahme der partikulären Träger führen (**Endozytose**).

Allgemein kann gesagt werden, dass die pharmazeutische Technologie mit den partikulären Trägern Systeme in der Hand hat, die auch die Distribution von Wirkstoffen im Körper günstig beeinflussen können.

5 Qualitätsprüfung

Bei der Inprozess-Kontrolle von **Mikro- und Nanopartikeln** ist bei einer beabsichtigten Weiterverarbeitung zu Tabletten oder Abfüllen in Hartgelatinekapseln gutes Fließverhalten wichtig.

Bei der Endkontrolle müssen neben der Partikelgröße und Partikelgrößenverteilung die Beschaffenheit der Überzüge, wie Wandstärke, Unversehrtheit, das Freigabeverhalten und die eventuelle Anwesenheit unzulässiger Restmengen organischer Lösungsmittel überprüft werden. Die Abwesenheit von Restmonomeren bei durch Polymerisation hergestellten Partikeln muss sichergestellt sein.

Im Rahmen der Eingangskontrolle von **Liposomen** ist sicherzustellen, dass eine definierte Zusammensetzung der verwendeten Lipide mit möglichst geringem Gehalt an Lyso-Phospholipiden vorliegt. Die Endkontrolle umfasst Bestimmungen der Partikelgröße und Partikelgrößenverteilung, z. B. mittels Lichtstreuung, der Menge an assoziiertem Wirkstoff, von vorliegendem freiem Wirkstoff und von Restmengen organischer Lösungsmittel oder Detergenzien.

Weiterführende Literatur

Allen, T. M. (1997), Liposomes, Opportunities in drug delivery, Drugs 54, Suppl. 4, 8.

Bakowsky, U., Lehr, C.-M. (2003), Nanopartikel als Wirkstoffträger, Pharm. Ztg. *148*, 4203.

Conner, S. D., Schmid, S. L. (2003), Regulated Portals of Entry into the Cell, Nature *422*, 37.

Ghyczy, M. (1998), Arzneimittel mit Phosphatidylcholin und Liposomen: Entwicklung, Bewertung, Perspektiven, in: Pharmazeutische Technologie: Moderne Arzneiformen (Müller, R. H., Hildebrand, G. E., Hrsg.), 2. Aufl., Wissenschaftliche Verlagsgesellschaft, Stuttgart, S. 207.

Kissel, T. (1983), Injizierbare Retardformen, Acta Pharm. Technol. *29*, 221.

Krempel, H., Lill, N. (1997), Liposomen in Pharmazie und Kosmetik, Teil 2: Anwendungen und Wirkungen, PZ Prisma *4*, 46.

Kreuter, J. (1994), Colloidal Drug Delivery Systems, Marcel Dekker, New York, Basel, Hongkong.

Lill, N., Krempel, H. (1996), Liposomen in Pharmazie und Kosmetik, Teil 1: Struktur und Herstellungsmethoden, PZ Prisma *3*, 262.

Müller, R. H. (1991), Colloidal Carriers for Controlled Drug Delivery and Targeting, Wissenschaftliche Verlagsgesellschaft mbH, Stuttgart.

Müller, R. H., Mehnert, W. (1995), Neue Arzneimittel mit Nanopartikeln, Dtsch. Apoth. Ztg. *135,* 2597.

Müller, R. H. (1998), Feste Lipidnanopartikel (SLN), in: Pharmazeutische Technologie: Moderne Arzneiformen (Müller, R. H., Hildebrand, G. E., Hrsg.), 2. Aufl., Wissenschaftliche Verlagsgesellschaft, Stuttgart, S. 357.

Raab, W. (1991), Liposomen in Dermatologie und Kosmetik – Erwartungen und Realität, Pharm. Ztg. *136,* 2129.

Rabinow, B. E. (2004), Nanosuspensions in Drug Delivery, Nature Reviews *3,* 785.

Schubert, R. (1998), Liposomen in Arzneimitteln, in: Pharmazeutische Technologie, Moderne Arzneiformen (Müller, R. H. Hildebrand, G. E., Hrsg.), 2. Aufl., Wiss. Verlagsgesellschaft, Stuttgart, S. 219.

Shun Por Li, Kowarski, C. R., Feld, K. M., Grim, W. M. (1988), Recent Advances in Microencapsulation and Equipment, Drug Dev. Ind. Pharmacy *14,* 353.

Speiser, P. (1998), Nanopartikel, in: Pharmazeutische Technologie: Moderne Arzneiformen (Müller, R. H., Hildebrand, G. E., Hrsg.), 2. Aufl., Wissenschaftliche Verlagsgesellschaft, Stuttgart, S. 339.

Stricker, H. (1986), Liposomale Wirkstoffträger. Biopharmazeutische Aspekte, Dtsch. Apoth. Ztg. *126,* 1159.

Talsma, H., Crommelin, D. J. A. (1992), Liposomes as Drug Delivery Systems, I: Preparation, II: Characterization, Pharmaceutical Technology *4,* H. 10, 24; *4,* H. 11, 34.

Vemuri, S., Rhodes, C. T. (1995), Preparation and Characterization of Liposomes as Therapeutic Delivery Systems: A Review, Pharm. Acta Helv. *70,* 95.

Abbildungsnachweise

Bretscher M. S. (Dez. 1985), Die Moleküle der Zellmembran, Spektrum d. Wiss., 90–99.

Gregoriadis, G. (1983), Liposomes as Drug Carriers, Pharmacy Int. 4, 33.

Lill, N. (1995), Injizierbare Arzneiformen auf Basis biodegradabler Polymere, Pharm. Ztg. Prisma *2,* 269.
Sliwka, W. (1975), Mikroverkapselung, Angew. Chem. *87,* 556.

Ward, R. J., Black, C. D. V., Watson, G. J. (1980), in Drug Measurement and Drug Effects in Laboratory Health Science (Siest, G., Young, D., Hrsg.). Karger Verlag, Basel, S. 111.

Kapitel 16

Darreichungsformen mit kontrollierter Wirkstoff-Freisetzung – Retard- und Depotarzneiformen

1 Allgemeines, Definitionen

Die Definitionen für Retard- und Depotarzneiformen sind uneinheitlich.

Retardarzneiformen. Im weiteren Sinne werden als Retardarzneiformen Darreichungs- bzw. Arzneiformen bezeichnet, die den Wirkstoff mit dem Ziel einer verlängerten therapeutischen Wirkung über einen längeren Zeitraum bei verringerter Einnahmefrequenz freigeben. Im engeren Sinn werden als Retardarzneiformen entsprechende Arzneimittel zur peroralen Einnahme bezeichnet.

Depotarzneiformen. Dieser Begriff bezieht sich i. Allg. auf parenteral verabreichte Darreichungsformen, bei denen ein lokales Depot. z.B. im Muskel oder subkutan, gesetzt wird. Die Begriffe Retard- und Depotarzneiformen werden hier als gleichbedeutend angesehen und auch so verwendet.

Retard- bzw. Depotarzneiformen werden aber auch z. B. am Auge, kutan oder vaginal angewendet (s. Kap. 10, 12 und 13).

Kontrollierte Wirkstoff-Freisetzung. Dieser Begriff soll deutlich machen, dass der Wirkstoff mit einer vorausbestimmten, reproduzierbaren Freigabekinetik freigesetzt wird.

Langzeit-Arzneistoffe. Die verlängerte Wirkung wird durch langsame Biotransformation, Verteilung in tiefe Kompartimente, starke Eiweißbindung, und damit Verlangsamung der Elimination, verursacht durch eine geeignete chemische Struktur des Wirkstoffs, erreicht.

Tabletten mit modifizierter Wirkstoff-Freisetzung. Bezeichnung im Arzneibuch: Überzogene oder nichtüberzogene Tabletten, die mit speziellen Hilfsstoffen, nach besonderen Verfahren oder durch Kombination beider Möglichkeiten hergestellt werden, um die Freisetzungsgeschwindigkeit oder den Ort der Freisetzung des Wirkstoffs oder der Wirkstoffe gezielt zu verändern.

Hinsichtlich des zeitlichen Ablaufes der Wirkstoff-Freisetzung wird häufig zwischen

- verzögerter Freisetzung (delayed release),
- gestaffelter Freisetzung (repeat action release),
- hinhaltender Freisetzung (prolonged release),
- gleichmäßig hinhaltender Freisetzung (sustained release),
- lang ausgedehnte Freisetzung (extended release)

unterschieden.

Bei vielen Darreichungsformen lässt sich jedoch eine derartig exakte Zuordnung nur schwer durchführen. Eine **verzögerte Freisetzung** liegt zum Beispiel bei magensaftresistenten Zubereitungen vor. Bei der **gestaffelten Freisetzung** werden bestimmte Anteile des Wirkstoffs zeitlich gestaffelt freigesetzt. Die **hinhaltende Freisetzung** erfolgt über einen längeren Zeitraum kontinuierlich, wobei jedoch die Geschwindigkeit mit der Zeit abnimmt. **Gleichmäßig hinhaltende Freisetzung** läuft kontinuierlich ab und erstreckt sich mit konstanter Geschwindigkeit über einen bestimmten Zeitraum. Von **lang ausgedehnter Freisetzung** spricht man, wenn die Eliminationsphase bis zum Schluss von der langsamen Freisetzung überlagert ist und es zu einer scheinbaren Verlängerung der Eliminationshalbwertszeit kommt. In allen Fällen, in denen die Freisetzung wesentlich langsamer als die Elimination abläuft, repräsentiert der abfallende Ast der Bateman-Funktion (s. Kap. 7, Abschn. 1.2) die Resorptionsphase, der ansteigende Ast dagegen die Eliminationsphase (sog. flip-flop).

Häufig ist ein Teil des Wirkstoffs als **Initialdosis**, ein weiterer Teil als **Erhaltungsdosis** enthalten. Die Initialdosis soll schnell therapeutisch wirksame Plasmaspiegel aufbauen, während die langsamer freizugebende Erhaltungsdosis diese dann über einen längeren Zeitraum aufrecht erhalten soll.

2 Therapeutische Ziele, Vor- und Nachteile

Nichtretardierte perorale oder parenterale Darreichungsformen bewirken nach einmaliger Verabreichung den schnellen Aufbau von Plasmaspiegeln (*i.v.*-Gabe bzw. rasche Resorption). Danach kommt es jedoch je nach Größe der Eliminationskonstante zu einem mehr oder weniger schnellen Abfall der Plasmakonzentration des Wirkstoffs (s. Abb. **16.1**). Dies führt bei Stoffen mit schneller Elimination bei mehrfacher Verabreichung und Kumulierung zu erheblichen Schwankungen der Plasmaspiegel und kann ein eventuelles temporäres Nachlassen der Wirkung und bei erforderlicher höherer Dosierung auch das Auftreten von Nebenwirkungen verursachen.

Es ist das Ziel, durch Verarbeitung von Wirkstoffen zu Retard- bzw. Depotarzneiformen derartige Schwankungen zu vermeiden. Nicht für jedes Therapieziel sind konstante Wirkstoff-Plasmakonzentrationen wünschenswert; Beispiele hierfür sind die Schlafmittel. Auch bei vorliegendem zirkadianem Rhythmus sind den Wirkstoff konstant freisetzende Zubereitungen nicht optimal (s. Abschn. 6.6).

Tab. **16.1** führt die angestrebten therapeutischen Vorteile und mögliche Nachteile von Retardarzneiformen an.

Niedrigere Bioverfügbarkeiten bei Depotarzneiformen können auf eine häufiger zu beobachtende unvollständige Resorption des Wirkstoffs zurückgeführt werden. Bei Wirkstoffen, die im Magen-Darm-Trakt metabolisiert werden, kann auch ein größerer Anteil an metabolisiertem Wirkstoff hierfür verantwortlich sein. Die meisten Enzyme in der Darmschleimhaut sind absättigbar. Bei einer langsameren Wirkstoff-Freiset-

Tabelle **16.1** Therapeutische Vorteile und Nachteile von Retardarzneiformen.

Vorteile
1 Verbesserte Wirkung:
 – Vermeidung subtherapeutischer Plasma- bzw. Gewebskonzentrationen,
 – Vermeidung toxischer Plasma- bzw. Gewebskonzentrationen und damit Verringerung von lokalen und systemischen Nebenwirkungen,
 – Aufrechterhalten optimaler therapeutischer Plasma- bzw. Gewebskonzentrationen über einen längeren Zeitraum
2 Verminderung der insgesamt verabreichten Dosis bei Erzielung vergleichbarer Wirkung
3 Verbesserte Patienten-Compliance
4 Verringerung der Einnahmehäufigkeit und günstigere Einnahmezeiten

Nachteile
1 Meist höhere Herstellungskosten
2 Häufig niedrigere oder stärker variierende Bioverfügbarkeit
3 Mögliche schlagartige Freisetzung der gesamten Wirkstoffmenge (Dose-Dumping)
4 Gefahr der Toleranzausbildung (s. Abschn. 6.3)

zung aus einer Retardarzneiform wird diese Sättigungsgrenze vielfach langsamer erreicht, was eine intensivere Metabolisierung zur Folge hat. Ein Beispiel hierfür ist Alprenolol.

Durch unsachgemäße Handhabung durch den Patienten, die zu einer Zerstörung des Retardierungsprinzips führt, kann es zu Dose-Dumping kommen.

3 Biopharmazeutische Grundlagen

Am ehesten lassen sich konstante Wirkstoff-Plasmakonzentrationen mit einer Infusion erreichen. Hierbei wird dem Patienten eine bestimmte Wirkstoffmenge mit einer von der Größe der Elimination abhängigen Infundiergeschwindigkeit zugeführt, so dass konstante Plasmakonzentrationen eingestellt werden können. Durch Injektion einer Initialdosis (Bolus-Injektion) können die erforderlichen Plasmakonzentrationen schnell aufgebaut werden.

Die biopharmazeutischen Verhältnisse von Retardarzneiformen lassen sich mit dem in Abb. **16.2** dargestellten Modell beschreiben.

Die Initialdosis D_I ist schnell verfügbar, wobei die Resorption meist nach einer 1. Ordnung mit der Geschwindigkeitskonstanten k_1 abläuft. Die

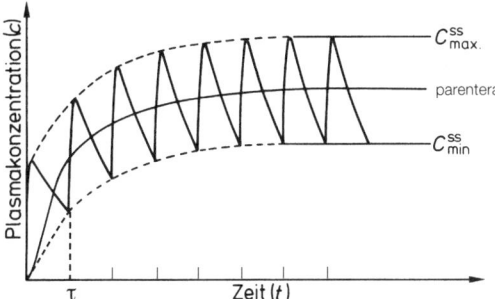

Abb. **16.1** Wirkstoff-Plasmakonzentrationen nach Mehrfachverabreichung einer konventionellen Darreichungsform (z. B. Tablette) und einer parenteralen Depotarzneiform, τ = Dosierungsintervall.

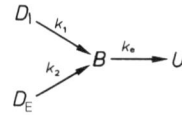

Abb. **16.2**   Pharmakokinetisches Modell für Depotarzneiformen.

D_I schnell verfügbare Initialdosis
D_E Erhaltungsdosis
B und U Wirkstoffmengen in Blut bzw. Plasma und Harn
k_1, k_2, k_e Geschwindigkeitskonstanten.

Erhaltungsdosis D_E wird mit der Konstanten k_2 freigegeben und resorbiert, wobei häufig eine Freigabe nach nullter Ordnung angestrebt wird (s. Kap. 3, Abschn. 1.1.1). Der Wert der Freigabekonstante muss dabei der Größe der Eliminationskonstanten angepasst werden.

Da gelöst vorliegender Wirkstoff bei ausreichender Lipophilie schnell durch biologische Membranen diffundieren kann, ist der Freigabeschritt der Erhaltungsdosis der für die folgenden Prozesse geschwindigkeitsbestimmende Schritt, sofern die Freigabe ausreichend langsam verläuft.

Die Größen von Initial- und Erhaltungsdosis, D_I und D_E, können sehr vereinfacht annähernd berechnet werden. So lassen sich für die Entwicklung einer peroralen Retardzubereitung, die den Wirkstoff bei Vorliegen eines offenen Einkompartiment-Modells mit nullter Ordnung freigeben soll, Gl. (1) bis Gl. (4) anwenden.

$$D_{tot} = D_I + D_E \tag{1}$$

$$D_{tot} = D_I + {}^0k_f \cdot \tau \tag{2}$$

$${}^0k_f = C_{ss} \cdot k_e \cdot V \tag{3}$$

$$D_I = C_{ss} \cdot V \tag{4}$$

D_{tot} Gesamtdosis
${}^0k_f$ Freigabekonstante nullter Ordnung
k_e Eliminationsgeschwindigkeitskonstante
C_{ss} gewünschte konstante Plasmakonzentration (therapeutischer Bereich)
V Verteilungsvolumen
τ Dosierungsintervall

Meist wird durch Depotarzneiformen eine Beeinflussung der Invasionsgeschwindigkeit des Wirkstoffs durch Verlangsamung der Wirkstoff-Freisetzung angestrebt. Dies kann durch Verlangsamung der Auflösung oder durch Hemmung bzw. zeitweilige völlige Unterbindung der Diffusion von gelöstem Wirkstoff zum Resorptionsort erreicht werden.

Wenn es bisher nur unvollkommen gelingt, mit den herkömmlichen Retardarzneiformen über einen längeren Zeitraum konstante Plasma- bzw. Gewebekonzentration aufrechtzuerhalten, so liegt das einmal an der nicht konstanten Wirkstoff-Freisetzung, zum anderen aber auch an intra- und interindividuellen physiologischen Schwankungen.

So ist zum Beispiel die Verweildauer von festen Formlingen im Magen sehr unterschiedlich (s. Kap. 7, Abschn. 2.1.2 und 4.2.3). Es werden Werte von weniger als einer halben Stunde bis mehr als zehn Stunden angegeben. Die Magenentleerungsgeschwindigkeit, Art und Menge aufgenommener Nahrung sowie die Größe des Formlings haben einen Einfluss. Dies kann zu erheblichen Schwankungen der Resorption und der Bioverfügbarkeit führen. Infolgedessen wird heute multipartikulären Retardformen, so genannten multiple units, mit reproduzierbarem Magentransit der Vorzug gegeben (vgl. Kap. 7, Abschn. 4.2.3).

4 Wirkstoffkriterien

Nicht jeder Wirkstoff ist für die Verarbeitung zu Retardarzneiformen geeignet; mehrere Kriterien müssen erfüllt sein (s. Tab. **16.2**).

Das **Therapieziel** kann der Anwendung einer Retardarzneiform entgegenstehen. Wirkstoffe mit geringer **therapeutischer Breite** sind für eine Verarbeitung zu herkömmlichen Retardarzneiformen wenig geeignet. Es ist schwierig, vorausberechnete Plasmakonzentrationen exakt aufzubauen. Ein Beispiel sind die Herzglykoside.

Probleme können sich bei der Verarbeitung von höher dosierten Wirkstoffen mit sehr **schneller Elimination**, $t_{1/2} < 1–2$ h, ergeben, z. B. von vielen Penicillinen. Die in der Einzeldosis unterzubringende Wirkstoffmenge kann so groß werden, dass eine zumutbare Verabreichung nicht mehr möglich ist. Relativ problemlos lässt sich die

Tabelle **16.2**   Wirkstoffkriterien für die Verarbeitung zu Retardarzneiformen.

– Therapieziel
– Therapeutische Breite
– Eliminationsgeschwindigkeit, -halbwertszeit
– Dosierung
– Resorbierbarkeit und Resorptionsgeschwindigkeit im Applikationsbereich

recht große Zahl der Wirkstoffe mit **mittlerer Eliminationshalbwertszeit** – etwa 2 bis 10 h – verarbeiten. Hierzu zählt z. B. das Theophyllin. Wirkstoffe mit **langsamer Elimination** haben bereits selbst einen Langzeiteffekt, so dass eine weitere Retardierung an sich nicht sinnvoll ist. Aber Retardarzneiformen eignen sich in diesen Fällen, Plasmaspiegelpeaks nach rascher Resorption zu eliminieren (Beispiel Nifedipin) und Fluktuationen im Steady-state nach Kumulierung zu reduzieren.

Die **Einzeldosis** in einer Retardformulierung wird meist größer sein als in einer nichtretardierten Zubereitung. Sie darf aber nicht so groß werden, dass die Retardformulierung für eine Einnahme zu groß wird.

Die **Resorbierbarkeit im Applikationsbereich** ist von Bedeutung. Der aus der Retardzubereitung freigegebene Wirkstoff muss über weite Bereiche des Dünndarms und mit hoher Geschwindigkeit resorbiert werden. Die Transitzeit durch den resorptionsaktiven Teil des Magen-Dünndarm-Kanals für ein Arzneimittel beträgt etwa 5 h mit einer recht großen Schwankungsbreite. Wirkstoffe, die nur in begrenzten Bereichen des Magen-Darm-Kanals resorbiert werden können, eignen sich nicht für eine Retardformulierung. Beispiele sind Eisen(III)-Ionen, Riboflavin und viele amphotere Substanzen.

Da viele Retardierungsprinzipien auf einer Kontrolle des Diffusionsprozesses der gelösten Wirkstoffmoleküle beruhen, ist bei diesen eine ausreichende **Wasserlöslichkeit** erforderlich. Alternativen für schwer lösliche Wirkstoffe sind in Abschn. 5.4 beschrieben.

5   Verlängerung der Wirkungsdauer von Wirkstoffen

(s. Tab. **16.3**)

5.1 Einfluss von Applikationsort und -art

Durch Veränderung von Applikationsort und -art sind Verlangsamungen der Resorptionsphase möglich. So führt die intramuskuläre und noch mehr die subkutane Injekton einer gleich zusammengesetzten Wirkstofflösung im Vergleich zur intravenösen Applikation zu deutlich langsamerer Resorption. Ausgeprägte Depoteffekte sind durch Implantationen ins Unterhautgewebe erreichbar. Zur besseren Kontrolle der Resorption können zusätzlich freisetzungssteuernde Maßnahmen (Abschn. 6.1) ergriffen werden. Perkutan appliziertes, systemisch wirkendes Glyceroltrinitrat hat einen langsameren Wirkungseintritt als eine sublinguale Zubereitung.

Tabelle **16.3**   Maßnahmen zur Verlängerung der Wirkungsdauer von Wirkstoffen.

Maßnahme	Prinzip	
	Verlangsamung der Resorption	Verlangsamung der Elimination
Wahl von Applikationsort und -art	langsame Diffusion, geringe Durchblutung	–
Eingriff in die Pharmakokinetik	Vasokonstriktoren	Einstellung des Urin-pH-Wertes Enzyminhibitoren Ausscheidungshemmer
Chemische Veränderung des Wirkstoffes	Prodrugbildung Salzbildung	Chemische Abwandlung zu Langzeitsubstanzen
Galenische Maßnahmen bei der Verarbeitung zur Darreichungsform	Verlangsamung der Wirkstoffauflösung Wechselwirkungen mit Hilfsstoffen Errichtung von Diffusionsbarrieren Viskositätserhöhung Membranen Matrices Erosionssysteme	

5.2 Eingriff in das pharmakokinetische Verhalten

Ein Eingriff in das pharmakokinetische Verhalten nach der Resorption mit dem Ziel einer Retardierung besteht z. B. in einer Einschränkung der Elimination. Dies kann entweder durch eine praktisch nur selten angewendete Hemmung der Biotransformation durch gleichzeitige Gabe von Enzyminhibitoren oder durch eine Verlangsamung der Exkretion erfolgen. Letztere wird durch gleichzeitige Gabe von Vasokonstriktoren oder in begrenztem Maße durch Gabe von Ausscheidungshemmern – Nierenblockern – erreicht. Vasokonstriktoren, wie Adrenalin, verlängern z. B. bei lokaler Applikation durch ihre gefäßverengende Wirkung die Verweildauer von Lokalanästhetika, während „Nierenblocker", wie Probenecid oder Coronamid, eine Hemmung der tubulären Elimination von Wirkstoffen bewirken. Dieser Weg ist wegen möglicher Nebenwirkungen jedoch mit einem Risiko verbunden.

Eine einfache Eingriffsmöglichkeit besteht in der pH-Einstellung des Harns. Damit lässt sich die Rückresorption schwacher Säuren und Basen verstärken, wenn sie im Primärharn in den undissozierten Zustand überführt werden.

5.3 Chemische Veränderung des Wirkstoffes

Chemische Veränderungen laufen auf eine strukturelle Modifizierung des Wirkstoffmoleküls mit Änderung der Pharmakokinetik hinaus, wodurch eine Verlangsamung der Wirkstoff-Freisetzung und damit der Resorption oder eine Hemmung der Biotransformation, Verteilung in tiefe Kompartimente, erhöhte Eiweißbindung, tubuläre Rückresorption und damit Verlangsamung der Elimination erreicht werden.

Einfache, inaktive Derivate, wie Ester, Ether oder Amide, werden als **Prodrugs** (s. Kap. 7, Abschn. 4.2.2) gelöst oder ungelöst verabreicht. Sie müssen erst in die aktive Komponente umgewandelt werden. Als zusätzliche geschwindigkeitsregulierende Komponente tritt die Größe der Hydrolysegeschwindigkeit hinzu. So werden die Ester verschiedener Steroidhormone mit Propion-, Undecylen-, Benzoesäure usw. im Muskelgewebe unterschiedlich schnell hydrolysiert.

Ein häufig umgesetztes Prinzip besteht in der Verwendung von schwer löslichen Wirkstoffsalzen.

Bei einem **schwer löslichen Salz** erfolgt langsamere Auflösung. Beispiele sind wässrige Suspensionen von Procain- oder Benzathinbenzyl-penicillin oder ölige Suspensionen von Naloxonpamoat. Im Chinidin-polygalacturonat ist das Salz einer Polysäure verwendet.

5.4 Galenische Maßnahmen

Galenische Maßnahmen bieten die vielfältigsten Möglichkeiten einer Retardierung. Hierbei kann unterschieden werden zwischen

- Verlangsamung der Wirkstoffauflösung,
- Errichtung von Diffusionsbarrieren,
- quellungsorientierter Freigabe und
- chemisch kontrollierter Freigabe durch Bioerosion.

Übergänge sind häufig.

Das Prinzip läuft auf eine Verlangsamung der Invasion, also des Eintritts des Wirkstoffs in das Blutkompartiment hinaus. Aus einem Depot, das pharmakokinetisch als eigenständiges Kompartiment angesehen werden kann, wird der Wirkstoff verlangsamt freigegeben. Die Freigabe ist für die weitere Verteilung des Wirkstoffs im Körper geschwindigkeitsbestimmend und damit für die Plasmaspiegelsteuerung verantwortlich.

Verlangsamung der Wirkstoffauflösung

Partikelgröße, Partikelform. Wie durch Partikelgrößen-Verringerung schwer löslicher Wirkstoffe eine beschleunigte zeitliche Auflösung erreicht werden kann, lässt sich durch Vergrößerung der Partikel und damit durch Verringerung der Partikeloberfläche oder durch eine veränderte Kristallform eine verlangsamte Auflösung erreichen.

Durch Verwendung von amorphem – sich schnell lösendem – oder kristallinem – sich langsamer lösendem – Zink-Insulin und durch geeignete Kristallgröße in Suspensions-Injektionen ist die Freigabegeschwindigkeit zu steuern. Auch bei subkutanen Makrokristall-Implantaten wird dieses Prinzip angewendet.

Wechselwirkungen mit Hilfsstoffen

Eine Verlangsamung der Freigabe kann neben der bereits erwähnten Bildung schwer löslicher Salze durch

- Wechselwirkungen mit Hilfsstoffen über Komplexbildung,
- Bildung von Adsorbaten oder
- Bindung an Ionenaustauscher

erreicht werden.

Komplexbildung von Zink mit Insulin ergibt Arzneimittel mit Depotwirkung. Das adrenocorticotrope Hormon oder Cyanocobalamin können über einen Zink-Tannat-Komplex retardiert werden. Bindung von Wirkstoffen an das je nach relativer Molekülmasse sehr langsam resorbierbare Polyvidon kann zu verzögerter Resorption führen.

Adsorbate von Antigenen an Aluminiumhydroxid, Aluminiumphosphat oder andere mineralische Salze liegen in Depot-Impfstoffen vor bzw. bilden sich nach Applikation bei pH 7,4 des Gewebes (s. Kap. 9, Abschn. 7). Beispiele sind Pertussis- oder Diphtherie-Adsorbat-Impfstoffe des Arzneibuchs. Der Depoteffekt ist auf die Einstellung eines Adsorptionsgleichgewichtes zurückzuführen. Nur ein begrenzter Teil des Antigens liegt in nichtgebundener und damit für die Resorption verfügbarer Form vor. Der Anteil des ungebundenen Wirkstoffs kann durch die Langmuirsche Adsorptionsisotherme (s. Kap. 14, Abschn. 2.1.5) bestimmt werden.

Bei der **Bindung an Ionenaustauscheradsorbate** liegt ein Übergang zu der Freigabehemmung durch Diffusionsbarrieren vor.

Errichtung von Diffussionsbarrieren

Nach Freigabe aus der Arzneiform muss der Wirkstoff entweder zu einer Resorptionsmembran oder bei direkter Applikation in die Biophase an den Rezeptor diffundieren. Es können Maßnahmen ergriffen werden, die Diffusion zu verlangsamen oder zeitweise zu unterbinden. Auf diesem allgemeinen Prinzip sind viele Retard- bzw. Depotarzneiformen aufgebaut.

Erhöhung der Viskosität. Die einfachste Diffusionsbeeinflussung besteht bei flüssigen Formulierungen, wie Injektionslösungen oder -suspensionen, in einer Viskositätserhöhung des Dispersionsmittels. Nach dem 1. Fickschen Diffusionsgesetz (s. Kap. 4, Abschn. 2.3.5) bewirkt dies eine Erniedrigung des Diffusionskoeffizienten und damit der Diffusionsgeschwindigkeit.

Dieses Prinzip wird bei parenteralen Depotarzneizubereitungen durch

- Ersatz der wässrigen durch eine ölige Phase und
- Zusatz viskositätserhöhender Stoffe zur wässrigen oder öligen Phase

angewendet (s. Abschn. 6.1).

Suspensionen besitzen einen zusätzlichen Verlangsamungseffekt durch den der Diffusion vorgeschalteten Auflösungsprozess des festen Wirkstoffes.

Weitere, häufig angewandte Retard- bzw. Depotsysteme mit Diffusionsbarrieren stellen **Membran-, Matrix-** und **Erosionssyteme** dar.

Diffusionshemmung durch Membranen

Es kann unterschieden werden zwischen
a) membrankontrollierter Diffusion
 – Diffusion durch porenfreie Membranen
 – Diffusion durch porenhaltige Membranen
 – Diffusionsverhinderung mit anschließender Membranauflösung
b) membrankontrollierten osmotischen Effekten.

Bei der **membrankontrollierten Diffusion** ist der Wirkstoff von einer Polymermembran umgeben, deren Permeabilität die Diffusion in das umgebende Medium ermöglicht. Ein besonderer Fall ist eine anfängliche Diffusionsverhinderung mit anschließender Membranauflösung.

Unter Zugrundelegung des Fickschen Diffusionsgesetzes liegt eine konstante Freigabegeschwindigkeit vor, solange im Inneren der Arzneiform sich eine konstante Wirkstoffkonzentration befindet. Voraussetzungen sind konstant bleibende Werte der Membranfläche, des Verteilungskoeffizienten Membran/Inneres der Arzneiform und des Diffusionsweges. Diese Voraussetzungen können bei Vorliegen eines mit festem Wirkstoff gefüllten Reservoirs eingehalten werden.

Wirkstoffteilchen, Granulat-, Pelletkörner oder Tabletten können von Membranen umgeben sein. Die meisten Mikrokapseln (s. Kap. 15, Abschn. 2), Intrauterinpessare oder Implantate mit Silikonmembranen (s. Abschn. 6.1) sind auf diesem Prinzip aufgebaut. Auch Ocusert, Progestasert, sowie einige Transdermale Therapeutische Systeme sind Beispiele.

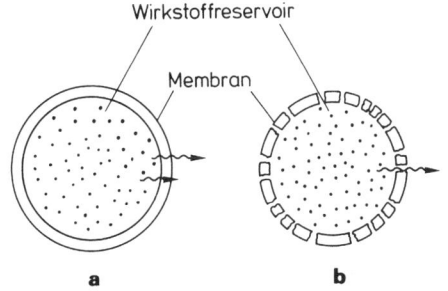

Abb. **16.3** Diffusionskontrollierte Wirkstoff-Freisetzung durch unlösliche porenfreie (**a**) und porenhaltige (**b**) Membranen.

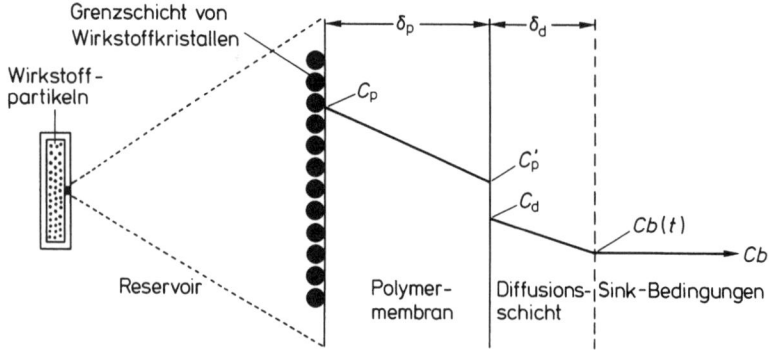

Abb. 16.4 Wirkstoff-Freisetzung aus einem mit einer unlöslichen porenfreien Polymermembran umgebenen Reservoir (nach Chien, 1976).

C_p Löslichkeit des Wirkstoffes im Polymer
C'_p Wirkstoffkonzentration an der Grenzfläche Polymer/Lösung
C_d Wirkstoffkonzentration an der Grenzfläche Lösung/Polymer
$Cb\,(t)$ Wirkstoffkonzentration in der umgebenden Lösung zur Zeit t
δ_p Dicke der Polymermembran
δ_d Dicke der hydrodynamischen Diffusionsschicht

Bei der Diffusion durch eine **porenfreie wasserunlösliche Membran** muss der Wirkstoff im Polymer löslich sein (s. Abb. **16.3**).

Ist zum Beispiel eine größere Zahl kleiner Wirkstoffpartikeln von einer Polymermembran der Dicke δ_p umgeben, so besteht der erste Schritt in der Diffusion der unmittelbar an der Grenzfläche Wirkstoff/Polymer befindlichen Moleküle in das Polymer (s. Abb. **16.4**).

Die Löslichkeit des Wirkstoffes im Polymer ist C_p. Nach der sehr langsamen Diffusion durch das Polymer erfolgt Diffusion in die die Polymermembran umgebende Diffusionsschicht der Dicke δ_d, um anschließend in das umgebende Auflösungsmedium zu diffundieren, wo Sink-Bedingungen bestehen.

Die Größe des Verteilungskoeffizienten des Wirkstoffes in die Membran sowie sein Diffusionskoeffizient und damit die Art des Polymer sowie die Membrandicke erlauben eine Steuerung der Freigabe. Derartige Freisetzungen sind in der Regel sehr langsam.

Bei **porenhaltigen Membranen** besteht die Membran aus einem Polymerengemisch, von dem ein Bestandteil wasserlöslich ist. Im Magensaft bilden sich bei Flüssigkeitszutritt durch Herauslösen der wasserlöslichen Komponente, zum Beispiel Macrogol 1500, Poren, durch die die Diffusion erfolgt (s. Abb. **16.3**).

Im Kern bildet sich eine gesättigte Lösung mit Bodenkörper, die durch die durchlässig gewordene Membran diffusionskontrolliert und bei vorliegenden Sink-Bedingungen mit konstanter Geschwindigkeit herausdiffundiert. Durch die Menge des hydrophilen Stoffes und die Membrandicke kann die Freigabegeschwindigkeit

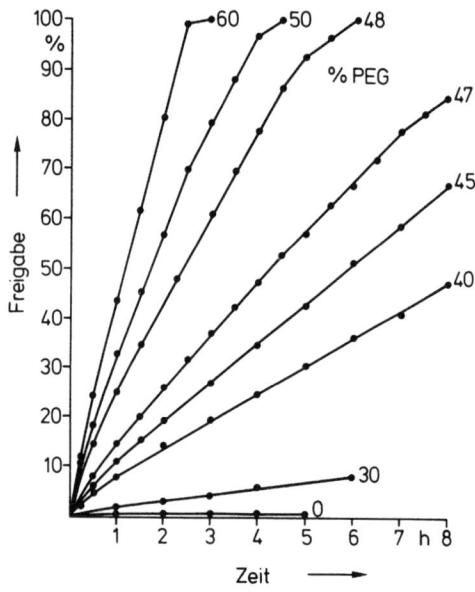

Abb. 16.5 Freigabe von Theophyllin aus Mikrokapseln mit unterschiedlichem Gehalt an Macrogol 1500 im Überzug; pH 4,4, 37 °C (nach Lippold und Förster, 1982).

kontrolliert werden, wie am Beispiel der *In-vitro*-Freigabe von Theophyllin aus Mikrokapseln, deren Wandmaterial aus Ethylcellulose mit unterschiedlichem Macrogol-Gehalt besteht, in Abb. **16.5** gezeigt wird. Solange im Wirkstoffkern eine gesättigte Lösung vorliegt, erfolgt die Diffusion bei vorliegenden Sink-Bedingungen nach nullter Ordnung.

In vielen Systemen laufen zusätzlich auch Diffusionsvorgänge außerhalb der Poren durch das wasserunlösliche Polymer ab, wobei die Porendiffusion schneller ist.

Die Wirkstoff-Freisetzung aus überzogenen Zubereitungen kann auch durch **Platzen des Überzugs** erfolgen, wenn während des Auflösungsvorganges ein so hoher Innendruck entsteht, dass diesem die Membran nicht mehr standhalten kann. Hier lässt sich der Zeitpunkt der Freigabe über die Zusammensetzung und Dicke der Membran steuern.

Die Membran kann allerdings die Wirkstoffdiffusion zunächst auch völlig unterbinden, um sich dann aufzulösen. Hierbei ist zu unterscheiden zwischen einem **pH-unabhängigen Auflösen**, bei dem die Membran sich langsam von außen auflöst und die Membrandicke den Zeitpunkt der Freigabe des wirkstoffhaltigen Kerns bestimmt, und dem **pH-abhängigen Auflösen**. Das letzte Prinzip ist in den magensaftresistenten Überzügen weit verbreitet. Art des magensaftresistenten Überzugs, Zugabe von Feststoffen und Überzugsdicke lassen bis zu einem gewissen Grad den Ort der Wirkstoff-Freisetzung im Darm verändern. In beiden Fällen erfolgt diese nach dem Auflösen des Überzugs recht schnell.

Membrankontrollierte osmotische Effekte. Umhüllung einer Tablette, eines Partikels oder einer Wirkstofflösung mit einer semipermeablen Membran bewirkt nach Einbringen in ein wässriges Medium den Aufbau einer osmotischen Druckdifferenz auf beiden Seiten der Membran. Durch eine kleine Öffnung wird die Wirkstofflösung oder auch Wirkstoffsuspension mit konstanter Geschwindigkeit aus dem umhüllten Reservoir herausgedrückt. Das Prinzip besteht also in der Fähigkeit von Wirkstoff- oder auch Hilfsstoff-Lösungen, Wasser mittels Osmose durch die semipermeable Membran anzuziehen. Die Geschwindigkeit wird durch die Fläche, Dicke und Permeabilität der Membran, sowie die Zusammensetzung des Kerns bestimmt. Das Prinzip liegt z. B. den so genannten Therapeutischen Systemen Oros und Mini-Osmotische Pumpe zugrunde (s. Abschn. 6.3). Auch schwer lösliche

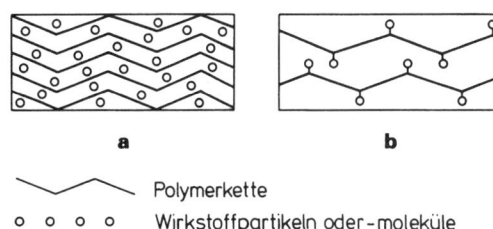

Polymerkette

∘ ∘ ∘ ∘   Wirkstoffpartikeln oder -moleküle

Abb. **16.6**   Wirkstoff-Hilfsstoff-Einbettungen (nach Carli); **a** physikalisch eingebettet, **b** chemisch gebunden.

Substanzen können auf diese Weise retardiert abgegeben werden (Abschn. 6.3).

Matrixsysteme

Der Wirkstoff ist in einem Hilfsstoff, der eine Matrix oder ein Gerüst bildet, eingebettet. Hierdurch wird eine Diffusionsbarriere aufgebaut. Aus diesem Reservoir diffundiert der Wirkstoff nach Auflösung langsam heraus. Matrix bzw. Gerüst werden während der Magen-Darm-Passage nur sehr langsam aufgelöst oder enzymatisch bzw. nichtenzymatisch abgebaut, wobei eine Verkleinerung des Formlings erfolgt. Unlösliche Hilfsstoffgerüste werden mit den Fäces unverändert ausgeschieden.

Neben einigen anorganischen Substanzen werden vor allem Polymere, Fette und Wachse eingesetzt. Der Wirkstoff kann in den Hilfsstoff physikalisch eingebettet oder an den Hilfsstoff chemisch gebunden sein, wobei die physikalische Einbettung bei weitem überwiegt (s. Abb. **16.6**).

Je nach Löslichkeit des Wirkstoffes kann zwischen **heterogenen, porenhaltigen** und **homogenen, porenfreien** Matrices unterschieden werden (s. Abb. **16.7**).

Im ersten Fall erfolgt die Freigabe durch die interpartikulären Zwischenräume, die z. B. durch porenbildende hydrophile Zusätze entstehen können, im zweiten Fall diffundiert der gelöste Wirkstoff durch die Matrix selbst.

Die diffusionskontrollierte Wirkstoff-Freisetzung aus Matrix-Einbettungen lässt sich mit dem Quadratwurzelgesetz beschreiben. Bei einer porenfreien Suspensionsmatrix gilt die in Gl. (5) angeführte Beziehung.

$$Q = \sqrt{D \cdot (2\,c_o - c_s)\,c_s \cdot t} \qquad (5)$$

Bilden sich jedoch während der Wirkstoffabgabe Poren bzw. liegt von vornherein eine porenhaltige Matrix vor, muss die Porosität mit berücksichtigt werden, und Gl. (6) ist anzuwenden.

$$Q = \sqrt{D \frac{\varepsilon}{\tau} (2\, c_o - \varepsilon \cdot c_s)\, c_s \cdot t} \qquad (6)$$

Q nach der Zeit t aus der Matrix je Flächeneinheit abgegebene Wirkstoffmenge
D Diffusionskoeffizient (in der Matrix (Gl. 5), im Auflösungsmedium (Gl. 6))
ε Porosität der Matrix
τ „Gewundenheitsfaktor"; beschreibt die Porenstruktur der Matrix
c_o Gesamt-Wirkstoffkonzentration in der Matrix
c_s Löslichkeit des Wirkstoffes in der Matrix (Gl. 5), im Auflösungsmedium (Gl. 6)

Neben dem verwendeten Hilfsstoff spielt die Herstellungstechnologie eine wichtige Rolle. Porosität, Kapillarstruktur und Oberfläche des Formlings können in weiten Grenzen variiert werden und damit die Wirkstoff-Freisetzung beeinflussen. Bedeutung hat die Struktur der Kapillaren. Sie können geradlinig oder gewunden sein, wobei Art und Zahl der Windungen und der Kapillardurchmesser wichtig sind. Bei der homogenen porenfreien Matrix ist die Wirkstofflöslichkeit im Polymer von Bedeutung. Das Quadratwurzelgesetz lässt erkennen, dass in einem nicht abbaubaren Formkörper die Wirkstoff-Freisetzung nicht mit konstanter Geschwindigkeit ablaufen kann. Die gelösten Moleküle haben mit fortschreitendem Herauslösen aus dem Gerüst eine zunehmende längere Weglänge zurückzulegen. Die Freigabe nimmt mit der Quadratwurzel der Zeit ab. Das Prinzip wird zum Beispiel bei der Herstellung von Retardgranulaten, -tabletten, Implantaten (s. Abschn. 6) oder Transdermalen Therapeutischen Systemen (s. Kap. 17, Abschn. 3) angewendet.

Eine Sonderform der Matrixsysteme stellen Einbettungen mit **quellungskontrollierter Freigabe** dar. Bei der quellungskontrollierten Freigabe ist der Wirkstoff in einem quellbaren Hilfsstoff, einer hydrophilen Matrix, eingebettet. Nach Zutritt von Wasser erfolgt von außen Hydratisierung mit beginnender Gelbildung. Diese muss ausreichend schnell und intensiv erfolgen, um das Auflösen der Tablette zu verhindern. Zu Beginn des Quellungsprozesses findet ein relativ schnelles Herauslösen von an der Tablettenoberfläche befindlichen Wirkstoffpartikeln statt. Nach Ausbildung der Gelbarriere ist die Freigabe jedoch matrixgesteuert und damit diffusionskontrolliert. Während der Magen-Darm-Passage erfolgt meist eine allmähliche Erosion des Gels.

In erster Linie werden Celluloseether, Galactomannane und Polyacrylsäuren als Hilfsstoffe verwendet.

Vorteile der matrixkontrollierten Freigabe gegenüber den Membransystemen bestehen in der meist einfacheren Herstellung, den niedrigeren Herstellungskosten und der geringeren Gefahr des Dose-Dumpings. Ein Nachteil kann die nichtkonstante Freigabe sein.

Bei Verwendung von **Ionenaustauscherharzen als Gerüstbildner** muss der salzförmig gebundene Wirkstoff durch ein gleichsinnig geladenes Ion ausgetauscht werden. Bei den häufig aus Copolymeren des Styrols und Divinylbenzols bestehenden Kationenaustauschern erfolgt während der Magen-Darm-Passage die Freigabe der meist an sulfonsaure Gruppen gebundenen Wirkstoffkationen in folgender Weise:

- auszutauschende Gegenionen im Magen: H^+
- auszutauschende Gegenionen im Darm: insbesondere Na^+ und K^+

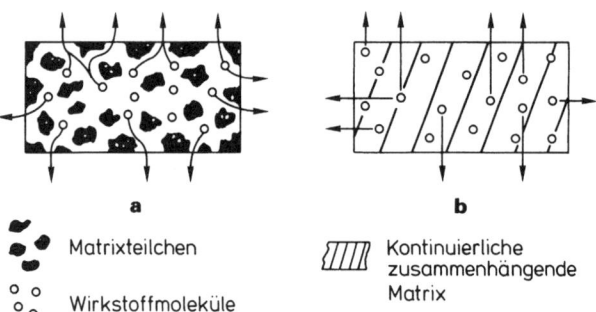

a

b

● Matrixteilchen

○ Wirkstoffmoleküle

▨ Kontinuierliche zusammenhängende Matrix

Abb. **16.7** Wirkstoffdiffusion aus Polymermatrices (nach Carli); **a** heterogene, porenhaltige Matrix – die Diffusion erfolgt durch Poren; **b** homogene, porenfreie Matrix – die Diffusion erfolgt durch Matrixmaterial.

Die Freigabekinetik ist hierbei abhängig von

■ dem Vorhandensein und der Konzentration geeigneter Gegenionen
■ der Diffusionsgeschwindigkeit der Gegenionen in das Harzgerüst und
■ der Diffusionsgeschwindigkeit der ausgetauschten Wirkstoffionen aus dem Gerüst heraus.

Die Elutionsgeschwindigkeit wird also entscheidend durch die Eigenschaften des Harzes, wie pK_a-Wert, Quellungsvermögen, Vernetzungsgrad und bei Vorliegen eines Granulats vom Partikeldurchmesser bestimmt.

Aber auch vom Wirkstoff her bestehen Beschränkungen hinsichtlich der Anwendung. Eine niedrige Dosierung und eine geeignete Basenstärke sind Voraussetzungen. Besonders geeignet ist das Codein.

Erosionssysteme

Bei den Erosionsretardformen erfolgt langsame Auflösung bzw. allmählicher Abbau der Diffusionsbarriere. Häufig werden als Einbettungsmaterialien **Hydrokolloide** insbesondere vom Typ der Celluloseether eingesetzt, die keine sehr stabilen Gele bilden (vgl. Matrixsysteme, quellungskontrollierte Freigabe). Die Quellungsbzw. Auflösungsfront wandert mit konstanter Geschwindigkeit von der Oberfläche in das Innere entsprechender Tabletten (Abb. **16.8**), was bei entsprechender Geometrie zu relativ konstanten Wirkstoffabgaben führt. Von Vorteil ist die Tatsache, dass sich auch schwer lösliche Arzneistoffe verarbeiten lassen, die partikulär abgegeben werden.

Die Bioerosion von Wirkstoff-Matrix-Systemen ist eine chemisch kontrollierte Freigabe. Sie beruht auf oberflächlichem langsamem Abbau und Auflösen der Matrix. In dem Maße, wie dies erfolgt, wird eingebetteter Wirkstoff freigegeben. Die mathematische Beschreibung der Freisetzungskinetik ist komplex, da parallel Auflösungsvorgänge des Wirkstoffes und der Matrix ablaufen. Zur Erzielung einer Freigabegeschwindigkeit nullter Ordnung muss Oberflächenerosion bei konstant bleibender Oberfläche vorliegen. Dies kann durch plättchenartige Gebilde erreicht werden.

Unspezifische Esterasen sind verantwortlich für den Abbau von z. B. intramuskulär verabreichten Polymilchsäurematrices oder Polyglykolmatrices (Mikropartikeln, s. Abschn. 6.1) zu physiologischen Spaltprodukten, wobei der Wirkstoff, z. B. ein Peptid, allmählich abgegeben wird.

Durch Bioerosion mittels Lipasen werden z. B. Fettpellets abgebaut.

6 Arznei- bzw. Darreichungsformen und ihre Herstellung

6.1 Depot-Parenteralia

Die galenischen Möglichkeiten zur Erzielung einer Depotwirkung parenteral zu verabreichender Wirkstoffe sind in Abb. **16.9** aufgeführt.

Grundsätzlich können Lösungen, Suspensionen und Implantate appliziert werden; eine geringere Bedeutung haben Emulsionen. Ein in der Entwicklung begriffenes Gebiet sind Nanopartikeln und Liposomen (s. Kap. 15).

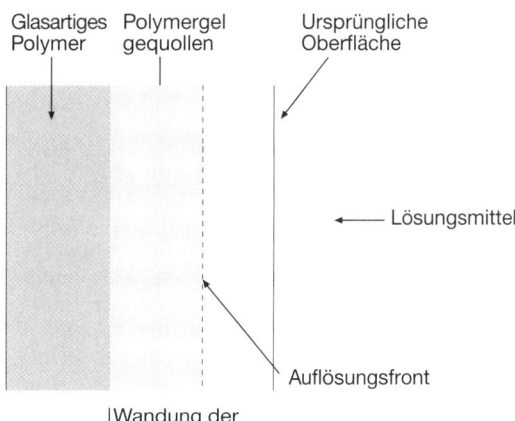

Abb. **16.8** Quellung und Auflösung von Hydrokolloid-Erosionseinbettungen.

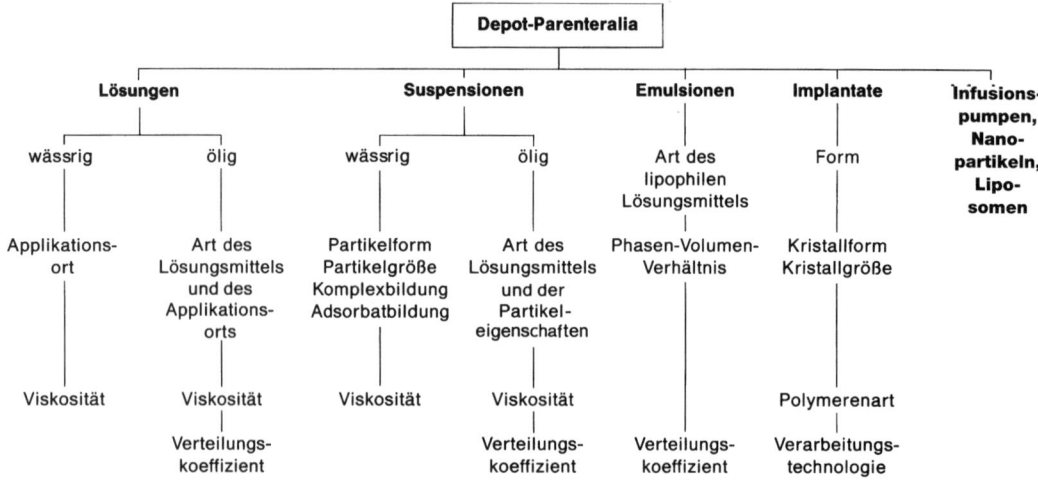

Abb. **16.9**   Galenische Möglichkeiten zum Erreichen von Depotwirkungen mit Parenteralia.

Lässt sich ein Wirkstoff zu unterschiedlichen parenteralen Depotformen verarbeiten, kann hinsichtlich der Resorptionsgeschwindigkeit und damit des Depoteffektes die nachstehende orientierende Rangfolge aufgestellt werden:

> wässrige Depot-Lösungen > wässrige Depot-Suspensionen > ölige Depot-Lösungen > ölige Depot-Suspensionen.

Depot-Injektionen werden in erster Linie intramuskulär, teilweise auch subkutan verabreicht.

Lösungen. Durch Zusatz von viskositätserhöhenden Stoffen, wie Methylcellulose, niedermolekularem Polyvidon, Gelatine usw., lässt sich der Depoteffekt erhöhen. Dieses Prinzip wird z. B. bei Lokalanästhetika oder Neuraltherapeutika angewendet. Er beruht vor allem auf Behinderung der Spreitung, d. h. Ausbreitung der Lösung, im Gewebe, weniger auf Diffusionshemmung.

Die verlängerte Depotwirkung von öligen Lösungen ist einmal auf die verlangsamte Diffusionsgeschwindigkeit der gelösten Wirkstoffmoleküle infolge der höheren Viskosität des lipophilen Lösungsmittels zurückzuführen. Zum anderen muss vor dem eigentlichen Resorptionsschritt ein Verteilungsschritt aus der lipophilen Phase in die wässrige Gewebsflüssigkeit erfolgen. Dessen Geschwindigkeit hängt von dem Verteilungskoeffizienten des Wirkstoffes zwischen den beiden Phasen ab.

Durch geeignete Wahl der Öle bzw. halbsynthetischen lipophilen Vehikel kann eine weitere Variation der Viskosität und damit der Depotwirkung erreicht werden. Ersatz von Erdnussöl durch Ricinusöl ergibt wegen der höheren Viskosität einen verlängerten Depoteffekt. Auch Zusätze viskositätserhöhender Stoffe, wie Aluminiumstearat, sind möglich.

Suspensionen. Wässrige oder ölige Suspensionen ermöglichen eine weitere Verlängerung der Depotwirkung. Der Diffusion zum Resorptionsort ist noch der Auflösungsvorgang des suspendierten Wirkstoffes vorgeschaltet (s. Abb. **16.10**).

Verwendung von amorphem Pulver anstelle des kristallinen Wirkstoffes führt infolge der größeren thermodynamischen Aktivität zu einer höheren Auflösungsgeschwindigkeit, was als Initialdosis genutzt werden kann. Hierbei muss jedoch beachtet werden, dass die amorphe Form instabiler sein kann als der kristalline Zustand; eine nicht erwünschte Umwandlung während der Lagerung muss vermieden werden.

Beispiele für die Verwendung von Gemischen amorpher und kristalliner Formen sind subkutan zu verabreichende Zink-Insulin-Zubereitungen, die häufig 30 % amorphes und 70 % kristallines Insulin enthalten.

Die Größe der Wirkstoffkristalle kann zur Steuerung des Depoteffektes innerhalb bestimmter Grenzen variiert werden. In jedem Fall ist jedoch die Einhaltung einer unteren – etwa 3 bis 5 μm – und einer maximalen oberen Partikelgröße –

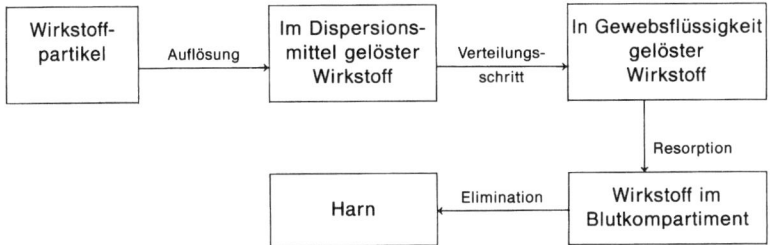

Abb. **16.10**   Vereinfachtes pharmakokinetisches Modell der Wirkstoffverteilung nach *i.m.*- oder *s.c.*-Verabreichung einer Injektionssuspension.

etwa $40\,\mu\mathrm{m}$ – erforderlich. Bei Unterschreiten dieses Grenzwertes kann es infolge der erhöhten Oberflächenaktivität zu Aggregationen kommen, während Überschreiten zu Verstopfungen der Injektionskanüle führen kann.

Parenterale Suspensionen stellen an die Herstellung hohe Anforderungen. Durch Zusatz von nichtionischen Netzmitteln, wie Poloxamer oder Phosphatiden (Lecithin), sollen Benetzungsprobleme umgangen werden. Peptisatoren (s. Kap. 4, Abschn. 5.4) und Schutzkolloide (s. Kap. 4, Abschn. 4.1) können zur physikalischen Stabilisierung beitragen. Die Herstellung muss aseptisch erfolgen, da im Endbehältnis eine Hitzesterilisation nicht möglich ist.

Emulsionen werden nur vereinzelt wegen ihrer geringen physikalischen Stabilität extravasal verabreicht. Nach *i. v.*-Gabe von O/W-Emulsionen mit in der Fettphase gelöstem lipophilem Wirkstoff wurde in einigen Fällen eine verlängerte Verweilzeit des Wirkstoffes im Blut und damit ein Depoteffekt beobachtet. Interessant ist, dass nach *i.m.*-Injektion von Zytostatika enthaltenden W/O-Emulsionen eine Wirkstoffanreicherung im Lymphsystem gefunden wurde. Phasen-Volumen-Verhältnis, Verteilungskoeffizient des Wirkstoffes zwischen den Phasen, Viskosität usw. beeinflussen die Resorptionsgeschwindigkeit.

Implantate werden durch eine kleine Haut-Inzision oder mit einem Injektor (einer Hohlnadel mit Trocar) in das Unterhautgewebe implantiert. Die kleinen zylindrischen, sterilen Formlinge bestehen aus dem Wirkstoff allein oder meist aus in einer Polymermatrix eingebettetem oder mit einem mit Polymer umhüllten Wirkstoff. Besonders Hormone, einschließlich Kontrazeptiva, eignen sich wegen der geringen Dosierung für die Implantationstechnik. Aus einem Levonorgestrel enthaltenden Implantat mit Polymermembran wird das Hormon über 5 Jahre weitgehend konstant freigegeben.

Die Herstellung von Implantaten muss aseptisch unter den gleichen Vorsichtsmaßnahmen, wie sie für flüssige Parenteralia gelten, erfolgen.

Als Polymere wurden zunächst meist biologisch nichtabbaubare Verbindungen, wie Polysiloxan, verwendet. Das hat den Nachteil, dass später das wirkstofffreie Gerüst bzw. die Hülle entfernt werden muss. Daher fand diese Arzneiform bisher keine weite Verbreitung.

Vermehrt werden Implantate mit Hilfsstoffen entwickelt, die kontrolliert biologisch abgebaut werden. Insbesondere die thermoplastischen linearen Polyester der Milchsäure und Glykolsäure werden bisher zu diesen Untersuchungen herangezogen. Polymilchsäure – Poly(lactid) – und Polyglykolsäure – Poly(glycolid) – sowie deren Copolymere – Poly(DL-lactid-co-glycolid, PLGA) – werden im Körper zu Milchsäure und Glykolsäure abgebaut. Die Copolymere können in unterschiedlichen Verhältnissen und unter variierenden Sequenzen der Monomereinheiten (s. a. Abschn. 5.4 und Kap. 6, Abschn. 3.2) zusammengesetzt sein. Da Milchsäure stärker hydrophob als Glykolsäure ist, kann hierdurch eine Variation des Abbauverhaltens erreicht werden. Andere denkbare Polymere sind Polyamide, Polyester, Polyacetale, Polysaccharide usw.

Der Nachteil von Implantaten auf Matrixbasis ist, dass mit Verkleinerung der Oberfläche die Diffusionsgeschwindigkeit mit der Zeit abnimmt und daher keine konstante Freigabe zu erreichen ist.

S.c. und *i.m.* zu verabreichende Depotinjektionen von biologisch abbaubaren **Mikropartikeln** (s. auch Kap. 15) werden u. a. zur Wirkungsverlängerung von Zytostatika verwendet. Sie sind als 1- bzw. 2-Monats-Injektionen im Handel und werden mittels eines flüssigen Vehikels injiziert.

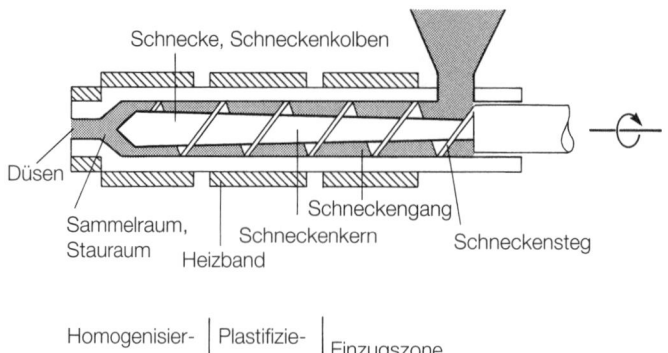

Abb. **16.11** Extrusion mittels Schneckenförderung (nach Hüttenrauch, 1974).

Eine besondere Zubereitung ist zur Implantation in Weichteile oder bei der Knochen-Chirurgie bestimmt. Kleine aus einem Methylmethacrylat-Copolymer bestehende Kügelchen von 7 mm Durchmesser mit eingebettetem Gentamicinsulfat sind mit chirurgischem Draht zu einer Kette verbunden. Nach der Implantation diffundiert das Antibiotikum in das Gewebe, wodurch hier 10- bis 100-fach höhere Konzentrationen als nach systemischer Verabreichung erhalten werden. Ein Nachteil besteht in der erforderlichen Entfernung der Ketten nach der Wirkstoff-Freisetzung. Mittlerweile sind auch bioabbaubare bzw. biokompatible Materialien auf Basis von Gelatine oder Calciumphosphat im Handel.

Das wichtigste Verfahren zur Herstellung von injizierbaren Implantaten ist die **Extrusion**. Dabei wird eine homogene Pulvermischung, bestehend aus thermoplastischem Polymer, dem Wirkstoff und evtl. einem weiteren Hilfsstoff, vorzugsweise mittels Schneckenförderung durch eine Düse gepresst (s. Abb. **16.11**). Vor der Austrittsöffnung muss die Mischung soweit erhitzt sein, dass Plastifizierung bzw. Sinterung einsetzt. Dabei sind je nach Polymer Temperaturen bis weit über 100 °C erforderlich. Nach Austritt aus der Düse erkaltet die Mischung und bildet einen spaghetti-ähnlichen Formkörper. Dieser wird in weiteren Verfahrensschritten auf die entsprechenden Längen gekürzt und in einen geeigneten Applikator verpackt.

Für die Herstellung injizierbarer Mikropartikeln auf Basis biologisch abbaubarer Polymere werden in erster Linie die Verfahren der Phasentrennung und der Lösungsmittelverdampfung herangezogen (s. Kap. 15, Abschn. 2.1).

6.2   Retardarzneiformen zur peroralen Verabreichung

6.2.1 Aufbau und Herstellung

Die festen peroralen Darreichungsformen zugrunde liegenden Retardierungsprinzipien lassen sich mit verschiedenen Herstellungstechniken erreichen. Grundsätzlich kann zwischen Single Units und Multiple Units unterschieden werden.

Bei den **Single Units** handelt es sich meist um eine Retardtablette, die den Magen oder den gesamten Magen-Darm-Kanal unzerfallen passiert. Hierbei kann die äußere Form, z. B. als Gerüsttablette, weitgehend erhalten, durch Erosion laufend kleiner werden, oder der Wirkstoff wird erst nach Auflösen eines magensaftresistenten Überzugs im Darm freigegeben.

Bei Vorliegen von **Multiple Units** zerfällt der ursprüngliche Formling meist im Magen in viele Untereinheiten. Dies können Granulatkörner nach dem Tablettenzerfall oder Pellets bzw. Mikropartikeln nach dem Zerfall einer Hartgelatinekapsel sein. Diese Minidepots treten dann sukzessive aus dem Magen in den Darm über.

Multiple Units sind mitunter nicht einheitlich zusammengesetzt, sondern bestehen aus Anteilen, die den Wirkstoff unterschiedlich schnell freigeben. Hierdurch kann gleichmäßige Freigabe und Verhinderung von Dose-Dumping erreicht werden.

Die Herstellung fester Retardarzneiformen kann entweder durch Überziehen des Wirkstoffes mit dem Hilfsstoff erfolgen – **Überzugsformen** –, oder der Wirkstoff wird in eine Hilfsstoffmatrix eingebettet – **Einbettungsformen**. Übergänge sind häufig.

6.2.2 Überzugsformen, mangensaftresistente Überzüge

Wirkstoffhaltige Einzelkristalle, Granulatkörner oder Pellets werden mit einem Überzug versehen, anschließend in Hartgelatinekapseln abgefüllt oder zu Tabletten verpresst. Auch Tabletten selbst können überzogen werden. Als Hilfsstoffe werden vor allem verschiedene Polymere verwendet.

Sofern der Überzug in Magensaft unlöslich, jedoch darmsaftlöslich ist, liegt ein magensaftresistenter Überzug vor. Auch dieses Prinzip lässt sich zur Retardierung verwenden. Auf den magensaftresistenten Kern kann zusätzlich eine wirkstoffhaltige Schicht als Initialdosis aufgebracht werden (Intervallprinzip, s. unten).

Beispiele für magensaftresistente Überzugsmaterialien mit den ungefähren pH-Werten der Auflösung sind z. B. Celluloseacetatphthalat (pH > 6,0), Polymethacrylsäurederivate (Eudragit L pH > 6,0 und S pH > 7,0), Hydroxypropylmethylcellulosephthalat und -succinat (je nach Veresterungsgrad pH > 5,0 oder > 5,5).

Interessant ist die Möglichkeit, durch abwechselndes Aufbringen von Wirkstoff- und Überzugsschichten, die sich bei unterschiedlichen pH-Werten auflösen, eine Freigabe in Intervallen (s. pulsatile Freigabe, Abschn. 6.6) zu erreichen.

Als Retardüberzüge kommen vor allem neutrale und quartäre Polymethacrylate und Ethylcellulose infrage (Kap. 6, Abschn. 3.2, Kap. 14, Abschn. 5.2).

Das Überziehen kann mit den üblichen Verfahren zur Herstellung überzogener Darreichungsformen im Dragierkessel, vor allem in der Wirbelschicht oder mittels Koazervation bzw. Grenzflächenpolymerisation bei Mikrokapseln erfolgen (s. Kap. 14, Abschn. 5.2 und Kap. 15, Abschn. 2). Retardpellets sind im Abschnitt 6.2.5 beschrieben.

6.2.3 Einbettungsformen

Der Wirkstoff wird mit Hilfsstoffen, die eine Matrix oder ein Gerüst ausbilden können, zu Granulaten, Pellets oder Tabletten verarbeitet. Einbettungsgranulate und -pellets werden in Hartgelatinekapseln abgefüllt. Resinate sind auch als Saft-Zubereitungen im Handel. Tabletten können so aufgebaut sein, dass sie im Magen in Multiple Units zerfallen oder den Magen-Darm-Trakt als Single Unit passieren.

Fett- und Wachs-Einbettungen. Wirkstoffe können in unverdauliche oder verdauliche Fette bzw. fettähnliche Substanzen eingebettet werden. Dies erfolgt durch Auflösen oder Suspendieren in dem geschmolzenen Fett, Wachs oder der Fett-Wachs-Mischung und Granulieren nach dem Erkalten bzw. durch Sprüherstarrung.

Unverdaulich sind z. B. Carnaubawachs, Bienenwachs und Cetylstearylalkohol. Durch Zusatz von wasserlöslichen Hilfsstoffen kann die Ausbildung von Poren erreicht werden.

Häufiger verwendete verdauliche Stoffe sind Glycerolmonostearat und -palmitat, Stearinsäure, Diglykolstearat, Glyceroltrioleat.

Eine Initialdosis kann durch Aufdragieren einer wirkstoffhaltigen, schnell verfügbaren Überzugsschicht bzw. Auftablettieren eines Mantels auf einen Tablettenkern oder durch Verarbeitung zu einer Schichttablette eingearbeitet werden. Daneben werden die an der Außenseite des Formlings eingebetteten Wirkstoffpartikeln schneller freigegeben als die mehr im Inneren befindlichen und können so die Aufgabe der Initialdosis übernehmen.

Polymer-Einbettungen. Die Herstellung erfolgt nach Mischen des Wirkstoffes mit dem Matrix- bzw. Gerüstbildner und eventuell weiteren Hilfsstoffen durch Granulieren oder Pelletisieren und anschließendem Tablettieren bzw. durch direktes Tablettieren des Wirkstoff-Hilfsstoff-Gemisches. Die Mikroporen-Struktur kann durch das Verhältnis der löslichen Stoffe zu dem unlöslichen Matrixbildner und durch die Presskraft bei der Tablettierung verändert werden. Niedrige Presskraft ergibt eine poröse Matrix, höhere Kräfte erzeugen kleinere Poren. Die Verfahren zur Herstellung retardierender Mikrosphärulen sind in Kap. 15, Abschn. 2.1 beschrieben.

Als Polymere werden zum Beispiel Polyvinylacetat, Polyvinylchlorid, Ethylcellulose, Methacrylat-Acrylat-Copolymere oder Celluloseacetatphthalat bzw. anionische Polymere aus Methacrylsäure und Methacrylsäureestern verwendet. Die beiden letzten Polymere ergeben im Magen beständige, im Dünndarm lösliche Einbettungen. Hydroxypropylcellulose ist ein Hydrogelbildner.

Eine besondere Form der Einbettung ist die **Thermoplastgranulierung** mittels Extrusion (s. Abschn. 6.1).

Die für die Herstellung von **Ionenaustauscheradsorbaten**, auch Resinate genannt, erforderliche

Beladung des unlöslichen Kationenaustauschers (vgl. Kap. 5, Abschn. 4.3.1) mit kationaktiven Wirkstoffen, wie Codein oder Etilefrin, erfolgt durch Äquilibrieren mit der Wirkstofflösung. Die Initialdosis kann dem beladenen Ionenaustauscher als ungebundener Wirkstoff zugegeben werden. Handelspräparate liegen meist als Hartgelatinekapseln oder als Säfte vor.

Größere Gerüstformen können insbesondere bei längerer Verabreichung Probleme aufwerfen. Bei Verengungen des Darmlumens kann es zu Ablagerungen der Leergerüste mit folgendem Darmverschluss kommen. Resinate können Störungen des Elektrolythaushaltes bewirken.

Aus Gerüstformen, aber auch aus den meisten anderen Retardzubereitungen muss bei lang anhaltender Freigabe mit einer verringerten Bioverfügbarkeit im Vergleich zur nichtretardierten Zubereitung gerechnet werden. Die unteren Darmbereiche sind nicht immer imstande, dort noch freigegebenen Wirkstoff zu resorbieren.

6.2.4 Mehrschichtentabletten, Manteltabletten

Bei einer **Zweischichtentablette** (s. Kap. 14, Abschn. 4.2 und 4.4) enthält die eine Schicht die Initialdosis, die zweite Schicht die nach unterschiedlichen Retardierungsprinzipien aufgebaute Erhaltungsdosis. Meist erfolgt nach der Einnahme Zerfall der verdichteten Schichten. Bei einer **Dreischichtentablette** wird der Wirkstoff nach dem Zerfall der Tablette aus den drei Schichten mit unterschiedlichen Geschwindigkeiten freigegeben.

Bei **Manteltabletten** enthält der Kern die nach unterschiedlichen Prinzipien aufgebaute Retard-, der Mantel die Initialdosis. Der Kern kann noch zusätzlich mit einem magensaftresistenten Überzug versehen sein, so dass auch bei längerem Verweilen im Magen nach dem Zerfall des Mantels ein vorzeitiges Herauslösen des Wirkstoffes aus dem retardierten Kern verhindert wird.

Auf einen Tabletten- oder besser Drageekern können ein oder mehrere wirkstoffhaltige, retardierte oder nichtretardierte Schichten auch aufdragiert werden. So entstehen **Manteldragees, Zweischichten-** oder **Mehrschichtendragees**.

6.2.5 Retard-Pellets

Nach der Einnahme einer Pellet-Retard-Zubereitung erfolgt eine langsame, z. T. konstante

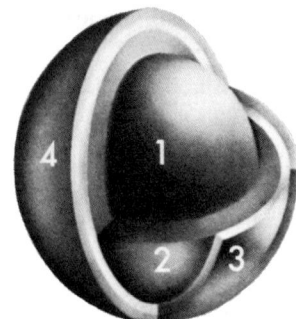

Abb. **16.12**   Schema eines Retard-Pellets mit Initial- und Erhaltungsdosis. Erläuterungen im Text (nach Herstellerangaben).

Wirkstoff-Freisetzung, die weniger physiologischen Schwankungen ausgesetzt ist. Hierin liegt ein wesentlicher Vorteil der Retard-Pellets als typische Multiple Units (Kap. 7, Abschn. 4.2.3).

Der Aufbau von Retard-Pellets, deren Durchmesser zwischen 0,1 und 2 mm liegt, ist unterschiedlich. Bei den **Diffusionspellets** wird eine Membran bestimmter Dicke und Durchlässigkeit als Diffusionsbarriere aufgebracht. Bei hochdosierten Wirkstoffen enthalten die Pellets meist in ihrer ganzen Kernmasse nichtretardierten Wirkstoff. Bei niedrig dosierten Stoffen kann der Wirkstoff auch auf nur aus Zucker bestehende Neutralpellets – auch als Nonpareille bezeichnet – aufgetragen werden. Auch über den Pelletradius kann die Freigabegeschwindigkeit gesteuert werden.

Ein Aufbauprinzip ist in Abb. **16.12** am Beispiel eines Isosorbid-5-mononitrat enthaltenden Arzneimittels angegeben.

Auf einem Neutralkern 1 liegt das Wirkstoffdepot 2 mit 70 % der Gesamtdosis. Die Freigabe erfolgt mittels Diffusion durch die steuernde Membran 3. Darüber liegt die Initialdosis 4 mit 30 % Wirkstoff.

Im Fall von **Matrixpellets** bestehen die Retardpellets aus einer Matrix bzw. einem Gerüst mit eingebettetem Wirkstoff. Verwendung von Fetten oder Wachsen als Einbettungssubstanz führt zu Fett- bzw. Wachspellets.

Sofern ein zu Tabletten verpressbares oder in Hartgelatinekapseln abzufüllendes Pelletarzneimittel magensaftresistent gemacht werden soll, empfiehlt es sich, die Pellets als solche mit dem magensaftresistenten Überzug zu umhüllen und nicht die Tablette bzw. Gelatine-Kapselwand. Im ersten Fall zerfällt die Kapsel im Magen und entlässt dort die resistenten Minidepots. Sie haben alle Vorteile von Multiple Units. Im zweiten Fall durchwandert die magensaftresistente Kapsel als Single Unit mit hoher Variabilität wie eine magensaftresistente Tablette den Magen und löst sich erst im Darm auf.

Die Herstellung geht von herkömmlichen Verfahren der abbauenden und aufbauenden Granulierung mit anschließender Ausrundung aus (s. Kap. 14, Abschn. 3.1). Diese liefern jedoch in der Regel keine ideal kugelförmigen Formlinge, so dass weitere Operationen, die zu einer Ausrundung führen, heranzuziehen sind. Das Überziehen erfolgt in der Regel in der Wirbelschicht. Fett- oder Wachspellets werden meist durch Sprüherstarrung hergestellt.

6.2.6 Depot-Weichgelatine-Kapseln

Bei der Depot-Weichgelatine-Kapsel bildet sich eine Matrix erst nach Zutritt von Wasser aus. Eine Lösung des Wirkstoffes in einem Polymer, wie Schellack, Polyacrylaten oder Polyvinylacetat, wird in Macrogolen gelöst oder suspendiert. Zur Steuerung der Wirkstoff-Freisetzung können weitere Hilfsstoffe zugesetzt werden. Das so vorbereitete Füllgut wird in noch fließfähiger Form verkapselt.

Unter Einwirkung der Verdauungssäfte entsteht nach Herauslösen des Macrogols ein mikroporöser, fester Depotkörper, aus dem der Wirkstoff, z. B. Codein oder Chlorphenaminmaleat, über mehrere Stunden herausdiffundiert (s. Abb. **16.13**).

6.3 Osmotische Systeme

6.3.1 Prinzip der Osmotischen Pumpe

Bei den osmotischen Systemen erfolgt die Wirkstoff-Freisetzung mittels osmotischer Energie. Das Prinzip der osmotischen Pumpe beruht darauf, dass eine osmotisch aktive Substanz von ei-

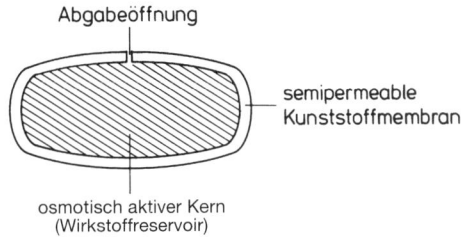

Abb. **16.14** Schema der Osmotischen Pumpe Oros; Einkammersystem.

ner für Wasser permeablen Membran umgeben ist. Nach Einbringen in eine wässrige Umgebung ergibt die mit dem eindringenden Wasser sich bildende i. Allg. gesättigte Lösung einen hohen osmotischen Druck. Durch eine – oder mehrere – mit einem Laserstrahl gesetzte kleine Öffnung in der Membran wird die konzentrierte wirkstoffhaltige Lösung herausgedrückt (Abb. **16.14**).

Die Größe der Substanzabgabe dm/dt ist proportional der Größe der Wasseraufnahme dV/dt und der gelösten Substanzmenge C. Die Zusammenhänge können durch Gleichungen (7) und (8) ausgedrückt werden.

$$\frac{dm}{dt} = C \frac{dV}{dt} \tag{7}$$

$$\frac{dV}{dt} = K \cdot \frac{A}{l} \cdot (\Delta \pi - \Delta P) \tag{8}$$

Die Fließgeschwindigkeit des Wasservolumens dV/dt ist abhängig von der Permeabilität K, der Fläche A und Dicke l der Membran, der i. Allg. niedrigen hydrostatischen Druckdifferenz ΔP und der osmotischen Druckdifferenz $\Delta \pi$.

Die osmotischen Drücke pharmazeutisch verwendeter Lösungen sind sehr hoch. Sie liegen z. B. für eine gesättigte Natriumphosphatlösung bei 30 bar, für eine gesättigte Lösung eines Lactose-Fructose-Gemisches bei bis zu 500 bar. Die

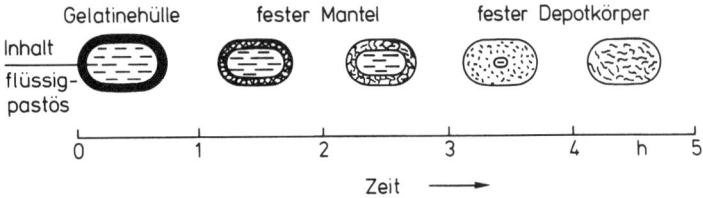

Abb. **16.13** Schema der Bildung einer Depotmatrix bei Depot-Weichgelatine-Kapseln (nach Widmann et al., 1970).

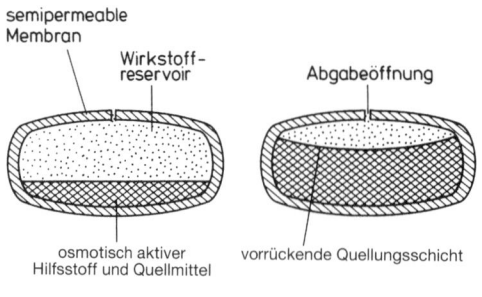

Abb. **16.15**   Schema einer Osmotischen Pumpe; Einkammer-Zweischichtsystem; **a** vor Funktionsbeginn; **b** in Funktion.

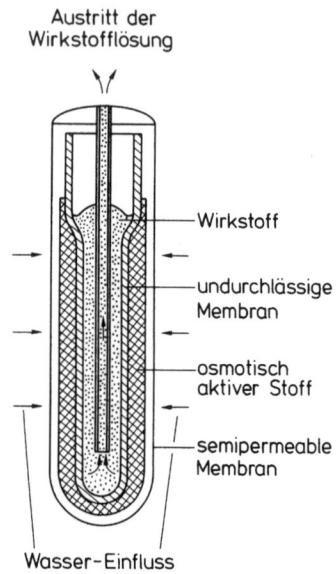

Abb. **16.16**   In Funktion befindliche Mini-Osmotische Pumpe OSMET (nach Theeuwes, 1984).

semipermeable Membran besteht häufig aus Celluloseacetat.

Die Wirkstoff-Freisetzung dieser Systeme ist weitgehend unabhängig von den physiologischen Schwankungen, wie pH-Wert oder Zusammensetzung der Verdauungssäfte, und der aufgenommenen Nahrung. Daher werden sie häufig als so genannte Therapeutische Systeme bezeichnet.

Osmotische Pumpen werden zur peroralen und parenteralen Wirkstoffverabreichung eingesetzt.

6.3.2 Orales Osmotisches System (OROS)

Die für die perorale Einnahme bestimmten OROS-Systeme sind nach dem Einkammerprinzip, dabei z. T. auch als Zweischichtensystem oder nach dem Zweikammerprinzip aufgebaut.

Bei dem **Einkammersystem** ist ein tablettenähnlicher osmotisch aktiver Kern als Wirkstoffreservoir allseitig von einer 200–300 μm dicken, semipermeablen Membran umgeben (s. Abb. **16.14**). Zur Erhöhung des osmotischen Effektes kann bei geringer Dosis oder nicht ausreichender Wirkstofflöslichkeit dem Reservoir ein gut löslicher, osmotisch aktiver Hilfsstoff, wie Natriumchlorid oder Glucose, zugesetzt werden.

Nach Einnahme des Systems diffundiert Wasser durch die Membran und beginnt die Bestandteile des Reservoirs aufzulösen. Durch den sich einstellenden osmotischen Druck wird Wirkstofflösung oder auch -suspension während der Magen-Darm-Passage kontinuierlich durch die Abgabeöffnung herausgedrückt. Gleichzeitig kommt es zu einem Nachstrom von Wasser durch die Membran. Die Wirkstoffabgabe ist so lange konstant, solange ungelöste osmotisch aktive Substanz im Reservoir vorliegt.

Eine längere Freigabe als über 5 bzw. 15 h ist wenig sinnvoll, da nach diesen Zeiträumen meist die resorptionsaktiven Bereiche des Dünndarms passiert bzw. das Colon verlassen sind (vgl. Kap. 7, Abschn. 2.1.2).

Zum Aufbau eines ausreichend hohen Druckes sollte die Wirkstofflöslichkeit mindestens 5–10 % betragen oder es müssen zusätzliche Hilfsstoffe mit verarbeitet werden. Im Handel sind z. B. Nifedipin, Phenylpropanolamin, Prazosin, Salbutamol oder Oxybutynin enthaltende Einkammersysteme.

Beim **Zweischichtensystem (Push-Pull-Osmotische Pumpe)** befindet sich in einer Schicht der osmotisch aktive Hilfsstoff, häufig in Kombination mit einem quellenden Hydrogelbildner. In der anderen ist der Wirkstoff inkorporiert.

Beide Schichten sind von einer semipermeablen Membran umgeben, so dass das Wasser in beide Kammern osmotisch einströmt („pull"). Dieses Prinzip wird angewendet, wenn infolge zu geringer Löslichkeit des Wirkstoffes nach Eindringen des Wassers in das Reservoir kein ausreichender Druck erzeugt werden kann. Vor allem durch Quellung („push") wird der Wirkstoff herausgedrückt (Abb. **16.15**).

In dem Nifedipin enthaltenden Handelspräparat ist z. B. der Wirkstoff in einer Mischung von Hydroxypropylmethylcellulose und Macrogol unter Zusatz einer kleinen Menge Natriumchlorid dispergiert, während die Hilfsstoff enthaltende Schicht das quellbare Hydroxypropylmethylcellulose-Gemisch allein enthält. Nach Wassereintritt bildet sich im Wirkstoffreservoir ein suspensoides System, das durch die Öffnung mit konstanter Geschwindigkeit herausgedrückt wird. Der hierfür erforderliche Druck wird durch den Quellungsvorgang in der wirkstofffreien Schicht erreicht. Diese dehnt sich kolbenartig in den wirkstoffhaltigen Bereich aus („push").

Die Herstellung dieses Zweischichtensystems erfolgt mit einer für die Herstellung von Mehrschichtentabletten verwendeten Tablettenmaschine (s. Kap. 14, Abschn. 4.4) mit anschließendem Überziehen und Setzen der kleinen Öffnung.

Selten, da technisch schwierig zu realisieren, sind **Zweikammersysteme**, die in der Mitte eine weitere Membran aufweisen.

Ein für Tierversuche während der Arzneimittelentwicklung gedachtes System erlaubt die Füllung mit einer Testlösung bzw. -suspension (**Mini-Osmotische Pumpe** OSMET, s. Abb. **16.16**). Über 6 bis 30 h kann der Wirkstoff freigegeben und dessen gastrointestinale Resorption untersucht werden. Diese Pumpe lässt sich auch implantieren.

6.4 Implantierbare Infusionspumpen

Das Prinzip der Mini-Osmotischen Pumpe wird auch bei den ersten implantierbaren Infusionspumpen angewendet. Diese wurden ursprünglich als Verschiebepumpe ALZET zur Implantation bei Labortieren entwickelt, um pharmakokinetische Untersuchungen durchführen zu können. Mittels einer Fülleinheit kann das System nachgefüllt werden.

Die ersten beim Menschen implantierbaren Pumpen wurden in den USA zur direkten Abgabe des Zytostatikums Fluoruridin in die kanzeröse Leber und zur kontinuierlichen Heparinabgabe zugelassen. Sie werden durch eine Treibgasfüllung mechanisch betrieben und bewirken eine Fließrate von 2,5 bis 3 ml/d. Für Krebspatienten können implantierbare Pumpen zur Abgabe niedriger Morphindosen verwendet werden; durch die direkte Einleitung in das Zentralnervensystem ist hier nur ein Bruchteil der sonst üblichen Dosis erforderlich.

Bei Insulin enthaltenden Pumpen wird ein Programm vom Arzt vorgegeben; die Kontrolle des Blutzuckers erfolgt durch den Patienten, der auch bei diesem System Diät einhalten muss, mehrmals täglich. Zu den echten **Therapeutischen Systemen** gehören Pumpen, die über einen Sensor den Blutzucker messen und Insulin bedarfsgerecht abgeben.

6.5 Externe, tragbare Infusionspumpen

Mit dem am Oberarm tragbaren Infusionssystem TRAVENOL mit einer maximalen Kapazität von 60 bzw. 100 ml Wirkstofflösung kann durch mechanische Energie kontinuierlich über 24 h mit vorprogrammierter Abgaberate Wirkstoff intravenös über ein Schlauchsystem abgegeben werden. Da das Wirkstoffreservoir vom Patienten ausgewechselt werden kann, ist eine Abgabe über Tage bis Monate möglich. Antikoagulantien, Antibiotika und Zytostatika sind bevorzugte, auf diesem Weg verabreichte Wirkstoffgruppen.

Andere tragbare Dosiergeräte dienen zur kontinuierlichen Verabreichung von Insulin oder Opiaten. So lässt sich mit dem PROMEDOS-Gerät eine Basalrate von 0,075 bis 1,5 ml/d applizieren, wobei die Einstellung mit einem Schraubenzieher vorgenommen wird und Zusatzinfusionen nur über einen Sicherheitsmechanismus auslösbar sind. Das zigarettenschachtelgroße Gerät von etwa 260 g Leermasse fasst 30 ml Opiatlösung und kann z. B. an einer Halskette getragen werden.

6.6 Darreichungsformen mit pulsatiler Wirkstoff-Freisetzung

Eine Wirkstoff-Freisetzung nach einer nullten Ordnung mit dem Ziel konstanter Plasmakonzentrationen setzt voraus, dass pharmakokinetische und pharmakodynamische Parameter zeitunabhängig von der Wirkstoffapplikation sind. Das Konzept ist nicht bei Vorliegen zirkadianer Rhythmen wünschenswert. In diesen Fällen sind Darreichungsformen erforderlich, die den Wirkstoff zu den Zeiten freigeben, zu denen er im Körper besonders benötigt wird. Derartige Systeme heißen **pulsatile Darreichungsformen**. Auch das Auftreten von Toleranzerscheinungen macht die Abweichung von einer konstanten Wirkstoff-Freisetzung erforderlich.

Bei den pulsatilen Darreichungsformen kann unterschieden werden zwischen

▪ Systemen mit zeitlicher Verzögerung
　– zeitkontrollierte osmotische Pumpen
　– Pulsincap®-System
　– zeitkontrollierte „Explosions"-Systeme
▪ Doppel-Puls-Systemen
▪ Mehrfach-Puls-Systemen
▪ Systemen zur Toleranzprophylaxe.

Systeme mit zeitlicher Verzögerung sollen den Wirkstoff erst eine bestimmte Zeit nach der Applikation freisetzen. So sind vielfach therapeutische Plasma-Wirkstoffkonzentrationen in den Morgenstunden wünschenswert. Beispiele sind Asthma, Arthritis, Parkinsonsche Krankheit. Diese Systeme sollen die Arzneimitteleinnahme bereits am vorangehenden Abend erlauben.

Als **zeitkontrollierte osmotische Pumpe** wird das Zweischichtensystem (Push-Pull-Osmotische Pumpe, s. Abschn. 6.3.2) verwendet. Ein Polymer mit definierten Quellungseigenschaften ist die treibende Kraft. Die Quellung beginnt erst eine bestimmte Zeit nach der Einnahme, wodurch der Wirkstoff verzögert freigesetzt wird. Voraussetzung für die Anwendung der osmotischen Pumpe ist, dass der Wirkstoff in der ganzen Länge des Magen-Darm-Kanals resorbiert werden kann. Durch Überziehen des osmotischen Zweischichtensystems mit einem magensaftresistenten Polymer, das sich erst im Dünndarm zu lösen beginnt, kann das System so programmiert werden, dass die Wirkstoff-Freisetzung erst im Colon beginnt. Die **pH-kontrollierte Freisetzung** ermöglicht die gezielte Behandlung dort lokalisierter Erkrankungen bzw. eine Resorption aus dem Colon.

Das **Pulsincap®-System** besteht aus einer formstabilen, in den Verdauungsflüssigkeiten unlöslichen Kapselhälfte (Abb. **16.17**). In dieser Kapselhälfte, die mit einem Verschluss aus quellbarem Polymer verschlossen ist, befindet sich die Wirkstoffformulierung. Die zweite Kapselhälfte löst sich in der Magen-Flüssigkeit. Gleichzeitig beginnt der Polymerverschluss zu quellen, wobei er aus der formstabilen Kapselhälfte herausgedrückt wird. Der gesamte Wirkstoff kann jetzt konzentriert freigesetzt werden. Durch geeignete Wahl des Polymertyps kann der Quellungsprozess zwischen 1 und 10 h betragen. Wenn der Wirkstoff erst im Colon freigesetzt werden soll, kann die wasserlösliche Kapselhälfte mit einem magensaftresistenten Überzug versehen werden.

Bei den **zeitkontrollierten „Explosions"-Systemen** ist eine Single-Unit- oder Multiple-Units-Darreichungsform (s. Abschn. 6.2.1), die osmotisch wirksame sowie quellende Agentien enthält, mit einer semipermeablen Membran überzogen. Deren Zusammensetzung und Dicke bestimmen die Geschwindigkeit der Wasserpermeation in den wirkstoffhaltigen Kern nach Eintritt der Darreichungsform in den Magen-Darm-Kanal. Nach Erreichen eines bestimmten Quellungsdruckes vermag die Membran dem Druck nicht mehr standzuhalten. Der Formling platzt („explodiert") und setzt den Wirkstoff frei.

Ein **Doppel-Puls-System** kann aus einer Dreischichtentablette (s. Abschn. 6.2.4), die zum Teil mit einer meist aus Ethylcellulose bestehenden wasserunlöslichen Schicht d überzogen ist, bestehen (Abb. **16.18**). Schicht a enthält die schnell freizusetzende Wirkstoffdosis. Die mittlere Schicht b ist eine aus in Wasser quellbaren Poly-

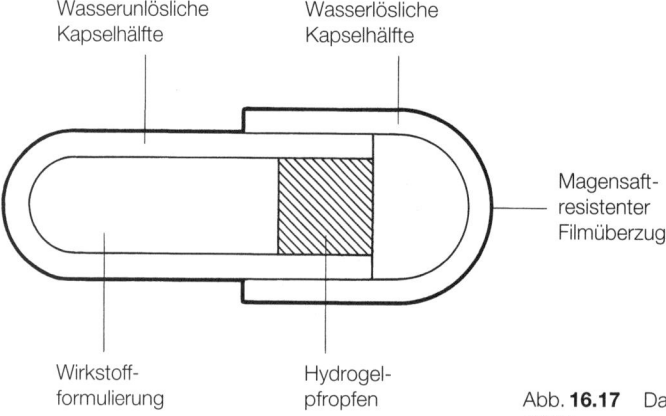

Wasserunlösliche Kapselhälfte

Wasserlösliche Kapselhälfte

Magensaft-resistenter Filmüberzug

Wirkstoff-formulierung

Hydrogel-pfropfen

Abb. **16.17**　Das Pulsincap®-System (nach Junginger, 1994).

meren zusammengesetzte Barriere, die die Wirkstoff-Freisetzung aus der Schicht c verzögern soll. Das Ausmaß der Verzögerung wird durch die Zusammensetzung und Dicke der Polymerschicht gesteuert. Mit einer so entwickelten Tablette können zwei Plasma-Wirkstoffmaxima im Abstand von mehreren Stunden erreicht werden.

Unter die meist noch in der Entwicklung befindlichen **Mehrfach-Puls-Systeme** fallen in erster Linie implantierbare mechanische Pumpsysteme und iontophoretische Systeme zur topischen Anwendung (s. Kap. 12, Abschn. 9). Die insbesondere für die pulsatile Freisetzung von Peptidhormonen entwickelten, meist *s.c.* zu implantierenden Pumpen setzen den Wirkstoff mit einer bestimmten Frequenz frei. So werden mit der Zyklomatpumpe, die als Kolbenpumpe arbeitet, bei einem Pulsintervall von 90 oder 120 min 50 μl/min bzw. 25 μl/min Gonadorelin (Hypothalamushormon) freigesetzt. Mit entsprechend konstruierten Pumpen können bestimmte Insulinmengen pulsatil, z. B. im Abstand von 3 min, freigesetzt werden.

Mittels **Iontophorese** können Wirkstoffe pulsatil durch die Haut transportiert werden. Durch zeitabhängiges Ein- und Ausschalten des elektrischen Stroms wurden bei Ratten deutlich differenzierbare Vasopressin-Permeationsgeschwindigkeiten erhalten.

Die Möglichkeit einer Toleranzentwicklung bei längerem konstanten Wirkstoffangebot wird insbesondere bei Nitroverbindungen beobachtet. Zur Toleranzprophylaxe bei Applikation Nitroglycerol enthaltender Transdermaler Therapeutischer Systeme (s. Kap. 17, Abschn. 3) wurden Pflaster entwickelt, die den Wirkstoff biphasisch freisetzen. Ein solches Pflaster führt innerhalb von 6 h zu maximalen Plasmakonzentrationen. In den folgenden 18 h nimmt die Konzentration dann schnell ab.

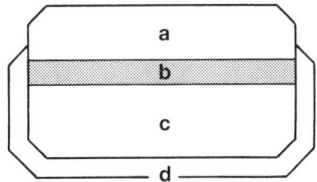

Abb. **16.18** Schema einer Dreischichtentablette als Doppel-Puls-System.
a: Initialdosis, b: Polymerbarriere für die zeitlich verzögerte Freigabe aus Schicht c, d: wasserunlöslicher Überzug.

7 Qualitätsprüfung

Zusätzlich zu den für die betreffenden Arzneiformen typischen Qualitätskontrollen wird bei peroralen Retardarzneiformen insbesondere eine Überprüfung der *In-vitro*-Wirkstoff-Freisetzung vorgenommen. Im Prinzip werden die Verfahren, die zur Bestimmung der Wirkstoff-Freisetzung aus nichtretardierten Tabletten angewendet werden, benutzt, wobei häufig Auflösungsmedien wechselnder pH-Werte zwecks Angleichung an die Magen-Darm-Verhältnisse eingesetzt werden. Ein Beispiel ist der **Half-Change-Test** in verschiedenen Modifikationen. Ein Teil des ursprünglich sauren Auflösungsmediums wird nach bestimmten Zeitabschnitten, besser kontinuierlich, durch künstlichen Darmsaft ersetzt. Hierdurch kann der pH-Wert von den Bedingungen des Magens denen des Darms angepasst werden.

Einen endgültigen Aufschluss darüber, ob eine Retard- bzw. Depotarzneiform auch *in vivo* die gewünschte Freigabe hat und ob eine gewisse Plasmaspiegelkonstanz und ausreichende Bioverfügbarkeit vorliegen, erhält man allein durch eine *In-vivo*-Bestimmung am Menschen.

Weiterführende Literatur

Bauer, K. H., Lehmann, K., Osterwald, H. P., Rothgang, G. (1988), Überzogene Arzneiformen, Wissensch. Verlagsges., Stuttgart.

Fahr, A., Kissel, T. (1998), Mikropartikel und Implantate und Führer, C. (1998), Moderne feste Arzneiformen: Arzneiformen zur parenteralen Applikation, beide in: Pharmazeutische Technologie: Moderne Arzneiformen (Müller, R. H., Hildebrand, G. E., Hrsg.), 2. Aufl., 1 und 243, Wissensch. Verlagsges., Stuttgart.

Göpferich, A. (1997), Bioerodible implants with programmable drug release, J. Controlled Release *44*, 271.

Gurny, R., Junginger, H. E., Peppas, N. A. (1993), Pulsatile Drug Delivery, Wiss. Verlagsges., Stuttgart.

Heilmann, K. (1983), Therapeutische Systeme, Ferdinand Enke Verlag, Stuttgart.

Higuchi, T. (1961, 1963), Mechanism of Sustained-Action-Medication: Theoretical Analysis of Rate of Release of Solid Drugs Dispersed in Solid Matrices, J. Pharm. Sci. *50*, 874; *ibid.* *52*, 1145.

Jantzen, G. M., Robinson, J. R. (1996), Sustained- and controlled-release drug delivery, in: Modern Pharmaceutics (Banker, G. S., Rhodes, Ch. T., eds.), Marcel Dekker, New York, Basel, Hongkong, p. 575.

Kissel, T. (1983), Injizierbare Retardformen, Acta Pharm. Technol. *29*, 221.

Lill, N. (1995), Injizierbare Arzneiformen auf Basis biodegradabler Polymere, Pharm. Ztg. Prisma *2*, 269.

Lindner, W. D., Möckel, J. E., Lippold, B. C. (1996), Controlled release of drugs from hydrocolloid embeddings, Pharmazie *51*, 263.

Lippold, B. C. (1988), Fortschritte und Probleme bei peroralen Retardpräparaten, Pharm. Ztg. *48*, 9.

Lippold, B. C. (1991), Quellende Polymere für Hydrogel- und Hydrokolloideinbettungen mit retardierter Wirkstoff-Freisetzung, Pharm. Unserer Zeit *20*, 179.

Pflegel, H. (1982), Biopharmazeutische Aspekte parenteraler Arzneiformen, Pharmazie *37*, 307.

Rothgang, G. (1976), Magensaftresistente Überzüge, Acta Pharm. Technol. *Suppl. 1*, 99.

Verma, R. K., Mishra, B., Garg, S. (2000), Osmotically Controlled Oral Drug Delivery, Drug Dev. Ind. Pharm. *26*, 695.

Zuidema, J., Pieters, F. A. J. M., Duchateau, G. S. M. J. E. (1988), Release and Absorption Rate Aspects of Intramuscularly Injected Pharmaceuticals, Int. J. Pharm. *47*, 1.

Abbildungsnachweise

Chien, Y. W. (1976), Chem. Pharm. Bull. *24*, 1471.

Hüttenrauch, R. (1974), Pharmazie *29*, 297.

Junginger, H. E. (1994), Österr. Apoth. Ztg. *48*, 325.

Lippold, B. C., Förster, H. (1982), Pharm. Ind. *44*, 735.

Theeuwes, F. (1984), Pharmacy Int. *5*, 293.

Widmann, A., Eiden, F., Tenczer, J. (1970), Arzneim.-Forsch. *20*, 283.

Kapitel 17

Wirkstoffhaltige Pflaster

1 Allgemeines, Definition

Wirkstoffhaltige Pflaster sind Zubereitungen zur kutanen Anwendung. Der inkorporierte Wirkstoff wird durch Diffusion freigesetzt, um anschließend in die Haut zu penetrieren und durch die Haut zu permeieren. Zu unterscheiden ist zwischen einer lokalen Wirkung, die „nur" Penetration voraussetzt, und systemischer Wirkung, wenn der Wirkstoff auch durch die Haut permeiert und über das Kapillarnetz in der Lederhaut den Blutkreislauf erreicht. Bei der lokalen Therapie beispielsweise einer Hauterkrankung kann darüber hinaus ein permeierter und resorbierter Wirkstoffanteil zu unerwünschten systemischen Wirkungen führen. Die systemische Wirkung z.B. eines Opioidanalgetikums setzt andererseits Permeation mit anschließender Resorption in das Gefäßsystem voraus. In den oberen Hautschichten verbleibende Substanzanteile können hier lokale Irritationen zur Folge haben. Eine Zwischenstellung nimmt die lokale Therapie von Muskel- und Gelenkerkrankungen ein, bei der aufgrund der langen Diffusionswege von der Epidermis, über die Dermis, Subkutis bis in den Muskel oder das Gelenk grundsätzlich ein bedeutender Teil des Wirkstoffs in den Blutkreislauf gelangt.

2 Wirkstoffhaltige Pflaster zur lokalen Therapie

Zu den lokal bzw. regional wirkenden Pflastern gehören z.B. Salicylsäure enthaltende Pflaster zur Erweichung übermäßig dicker Hornhaut (Hühneraugenpflaster) sowie Rheuma- und ABC-Pflaster zur Schmerzstillung und Verbesserung der Durchblutung im Applikationsbereich mit der Folge einer Überwärmung. Diese Pflaster sind einfach in ihrem Aufbau und schon seit langem im Arzneischatz vertreten. Sie bestehen aus einer in der Regel als Gewebe ausgelegten Abdeckschicht und einer Adhäsivschicht, in die der Wirkstoff in gelöster oder suspendierter Form inkorporiert ist (s. Kap. 20, Abschn. 5.3).

Eine Neuentwicklung stellen Diclofenac-Pflaster auf der Basis eines Gelatinekörpers und eines selbsthaftenden Gewebes dar.

Ein mit erheblich größerem Aufwand konzipiertes Pflaster zur Lokalanästhesie der Haut vor kleinen chirurgischen Eingriffen besteht aus einer Metallfolie anstelle der abdeckenden Gewebeschicht. Diese Metallfolie ist im Randbereich mit einer Klebeschicht versehen, wirkt nach der Applikation auf der Haut aufgrund ihrer Wasserdampfundurchlässigkeit okklusiv und schafft

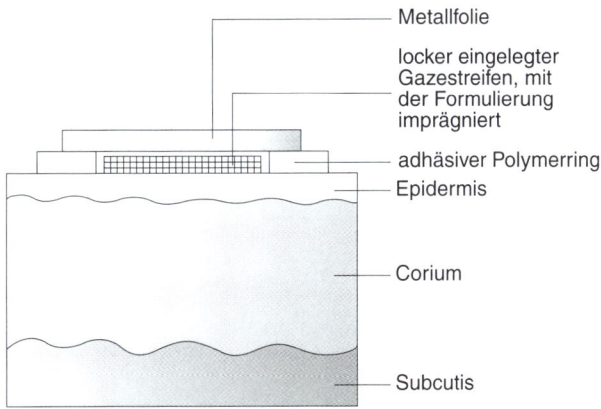

Abb. **17.1** Lokalanästhetika-Pflaster zur lokalen Wirkung.

eine feuchte Kammer. In diese Kammer ist ein mit der wirkstoffhaltigen Formulierung imprägnierter Gazestreifen integriert (Abb. **17.1**). Die Formulierung nutzt die Bildung eines unterhalb Raumtemperatur schmelzenden Eutektikums aus den Lokalanästhetika Lidocain und Prilocain. Die einzeln bei Raumtemperatur im festen Aggregatzustand vorliegenden Wirkstoffe sind als eutektisches Gemisch flüssig und als ölige Phase in einem Hydrogel dispergiert. Die Freigabe durch unmittelbare Diffusion aus der flüssigen Wirkstoff-Phase zusammen mit dem okkludierenden Effekt der Trägerfolie bewirkt eine mehrere Millimeter tiefe Penetration, die für eine Lokalanästhesie der Haut ausreicht. Aufgrund eines steilen Konzentrationsgradienten ist die Diffusionsgeschwindigkeit größer als aus Formulierungen mit suspendiertem Wirkstoff.

Ein ebenfalls mit hohem Aufwand konzipiertes Pflaster zur lokalen Therapie von lichtbedingten Verhornungsstörungen, die unbehandelt in einen Hautkrebs übergehen können, basiert auf dem Konzept der therapeutischen Systeme.

3 Therapeutische Systeme

Der prinzipielle Aufbau eines therapeutischen Systems beinhaltet verschiedene Elemente, die in einem Trägerelement als äußerer Umhüllung vereint sind (s. Abb. **17.2**).

Das Trägerelement verbindet das System mit dem Applikationsort. Das **Wirkstoff-Abgabe-Kontrollelement** und die **Abgabeöffnung** können eine Einheit bilden. Ihr Aufbau garantiert als **Therapeutisches Programm** die kontinuierliche

Abgabe des Wirkstoffs in voraus bestimmbarer Menge mit bestimmter Geschwindigkeit während eines festgelegten Zeitraumes an den Anwendungsort. Die Freigabe kann während einer bestimmten Zeit angenähert nach einer Nullten Ordnung erfolgen. Neuere Entwicklungen ermöglichen auch eine pulsatile Freisetzung (s. Kap. 16, Abschn. 6.3). Als **„Energiequellen"** kommen Diffusionsprozesse, Osmose oder mechanische Energie in Betracht.

Therapeutische Systeme sind bisher für die lokale okulare (s. Kap. 10, Abschn. 5) und kutane Applikation, zur intrauterinen Applikation (s. Kap. 13, Abschn. 3), als perorale (s. Kap. 16, Abschn. 6.3) und transdermale Systeme sowie zur Erzielung systemischer Wirkungen als Infusionssystem (s. Kap. 16, Abschn. 6.5) und implantierbare osmotische Pumpe (s. Kap. 16, Abschn. 6.4) entwickelt worden.

3.1 Therapeutische Systeme zur lokalen Therapie der Haut

Ein so genanntes superfizielles therapeutisches System (STS) zur Behandlung aktinischer Keratosen enthält als Trägerelement eine hautfarben eingefärbte Abdeckfolie. Zwischen dieser und einer wirkstoffhaltigen, als Matrix ausgelegten Adhäsivschicht befindet sich eine Aluminiumfolie zur Verbesserung des Lichtschutzes und der Wasserdampfimpermeabilität. Die Matrix ermöglicht während der vorgesehenen Tragedauer eines Pflasters von zwei Tagen eine konstante Freigabe des Wirkstoffs 5-Fluorouracil von insgesamt 55–75 μg. Diese minimale Substanzmenge stellt unter Nutzung des Metabolisierungspotentials der Haut sicher, dass keine

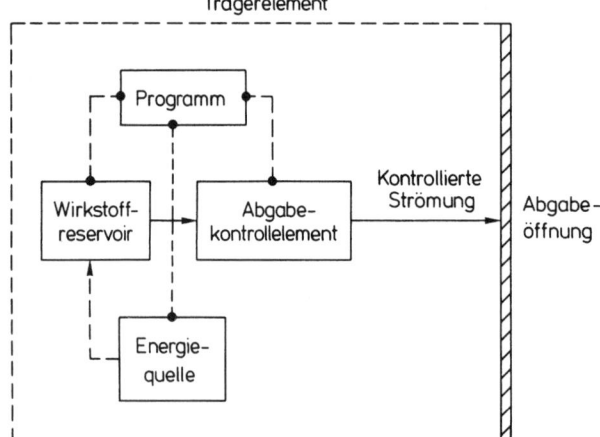

Abb. **17.2** Prinzipieller Aufbau eines Therapeutischen Systems (nach Heilmann, 1983).

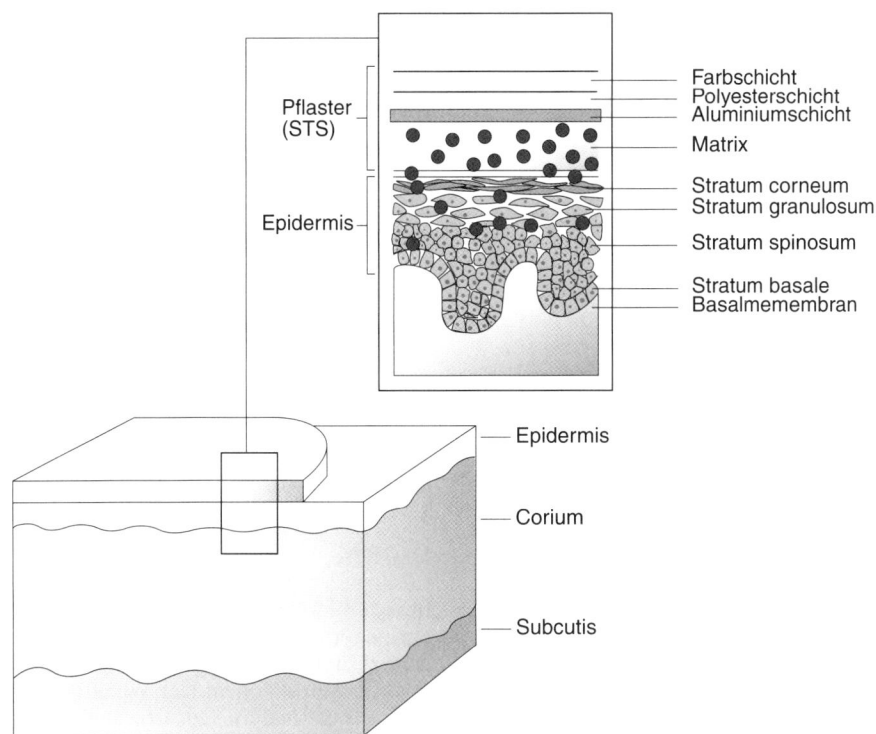

Abb. **17.3** Superfizielles therapeutisches System (STS) mit matrixgesteuerter Wirkstoff-Freisetzung zur lokalen Therapie der Haut (nach Fachinformation zu Actinohermal Pflaster).

messbaren Plasmaspiegel des Wirkstoffs resultieren und allenfalls inaktive Metabolite den Blutkreislauf erreichen. So kann das hochpotente Zytostatikum lokal begrenzt in der reproduzierfähigen Basalschicht der Epidermis geschädigte Zellen eliminieren. Nach dreiwöchiger Therapie hat sich die Haut regeneriert (Abb. **17.3**).

3.2 Transdermale Therapeutische Systeme (TTS)

Wirkstoffe können mit speziellen Pflastern durch die Haut systemisch recht genau dosiert werden. Diese Transdermalen Therapeutischen Systeme besitzen derzeit die größte praktische Bedeutung.

Damit ein Wirkstoff transdermal wirken kann, muss er in ausreichender Menge durch die Epidermis der Haut diffundieren und vom Blutkreislauf aufgenommen werden (s. auch Kap. 7, Abschn. 2.7 und Kap. 12, Abschn. 9). Der wichtigste begrenzende Faktor für die Verarbeitung zu einem derartigen System ist die unterschiedliche Durchlässigkeit der Haut für Wirkstoffe.

Scopolamin zur Prophylaxe der Reisekrankheit, Nitroglycerol zur Langzeitprophylaxe von Angina pectoris, Sexualhormone zur Hormonsubstitution oder auch Verhütung, das Antihypertonikum Clonidin und das Opioid Fentanyl sind Beispiele für Wirkstoffe, die in Transdermalen Therapeutischen Systemen in mehreren Ländern zugelassen sind. Ein Nikotin enthaltendes System dient zur Raucherentwöhnung. Neu auf dem Markt sind Pflaster mit Buprenorphin, Oxybutynin gegen Dranginkontinenz und Rotigotin zur Behandlung von Parkinson-Symptomen. Es eignen sich insbesondere Verbindungen hoher Lipophilie mit relativen Molekülmassen von weniger als 500 und kurzen biologischen Halbwertzeiten (< 5 h). Vielfach ist zum Erreichen der für die Wirkung ausreichenden Plasmakonzentrationen der Zusatz eines Penetrationsvermittlers erforderlich.

Die Applikationsdauer ist unterschiedlich. So werden zum Beispiel aus dem hinter das Ohr auf die Haut aufgebrachtem Scopolamin enthaltenden 2,5 cm^2 großen System drei Tage lang konstant etwa 14 μg/h Wirkstoff freigegeben. Das

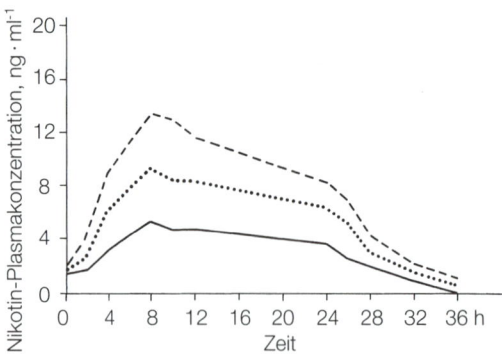

Abb. **17.4**   Mittlere Nikotin-Plasmakonzentration nach Applikation von drei transdermalen Pflastern unterschiedlicher Fläche (nach Lane et al., 1993). —— 10 cm², ······ 20 cm², – – – 30 cm²; n = 8.

sind insgesamt 1,0 mg der 1,5 mg Scopolamin im Depot.

Die bisher auf dem Markt befindlichen Nitroglycerol enthaltenden Pflaster, die auf der Herzgegend auf die Brust appliziert werden, sind für eine Wirkstoff-Freisetzung von meist 24 h konzipiert. 5 bzw. 10 mg Wirkstoff werden während dieser Zeit konstant abgegeben. Das sind etwa 20 % der im Reservoir befindlichen Nitroglycerol-Menge. Der Rest dient als Energiequelle.

Zur Vermeidung einer Toleranzentwicklung sollten die Pflaster nach 12 h für den gleichen Zeitraum abgenommen werden. Ein abgenommenes Pflaster sollte nicht erneut appliziert werden, da anhaftende Hornhautzellen die Klebefähigkeit einschränken und die Kontaktfläche für die Wirkstoffdiffusion reduzieren.

Eine Entwöhnungstherapie mit den auf dem Markt befindlichen Nikotinpflastern mit einer – je nach Zigarettenkonsum variierenden – Wirkstoff-Freisetzung von 7 mg, 14 mg bzw. 21 mg in 24 h erfordert bei täglichem Pflasterwechsel eine Anwendungsdauer von 4 bis 12 Wochen.

Eine Erhöhung der Wirkstoff-Plasmakonzentration kann nur über die Größe der applizierten Pflasterfläche erfolgen. Die Fläche unter der Plasmakonzentrations-Zeitkurve (AUC) steigt proportional der applizierten Fläche, wie in Abb. **17.4** am Beispiel von Nikotinpflastern gezeigt ist.

Membrangesteuerte Systeme

Die kontrollierte Wirkstoff-Freisetzung erfolgt membran- oder matrixgesteuert. Das mehrschichtige membrangesteuerte System besteht von außen nach innen aus der Abdeckfolie, dem Wirkstoffreservoir, der Kontrollmembran, der Adhäsivschicht und der Abziehfolie (s. Abb. **17.5**). Die Abziehfolie schützt das System bis zur Anwendung, die Adhäsivschicht bildet den Kontakt zur Haut. Die Art des Membran-Kunststoffes und die Porengröße ermöglichen die Steuerung der Abgabegeschwindigkeit.

Das Reservoir kann aus einer Suspension oder Lösung des Wirkstoffs in einem festen oder flüssigen Medium bestehen; gegebenenfalls wird ein penetrationsbeschleunigender Hilfsstoff zugesetzt, um die Permeabilität der Haut für den Wirkstoff zu erhöhen. Der Wirkstoff kann auch an ein Trägermaterial adsorbiert vorliegen. So ist in dem Scopolamin enthaltenden System der Wirkstoff in einem gelierten Mineralöl suspendiert. Wirkstoffreservoir und Adhäsivschicht sind durch eine mikroporöse Kontrollmembran aus Polypropylen voneinander getrennt. In der Adhäsivschicht befindet sich eine Initialdosis zum schnellen Aufbau des Fließgleichgewichtes. In einem Nitroglycerol enthaltenden System liegt der Wirkstoff als Lactoseverreibung in Silikonöl dispergiert vor.

Der Substanztransport durch die Haut kann mit hinreichender Genauigkeit mit dem 1. Fick'schen Diffusionsgesetz nach Gl. (1) beschrieben werden, wobei die Haut als einfache, homogene Membran behandelt wird.

$$J = \frac{D \cdot K}{h} \Delta c \qquad (1)$$

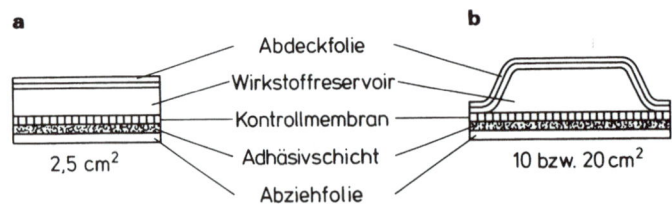

Abb. **17.5**   Scopolamin (**a**) bzw. Nitroglycerol (**b**) enthaltende membrangesteuerte Transdermale Therapeutische Systeme.

Der Substanzfluss J ist bei gleich bleibenden Werten der Diffusionskonstante D, des Verteilungskoeffizienten Hornschicht/Vehikel K und der Hornschichtdicke h vom Konzentrationsunterschied Δc beiderseits der Hornschicht abhängig. Da die Wirkstoff-Plasmakonzentration durch den Abtransport des resorbierten Wirkstoffs immer sehr niedrig ist, liegt außerhalb der Hornschicht ein Wirkstoffüberschuss vor, was eine nahezu konstante Diffusion durch die Haut garantiert. Limitiert wird der für die Diffusion in und durch die Haut zur Verfügung stehende Wirkstoff durch die im Pflaster integrierte Membran. Deren Diffusionswiderstand bzw. Porengröße und -anzahl lässt eine definierte Anzahl Moleküle pro Zeiteinheit passieren, solange im Reservoir noch ein Wirkstoffüberschuss existiert. Damit ein kontrolliertes Anfluten des Wirkstoffs im Plasma gewährleistet ist, muss die Freigabegeschwindigkeit kleiner als die Permeationsgeschwindigkeit sein. Die Höhe der Plasmakonzentration wird durch die Größe der Wirkstoff-Abgabefläche des Pflasters bestimmt.

Wenn in der Adhäsivschicht eine Initialdosis des Wirkstoffs vorliegt, ist die Freigabe zu Beginn erhöht. Sofern der Wirkstoff andererseits in die Adhäsivschicht diffundieren muss, um freigegeben zu werden, liegt eine anfängliche Verzögerung vor (lag-time).

Bei Beschädigung der Membran durch mechanische Überbeanspruchung oder Zerschneiden geht deren Kontrollfunktion verloren und das Reservoir entleert sich schlagartig. Dieses Phänomen wird als „Dose-Dumping" bezeichnet. Hochpotente Wirkstoffe mit sehr guter Hautpermeabilität können in diesem Fall Intoxikationen verursachen.

Matrixgesteuerte Systeme

Bei dem matrixgesteuerten Typ wird das Wirkstoffreservoir durch homogene Verteilung des Wirkstoffs in einem Gel oder einer Polymermatrix aufgebaut, die sich im einfachsten Fall zwischen der okklusiven Abdeckfolie und der Abziehfolie befindet. Wenn die Matrix selbst keine ausreichenden adhäsiven Eigenschaften hat, ist das zusätzliche Aufbringen einer Adhäsivschicht erforderlich. Dies kann auch durch Aufbringen eines äußeren Ringes aus Klebstoff um die Matrix herum erfolgen (Abb. **17.6a**).

Zur Herstellung der Matrix werden vorwiegend Polypropylen, Ethylen-Vinylacetat-Copolymere und Polyacrylate eingesetzt. Der Wirkstoff und gegebenenfalls weitere Hilfsstoffe können darin suspendiert, emulgiert oder gelöst vorliegen. Zur Auftragung der wirkstoffhaltigen Matrix auf die Abdeckfolie wird diese ggf. durch Zusatz organischer Lösungsmittel streichfähig gemacht. Die „Hotmelt"-Technologie, bei der durch Temperaturerhöhung das Erweichen der Matrix die Auftragung ermöglicht, löst die Verwendung organischer Lösungsmittel ab. Der Aufbau des Nitroglycerol-Reservoirs in einem Fertigarzneimittel erfolgt z. B. durch Dispergieren einer Wirkstoff-Lactoseverreibung in einem Gel aus Wasser, Glycerol, Polyvinylalkohol und Povidon. In einem anderen Präparat ist das Prinzip des „Microsealed Drug Delivery-Systems" verwirklicht. In einer polymerisierten Silikonmatrix liegt eine Vielzahl von mikroskopisch kleinen sphärischen Reservoiren vor, in denen sich das Nitroglycerol als Lactoseverreibung in einer wässrigen Macrogollösung befindet (Abb. **17.7**).

Die Wirkstoff-Freisetzung aus Matrices lässt sich in Abhängigkeit von der Zusammensetzung und dem Aufbau des Systems mit unterschiedlichen mathematischen Modellen beschreiben. Sie folgt in der Regel nicht einer Nullten Ordnung. Durch Aufbau eines Mehrschichtenlaminats wird versucht, die aus der Matrix abnehmende Wirkstoff-Freisetzung auszugleichen. Die oberste, der Haut abgewandte Schicht des Wirkstoffreservoirs enthält höhere Nitroglycerolmengen als die beiden folgenden Schichten (s. Abb. **17.6b**).

Matrixgesteuerte Systeme gelten als Pflaster der 2. Generation. Sie sind dünner und flexibler als

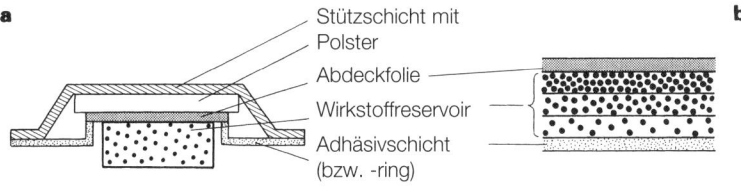

Abb. **17.6**   Nitroglycerol enthaltende matrixgesteuerte Transdermale Therapeutische Systeme: **a** mit nicht konstanter, **b** mit annähernd konstanter Nitroglycerol-Freigabe.

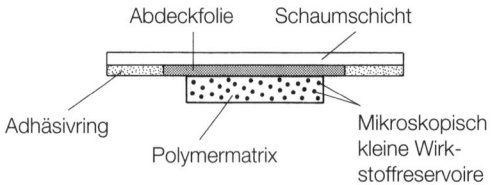

Abb. **17.7** „Microsealed Drug Delivery System" als transdermales Matrixsystem.

membrangesteuerte Systeme. Außerdem besteht keine Gefahr des „Dose-Dumping" und sie lassen sich durch Zerschneiden teilen.

Folgende **Nachteile** der Therapie mit Transdermalen Therapeutischen Pflastern sind anzuführen:

- Der Wirkungseintritt erfolgt verzögert, so dass z. B. ein Nitroglycerolpflaster nicht für eine Notfalltherapie, z. B. bei Angina pectoris-Anfällen, verwendet werden kann.
- Wegen der begrenzten Pflasterkapazität und der begrenzten Hautgängigkeit ist das System nur für niedrig dosierbare Wirkstoffe anwendbar.
- Manche Wirk- und Klebstoffe können zu Allergien und Irritationen führen.
- Die Abdeckfolie schafft Okklusionsbedingungen. Die hierdurch bewirkte Quellung der Haut kann zu veränderten Diffusionsbedingungen für den Wirkstoff führen.
- Nur mit einer begrenzten Zahl von Wirkstoffen lassen sich bisher die therapeutisch erforderlichen Plasmakonzentrationen aufbauen.
- Der Wirkstoff wird bei den meisten Pflastertypen unvollständig an die Haut abgegeben.
- Bei manchen Wirkstoffen muss mit dem Auftreten von Toleranzerscheinungen gerechnet werden.

Vorteile der Therapie mit Transdermalen Therapeutischen Pflastern sind:

- Wirkstoffe mit hohem First-pass-Effekt können in geringerer Dosierung als peroral angewendet werden (z. B. Östrogene).
- Gleichmäßige Plasmaspiegel vermeiden Plasmaspiegelspitzen und damit verbundene unerwünschte Effekte.
- Lange Applikationsintervalle verbessern die **Compliance** der Patienten und damit deren Bereitschaft zur regelmäßigen Anwendung.

Im Rahmen der **Endkontrolle** wird insbesondere die In-vitro-Wirkstoff-Freisetzung überprüft. Das Arzneibuch führt hierfür drei Verfahren an, die sich durchweg auf die Blattrührer-Methode des Arzneibuchs (s. Kap. 7, Abschn. 6.2.1) zurückführen lassen.

Bei dem ersten Verfahren enthält die Blattrührer-Apparatur zusätzlich eine kreisrunde **Freisetzungsscheibe** aus Edelstahl, auf der das Pflaster mit der Freigabeseite nach oben zwischen Unterseite des Rührblattes und dem Gefäßboden angebracht ist. Bei der zweiten Ausführung wird anstelle der Stahlscheibe eine **Extraktionszelle** zur Aufnahme des Pflasters verwendet. Bei dem dritten Verfahren ist das Rührblatt durch einen **rotierenden Zylinder** aus Edelstahl ersetzt. Das Pflaster wird auf den Zylinder aufgebracht. Die vorgeschriebene Temperatur der Prüfflüssigkeit von jeweils 32 ± 0,5 °C entspricht der Temperatur der Hautoberfläche.

Weiterführende Literatur

Chien, Y. W. (1991), Transdermal systemic drug delivery, recent development and future prospects, S. T. P. Pharma Sci. *1*, 5.

Gröning, R., Müller, R. S. (2005), Dtsch. Apoth. Ztg. *145*, 4295.

Monkhouse, D. C., Huq, A. S. (1988), Transdermal Drug Delivery – Problems and Promises, Drug Dev. Ind. Pharm. *14*, 183.

Van Buskirk, G. A. (1997), Scale-up of Adhesive Transdermal Drug Delivery Systems, Pharm. Res. *14*, 848.

Abbildungsnachweise

Baker, D. C., Lonsdale, H. K. (1975), Chem. Technol. *5*, 668.

Chien, Y. W. (1990), in: Encyclopedia of Pharmaceutical Technology (Swarbrick, J., Boylan, J. C., eds.), Marcel Dekker, New York, Basel, S. 294.

Heilmann, K. (1983), Therapeutische Systeme, Ferdinand Enke Verlag, Stuttgart.

Lane, J. D., Westman, E. C., Ripka, G. V., Wu, J., Chin-Chih Chiang, Rose, J. E. (1993), Drug Dev. Ind. Pharm. *19*, 1999.

Theeuwes, F. (1984), Pharmacy Int. *5*, 293.

Fachinformation Actinohermal Pflaster.

Kapitel 18

Pflanzliche Arzneizubereitungen

1 Allgemeines, Definitionen

Das Arzneibuch enthält derzeit nur wenige Monographien über pflanzliche Arzneizubereitungen. Arzneibuch-Expertenkommissionen haben aber mehrere Extrakt-Monographien in Arbeit, mit deren Publikation in Bälde zu rechnen ist. In der Selbstmedikation – und in jüngster Zeit auch vermehrt in der ärztlichen Verordnung – spielen Phytopharmaka bzw. Phytotherapeutika dennoch eine wichtige Rolle. Über 30 % der auf dem Markt befindlichen Arzneimittel sind pflanzliche Arzneizubereitungen, und rund weitere 20 % enthalten neben synthetischen auch noch pflanzliche Wirkstoffe, z. B. Extrakte, ätherische Öle, isolierte Reinsubstanzen etc. Der größte Teil der pflanzlichen Arzneizubereitungen sind heute Fertigarzneimittel oder industriell hergestellte Zwischen- bzw. Vorprodukte, z. B. Tinkturen und Extrakte.

Für die Qualitätsbeurteilung der pflanzlichen Arzneizubereitungen ist eine gründliche Kenntnis der angewandten Herstellungstechnologien unerlässlich. Pflanzliche Arzneizubereitungen können aus Ganzdrogen, mehr oder weniger zerkleinerten Drogen oder Drogenteilen (s. Abschn. 3) sowie aus diversen Auszügen bzw. Extrakten derselben oder aus Konzentraten bestehen. Im pharmazeutischen Sprachgebrauch werden unter Drogen getrocknete pflanzliche und tierische Ausgangsmaterialien verstanden. Während Arzneiformen oder Arzneizubereitungen üblicherweise aus reinen Wirkstoffen durch Zugabe von Hilfsstoffen hergestellt werden, handelt es sich bei pflanzlichen Arzneizubereitungen von Anfang an um äußerst komplex zusammengesetzte Mehrstoff-Systeme.

Tab. **18.1** zeigt eine Übersicht der arzneimittelrechtlichen und stofflichen Zusammensetzung eines Phytopharmakons.

Arzneipflanzen oder Drogen enthalten außer **Wirkstoffen** noch Begleitstoffe sowie Gerüststoffe, die in der Ernährungswissenschaft als Ballast-

Tabelle **18.1** Ein Phytopharmakon besteht in der Regel aus einem komplexen Gemisch mehrerer Pflanzeninhaltsstoffe, wobei arzneimittelrechtlich die Gesamtheit der Inhaltsstoffe der wirksame Bestandteil gemäß § 10 AMG ist. Aus pharmazeutischen Qualitätsgründen und zum Zweck einer Standardisierung bzw. Normierung ist es aber sinnvoll, eine Unterteilung der Inhaltsstoffe vorzunehmen.

Hauptinhaltsstoffe (= Effektoren)	Weitere Hauptinhaltsstoffe	Nebenwirkstoffe (= Leitsubstanzen)	Begleitstoffe (= Koeffektoren)
Sind eindeutig für die klinische Wirksamkeit allein verantwortlich.	Haben nur wirksamkeits-*mit*bestimmenden Charakter.	Können evtl. zur phytochemischen Identifizierung bzw. zur Charakterisierung herangezogen werden und sind im Optimalfall gleichzeitig wirksamkeitsmitbestimmende Inhaltsstoffe.	Sind nicht unmittelbar an der Wirkung beteiligt, können aber die Pharmakokinetik der wirksamkeitsmitbestimmenden Inhaltsstoffe positiv oder auch negativ beeinflussen.
Z. B. Anthranoide in Sennesblättern, Atropin in Tollkirschblättern	Z. B. (-)-α-Bisabolol und Chamazulen in Kamillenblütten	Z. B. Viridiflorol in ätherischem Pfefferminzöl	Z. B. Saponine in Digitalisblättern

Tabelle **18.2**   Abhängigkeit des Wirkstoffgehalts und der Zusammensetzung der Extraktivstoffe von verschiedenen Parametern. Nach M. Eder und W. Mehnert.

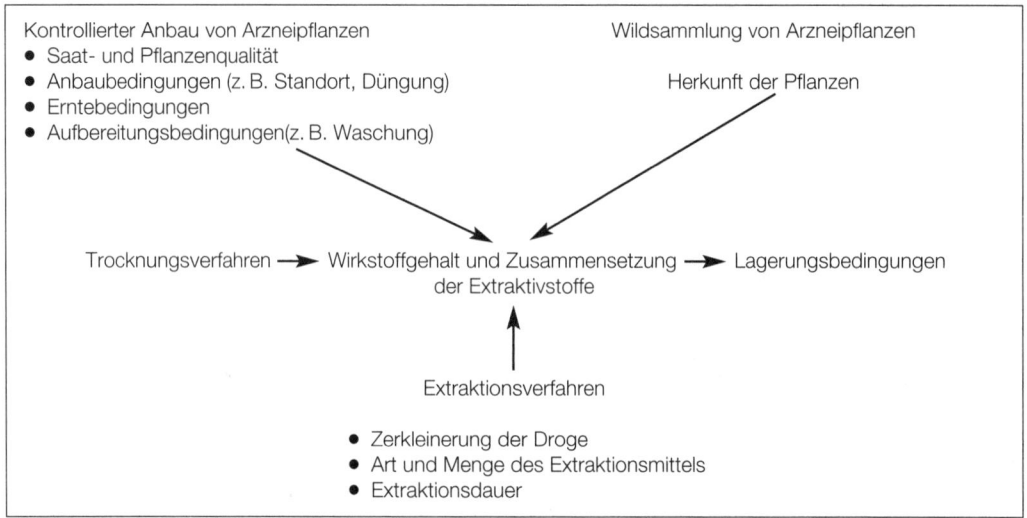

stoffe bezeichnet werden. **Begleitstoffe** können durch ihren Einfluss auf die Pharmakokinetik die arzneiliche Aktivität der Wirkstoffe positiv oder negativ beeinflussen. Als Beispiele seien die Resorptionsförderung durch Saponine und die Resorptionsverschlechterung durch Gerbstoffe sowie die Resorptionsverzögerung durch Schleimstoffe genannt.

Der Einfluss der Begleitstoffe ist primär auf Veränderungen der Benetzbarkeit, Löslichkeit und des Verteilungsverhaltens des Wirkstoffs sowie auf Veränderungen der Resorptionsmembran zurückzuführen. Tab. **18.2** zeigt eine Übersicht der Abhängigkeit des Gehaltes an Wirkstoffen bzw. wirksamkeits*mit*bestimmender Inhaltsstoffen und der Zusammensetzung der Extraktivstoffe von unterschiedlichen Einflussgrößen (nach M. Eder und W. Mehnert).

In der Analytik können Begleitstoffe auch als **Leitsubstanzen** herangezogen werden. **Ballaststoffe** sind mit wenigen Ausnahmen, z. B. die von Leinsamen und Flohsamen, unwirksam und ihre Anwesenheit ist unerwünscht. Bei Lebensmitteln können Ballaststoffe dagegen durchaus erwünscht sein, z. B. für ballastreiche Kost bei Obstipation. Zu den Ballaststoffen in weitestem Sinne zählen Cellulose, Hemicellulosen, Pektine, unverdauliche Schleime, Lignine und Wachse bzw. unverdauliche Fettsäure-Derivate der Cuticula. Es sind Gerüststoffe, also Materialien, die Zellwände bilden und die Pflanze verfestigen.

Pflanzliche Arzneizubereitungen können entweder direkt als Arznei- bzw. Darreichungsform, z. B. Baldrian-Tinktur, Thymian-Fluidextrakt, Rosmarin-Wein etc., angewendet werden oder sie dienen als Zwischenprodukte zur Herstellung von Darreichungs- bzw. Arzneiformen oder Fertigarzneimitteln. Im einfachsten Fall erfolgt dabei ein bloßes Zusammenmischen von verschiedenen Zubereitungen, wobei auf Inkompatibilitätserscheinungen, wie die Ausfällung von Inhaltsstoffen, geachtet werden muss. Technologisch anspruchsvoller sind die Einarbeitungen von pflanzlichen Arzneizubereitungen in Tabletten, Dragees, Kapseln, Sirupe, Emulsionen, Suspensionen, Salben, Gele etc. Pflanzliche Arzneizubereitungen werden

■ aus Frischpflanzen bzw. Frischpflanzenteilen oder
■ aus Drogen bzw. Drogenteilen hergestellt.

2 Arzneizubereitungen aus Frischpflanzen

Frischpflanzen bzw. Frischpflanzenteile können entweder unmittelbar nach der Ernte oder unter Einschaltung einer Kühlkette auch noch später zu folgenden Arzneizubereitungen verarbeitet werden:

■ zu Frischpflanzenpresssäften,
■ zu Urtinkturen nach den Vorschriften des Homöopathischen Arzneibuches (HAB),
■ zu Frischpflanzendestillaten und -extrakten.

Frischpflanzenpresssäfte. Die Bedeutung der Frischpflanzenpresssäfte lässt sich aus den verarbeiteten Mengen an Frischpflanzen erkennen. Allein im Inland werden schätzungsweise 3000 t Frischpflanzen zu Presssäften verarbeitet. Die Frischpflanzenpresssäfte zählen wegen ihrer komplexen Zusammensetzung und der damit verbundenen ganzheitlichen Betrachtungsweise zu wichtigen Phytopharmaka innerhalb der Naturheilkunde. „Presssäfte aus frischen Pflanzen und Pflanzenteilen, sofern sie ohne Lösungsmittel mit Ausnahme von Wasser hergestellt sind" (AMG) gehören außerdem zu denjenigen Arzneimitteln, die aufgrund des AMG auch mit Heilaussagen außerhalb der Apotheke und im Reisegewerbe vertrieben werden dürfen.

Herstellung von Frischpflanzenpresssäften. In der Regel muss mit der Herstellung noch vor dem Eintreten der enzymatisch ausgelösten Welkprozesse begonnen werden. Aus diesem Grund werden, soweit möglich, die Ausgangspflanzen in der Nähe der Produktionsstätten kultiviert, z. B. Baldrian. Zum Teil werden in der näheren Umgebung wild gesammelt, z. B. Ackerschachtelhalm und Crataegusarten. Sofern dies nicht möglich ist, wie beispielsweise bei den in der Bretagne angebauten Artischocken, müssen diese Pflanzen in Kühllastwagen zum Ort der Verarbeitung transportiert werden. Zum Teil werden die Frischpflanzen tiefgefroren eingelagert, wodurch eine Saftherstellung unabhängig vom Erntetermin ermöglicht wird.

Am Anfang des Produktionsganges stehen eine Reinigung des Pflanzenmaterials durch Waschen und eine Absonderung fremder Bestandteile. Die gereinigten, gehäckselten, geraspelten oder gemusten Pflanzenteile werden in nassem Zustand gepresst. Als Sondermaßnahme kann vor dem Einbringen in die Pressen das Pflanzengut wenige Sekunden lang mit gespanntem Wasserdampf behandelt werden. Diese Art „Dampfinjektion" verfolgt folgende Zwecke:

- Enzyme, insbesondere die Phenoloxidasen und β-Glucosidasen, werden inaktiviert,
- ein „Aufschließen", d. h. ein teilweises Zerstören der Zellwände, damit die pharmazeutisch wichtigen Inhaltsstoffe – sekundäre Pflanzeninhaltsstoffe – besser aus den Pflanzenzellen ausgewaschen bzw. herausgelöst werden können und,
- durch die Dampfinjektion wird eine Eiweißausfällung bewirkt, so dass sich der Saft später besser klären lässt.

Zum Pressen werden in der Praxis sowohl diskontinuierlich arbeitende Spindelpressen und hydraulische Seiherpressen als auch kontinuierliche Schneckenpressen benutzt. Es wird mit Drücken bis zu $250 \cdot 10^5$ Pa (250 bar) gearbeitet. Muss das Pressgut in Tücher eingeschlagen werden, können wegen der Gefahr des Zerreißens dieser Tücher nur Pressdrücke bis zu $100 \cdot 10^5$ Pa (100 bar) angewendet werden. Zum Auspressen von Früchten kommen auch Willmes-Pressen zur Anwendung. Die Ausbeuten sind hierbei allerdings unbefriedigend. Willmes-Pressen bestehen aus einer rotierenden Siebtrommel, die im Zentrum einen kontrahierbaren Pressbalg enthält. Beim Aufblasen dieses Pressbalgs mit Pressluft werden die Früchte bzw. das Pressgut gegen die Siebwände gedrückt. Die sich vergrößernden Pressflächen und die großen Siebflächen sind die Vorteile dieser Apparatur.

Die Presssäfte werden in Saftwannen aufgefangen und in den meisten Fällen sofort einem Klärungsprozess unterworfen. Während früher zur Feststoffabscheidung grobe Filter und Filtertücher in diskontinuierlich arbeitenden Rahmen- oder Kammerfilterpressen verwendet wurden, ist es heute zur Klärung üblich, Zentrifugen bzw. Separatoren oder Dekanter zur Klärung einzusetzen. Insbesondere Separatoren mit selbst entleerender Trommel haben sich bewährt. Bei der Klärung oder Trubentfernung handelt es sich in erster Linie um die Abtrennung pflanzlicher Eiweißverbindungen. Frischpflanzenpresssäfte sind nie völlig klar. In modernen Produktionsanlagen wird der geklärte Presssaft mittels indirekter **Ultrahocherhitzung (Uperisation)** keimfrei gemacht und sofort bei Temperaturen zwischen 72 und 75 °C in keimfreie Flaschen abgefüllt. Die verschlossenen Flaschen durchlaufen anschließend einen Kühltunnel, so dass für thermolabile Stoffe die kritische Temperatur von etwa 70 °C nach wenigen Minuten unterschritten wird. Die Abfüllung muss nicht unbedingt nach der Pressung und Klärung erfolgen, sondern es kann auch eine kurzfristige Einlagerung des Presssaftes in sterile Tanks aus rostfreiem Stahl zwischengeschaltet und die Abfüllung einige Tage später vorgenommen werden. In diesem Falle wird der Presssaft in Plattenwärmeaustauschern (Gegenstromaustauscher) wenige Sekunden auf 130 °C erhitzt und nach Abkühlung eingelagert. Eine zweite Möglichkeit der Keimreduzierung bzw. der Haltbarmachung ist die **Pasteurisation**, die in der Regel in den abgefüllten Flaschen vorgenommen wird. Nach der Pasteurisation werden die abgefüllten

Flaschen 2 bis 3 Wochen in Quarantäne gehalten. Eine Hitzesterilisation ist wegen thermolabiler Inhaltsstoffe nicht möglich und eine aseptische Herstellung äußerst schwierig. Sekundärverunreinigungen sind deshalb nicht auszuschließen. Hinzu kommt, dass im Allgemeinen keine Konservierungsstoffe zugesetzt werden. Eine mikrobiologische Prüfung muss daher sicherstellen, dass bei der jeweiligen Charge kein mikrobieller Verderb eintreten kann.

Nach dem Anbruch müssen die Frischpflanzenpresssäfte wegen der Gefahr von Sekundärkontaminationen kühl gelagert und innerhalb von 10 Tagen aufgebraucht werden.

Die **Uperisation**, das kurzzeitige Ultrahocherhitzen auf über 150 °C, z. B. durch Versprühen einer Zubereitung in Dampf mit anschließender sofortiger Abkühlung, ist wie die Pasteurisation und die Tyndallisation ein Verfahren zur Keimreduzierung. Diesen drei Verfahren haften jedoch erhebliche Unsicherheitsfaktoren an, vor allem die Nichtabtötung von Sporen. Unter **Pasteurisation** wird ein Erhitzen auf z. B. 70 °C über mindestens 30 min verstanden. Die **Tyndallisation** ist ein zwei- bis vierfaches fraktioniertes Erhitzen auf 70 bis 80 °C für mindestens 30 min. Dazwischen wird die Temperatur 16 bis 24 h lang auf 20 bis 25 °C abgesenkt.

Homöopathische Urtinkturen aus Frischpflanzen. Bei den unter Verwendung von Frischpflanzen hergestellten homöopathischen Urtinkturen (s. Kap. 19, Abschn. 4) handelt es sich entweder um Mischungen von Frischpflanzensäften mit Ethanol oder um direkte Ethanolmazerate von Frischpflanzen.

Frischpflanzendestillate und -mazerate. Aus bestimmten Frischpflanzen bzw. Frischpflanzenteilen werden Destillate, z. B. Meerrettichdestillat, oder **ölige oder fettige Auszüge** hergestellt. Destillate aus Frischpflanzen ergeben höhere Ausbeuten an flüchtigen Pflanzeninhaltsstoffen, z. B. ätherischen Ölen und Senfölen. Darüber hinaus entsprechen sie mehr der Zusammensetzung wie sie in der nativen Pflanze vorliegt. Die Extraktion frischer Blüten mit Fett bei Raumtemperatur (**Enfleurage-Verfahren**) liefert ätherische Öle von sehr hoher geruchlicher Qualität. Diese Methode wurde bis vor kurzem insbesondere zur Gewinnung von Rosen-, Jasmin- und Nelkenöl angewendet. Inzwischen wird es nur mehr in wenigen Fällen in kleineren Produktionsbetrieben durchgeführt. Ein hochwertiges Johanniskrautöl wird erhalten, wenn frisch geerntete Johanniskrautblüten mit einem Pflan-

zenöl, z. B. Olivenöl, eine längere Zeit mazeriert werden. Auch ölige Knoblauchmazerate werden aus frischen Knoblauchzwiebeln hergestellt.

3 Arzneizubereitungen aus Drogen und Drogenteilen

Die getrockneten Arzneipflanzen und Arzneipflanzenteile – definitionsgemäß im Folgenden als **Drogen** (syn. Vegetabilien) bezeichnet – werden entweder in **unveränderter** oder in **zerkleinerter** Form angewendet. Eine Zerkleinerung kann Vorteile, aber auch Nachteile mit sich bringen.

3.1 Ganzdrogen

Ganzdrogen oder unzerkleinerte Drogen (*lat.* totus, abgekürzt tot.) werden entweder unzerkaut zusammen mit viel Flüssigkeit eingenommen, z. B. Leinsamen und Flohsamen, oder sie werden für die arzneiliche Nutzanwendung gekaut, z. B. Heidelbeeren, Wacholderbeeren und Kürbissamen. Ganzdrogen können aber auch zur Herstellung von Teezubereitungen verwendet werden, z. B. Kamillen-, Lavendel-, Holunder- und Primelblüten. Bei Früchten und Samen ist es zweckmäßig, wenn diese unmittelbar vor der Herstellung des Teeaufgusses zerquetscht oder angestoßen werden, z. B. Anis-, Fenchel-, Koriander- und Kümmelfrüchte. Bei Leinsamen gibt es das „Linusit®-Verfahren", bei dem durch einen Walzenstuhl die Samenschale nur vorsichtig aufgebrochen wird (s. Abb. **18.1**). Hierbei bleiben das tiefer liegende Endosperm und die im Inneren liegenden Kotyledonen, die beide fettes Öl enthalten, intakt. Mit diesem Feinaufbrechverfahren soll erreicht werden, dass einerseits eine optimale Quellung der Leinsamenschleimepidermis möglich ist und zum anderen kein kurzfristiges Verderben des Leinsamens durch Ranzigwerden auftritt. Bekanntlich wird zerkleinerter, z. B. geschroteter Leinsamen bereits nach wenigen Tagen ranzig. Bei dem Feinaufbrechverfahren ist dagegen eine Haltbarkeit bis zu neun Monaten gewährleistet, insbesondere wenn bei dem betreffenden Leinsamen-Fertigarzneimittel bei der Abfüllung zusätzlich eine Schutzbegasung mit Stickstoff vorgenommen wird. Die meisten Ganzdrogen müssen wegen der besseren Handhabung durch den Anwender und zur besseren Wirkstoffausnutzung zerkleinert werden.

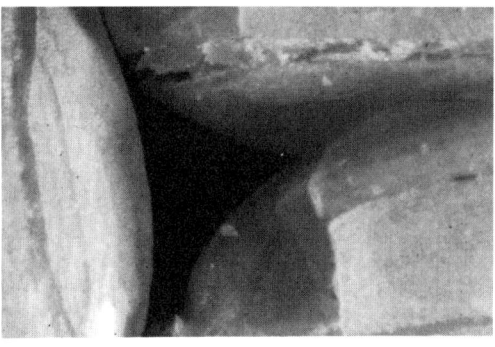
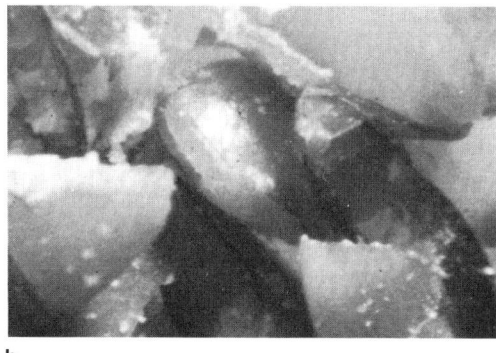

a   b

Abb. **18.1**   Leinsamen. **a** vorsichtig aufgebrochen (Linusit®-Verfahren), **b** geschrotet.

3.2 Zerkleinerte Drogen

Die Zerkleinerung von Drogen kann entweder durch Schneiden oder durch Vermahlen erfolgen (s. Kap. 5, Abschn. 2.1). Bei **geschnittenen Drogen** (*lat.* concisus, abgekürzt conc.) werden Grobquadratschnitte, z. B. bei Blattdrogen, Grobwürfelschnitte, z. B. bei Wurzeldrogen, Groblängsschnitte, z. B. bei Blattdrogen, und Feinschnitte (*lat.* concisus minutus, abgekürzt conc. min.) unterschieden (s. Abb. **18.2**).

Das Arzneibuch (seit DAB 8) und der DAC schreiben keine Schnittgrößen beim Zerkleinern der Drogen mehr vor. Aus diesem Grunde können bei den geschnittenen Drogen Schnittgrößen zwischen 4 und 15 mm und bei den Feinschnitten Schnittgrößen zwischen 0,3 und 2 mm angetroffen werden. Viele Kräutertee-Hersteller gehen aus praktischen Gründen davon aus, dass in

einem Drogenfeinschnitt keine Partikeln kleiner als 0,315 mm enthalten sein dürfen. Homogene Teemischungen werden erhalten, wenn die Einzeldrogen in möglichst gleicher Schnittgröße vorliegen. In der Praxis liegen die Schnittgrößen für Grob- und Normalschnitte zwischen 4 und 6 mm und die der Feinschnitte zwischen 1 und 2 mm.

Zum Schneiden der Drogen werden spezielle Hochleistungsschneidemaschinen eingesetzt. Die Schnittweiten dieser Maschinen lassen sich von 2 bis 15 mm einstellen. Bei vielen Drogen, insbesondere bei Blatt- und Krautdrogen, muss vor dem Schneiden die trockene Ganzdroge auf einen Feuchtigkeitsgehalt über 12 % gebracht werden. Dadurch wird nicht nur ein besserer Schnitt mit geraden Schnitträndern erreicht, sondern es wird auch der Anteil an unerwünschten feineren Teilen, bei Normalschnitt nicht kleiner als 4 mm und beim Feinschnitt nicht kleiner als

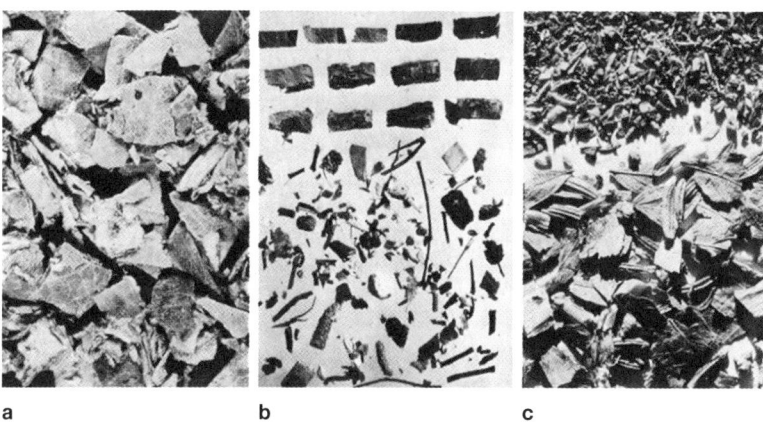

a   b   c

Abb. **18.2**   **a** Quadratschnitt von Huflattich, **b** Längsschnitt von Birkenblättern, **c** Grob- und Feinschnitt von ein und derselben Droge.

0,5 mm, möglichst gering gehalten. Das **Anfeuchten** erfolgt im einfachsten Fall mit Sprengern oder fortschrittlicher in heizbaren **Anfeuchteschwingförderern**. In diesen Anlagen wird in einem allseitig beheizten Tunnel mittels Dampf und Pressluft eine Wirbelschicht erzeugt. In dieser Wirbelschicht nehmen die trockenen Drogen unter optimalen Bedingungen in kürzester Zeit die erforderliche Feuchtigkeit auf. Das Entstehen einer fördernden Wirbelschicht wird durch mechanische Schwingungen unterstützt.

Nach dem Schneiden schließen sich im Allgemeinen ein **Klassieren** in Grob-, Fein- und Pulveranteile und eine Beseitigung fremder Bestandteile (z. B. unerwünschte Pflanzenteile, mineralische Verunreinigungen, Insekten) an. Hierzu werden die verschiedensten Typen an Windsicht- und Schüttelsiebanlagen verwendet (Kap. 5, Abschn. 2.4). Zur Reinigung der Samendrogen eignen sich in besonderem Maße die Saatgutreinigungsanlagen. Obwohl eine Handverlesung über einem laufenden Band als einzige optimale Drogenreinigung einzustufen ist, steht dieses Vorgehen nur in den seltensten Fällen aus Kostengründen am Ende eines Drogenreinigungsprozesses.

Abb. **18.3** zeigt die schematische Darstellung eines kompletten Bearbeitungs-Prozesses, wie er in modernen drogenverarbeitenden Betrieben vorgenommen wird.

Zur Herstellung von **Feinschnitten** oder **Pulvern** werden Mühlen, z. B. Stiftmühlen, eingesetzt. Geeignet sind auch Walzenstühle mit gegeneinander laufenden glatten oder mit Stacheln besetzten Walzen. Die Drogenfeinschnitte dienen zur Herstellung von Teeaufgussbeuteln. Nicht in allen Fällen übertreffen bei den Teeaufgussbeuteln die Vorteile der besseren Extrahierbarkeit und der günstigeren Zubereitungsmöglichkeit die Nachteile, z. B. höhere Wirkstoffverluste als bei grob geschnittenen Drogen. Bei Drogen mit flüchtigen Wirkstoffen können nicht nur bei der Herstellung des Feinschnittes, sondern auch während der Lagerung beachtliche Verluste auftreten. Bei Drogen mit nichtflüchtigen Wirkstoffen, z. B. mit Flavonoiden, Bitterstoffen, Schleimstoffen u. a., überwiegen dagegen die Vorteile des Feinschnittes.

Bei den durch Vermahlen hergestellten **Drogenpulvern** werden nach dem Zerkleinerungsgrad grobe (> 0,8 mm), mittelfeine (> 0,315 mm), feine (> 0,16 mm) und sehr feine Pulver (< 0,1 mm) unterschieden.

Zur groben Pulverisierung bzw. zur Vorzerkleinerung werden meist Hammermühlen eingesetzt. Zur weiteren Vermahlung (s. Kap. 5, Abschn. 2.1) werden Kugel- oder Stiftmühlen herangezogen. Drogen mit flüchtigen oder thermolabilen Inhaltsstoffen sollten durch Kaltvermahlen zerkleinert werden. Das **Kaltvermahlen** oder Gefriervermahlen erfolgt normalerweise bei Temperaturen zwischen $-5\,°C$ und $+10\,°C$. In Sonderfällen, z. B. bei der Vermahlung von Pollen, muss mit Hilfe von flüssigem Stickstoff bei noch tieferen Temperaturen gearbeitet werden. Die Kaltvermahlung wird vor allem von der Gewürzindustrie genutzt. Eine Sonderform der Zerkleinerung ist das **Schroten**. Der Partikeldurchmesser von geschroteten Produkten liegt zwischen 0,5 und 5 mm.

Zur Verbesserung der Extrahierbarkeit werden Früchte und Samen bei der Herstellung wässriger, weiniger oder alkoholischer Mazerate und Perkolate häufig geschrotet. Besonders geeignet sind hierzu Walzenstühle mit geriffelten Walzen. Feingepulverte Drogenpulver werden auch zur Herstellung von Tabletten und Dragees verwendet. Weniger bedeutend ist die direkte Abfüllung in Hartgelatinekapseln. Beim Einsatz von Drogenpulvern stellt die natürliche mikrobielle Kontamination ein Problem dar, da hierbei meist keine Abtötung der vegetativen Keime erfolgt, wie im Falle eines Teeaufgusses. Solche Drogenpulver wurden deshalb mit keimreduzierenden Gasen, z. B. Ethylenoxid, behandelt. Die Begasung mit Ethylenoxid ist aus toxikologischen Gründen in den meisten Ländern verboten (s. Kap. 5, Abschn. 5.1.2), in Deutschland seit 1990.

Als toxikologisch unbedenkliches Verfahren zur Bekämpfung vorratsschädlicher Insekten (z. B. Brotkäfer, Rotbrauner Reismehlkäfer, Kapuzenkugelkäfer, Dörrobstmotte u. a.) wird neuerdings die **Kaltentwesung** mit flüssigem Stickstoff durchgeführt. Bei diesem Entwesungsverfahren werden die Drogen in einer Stahlkammer flüssigem Stickstoff ausgesetzt, wobei die letale Temperatur im Gebindekern mindestens $-18\,°C$ und im Gebinderand $-60\,°C$ betragen muss. Die Kammertemperatur liegt bei etwa $-80\,°C$.

3.3 Flüssige Arzneiformen aus Drogen und Drogenteilen

Die flüssigen pflanzlichen Arzneiformen können nach den verwendeten Extraktionsmitteln und nach den angewandten Extraktionsverfahren eingeteilt und benannt werden.

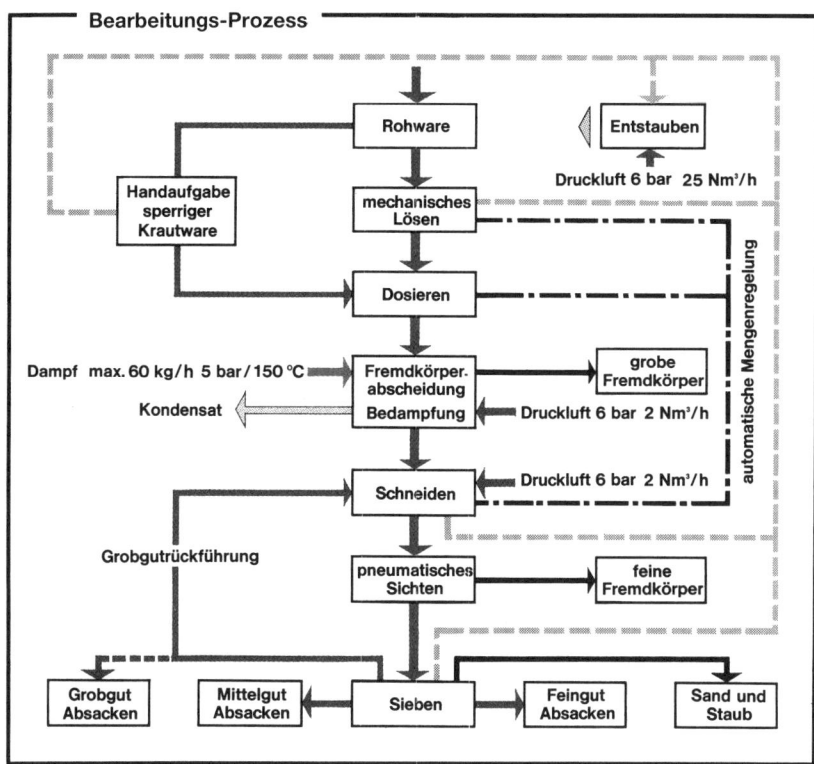

Bearbeitungs-Prozess

Abb. **18.3**   Drogen- und Gewürzkräuter-Aufbereitungslinie (Franz Sagemüller GmbH, Bockhorn).

3.3.1 Extraktionsmittel

Für Auszüge, die zugleich als direkt anwendbare flüssige Arzneiformen verwendet werden können, eignen sich die folgenden Extraktionsmittel (Menstrua):

- kaltes Wasser, für Kaltansätze bzw. Macerata,
- heißes Wasser, für Aufgüsse bzw. Infusa und für Abkochungen bzw. Decocta,
- verdünnte Essigsäure, für medizinische Essige bzw. Aceta,
- Südwein, für medizinische Weine bzw. Vina medicata,
- Ethanol-Wasser-Gemische, Ethanol und fette Öle bzw. Neutralöle.

Zur Gewinnung von Zwischenprodukten, z.B. von Trockenextrakten, sind Methanol, organische Lösungsmittel, wie Aceton, Hexan, Dichlormethan, sowie überkritische Gase (s. im folgenden Text) gebräuchlich. Die Extraktions- bzw. Lösungsmittel sind nach Wirk- und Begleitstoffeigenschaften, insbesondere deren Löslichkeitsverhalten, sowie nach Kompatibi-

litäts- und Stabilitätskriterien sorgfältig auszuwählen.

Bei der **Extraktion mit überkritischen Gasen** wird die Eigenschaft verdichteter Gase ausgenutzt, Stoffe zu lösen. Mit zunehmender Dichte nähern sich die Eigenschaften von Gasphasen immer mehr denjenigen von Flüssigkeiten an. In der Nähe der kritischen Temperaturen der Gase ist dies bereits bei mäßigen Drücken von 50 bis $300 \cdot 10^5$ Pa (= 50 bis 300 bar) der Fall.

Als *überkritisch* bezeichnet man den thermodynamischen Zustand eines Stoffes/Gases oberhalb seiner kritischen Temperatur T_c und oberhalb seines kritischen Druckes P_c. Für Kohlendioxid gilt beispielsweise:

$$P_c (CO_2) = 74 \cdot 10^5 \text{ Pa } (= 74 \text{ bar}) \text{ und}$$

$$T_c (CO_2) = 31 \text{ °C}$$

Dies bedeutet, dass bei der Anwendung von überkritischem Kohlendioxid als Extraktionsmittel der Druck knapp über 74 bar und die Temperatur über 31 °C liegen müssen.

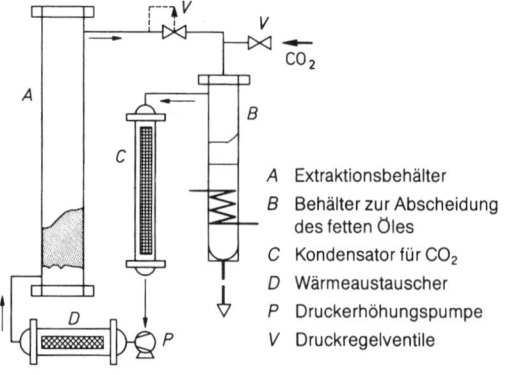

A   Extraktionsbehälter
B   Behälter zur Abscheidung
      des fetten Öles
C   Kondensator für CO_2
D   Wärmeaustauscher
P   Druckerhöhungspumpe
V   Druckregelventile

Abb. **18.4** CO_2-Hochdruckextraktionsanlage.

Abb. **18.4** zeigt eine einfache Anlage, mit der im Bereich der 1,1- bis 1,5fachen kritischen Temperatur des Gases sowie im Bereich des 2- bis 4fachen Druckes in einem Extraktionsbehälter (A) aus zerkleinertem Leinsamen fettes Leinöl herausgelöst werden kann. Das extrahierte Öl wird in einem Abscheider (B) vom Gas getrennt und das kondensierte Gas (C) dem Extraktionsprozess mit Hilfe einer Druckerhöhungspumpe (P) wieder zugeführt.

Die Extraktion mit überkritischen Gasen vereinigt bis zu einem gewissen Grad die Merkmale der **Destillation** und der **Extraktion**, deshalb wird für die Extraktion mit überkritischen Gasen die Bezeichnung **„Destraktion"** vorgeschlagen.

Wenn bei dem Extraktionsverfahren Gase eingesetzt werden, deren kritische Temperaturen niedrig sind, z. B. Kohlendioxid, so dass unter 100 °C „überkritisch" extrahiert werden kann, eignet sich das Verfahren auch zur Gewinnung und Abtrennung thermolabiler Naturstoffe. In Laborversuchen wurde mit Hilfe von überkritischem Kohlendioxid (bei 72 bis $500 \cdot 10^5$ Pa und zwischen 32 und 80 °C) das ätherische Öl aus Kamillenblüten unzersetzt, d. h. in genuiner Zusammensetzung und in guten Ausbeuten extrahiert.

Großtechnisch wird die „Destraktion" zur Zeit zur Gewinnung hochwertiger Hopfenextrakte für die Brauereiindustrie, zur Herstellung von Gewürzextrakten mit anspruchsvollen Aromen, zur Entcoffeinierung von Rohkaffee und zur Entfettung von Pankreas vor der Enzymisolierung eingesetzt. Die Enzymaktivitäten (Lipase, Amylase) der mittels Kohlendioxidextraktion gewonnener Enzymkonzentrate liegen deutlich höher als die der mittels herkömmlicher Lösungsmittelextraktion hergestellten Pankreaskonzentrate.

Das Verfahren der „Destraktion" kann auch zur **Fraktionierung** herangezogen werden, beispielsweise wurde Lebertran mit Hilfe von überkritischem Ethan in 50 Fraktionen aufgeteilt. Zu diesem Zwecke wird während des Extraktionsvorganges die Dichte der überkritischen Phase erniedrigt, z. B. durch Entspannen bei konstanter Temperatur oder durch Temperaturerhöhung bei konstantem Druck. Experimentelle Untersuchungen zeigten, dass bei der Fraktionierung unterschiedliche chemische Strukturen der aufzutrennenden Stoffe eine größere Rolle spielen als unterschiedliche Siedepunkte. In erster Linie ist die selektive Affinität des betreffenden Stoffes zum überkritischen Gas maßgebend.

Der **Nachteil** der Extraktion mit überkritischen Gasen liegt in den hohen Investitionskosten für eine komplette Extraktionsanlage. Eine Anlage mit einer Kapazität von rund 300 jato kostet rund 1 Million Euro. Daraus errechnet sich ein finanzieller Aufwand von ca. Euro 0,7 pro kg Ausgangsstoff. Hinzu kommen noch rund Euro 0,35 pro kg Rohstoff für Instandhaltung und Wartung.

Auf Grund der hohen Anlagekosten wird die **Entwesung** von Drogen mit Hilfe der Kohlendioxid-Druckbehandlung nicht in die Praxis umgesetzt werden können. Diese Art von absolut unbedenklicher **Entwesung** wird PEX-Verfahren genannt (*Pressure* und *Expansion*). Bei einer Druckbehandlung mit Kohlendioxid bei etwa $50 \cdot 10^5$ Pa (rund 50 bar) waren nach 20 min sowohl die vorhandenen lebenden Schadinsekten als auch deren Larven und Eier abgetötet. Von gleichem Interesse ist die Möglichkeit, **Insektizide** vom Typ der chlorierten Kohlenwasserstoffe (z. B. HCH, DDT etc.) aus Anthranoid-Drogen oder aus Ginseng-Wurzeln zu entfernen, ohne dass dabei der Gehalt an Anthranoiden bzw. Ginsenosiden abnehmen würde.

3.3.2 Extraktionsverfahren und Extraktionsprodukte

Je nachdem, ob die zu extrahierenden Wirkstoffe vorteilhafter durch **Auswaschen** oder durch **Diffusion** zu gewinnen sind, schreibt das Arzneibuch für die Ausgangsdroge bestimmte Partikelgrößen vor. Je feiner Drogen zerkleinert werden, desto mehr Zellen werden zertrümmert, so dass mehr Zellinhalt ausgewaschen werden kann. Bei Diffusionsprozessen bleiben bei einer nicht so weitgehenden Drogenzerkleinerung mehr Ballaststoffe in der größeren Anzahl intakt gebliebener Zellen zurück.

Für die wichtigsten Extraktionsverfahren schreibt das Arzneibuch genaue Herstellungsvorschriften vor.

Wässrige Auszüge

Die Herstellungsvorschriften für die wässrigen Auszüge, die Infusa, Decocta und Macerata, sind standardisiert und unterscheiden sich deshalb von der Teezubereitung der Laien. Bei den offiziellen Herstellungstechniken werden die physikalischen und chemischen Eigenschaften der für die arzneiliche Wirkung verantwortlichen Inhaltsstoffe der betreffenden Drogen (z. B. flüchtig oder thermolabil) zugrunde gelegt. Außerdem werden auch pflanzenanatomische Gegebenheiten, wie dicke Epidermis und hohe Anteile an holzigen Strukturen, berücksichtigt. Danach richtet sich, ob das Herstellungsverfahren für einen Aufguss (*lat.* Infusum), für eine Abkochung (*lat.* Decoctum) oder für einen Kaltansatz (*lat.* Maceratio) gewählt wird.

Bei **Aufgüssen** werden die Drogen in der vorgeschriebenen Zerkleinerung mit 3 bis 5 Teilen kalten Wassers 15 min lang vorgequollen. Anschließend werden sie mit der restlichen Menge Wasser, die auf Siedetemperatur gebracht wurde, übergossen. Nach fünfminütiger Temperierung auf mindestens 90 °C wird der Aufguss bedeckt bis zur Abkühlung auf Raumtemperatur stehen gelassen. Dieses Verfahren eignet sich besonders für Drogen mit ätherischen Ölen und für Drogen mit Bitterstoffen, wenn Letztere thermolabil sind. **Abkochungen** werden bei Wurzel-, Rinden- und Holzdrogen angewendet. Dazu werden die Drogen in Wasser von mindestens 90 °C geschüttet, dann 30 min lang gekocht und warm abgeseiht. **Kaltansätze** werden von bestimmten Drogen, z. B. von Eibischwurzeln wegen ihres Stärkegehaltes, von Sennesblättern wegen der Gefahr unerwünschter Überdosierungen an Anthranoiden, von Mistelkraut zur Verhinderung der Extraktion von zu viel Viscotoxin und von Bärentraubenblättern wegen deren Gerbstoffgehalt, hergestellt. Hierbei werden die Drogen bei Raumtemperatur unter gelegentlichem Umschütteln oder Umrühren mindestens 30 min lang extrahiert bzw. mazeriert und abgeseiht. Aus hygienischen Gründen bzw. zur antimikrobiellen Behandlung sollen die abgeseihten Auszüge vor der Anwendung noch kurz aufgekocht werden.

Die industrielle Herstellung wässriger Drogenauszüge, bei der die Aufguss- und Kaltansatztechnik eine untergeordnete Rolle spielt, muss nicht mit den Arzneibuchvorschriften übereinstimmen. Gleiches gilt für die Herstellung wässriger Kräuterteeauszüge zu Hause.

Tassenfertige Tees bzw. Instanttees

Bei der großtechnischen Herstellung von sofort in Wasser löslichen Instanttees bzw. von tassenfertigen Pulvertees ist Wasser das Extraktionsmittel der Wahl. Diese tassenfertigen Pulvertees sind in einer Vielzahl von Fertigarzneimitteln auf dem Markt und weisen erhebliche qualitative Unterschiede auf. Diese Unterschiede bestehen

- im Herstellungsverfahren,
- im Anteil an Trockenextrakten bzw. im Anteil an Träger- oder Füllstoffen und
- im Gehalt an ätherischem Öl.

Als Herstellungsverfahren werden das Walzentrocknen, das Sprühtrocknen und das Feuchtgranulieren zusammen mit Zucker angewendet. Das Sprühtrocknen liefert die qualitativ besten Produkte (s. Kap. 5, Abschn. 2.6.6). Als Trägersubstanzen oder Füllmittel werden für die sprüh- und walzengetrockneten Produkte Milchzucker und vielfach auch Maltodextrine der unterschiedlichsten Zusammensetzung sowie neuerdings ein wasserlösliches, kurzkettiges, tierisches Protein eingesetzt. Der Einsatz an Füllmitteln schwankt bei den sprüh- und walzengetrockneten Teepulvern zwischen 50 und 92 %, d. h. die Menge am Drogenextrakt liegt zwischen 8 und 50 %. Bei den granulierten Instanttees ist im Allgemeinen Weißzucker (Saccharose) der überwiegende Bestandteil, der bis zu 97 % betragen kann.

Da sich bei der Herstellung dieser Teepulver die ätherischen Öle der eingesetzten Drogen weitgehend verflüchtigen, müssen dem fertigen Pulver die erforderlichen Mengen an ätherischem Öl entweder in Ethanol gelöst oder in mikroverkapselter Form zugesetzt werden. Die mikroverkapselten ätherischen Öle (s. Kap. 15, Abschn. 2) lassen sich den getrockneten Pulvertees nicht nur mit einer guten homogenen Verteilung zumischen, sondern diese Zubereitung der ätherischen Öle verhilft außerdem noch zu einer verbesserten Stabilität.

Nichtwässrige Extraktionen

Die weinigen Auszüge sind entweder als **Medizinalweine**, z. B. Rosmarin-Wein, „Herzweine", als **Elixiere**, wie Birken-, Ginseng-, Melissen- und Schwedenkräuter-Elixier, oder als **Tonika** bzw. Kräftigungsmittel auf dem Markt. Die größte Bedeutung haben die alkoholischen Auszüge, die

Tinkturen, z. B. Arnika-, Baldrian- und Enzian-Tinktur, sowie die Fluidextrakte, wie Kamillen- oder Thymian-Fluidextrakt etc.

Tinkturen (*lat.* Tincturae) sind laut Arzneibuch Auszüge aus Drogen, die mit Ethanol geeigneter Konzentration hergestellt werden. Üblicherweise werden Tinkturen aus 1 Teil Droge und 10 bzw. 5 Teilen Extraktionsflüssigkeit hergestellt. Als Tinkturen werden auch Lösungen von Trockenextrakten in Ethanol entsprechender Konzentration verstanden. Die Herstellung der Tinkturen erfolgt durch Mazeration oder durch Perkolation. Sämtliche Herstellungsvorgänge sind mit Apparaturen aus indifferentem Material durchzuführen, die gegenüber Extraktionsmitteln und Drogeninhaltsstoffen beständig sind.

Fluidextrakte (*lat.* Extracta fluida) werden mit Ethanol oder mit Mischungen aus Ethanol und Wasser so hergestellt, dass ein Teil Fluidextrakt einem Teil der getrockneten Ausgangsdroge entspricht. Die Herstellung erfolgt analog wie die der Tinkturen. Tinkturen und Fluidextrakte sind vor Licht geschützt zu lagern. Beispiele für Tinkturen- und Fluidextrakt-Monographien im Arzneibuch sind: Arnikatinktur, Baldriantinktur, Zusammengesetzte Chinatinktur, Guajaktinktur (als Reagens), Ipecacuanhatinktur, Myrrhentinktur, Opiumtinktur und Thymianfluidextrakt.

Ethanolfreie pflanzliche Liquida sind eine relativ neue Zubereitungsform, in der im Gegensatz zu wässrigen Zubereitungen nunmehr auch *lipophile* Pflanzeninhaltsstoffe enthalten sind. Zu diesem Zwecke werden die Extraktivstoffe mit Ethanol bzw. Ethanol-Wassergemisch extrahiert, der Alkohol abdestilliert und der Rückstand in der Regel in einem Propylenglykol-Glycerol-Wassergemisch oder in Propylenglykol allein, Polyethylenglykol 400 (z. B. Macrogol 400) oder Sorbitol gelöst. Je nach Polarität der Inhaltsstoffe lösen sich bis zu 90 % die lipophilen Pflanzeninhaltsstoffe in diesen „Ethanolaustauschlösungsmitteln". Für Propylenglykol als Lebensmittelzusatzstoff hat die Weltgesundheitsorganisation als Unbedenklichkeitsbereich einen ADI-Wert von 25 mg pro kg Körpergewicht festgelegt.

Als **Mazerationen** werden üblicherweise alle Pflanzenauszüge bezeichnet, die bei Raumtemperatur gewonnen werden. **Digestionen** sind Mazerationen bei höheren Temperaturen. Von den öligen Auszügen, die sowohl durch Mazeration als auch durch Digestion der zerkleinerten Drogen mit Pflanzenölen oder mittelkettigen Trigly-

ceriden (s. Kap. 12, Abschn. 2.2), z. B. Miglyol®, gewonnen werden, sind Knoblauchöl und Johanniskrautöl zu nennen. Medizinische Essige, wie Sabadillessig und Meerzwiebelessig, sind nur noch von historischem Interesse.

3.3.3 Beschreibung der Extraktionsverfahren

Einfache Extraktionsmethoden sind

- ruhende Mazeration (s. Abb. **18.5a**),
- Bewegungsmazeration (s. Abb. **18.5b**),
- Wirbelextraktion,
- Digestion,
- Perkolation (s. Abb. **18.5c**),
- Reperkolation,
- Evakolation und
- Diakolation.

Spezielle Extraktionsverfahren sind

- Kombination von Mazeration und Perkolation (s. Abb. **18.5d**),
- Ultraschallextraktion,
- Gegenstromextraktion (s. Abb. **18.5e**),
- Extraktion mit Separatoren, Zentrifugen und Dekantern.

Die **Mazeration** ist die im Apothekenlaboratorium am häufigsten genutzte Extraktionsmethode. Industriell werden für Kleinansätze sowohl die „ruhende" Mazeration als auch die **Bewegungsmazeration** (s. Abb. **18.5b**) wegen ihrer einfachen Durchführbarkeit nach wie vor eingesetzt. Es wird dabei in Kauf genommen, dass bei einer gewöhnlichen Mazeration, wie sie im Arzneibuch beschrieben ist, keine erschöpfende Extraktion der Drogen erreicht wird. Es stellt sich stets ein Gleichgewicht zwischen extrahierbaren Stoffen in der Droge und im Extraktionsmittel (Lösungsmittel) ein. Gewisse Vorteile hat noch die Bewegungsmazeration, die in geschlossenen Mischern, wie Kubus- oder Pflugscharmischern u. a., durchgeführt wird (s. Kap. 5, Abschn. 3.1.7). Die Bewegungsmazeration ermöglicht entweder kürzere Arbeitszeiten, oder sie liefert bessere Ausbeuten. Die **Wirbelextraktion** bzw. Turbomazeration oder Turboextraktion, die mit Hilfe hochtouriger Rührer oder besser Rotor-Stator-Mischgeräten auch im Apothekenlaboratorium durchgeführt werden kann, liefert gute Ergebnisse. Gegenüber analogen Verfahren ist die Wirbelextraktion erheblich kürzer, da infolge der auftretenden Scherkräfte Zellen aufgerissen werden. Die Rotor-Stator-Mischer, wie der Ultra-Turrax, sollen Rührgeschwindigkeiten von

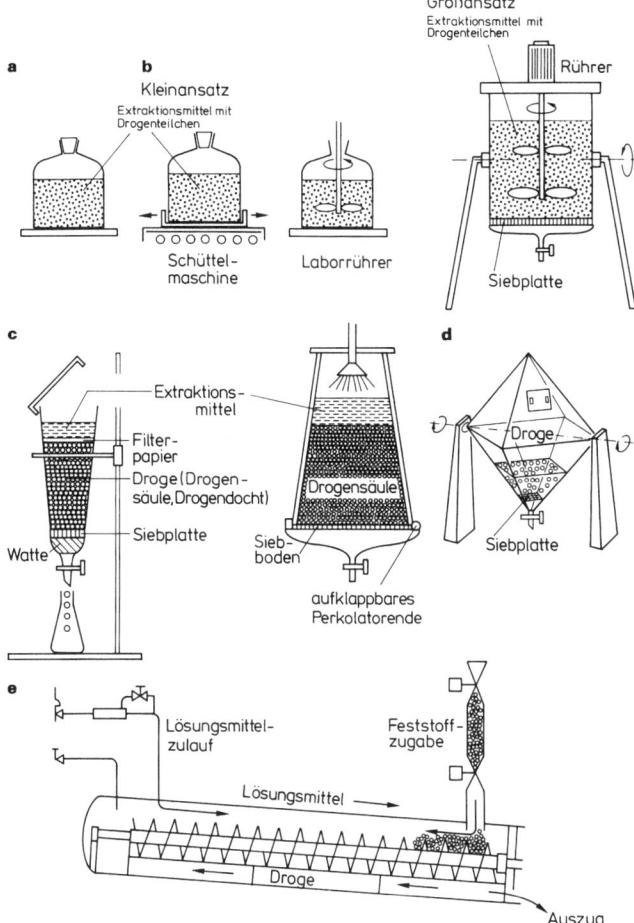

Abb. **18.5** Extraktionsverfahren. **a** Ruhende Mazeration, **b** Bewegungsmazeration, **c** Perkolation, **d** Kombination von Mazeration und Perkolation mittels kubischer Perkolatoren, **e** Gegenstromextraktion.

mindestens 10 000 U · min⁻¹ erlauben. Neben der Art und Intensität der Bewegung ist auch bei der Mazeration der Zerkleinerungsgrad der Droge ein wesentlicher Einflussparameter. Wenn sich das Auswaschen aus Zellen, die durch Zerkleinerung zerstört wurden, nicht nachteilig auswirkt, ergeben feingepulverte Drogen bessere Ausbeuten als grob gepulverte, geschrotete oder feingeschnittene. Zu fein gepulverte Drogen bereiten allerdings meist Schwierigkeiten bei der anschließenden Klärung des Auszuges durch Filtrieren oder Zentrifugieren. Im Apothekenlaboratorium und bei industriellen Kleinansätzen ist das Problem der schwierigeren Klärung noch in Kauf zu nehmen. Aber bei Ansätzen über 100 l werden bei der Mazeration meist keine Drogen

eingesetzt, die Partikeln mit Größen unter 1 mm haben. Bei diesen größeren Ansätzen haben sich Ausgangsstoffe mit mittleren Partikelgrößen von 2 mm bewährt.

Die Temperatur als Einflussparameter wird in der Praxis wenig genutzt. Es gibt jedoch Hinweise, dass durch Temperaturerhöhung die Ausbeute verbessert werden kann. Beispielsweise wird zur Isolierung des Silymaringemisches aus den Mariendistelfrüchten eine Digestion mit 75 °C warmem Ethylacetat durchgeführt.

Zur Herstellung des Belladonnaextraktes muss nach dem Arzneibuch die **Perkolation** angewendet werden. In der Industrie gehört die Perkolation wegen ihrer erschöpfenden Extraktion zu den am häufigsten angewendeten Drogenextraktionsverfahren. Erwähnenswert ist, dass die Perkolation vom Laboratoriums- bis zum Produktionsmaßstab in den unterschiedlichsten Ansatzgrößen betrieben werden kann. Die Perkolation ist ein **kontinuierliches Extraktionsverfahren**. Dies lässt bereits den Hauptvorteil gegenüber den diskontinuierlichen Extraktionsverfahren erkennen. Ein gewisser Nachteil besteht darin, dass kontinuierlich frisches Extraktionsmittel auf die Drogensäule aufgegeben werden muss (s. Abb. **18.5c**). Dies hat einen hohen Verbrauch an Extraktionsmittel zur Folge und zieht zusätzlich etwas längere Extraktionszeiten nach sich. Außerdem muss in einigen Fällen das erhaltene Perkolat durch Abdestillieren eines Teiles des Extraktionsmittels konzentriert werden.

Durch die Anwendung der **Reperkolation** lassen sich die genannten Nachteile beseitigen. Bei diesem sehr häufig genutzten Verfahren werden mehrere Perkolatoren zu einer Batterie zusammengeschaltet und dabei extraktreiches, unbehandeltes Drogengut mit extraktarmer Nachlaufflüssigkeit aus einem vorgeschalteten Perkolator extrahiert. Dabei erreicht man nicht nur eine erschöpfende Extraktion, sondern auch einen hohen Durchsatz bei relativ geringem Einsatz an Extraktionsmittel. Eine Perkolation im Vakuum wird als **Evakolation**, eine Perkolation unter Druck als **Diakolation** bezeichnet.

Bei der Perkolation sind die folgenden Punkte besonders zu beachten:

- Das Vorquellen des Drogengutes im Perkolator, das auch als Drogensäule oder Drogendocht bezeichnet wird, und
- der Zerkleinerungsgrad des Drogenmaterials.

Durch das Vorquellen des Drogenmaterials wird eine problemlose Elution durch Diffusionsprozesse erst ermöglicht. Diese Diffusionsprozesse sind wichtig, da auf diese Weise nur bestimmte Extraktivstoffe und vor allem wenig Ballaststoffe aus den gequollenen, aber intakten Zellen nach Diffusionsregeln herausgelöst bzw. eluiert werden.

Neben reduzierten Auswaschvorgängen sind die Diffusionsvorgänge die wichtigsten Schritte bei der Perkolation. Nach der Arzneibuchvorschrift ist das Vorquellen außerhalb des Perkolators durchzuführen. Eine bestimmte Bauweise und das dazu zu verwendende Material schreibt das Arzneibuch nicht vor. Die Höhe des Drogendochtes soll mindestens das Fünffache des mittleren Durchmessers betragen. Bei industriellen Ansatzgrößen wird das Vorquellen meist direkt im Perkolator vorgenommen und zwar gleich während der Beschickung des Perkolators mit dem Drogenmaterial. Damit sich keine „Nester", d. h. trockene, vom Lösungsmittel nicht erreichbare Bezirke innerhalb der gepackten Drogensäule bilden können, muss das Füllen des Perkolators langsam und mit genügend Lösungsmittel zum Anquellen erfolgen. Bei stark quellenden Drogen, z. B. Flohsamen und Eibischwurzeln, kann mit einem erheblichen Druckanstieg innerhalb des Perkolators gerechnet werden. Schleimdrogen werden z. T. aus diesem Grunde nicht perkoliert.

Eine sehr fein pulverisierte Droge wäre auch bei der Perkolation für eine gute Ausbeute an Extraktivstoffen förderlich. Jedoch führen feine Drogenpartikeln leicht zum Verstopfen des Perkolators und ergeben zudem trübe Auszüge. Der nach dem Abtrennen der Flüssigkeit vom Drogenrückstand erhaltene Auszug wird auch als **Miscella** bezeichnet. Für die Durchführung einer reibungslosen Perkolation muss das zerkleinerte Drogengut weitgehend frei von Pulveranteilen sein. Das Entleeren und Wiederbefüllen eines verstopften Perkolators ist ein arbeitsintensiver Vorgang. Deshalb müssen die Regeln der Perkolation sorgfältig beachtet werden.

Gelegentlich bereitet die Entleerung von Großperkolatoren Probleme. Durch eine nach unten sich konisch erweiternde Bauform des Perkolators (Abb. **18.5c**) wird nicht nur die Entleerung erleichtert, sondern es wird auch die Fläche des Siebbodens und damit der Durchsatz erhöht.

Das Arzneibuch schreibt weder für die Mazeration noch für die Perkolation ein abschließendes Auspressen des Drogenrückstandes vor. Bei den technischen Extraktionsverfahren ist das Auspressen des Drogenrückstandes aus wirtschaftlichen Gründen unerlässlich, und es empfiehlt sich, dies auch im Apothekenlabor durchzuführen. Der Drogenrückstand enthält im Allgemeinen noch erhebliche Mengen an aufgesaugtem Extraktionsmittel zusammen mit den erwünschten Extraktivstoffen. Zum Abpressen werden entweder diskontinuierliche Spindelpressen und hydraulische Seiherpressen oder kontinuierliche Schneckenpressen verwendet.

Bei der **Kombination aus Mazeration und Perkolation** besitzt der Perkolator keine zylindrische Bauform, sondern die Form eines Würfels (s. Abb. **18.5d**), eines Oktaeders oder eines

Rhomboeders. Das Drogenmaterial wird zunächst einer Bewegungsmazeration unterworfen. Wie bei der einfachen Mazeration ist hier die zeitaufwendige Arbeit des Vorquellens gleich mit integriert. Außerdem ist bei diesem Kombinationsverfahren die Volumenzunahme stark quellender Drogen kein limitierender Faktor mehr. Nach dem Ablassen des Mazerates und dem darauf folgenden Absitzenlassen des Drogengutes in einer der Spitzen des Würfels, Oktaeders oder Rhomboeders, die mit einer Siebplatte versehen sind, wird die Perkolation angeschlossen. In dem Mazerat sind in der Regel bereits über 60 % der Extraktivstoffe enthalten, und es wird für die anschließende erschöpfende Extraktion nur noch wenig Extraktionsmittel benötigt. Bei kleineren Ansätzen bieten sich für dieses kombinierte Verfahren handelsübliche geschlossene Mischer an.

Die **Ultraschallextraktion** hat nicht nur wegen der hohen Energiekosten, sondern auch wegen der Möglichkeiten der Entstehung von Zersetzungsprodukten bis heute keine breite Anwendung gefunden. Es wird mit Schallfrequenzen von 25 bis 1000 kHz gearbeitet. Bei entsprechender Verfahrensoptimierung eignet sich jedoch die Methode zur Extraktion im Laboratoriumsmaßstab, da in den meisten Fällen eine Extraktionszeit von nur 5 bis 15 min ausreichend ist.

Die **Gegenstromextraktion** ist ein wichtiges Verfahren, weil in kurzer Zeit große Mengen an Drogen extrahiert werden können. Es ist ein kontinuierlich arbeitendes Verfahren, bei dem sich Droge und Extraktionsmittel in permanent gegenläufiger Bewegung befinden. Die Gegenstromextraktion wird in einigen Pharmaunternehmen zum Teil mit technischen Abwandlungen eingesetzt.

Bei den **Gegenstrom-Schneckenextraktoren** wird das Drogenmaterial mit Hilfe einer Transportschnecke in Richtung Austragsende des Extraktionszylinders (Abb. **18.5e**) gefördert. Das Extraktionsmittel fließt in entgegengesetzter Richtung vom Austragsende zum Ort der Drogenaufgabe. Die Vielzahl der Prozessvariablen, wie Fördergeschwindigkeit der Droge, Strömungsgeschwindigkeit und Menge des Extraktionsmittels, Druckerhöhung im Zylinder, Temperaturerhöhung u. a., ermöglicht eine weitgehende Anpassung an die unterschiedlichen Extraktionsprobleme.

Bei den **Gegenstrom-Karussellextraktoren** wird eine karussellartig angeordnete und rotierende Perkolatorenbatterie im Gegenstrom mit Extraktionsmittel beschickt. Die Droge befindet sich also stationär in den Perkolatorkammern, während die Kammern im Karussell gegen den Extraktionsmittelstrom rotieren. Diese Extraktoren dienten zunächst zur schonenden und wirtschaftlichen Extraktion von Ölsaaten. Inzwischen werden immer mehr dieser Anlagen zur Drogenextraktion ganz allgemein eingesetzt. Dies ist auf ihre vollautomatische Arbeitsweise, ihren geringen Extraktionsmittelbedarf und auf die guten Ausbeuten zurückzuführen.

Die **Extraktionszentrifugen und -separatoren** stellen eine weitere Möglichkeit der Gegenstromextraktion dar. Wegen des geringen Drogendurchsatzes wird dieses Verfahren nur in Einzelfällen eingesetzt, beispielsweise zur Gewinnung öliger Auszüge für Badeextrakte.

Auswahlkriterien für Extraktionsverfahren

Besonders für großtechnische Extraktionsverfahren ist es erforderlich, eine sorgfältige Auswahl des geeignetsten Extraktionsverfahrens zu treffen. Bei der Entscheidung zwischen kontinuierlichen und diskontinuierlichen Extraktionsverfahren spielt die Größe des Ansatzes die ausschlaggebende Rolle. Ansätze bis zu 100 l werden meist durch Mazeration hergestellt, wobei die Wahl nicht selten auf die zeitsparende Wirbelextraktion fällt. Für größere Ansätze sind Perkolation und kontinuierliche Gegenstromverfahren sinnvoller und wirtschaftlicher.

Zähflüssige Extrakte und Trockenextrakte aus Drogen und Drogenteilen

Zähflüssige Extrakte bzw. Dickextrakte (*lat.* Extracta spissa, abgekürzt Extr. spiss.) sind pflanzliche Zubereitungen, die durch Einengen flüssiger Auszüge bis zur zähen Konsistenz konzentriert werden. Sie sind in der Wärme zähflüssig, bei Raumtemperatur sind sie dagegen nicht mehr fließfähig. Die Anfälligkeit gegenüber mikrobiellen Verunreinigungen ist bei den zähflüssigen Extrakten besonders zu beachten. Sie müssen deshalb kühl gelagert werden. Von pharmazeutischer Bedeutung sind der Süßholzwurzeldicksaft, der Wacholderbeerendicksaft und der Hefeextrakt.

Trockenextrakte (*lat.* Extracta sicca, abgekürzt Extr. sicc.) sind pflanzliche Zubereitungen, die durch Einengen flüssiger Auszüge bis zur Trockene bzw. bis zu einer Restfeuchtigkeit von etwa 2 % erhalten werden. Die Trockenextrakte des

Arzneibuches werden durch Zusatz von indifferenten Hilfsstoffen bzw. Füllstoffen, wie Milchzucker oder Dextrin, erforderlichenfalls auf einen vorgeschriebenen Wirkstoffgehalt eingestellt. Es kann auch hochdisperse Kieselsäure verwendet werden. Damit wird nicht nur eine Herabsetzung der Hygroskopizität erreicht, sondern die Fließeigenschaften werden auch noch verbessert. Die Menge des benötigten Füllstoffes wird nach Gl. (1) berechnet.

$$x = \frac{(100 - R) \cdot a}{b} - T \tag{1}$$

a gefundener Gehalt an Wirkstoffen im eingedickten Auszug (g)
b geforderter Gehalt an Wirkstoffen im Trockenextrakt (%)
R zulässige Restfeuchtigkeit im Trockenextrakt (%)
T Masse des eingedickten Auszuges (g)
x Zusatz an Füllstoff (g)

In den meisten Fällen wird erst nach Zugabe der Füllstoffe bis zur gewünschten Restfeuchte getrocknet. Trockenextrakte müssen unter Ausschluss von Feuchtigkeit gelagert werden. In der Apotheke empfiehlt es sich, ab Mengen von 500 g ein Trockenmittel zuzusetzen, z. B. Blaugel. Industriell hat sich das Verpacken in wasserdampfdichte Kunststoffsäcke oder in dicht schließende Hobbocks (Versandgefäße für Fette, Farbstoffe etc.) bewährt.

Bei der **Herstellung von Trockenextrakten** muss durch Eindampfen oder Verdampfen von Extraktionsmitteln zunächst die Konzentration an Extraktivstoffen auf etwa 50 bis 70 % Trockensubstanz erhöht werden. Unter **Eindampfen** ist die Gewinnung eines Konzentrats mit höherem Anteil an Extraktivstoffen zu verstehen, unter **Verdampfen** dagegen eine Erhöhung der Extraktivstoffe bei gleichzeitiger Rückgewinnung des Extraktionsmittels. Dem ersten Herstellungsschritt, der bereits zu den vorher erwähnten zähflüssigen Extrakten führen kann, schließt sich als zweite Stufe die eigentliche **Trocknung** an (s. Kap. 5, Abschn. 2.6). Das zunächst erforderliche Einengen muss produktschonend erfolgen. In der Regel wird gefordert, hierfür eine Wassertemperatur von 70 °C und eine Produkttemperatur von nicht mehr als 50 °C einzuhalten. Dazu ist beispielsweise der **Vakuum-Rotationsverdampfer** geeignet, denn durch Anlegen eines Vakuums lässt sich die Verdampfungstemperatur erheblich reduzieren. Neben den Laboratoriums-Rotationsverdampfern gibt es auch noch größere Apparate für Technikumsätze. Für großtech-

nische Ansätze werden zum Einengen **Röhrenverdampfer** mit Selbstumlauf (Destillationsanlagen), Röhrenverdampfer mit Zwangsumlauf, Fallfilmverdampfer, Dünnschichtverdampfer, Zentrifugal-Rotationsverdampfer und Rotations-Dünnschichtverdampfer verwendet.

Die Forderung nach schonenden Verdampfungsbedingungen und nach kurzen Verweilzeiten für wärmeempfindliche Inhaltsstoffe hat nach dem Röhrenverdampfer zunächst zur Entwicklung der **Fallfilmverdampfer** und schließlich zu der des **Dünnschichtverdampfers** geführt. In den beiden letzten Typen kommt die Extraktionslösung als sehr dünne Schicht oder als Film mit dem Heizmantel in Berührung. Auf diese Weise wird das Verdampfen bei sehr kurzer Verweilzeit ermöglicht. Sie beträgt höchstens eine Minute. Bei den Dünnschichtverdampfern wird mit Hilfe von Pendel-, Schab- oder Gleitwischern der Flüssigkeitsfilm produktspezifisch beeinflusst. Dies führt zu einer um 30 bis 50 % verkürzten Verweilzeit im Gegensatz zu den Fallfilmverdampfern, bei denen die Filmdicke nur durch die Eigenschaften des Drogenauszuges, durch Temperaturen von Auszug und Heizmedium sowie durch die zugeführte Menge des zu verdampfenden Auszuges beeinflusst werden kann. Hochviskose Auszüge werden dabei häufig unter Vakuum eingedampft. Bei der sich anschließenden Endtrocknung der konzentrierten, dickflüssigen Extrakte können verschiedene Verfahren zum Einsatz kommen (s. Kap. 5, Abschn. 2.6). In neuerer Zeit werden die Drogen-Trockenextrakte immer mehr durch **Sprühtrocknung** hergestellt (s. Kap. 5, Abschn. 2.6.6). Bei dem deklarierten Verhältnis von trockener Ausgangsdroge zu Trockenextrakt ist in aller Regel der Anteil an Sprühhilfsstoffen (Trägersubstanzen) nicht zu erkennen. Der Extrakt kann in wenigen Fällen zu 100 % aus getrockneten Extraktivstoffen bestehen, in anderen aber nur 50 % ausmachen. Die Sprühtrockenextrakte mit 100 % Extraktanteil gewinnen in der Kinderheilkunde immer mehr an Bedeutung. Diese Trockenextrakte müssen allerdings in Einzelportionen in aromadichte Beutel abgepackt werden, die vor allem den Zutritt von Luftfeuchtigkeit nicht zulassen.

Die **Gefriertrocknung** (s. Kap. 5, Abschn. 2.6.7) ist ein sehr schonendes Verfahren für temperaturempfindliche Naturstoffe, kommt jedoch zur Herstellung pflanzlicher Trockenextrakte in der Industrie aus Kostengründen zur Zeit noch nicht in Frage. In phytochemisch arbeitenden Labors zählt die Gefriertrocknung zu den routinemäßig genutzten Trocknungsverfahren. In der Industrie ist seit 1995 ein „Gefrierextruder" mit einem Durchsatz von 100 l/h, der mit Hilfe von Düsen und einer Strangschneideeinrichtung zu gut getrockneten Gefrierpartikeln führt, in Erprobung. Das Verfahren soll insbesondere zur Trocknung empfindlicher Hefesuspensionen eingesetzt werden.

4 Qualitätsprüfung

Die Qualitätsprüfung pflanzlicher Zubereitungen beinhaltet gemäß § 4 AMG zunächst die gleichen Prüfungen wie sie für Arzneimittel mit synthetischen Wirkstoffen vorgeschrieben sind. Dies sind

1. Identitätsprüfungen,
2. Reinheitsprüfungen und
3. Gehaltsbestimmungen.

Als praktikable Vorprüfungen besitzen organoleptische Befunde, z. B. Geschmack, Geruch, Aussehen, bei Phytopharmaka mehr Bedeutung als bei Arzneimitteln, die aus chemischen Grundstoffen hergestellt sind. Insbesondere die Prüfung von Geruch und Geschmack, wobei man sich eng an die Prüfverfahren in der Lebensmittelherstellung, z. B. an die organoleptische Dreiecksprüfung, anlehnen kann, sind sehr aussagekräftige Kontrollmaßnahmen. Innerhalb der Reinheitsprüfungen kommt bei pflanzlichen Arzneizubereitungen der Prüfung auf Pestizide, wie Insektizide, Fungizide, Herbizide, auf Schwermetalle, z. B. Blei, Cadmium, Quecksilber, und auf Begasungsrückstände, z. B. Ethylenoxid (seit 1990 verboten) und Methylbromid, eine große Bedeutung zu. Gleiches gilt für die Prüfung des mikrobiellen Zustandes.

Das Arzneibuch schreibt für 34 Pestizide konkrete *Grenzwerte* (mg/kg) für Drogen vor. Grenzwerte für Pestizide, die bisher weder in einem Arzneibuch noch in den EG-Richtlinien angegeben sind, werden nach folgender Formel errechnet:

$$\frac{ADI \cdot M}{100 \cdot MDD}$$

ADI = täglich zulässige Dosis (**a**cceptable **d**aily **i**ntake) in Milligramm je Kilogramm Körpermasse

MDD = maximale Tagesdosis (**m**aximum **d**aily **d**ose) der Droge in Kilogramm

M = Körpermasse in Kilogramm (60 kg)

Bei **geschnittenen Einzeltees und gemischten Kräutertees** stehen an erster Stelle die Überprüfung der Morphologie, am besten unter Zuhilfenahme einer Lupe oder eines Binokulars, und der Anatomie durch mikroskopische Untersuchung, wobei sowohl die Identität als auch zum Teil die Reinheit kontrolliert werden. Die Homogenität der Teemischung bzw. die quantitative Zusammensetzung muss durch Heraussuchen und Auswiegen der einzelnen Bestandteile aus mindestens 10 g Kräutertee-Mischung überprüft werden.

Chromatographische Verfahren, wie beispielsweise die Anfertigung eines Dünnschicht-Fingerprint-Chromatogramms, können die oben genannten klassischen pharmakognostischen Prüfverfahren zwar ergänzen und absichern, jedoch nicht gänzlich ersetzen. Der besondere Wert dieser chromatographischen Prüfung liegt darin, dass das Chromatogramm in der Regel bereits eine semiquantitative Bestimmung bestimmter Inhaltsstoffe zulässt.

Quantitative Bestimmungen müssen bei gemischten Tees stets von den verwendeten Einzeldrogen vorgenommen werden. Die Mischung selbst kann nur zur Ermittlung beispielsweise des Gesamtgehaltes an ätherischem Öl oder an Flavonoiden herangezogen werden.

Bei flüssigen Arzneipflanzenzubereitungen, z. B. **Tinkturen, Fluidextrakten, medizinischen Weinen**, und bei **Extrakten** werden *Identität* und *Reinheit* mittels chemischer Farbreaktionen und Dünnschichtchromatographie ermittelt. In der industriellen Fertigung werden die Arzneibuchbestimmungen durch physikalische Messungen, z. B. Brechzahl, optische Drehung, und durch andere chromatographische Verfahren (HPLC, GC) ergänzt. Eine große Rolle bei der chromatographischen Auswertung spielen die „Leitsubstanzen" (syn. „Leitstoffe"). Die Arzneibuch-„Leitsubstanzen" können z. T. nur als Chromatographie-Vergleichssubstanzen bezeichnet werden, da sie in vielen Fällen in dem zu untersuchenden Drogenauszug gar nicht vorkommen und lediglich der Kontrolle des chromatographischen Arbeitsvorganges dienen. So lässt beispielsweise das Arzneibuch bei der dünnschichtchromatographischen Reinheitsprüfung eines Arnikaauszuges Rutin als Vergleichssubstanz auftragen, und Thymol wird zur Identitätsprüfung von Extrakten aus der Javanischen Gelbwurzel verwendet. Geeignetere „Leitsubstanzen" sind selbstverständlich Drogeninhaltsstoffe, die gleichzeitig Bestandteile der betreffenden Drogenauszüge sind, beispielsweise Rosmarinsäure in einem wässrigen Melissenextrakt oder Menthol in einem alkoholischen Destillat aus Pfefferminzblättern. In der Industrie wird in der Regel auch nach diesem Prinzip geprüft. Sind die Leitsubstanzen gleichzeitig Inhaltsstoffe, die für die Wirksamkeit der betreffenden Arzneizubereitung *mit*verantwortlich gemacht werden können (wirksamkeitsmitbestimmend) so lassen sich diese Leitsubstanzen für eine *semiquantitative Wirkstoffbestimmung* sowie auch für die *Stabilitätsprüfung* heranziehen. Bei entsprechender Verfeinerung der chromatographischen Analysenmethode, z. B. densitometrische Direktauswertung, können auch quantitative Angaben gemacht werden. Die Forderung, für die Stabilitätsprüfung in jedem Falle den labilsten Pflanzeninhaltsstoff und nicht eine Leitsubstanz auszuwählen, stößt wegen der Komplexität der pflanzlichen Arzneizubereitungen in der Regel auf große Schwierigkeiten. Sie ist insbesondere dann auch nicht im Sinne der Arzneimittelsicherheit zwingend notwendig, wenn der betreffende labile Inhaltsstoff nichts zur Wirksamkeit beiträgt.

Weitere Prüfungen sind: Bestimmung des Ethanolgehaltes, Prüfung auf Methanol und höhere Alkohole sowie auf Schwermetalle und schließlich die Ermittlung des Trockenrückstandes. Bei alkaloidhaltigen Extrakten, z. B. Belladonna-Extrakt, und Tinkturen, z. B. Ipecacuanhatinktur, verlangt das Arzneibuch eine Bestimmung des Gesamtalkaloidgehaltes, bezogen jeweils auf ein bestimmtes Hauptalkaloid. In der industriellen Kontrolle werden neben dieser Arzneibuch-Gesamtgehaltsprüfung häufig auch die Mengen der einzelnen Hauptinhaltsstoffe ermittelt, beispielsweise Scopolamin neben Hyoscyamin oder Cephaelin neben Emetin oder Serpentin neben Reserpin usw.

Qualitativ hochwertige Phytopharmaka sind phytochemisch weitgehend definiert und auf wirksamkeitsbestimmende bzw. wirksamkeits*mit*bestimmende Inhaltsstoffe **standardisiert.**

In der Europäischen Union wird in der Leitlinie „Quality of Herbal Medicinal Plants" der Europäischen Arzneimittelzulassungsbehörde (EMEA) ein Qualitätsdossier vorgegeben (CPMP/QWP 28–19/00).

Weiterführende Literatur

Billet, R. (1981), Verdampfung und ihre technische Anwendung, Verlag Chemie, Weinheim, Deerfield Beach, Florida, Basel.

Eder, M. und Mehnert, W. (2000), Pflanzliche Begleitstoffe – wertvolle Hilfsstoffe oder überflüssiger Ballast? Pharmazie in unserer Zeit *29*, 377.

Gaedcke, F., Steinhoff, B. (2000), Phytopharmaka, Wiss. Verlagsgesellschaft, Stuttgart.

Kaiser, C. S., Römp, H., Schmidt, P. C. (2001), Pharmaceutical applications of supercritical carbon dioxide, Pharmazie *56*, 907.

List, P. H., Schmid, W., Weil, E. (1969), Reinsubstanz oder galenische Zubereitung? Arzneim. Forsch. *19*, 181.

List, P. H., Schmidt, P. C. (1984), Technologie pflanzlicher Arzneizubereitungen, Wissenschaftliche Verlagsges. mbH, Stuttgart.

Müller, F. (1963), Überlegungen und Berechnungen zur Extraktion von pflanzlichen Drogen, Arzneim. Forsch. *13*, 551.

Müller, R. H., Hildebrand, G. E. (1998), Pharmazeutische Technologie – Moderne Arzneiformen, 2. Aufl., Wissenschaftliche Verlagsgesellschaft mbH, Stuttgart.

Nürnberg, E. (1980), Darstellung und Eigenschaften pharmazeutisch relevanter Sprühtrocknungsverfahren, Acta Pharm. Techn. *26*, 39.

Schilcher, H. und Kammer, S. (2000), Leitfaden Phytotherapie, Urban & Fischer Verlag, München, Jena.

Schneider, G. M., Stahl, E., Wilke, G. (1980), Extraction with Supercritical Gases, Verlag Chemie, Weinheim, Deerfield Beach, Florida, Basel.

Spaich, W., Gracza, L. (1979), Biopharmazeutische Aspekte der Phytotherapie, Erfahrungsheilkunde *6*, 393.

Stahl, E., Rau, G., Adolphi, H. (1985), Entwesung von Drogen durch Kohlendioxid-Druckbehandlung (PEX-Verfahren), Pharm. Ind. *47*, 528.

Steinhoff, B. (2003), Phytopharmaka in Europa, Deutsch. Apoth. Ztg. *143*, 5600.

Zosel, K. (1978), Praktische Anwendung der Stofftrennung mit überkritischen Gasen, Angew. Chem. *90*, 748.

Kapitel 19

Homöopathische Zubereitungen und Darreichungsformen

1 Was sind homöopathische Arzneimittel?

Vom pharmazeutischen-technologischen Gesichtspunkt aus fallen die meisten homöopathischen Arzneimittel durch zwei Besonderheiten auf:

- Soweit sie pflanzlicher Herkunft sind, werden sie bevorzugt aus Frischpflanzen und Frischpflanzenteilen hergestellt.
- Sie werden überwiegend nicht als solche dosiert, sondern „potenziert" (s. Abschn. 3) und dabei stofflich sehr stark verdünnt.

Zu den weiteren Besonderheiten homöopathischer Arzneimittel gehören ihre Prüfung an gesunden Versuchspersonen zur Aufstellung des Arzneimittelbildes und die Auswahl zur Therapie nach dem Ähnlichkeitsprinzip „similia similibus curentur". Dies bedeutet im Deutschen „Ähnliches soll mit Ähnlichem geheilt werden". Es wird also dasjenige Arzneimittel – zumeist stark verdünnt – verordnet, dessen Arzneimittelbild den vorliegenden charakteristischen Symptomen des Patienten am nächsten kommt. Der Begriff Homöopathie leitet sich von den griechischen Wörtern „homoion" (ähnlich) und „pathos" (Leiden) ab.

Jedoch werden nicht selten auch die unverdünnten Urtinkturen pflanzlichen Ursprungs verordnet und verwendet. Dies entspricht einer Annäherung zur Phytotherapie.

Das Homöopathische Arzneibuch (HAB 2001, im Folgenden HAB genannt) führt keineswegs nur die Mittel der klassischen Homöopathie nach Samuel Hahnemann (1755 bis 1843) auf, sondern auch noch die der folgenden Heilmethoden.

Anthroposophische Heilweise. Bei ihr erfolgt die Arzneimittelwahl nicht nach der Ähnlichkeitsregel, dem Simileprinzip, sondern gemäß dem anthroposophisch erweiterten Welt- und Menschenbild nach der Lehre von Rudolf Steiner.

Isopathiemethode. Hier wird nicht ein Medikament verordnet, das im Arzneiversuch am Gesunden eine möglichst ähnliche Krankheit auslöst, sondern das die Krankheit verursachende Agens selbst, z. B. bei Tuberkulose hoch potenzierte und sicherheitshalber abgetötete Tuberkelbakterien.

Therapie mit Nosoden. Der Name kommt von griechisch Nosos, die Krankheit. Als Nosoden werden Krankheitsprodukte, insbesondere Körperausscheidungen bezeichnet, wie Sputum, Eiter, Menstrualblut, ferner Mikroorganismen und Zersetzungsprodukte tierischer Organe. Sie werden sterilisiert und stark potenziert als Injektion oder Verreibung gegeben. Manche Richtungen zählen auch Allergene wie Ni oder Hg zu den Nosoden.

Organtherapie. Mit Glycerol hergestellte, wässrig potenzierte und sterilisierte Auszüge aus Tierorganen, wie Niere, Leber, Kleinhirn etc., werden zur Behandlung der entsprechenden Organe dem Patienten injiziert, alkoholisch potenzierte werden peroral gegeben.

Isopathiemethode, Nosodentherapie und Organtherapie haben Verwandtschaft mit der Immunotherapie.

Der Gesetzgeber, der durch das Arzneimittelgesetz die pharmazeutische Qualität und die Herstellung nach festgelegten Regeln für *alle* Arzneimittel sicherstellen wollte, einschließlich derjenigen der besonderen Therapierichtungen – auch „alternative Heilmethoden" genannt –, wählte dazu den folgenden Weg: Herstellungs- und Prüfverfahren der Mittel aller dieser Therapierichtungen wurden in das HAB 1 (1978) aufgenommen. Damit entfiel für die Definition des Begriffs „Homöopathisches Arzneimittel" der Bezug auf das wirkliche Kennzeichen der eigentlichen Homöopathie, das Arzneifindungsprinzip „similia similibus". Ein homöopathisches Arzneimittel ist somit ein solches, das nach einem Verfahren des Homöopathischen Arzneibuchs (HAB) hergestellt wurde und den Anforderungen des HAB entspricht. Es kann beim Bundesinstitut für Arzneimittel und Medizinprodukte registriert, standardregistriert oder auch zugelassen worden sein.

Das somit durch sein Herstellungsverfahren als homöopathisch charakterisierte Arzneimittel erhält im Arzneimittelgesetz eine besondere Stellung. Aus diesem Grunde und wegen fehlender Analysierbarkeit der höheren Verdünnungsstufen sind die im HAB niedergelegten Herstellungsregeln starrer als diejenigen in den anderen Teilen des Arzneibuchs.

Da die Herstellungsregeln ohne gewisse Mindestkenntnisse der geistigen Hintergründe der betreffenden Therapierichtungen völlig unverständlich sind, wird bei der Besprechung der einzelnen Regeln kurz darauf eingegangen.

Für das HAB, dem homöopathischen Teil des durch § 55 Arzneimittelgesetz definierten Arzneibuches (bestehend aus Ph.Eur., DAB und HAB), gelten die Allgemeinen Vorschriften, Allgemeinen Methoden, die Festlegungen zu Materialien, Behältnissen sowie zu Reagenzien, Referenzlösungen für Grenzprüfungen, Pufferlösungen und Maßlösungen der Ph.Eur. und des DAB sowie die Festlegungen der Monographie „Homöopathische Zubereitungen" der Ph.Eur., soweit in den Vorschriften und Monographien des HAB nichts anderes angegeben ist.

2 Homöopathische Arzneigrundstoffe, Arzneiträger und Hilfsstoffe

Im HAB wird zwischen Ausgangsstoffen (frische Pflanzen, Drogen, Tiere, Nosoden, Ausgangsstoffe mineralischer Herkunft, anorganische und synthetische Ausgangsstoffe) sowie Arzneiträgern und Hilfsstoffen unterschieden.

Frische Pflanzen sind bei trockenem Wetter möglichst staub- und schmutzfrei zu sammeln oder zu ernten. Kranke, stärker beschädigte oder abgestorbene Teile werden verworfen. Wartezeiten für Pflanzenschutzmittel sind zu beachten.

Eine Reinigung der Pflanzen erfolgt, wenn nötig, mit wenig Wasser. Die Erntezeiten sind vorgeschrieben. Wenn Frischpflanzenmaterial aufbewahrt werden muss, dann ist das zu verarbeitende Material kühl, tiefgefroren oder in Ethanol zu lagern.

Für Ausgangsstoffe tierischen Ursprungs muss die Abwesenheit jeglicher pathogener Agenzien

glaubhaft erwiesen sein. Deshalb sind die Ausgangsstoffe und ihre Zubereitungen den Vorschriften des Arzneibuches sowie den Richtlinien der zuständigen Behörden sowie der Europäischen Union entsprechend einer Risikobewertung zu unterziehen, die glaubhaft erweist, dass die darin enthaltenen Forderungen erfüllt sind. Die Eignung der eingesetzten Behandlungs-, Verarbeitungs- und Prüfverfahren für das zu lösende Problem ist jeweils zu belegen. Lebende niedere Tiere sind unmittelbar vor der Verarbeitung in die gleiche Menge Ethanol 94 % m/m einzubringen bzw. in einem abgedeckten Gefäß durch Einleiten von Kohlendioxid zu töten, höhere Tiere mit Ether oder Chloroform zu betäuben.

Unter den Arzneiträgern ist Ethanol verschiedener Konzentrationen vom absoluten bis herab zu 15 % (Massengehalt) der wichtigste. Die zahlreichen Konzentrationsstufen sollen erreichen, dass jede Zubereitung auch bei geänderter Herstellungsweise den gleichen Ethanolgehalt hat wie nach dem bis 1978 gültigen HAB 1934. Die Anzahl der einsetzbaren Hilfsstoffe und Arzneiträger ist sehr stark eingeschränkt. Es sollen nur noch Glycerol, Lactose-Monohydrat, Natriumchlorid, Saccharose, gereinigtes Wasser, Wasser für Injektionszwecke beispielhaft erwähnt werden.

3 Zubereitungen und Darreichungsformen

Flüssige Zubereitungen sind Urtinkturen und Lösungen sowie deren flüssige Verdünnungen (Dilutionen). Feste Zubereitungen sind Verreibungen und deren feste Verdünnungen (Triturationen). Die verschiedenen Verdünnungsgrade dieser Zubereitungen werden durch Potenzierung erhalten. Unter Potenzierung wird die stufenweise Verdünnung fester oder flüssiger Zubereitungen nach der jeweils angegebenen Vorschrift verstanden. Aus flüssigen und festen Zubereitungen können Darreichungsformen, wie Streukügelchen, Tabletten, Parenteralia, Augentropfen, Nasentropfen, Salben, Suppositorien usw., hergestellt werden.

Der Grad der Verdünnung wird in der Regel durch die Zahl der Verdünnungsstufen im Herstellungsgang entsprechend dem Verdünnungsverhältnis gekennzeichnet. Das Zeichen D (HAB, Ph.Eur.) sowie DH oder X (Ph.Eur.) kennzeichnet die im Verhältnis 1 zu 10 (1 + 9), im „Dezimalsystem", das Zeichen C (HAB, Ph.Eur.) sowie CH (Ph.Eur.) die im Verhältnis 1 zu 100 (1 + 99), im „Centesimalsystem" hergestellten Verdünnungen. Weiterhin gibt es die seltenere Verdünnung im Verhältnis 1:20, die „Vicesimalverdünnung" nach HAB, Vorschrift 38 und die unter Einschaltung von Streukügelchen-Potenzen in besonderer Weise durchzuführende „LM-Potenzierung" im Verhältnis 1:50000, HAB, Vorschrift 17. Die Bezeichnung geht auf unkorrekten Gebrauch der lateinischen Zeichen L für 50 und M für 1000 zurück.

Eine den Zeichen D, C usw. zugesetzte arabische, bei den LM-Potenzen römische Zahl kennzeichnet die Anzahl der Verdünnungsschritte. So bedeutet D3 oder 3 DH bzw. 3X die dritte Potenzierungsstufe im Dezimalsystem; C3 oder 3CH bzw. 3C die dritte Potenzierungsstufe im Centesimalsystem. Bei LM-Potenzen wird die Anzahl der Verdünnungsschritte durch Zufügen einer römischen Zahl gekennzeichnet.

Flüssige Verdünnungen werden in Gefäßen hergestellt, deren Rauminhalt um mindestens ein Drittel größer ist als die aufzunehmende Flüssigkeitsmenge. Zur Potenzierung wird nach der jeweiligen Vorschrift verdünnt und jedesmal mindestens 10-mal kräftig geschüttelt. Für jede Verdünnung muss ein eigenes Gefäß benutzt werden (Mehrglasmethode). Nicht zulässig ist die so genannte Einglasmethode, bei der immer in dem gleichen Fläschchen potenziert wird, indem neun Teile der vorhergehenden Verdünnungsstufe ausgegossen werden und der verbliebene eine Teil wieder zu zehn Teilen verdünnt und verschüttelt wird. Der Grund für die Bevorzugung der Mehrglasmethode ist die bessere Reproduzierbarkeit. Adsorptionseffekte wirken sich weniger aus.

Feste Verdünnungen werden nach Vorschrift 6 oder 7 des HAB hergestellt.

Bei der Herstellung flüssiger oder fester Verdünnungen darf keine Stufe übersprungen werden, sofern nichts anderes angegeben ist.

Urtinkturen, Kurzzeichen Ø (HAB, Ph. Eur.) oder TM (Ph. Eur.), sind entweder – Mischungen pflanzlicher Presssäfte mit Ethanol – Auszüge aus frischen oder getrockneten Pflanzen sowie deren Absonderungen, Pflanzenteilen, Pflanzenbestandteilen, Tieren, Teile von Tieren sowie deren Absonderungen mit den jeweils genannten flüssigen Arzneiträgern – Zubereitungen aus Krankheitsprodukten von Mensch oder Tier, aus Krankheitserregern oder deren Stoffwechselprodukten oder aus Zersetzungsprodukten tierischer Organe (Nosoden).

4 Herstellungsvorschriften

Urtinkturen und Lösungen. Bei frischen Pflanzenmaterialien, bei denen keine Gehaltsbestimmungen vorgeschrieben sind, die aber je nach Wetter, Standort etc. sehr unterschiedliche Gehalte besitzen können, wird eine weitgehende Normung durch die Bestimmung entweder des Trocknungsverlustes – anstelle der früher vorgeschriebenen umständlichen Saftgehaltsbestimmung – oder des Gehalts an einem gut bestimmbaren, vornehmlich einem stark wirkenden Inhaltsstoff erreicht. Der Trocknungsverlust tritt zugleich an die Stelle des „Saftes", der nach Hahnemann gleich dem „Arzneigehalt" der Pflanzen ist, und bestimmt auch gemeinsam mit dem Gehalt an Presssaft die Wahl der Herstellungsregel: Bei Pflanzen mit mehr als 70 % Presssaft und ohne ätherisches Öl, Harz oder Schleim wird nach dem Zerkleinern der Saft ausgepresst. Der Presssaft wird sofort mit der gleichen Masse Ethanol 86 % m/m gemischt (HAB, Vorschrift 1 – Avena sativa).

Pflanzen mit weniger als 70 % Presssaft und ohne ätherisches Öl, Harz oder Schleime, aber mit mehr als 60 % Feuchtigkeit, bestimmt durch den Trocknungsverlust, werden frisch zerkleinert und mit Ethanol bestimmter Konzentration mazeriert, HAB, Vorschrift 2a – Belladonna, 2b – Berberis Fructus. Pflanzen mit weniger als 60 % Feuchtigkeit oder mit ätherischem Öl, Harz oder Schleim werden frisch zerkleinert und mit den in den Vorschriften 3a bis 3c (HAB) angegebenen Mengen und Konzentrationen an Ethanol mazeriert (HAB, 3a – Chelidoniumwurzel). Getrocknete Pflanzen, wie Chinarinde, sowie Tiere, z. B. Bienen und Ameisen, werden mit Ethanol mazeriert oder perkoliert, Vorschrift 4a und 4b, (HAB). Die Herstellung von Lösungen regeln die Vorschriften 5a und 5b (HAB), wässrige Urtinkturen werden nach Vorschrift 49 (HAB) hergestellt.

Sind Trockenverlust, Trockenrückstand oder Gehalt zu berücksichtigen, wird verfahren, wie in den Beispielen gezeigt. Vorschrift 2a (HAB), Urtinkturen und flüssige Verdünnungen.

Die Pflanze oder die Pflanzenteile werden fein zerkleinert. Von einer Probe wird der Trocknungsverlust bestimmt. Die zerkleinerte Pflanzenmasse wird zur Inhibierung fermentativer Veränderung sofort mit mindestens der Hälfte ihrer Masse Ethanol 86 % versetzt und bei einer 20 °C nicht übersteigenden Temperatur in gut verschlossenen Gefäßen gelagert.

Nach Gl. (2)* wird die für die Pflanzenmasse erforderliche Menge Ethanol 86 % (A_2) errechnet, die bereits zugesetzte Menge Ethanol davon abgezogen und der Rest mit dem Ansatz gemischt.

$$A_2 = \frac{m \cdot T}{100} \text{ (kg)} \tag{2}$$

m Pflanzenmasse (in kg)
T Trocknungsverlust der Probe (in %)

Der Ansatz bleibt mindestens 10 Tage lang bei einer 20 °C nicht übersteigenden Temperatur unter wiederholtem Umschütteln stehen. Danach wird abgepresst und filtriert.

Die Einstellung von Urtinkturen auf einen in der Monographie gegebenenfalls geforderten Wert erfolgt ausschließlich durch Verdünnen, und zwar wird beispielsweise in einem nach Vorschrift 1 hergestellten Ansatz in dem erhaltenen Filtrat der Trockenrückstand bzw. der Gehalt bestimmt. Die zur Einstellung auf den vorgeschriebenen Wert erforderliche Menge Ethanol 43 % (A_1) wird nach Gl. (1)* errechnet.

$$A_1 = \frac{G \, (N_x - N_0)}{N_0} \text{ (kg)} \tag{1}$$

G Masse des Filtrates (in kg)
N_0 in der Monographie geforderter Wert für Trockenrückstand oder Gehalt (in %)
N_x Trockenrückstand oder Gehalt des Filtrats (in %)

Das Filtrat wird mit der errechneten Menge Ethanol 43 % m/m gemischt. Nach mindestens 5 Tage langem Stehen bei einer 20 °C nicht übersteigenden Temperatur wird, falls erforderlich, filtriert.

Entsprechende Gleichungen gibt das HAB auch für Urtinkturen nach den Vorschriften 3a bis c und 4a bis b an.

Die so hergestellten flüssigen ersten Stufen der Verarbeitung (Urtinkturen und Lösungen) müssen – ebenso wie die Ausgangsstoffe – den Untersuchungsvorschriften des HAB entsprechen. Sie werden in dieser Form aber nur selten verordnet, sondern meistens potenziert (s. Abschn. 3) zu Dilutionen im C- oder D-System. Hier ist zu beachten, dass für die Herstellung der 1. Stufe (nur dieser!) unterschiedliche Mengen der Lösung bzw. Urtinktur eingesetzt werden, je nach dem Gehalt der Lösung bzw. der Urtinktur.

Das Verdünnungsmedium ist vorgeschrieben, es ist nach den Löslichkeiten ausgewählt, und es wird im Laufe der fortlaufenden Verdünnungen

---

* Diese Gleichungsnummerierung entspricht auch der im HAB verwendeten.

so bald wie möglich durch den bei der klassischen Homöopathie nach Hahnemann bevorzugten Ethanol 43 % m/m ersetzt. In der Anthroposophie strebt man dagegen die Verwendung von Ethanol 15 % m/m an.

Zur Injektion bestimmte Lösungen werden mit „Wasser für Injektionszwecke" hergestellt und potenziert. Sie werden durch den Zusatz „aquos." gekennzeichnet. Dies ist die Vorschrift 5b des HAB.

Verreibungen (HAB, Vorschrift 6). Die Ausgangsstoffe sind, sofern nichts anderes angegeben ist, soweit zu zerkleinern, dass sie dem in der Monographie angegebenen Zerkleinerungsgrad (Siebnummer) entsprechen. Bei der Herstellung einer Verreibung ist die Verreibungszeit und Intensität so zu wählen, dass die Größe der erhaltenen Ausgangsteilchen der 1. Dezimal- bzw. Centesimalverdünnung 100 µm nicht übersteigt. Verreibungen werden stufenweise im Dezimal- oder Centesimalverhältnis mit Lactose-Monohydrat hergestellt. Mengen über 1 kg sind durch Maschinenverreibung herzustellen.

Für die Handverreibung gilt folgende Anweisung: Der Arzneiträger wird in drei gleiche Teile geteilt und der erste Teil in einem Porzellanmörser kurze Zeit verrieben. Nach Zugabe des Ausgangsstoffes wird 6 min lang verrieben, 4 min lang mit einem Porzellanspatel abgeschabt, abermals 6 min lang verrieben, wiederum 4 min lang abgeschabt, dann das zweite Drittel Arzneiträger zugesetzt und weiter verfahren, wie oben angegeben. Schließlich wird der Rest des Arzneiträgers hinzugefügt und wieder in der angegebenen Weise verfahren, so dass zur Herstellung der Verreibung insgesamt mindestens 1 h Arbeitszeit benötigt wird. Entsprechend wird bei den folgenden Verdünnungen verfahren. Die Maschinenverreibung ist analog hierzu durchzuführen. Diese Verfahrensweise entspricht den Vorstellungen und Anweisungen Hahnemanns, der schrieb:

„Diese merkwürdige Veränderung in den Eigenschaften der Naturkörper durch mechanische Einwirkung auf ihre kleinsten Teile – durch Reiben und Schütteln –, während sie durch Dazwischentreten einer indifferenten Substanz trockener oder flüssiger Art voneinander getrennt sind, entwickelt die latenten, vorher unmerklich wie schlafend in ihnen verborgen gewesenen dynamischen Kräfte, welche vorzugsweise auf die Lebenskraft und auf das vegetative System Einfluss haben.

Man nennt daher diese Bearbeitung derselben Dynamisieren oder Potenzieren (Entwickeln der Arzneikraft) und die Produkte davon Dynamisationen oder Potenzen in verschiedenen Graden. Man hört noch täglich die homöopathischen Arzneipotenzen bloß Verdünnungen nennen. Sie sind aber das Gegenteil derselben, nämlich wahre Aufschließung der Naturstoffe unter Zutageförderung der in ihrem Innern verborgen gelegenen, spezifischen Arzneikräfte, durch Reiben und Schütteln bewirkt, wobei ein zu Hilfe genommenes, unarzneiliches Verdünnungsmedium bloß als Nebending hinzutritt.

Verdünnung allein, z. B. die Auflösung eines Grans Kochsalz, ergibt fast reines Wasser; das Gran Kochsalz verschwindet in der Verdünnung mit viel Wasser und wird dadurch nie zur Kochsalz-Arznei. Diese erreicht dagegen durch unsere wohl bereitete Dynamisation eine bewunderungswürdige Stärke."

Nach dem HAB kann abweichend von der oben angeführten Verfahrensweise zur Herstellung von höheren Verdünnungen als D4 bzw. C4 wie folgt verfahren werden: 1 Teil der Verdünnung wird mit 9 Teilen Lactose-Monohydrat bzw. 99 Teilen Lactose-Monohydrat so verdünnt, dass in einem Porzellanmörser ein Drittel der erforderlichen Lactose-Monohydrat Menge mit der gesamten Vorverdünnung bis zur Homogenität vermischt wird. Anschließend wird das zweite Drittel des Lactose-Monohydrats hinzugefügt, bis zur Homogenität vermischt und mit dem letzten Drittel des Lactose-Monohydrats in gleicher Weise verfahren. Bei der Maschinenverreibung kann analog verfahren werden.

Diese abweichende Möglichkeit der Herstellung von Verreibungen ab D5 oder C5 entspricht der experimentell gewonnenen Erkenntnis, dass weiteres Verreiben über die 4. Verreibungsstufe hinaus die Partikelgröße nicht mehr verändert. Sie widerspricht jedoch den Vorstellungen von Hahnemann bezüglich einer Dynamisierung und unseren heutigen Vorstellungen einer tribomechanischen Feststoffaktivierung. Im HAB 1 (1978) war diese letztgenannte Variante der Herstellung von Verreibungen (mehr Mischung als Verreibung) ab D5/C5 verbindlich vorgeschrieben.

Hahnemann beschrieb auch schon den Übergang von Triturationen auf Dilutionen und umgekehrt, den heute die Vorschriften 7 und 8 (HAB) regeln.

Der Nachweis des Wirkungsmechanismus homöopathischer Arzneimittel mit naturwissenschaftlichen Methoden konnte bisher nicht erbracht werden. Manche Anhänger der Homöopathie sprechen von Immunstimulation, Reiztherapie und biokatalytischer Wirksamkeit. Gegner der Homöopathie führen die therapeutische Wirksamkeit homöopathischer Arzneimittel auf eine Placebowirkung zurück, insbesondere bei sehr hohen Verdünnungen der wirksamen Bestandteile. Nach der Loschmidt-Zahl enthält ein Mol eines Stoffes $6{,}02 \cdot 10^{23}$ Moleküle, so dass in homöopathischen Zubereitungen je nach Molekulargewicht des wirksamen Bestandteils ab etwa D23 rechnerisch keine Wirkstoffe mehr enthalten sind. Trotz allem wird von vielen homöopathischen Ärzten die therapeutische Wirksamkeit von Potenzen, die über diese Verdünnungsgrade hinausgehen (Hochpotenzen), bestätigt. Zur Erklärung wird die Imprint-Theorie herangezogen. Danach sollen die Ausgangsstoffe beim Potenzieren Informationen auf den Arzneiträger übertragen, die dieser im weiteren Verlauf der Potenzierung reproduzieren kann. Hierfür sollen die verschiedenen Strukturen von Wasser und Ethanol-Wasser-Gemischen verantwortlich sein. Beim Potenzieren sollen sich die molekularen und elektromagnetischen Eigenschaften der Clusterstrukturen polarer Flüssigkeiten verändern, dynamisch gespeichert und weitergegeben werden können.

Tabletten (HAB, Vorschrift 9). Homöopathische Tabletten waren Hahnemann noch unbekannt. Sie werden aus den entsprechenden Verreibungen gepresst. Begrenzte Zusätze von Magnesiumstearat oder Calciumbehenat als Gleitmittel und von Stärke als Zerfallsbeschleuniger sind erlaubt, ebenfalls im Bedarfsfall die Granulation mit wässriger Lactose-Lösung, Ethanol geeigneter Konzentration oder Stärkekleister. Die homöopathischen Darreichungsformen „Tabletten" und „Imprägnierte Tabletten" der Ph. Eur. unterscheiden sich von der HAB-Vorschrift.

Streukügelchen (HAB, Vorschrift 10). Zu ihrer Herstellung werden Zuckerkügelchen mit 1/100 Massenteil der betreffenden (!) Dilution gleichmäßig befeuchtet und an der Luft getrocknet. Die betreffende Dilution muss mindestens 60 % Ethanol enthalten. Die Vorschriften zur Herstellung von Streukügelchen nach Ph. Eur. sind großzügiger gefasst.

Parenteralia, flüssige Verdünnungen zur Injektion (HAB, Vorschrift 11). Die beiden letzten Potenzierungen (bei Dezimalverdünnungen) bzw. die letzte (bei Centesimalverdünnungen) erfolgen mit Wasser für Injektionszwecke, die Isotonisierung in der Regel mit Kochsalz. Im Übrigen gelten die Anforderungen des Arzneibuchs an Parenteralia. Mehrdosenbehältnisse gibt es nur für die Anwendung bei Tieren.

Flüssige Einreibungen (HAB, Vorschrift 12). Die Herstellung flüssiger Einreibungen für die Hahnemann'sche Homöopathie erfolgt durch abgestuftes Verdünnen von Urtinkturen. Sie können bis 10 % Glycerol enthalten. Die Vorschriften 12b bis i beschreiben Einreibungen für andere alternative Heilweisen, darunter ölige Auszüge, Mischungen fetter und ätherischer Öle, Warmauszüge etc. Diese meist nur von einzelnen Firmen hergestellten Produkte tragen kennzeichnende Zusatzbezeichnungen wie H 5 %, W 10 % etc. „H" steht hierbei für heiß und „W" für warm.

Salben (HAB, Vorschrift 13). Homöopathische Salben werden mittels geeigneter Salbengrundlagen unter Verwendung von nach Vorschriften des HAB bereiteten Zubereitungen hergestellt. Hydrogelen und Lipoid-in-Wasser-Emulsionssalben können Konservierungsmittel zugesetzt werden. Ansonsten ist der Zusatz von Konservierungsmitteln, Antioxydantien und Stabilisatoren nicht zulässig. Zur Herstellung von metallpulverhaltigen Salben wird auf Vorschrift 48 (HAB) verwiesen.

Suppositorien (HAB, Vorschrift 14). Als Grundmasse zur Aufnahme der nach den Vorschriften des HAB hergestellten Zubereitungen dient in der Regel Hartfett. Weitere Zusätze, mit Ausnahme von Mikrokristalliner Cellulose und Hochdispersem Siliciumdioxid, sind nicht zulässig.

Augentropfen (HAB, Vorschrift 15) sind sterile, wässrige Verdünnungen von homöopathischen Zubereitungen mit einem Restethanolgehalt von höchstens einem Prozent, die den Anforderungen des Arzneibuches entsprechen müssen. Mit Ausnahme von Mitteln zur Konservierung und Isotonisierung sowie Einstellung und Stabilisierung des pH-Wertes sind weitere Zusätze nicht erlaubt.

Nasentropfen (Vorschrift 45) stellen wässrige Verdünnungen mit einem Restethanolgehalt von höchstens einem Prozent dar, die den Anforderungen des Arzneibuches entsprechen müssen. Mit Ausnahme von Mitteln zur Konservierung, Viskositätserhöhung, Isotonisierung sowie Einstellung und Stabilisierung des pH-Wertes sind weitere Zusätze nicht erlaubt.

Mischungen (HAB, Vorschrift 16). Sehr wichtig für Fertigarzneimittel-Hersteller! Diese Vorschrift zeigt Mischungsmöglichkeiten von mehreren nach Vorschriften des HAB hergestellten Zubereitungen auf.

LM-Potenzen (HAB, Vorschrift 17). Diese Vorschrift ist eine von Hahnemann in seinen letzten Jahren erfundene Potenzierungsmethode, sie führt mit besonders großen Verdünnungsschrit-

ten zu den LM-Potenzen. Von der jeweils vorhergehenden Stufe wird 1 Streukügelchen in Wasser gelöst, mit Ethanol versetzt und durch 100-maliges Schütteln potenziert. Diese Lösung wird auf 50 000 Streukügelchen (≙ 100 g) gleichmäßig aufgebracht. Zuletzt wird getrocknet. Die Ausgangspotenz LM I wird aus der Verreibung C 3, die bei Hahnemann „Trit. I" hieß, hergestellt, indem 1 Gran (≙ 60 mg) gelöst, flüssig potenziert und dann auf 50 000 Kügelchen aufgebracht wird. Die Herstellung flüssiger LM-Potenzen erfolgt durch Lösen von einem Streukügelchen der gewünschten Potenzstufe in 10 ml Ethanol 15 % m/m.

Soweit die Herstellungsregeln für die Homöopathika der eigentlichen Homöopathie. Die weiteren Herstellungsvorschriften des HAB regeln die Herstellung von Mitteln für spezielle Therapierichtungen.

Anthroposophische Mittel. Für die anthroposophisch erweiterte Heilkunst sind z. B. die Mittel nach den Vorschriften 18 bis 24 (HAB) bestimmt. 18a bis f sind „Urtinkturen mit Wärmebehandlung und deren flüssige Verdünnungen". Sie werden als **ethanolische Digestio** bezeichnet und sind dadurch gekennzeichnet, dass der Mazerationsansatz für die Urtinkturen 1 h lang auf 37 °C erwärmt wird. Die vielen Buchstaben entsprechen den unterschiedlichen Ethanol-Konzentrationen. Bei der Potenzierung dieser ethanolischen Digestionen wird der Ethanol-Gehalt stufenweise bis auf 15 % herabgesetzt. Auch die Urtinkturen nach den Vorschriften 19a bis f (HAB) haben eine Wärmebehandlung hinter sich. Hier wird jedoch der Mazerationsansatz 1/2 h lang unter Rückfluss zum Sieden erhitzt. Entsprechend werden diese Zubereitungen als **ethanolisches Decoctum** bezeichnet. Vorschrift 20 (HAB) beschreibt die Herstellung der **ethanolischen Infusa**.

Die in den Vorschriften 21 und 22 (HAB) beschriebenen **Rh-Urtinkturen** werden aus Presssaft bzw. aus zerkleinerten Frischpflanzen durch einen Vergärungsprozess in tageszeitlichem Warm-Kalt-Rhythmus hergestellt, nämlich abwechselnd 37 °C und 4 °C, je 12 h lang. Zum Schluss wird tyndallisiert.

Die Vorschriften 23a und b (HAB) beschreiben die Herstellung wässriger Urtinkturen mit Wärmebehandlung über 90 °C, bezeichnet als **Decocta** und ausschließlich bestimmt für die Herstellung von Iniektabilia und Augentropfen, ebenso die Vorschrift 24 (HAB). Werden sie zur Weiterverarbeitung aufbewahrt, müssen sie der „Prüfung auf Sterilität" (Arzneibuch) entsprechen.

Die genannten, der anthroposophischen Denkweise entstammenden Vorschriften bezwecken, die Tagesrhythmik und die Rhythmik der Jahreszeiten in den Arzneimittel-Herstellungsprozess mit einzubeziehen.

Spagyrische und spagirische Mittel. Die Vorschriften 25 und 26 (HAB) beschreiben spagyrische Urtinkturen nach Zimpel und ihre flüssigen Verdünnungen. Die Spagyrik lässt sich auf Gedankengänge der Alchemie und von Paracelsus zurückführen. Die aus dem Griechischen stammende Bezeichnung bedeutet „herausziehen und zusammenbringen". Gemäß der Absicht des Paracelsus „ich scheid das, das Arcanum ist, von dem, das nit Arcanum ist, und gieb dem Arcano seine rechte Dosim" sollen sowohl die flüchtigen, geistartigen, als auch die mineralischen Wirkkomponenten (beides Arcana) aus der Heilpflanze herausgetrennt und wieder vereint werden zum Arzneimittel. Dazu werden die Pflanzenteile zerkleinert und mit Hefe vergoren. Dann wird destilliert und das Wasserdampfdestillat in vorgelegtem Ethanol aufgefangen. Die ausdestillierten Pflanzenrückstände werden abgepresst, getrocknet und verascht. Zuletzt wird die Asche mit dem ethanolhaltigen Destillat extrahiert. Spagyrische Urtinkturen werden unverdünnt oder auch potenziert verwendet, nach dem Simileprinzip oder nach den Indikationen der Phytotherapie.

Die Spagirischen Urtinkturen nach Krauß, HAB, Vorschriften 27 bis 30, gewinnt man durch Hefegärung der mit Zucker versetzten Frischpflanzen oder auch Drogen, Abpressen des Presssaftes und Perkolation der festen Rückstände mit Ethanol 86 %. Presssaft, Perkolat und Ethanol werden zur Urtinktur gemischt.

Die Herstellung von Spagirischen Urtinkturen nach Strathmeyer ist in den Vorschriften 50a und b (HAB), die nach Pekana in den Vorschriften 47a und b (HAB) geregelt.

Gepufferte wässrige Urtinkturen nach HAB, Vorschrift 32. Sie werden durch Mazeration frischer Pflanzenteile mit Ascorbat-Phosphat-Pufferlösung gewonnen und dienen ausschließlich zur Herstellung von Parenteralia. Die Zubereitungen nach dieser Vorschrift und deren Darreichungsformen tragen den Zusatz „col." (abgeleitet von colloidal).

Urtinkturen mit Wärmebehandlung und Fermentation. Die Vorschriften 33 bis 37 (HAB) legen die Herstellung dieser zur Injektion bestimmten Präparate fest. Sie erfolgt unter Einschluss verschiedener alkoholischer und milchsaurer Gärungsprozesse mit Zusätzen, wie Molke, Honig, Lactose, Hämatit, Zink etc. Kennzeichnend sind die rhythmischen Verläufe von Wärme – Asche – Licht – Asche, daher der Firmenname WALA.

Urtinkturen mit Kältebehandlung. 14-tägige Kaltmazeration bei 4 °C und Abpressen liefert die Urtinkturen „K" nach Vorschrift 38 (HAB). Sie werden sofort im Vicesimalsystem potenziert zu Parenteralia in den Verdünnungsstärken H bis A (A bedeutet am stärksten verdünnt).

Globuli velati nach (HAB), Vorschrift 39a bis c (Mantelglobuli) sind Streukügelchen, auf die feste oder flüssige homöopathische Zubereitungen mittels Zuckersirup als Mantel aufgebracht wurden. Siehe auch Globuli velati nach Ph. Eur.

Gemeinsam potenzierte Mischungen. Es werden Mischungen mehrerer Wirkstoffe oder Zubereitungen gemeinsam weiterpotenziert. Die Einzelheiten beschreiben die Vorschriften 40a bis c (HAB).

Urtinkturen mit Glycerol. Tierische Ausgangsstoffe können mit natriumchloridhaltigem Glycerol (HAB, Vorschrift 41a bis c) oder Glycerol 85 % behandelt werden.

Urtinkturen nach Vorschrift 43 (HAB) werden aus pathologisch veränderten Organen oder Organteilen von Mensch oder Tier, nach Vorschrift 44 (HAB) aus abgetöteten Kulturen von Mikroorganismen oder aus Zersetzungsprodukten tierischer Organe oder aus Körperflüssigkeiten, die Krankheitserreger bzw. Krankheitsprodukte enthalten, hergestellt (Nosoden).

5 Lagerung/Haltbarkeit/Verwendbarkeit

Die im HAB angegebenen Lagerungsbedingungen bezüglich einer „vorsichtigen" oder „sehr vorsichtigen" Aufbewahrung gelten für den Ausgangsstoff und dessen Zubereitung bis einschließlich der 3. Dezimalverdünnung, sofern nichts anderes angegeben ist.

Die in den Monographien des HAB angeführten Anforderungen müssen bei Verarbeitung sowie bei Arzneiformen über den Verwendbarkeitszeitraum erfüllt werden. Der Verwendbarkeitszeitraum von Fertigarzneimitteln wird im Rahmen des Registrierungs- oder Zulassungsverfahrens festgelegt, wobei der zuständigen Behörde entsprechende Prüfunterlagen vorgelegt werden müssen. Für die rezepturmäßige Bereitung liegt die Verantwortung bezüglich der Festlegung der Verwendbarkeitsdauer beim herstellenden Apotheker. Da die Bedingungen hinsichtlich der mikrobiologischen Stabilität bei den einzelnen Arzneiformen sehr unterschiedlich sind, beispielsweise bedingt durch niedrigen oder höheren Ethanolgehalt einer Dilution, ist hier die Fachkompetenz des Apothekers gefragt. Als Entscheidungshilfe können die diesbezüglichen Angaben im DAC/NRF dienen. Neben den Angaben im HAB gelten für Darreichungsformen auch die entsprechenden Festlegungen in den anderen Teilen des Arzneibuches.

Weiterführende Literatur

Hahnemann, S. (1978), Organon der Heilkunst, Ausg. 6B bearbeitet von Hochstetter, K., K. F. Haug Verlag, Heidelberg.

Homöopathisches Arzneibuch (HAB) – Deutscher Apotheker Verlag, Stuttgart, und Govi Verlag Eschborn.

Homöopathisches Repetitorium (1991), Deutsche Homöopathie Union, Karlsruhe.

Jacobi, U. I. (1995), Der Hochpotenzstreit, Wissenschaftliche Verlagsgesellschaft, Stuttgart.

Resch, G., Gutmann, V. (1987), Wissenschaftliche Grundlagen der Homöopathie, O.-Verlag GmbH, Berg am Starnberger See.

Wagler, M. (2000), Das HAB 2000, Dtsch. Apoth. Ztg. *140*, 2808.

Kapitel 20

Verbandstoffe als Medizinprodukte

Verbandstoffe sind nach dem Arzneimittelgesetz 1974 Gegenstände, die dazu bestimmt sind, oberflächengeschädigte Körperteile zu bedecken oder deren Körperflüssigkeiten aufzusaugen. Durch das 5. Änderungsgesetz zum AMG wurden Verbandstoffe unter den Geltungsbereich des Medizinproduktegesetzes (s. Kap. 1, Abschn. 2) gestellt.

1 Allgemeines, Definitionen

Unter Verbandstoffen werden im Allgemeinen Produkte verstanden, die aus Fasern, Geweben oder Schichten natürlicher und/oder synthetischer Herkunft bestehen. Zu den Aufgaben der Verbandstoffe gehört es

- Wunden zu versorgen,
- Blutungen zu stillen,
- Körpersekrete aufzusaugen,
- Arzneistoffe auf Wunden oder in Körperhöhlen zu applizieren,
- Körperteile zu stützen, zu verbinden, zu umhüllen oder zu komprimieren.

Je nach Rohmaterial und Verwendungszweck ergeben sich sehr verschiedenartige Produkte. Eine schematische Übersicht ergibt sich aus Tab. **20.1**.

In der gesetzlichen Zuordnung ist seit Erlass des Gesetzes über Medizinprodukte (Medizinproduktegesetz, MPG) im Jahre 1994 eine Änderung eingetreten. Die meisten Verbandstoffe unterliegen neuerdings den Vorschriften dieses Gesetzes und nicht mehr denen des AMG. Lediglich mit Arzneimitteln versehene Gegenstände, deren Hauptzweck die pharmakologische Wirkung des enthaltenen Arzneimittels ist – und nicht nur ein physikalischer Effekt –, unterliegen noch den Vorschriften des AMG.

2 Rohstoffe

Unter den Rohstoffen zur Herstellung von Verbandstoffen finden sich Materialien natürlicher Herkunft, in der Hauptsache Celluloseprodukte wie Baumwolle, Viskose und Zellstoff sowie Polymere. Bevorzugte Polymermaterialien sind Celluloseacetat, Polyamid, Polyester, Polyethylen, Polypropylen, Polyurethan, Polyacrylate, Polyvinylchlorid und Kautschuk.

2.1 Cellulose

Je nach Herkunft und Bearbeitung liegen unterschiedliche Polymerisationsgrade pro Cellulose-

Tabelle **20.1**   Schematische Zusammenstellung der Verbandstoffe nach ihrer Verwendung.

Typen	Verwendung	Beispiele
Wundauflagen	Wundkontakt, Sekretaufnahme, mechanischer und bakterieller Schutz, Polsterung	Verbandmull, Mullkompressen, Zellstoff-Mull-Kompressen, hydroaktive Wundauflagen
Fixierverbandstoffe	Fixierung der Wundauflage auf der Wunde, Fixierung von medizinischen Hilfsmitteln auf der Haut	Mullbinden, Schlauchverbände, Netzverbände, Fixierbinden, Heftpflaster
Kompressions-, Stütz- und Starrverbandstoffe	Kompression von Körperteilen, Stützung von Körperteilen, Ruhigstellung von Körperteilen	Idealbinden, dauerelastische Binden, Gipsbinden, synthetische Stützverbände
Chirurgisches Nahtmaterial	bei Operationen, Schnittwunden	resorbierbare und nicht resorbierbare Fäden

Makromolekül (s. Kap. 6, Abschn. 3.2) vor. Bei roher Baumwolle liegt der Polymerisationsgrad bei etwa 7000, nach dem Bleichen beträgt er nur noch 1500 bis 3000. Der Polymerisationsgrad von Zellstoff liegt bei 2500 bis 3500, der von Viskose bei 500 bis 1500.

Die ausgezeichneten Eigenschaften der Cellulose als Rohmaterial für Verbandstoffe erklären sich teilweise aus ihrer physikalischen Struktur: Cellulose liegt in Form von Fibrillen vor, die in Wasser stark quellen, sich jedoch nicht lösen. Wasser wird dabei sowohl molekular gebunden als auch in Kapillaren eingelagert. Cellulose besitzt neben kristallinen Bereichen auch weniger geordnete bis amorphe Regionen mit gleitenden Übergängen. Cellulose ist polymorph.

Baumwolle. Die bei weitem wichtigste natürliche Faser zur Herstellung von Verbandstoffen ist die Baumwolle. Sie wird aus den Samenhaaren von Gossypium-Arten gewonnen. Die aus den aufgesprungenen Kapseln hervorquellenden Haarbäusche werden maschinell geerntet, ihre Samenkerne werden entfernt und die verbleibenden Fasern zu Ballen gepresst. Die weitere Verarbeitung schließt mehrere mechanische und chemische Schritte ein. Endprodukte sind Garne oder Wattevliese zur weiteren Verarbeitung. Je nach Herkunft, Verarbeitung oder Qualität bestehen sie aus reinen Cellulose-Fasern unterschiedlicher mittlerer Länge von 10 bis 50 mm und einer Stärke von 10 bis 40 μm.

Viskose. Im Unterschied zur natürlichen Faser Baumwolle handelt es sich bei der Viskose um regenerierte Cellulose. Als Rohstoff dient gereinigte und gebleichte Cellulose, die aus Holz oder Stroh gewonnen wird. Nach Umsetzen der Holzcellulose mit Natriumhydroxid und Schwefelkohlenstoff erhält man das Cellulose-Xanthogenat, das in verdünnter Natronlauge in Form einer dickflüssigen Masse (Viskose) löslich ist. Sie wird unter Druck durch Spinndüsen in ein schwefelsaures Fällbad gepresst, wobei unter Zersetzung des Xanthogenats wieder Cellulose in Form von feinen Spinnfäden entsteht **(Lösungsspinnverfahren)**. Die Fäden werden auf geeignete Längen zugeschnitten und bilden nach weiteren Prozessschritten den Rohstoff für Verbandwatte oder für Garne. Länge und Stärke der Fasern ergeben sich aus der Herstellung und richten sich nach ihrer Verwendung. Eine Unterscheidung zwischen Baumwoll- und Viskosefasern ist mikroskopisch einfach möglich.

Zellstoff. Zellstoff ist die gereinigte Form der Holzcellulose. Das Ausgangsmaterial wird einem sauren oder alkalischen Aufschluss unterzogen. Die Begleitstoffe gehen dabei in Lösung, während die Fasern zurückbleiben und anschließend gebleicht werden. Sie werden gewaschen und getrocknet und dienen als Ausgangsstoff zur Herstellung von Viskose sowie von Verbandzellstoff und Zellstoffflocken. Je nach Ausgangsmaterial unterscheiden sich die dabei als Zellstoff anfallenden Fasern beträchtlich, z. B. in Bezug auf die Faserlänge sowie typische morphologische Merkmale.

Die weitere Verarbeitung des Zellstoffs erfolgt durch schichtförmige Verdichtung und Verfilzung aus wässriger Suspension und anschließendes Trocknen zu Verbandzellstoff. Wird dieses Produkt wieder zerfasert, erhält man ein voluminöses, weiches Erzeugnis mit hohem Aufsaugvermögen, den **Fluff,** der wie Verbandzellstoff ein Ausgangsprodukt für andere Verbandstoffe bildet. Ein **hochgebleichter Verbandzellstoff** ist im Arzneibuch aufgenommen.

2.2 Polymere

Synthetische Polymere (s. Kap. 6, Abschn. 3.2) werden zur Herstellung von Fasern, von Folien und Trägermaterialien für Wundauflagen, als Klebemassen und zur Herstellung von chirurgischem Nahtmaterial eingesetzt.

Chemiefasern

Zur Herstellung von Chemiefasern für Verbandstoffe eignen sich verschiedene auch in der Textilindustrie bedeutende Polymermaterialien, z. B.

- **Polyamide,** als deren bekannteste Produkte Perlon® (Polyamid-6), das aus Caprolactam synthetisiert wird, und Nylon® (Polyamid-6,6), ein Polykondensat aus Adipinsäure und Hexamethylendiamin, zu nennen sind. Die festen Polyamide werden geschmolzen und im **Schmelzspinnverfahren** unter Druck durch Düsen zu Fasern ausgezogen. Ein Streckprozess führt zu einer Orientierung der Molekülketten in Längsrichtung und bewirkt auf diese Weise eine hohe Festigkeit. Die erhaltenen Fasern werden zu Fäden versponnen.
- **Polyester** unterschiedlicher Zusammensetzung werden verwendet. Polykondensate aus Ethylenglykol und Terephthalsäure dienen nach dem Verspinnen der erhaltenen Fasern, z. B. als Diolen®, Trevira® oder Vestan®, für Wundauflagen oder Polsterwatte. Polymere bzw. Copolymere der Glykol- bzw. Milchsäure

werden zu resorbierbarem chirurgischem Nahtmaterial verarbeitet (s. a. Bioerosion, Kap. 16, Abschn. 5.4 und 6.1).

- **Polyurethane**, die durch Polyaddition von Di-isocyanaten und Glykolen sowie vielen anderen Hydroxy-gruppenhaltigen Verbindungen hergestellt werden. Polyurethan-Elastomer-Fäden werden wegen ihrer bemerkenswerten Elastizität vor allem bei der Herstellung dauerelastischer Binden eingesetzt. Polyurethanschäume werden zu hydroaktiven Wundauflagen verarbeitet (s. a. Bioerosion, Kap. 16, Abschn. 5.4 und 6.1).
- **Polypropylen**, das durch Polymerisation von Propylen synthetisiert wird. Mittels des Schmelzspinnverfahrens werden Fäden erhalten, die sich zur Herstellung von Wundauflagen und Polsterwatten eignen.
- **Celluloseacetat**, eine acetylierte Cellulose, auch Kunst- oder Acetatseide genannt. Die Fäden werden zur Herstellung von Grundgeweben für Pflaster verwendet.

Folien und Trägermaterialien

Zur Herstellung von Folien und Trägermaterialien für Verbandstoffe eignen sich Polyethylen, Polyvinylchlorid, Polyester usw. Folien werden durch Extrudierverfahren (s. Kap. 16, Abschn. 6.1) unter Hitze und Druck hergestellt. Durch die Einarbeitung von Weichmachern (s. Kap. 14, Abschn. 5.2) werden die geforderte Weichheit bzw. Geschmeidigkeit und Verformbarkeit eingestellt.

Klebemassen

Traditionelle Klebemassen (s. Abschn. 4.3) sind auf natürlichem oder synthetischem Kautschuk als Hauptbestandteil aufgebaut. Unter der Sammelbezeichnung **Kautschuk** werden Naturkautschuk, *cis*-1,4-Polyisopren, Styrol-Butadien-Copolymerisate, Polyisobutylen und Butylkautschuk zusammengefasst. Diese Polymere werden mit Hilfsstoffen, wie Harzen, Weichmachern, Füllstoffen und Alterungsschutzmitteln zu den Klebemassen verarbeitet. Als Füllstoff wird meist Zinkoxid verwendet (ZnO-Kautschuk).

Polyacrylat-Klebemassen enthalten als Hauptbestandteil Polymerisate aus substituierten Acrylsäuren, z.B. Ethyl-, Butyl-, Ethylhexyl- oder Isoamylacrylsäure.

Eine gewisse Bedeutung für Sprühverbände haben **Fumarsäureester-Copolymerisate**.

2.3 Zwischenprodukte

Watte. Die nach Reinigung der natürlichen Baumwolle erhaltenen Fasern werden durch spezielle Verfahren aufgelockert und zu hauchdünnen Floren verwoben. Mehrere dieser Flore werden aufeinandergelegt und ergeben ein fortlaufendes Wattevlies, das in Zick-Zack-Form oder in Form von Watterollen abgepackt wird.

Watte eignet sich daher prinzipiell nicht zur direkten Auflage auf Wunden oder geschädigte Hautpartien. Dies würde zu einem Verkleben einzelner Fasern führen, so dass die Auflage sich nicht mehr als ganze ablösen ließe. Watte dient daher nur als Teil eines Verbandes, z. B. um eine Wunde zu polstern, sie vor Kälte zu schützen oder um größere Mengen an Wundsekret zu sammeln. Ein direkter Kontakt zur Wundoberfläche wird durch Zwischenlage eines Gewebes, z. B. Verbandmull, vermieden. Außerdem kann Watte eingesetzt werden, um flüssige oder halbfeste Zubereitungen auf Wunden oder auf die Haut aufzutragen.

Im Einzelnen lassen sich folgende Typen unterscheiden:

- **Verbandwatte** besteht entweder aus reiner Baumwolle, aus reiner Viskose oder aus Baumwolle- und Viskose-Gemischen. Alle drei Typen sind im Arzneibuch als Monographien beschrieben.
- **Augenwatte** besteht aus einer besonderen Qualität reiner Baumwolle, die längere Einzelfasern enthält und deshalb weniger zum „Ausfusseln" neigt.

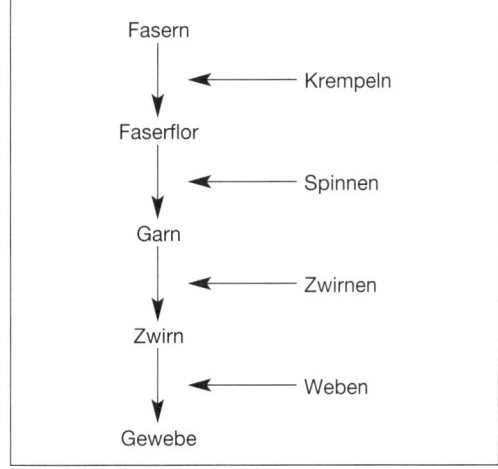

Abb. **20.1** Herstellungsstufen eines Gewebes.

▨ **Kosmetikwatten** bestehen entweder aus reiner Viskose, oder sie weisen einen geringen Baumwollanteil auf. Im Unterschied zu Verband- und Augenwatte kann Kosmetikwatte optische Aufheller enthalten.

▨ **Polsterwatten** können qualitativ minderwertige Watten sein. Wichtig ist jedoch die Bauschelastizität. Neben Baumwolle und Viskose sind auch reine Synthetikwatten gebräuchlich.

Gewebe. Zur Herstellung von Geweben können Fasern natürlicher oder synthetischer Herkunft eingesetzt werden. Der Herstellungsprozess ist in Abb. **20.1** dargestellt.

Die wirren Faserbündel werden mit Hilfe einer Krempel parallelisiert. Das durch Spinnen erhaltene **Garn** weist noch wenig Festigkeit auf. Daher werden mehrere Garne zum **Zwirn** zusammengedreht. Dieser wird – nach eventueller weiterer Behandlung zwecks Erhöhung der Festigkeit – zum Gewebe verarbeitet.

Das **Weben** der Garne geschieht auf automatischen Webstühlen. Hierbei ist das Prinzip von Kette und Schuss wichtig. Die Kettfäden sind die längsgerichteten Fäden. Der Schussfaden wird mit Hilfe des Schiffchens wechselseitig von rechts nach links und von links nach rechts zwischen den Kettfäden eingetragen. Nach jedem Schuss wird die Hälfte der Kettfäden (der 1., 3., 5. usw.) nach unten, die andere Hälfe (der 2., 4., 6. usw.) nach oben ausgelenkt und umgekehrt. Dadurch erfolgt eine Verbindung von Kett- und Schussfäden. Die dabei entstehende Verflechtung des Gewebes ist ausschlaggebend für seine „Bindung".

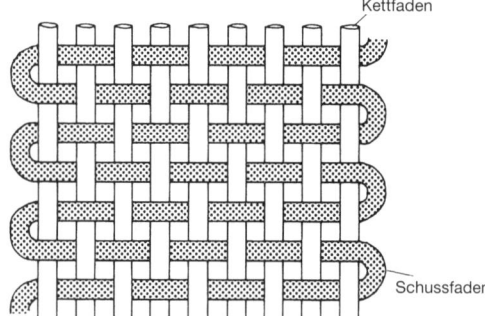

Kettfaden

Schussfaden

Abb. **20.2** Schematische Darstellung der sog. Leinwandbindung; hell: Kettfäden, gerastert: Schussfäden; links und rechts Webkanten durch Umkehrung des Schussfadens.

Viele Verbandstoffe, wie z. B. Mullbinden (s. a. Abschn. 4.1) und Verbandmull (s. a. Abschn. 3.2), besitzen die Leinwandbindung, die in Abb. **20.2** schematisch dargestellt wird.

Die bei jedem Schuss stattfindende Umkehr des Schussgarns auf beiden Seiten führt zur Webkante, die das Ausfransen der Ränder verhindert.

Die auf diese Art und Weise entstehenden Gewebe besitzen Eigenschaften, die von der Natur der Fasern bzw. Garne abhängen, ebenso aber auch von der Dichte der Fadenstellungen. Für die Herstellung von Verbandmull rechnet man mit etwa 17 bis 24 Fäden pro cm². Bei Mullbinden sind es zwischen 20 und 24 Fäden. Dies bezieht sich auf die Summe von Kett- und Schussfäden, wobei oft etwas mehr Kett- als Schussfäden vorliegen.

Mullbinden und Verbandmull werden aus reiner Baumwolle gefertigt. Ihre Webart ist gleich. Sie unterscheiden sich nur in der Breite des Gewebes. Für andere Gewebe können andere Garne eingesetzt werden.

Gewirke. Im Unterschied zu Geweben werden Gewirke durch Maschen gebildet. Ein einfaches Beispiel sind Strickwaren. Industriell werden Gewirke an automatischen Strickmaschinen gefertigt. Entscheidend für die Qualität der Produkte ist die Maschenzahl pro cm². Aus Baumwollgarnen können z. B. Trikotschlauchbinden hergestellt werden, die an Rundstrickmaschinen gewirkt werden.

Vliesstoffe. Der Zusammenhalt dieser unregelmäßigen „Gewebe" ist eine Folge von punktuellen Vernetzungen der eingesetzten Fasern, z. B. durch Verhaken der Fasern bzw. durch Verkleben. Dies kann durch mechanische, chemische oder thermische Verfahren erreicht werden. Die wichtigsten Rohstoffe sind Viskose, Baumwolle und synthetische Fasern aus Polyamid, Polyester und Polypropylen. In vielen Fällen bilden die Vliese wichtige Zwischenprodukte zur Herstellung von Verbandstoffen. Die Verarbeitung von Zellstoff führt zu Vliesstoffen, die als Verbandzellstoff eingesetzt werden können (s. Abschn. 2.1).

3 Wundauflagen

Wundauflagen sind Verbandstoffe, die dazu bestimmt sind, oberflächengeschädigte Körperteile zu bedecken und dabei Wundsekrete bzw. Körperflüssigkeit aufzusaugen.

Ein erheblicher Anteil der dafür eingesetzten Erzeugnisse besteht ganz oder überwiegend aus Cellulose in der dafür jeweils geeigneten Form. Daneben werden vermehrt Polymere eingesetzt. Über die allgemeinen Anforderungen an solche Wundauflagen lassen sich einige Grundsätze aufstellen:

▨ Ausreichende **Saugfähigkeit** sowie **Saugkapazität** sind erforderlich, damit die Wundauflage größere Mengen von Wundsekret aufnehmen kann und auf diese Weise zur Selbstreinigung des Wundfeldes beiträgt.
▨ Die Wundauflage muss **Schutz gegenüber Fremdkörpern und Druck** bieten. Vor allem müssen Luftkeime ferngehalten werden. Der Schutz der Wunde vor Druck hängt von der Dicke der Wundauflage und von ihrer Kompressibilität ab.
▨ Die Wundauflage darf **keine mechanischen oder physiologischen Reize** auf die geschädigten Körperpartien ausüben, die eine Störung des Heilungsprozesses bewirken.
▨ Das **Verkleben der Wundauflage mit der Wundoberfläche ist zu verhindern.** Bei inaktiven hydrophilen Wundauflagen (s. Abschn. 3.2.1) kann dies nur durch häufiges Wechseln erreicht werden, da Wunde und Wundauflage beim Eintrocknen des Sekretes verkrusten. Alternativ ist ein Abdecken der Wunde mit einer Salbenschicht denkbar. Dies führt jedoch zum Verlust der Saugfähigkeit der Wundauflage. Günstigeres Verhalten wird erreicht, wenn Wunde und saugfähige Schicht durch eine hydrophobe aber poröse Trennschicht vor direktem Kontakt geschützt werden.
▨ **Wundauflagen müssen steril** sein.

Die in der Praxis üblichen Wundauflagen können die genannten Anforderungen nicht immer in gleicher Weise erfüllen. Je nach Verwendung müssen in der einen oder anderen Richtung Kompromisse gemacht werden: So sind z. B. Luft- und Wasserdampfdurchlässigkeit umso größer, je dünner die Wundauflagen sind. Gleichzeitig nehmen jedoch die ebenfalls geforderte Saugfähigkeit und Saugkapazität ab.

3.1 Ausgangsmaterialien

Bis vor einiger Zeit wurden allein inaktive Wundauflagen aus Baumwolle und Viskose verwendet. Sie kommen in Form von Watte, Verbandmull, Kompressen, Gewirken und Vliesstoffen zur Anwendung. Besonders als Einlage von Wundauflagen werden auch Zellstoff und Fluff

eingesetzt. Allen von der Cellulose abgeleiteten Materialien kommt eine ausgezeichnete Saugfähigkeit und Saugkapazität bei gleichzeitig hoher Reizlosigkeit zu. Für Luft und Wasserdampf besteht eine große Durchlässigkeit.

In letzter Zeit werden vermehrt Polymere als hydroaktive Stoffe (s. Abschn. 3.2.2) für Wundauflagen eingesetzt. Hier sind zu nennen:

▨ Hydrokolloidbildner
▨ Hydrogelbildner
▨ Polyurethan als Schaumbildner
▨ Calciumalginat.

Wichtig sind auch Polymere, die in Form von porösen Folien oder Vliesstoffen allein oder oft auch in Kombination mit cellulosehaltigen Materialien eingesetzt werden.

3.2 Wichtige Typen von Wundauflagen

3.2.1 Inaktive Wundauflagen

Einfache Wundauflagen aus Verbandmull

▨ **Verbandmull** (s. Abschn. 2.3) selbst kann nach entsprechendem Zuschnitt und mehrlagigem Falten als Wundauflage eingesetzt werden.
▨ Die klassische Wundauflage ist die **Kompresse**.
▨ **Mullkompressen** bestehen aus meist 20-fädigem Verbandmull, der zu geeigneten Größen gefaltet ist. Ausreichendes Saugvermögen besteht meist erst ab 16fach gelegten Kompressen. Größere Kompressen werden als Operationskompressen eingesetzt.
▨ **Bauchtücher** sind meist nur 6fach gelegt und vorzugsweise grün oder blau eingefärbt. Hauptsächlich werden sie bei Operationen eingesetzt und dienen zum Abdecken, Aufsaugen und zum Positionieren von Organen bzw. Körperteilen.
▨ **Röntgenkontrast-Kompressen** werden durch Einweben von bariumsulfathaltigen Fäden in Verbandmull erhalten. Durch die dadurch erreichte Sichtbarkeit im Röntgenbild wird ein sicheres Erkennen und Entfernen aller bei einer Operation verwendeten Kompressen erreicht.
▨ **Nabelkompressen** dienen zum Auflegen auf den Nabelbereich von Neugeborenen.
▨ **Tupfer** in verschiedenen Varianten werden direkt bei der Wundbehandlung eingesetzt.

Kombinierte Wundauflagen

Neben den einfachen Wundauflagen aus Verbandmull gibt es solche, die aus verschiedenen Materialien kombiniert sind. Beispiele sind

▓ **Zellstoff-Mull-Kompressen.**

▓ **Watte-Mull-Kompressen.**

▓ **Vliesstoff-Kompressen.** Diese bestehen aus einer Hülle aus viskosehaltigem Vliesstoff und einem saugfähigen Kern aus Watte, Fluff oder ebenfalls Vliesstoff. Auch Kombinationen aus Viskose und synthetischen Fasern sind auf dem Markt; sie haben eine geringere Verklebungstendenz mit der Wunde.

Nachteil der inaktiven Wundauflagen ist, dass ihr Kontakt mit den geschädigten Oberflächen beim Trocknen des Haut- oder Wundsekrets zu einer Verkrustung führt, die das Abheilen gefährdet. Dies kann entweder durch häufiges Wechseln der Auflage oder bei länger aufliegenden Verbänden durch die Anwendung folgender inaktiven Wundauflagen gemäßigt oder eingeschränkt werden.

▪ **Salbenkompressen** aus textilen Trägern, die entweder durch Tränken mit O/W-Emulsionen und anschließendem Trocknen oder durch Behandlung mit Kohlenwasserstoff- oder mit Lipogelen hydrophobiert werden. Ihre Oberfläche besteht aus einer gazeartigen Lage, deren Öffnungen Weiten von 1 bis 3 mm haben. Im Übrigen entspricht ihr Aufbau dem normaler Kompressen.

▪ **Metallbedampfte Wundauflagen** werden durch Bedampfen von Vliesstoffen und Geweben im Hochvakuum erhalten. Sie sind für Wasser, Blut und Sekret durchlässig, ohne jedoch mit der Wunde zu verkleben. Sie eignen sich für alle Zwecke, besonders auch für Brandwunden.

Tampons bestehen meist aus einem Kern aus Watte und einer Hülle aus Verbandmull oder einem gewirkten Netzschlauch. Auch aus Watte gepresste Tampons sind für bestimmte Zwecke üblich, z. B. Zahnwatterollen. Tampons dienen im Unterschied zu Kompressen meist zur Einlage in Wundbereiche und sind vor allem zur Sekretaufnahme bestimmt.

Die inaktiven Wundauflagen verändern nichts auf zellulärer und stofflicher Ebene; sie nehmen nur Sekret auf.

3.2.2 Interaktive (hydroaktive) Wundauflagen

Viele Wunden, insbesondere chronischer Art, heilen unter Feuchtbehandlung besser als unter Trockenbehandlung mit inaktiven Wundauflagen. Die hierfür eingesetzten interaktiven Feuchthalteverbände werden auch **Hydroaktiv-**

Verbände genannt. Sie lagern Wundsekret unter Gelbildung ein, was ein günstiges, feuchtwarmes, physiologisches Mikroklima schafft. Es wird ein auch kurzzeitiges Austrocknen der Wunde vermieden. Die Verbände lassen sich ohne Verkleben mit der Wunde wechseln.

Folgende Gruppen von Hydroaktiv-Verbänden können unterschieden werden:

▓ **Hydrokolloid-Verbände.** Hydrokolloide quellen mit dem Wundsekret. Das sich bildende Gel füllt die Vertiefungen der Wunde aus. Als Hydrogelbildner werden Natriumcarboxymethylcellulose, Gelatine oder Pektin eingesetzt. Durch einen Zusatz von Polyisobutylen oder Polyacrylat sind sie selbstklebend. Hydrokolloid-Kompressen sind nach außen durch eine semipermeable, keim- und wasserdichte Deckfolie abgeschlossen, oder die Hydrokolloide werden lose in Tuben abgepackt.

▓ **Hydrogel-Verbände** bestehen im Gegensatz zu den Hydrokolloid-Verbänden aus höhermolekularen, quervernetzten, hydrophilen Polymeren. Sie enthalten unterschiedliche Wassermengen, sind aber in Wasser unlöslich. Sie sind quellbar und können unter Gelbildung Sekrete bis zu ihrem Eigengewicht aufnehmen sowie kleinere Moleküle in der Polymerschicht binden. Hydrogele können aber auch ihre Feuchte an trockene Wunden abgeben. Als Polymer wird häufig Natriumcarboxymethylcellulose eingesetzt. Nach außen sind Hydrogel-Verbände durch eine semipermeable Folie abgeschlossen. Sie müssen mit Fixierpflaster oder Binden befestigt werden.

▓ **Polyurethan-Schaum-Verbände** sind unterschiedlich aufgebaut. Meist bestehen sie aus zwei oder drei Polyurethan-Schichten unterschiedlicher Hydrophilie oder aus einer Kombination von Polyurethan mit einem anderen Polymer. Die Schäume nehmen Sekret durch Kapillarwirkung und durch Adsorption auf. Der Schaum quillt in die Wunde hinein. Die feine Porosität des Schaumes resultiert aus der Kohlendioxid-Entwicklung während der Polymerisation. Die Schaumstoff-Kompressen können nach außen mit einer Polyurethanfolie verbunden sein.

▓ **Calciumalginat-Verbände.** Calciumalginat aus Braunalgen bildet über die Calciumionen verbundene Doppelhelix-Stränge von hoher Quellfähigkeit. Die Calciumalginatfasern werden zu Kompressen oder Tamponaden verarbeitet. Mit den im Wundsekret enthaltenen Natriumionen erfolgt ein spontaner Ionenaustausch. Dies bewirkt eine Teilung der Doppelhelix in die Einzelstränge, die ein höheres Wasserbindungsvermögen haben. Aus den trockenen Calciumalginatfasern entsteht so mit dem Exsudat ein Gel. Die Wundauflage ist luftdurchlässig.

Daneben sind noch **aktive Wundauflagen** bekannt: Hierzu rechnen **Kohle-Verbände**. Sie bestehen aus großporiger Kohle mit Silber-Zusatz. Kohle-Verbände adsorbieren Bakterien und nehmen insbesondere geruchsintensive Zerfalls- und Stoffwechselprodukte auf. Die Wundauflage kann zum Beispiel auf einem Saugvlies aufgebracht sein.

4 Fixierverbandstoffe

Fixierverbandstoffe haben die Aufgabe, Wundauflagen über den gewünschten Körperpartien zu befestigen. Unter diesen Begriff fallen eine Reihe verschiedener Binden sowie die Schlauch- und Stülpverbände, Netzverbände, außerdem Pflaster. Sie sollen luft- und wasserdampfdurchlässig sein.

4.1 Binden

Binden sind die wichtigsten Hilfsmittel zur Fixierung von Wundauflagen. Es wird zwischen folgenden Typen unterschieden:

- **Mullbinden** bestehen aus Baumwolle. Sie werden auf Bandwebstühlen hergestellt und haben in der Regel Webkanten auf beiden Seiten. Zur Verwendung als direkte Wundauflage sind sie nicht vorgesehen. Trotzdem haben sie eine gewisse Saugfähigkeit und besitzen dabei eine außerordentlich gute Durchlässigkeit für Wasserdampf und Luft. Die traditionellen Mullbinden erfüllen die Anforderungen an Fixierverbandstoffe nur ungenügend. Sie sind daher weitgehend durch elastische Binden ersetzt.
- **Elastische Fixierbinden** eignen sich aufgrund ihrer Längs- und Querelastizität vor allem zur Anwendung im Bereich von Gelenken und gewölbten Körperpartien (s. a. Abschn. 4.4). Ihre Elastizität verdanken sie der Verwendung von elastischen Garnen. Entweder können Fäden aus Elastomeren oder aus stark gekräuselten Polyamid-Fäden oder überdrehten Baumwollgarnen hergestellt werden. Als Elastomere dienen z. B. Endlos-Einzelfäden aus Polyurethanen. Bei Verwendung von gekräuselten Polyamid-Fäden werden meist Mischgewebe mit cellulosehaltigen Fasern eingesetzt. Das Überdrehen der Baumwollgarne bezweckt,

dass diese Garne sich beim Entspannen durch Ausbildung verdrillter Schlaufen zusammenziehen, die sich bei erneuter Spannung aufdrehen lassen. Diesem Vorgang steht jedoch eine Kraft entgegen, die die Elastizität der daraus gefertigten Binden ausmacht.

- **Selbsthaftende Fixierbinden** werden durch Imprägnieren mit hautverträglichen Latex-Emulsionen hergestellt. Hierdurch erhält man einen rutschfesten Verband.

4.2 Schlauch-, Stülp- und Netzverbände

Neben der Fixierung von Verbänden mit Hilfe von Binden besteht auch die Möglichkeit, elastische Verbände in Schlauchform anzulegen. Dabei werden zwei unterschiedliche Prinzipien genutzt. Einmal lassen sich nahtlos gewirkte Trikotverbände in Schlauchform anwenden, die überwiegend aus Baumwolle, Viskose oder Gemischen von beiden hergestellt sind. Zum anderen werden netzartige Verbände eingesetzt, die ebenfalls in Schlauchform gefertigt sind, jedoch aus vollsynthetischen Garnen oder Elastomeren bestehen.

- **Gewirkte Schlauch- und Stülpverbände** sind feine, nahtlos in Trikotart gewirkte, strumpfartige Schläuche. Sie lassen sich leicht über Wundauflagen stülpen und bilden einen gut sitzenden, rutschfesten Verband, der ohne Einschnürung fest anhaftet. Die Dehnbarkeit solcher Trikotschläuche erklärt sich aus ihrer Wirktechnik. Die Maschen lassen sich sowohl in Längs- als auch Querrichtung dehnen, wobei sich das Schlauchstück entweder in Längsrichtung streckt oder verkürzt und dabei seinen Umfang verengt oder weitet. Durch Drehen des Schlauches auf der Stelle kann ihm dort, wo fester Sitz erwünscht ist, seine Dehnbarkeit genommen werden, während er an den anderen Stellen elastisch und locker sitzt. Die Weitmaschigkeit der Gewebe garantiert gute Luft- und Wasserdampfdurchlässigkeit.

Schlauchverbände, die zu 100 % aus Baumwolle bestehen, werden als **Trikotschlauchbinde** bezeichnet.

Durch die Verwendung elastischer Fäden, zum Beispiel umsponnener Gummifäden, erhält man **dauerelastische Schlauchverbände**.

- **Netzschlauchverbände** bestehen im Unterschied zu den in Trikotart gewirkten Verbänden aus besonders weitmaschigen und hochelastischen Geweben aus überwiegend synthetischen Materialien. Üblich sind Kombinationen aus Polyamid- und Gummifäden, die teilweise auch mit Baumwolle ergänzt werden. Anlegetechnik und Vorteile entsprechen denen der vergleichbaren Trikotware. Wegen ihrer ausgeprägten Dehnbarkeit sitzen sie jedoch überall elastisch am Körper.

Schlauch- und Stülpverbände eignen sich auch zur Unterfütterung von Gipsverbänden.

4.3 Pflaster

Bei den Pflastern lassen sich drei Gruppen unterscheiden:

- Heftpflaster
- Wundschnellverbände
- Spezialpflaster.

Heftpflaster bestehen aus meist schmalen, mit einer Klebemasse beschichteten Streifen. Sie sind meist in Rollenform erhältlich und sind zum Fixieren von Verbänden oder medizinischen Instrumenten auf der Körperoberfläche bestimmt, z. B. von Dauerkanülen.

Wundschnellverbände leiten sich von den Heftpflastern her. Ein Teil der klebenden Fläche ist jedoch bereits mit geeigneten Wundauflagen beschichtet, wofür Mull-Kompressen, Mull-Watte-Kompressen, Spezialgewebe oder Vliesstoffe in Frage kommen. Die Oberflächen der Wundauflagen können mit netzartigen hydrophoben Folien oder Beschichtungen abgedeckt oder auch mit Aluminium bedampft sein. Dies soll die Gefahr einer irreversiblen Verkrustung der Auflage mit der Wunde mindern (s. Abschn. 3).

Wundschnellverbände dienen in erster Linie für Bagatellverletzungen, wie z. B. kleine Schürf-, Schnitt- und Brandverletzungen sowie für Risse und kleinere Furunkel. In größeren Dimensionen können sie auch für die postoperative Wundversorgung stark sezernierender und druckempfindlicher Bereiche eingesetzt werden. In diesen Fällen muss Sterilität vorliegen.

Die zur Herstellung von Pflastern eingesetzten **Trägermaterialien** sind recht verschiedenartig. Es kommen Gewebe aus Baumwolle oder Viskose unterschiedlichster Herkunft und Ausführung in Frage. Teilweise sind die Gewebe reißfest, andere aus praktischen Gründen besonders leicht reißbar. Andere verhalten sich elastisch. Auch Gewebe aus Celluloseacetat **(Silk-Pflaster)** sowie Vliesstoffe aus Polyester oder Polyamid **(Vlies-Pflaster)** mit teilweise guter Querelastizität werden eingesetzt. Alternativ zu Geweben oder Vliesstoffen können Folien verwendet werden,

die sich besonders gut für wasserfeste Pflaster eignen. Transparente Polyethylen-Folien können durch Perforation für Luft und Wasserdampf durchlässig gemacht werden. Die wasserabstoßende Wirkung bleibt dabei erhalten, da sich die Poren je nach Porendurchmesser aufgrund des hohen Benetzungswinkels nicht benetzen lassen. Zur Herstellung höherwertiger Inzisionsfolien wird Polyurethan verwendet.

Eines der wichtigsten Probleme bei den auf Kautschukbasis (s. Abschn. 2.2) aufgebauten traditionellen **Klebemassen** ist ihre relativ hohe Tendenz zur Allergisierung der Haut.

Dies kann durch hypoallergene Klebemassen, unter denen vor allem die Polyacrylat-Klebemassen von Bedeutung sind, umgangen werden. Besonderer Wert wird bei ihnen auf einen sehr niedrigen Gehalt an Monomeren und Oligomeren gelegt, denen eine allergisierende Wirkung zugeschrieben wird. Solche Pflaster sind ausgezeichnet hautverträglich, hinterlassen keine Rückstände auf der Haut und lassen sich auch von behaarter Haut schmerzlos abziehen. Außerdem haben sie eine hohe Lagerstabilität und sind mit Dampf sterilisierbar. Da sie kein Zinkoxid oder andere anorganische Zusätze enthalten, sind sie für Röntgenstrahlen voll durchlässig.

Zur Abdeckung der noch freien Klebeschicht von Wundschnellverbänden werden siliconisierte Spezialpapiere oder Polyethylen-Folien herangezogen. Sie müssen sich leicht wieder abziehen lassen. Dies wird – bei gleichzeitiger hoher Adhäsion zwischen Klebemasse und Trägermaterial – durch geringere Adhäsionskräfte zwischen Klebemasse und Abdeckung erreicht. Diese Deckfolien erleichtern die Applikation der Wundschnellverbände ohne bakterielle Kontamination der Wunde.

Das Auftragen der Polyacrylat-Klebemassen auf die Trägermaterialien geschieht in Form ihrer Lösungen in flüchtigen, stärker polaren Lösungsmitteln. Die Lösungen werden in geeigneter Konzentration und Viskosität durch Walzen-, Rakel-, Gieß- oder Sprühvorrichtungen kontinuierlich in dünner Schicht auf Bänder des Trägermaterials aufgetragen. Unmittelbar an das Auftragen schließt sich ein Trocknungsprozess an, bei dem die Bänder durch explosionsgeschützte Trockenkammern bei hoher Konvektion geschleust werden. Die Bänder werden zu Rollen aufgewickelt und zu Heftpflastern, Wundschnellverbänden oder Spezialartikeln weiterverarbeitet. Für das Auftragen synthetischer Kautschukmassen ist kein Lösungsmittel erforderlich;

Acrylate werden als wässrige Dispersion auf das Trägermaterial aufgetragen. Natur-Kautschuk wird nicht mehr verwendet.

Eine wichtige Eigenschaft der Pflaster ist ihre Klebekraft. Sie darf durch die Hautfeuchtigkeit nicht gestört werden. Um die Feuchtigkeit nicht zurückzuhalten, müssen Pflaster wasserdampfdurchlässig sein. Weiterhin müssen Pflaster die Bewegungen der Haut mitmachen, um nicht mechanisch allmählich abgelöst zu werden. Dieses Ablösen wird durch eine ausreichende Elastizität des Trägermaterials verhindert.

Zu den **Spezialpflastern** sind **Nabelbruchpflaster** zur Behandlung von Nabelbrüchen bei Säuglingen zu rechnen.

Sprühpflaster werden in der Regel als Aerosolzubereitungen aus Aerosolbehältnissen direkt auf die Haut gesprüht. Nach Abdampfen des Lösungsmittels bildet sich ein die Wunde bedeckender Film aus. Diese Sprühverbände eignen sich auch gut zum Befestigen von Wundauflagen.

Keine Pflaster im engeren Sinne sind pflasterähnliche Spezialprodukte, wie z. B. **Pflasterbinden** (s. Abschn. 4.4).

Okklusivfolien sind meist mit Polyacrylat beschichtete flexible Kunststofffolien, die zur Okklusionstherapie herangezogen werden. Der nach Applikation fast vollkommene Abschluss von Luft und Feuchtigkeit und die damit verbundene starke Hydratisierung der Haut schaffen ein zur Behandlung bestimmter Hautkrankheiten vorteilhaftes Milieu. Einfache selbstklebende Okklusivfolien dienen auch zum hermetischen Abschluss von Fisteln und künstlichen Körperöffnungen in der Krankenpflege, z. B. vor dem Baden oder Duschen. Die Okklusion verbessert auch die transdermale Aufnahme einer Reihe von Wirkstoffen, indem sie die Durchlässigkeit der Hornschicht erhöht. Bei ausreichender transdermaler Aufnahme des Wirkstoffs ist auf diesem Weg auch eine systemische Therapie möglich. Dieses Prinzip ist in den **Transdermalen Therapeutischen Systemen** verwirklicht (s. Kap. 17, Abschn. 3).

4.4 Kompressions-, Stütz- und Starrverbandstoffe

Trotz äußerst unterschiedlicher Anwendungsgebiete bietet das technische Konzept der Kompressions-, Stütz- und Starrverbände stark fließende Übergänge. Ihre Anwendung reicht z. B. von der Kompression einer venösen Durchblutungsstörung über die Ruhigstellung

eines Gelenks bis zur Fixierung einer Knochenfraktur.

Kompressionsverbandstoffe

Hauptanwendungsgebiet dieser Gruppe sind Störungen des venösen Rückflusses des Blutes. Gängiges Mittel dazu sind **elastische Binden**, die sich nach Material und Verhalten unterscheiden. Üblicherweise werden folgende Unterscheidungen getroffen:

- **Dauerelastische und nicht-dauerelastische Kompressionsbinden** werden grob danach unterschieden, ob sie ihre Elastizität im gedehnten Zustand über längere Zeit beibehalten oder ob sie sie relativ schnell verlieren. Dies ist vor allem eine Funktion der verwendeten Materialien und der Herstellung. Unter den dauerelastischen Kompressionsbinden wird unterschieden zwischen **Kurz-, Mittel- und Langzugbinden**. Sie haben ein unterschiedliches Kraft-Dehnungsverhalten. Abb. **20.3** zeigt die typischen Kraft-Dehnungs-Kurven. Da Spannungs- und Entlastungskurven sich nicht decken, spricht man von einer Hysteresekurve. Bei der Beurteilung der Kurvenverläufe ist zu beachten, welche Kraftänderungen bestimmte Längenänderungen zur Folge haben.

Bei den Kurzzugbinden treten schon bei geringer Dehnung bedeutende Rückstellkräfte auf. So führen die rhythmische Anspannung und Erschlaffung der Beinmuskulatur beim Anlegen einer Kurzzugbinde zu einer entsprechenden Rhythmik des Kompressionsdrucks. Bei Langzugbinden bewirken die durch das Muskelspiel ausgelösten kleinen Änderungen des Beinumfangs dagegen nur geringe Veränderungen der Rückstellkräfte, so dass der vom Verband ausgeübte Kompressionsdruck nahezu konstant bleibt.

Im Allgemeinen spricht man von Langzugbinden bei einer Dehnbarkeit im Bereich von etwa 200 % und von Kurzzugbinden bei einer Dehnbarkeit von 50–70 %. Die Dehnbarkeit der Mittelzugbinden liegt zwischen den beiden Extremen.

Im Einzelnen sind folgende Erzeugnisse üblich:

- **Idealbinden** sind elastische Binden aus Baumwolle. Bei den Schussfäden dürfen bis maximal 33 % Viskosefasern anstelle der Baumwollfasern verarbeitet werden. Idealbinden gelten als typische Kurzzugbinden, da ihre Rückstell-

kraft auch bei geringer Dehnung kräftig zunimmt. Die Kette dieser Binden besteht aus
überdrehten Baumwollgarnen (s. Abschn. 2.3).
Dadurch ergibt sich die Möglichkeit, die Binde
in Längsrichtung elastisch zu dehnen. Die Kanten sind meist als Webkanten ausgebildet.
Idealbinden sind nicht dauerelastisch, da sie
ihre Elastizität bei häufigem Spannen und Entspannen rasch einbüßen. Durch Waschen und
Trocknen wird die Elastizität jedoch vollständig wiederhergestellt.

■ **Dauerelastische Binden** werden unter Verwendung dauerelastischer Kettgarne hergestellt. Darunter fallen z. B. gekräuselte Polyamid-Fäden oder Elastomere aus Polyurethan
oder Kautschuk. Die Schussgarne dieser Binden sind meist aus Baumwolle und sind daher
nicht elastisch. Die Elastizität der Binden bezieht sich folglich nur auf die Längsrichtung.
Bei Verwendung von Schussfäden aus elastischen Garnen erhält man Binden, die sich sowohl längs- als auch querelastisch verhalten.
Das Verhältnis von Quer- zu Längselastizität
lässt sich durch die technische Konzeption genau vorherbestimmen. Je nach Ausführung
und Webart erhält man Kurzzug- oder Langzugbinden mit allen Übergängen.

■ **Universalbinden** sind Mittelzugbinden. Sie
bestehen meist aus über 50 % Baumwolle mit
Polyamid- und/oder Polyurethanfasern.

■ **Selbsthaftende Binden und Pflasterbinden**
werden für Kompressionsverbände verwendet, die über längere Zeit angelegt werden sollen, z. B. in der Sportmedizin. Diese Technik
gewährleistet einen dauerhaften Sitz und er-

leichtert das Anlegen von rutschfesten Verbänden. Als Klebemassen werden vor allem
Zinkoxid-Kautschuk- und Polyacrylat-Klebemassen (s. Abschn. 2.2 und 4.3) eingesetzt. Bei
geringer Beschichtung tritt lediglich Haftung
mit sich selbst ein, während eine stärkere Beschichtung auch einen Klebekontakt mit der
Haut herbeiführt.

Den Pflasterbinden werden die unelastischen
Tape-Pflaster zugeordnet. Sie bestehen aus
Baumwolle- oder Viskosegewebe.

Stützverbandstoffe

Die Anwendung von Stützverbänden liegt
hauptsächlich auf dem Gebiet der Ruhigstellung
von Gelenken, ganzen Gliedmaßen und anderen
Körperteilen. Hauptsächlich werden dazu Langzugbinden eingesetzt.

Zwischen den als Stützverband oder als Kom-
pressionsverband einsetzbaren Binden gibt es
jedoch so stark fließende Übergänge, dass keine
klare Trennung möglich ist. Die Unterteilung
der verschiedenen Typen an Binden kann daher
dem gleichen Schema wie bei den Kompressi-
onsverbänden folgen, d. h. Idealbinden, dauerelastische Binden und selbsthaftende bzw. Pflasterbinden.

■ **Halbstarre Zinkleimverbände**
Eine weit stärkere Ruhigstellung von Extre-
mitäten wird durch halbstarre **Zinkleimbinden**
erreicht. Man erhält sie durch Imprägnieren von
kräftigen Mullbinden oder Idealbinden als tex-
tilem Trägermaterial mit durch Erwärmen ver-

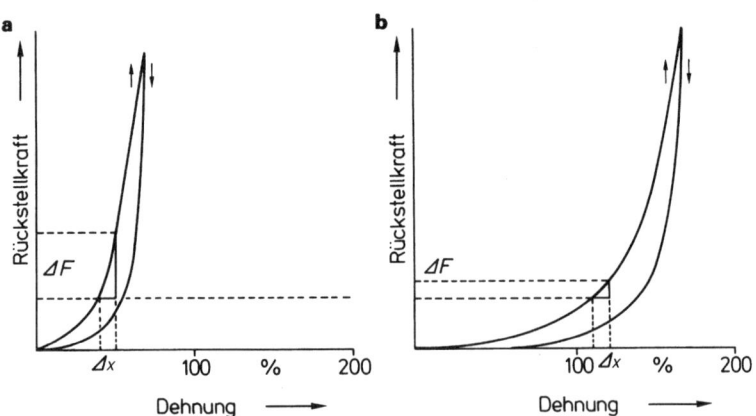

Abb. **20.3**   Schematische Kraft-Dehnungs-Kurven von Kurzzug- (**a**) und Langzugbinden (**b**). Die aufwärts und abwärts gerichteten Pfeile bezeichnen die Spannungs- und Entlastungskurven. Die Dehnungsänderung Δx hat unterschiedliche Kraftänderungen ΔF zur Folge.

flüssigtem Zinkleim. Zinkleim besteht traditionell aus Zinkoxid und einer Glycerol-Gelatine-Lösung. Beim Anlegen gebrauchsfertiger Binden kann die Zink-Gel-Masse leicht in die gewünschte Form modelliert werden und erstarrt zu einer „halbstarren" Form hoher Formbeständigkeit. Zur Erhaltung der Stabilität gebrauchsfertiger Zinkleimbinden wird eine sorgfältige Verpackung gefordert, die das Eintrocknen des Zinkleims verhindert. Dies kann durch gewachste Papiere oder Polyethylenfolie erreicht werden. Insgesamt ist die Lagerstabilität jedoch begrenzt.

▪ Starrverbandstoffe – Gipsverbände
Die extreme Form des Stützverbands ist der Starrverband. Am geläufigsten sind dabei die **Gipsverbände**.

Das zugrundeliegende Prinzip des Gipsverbands ist das Abbinden des Gipshalbhydrats 2 $CaSO_4 \cdot H_2O$ zum Doppelhydrat $CaSO_4 \cdot 2H_2O$. Das Halbhydrat entsteht durch Brennen oder Kochen des natürlich vorkommenden oder als Nebenprodukt bei chemischen Prozessen anfallenden Doppelhydrats, wobei das Kristallwasser entzogen wird.

Zur Herstellung von Gipsbinden werden Mullbinden oder breiter Verbandmull mit Suspensionen von Halbhydrat möglichst kleiner Partikelgröße und wasserlöslichen bzw. quellbaren Bindemitteln in wasserfreien, organischen Lösungsmitteln bestrichen. Das Lösungsmittel wird durch einen mäßig warmen Luftstrom entfernt. Die Gipsauflage beträgt etwa 400 bis 500 $g \cdot m^{-2}$.

Die Anwendung der Gipsbinden erfolgt so, dass die Binden in etwa 20 °C warmes Wasser etwa 2 bis 6 s eingetaucht werden. Die Abbindezeit bis zum Erstarren beträgt etwa 4 bis 6 min. Diese Zeit steht somit zur Verfügung, um den Verband in die gewünschte Form zu modellieren. Beim Abbinden des Halbhydrats wird Wärme frei, so dass besonders bei dicken Verbänden die Temperatur unerträglich hoch ansteigen kann. Es muss daher langsam gearbeitet werden. Größere Verbände müssen daher in Etappen angelegt werden. Besonders kräftige Verbände werden mit den **Longetten** erzielt. Es handelt sich um mehrfach gefaltete Binden zur großflächigen Verarbeitung.

Gipsverbände werden zur Schonung der Hautoberfläche und zur leichten Polsterung meist unterfüttert. Dazu sind z. B. Vliesstoffe (s. Abschn. 2.3) oder Schlauchverbände aus Trikot-Ware geeignet (s. Abschn. 4.2).

Gipsbinden können wegen der Wasseraufnahme des Halbhydrats nicht länger als etwa 6 Monate bei einfacher Verpackung gelagert werden. Bei hermetisch dichter Folien-Verpackung sind längere Lagerzeiten möglich.

▪ Synthetische Stütz- bzw. Starrverbände
Teilweise werden auch Kunststoff-Stützverbände eingesetzt. Sie bestehen entweder aus einem Polyester- oder Glasfaser-Trägermaterial, das mit wasseraktivierbarem Polyurethanharz getränkt ist. Die Trägermaterialien garantieren eine hohe Stabilität und Bruchsicherheit. Die Tauchzeit der Stützverbände in Wasser von 20 °C beträgt etwa 5 s, die Modellierzeit 5–7 min; nach 30 min ist die volle Belastbarkeit erreicht.

Vereinzelt werden auch Polypropylen-Gewebe als Trägermaterial verwendet.

Ein Vorteil der synthetischen Stützverbände ist das gegenüber dem Gipsverband leichtere Gewicht, ein Nachteil besteht in dem höheren Preis. Das Einsatzgebiet liegt in erster Linie bei der Sekundärversorgung von Frakturen.

5 Chirurgisches Nahtmaterial

Das Arzneibuch enthält für chirurgisches Nahtmaterial die Monographien

- Steriles Catgut,
- Sterile, nicht resorbierbare Fäden,
- Sterile, resorbierbare, synthetische Fäden,
- Sterile, resorbierbare, geflochtene, synthetische Fäden.

Zusätzlich werden die Anforderungen an die einzelnen Stoffklassen noch in Einzel-Monographien beschrieben. Eine Übersicht über Stoffe, Zusammensetzung und wichtige Eigenschaften wird in Tab. **20.2** gegeben.

Im Fadenaufbau wird zwischen monofilen, polyfilen und pseudomonofilen Fäden unterschieden. **Monofile Fäden** bestehen aus einem einzigen Filament. **Polyfile Fäden,** auch als multifile Fäden bezeichnet, sind aus vielen Einzelfilamenten aufgebaut, die miteinander verzwirnt oder geflochten den zylindrischen Fadenkörper bilden. Polyfile Fäden besitzen häufig eine raue Oberfläche. In den **pseudomonofilen Fäden** sind mehrere Einzelfäden mit einer glatten Hülle ummantelt.

Die im Arzneibuch noch aufgenommenen **Nahtmaterialien** im Fadenspender sollten wegen des Kontaminationsrisikos nicht mehr verwendet werden.

Tabelle **20.2**   Chirurgisches Nahtmaterial..

Ordnungsrinzip nach Arzneibuch	Stoffklasse	Herkunft, Zusammensetzung	Bemerkungen
Steriles Catgut	Kollagen	Faseriges Bindegewebe des Rinderdünndarms	Allergenes Potential. Ab Anfang 2001 wegen BSE-Problematik verboten.
Sterile, nicht resorbierbare Fäden	Seide; natürliches Polyamid	aus Kokons des Maulbeerseidenspinners (Bombyx mori)	Vorteil: gute Knüpfeigenschaften. Nachteil: geringere Zug-/Reißfestigkeit.
	Leinen	aus Stängeln des Flachses (Linum usitatissimum); hauptsächlich Cellulose (85 %), Hemicellulose, Pektin	Vorteil: geringer Preis.
	Polyester	Polyethylenterephthalat-Fäden (s. Abschn. 2.2)	Vorteil: Hohe Dauerzugfestigkeit (wichtig z. B. bei Herzoperationen).
	Polyamide	Polyamid-6, Polyamid-6,6 (s. Kap.6, Abschn. 2.2)	Nachteil: Zerfallen im Laufe von Monaten, wobei Bruchstücke im Organismus verbleiben.
	Polypropylen	nur isotaktisches Material (s. Kap. 6, Abschn. 3.2)	Die Bedeutung aller nicht resorbierbarer Nahtmaterialien ist nach Einführung resorbierbarer Fäden zurückgegangen.
Sterile, resorbierbare synthetische Fäden	Polyester	durch Hydrolyse bioabbaubare Polyester unterschiedlicher Zusammensetzung	Monofiler Fadenaufbau Funktionszeiten in Abhängigkeit von der Polyester-Zusammensetzung und Kettenlänge zwischen 20 und 80 Tagen. Trockene Verpackung erforderlich.
Sterile, resorbierbare, geflochtene, synthetische Fäden	Polyester	insbesondere Polymere bzw. Copolymere der Polyglykol- und Polymilchsäure. Aus Polymerisationsprodukten erhält man mittels Schmelzspinnverfahren Fasern, die zu Garnen gebündelt und dann zu Fäden verflochten werden	Geflochtener, polyfiler Fadenaufbau. Wegen der rauen Oberflächenbeschaffenheit erfolgt meist noch Beschichtung der Fäden. Funktionszeit kann durch Gammabestrahlung reduziert werden. Trockene Verpackung erforderlich.

Qualitätsprüfungen

Richtlinien zur Qualitätsbestimmung von Verbandstoffen finden sich im Arzneibuch und in DIN-Vorschriften. Das Arzneibuch verlangt unter anderem die in Tab. **20.3** angegebenen Qualitätsprüfungen.

Die Bestimmung der **Absinkdauer** erfolgt, indem die in einem Körbchen aus Kupferdraht befindliche Untersuchungsprobe auf eine Wasseroberfläche fallengelassen und die Zeit bis zum Absin-

ken unter die Wasseroberfläche bestimmt wird. Mit der gleichen Probe wird anschließend das **Wasserhaltevermögen** bestimmt.

Die Bestimmungen der **Reißkraft** und der **Nadelbefestigung** erfolgen mit einem Tensiometer, dessen Klemmbacken sich mit einer bestimmten Geschwindigkeit auseinanderbewegen.

In der amerikanischen Pharmakopoe wird für Heftpflaster eine Bestimmung der **Klebkraft** und der Reißkraft vorgeschrieben.

Tabelle **20.3**   Arzneibuch-Bestimmungen für Verbandmittel.

Bestimmung der Saugfähigkeit
- Absinkdauer (Verbandwatten, Hochgebleichter Verbandzellstoff)
- Wasserhaltevermögen (Verbandwatten)

Bestimmung der Flächenmasse (Hochgebleichter Verbandzellstoff, Verbandmull)

Bestimmung des Fadendurchmessers (Chirurgisches Nahtmaterial)

Bestimmung der Fadenzahl (Verbandmull)

Bestimmung der Reißkraft (Chirurgisches Nahtmaterial, Heftpflaster USP)

Bestimmung der Nadelbefestigung (Chirurgisches Nahtmaterial)

Bestimmung der Klebkraft (Heftpflaster USP)
Prüfung auf Sterilität (Sterile Verbandwatten)

Weiterführende Literatur

Becker, S. (2000), Moderne Verbandstoffe, Krankenhauspharmazie *21*, 340.

Feuerhelm, K. (1997), Alles was klebt. Vom Bleipflaster zum modernen Heftpflaster, PTA heute *11*, 1016.

Feuerhelm, K. (1998), Wundauflagen, PTA heute *12*, 943, 1061, 1146.

Gutzler, H. (1999), Verbandmittel – eine Übersicht, PZ Prisma *6*, 145.

Hagers Handbuch der Pharmazeutischen Praxis, Band 1 (Wurm, G.), 5. Auflage, Springer Verlag, Berlin, Heidelberg, New York, S. 1–42.

Hoffmann, R. (1991), Pflaster, in Pharmazeutische Technologie (Sucker, H., Fuchs, P., Speiser, P., Herausgeb.), Georg Thieme Verlag, Stuttgart, New York, S. 637–642.

Riedel, E., Triebsch, W., Sedlarik, K. M. (1995), Verbandstoff-Fibel, 4. Aufl., Wissenschaftliche Verlagsgesellschaft mbH, Stuttgart.

Vasel-Biergans, A. (2003), Wundauflagen für die Kitteltasche, Wissenschaftliche Verlagsgesellschaft mbH, Stuttgart.

Wilson, F., Kohm, B. (2003), Verbandmittel, Krankenpflegeartikel, Medizinprodukte, 8. Aufl., Wissenschaftliche Verlagsgesellschaft mbH, Stuttgart.

Wolf, E. (1998), Die Zeit heilt nicht alle Wunden: Wundversorgung ernst nehmen, Pharm. Ztg. *143*, 3841.

Kapitel 21

Primärpackmittel

1 Allgemeines, Definitionen

Arzneizubereitungen oder Darreichungsformen müssen zu ihrem besseren Schutz, zur leichten Handhabung und zur Lagerung zweckmäßig verpackt werden. Da Arzneimittel bei nicht bestimmungsgemäßer Anwendung außerdem ein Gefährdungspotenzial aufweisen, sind zusätzliche Anforderungen an Arzneimittelverpackungen zu stellen. So werden in der Pharmazie nicht nur Verpackungen mit speziellen Dosierungsvorrichtungen verwendet, sondern auch Kalenderpackungen, welche die bestimmungsgemäße rechtzeitige Applikation sicherstellen sollen, und Verpackungen mit kindersicheren Verschlüssen bzw. mit Sicherheitsverschlüssen zum Schutz gegen unbefugtes Öffnen. Die wichtigsten Begriffe im Verpackungswesen werden in der DIN 55 405 definiert (s. Abb. **21.1**).

Bei den Packmitteln werden Innenbehältnisse oder Primärpackmittel und Außenumhüllungen bzw. Sekundärpackmittel unterschieden. Aus pharmazeutisch-technologischer Sicht sind die Primärpackmittel von besonderem Interesse, weil sie mit den Arzneizubereitungen oder Darreichungsformen in unmittelbarem Kontakt stehen. Bei der Auswahl von Primärverpackungen müssen deshalb die Möglichkeiten von chemischen und physikalischen Wechselwirkungen

zwischen Primärpackmittel und Arzneizubereitung berücksichtigt werden.

Die Hauptaufgaben einer Verpackung bestehen darin, dass sie die enthaltene Arzneizubereitung vor äußeren Einwirkungen, z. B. gegenüber Licht, Luft, Feuchtigkeit und mikrobiellen Verunreinigungen, schützt und dass sie eine sichere und genau zu dosierende, komplikationslose Applikation durch den Patienten gestattet.

Bei Primärpackmitteln sollten zusätzlich drei Arten von Wechselwirkungen zwischen dem Packmaterial und der Arzneizubereitung berücksichtigt werden:

- die **Permeation** von Gasen wie O_2, CO_2 oder H_2O-Dampf durch das Packmaterial, wodurch die Stabilität der Zubereitung beeinflusst werden kann;
- die **Adsorption** bzw. **Absorption** (Verteilung) von Wirkstoffen (z. B. Peptide und Proteine) oder Hilfsstoffen (z. B. Konservierungsmittel) aus der Zubereitung an bzw. in das Packmaterial, wodurch sich die Stabilität oder der Wirkstoffgehalt der Zubereitung verschlechtern kann;
- die **Migration** von Substanzen aus dem Packmaterial in die Zubereitung. Hier sind u. a. toxische Weichmacher zu nennen.

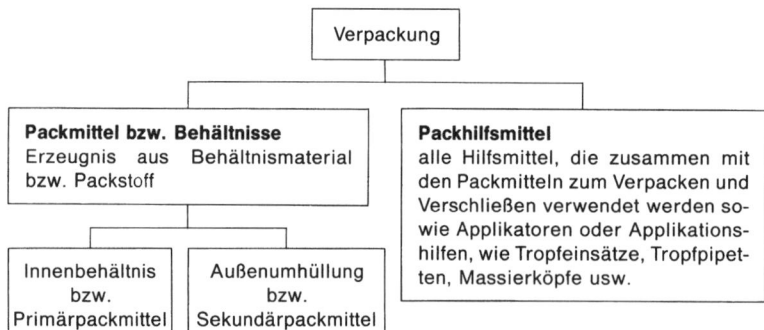

Abb. **21.1** Die wichtigsten Begriffe im Verpackungswesen.

Die Bedeutung der Verpackung für die Arzneimittelqualität ist am besten daraus zu ersehen, dass bestimmte Darreichungsformen nur in geeigneter Primärverpackung stabil auf den Markt gebracht werden können. Brausetabletten müssen beispielsweise wasserdampfdicht verpackt werden, während das extrem lichtempfindliche Nifedipin angemessen vor Licht geschützt werden muss.

2 Beschreibung von Primärpackmitteln bzw. Behältnismaterialien

2.1 Glas

Glas ist ein anorganisches Schmelzprodukt, das beim Abkühlen praktisch ohne Kristallisation erstarrt. Glas kann deshalb auch als unterkühlte Schmelze mit isotroper Struktur bezeichnet werden. Der Hauptbaustein bzw. der Hauptstrukturbildner des Glases ist SiO_2 (s. Abb. **21.2**). Das Netzwerk von Glas kann durch viele Zusätze verändert werden. Bortrioxid ist ein Stabilisator, der die chemische Beständigkeit verbessert. Aluminiumoxid macht das Glas weniger spröde. Beide Zusätze führen auch zu einem günstigen Wärmeausdehnungskoeffizienten. Damit Glas leichter schmelzend und damit besser formbar wird, werden Flussmittel zugesetzt, z. B. Alkaliund/oder Erdalkalioxide. Mit Eisen-, Chromoder Mangan-Salzen kann Glas eingefärbt werden. Tab. **21.1** zeigt die prozentuale Zusammensetzung einer Reihe von Glassorten.

Glas ist ein in der Pharmazie häufig verwendetes Behältnismaterial für Flaschen, Ampullen und Röhrchen. Einfache Flaschen und Röhrchen werden aus billigen Kalk-Natron-Gläsern hergestellt. Diese haben höhere Wärmeausdehnungskoeffizienten und sind nicht sehr beständig gegenüber wässrigen Flüssigkeiten. Ampullen und Flaschen für Parenteralia müssen deshalb aus hochwertigeren Gläsern hergestellt werden, z. B. aus Bor-Silicat-Gläsern. Chemisch am beständigsten sind Quarzgläser. Wegen der hohen Schmelztemperaturen sind sie jedoch schwer zu bearbeiten.

Pharmazeutisch wichtige Eigenschaften von Glas

Sauberkeit und Permeabilität. Der dichte, porenfreie Aufbau des Glases garantiert nicht nur eine außerordentlich glatte Oberfläche, sondern auch eine absolute Dichtigkeit, selbst bei dünnwandigsten Behältnissen. Die glatte Oberfläche ist auf die „Feuerpolitur" beim Schmelzprozess zurückzuführen. Auf der glatten Oberfläche setzen sich kaum Verunreinigungen fest.

Sterilisierbarkeit. Die Undurchlässigkeit für Dämpfe und Gase ändert sich auch bei starken Temperaturunterschieden nicht, und der günstige Wärmeausdehnungskoeffizient sowie die extrem hohe Formbeständigkeit bis zu etwa 500 °C erlauben Autoklavierungen bei 121 oder 134 °C ohne Probleme.

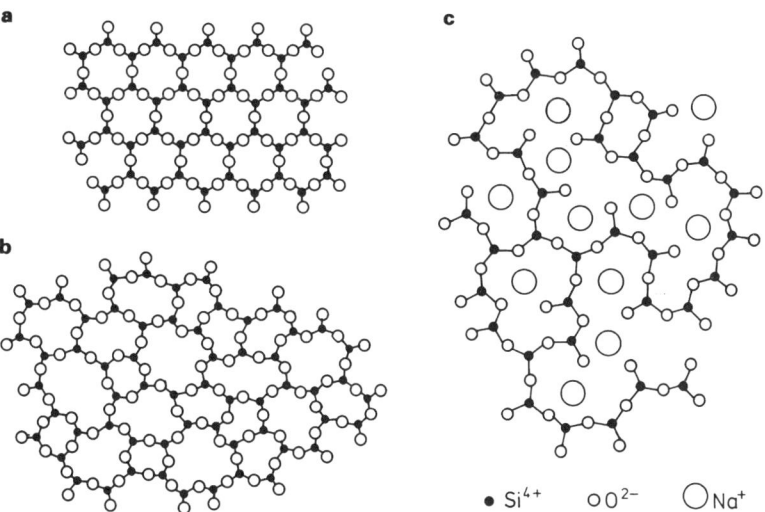

Abb. **21.2**   Vereinfachte planare Darstellung von SiO_4-Netzwerken; **a** regelmäßige SiO_4-Tetraeder in Silicatkristallen, **b** unregelmäßige, nichtkristalline Silicatglasstrukturen, **c** Natriumsilicatglas (aus Pfaender und Schröder, 1980).

Tabelle **21.1** Prozentuale Zusammensetzung verschiedener Glassorten.

	Na_2O	K_2O[b]	MgO	CaO	BaO	B_2O_3	Al_2O_3[c]	SiO_2	Sonstige
Kalknatronglas, Normalglas, Französisches Glas	15			12				73	
Flaschenglas	10	2	1	13			6	65	$2Fe_2O_3$, MnO
Bleiglas (leichtschmelzend, stark lichtbrechend)	5–8	6–15	0,3	0–2		0–1	0,3	35–65	As_2O_3 18–20 PdO
Jenaer Geräteglas 20	7,7		0,1	0,8	3,9	4,6	8,3	74,5	TiO_2
Jenaer Duran-Glas[a]	4,4			0,3		12	2,3	81	
Pyrex-Glas[a]	4,4			0,2		11,8	2,3	80,6	(0,7 As_2O_3)
Jenaer Supremax-Glas Alumosilicatglas (hoher Smp.)	0,7	0,3	8,2	4,6		7	23,5	55,7	
Vycor-Glas (quarzreich)	0,5					3	0,5	96	
Quarzglas								99,5	LiO_2, F

[a] Borosilicatgläser
[b] Zusätze von K machen Glas schwerer schmelzbar
[c] Zusätze von Al machen Glas weniger spröde und unterdrücken die Kristallisation

Transparenz und Lichtschutz. Die optische Transparenz ist eine der nützlichsten Eigenschaften von Glas. Diese Eigenschaft ist vor allem für die Kontrolle des Inhalts auf Reinheit oder auf manifeste Veränderungen wichtig. Eine der wenigen Veränderungen, denen Glas unterworfen ist, ist die geringfügige Braunverfärbung bei der Sterilisation farbloser Gläser mit γ-Strahlen. Diese Verfärbung beruht auf Veränderungen im Glasgefüge durch die Erzeugung von Elektronenfehlplätzen und ist durch Erhitzen reversibel, da hierbei die Elektronen auf ihre ursprünglichen Plätze zurückschwingen. Durch eine Stabilisierung mit Cer kann die Verfärbung von vornherein verhindert werden. Gegenüber allen übrigen Strahlungen ist Glas beständig. Müssen lichtempfindliche Arzneizubereitungen gegen Lichteinstrahlung geschützt werden, empfiehlt sich die Auswahl von gefärbten Gläsern, welche die

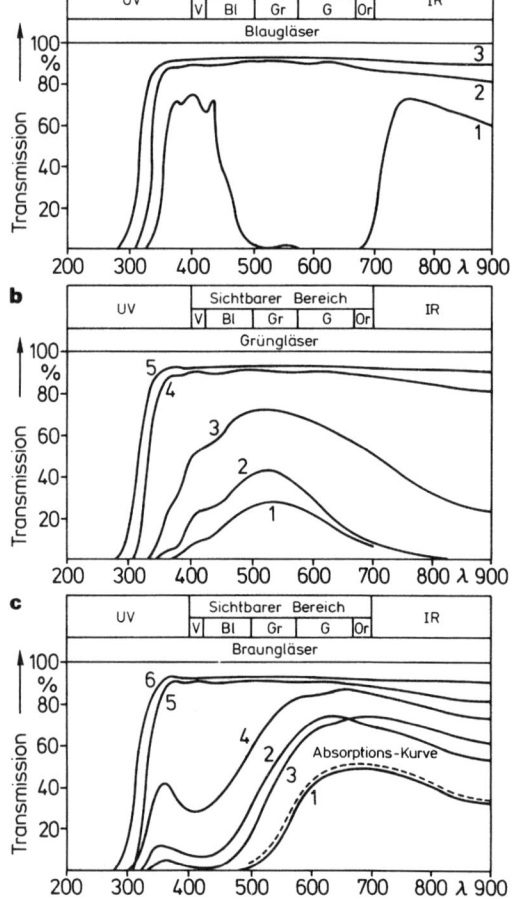

Abb. **21.3** Transmissionskurven (Durchlässigkeit) von unterschiedlich eingefärbten Gläsern (nach Roth, 1958).

a Blaugläser,
1 = 2 mm Blauglas,
2 = 5 mm Weißglas,
3 = 2 mm Weißglas;

b Grüngläser,
1 = 5 mm Gelb-Grün,
2 = 5 mm Blau-Grün,
3 = 2 mm Blau-Grün,
4 = 5 mm Weißglas,
5 = 2 mm Weißglas;

c Braungläser
1 = 5 mm Normalbraun,
2 = 5 mm Hellbraun,
3 = 2 mm Normalbraun,
4 = 2 mm Hellbraun,
5 = 5 mm Weißglas,
6 = 2 mm Weißglas,
- - - - - - - errechnete Transmissionskurve

für das betreffende Produkt schädliche Strahlung absorbieren. Hierzu werden in erster Linie braun gefärbte Gläser eingesetzt. Abb. **21.3** zeigt Transmissionskurven unterschiedlich eingefärbter Gläser. Hieraus lässt sich die Durchlässigkeit für Strahlen bestimmter Wellenlängen erkennen.

Chemische Beständigkeit des Glases

Die chemische Beständigkeit ist das wichtigste Kriterium für den Einsatz von Glasbehältnissen in der Pharmazie. An der Glasoberfläche können die in Abb. **21.4** dargestellten Reaktionen ablaufen.

Allgemein gilt, dass Säuren und Alkalien Glas stärker angreifen als Wasser und dass Alkalien ihrerseits wieder stärker aktiv sind als Säuren. Bei der Säureeinwirkung werden nicht nur Alkalisilicate herausgelöst, sondern es werden auch Silicate der zweiwertigen Metalle angegriffen bzw. aufgelöst. Nach Abwaschen der hierbei gebildeten und gelösten Salze sind die Glasoberflächen durch die Vermehrung der hydratisierten Kieselsäure-Gruppen widerstandsfähiger (s. nächster Abschnitt). Bei der Einwirkung von Alkalien findet zunächst eine „Quellung" der Glasoberfläche statt, der dann eine Auslaugung folgt. Elektrolytlösungen im Kontakt mit Glasoberflächen bewirken einen partiellen Kationenaustausch, der sich in einer pH-Wert-Erniedrigung auswirken kann.

Vergütung

In den einfachsten Fällen erfolgt die Vergütung von Gläsern zur Verbesserung der chemischen Beständigkeit durch eine Behandlung mit Dämpfen oder Lösungen von Säuren oder sauren Salzen, z. B. Schwefeldioxid, Mineralsäuren oder Ammoniumsulfat. Diese Art der Säurevergütung geht nach mehrmaligem Gebrauch dieser Behältnisse wieder verloren. Das Siliconisieren von Gläsern kann auf verschiedene Arten durchgeführt werden.

▨ Bei der **Behandlung mit Dichlordimethylsilan** (Vorsicht! Stark reizend!), das am günstigsten in einem chlorierten Kohlenwasserstoff gelöst ist, lässt man diese Verbindung mit dem auf der Glasoberfläche befindlichen Wasserfilm und mit freien Silanolgruppen an der Glasoberfläche unter geeigneten Bedingungen reagieren, z. B. bei erhöhten Temperaturen. Hierbei laufen die in der Gleichung dargestellten Reaktionen ab.

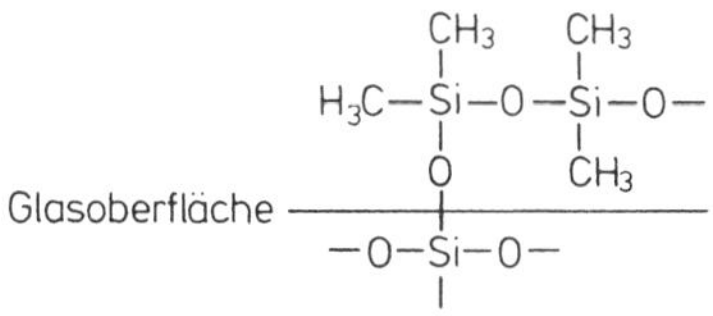

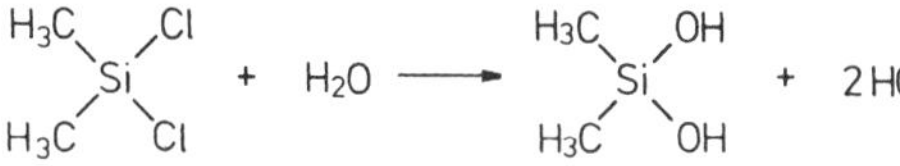

1. Hydrolytische (Wasser-) oder saure Beanspruchung:
   Ionenaustausch und Bildung von Silanol-Gruppen ⪴Si—OH

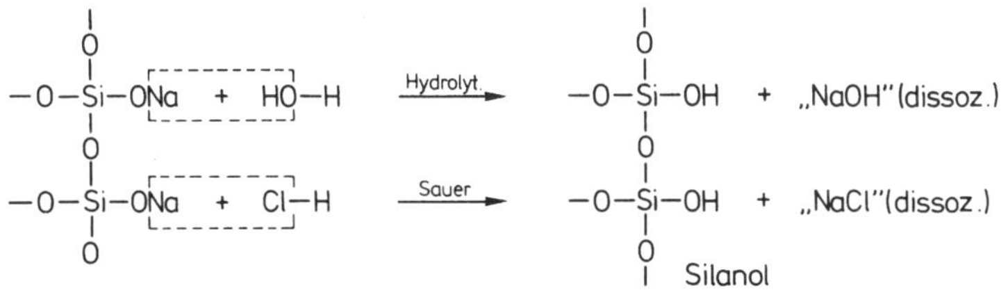

2. Alkalische Beanspruchung: Zerstörung des Silicatgerüsts unter Sprengung der ⪴Si—O—Si⪳-Brücken.

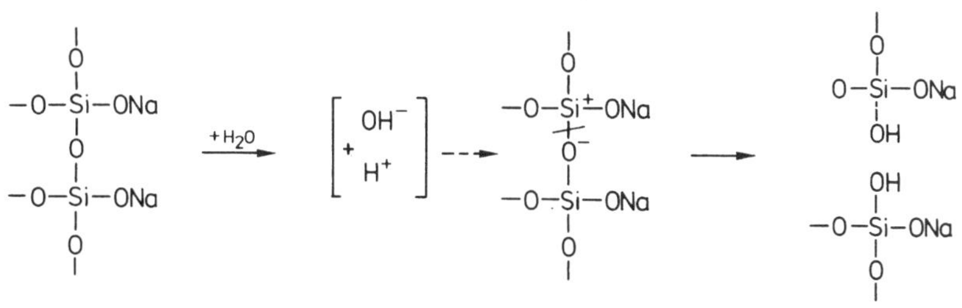

Abb. **21.4** Chemische Reaktionsmechanismen der Glasoberfläche.

Die Glasoberfläche wird auf diese Art mit einem dünnen Dimethylsilanolfilm oder mit einem teilweise mit der Glasoberfläche verankerten Polydimethylsilanfilm überzogen und hydrophobisiert.

■ In einem **Trocknungsverfahren** werden getrocknete Glasbehältnisse mit einer Lösung von Siliconöl in chlorierten Kohlenwasserstoffen behandelt und der nach dem Abtropfen zurückbleibende Siliconöl-Film durch Erhitzen eingebrannt.

■ Im **Nassverfahren** werden die nach der Reinigung noch nassen Behältnisse mit einer Siliconemulsion behandelt und eingebrannt.

Neben einer Verbesserung der chemischen Beständigkeit des Glases führen Siliconisierungen zu einem besseren Ablaufen des Inhaltes von den Glaswänden und damit zu einer leichteren und sicheren Entnehmbarkeit. Von Nachteil ist das hauptsächlich beim Zuschmelzen von Ampullen zu beobachtende Verkohlen von Siliconvergütungen. Die Verbesserung der chemischen Beständigkeit ist demnach vorteilhafter durch die Auswahl der geeigneten Glasqualitäten zu erreichen.

Prüfung von Gläsern

Nach dem Arzneibuch werden die zur Herstellung von Behältnissen benutzten Glasqualitäten durch Bestimmung ihrer hydrolytischen Resistenz ermittelt. Es stehen hierzu zwei Methoden zur Verfügung. Die **Oberflächenmethode**, bei der die Beständigkeit der inneren Oberfläche von Glasbehältnissen geprüft wird, und die **Gries- oder Glaspulvermethode**, mit der die Resistenz der gesamten Glasmasse untersucht wird. Bei der Oberflächenmethode wird je nach Größe der Behältnisse eine bestimmte Anzahl mindestens zweimal mit gereinigtem Wasser bei Raumtemperatur gespült. Anschließend werden die zu prüfenden Behältnisse mit destilliertem Wasser gefüllt und entsprechend den jeweiligen Praxisanforderungen zugeschmolzen oder bedeckt und im Autoklaven unter Sterilisationsbedingungen

Tabelle **21.2**   Übersicht über die vier Glasarten des Arzneibuchs.

Glasart	Charakterisierung	Verwendung
I	Diese Glasart wird als Neutralglas bezeichnet. Sie besitzt die höchste hydrolytische Resistenz, die sowohl mit der Oberflächen- als auch mit der Glaspulvermethode zu überprüfen ist. Dabei soll der Verbrauch von HCl-Lösung ($c = 0{,}01$ mol/l) je nach mittlerem Füllvolumen der entsprechenden Behältnisse zwischen $> 0{,}2$ und $< 2{,}0$ ml liegen. Zu dieser Glasart gehören beispielsweise die Borosilicatgläser.	Für hochempfindliche parenterale Zubereitungen und für mehrfach verwendbare Behältnisse für Parenteralia.
II	Während die Oberflächenresistenz dieser Gläser den Anforderungen an die Glasart I entsprechen muss, kann die nach der Glaspulvermethode ermittelte Resistenz der gesamten Glasmasse geringer sein und in die Bereiche der Anforderungen an die Glasart III abfallen. Die Qualität für die Glasart II kann durch Oberflächenvergütung, z. B. durch Oberflächenbehandlung mit sauren Lösungen, mit Dämpfen oder mit Siliconen erreicht werden.	Die dieser Glasart entsprechenden Behältnisse dürfen nur einmal verwendet werden, da die durch chemische Vorbehandlung erhaltene Qualitätsverbesserung bei mehrmaliger Benutzung wieder verloren geht.
III	Diese Glasart besitzt eine mittlere hydrolytische Resistenz. Bei der Prüfung der hydrolytischen Resistenz sollen je nach Größe der jeweiligen Behältnisse zwischen $> 2{,}2$ und $< 20{,}0$ ml HCl-Lösung ($c = 0{,}01$ mol/l) verbraucht werden. Zu dieser Glasart gehören die Natronkalk-Silicatgläser.	Nur bei Parenteralia verwendbar, bei denen die Gefahr des Herauslösens von Kationen nicht gegeben ist, z. B. für parenterale Pulver oder für flüssige, nicht wässrige Parenteralia.
IV	Diese Glasart besitzt nur geringe hydrolytische Resistenz. Sie besteht aus Natronkalkgläsern.	Nicht für Parenteralia verwendbar. Die Glasart ist für feste und einige flüssige oder halbfeste Zubereitungen geeignet.

erhitzt. Eine Stunde nach Entnahme aus dem Autoklaven werden die an das destillierte Wasser abgegebenen Alkalien titrimetrisch bestimmt.

Bei der Glaspulvermethode werden etwa 100 g Glas von mindestens drei Behältnissen zunächst mit einem Hammer grob zerkleinert und dann in einem Mörser weiter zerstoßen. Von dem so erhaltenen und gesiebten Glaspulver werden 20 g in 100 ml Wasser 30 min lang auf 121 °C erhitzt, und zuletzt erfolgt die acidimetrische Bestimmung der abgegebenen Alkalien. Das Arzneibuch unterscheidet die vier in Tab. **21.2** zusammengefassten Glasarten.

Besonders geringe Migration (s. Abschn. 1) von Substanzen erfolgt in Quarzglas. Deshalb ist eine zusätzliche Glasart im Handel , bei der die innere Gefäßoberfläche durch eine Plasmareaktion mit einer Quarzschicht bedampft wurde.

2.2 Kunststoffe, Polymere

Unter Kunststoffen sind vollsynthetische oder aus Naturstoffen abgewandelte makromolekulare Stoffe zu verstehen. Kunststoffe werden auch noch in den Kap. 6 (Abschn. 3.2) und 20 (Abschn. 2.2) behandelt.

Bei den Kunststoffen werden **Thermoplaste,** die durch Erwärmen verformbar sind, und **Duroplaste,** die sich durch Erwärmen nicht mehr verformen lassen, unterschieden. Duroplaste werden durch thermische oder katalytische Vernetzungsreaktionen, die zu mehrfachen Molekülvergrößerungen führen, gewonnen. Thermoplaste finden zur Herstellung praktisch aller Packmittel und Packhilfsmittel Verwendung.

Beschreibung einiger Packmittel aus Kunststoff

In Tab. **21.3** sind die Eigenschaften einiger wichtiger polymerer Packmittel zusammengestellt, deren Kenntnis im Hinblick auf die Anforderungen von Verpackungen wichtig ist. Bei den Zahlenangaben, die als Richtwerte aufzufassen sind, handelt es sich um Mittelwerte aus verschiedenen Literaturdaten. Die Eigenschaften dieser Kunststoffe lassen sich durch bestimmte Herstellungsbedingungen und vor allem durch Zusätze noch erheblich verändern bzw. verbessern. Als Zusätze

Tabelle **21.3**   Wichtige Eigenschaften von polymeren Packmitteln.

| | Erweichungs-bereich* (°C) | Schmelz-bereich (°C) | Durchlässigkeit für Dämpfe und Gase (Foliendicke 50 μm) | | | |
| | | | (g·m^{-2}·d^{-1}, 85% rF, 23°C) nach DIN 53122 | (cm^3·cm^{-2}·d^{-1}, 75% rF, 23°C, 1013 kPa) nach DIN 53380 | | |
			für Wasser-dampf	für O_2	für N_2	für CO_2
PE mit niederer Dichte (LD-PE)	80	115–130	2,0–3,0	2 000–3 500	1 000–1 200	9 000–13 000
PE mit hoher Dichte (HD-PE)	120	130–160	0,5–0,7	1 000–1 900	400–600	5 000–7 000
Polypropylen (PP)	140–160	165	1,0–1,5	1 000–1 400	200–350	4 000–5 000
Polyvinylchlorid (PVC)						
PVC-hart	70		6,0–10,0	100–150	40–80	500–800
PVC-weich (mit Weichmacher)			20,0	1 500	350	8 500
Polyvinylidenchlorid (PVDC)			0,1–1,0	5–10	2	20–40
Polystyrol (PS)	90–95	220–250	14,0–25,0	2 500	200–400	10 000–15 000
Polyamide (PA)	140	220	30,0–60,0	40–120	10–25	300–700
Polycarbonat (PC)	140	240–255		4 000–6 000	200–300	18 000–20 000
Polyethylenterephthalat (PET)		320–330	0,6–3,0	20–50	3–10	100–200
Polyethylenvinylacetat (EVA)	70	87	33**	4 600***		
Cellophan			> 500	80–120	15–30	300–500
Celluloseacetat (CA)						
niederacetyliert		230–255	100–200	900	180	5 800
höheracetyliert		260–300				

*   Dieser Erweichungsbereich kann auch als Grenztemperaturbereich bezeichnet werden, bis zu dem eine problemlose Anwendung von Verfahren zur Keimreduzierung durch Hitze möglich ist.
**   nach ASTM E-96
*** nach ASTM D-3985

Tabelle **21.4**   Polyethylene.

Molekülmasse (Dalton)	Polymerisationsgrad	Zustand	Erweichungs-temperatur (°C)
500	20	Schmierfett	20
1 000	35	Hartparaffin	55
2 000	70	mikrokristallines Wachs	85
6 000	200	weicher Kunststoff	
20 000– 40 000	750	LD-PE (verzweigt, Low Density)	115–130
40 000–200 000 (bis zu 10^6)		HD-PE (linear, High Density)	130–160

zu Packmitteln kommen Weichmacher, Stabilisatoren, Füllstoffe, UV-Absorber, Pigmente und Farbstoffe in Frage. Es ist bei der Auswahl von Primärpackmitteln auch darauf zu achten, ob solche Zusätze Wechselwirkungen mit Arzneizubereitungen verursachen können.

Polyethylene (PE) lassen sich je nach Polymerisationsbedingungen aus Ethylen in unterschiedlichen Eigenschaften herstellen. Wie Tab. **21.4** zeigt, können die Produkte ölig, wachsweich oder hart sein und sich in ihrer Molekülmasse und Molekülgestalt, z. B. linear oder verzweigt, sowie in ihren Eigenschaften erheblich unterscheiden. Je nach Polymerisationsverfahren können Hochdruck- oder Niederdruckpolyethylene hergestellt werden (HD-PE oder ND-PE). Hochdruck-PE besteht aus gesättigten, stärker verzweigten Paraffinen, es ist elastisch, sehr biegsam, kann ohne Weichmacher verarbeitet werden, wird als PE mit niederer Dichte auch als Weich-PE bezeichnet. Niederdruck-PE besteht aus linearen Kohlenwasserstoff-Ketten mit 3 bis 5 bzw. 1 bis 2 Verzweigungen pro 1000 Kohlenstoff-Atome. Diese Verzweigungen begründen eine höhere Festigkeit und eine bessere Thermostabilität. Es wird deshalb Hart-PE oder PE mit hoher Dichte genannt. Polyethylen-Ketten können beim Erstarren aus der Schmelze mit hoher Kristallinität erstarren. Höhere Kristallinitätsgrade ziehen höhere Dichten nach sich. Die Polyethylenprodukte, die bei höheren Drucken hergestellt werden, zeigen meist niedrigere Dichten, während die bei niedrigeren Drucken hergestellten höhere Dichten aufweisen. Im angelsächsischen Sprachgebrauch sind deshalb auch die Bezeichnungen High-Density- und Low-Density-Polyethylene üblich, sowie deren Abkürzungen HD-PE und LD-PE. Diese unterschiedlichen Abkürzungen können leicht zu Missverständnissen führen. Polyethylene sind physiologisch einwandfrei und gegenüber den meisten Arzneizubereitungen chemisch weitgehend inert. Da

Polyethylene keine Weichmacher enthalten und deshalb durch Herauslösen keine Bestandteile verlieren können, sind sie als Behältnismaterial für parenterale Zubereitungen geeignet. Unverträglichkeiten der Polyethylene sind meist physikalischer Natur. In Gegenwart von organischen Lösungsmitteln wird PE spröde, und auch gegenüber Öl ist es nicht stabil. Dagegen zeigen sie eine gute Stabilität gegenüber Säuren und Laugen. Wegen der hohen Dampfdurchlässigkeit besteht auch eine hohe Durchlässigkeit für Aromen und Parfums. PE hat ein relativ niedriges Absorptionsvermögen, z. B. für Konservierungsmittel. Trotzdem kann die Konservierungsgüte von Arzneizubereitungen vermindert werden. Ein einfaches Gegenmittel ist die Sättigung von Behältnissen mit dem entsprechenden Konservierungsmittel durch Vorbehandlung mit einer konzentrierten Lösung desselben vor der Abfüllung. Aus PE werden Behältnisse, Folien und Verschlüsse hergestellt.

Polypropylen (PP) ähnelt in seinen chemischen und physikalischen Eigenschaften dem PE mit hoher Dichte. Polypropylen zeichnet sich durch Härte und Formbeständigkeit sowie durch eine gute Chemikalienbeständigkeit aus. Es hat einen hohen Kristallinitätsgrad, ist ausgezeichnet thermostabil und lässt sich deshalb besser hitzesterilisieren als Polyethylen. Als Nachteil ist anzuführen, dass Polypropylen bei niederen Temperaturen, etwa ab 0–5 °C, brüchig wird. Aus Polypropylen werden Behältnisse, Folien und Injektionsspritzen hergestellt.

Polyvinylchlorid (PVC) ist ein kostengünstiger Massenkunststoff, der durch Änderung der Reaktionsbedingungen in unterschiedlichen Qualitäten hergestellt werden kann. PVC hat eine hohe Chemikalienbeständigkeit, z. B. gegenüber Ölen oder Alkoholen, und niedrige Gas- und Dampfdurchlässigkeiten. Problematisch sind die Toxizität des Monomeren und die geringe Stabilität des Polymeren gegenüber Erwärmen unter

Licht und/oder Sauerstoffeinfluss. Deshalb müssen PVC zur Verbesserung der Produkteigenschaften Zusätze wie Stabilisatoren, Antioxidantien, UV-Absorber und Weichmacher zugeführt werden. PVC wird zur Herstellung von Behältnissen, Folien und Schrumpfpackungen verwendet. Lagerungsbedingter Verlust an Weichmachern führt zur Versprödung. Bei der Entsorgung durch Verbrennung wird HCl frei und begründet die ökologische Bedenklichkeit.

Polystyrole (PS) sind sehr hart und von klarer Transparenz. Sie sind jedoch sehr empfindlich gegenüber Lösungsmitteln und gegenüber Erwärmen. Polystyrol ist Ausgangsmaterial für verschiedene Behältnisse und Injektionsspritzen.

Polyamide (PA) haben eine hohe Zähigkeit, Verschleißfestigkeit und Chemikalienbeständigkeit. Unter Feuchtigkeitseinfluss können sie beträchtlich aufquellen. Sie sind unter den Bezeichnungen Nylon und Perlon bekannt und werden in der Pharmazie zur Herstellung von Folien und Fasern verwendet.

Polycarbonate (PC) werden hauptsächlich zu Flaschen mit hoher Bruchfestigkeit, Hitze- und Chemikalienbeständigkeit verarbeitet. Ein Nachteil ist der hohe Preis dieses Materials.

Polyethylenterephthalat (PET) hat als Folienmaterial viele nützliche Eigenschaften, wie außerordentlich niedrige Dampf- und Gasdurchlässigkeiten, hohe Beständigkeit gegenüber Chemikalien und eine hohe mechanische Festigkeit. Es ist klar transparent, geruch- und geschmacklos, physiologisch einwandfrei und ohne Weichmacher zu verarbeiten. Ein Nachteil ist die schlechte Verschweißbarkeit von Folien.

Ethylenvinylacetat-Copolymer (EVA) wird als Packmaterial für Fettemulsionen und andere Infusionen verwendet. Es zeigt eine hohe Klarheit bzw. Transparenz und Flexibilität. Trotz geringer Heißsiegeltemperatur ist es autoklavierbar. Seine hohe Gasdurchlässigkeit ist von Vorteil für die Sauerstoffzufuhr in zellulären Blutzubereitungen.

Cellophan ist ein preisgünstiges Packmittel von hoher Transparenz. Zur Herstellung von Cellophan wird einer Cellulose-Xanthogenat-Lösung zunächst Glycerol als Weichmacher zugesetzt. Anschließend wird dieses Gemisch in ein Fällbad eingetragen, das aus einer schwefelsauren Na_2SO_4-Lösung besteht. Wegen seiner hohen Gasdurchlässigkeit wird Cellophan meist nur beschichtet verwendet, z. B. mit Polyethylen, Polyvinylchlorid oder Nitrolack.

Celluloseacetat (CA) ist Ausgangsmaterial für Folien und Lacke.

Elastomere, z. B. Naturkautschuk, Syntheseisopren, Butylkautschuk, Chlorbutylkautschuk und Silikonkautschuk, werden zur Herstellung von Verschlüssen und Dichtungen eingesetzt. Um brauchbare Produkte zu erhalten, müssen die Elastomere mit Füllstoffen, Stabilisatoren bzw. Alterungsschutzmitteln, Geliermitteln, Weichmachern und Pigmenten versetzt werden.

2.3 Metalle

Als Primärpackmittel kommen hauptsächlich Aluminium, z. B. für Folien, Tuben, und Eisen bzw. Weißblech für Röhrchen oder Dosen in Frage. Im Hinblick auf Wechselwirkungen mit Arzneizubereitungen müssen bei der Auswahl

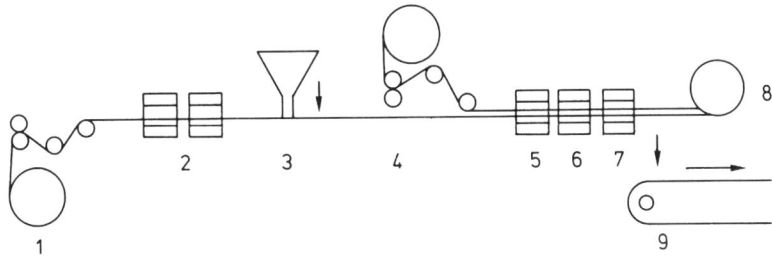

1 Hauptfolienabzugvorrichtung
2 Heiz- und Formstation
  (Heizung nur für thermoplastische Folien)
3 Füllstation
4 Deckfolienabzugvorrichtung

5 Siegelstation
6 Perforier- und Prägestation
7 Stanzstation
8 Abfallsammelstation
9 Transportsystem für die fertigen Formpackungen

Abb. **21.5**   Schematische Darstellung der Herstellung von Durchdrück- bzw. Blisterpackungen.

von Metallen als Primärpackmittel auch eventuell enthaltene Legierungsmetalle bedacht werden. Um möglichen Korrosionen oder Wechselwirkungen mit Arzneizubereitungen vorzubeugen, werden Metallbehältnisse mit Schutzbeschichtungen bzw. Innenschutzlacken, z. B. aus Polyacrylaten, Polyurethanen, Epoxyharzen, Phenol- und Melaminharzen, versehen.

2.4 Porzellan und glasiertes Steingut

Porzellan und glasiertes Steingut sind wie Glas außerordentlich beständig gegenüber fast allen Chemikalien. Sie werden vorwiegend als Salbenkruken oder als Lagerbehältnisse verwendet.

3 Spezielle Primärpackmittel

Durchdrück- bzw. Blisterpackungen werden durch Verschweißen aus zwei Folienbändern hergestellt (s. Abb. **21.5**). Eine der Folien ist die thermoplastische Haupt- oder Tiefziehfolie. Mit Hilfe von Wärme werden in diese Folie Mulden tiefgezogen, die den Tabletten-, Dragee- oder Kapselformen entsprechen. Die zweite Folie ist die

Abdeckfolie, die nach Befüllung der tiefgezogenen Mulden als Verschluss auf die Tiefziehfolie geschweißt wird. Zur Applikation müssen die Darreichungsformen durch Fingerdruck auf die Tiefziehmulde durch die Abdeckfolie hindurchgedrückt werden.

Um bei Durchdrückpackungen die erforderliche Dampf- und Gasdichtigkeit zu erreichen, werden meist Mehrschichtfolien aus verschiedenen Kunststoffen verarbeitet. Die Abdeckfolie ist in der Regel eine Aluminiumfolie. Damit die Heißversiegelung dieser Folien möglich wird, müssen sowohl die Tiefziehfolie als auch die Abdeckfolie mit thermoplastischem Polyethylen oder Heißsiegellacken beschichtet werden. Für extrem feuchtigkeitsempfindliche Arzneizubereitungen wird neben der Aluminiumabdeckfolie auch noch eine kaltverformbare Aluminiumtiefziehfolie verwendet. Bei den Mehrschichtfolien ist die Versiegelung umso schwieriger, je inerter, dampf- und gasdichter die Folie ist.

Die Hauptvorteile der Durchdrückpackungen sind die sichere, hygienische und individuelle

Tabelle **21.5**   Vor- und Nachteile von Glas-, Kunststoff- und Metallpackmitteln.

Glas	Kunststoff	Metall
Vorteile		
hohe Transparenz absolute Dichtigkeit, glatte Oberfläche, leicht zu reinigen, praktisch keine Absorption von Wirk- und Hilfsstoffen	Vielseitigkeit, niedrige Masse	absolute Dichtigkeit, keine Absorption von Wirk- und Hilfsstoffen (abgesehen von Innenschutzbeschichtungen)
gute Formbarkeit bei sehr hohen Temperaturen	einfache und gute Formbarkeit bei Temperaturen von 70–300 °C je nach Stofftyp	
hohe Chemikalien-, Säuren-, Basen-, Lösungsmittel- und Temperaturbeständigkeit	hohe mechanische Festigkeit, gute Chemikalienbeständigkeit	hohe mechanische Festigkeit, hohe Lösungsmittel- und Temperaturbeständigkeit
Nachteile		
hohe Masse	Absorption von Wirk- und Hilfsstoffen, z. B. Konservierungsmittel	Korrodierbarkeit
Zerbrechlichkeit	Unterschiedliche Chemikalien- und Temperaturempfindlichkeit, unterschiedliche Gas- und Dampfdurchlässigkeit, je nach Stofftyp	
Alkaliabgabe		
Packmittel der Wahl für		
Ampullen und Flaschen	für alle Verpackungen bzw. Packmittel	Tuben, Aerosoldosen, Abdeckfolien

Verpackung jeder Einzeldosis, die Bedruckungs-möglichkeit der Folien als Kalender oder mit anderen Applikationsinformationen und die vielfältigen Gestaltungsmöglichkeiten. Für den Hersteller ist die Lagerung der Folienrollen raumsparend, da die hochvolumigen Packungen erst beim Verpackungsvorgang entstehen.

Beim **Bottle-Pack-Verfahren** werden ähnlich wie bei der Herstellung von Weichgelatinekapseln in einem Arbeitsgang die mit Arzneizubereitungen gefüllten ampullen- oder flaschenartigen Kunststoffbehältnisse geformt, gefüllt und verschlossen. Anstelle von Gelatine wird ein geeignetes Kunststoffgranulat eingesetzt, durch Extrusion das Behältnis geformt und anschließend gefüllt und verschlossen. Neben Flaschen können auf diese Weise Einzeldosisbehältnisse von Augen- oder Nasentropfen hergestellt werden.

4 Vor- und Nachteile von Primärpackmitteln

Bei der Auswahl des günstigsten Primärpackmittels für eine Arzneizubereitung müssen neben Gesichtspunkten der Kompatibilität und Stabilität auch die Gewährleistung der einfachen, sicheren und hygienischen Applikation durch den Patienten, die Wirtschaftlichkeit sowie die Möglichkeit des Recyclings in die Überlegungen mit einbezogen werden. Wichtige Vor- und Nachteile sind in Tab. **21.5** zusammengestellt.

5 Qualitätssicherung bei Packmitteln

Die Normen ISO 9001 bis 9003 geben klare Anweisungen für die Entwicklung, Produktion, Endabnahme und Freigabe von pharmazeutischen Packmitteln. Zertifizierte Lieferanten fertigen auf hohem Qualitätsniveau Packmittel mit validierten Prüfergebnissen. In Deutschland steht als Standardwerk die Reihe „Qualitätssicherung von pharmazeutischen Packmitteln" zur Verfügung. Neben einem Einführungsband „Prüfanleitung" werden in über 18 Bänden einzelne Packmittelgruppen behandelt.

Weiterführende Literatur

Helbig, J., Spingler, E. (1985), Kunststoffe für die pharmazeutische Verpackung, Wissenschaftliche Verlagsgesellschaft mbH, Stuttgart.

Jarsen, D. (1984), Qualitätssicherung von pharmazeutischen Packmitteln, Editio Cantor Verlag, Aulendorf.

Spingler, E. (1991), Verpackung pharmazeutischer Produkte, in: Nürnberg, E., Surmann, P. (Hrsg.), Hagers Handbuch der pharmazeutischen Praxis, Band 2 Methoden, 5. Auflage, Springer Verlag, Berlin, S. 986.

Abbildungsnachweise

Pfaender, H. G., Schröder, H. (1980), Schott Glaslexikon, Moderne Verlags GmbH, München.

Roth, H. (1958), Das Braunglas als Lichtschutz in der pharmazeutischen Praxis, Sci. Pharm. *26*, 41.

Kapitel 22

Kompatibilität und Stabilität

1 Allgemeines, Definitionen

Wirkstoffe und Hilfsstoffe werden als Ausgangsstoffe mit bestimmten Herstellungsverfahren zu Arzneiformen bzw. Arzneizubereitungen verarbeitet, die mit Primärpackmittel sowie Gebrauchsinformation, ggfs. auch Dosierhilfen und einem Sekundärpackmittel zum Arzneimittel werden (Fertigarzneimittel im Sinne des Arzneimittelgesetzes). Von besonderem Interesse ist hier die Arzneiform zusammen mit dem Primärpackmittel.

Die Kombination von Ausgangsstoffen kann von vornherein wahrscheinlich machen, dass Wechselwirkungen mit unerwünschten Effekten auftreten. Diese Wechselwirkungen können chemische, physikalisch-chemische oder physikalische Ursachen haben. Eine chemische Ursache ist z. B. die Anwesenheit von Verunreinigungen in Ausgangsstoffen in so geringer Menge, dass die geforderte Qualität des Rohstoffs als Einzelstoff hinsichtlich Reinheit noch erfüllt ist, mit weiteren Ausgangsstoffen jedoch unerwünschte Wechselwirkungen eingegangen werden können. Physikalisch-chemische Ursachen sind oft entgegengesetzte Ladungen von Ausgangsstoffen. Ein Beispiel für physikalische Ursachen ist die Bildung von Eutektika beim Verarbeiten kristalliner Ausgangsstoffe mit niedrigen Schmelzbereichen (s. Abb. **22.1**).

Wechselwirkungen chemischer wie physikalischer Art treten immer nur unter bestimmten Zustandsbedingungen der Zubereitung auf. Sie sind also abhängig z. B. von Temperatur und Druck. Diese Zustandsvariablen können ebenso durch das Herstellungsverfahren beeinflusst werden, wie später durch die Lagerbedingungen für das fertige Arzneimittel, so dass eine scharfe Trennung erschwert wird.

1.1 Kompatibilität und Inkompatibilität

Treten unerwünschte Wechselwirkungen schnell in Erscheinung, also überwiegend bereits während der Herstellung, so nennt man sie **Inkompatibilitäten** oder Unverträglichkeiten. Es wird zwischen manifesten und larvierten Inkompatibilitäten unterschieden.

Manifeste Inkompatibilitäten führen zu unmittelbar sensorisch wahrnehmbaren Veränderungen. Ein Hydrogel mit einem anionischen Gerüstbildner, wie z. B. dem Natrium-Polyacrylat, kann koagulieren, wenn kationische Ausgangsstoffe diesem Gel zugesetzt werden. Die Ursache dafür ist weitgehende Desolvatation, weil Salze mit dem Gerüstbildner entstehen, die nur wenig dissoziieren.

Larvierte Inkompatibilitäten sind sensorisch nicht erkennbar. Zu ihrer Erkennung sind analytische Maßnahmen oder die Bestimmung der

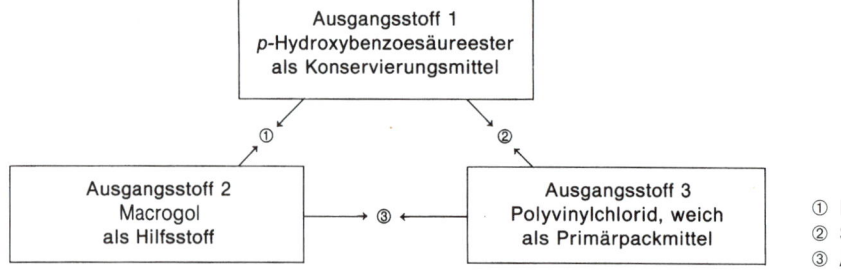

Abb. **22.1**   Hypothetisches Beispiel für Wechselwirkungen zwischen Bestandteilen eines Arzneimittels.

Wirkstoff-Freisetzung *in vitro* erforderlich. Bei den oben genannten anionischen Hydrogelbildnern können Desolvatationen noch nicht sensorisch wahrnehmbar sein, wenn schwach basische Ausgangsstoffe zugesetzt werden, z. B. das Antihistaminikum Diphenhydraminhydrochlorid. Die Salzbildung ist hierbei nicht vollständig, und der Gelbildner bleibt noch ausreichend gequollen. Allerdings kann die Wirksamkeit dieser Zubereitung beeinträchtigt sein, wenn zuviel eines kationischen Wirkstoffs an den anionischen Gelbildner in Form eines schwer löslichen Salzes gebunden wird. Derartige Wechselwirkungen zwischen Komponenten können gegenüber Instabilitäten kaum abzugrenzen sein.

1.2 Stabilität und Instabilität

Während der Begriff Inkompatibilität in erster Linie unerwünschte Wechselwirkungen zwischen einzelnen Komponenten während der Herstellung des Arzneimittels umfasst, sind Veränderungen unter der Bezeichnung **Instabilitäten** vor allem solche im fertigen Arzneimittel, und zwar meist unter dem Einfluss von Umweltfaktoren (s. Abb. **22.2**).

Alle relevanten Eigenschaften des Fertigarzneimittels sind zu Beginn seiner Laufzeit durch qualitative und quantitative Parameter in ihren Niveaus fixiert und in Form von Spezifikationen festgelegt. Sie beschreiben somit in ihrer Summe eine bestimmte Qualität. Arzneimittel liegen häufig in einem metastabilen Zustand vor. Meta-

Tabelle **22.1**   Schema zur Definition der Stabilität/ Haltbarkeit (in Anlehnung an die APV-Richtlinie).

Stabilität/Haltbarkeit

Alle Qualitätsparameter des Arzneimittels entsprechen den Spezifikationen ※ unter definierten Lagerbedingungen ※ über einen begrenzten Zeitraum (Laufzeit) hinsichtlich	
Wirkstoffgehalt	galenischem Zutand
unmittelbar nach Herstellung ± 5 % der Deklaration	sensorisch wahrnehmbare, physikalisch-chemische, mikrobiologische Eigenschaften gelten als gesichert, wenn
Während der Laufzeit ≥ 90 % der Deklaration bzw. entsprechend den Vorschriften von Arzneibüchern, EG-Richtlinien u. a.	▪ Prüfergebnisse den Spezifikationen entsprechen ▪ bestimmungsgemäße Anwendung möglich ist ▪ auftretende Veränderung nicht die Akzeptanz durch den Verbraucher stört

stabile Zustände tendieren dazu sich zu stabilisieren. Damit sind Veränderungen des ursprünglichen Zustands des Arzneimittels verbunden. Diese Veränderungen können durch stabilisierende Maßnahmen verlangsamt werden. Ein Arzneimittel ist solange als stabil oder haltbar zu bezeichnen, wie das Ausmaß der Veränderungen festgelegte Schwellenwerte der Spezifikationen nicht überschreitet (s. Tab. **22.1**).

Die APV-Richtlinie „Haltbarkeit und Stabilitätsprüfung von Arzneimitteln" definiert die Haltbarkeit folgendermaßen:

„Haltbarkeit bedeutet spezifikationsgerechte Qualität des Arzneimittels bis zum Ende der vom Hersteller festgelegten Laufzeit. Die Qualität des Arzneimittels wird dabei durch den Wirkstoffgehalt und die Reinheit, die sensorisch wahrnehmbaren, die physikalisch-chemischen und die mikrobiologischen Eigenschaften bestimmt …"

Die in Tab. **22.1** genannten definierten Lagerungsbedingungen sind entsprechend der APV-Richtlinie „normale Lagerungsbedingungen". Darunter ist „Lagerung in trockenen, belüftbaren Räumen unter Vermeidung von Fremdgeruch, sonstigen Kontaminationen und intensivem Licht bei Raumtemperaturen von 15 bis

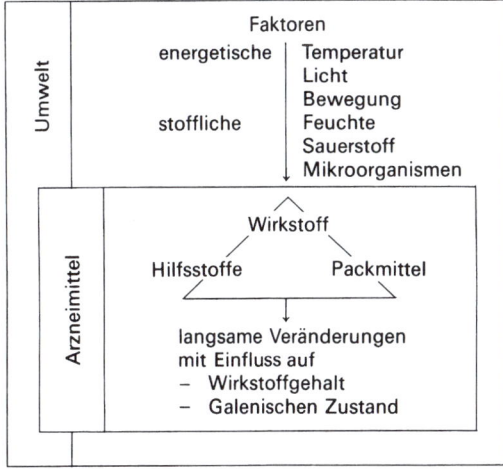

Abb. **22.2**   Schema der wichtigsten Ursachen von Instabilitäten.

25 °C ..." zu verstehen. Bei begründeten Anforderungen sind „definierte Bedingungen" entsprechend den Hinweisen des Herstellers für die Lagerung und Aufbewahrung einzuhalten.

Der „begrenzte Zeitraum" ist die „Dauer der Haltbarkeit" oder die „Laufzeit". Er wird nach dem Arzneimittelgesetz von 1976, § 10, durch Angabe des Verfalldatums und des Hinweises „verwendbar bis ..." offen auf dem Fertigarzneimittel angegeben.

Nach Anbruch eines Arzneimittels oder wenn es unmittelbar vor der Anwendung in seine anwendungsgerechte Form überführt werden muss, gilt eine „Aufbrauchsfrist". Sinngemäß kann diese Frist auch auf individuell in der Apothekenrezeptur hergestellte Arzneimittel übertragen werden.

2 Ursachen von Inkompatibilitäten

Grundsätzlich können sowohl chemische wie physikalische Eigenschaften der Ausgangsstoffe eines Arzneimittels zu Inkompatibilitäten führen. Änderungen der physikalischen Eigenschaften äußern sich meist als manifeste Inkompatibilitäten. Sie sind leicht sensorisch zu erkennen und machen deshalb die Entscheidung über Verwendung oder Ablehnung für Hersteller und Patient leicht. Dagegen wird beim Auftreten von larvierten Inkompatibilitäten sensorisch eine spezifikationsgerechte Arzneiform vorgetäuscht: Es kann z. B. die Bioverfügbarkeit des Wirkstoffs aus der Arzneiform eingeschränkt sein, was für den Patienten nicht erkennbar ist.

Im Folgenden werden wichtige Eigenschaften von Wirkstoffen, Hilfsstoffen und Primärpackmitteln, die zu Inkompatibilitäten führen können, vorgestellt.

2.1 Chemische Ursachen

Elektrische Ladungen. Tragen ein Wirk- und ein Hilfsstoff derselben Arzneiform entgegengesetzte Ladungen, so kann Neutralisation dieser Ladungen durch Bildung von Salzen eintreten. Damit sind die Komponenten in der Regel zwar weiterhin chemisch-analytisch nachweisbar. Salze zwischen großen Ionen dissoziieren aber häufig nur schwach. Dadurch kann die Bioverfügbarkeit eines Wirkstoffs eingeschränkt sein.

Ist der Wirkstoff ein Salz eines protonierten Alkaloids, so dass der therapeutisch wirksame Teil im Kation lokalisiert ist, müssen anionische Hilfsstoffe vermieden werden. Solche sind z. B.

die Konservierungsmittel Thiomersal und Sorbinsäure.

Bei den Hydrogelbildnern sind besonders viele anionische in Gebrauch, wie Polyacrylate, Carboxymethylcellulose, Tragant, Gelatine vom Typ B. Kationische Hydrogelbildner, wie Gelatine Typ A, sind dagegen seltener. Überzugsmaterialien für magensaftresistente Formen sind meist anionische, wie Celluloseacetatphthalat und Polymethacrylate. Cremes vom Typ O/W enthalten häufig anionische Tenside, wie das Natriumcetylstearylsulfat in der Wasserhaltigen hydrophilen Salbe des Arzneibuches.

Eine wichtige larvierte Inkompatibilität zwischen ionischen Hilfsstoffen ist die Salzbildung zwischen einem kationischen oder anionischen Konservierungsmittel und entgegengesetzt geladenen weiteren Hilfsstoffen. Die Konzentration an freiem Konservierungsmittel kann dabei unter die minimale Hemmkonzentration sinken. In gleicher Weise wirkt sich die Änderung des pH-Wertes durch Zusatz von Säuren oder Basen zu mit dissoziierfähigen Konservierungsmitteln versetzten Zubereitungen aus.

Darüber hinaus kann die Bindung eines Teils der Ionen eines für die physikalischen Eigenschaften wichtigen Hilfsstoffes das System soweit verändern, dass die Inkompatibilität aus diesem Grunde manifest wird. Als Folge können z. B. an einem Hydrogel mit einem anionischen Gelbildner als gerüstbildender Komponente folgende Veränderungen eintreten: Durch die Bildung von Salzen mit einwertigen Gegenionen wird die Solvatation des Gelbildners erniedrigt. Eine nur geringe Verminderung der Wechselwirkung zwischen Gerüstbildner und flüssiger Phase wird die plastischen Eigenschaften – den Fließpunkt und nach dessen Überschreiten die Viskosität – verändern. Eine weitgehende Desolvatisierung kann das Gerüst zerstören und die Kolloide koagulieren. Salzbildung mit mehrwertigen Gegenionen in eher niedriger Konzentration vernetzt hingegen verschiedene Bezirke des Gerüstes und erhöht so den Fließpunkt, verfestigt also das Gel, womit ebenfalls die plastischen Eigenschaften nachteilig verändert werden.

Zusätze ionischer Hilfsstoffe können aber auch bei weiteren nichtionischen Hilfsstoffen, z. B. Hydrogelbildnern, Störungen hervorrufen. Die starke Hydratisierung der Ionen entzieht den schwächer solvatisierten Hydrogelbildnern die Solvathülle, was zu ähnlichen Effekten führt wie die Salzbildung zwischen entgegengesetzt geladenen Ionen.

Diese Wechselwirkungen sind nicht auf eine Phase beschränkt. Überzieht man z. B. einen Kern mit basischer Komponente zum Zwecke der Magensaftresistenz mit einem sauren Hüllmaterial, können ebenfalls Salze gebildet werden, und zumindest die Magensaftresistenz wird vermindert. In einer Suspension kann ein Zusatz von ionischen Hilfsstoffen zum Dispersionsmittel eine Änderung der Peptisation bewirken und so das Sedimentationsverhalten und die Aufschüttelbarkeit beeinflussen. Diese Wechselwirkungen sind durch die Zusammensetzung des Systems vorgegeben und somit den Inkompatibilitäten zuzuordnen. Im ersten Fall wird aber die Veränderungsgeschwindigkeit wegen des festen Aggregatzustandes klein sein; somit wird der Effekt auch als Instabilität auffallen.

Ionenaustausch. Hilfsstoffe, die wie z. B. Bentonit, Alkali- und Erdalkali-Ionen gegen H_3O^+-Ionen austauschen können, werden auch kationische Wirk- und Hilfsstoffe binden können, sofern deren Molekülbau und -größe den Zutritt zu den austauschenden Gruppen erlauben. Bei Bentonit beeinflusst der Grad der Quellung mit Wasser das Ausmaß der Aufweitung der Schichtsilicat-Struktur und damit die Zutrittsmöglichkeit für große Kationen.

Elektronendonatoren und -akzeptoren sowie Komplexe. Freie Elektronenpaare an elektronegativen Gruppen von Hilfsstoffen können als Elektronen-Donatoren andere Komponenten über Gruppen mit einem Elektronendefizit als Elektronenakzeptoren binden.

Derartige Elektronendonatoren sind vor allem die Sauerstoff- bzw. Stickstoff-Atome in Ether-Brücken, Carbonyl-Gruppen und Amiden. Diese finden sich bei zahlreichen Hilfsstoffen in hoher Konzentration. Reich an Ether-Brücken sind Macrogole. Polyoxyethylen-Ketten finden sich auch als hydrophile Bausteine in nichtionischen amphiphilen Hilfsstoffen, z. B. dem hydrophilen Tensid der Nichtionischen hydrophilen Creme des Arzneibuchs. Weitere verbreitete Hilfsstoffe mit großer Zahl von Ether-Brücken sind die Derivate der Cellulose. Carbonyl-Gruppen mit Elektronendonator-Eigenschaften sind in Polyvinylpyrrolidon enthalten.

Zur Bindung an diese Elektronendonatoren neigen Wirk- und Hilfsstoffe mit aciden Wasserstoff-Atomen, z. B. phenolische Hydroxy-Gruppen und acide Wasserstoff-Atome an CH_2-Gruppen in der Nachbarschaft stark elektronenziehender Atomgruppen.

Zuschlagstoffe in Ausgangsstoffen. Primärpackmittel (Kap. 21), die aus Polymeren bestehen, enthalten vielfach Zuschlagstoffe, um ihre Eigenschaften zu stabilisieren. Dies sind vor allem Weichmacher, Antioxidantien, Farbstoffe und UV-Strahlung absorbierende Stoffe. Diese Stoffe können in die Arzneiform einwandern, was als **Migration** bezeichnet wird, und dort Inkompatibilitäten hervorrufen. Ein Beispiel für den nachteiligen Effekt eines Zuschlagstoffes im Primärpackmittel Glas ist Bariumoxid, das mit Sulfat-Ionen im Füllgut zur Fällung von Bariumsulfat führt und damit z. B. in Parenteralia Schwebstoffe erzeugt.

Verunreinigungen in Ausgangsstoffen. In Polymeren könnnen aus der Synthese Reste von Katalysatoren, Reaktionsbeschleunigern, Oxidationsmitteln, Reduktionsmitteln oder Bleichmitteln enthalten sein. So enthalten Macrogole häufig Reduktionsmittel, vor allem Aldehyde. Stellt man z. B. eine Silbernitrat-Salbe mit Macrogol-Salbe als Grundlage her, beobachtet man häufig eine schwarze Verfärbung durch reduktiv ausgefälltes Silber.

An der Oberfläche von polymeren Primärpackmitteln haften häufig Formentrennmittel wie Paraffine und Silicone, die in die Arzneiform übertreten können.

Aus der Nachbehandlung von polymeren Packmitteln und auch von Drogen mit dem Ziel der Gassterilisation können weitere, reaktive Verunreinigungen stammen, z. B. Ethylenoxid und seine Abbauprodukte Ethylenglykol und Ethylenchlorhydrin. Auch natürliche Polymere werden zum Einsatz in der Pharmazie mit chemischen Methoden behandelt, wie z. B. Proteine und Polysaccharide mit Formaldehyd zur Desinfektion, so dass Reste von Formaldehyd enthalten sein können. Lange bekannt sind die Verunreinigungen von Polysacchariden aus nachwachsenden Rohstoffen mit Oxidasen und Peroxidasen.

Besondere Reaktionen. Amino-Gruppen in Wirk- und Hilfsstoffen reagieren mit reduzierenden Zuckern, die als Hilfsstoffe in festen Arzneiformen oft verwendet werden, nach der Maillard-Reaktion. Vitamin C ist in Multivitaminpräparaten unverträglich mit Vitamin B 12, da es mit dem dreiwertigen Cobalt reagiert sowie mit Schwermetallen wie Fe^{3+} in Wirk- und Hilfsstoffen.

2.2 Physikalische Ursachen

Flüssige und streichbare Arzneiformen. Verteilung von Wirk- und Hilfsstoffen zwischen verschiedenen Phasen und Anreicherung an Phasengrenzflächen können meist mittelbar zu larvierten Anreicherungen, aber auch zu manifesten Inkompatibilitäten führen. Konservierungsmittel in Mehrphasensystemen sollen vor allem die wässrige Phase schützen. Durch Verteilung dieser häufig recht lipophilen Stoffe zwischen den hydrophilen und lipophilen Phasen in Emulsionen und Cremes kann die minimale Hemmkonzentration in der wässrigen Phase unterschritten werden.

Gelöste Komponenten einer Arzneiform, vor allem eher lipophile Wirk- und Hilfsstoffe, können an die ebenfalls meist lipophile Oberfläche von polymeren Primärpackmitteln sorbiert werden. Wegen der weitmaschigen Struktur der Polymere und wegen ihres lipophilen Charakters stellen diese aber auch Verteilungsräume für lipophile Komponenten aus der Arzneiform dar, so dass sich ein Verteilungsgleichgewicht einstellen kann. Eine derartige Sorption insbesondere von Konservierungsmitteln besitzt besondere Bedeutung für die ausreichende Konservierung von wasserhaltigen Arzneiformen.

Emulsionen und Cremes werden durch amphiphile Hilfsstoffe stabilisiert, die vor allem die Grenzflächen zwischen den Phasen belegen. Neben der Stabilisierung des Mehrphasensystems können sie aber auch als Lösungsvermittler für schwer lösliche Wirk- und Hilfsstoffe wirken.

Damit werden Letztere auch in der Grenzfläche festgehalten und ihre freie Konzentration vermindert. Die Übergänge zwischen physikalischen und chemischen Eigenschaften sind hier fließend (s. Elektronendonatoren und -akzeptoren, S. 447).

Feste Arzneiformen. Bei festen Arzneiformen sind vor allem Änderungen des Aggregatzustandes als manifeste Inkompatibilitäten zu beachten. Bestimmte Kombinationen von zwei oder mehr kristallinen Stoffen mit im Allgemeinen niedrigen Schmelzbereichen bilden eutektische Gemische unter Verflüssigung. Dies tritt z. B. beim Verreiben, Trocknen oder Tablettieren auf.

Manche organischen Polymere und Salze von Wirkstoffen sorbieren bei relativen Luftfeuchten, die Wasserdampfdrücken oberhalb desjenigen über ihrer gesättigten Lösung entsprechen, an ihrer Oberfläche soviel Wasser, dass eine gesättigte Lösung entsteht. Da dann der Dampf-druck von Wasser über dieser gesättigten Lösung niedriger ist als in der umgebenden Gasphase, wird mehr und mehr Wasserdampf aufgenommen, bis vollständige Verflüssigung eingetreten ist (s. a. Kap 5, Abschn. 2.6.1). Dieses hygroskopische Verhalten ist bei Salzen schwacher Säuren und protonierter schwacher Basen zu erwarten und wird, z. B. bei Cholinhydrogentartrat oberhalb 20 % *rF*/RT, bei Choliniodid oberhalb 70 % *rF*/RT beobachtet.

Macrogole lösen manche Primärpackmittel, z. B. Polyvinylchlorid und Überzugslacke in Metalltuben auf.

Eher larvierte Inkompatibilitäten aus physikalischen Gründen sind Entmischungen von Pulvern während der Verarbeitung zu Kapseln oder Tabletten. Sehr stark divergierende pulvertechnologische Eigenschaften der Komponenten in einem Haufwerk, wie z. B. deren Partikelgrößenverteilung, Partikelform, Dichte, Oberflächenenergie mit Neigung überwiegend zu Kohäsion, behindern die Bildung einer homogenen Mischung und fördern die Entmischung bei Bewegung.

3 Ursachen von Instabilitäten

Instabilitäten können sowohl von den Eigenschaften von Wirkstoffen, von Hilfsstoffen als auch von Primärpackmitteln ausgehen. Sie können auf chemischen, physikalischen und mikrobiologischen Wechselwirkungen beruhen.

Tabelle **22.2   Hydrolytisch angreifbare Gruppen** in organischen Verbindungen und Beispiele von Wirkstoffen, bei denen die Hydrolyse dieser Gruppen Ursache für Instabilität ist.

Gruppe	Wirkstoff-Beispiel
Ester	Acetylsalicylsäure, Atropin, Hydrocortisonacetat, Procain, Reserpin
Lactone	Cumarin und Derivate, Pilocarpin
Säureamide	Chloramphenicol, Nicotinamid, Leucomycin
Lactame	Barbitursäuren, Cycloserin, Cephalosporine, Penicillin, Acetazolamid, Benzodiazepine
Azomethine	Benzodiazepine
Acetale	Glykoside, auch Thioglykoside, Erythromycin, Neomycin
Phenolether	Codein, Propranolol
Epoxide	Scopolamin
Thiazole	Thiamin

3.1 Chemische Ursachen

Die meisten gegenüber Veränderung empfindlichen Wirk- und Hilfsstoffe sind organischer Natur. Sie werden vor allem durch Solvolyse, Oxidation, Decarboxylierung, Isomerisierung, Polymerisation oder Photolyse verändert und verlieren damit ihre Wirksamkeit.

Beispiele für die besonders häufige Solvolyse mit dem Lösungsmittel Wasser, die Hydrolyse, sind in Tab. **22.2** zusammengefasst. Der hydrolytische Angriff auf eine der angeführten Gruppen kann irreversibel oder reversibel sein. Die Spaltprodukte können als solche beständig und damit Endprodukte der Reaktion sein, z. B. Säureanion und Alkohol bzw. Amin bei der Hydrolyse in alkalischer Lösung. Neben Spaltprodukten können bei der Hydrolyse aber auch Produkte aus Folgereaktionen resultieren. Auch sterische Änderungen können über Hydrolysen ablaufen, wie die Racemisierung von Noradrenalin, die Epimerisierung von Pilocarpin, Reserpin und Tetracyclin. Säurereste einer Ester-Gruppe können im Zuge einer Transacylierung von einer Hydroxy-Gruppe auf eine andere übertragen werden und zu einem stabileren Produkt führen wie die Umwandlung von β-Acetyldigoxin zu α-Acetyldigoxin bis zu einem Gleichgewicht. Diese Transacylierung ist auch zwischen verschiedenen Komponenten möglich, z. B. acetyliert die Acetylsalicylsäure die freien Hydroxy-Gruppen von Partialglyceriden im Hartfett von Suppositorien.

Tabelle **22.3** **Oxidativ angreifbare Gruppen** in organischen Verbindungen und Beispiele von Wirk- und Hilfsstoffen, bei denen die Oxidation solcher Gruppen Ursache für Instabilität ist.

Gruppe	Wirkstoff-Beispiel
Olefine	Carotinoide, Vitamin A, ungesättigte Fettsäuren, Glyceride und andere Ester von ungesättigten Fettsäuren
Aldehyde	Benzaldehyd, Zimtaldehyd
Alkohole	allgemein primäre und sekundäre Alkohole sowie Thioalkohole
Ether	Benzhydrylether, Macrogole, Thioether
Endiole	Ascorbinsäure
Ketone	Prednisolon, Dexamethason, Hydrocortison, Thioketene
Phenole	Morphin, Apomorphin, Adrenalin, α-Methyldopa
Amine	Reserpin, Morphin, Ergotamin

Wichtige oxidativ angreifbare Gruppen in Molekülen sind in Tab. **22.3** zusammengefasst. Beschleunigend für Hydrolysen und Oxidationen, aber auch für andere Reaktionen wirkt ein hoher pH-Wert. Häufig bildet sich dieser durch Ionenaustausch von Glas als Primärpackmittel für Lösungen, wobei Na^+-Ionen aus dem Glas gegen H_3O^+ aus dem Wasser ausgetauscht werden.

Decarboxylierungen treten häufig bei Carboxy-Gruppen an aromatischen Verbindungen auf, z. B. p-Aminosalicylsäure, oder in Molekülen, bei denen in unmittelbarer Nachbarschaft elektronenziehende Gruppen vorhanden sind. Sie sind meist Folgereaktionen von Hydrolysen, z. B. bei Barbitursäuren und bei Phenprocoumon.

Verbindungen mit konjugierten Doppelbindungen neigen zur Absorption von Strahlung und Abspaltung von Elektronen. Dabei werden zunächst mesomeriestabilisierte Radikale gebildet, die sich nachfolgend zersetzen. Auf diese Weise werden z. B. Phenothiazine, Pyrazolone, Menadion und Nifedipin photolytisch zersetzt.

Aldehyde und Peptid-Antibiotika neigen zu Polymerisationen, z. B. Formaldehyd, Glucose über 5-Hydroxymethylfurfural.

3.2 Physikalische Ursachen

Dispersitätsgrad von festen Phasen. Sehr kleine Partikeln im Grenzgebiet zwischen feindispers und kolloiddispers besitzen im Verhältnis zu großen Partikeln eine höhere Grenzflächenenergie und damit eine höhere Löslichkeit, die mit Gl. (1) nach **Ostwald-Freundlich** beschrieben werden kann (s. auch Kap. 4, Abschn. 2.3.4):

$$\ln\left(\frac{C_{s,1}}{C_{s,0}}\right) = \left(\frac{\gamma M}{\sigma RT}\right)\left(\frac{1}{r_1} - \frac{1}{r_0}\right) \tag{1}$$

worin die Indices 0 für die Referenz-Partikelgröße, 1 für eine kleinere Partikelgröße stehen und C_s die Löslichkeit [Mol l^{-1}], γ die Grenzflächenspannung [N m^{-1}], M die Molmasse [g Mol^{-1}], σ die Dichte [kg l^{-1}], R die allgemeine Gaskonstante [J kg^{-1} Mol^{-1}], T die absolute Temperatur [K] und r die entsprechenden Radien [m] der betrachteten Partikeln bedeuten. Aus thermodynamischen Gründen kann die Löslichkeit einer Substanz aus kleinen Partikeln in einem System aus fester (Substanz) und flüssiger (Lösung) Phase nur temporär erhöht sein. Deshalb können übersättigte Lösungen entstehen, die beim Kristallisieren die Partikelgrößenverteilung zu größeren Partikeln hin verschieben. Besonders wichtig ist diese Veränderung in Gegenwart von Lösungsmitteln, z. B. in Suspensionen oder im kohärenten flüssigen Anteil von Gelen. Schwankungen in der Temperatur oder Änderungen der Zusammensetzung durch Verdampfungsverlust an Lösungsmittel fördern dieses Partikelwachstum. In festen Dispersionen (Kap. 7, Abschn. 4.2.2 und Kap. 14, Abschn. 1 und Kap. 4, Abschn. 2.3.4) kann das Gleichgewicht zwischen den verschiedenen Zustandsformen des Wirkstoffs, z. B. molekulardispers (gelöst), an Trägermaterial gebunden und kolloiddispers, entweder sich nur langsam einstellen oder durch geringe Veränderungen der Einflussgrößen (Temperatur, Wassergehalt) verschoben werden. Auch hier wird sich der Dispersitätsgrad zu größeren Partikeln verschieben.

In allen Fällen wird eine verminderte Lösungsgeschwindigkeit resultieren, eventuell verbunden mit einer verminderten Bioverfügbarkeit.

Energiereiche Strukturen. Feste Phasen können in metastabilen Formen vorliegen, die in stabilere übergehen. So können amorphe Teilchen kristallisieren, metastabile Kristallmodifikationen können sich in stabile umwandeln.

Der Beginn solcher Umwandlungen und deren Geschwindigkeit sind kaum vorherzusagen. Hoher Tablettierdruck scheint kleinste Bereiche mit höherer Energie zu erzeugen, in denen die Umwandlung beginnen kann.

Lange Induktionszeiten sind zu erwarten. Eine einmal begonnene Umwandlung kann aber in sehr kurzer Zeit vollständig ablaufen.

In gleicher Weise können Hilfsstoffe betroffen sein, die dann indirekt das Verhalten des Wirkstoffs ändern. Ein Beispiel ist das Nachhärten von Suppositoriengrundmassen. Es wird verursacht durch Umkristallisation von Glyceriden und durch Wechselwirkungen zwischen Wirk- und weiteren Hilfsstoffen und den Hydroxy-Gruppen von Partialglyceriden im Hartfett. Während Modifikationsumwandlungen das Schmelzverhalten ändern, beeinflussen Wechselwirkungen zwischen der Suppositoriengrundlage und weiteren Bestandteilen auch noch nach dem Schmelzen der Suppositorien die Fließeigenschaften. Beide Phänomene können sich auf die Bioverfügbarkeit auswirken (Kap. 13, Abschn. 1).

Sorption von Wasserdampf. Sorptionen erfolgen an Phasengrenzflächen. Deshalb werden durch Sorption alle Eigenschaften beeinflusst, die von der Oberfläche abhängen. Belegung mit Fremdstoffen verändert durch Einfluss auf die kohäsiven Eigenschaften das Fließvermögen und die Schüttdichte von Pulvern. Adhäsionskräfte können vermindert werden, wodurch Benetzung und Aufsaugvermögen von Pulvern und die mechanische Festigkeit von Tabletten beeinflusst werden.

Durch Sorption von Wasser aus der umgebenden Atmosphäre oder – zum Beispiel in gasdichter Verpackung – durch Umverteilung von desorbiertem Wasser anderer Komponenten können Hydrate entstehen. Dies ist bei Wirkstoff-Partikeln wie auch bei Hilfsstoffen möglich, zum Beispiel bei Füllstoffen oder Bindemitteln, in Granulaten und Tabletten. Diese Produkte werden eine geringere spezifische Lösungsgeschwindigkeit, wenn nicht gar eine schlechtere Bioverfügbarkeit aufweisen. Bei komplizierten Arzneiformen, wie Schicht- und Manteltabletten, ist die Auswirkung kaum vorhersehbar. Auch Kapselhüllen aus Hart- bzw. Weichgelatine ändern ihre mechanischen und Zerfallseigenschaften mit dem Wassergehalt. Ein hoher Wassergehalt führt zur Verklebung und beeinträchtigt zumindest die bestimmungsgemäße Anwendung. Ein niedriger Wassergehalt hat Versprödung mit Rissen in der Hülle zur Folge.

Rheologische und andere mechanische Eigenschaften von flüssigen und streichbaren Formen. Die entscheidenden Parameter für die rheologischen Eigenschaften von Gelen sind der Fließpunkt und bei höheren Scherkräften die Viskosität. Wird die Dispersität des Gelbildners verändert, werden beide Parameter beeinflusst. Die Ursachen können Änderungen der Solvatisierung sein. Bei ionischen Hydrogelbildnern sind auch Unterschiede im Neutralisationsgrad der ionischen Gruppen ins Auge zu fassen.

Ein stabiles Gleichgewicht zwischen der Bindung von Solvathüllen einerseits und benachbarten Makromolekülen andererseits an gerüstbildende Kolloide stellt sich oft nur langsam ein. Störungen werden vor allem durch thermische und mechanische Belastung hervorgerufen, z. B. beim Schmelzverfahren bzw. beim Bearbeiten in der Salbenmühle.

Dispersitätsgrad von flüssigen Phasen. Temperaturschwankungen während der Lagerung bedingen Änderung von Löslichkeiten. In Emulsionen ist die Löslichkeit der Emulgatoren in beiden Phasen unterschiedlich abhängig von der Temperatur. Im Allgemeinen werden nichtionische Emulgatoren bei Temperaturerhöhung lipophiler und beim Abkühlen hydrophiler. Der Emulgatortyp ändert sich beim Abkühlen vom W/O- zum O/W-Charakter. Damit wird die Emulsion weniger stabil, und Koaleszenz wird erleichtert.

Weiterhin fördert die niedrigere Viskosität bei höheren Temperaturen das Aufrahmen oder Sedimentieren und bringt die dispergierte Phase in engen Kontakt.

Primärpackmittel. Bei Polymeren als Primärpackmittel (s. Kap. 21, Abschn. 2.2) sind wichtige, stabilitätsrelevante Eigenschaften einerseits die Struktureigenschaften selbst, andererseits das Vermögen, notwendige Zuschlagstoffe zu binden. Vielfältige Zuschlagstoffe sind nötig, um chemische Abbaureaktionen und physikalische Veränderungen des Packmittels zu verhindern. Stabilitätsrelevant ist auch die vorgegebene Permeabilität insbesondere für Wasserdampf (Verlust während der Lagerung) und Sauerstoff (Eindringen in das Füllgut).

Änderungen der Temperatur und mechanische Belastung können neben augenfälligen Einflüssen auf die mechanischen Eigenschaften, wie Festigkeit, Elastizität und Dichtigkeit, die Porosität und damit die Permeabilität erhöhen. Auch die Migration von Zuschlagstoffen aus dem Packmittel verändert die Permeabilität des verbleibenden Materials. Stoffe aus der Umwelt, z. B. Sauerstoff oder Wasserdampf, wandern schneller in das Füllgut. Es können auch Verluste an Komponenten des Füllgutes gefördert werden, wie z. B. die Diffusion ätherischer Öle oder das Absorbieren und nachfolgende Austreten lipophiler Bestandteile aus flüssigen und streichbaren Arzneiformen.

Bei Glas als Primärpackmittel ist vor allem die Abgabe von Alkali-Ionen für die Stabilität von Bedeutung. Sie erfolgt über lange Zeit und ändert den pH-Wert im Füllgut. Enthält das Füllgut hydrolytisch empfindliche Komponenten, wird die von Hydroxyl-Ionen katalysierte Hydrolyse gefördert, bei oxidationsempfindlichen Komponenten wird hierdurch deren Oxidation beschleunigt. Freie Basen können aus ihren Salzen in Abhängigkeit von ihrem pK_a-Wert und der Löslichkeit der nicht protonierten Form gefällt werden.

3.3 Mikrobiologische Ursachen

Für den Gehalt an Mikroorganismen, eventuell auch an Pyrogenen, sind zwei Gesichtspunkte von Bedeutung:

- die Vermehrung von Mikroorganismen während der Herstellung und/oder das Eindringen und Vermehren während der Lagerung,
- das Eindringen von Mikroorganismen und deren Vermehrung nach Anbruch des Arzneimittels während wiederholter Anwendung, was als Rekontamination bezeichnet wird.

Konservierungsmittel sollen das Überleben und Vermehren der Mikroorganismen verhindern. Sie sind damit für die Erhaltung der Qualität des Arzneimittels besonders wichtig. Deshalb müssen sie hinsichtlich Inkompatibilitäten und Instabilitäten mit derselben Sorgfalt untersucht werden wie ein Wirkstoff.

Der Ausgangsgehalt an Keimen, die Dichtigkeit der Verpackung und eine genügende Konzentration an freiem Konservierungsmittel in der jeweiligen wässrigen Phase bestimmen den mikrobiologischen Status eines Arzneimittels. Die Rekontamination kann wesentlich von der Konstruktion und Handhabbarkeit von Verschlüssen und Applikationsvorrichtungen abhängen.

Neben der minimalen Hemmkonzentration konservierender Zusätze bekommt auch die Geschwindigkeit der Keimreduktion Bedeutung, da die durch Rekontamination steigende Keimzahl möglichst innerhalb eines Applikationsintervalls um einige Zehnerpotenzen wieder reduziert werden soll.

4 Dauer der Haltbarkeit, definierte Lagerungsbedingungen

Die Laufzeit eines Arzneimittels muss nicht so lang sein wie möglich. Für den Vertriebsweg über den Einzelhandel werden allgemein fünf Jahre als ausreichend angesehen, und für diesen Zweck sieht das Arzneimittelgesetz eine Mindest-Laufzeit vor. Öffentliche Institutionen wie Zivil- und Katastrophenschutz und Bundeswehr lagern große Arzneimittelmengen möglichst über zehn und mehr Jahre.

Es ist ökonomisch nicht zu vertreten, ein Arzneimittel zur Produktionsreife zu entwickeln, anschließend über die volle vorgesehene Laufzeit zu lagern und dann zu prüfen, ob die Anforderungen an die Qualität noch eingehalten werden. Deshalb wird die Vorhersage der Laufzeit besonders wichtig. Gemäß der Definition in Abschn. 1.2 sind dafür definierte Lagerbedingungen entscheidend.

4.1 Klimazonen

Lagerungsbedingungen müssen sich hinsichtlich Temperatur und relativer Luftfeuchtigkeit nach der Klimazone richten, für welche die Laufzeit bestimmt wird. Zu diesem Zweck wurde die Erde vereinfachend in vier Klimazonen aufgeteilt (s. Tab. **22.4**).

Tabelle **22.4** Klimazonen zur Definierung von Lagerungsbedingungen für Arzneimittel (nach Grimm und Schepky, 1980).

Zone	Klima	Beispiele für Länder
1	gemäßigt	nordeuropäische Länder
2	mediterran, subtropisch	südeuropäische Länder
3	heiß-trocken	
4	heiß-feucht, tropisch	

Tabelle **22.5** Lagerbedingungen für die Klimazonen (nach Grimm und Krummen, 1993).

Klima-zone	kinetische Durchschnitts-temperatur (°C)	mittlere relative Luftfeuchtigkeit (% rF)	P_{H_2O} (hPa)
1	21	45	11,2
2	**25**	**60**	**19**
3	31	40	18
4	31	70	31,5

Innerhalb der Zonen müssen die starken tages- und jahreszeitlichen Schwankungen typischer Aufbewahrungsbedingungen ausgeglichen werden. Der Einfluss der Temperatur auf die Geschwindigkeit von Zersetzungsreaktionen ist nicht linear (s. Kap. 3, Abschn. 1.2). Der Durchschnittswert der jeweiligen Temperaturen über die entsprechenden Zeiten gibt deshalb den Effekt nicht korrekt wieder. Vielmehr führt ein Mittelwert zu falschen, weil zu günstigen Vorhersagen.

4.2 Kinetische Durchschnittstemperatur

Unter Annahme einer durchschnittlichen Aktivierungsenergie nach Arrhenius wird der exponentielle Einfluss der Temperaturen der zwölf Monate des Jahres errechnet und aufsummiert. Hierzu lässt sich ein geeigneter Ausdruck für T aus der Arrhenius-Gleichung (s. Kap. 3, Abschn. 2) ableiten:

$$T = \frac{E_A}{R} \cdot \frac{1}{-\ln e^{-\frac{E_A}{RT}}} \quad (2)$$

Werden nun die Exponentialterme für zwölf monatliche Durchschnittstemperaturen T_i aufsummiert, so kann die kinetische Durchschnittstemperatur $\overline{T}_{kin}$ für das Jahr errechnet werden.

$$\overline{T}_{kin} = \frac{E_A}{R} \cdot \frac{1}{-\ln \frac{1}{12} \cdot \sum_1^{12} e^{-\frac{E_A}{RT_i}}} \quad (3)$$

Als durchschnittliche Aktivierungsenergie werden 82 kJ · mol⁻¹ eingesetzt. Dieser Wert ergibt sich aus einer Vielzahl von publizierten Aktivierungsenergien für haltbarkeitsrelevante Reaktionen von Wirkstoffen in Modellsystemen und Arzneimitteln.

Für die vier Klimazonen ergeben sich danach gerundet die kinetischen Durchschnittstemperaturen in Tab. **22.5**.

4.3 Relative Luftfeuchte

Die meisten Wirkstoffe, aber auch die meisten Zubereitungen, nämlich alle „trockenen" Arzneiformen, sind empfindlich gegenüber Wasserdampf (s. Abschn. 3). Die mittleren Luftfeuchtigkeiten für die Klimazonen 1 bis 4 (in % rF und als Wasserdampfpartialdruck in hPa) sind in Tab. **22.5** aufgeführt.

Um den freien Austausch und die entsprechende Lagerung von Fertigarzneimitteln zwischen den Ländern der beiden Klimazonen 1 und 2, welche die Länder der EU umfassen, zu ermöglichen, werden alle für den gemeinsamen Markt innerhalb der EU vorgesehenen Arzneimittel für die Klimazone 2 entwickelt. Auf diese Weise werden für die betreffenden Länder die jeweils ungünstigsten Lagerbedingungen angenommen. Zugleich wird der Export nach den USA und Japan berücksichtigt, weil diese Gebiete ebenfalls höchstens in die Klimazone 2 fallen.

5 Ermittlung der Haltbarkeit

5.1 Alternativen zur Vorhersage der Haltbarkeit

Prinzipiell sind zwei Wege möglich, um eine Vorhersage der Laufzeit zu ermöglichen (s. Abb. **22.3**):

■ Extrapolation des Ausmaßes der Qualitätsminderung, ausgehend von Anfangswerten, unter normaler Lagerungsbedingung (z. B. 25 °C, 60 % r. F., entsprechend Klimazone 2),
■ Extrapolation der Geschwindigkeitskonstanten k für die Abbaureaktion auf der Basis der Arrhenius-Gleichung, ausgehend von Werten für k bei verschiedenen, erhöhten Belastungsniveaus hinsichtlich Temperatur und Feuchte.

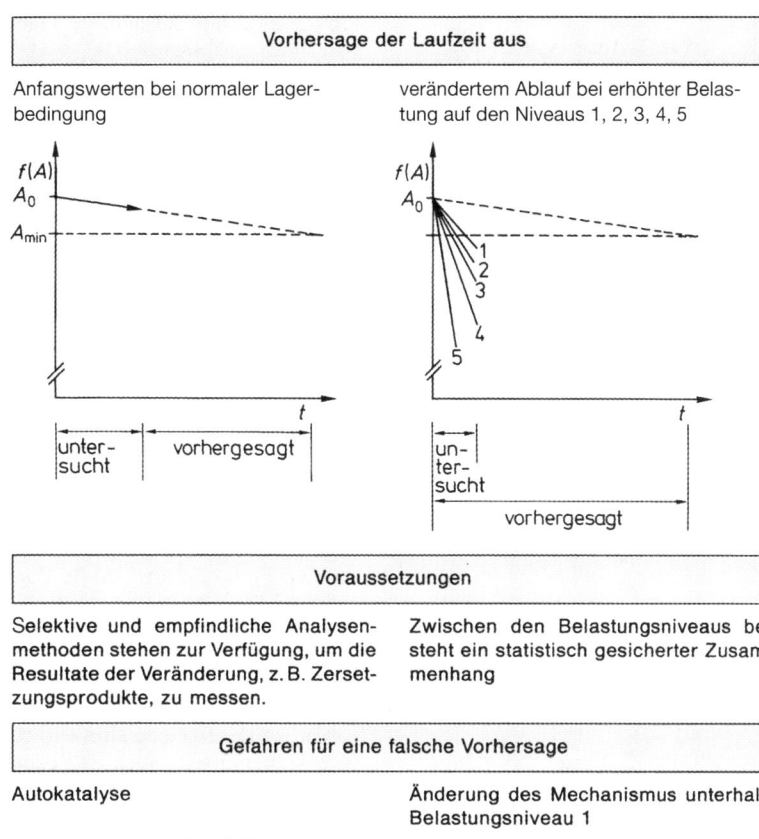

Abb. **22.3** Vorhersage der Geschwindigkeit von Qualitätsminderungen am Beispiel der Abnahme des Wirkstoffgehaltes durch Zersetzung.

5.1.1 Normale Lagerungsbedingungen

Wie in Kap. 3 (Abschn. 1.1.3) bereits erwähnt, spielt die Reaktionsordnung innerhalb der Grenzen zwischen 100 und 90 % der Deklaration für den Wirkstoffgehalt eine geringe Rolle. Deshalb kann vereinfachend eine Reaktion formal 1. Ordnung für die Vorhersage benutzt werden. Wichtige Voraussetzungen sind haltbarkeitsspezifische Analysenmethoden und die Sicherheit, dass autokatalytische Veränderungen ausgeschlossen werden können. Andernfalls könnte der Untersuchungszeitraum zwar in der Initialphase, der Vorhersagezeitraum aber in der Beschleunigungsphase liegen. Es kommt nun darauf an, für die ermittelten Wertepaare $(A, t)_i$ eine Regressionsgerade im halblogarithmischen System und die unteren Vertrauensgrenzen für den zu extrapolierenden Bereich zu errechnen (s. Abb. **22.4**). Für nähere Einzelheiten muss auf die Spezialliteratur verwiesen werden (Ebel et al., 1989; Feltkamp et al., 1983).

5.1.2 Kurzzeitversuche bei erhöhter Belastung

Die Arrhenius-Gleichung (s. Kap. 3, Abschn. 2) vermittelt den Zusammenhang zwischen den bei erhöhten Temperaturen bestimmten Reaktionsgeschwindigkeitskonstanten. Sie erlaubt damit auch eine Extrapolation auf normale Lagerungsbedingungen, entsprechend der vorgesehenen Klimazone, wenn bestimmte Voraussetzungen erfüllt sind:

▪ Die chemische Reaktion muss auf thermischen Ursachen beruhen mit Werten für die Aktivierungsenergie zwischen etwa 40 und 120 kJ · mol^{-1}. Bei sehr viel kleineren Aktivierungsenergien bringen erhöhte Belastungen keinen Vorteil.

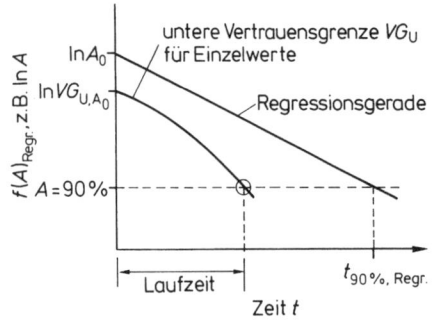

Abb. 22.4 Bestimmung der Laufzeit mit wählbarer statistischer Sicherheit durch Berechnung der Vertrauensgrenze (nach Feltkamp et al., 1983).

▨ Der Mechanismus der Reaktion darf sich zwischen dem untersuchten Temperaturintervall und der Temperatur der Extrapolation nicht ändern.

▨ Es muss sich um eine homogene Reaktion handeln, nur hier besitzt die Arrhenius-Gleichung Gültigkeit. Auch für heterogene Reaktionen wurden bereits nach dem gleichen Formalismus erfolgreiche Extrapolationen aus Stressversuchen publiziert, doch ist ihre Brauchbarkeit bisher auf den Einzelfall beschränkt.

Isotherme, erhöhte Belastung

Geschwindigkeitskonstanten z. B. für die Zersetzung werden bei verschiedenen, erhöhten Temperaturen, meist im Bereich von 40 bis 70 °C, bestimmt. Diese Temperaturen werden während des Versuchs konstant gehalten. Um anschließend mit Hilfe der Arrhenius-Gleichung auf die Temperatur der vorgesehenen Klimazone extrapolieren zu können, werden in der Regel 4, besser 5 Temperaturen gewählt. Bei beispielsweise 5 Temperaturen verbleiben für eine vorläufige Schätzung der Zuverlässigkeit der Extrapolation mittels linearer Regression der transformierten Werte für die Reaktionsgeschwindigkeitskonstante (ln k_i) und der Temperatur (^1T_i) nur noch 3 Freiheitsgrade, da 2 für die vorläufige Schätzung der Parameter A und E_A verlorengehen.

Nicht-isotherme, erhöhte Belastung

Da die Arrheniusgleichung die Variablen k und T funktional verknüpft, ist es auch möglich, während einer beschleunigten Haltbarkeitsuntersuchung die Temperatur nach einer festgeleg-

ten Zeitfunktion zu ändern. Dadurch reduziert sich die oben beschriebene Vielzahl von Versuchen (je T mindestens 1) auf nur einen Versuch. Zahlreiche Funktionen werden für $T = f (t)$ vorgeschlagen, die jeweils verschiedene Vorteile hinsichtlich der mathematischen und statistischen Behandlung bieten.

Ein Beispiel ist die Funktion:

$$\frac{1}{T} = \frac{1}{T_{t=0}} - a \cdot t \qquad (4)$$

mit a als Heizgeschwindigkeitskonstante (Zeit^{-1}).

Dieses Vorgehen ist vor allem für orientierende Versuche und für Untersuchungen an reinen Wirkstofflösungen geeignet. Für den Einsatz in der pharmazeutischen Qualitätssicherung fehlt die Möglichkeit, das Probenziehen am selben Ansatz zu wiederholen; zudem wird bei langsamen Reaktionen das Einhalten der Temperatur/Zeit-Funktion über große Zeiträume zu aufwendig.

5.2 Praktische Stabilitätsprüfung

In der EU sind Regeln und Richtlinien herausgegeben worden, welche eine einheitliche Qualität von Arzneimitteln, auch in Bezug auf die Haltbarkeit, innerhalb der EU sicherstellen sollen. Darin werden die Haltbarkeitsangaben auf die ungünstigsten Klimabedingungen innerhalb der EU bezogen (Zone 2, s. Tab. **22.5**). Sowohl an einem neuen Wirkstoff, als auch an einem Fertigarzneimittel sollen neben Untersuchungen zur Haltbarkeit unter normalen Lagerbedingungen, also bei 25 °C und 60 % rF, auch solche bei erhöhter Belastung vorgenommen werden. Zusätzlich sollen alle Prüfungen an mindestens 2 Chargen erfolgen.

Während der ersten Stufen der Entwicklung eines Arzneimittels aus dem Wirkstoff wird vor allem erhöhte Belastung mit energetischen und stofflichen Faktoren eingesetzt. Während der Entscheidung über die Formulierung, also etwa bei Herstellung der Muster für die klinische Prüfung, wird die Haltbarkeitsprüfung auch auf die vorgesehenen normalen Lagerungsbedingungen ausgedehnt; Muster werden für Untersuchungen über einen langen Zeitraum eingelagert. Dies dient der Überprüfung der vorausgesagten Stabilität, wenn ein funktionaler Zusammenhang zwischen den Niveaus der Belastung besteht, wie dies bei chemischen Abbaureaktionen in homogenen Systemen der Fall ist. Bei heterogenen Systemen ist eine Vorhersage oft schwierig, und

Tabelle **22.6** Abnahme des Wirkstoffgehaltes in %, die bei gegebenem Variationskoeffizient (VK) und gegebener Analysenzahl (n) noch signifikant erkannt werden kann (P = 0,95) (aus Grimm, 1985).

VK (%)	Analysenzahl n		
	2	3	5
0,5	4,5	1,2	0,6
1	9	2,5	1,2
2	18	5	2,5
5	45	12	6,2

die Beurteilung der Stabilität **physikalischer** Eigenschaften ist auf diese Weise bisher nicht möglich. Hier hat die frühzeitige Einlagerung von Mustern bei normaler Belastung besondere Bedeutung. Die **mikrobiologische** Stabilität lässt sich direkt beschleunigt prüfen, indem das Prüfgut mit Keimen verschiedener Art und Anzahl kontaminiert wird. Falls jedoch eine Verschlechterung der physikalischen Eigenschaften eines Arzneimittels eine erhöhte Anfälligkeit für den Befall mit Keimen und deren Vermehrung zur Folge hat, ist eine beschleunigte Prüfung schwierig.

5.2.1 Analytische Voraussetzungen

Grundlegende Voraussetzung für Folgerungen und Berechnungen ist eine Analysenmethode, die das Ergebnis der Veränderung, d. h. das Reaktionsprodukt, zweifelsfrei und genau bestimmen lässt. Bestimmt man nur die Restmenge an unverändertem Wirkstoff, so verhindert meist die Varianz des Analysenergebnisses, dass eine Abnahme im Wirkstoffgehalt von wenigen Prozent mit vertretbarem Aufwand sicher erfasst werden kann (s. Tab. **22.6**).

Wenn aber über die gesamte Laufzeit eines Arzneimittels eine Abnahme im Gehalt von maximal 10 % erlaubt ist, gewinnt bereits weniger als 1 % Abnahme eine erhebliche Bedeutung. Können stattdessen die Zersetzungsprodukte selektiv bestimmt werden, so ergibt sich auch bei wesentlich größerer Varianz der Methode für Reaktionsprodukte – unter anderem wegen der geringen zu bestimmenden Mengen – eine erheblich erhöhte Sicherheit der Aussage.

Bei z. B. tatsächlich 1,2 % Abnahme ergibt sich auch bei einem sehr präzisen Analysenverfahren mit einem Variationskoeffizienten von nur ± 0,5 % und dreifacher Analyse nur ein Wert zwischen 100 und 98,8 %. Bestimmt man dagegen selektiv das Zersetzungsprodukt dreimal mit einem deutlich weniger präzisen Verfahren, z. B. mit einem Variationskoeffizient von ± 5 %, so erhält man eine Zersetzung zwischen 1,08 und 1,52 %. Nach Abzug vom Anfangswert (100 %) ergibt sich ein Restgehalt von 98,92–98,48 %. Wichtig sind natürlich in diesem Zusammenhang die Kenntnis und Erfassung aller Reaktionsprodukte.

5.2.2 Langzeitprüfung

Für die Zulassung eines Arzneimittels in den Ländern der EU, Japan und den USA wird von der Tripartite Guideline for the Stability Testing verlangt (Grimm und Krummen, 1993): Untersuchungen werden bei 25 ± 2 °C und 60 ± 5 % rF an den ersten beiden Produktionschargen über ein Jahr durchgeführt.

In regelmäßigen Zeitabständen müssen dann Befunde über die weitere Qualität dieser Chargen bis zum Ablauf der beanspruchten Laufzeit ergänzt werden.

5.2.3 Beschleunigte Prüfung

Im Rahmen der oben genannten Richtlinie ist eine Stabilitätsprüfung auch bei 40 ± 2 °C und 75 ± 5 % rF über 6 Monate durchzuführen – bei geringer Stabilität auch bei 30 ± 2 °C und 60 ± 5 % rF; deren Ergebnisse sind dem Antrag auf Zulassung beizufügen.

Während der Entwicklung eines Arzneimittels werden beschleunigte Stabilitätsprüfungen grundsätzlich bei mehreren erhöhten Temperaturen, meist 3 bis 5 Temperaturen zwischen 40 und 80 °C, durchgeführt. Daneben empfiehlt die EU-Richtlinie auch tiefe Temperaturen, z. B. – 15 °C, 2 bis 8 °C, eventuell auch Einfrier-Auftau-Zyklen, hohe Luftfeuchtigkeit nicht unter 75 % rF, die Kombination von hoher Temperatur und Luftfeuchtigkeit sowie die Belastung mit natürlichem oder künstlichem Licht.

Die obere Grenze der Belastung ergibt sich aus den physikalischen Eigenschaften des untersuchten Gutes.

Zum Beispiel prüft man flüssige Parenteralia, die zur Entkeimung mit gespanntem Wasserdampf vorgesehen sind, auch bei entsprechend hohen Temperaturen. Dagegen darf ein Suppositorium oder eine Creme nicht mit Temperaturen belastet werden, bei denen Phasenübergänge zu erwarten sind. Andernfalls wird eine Änderung der Reaktionskinetik wahrscheinlich und ein Rückschluss auf normale Bedingungen verhindert. In solchen

Fällen versucht man die Belastung durch gemäßigte, aber periodisch wechselnde Temperaturen (Schaukeltest), z. B. zwischen 5 und 35 °C, zu erzeugen (s. Abschn. 2).

Alle weiteren energetischen und stofflichen Faktoren mit potentiell negativem Einfluss auf die Stabilität (s. Abb. **22.2**) sind eher auf den Einzelfall bezogen. Diese Faktoren sind vor allem der energetische Faktor Licht sowie die stofflichen Faktoren Feuchtigkeit und Sauerstoff. Der Faktor pH wird bereits durch die Wahl der Komponenten eines Systems festgelegt, kann aber für die Stabilität im Einzelfall entscheidend sein.

Die Belastung mit Licht wird meist mit einer Xenonlampe hoher Strahlungsintensität über mehrere Tage erzeugt. Zur Belastung mit verschiedenen relativen Luftfeuchtigkeiten werden Hygrostate benutzt. Dies sind gesättigte Lösungen anorganischer Salze, die in einem geschlossenen Gefäß eine konstante Luftfeuchtigkeit erzeugen. Sie werden meist in Wärmeschränken bei konstanter, erhöhter Temperatur betrieben. Die Abhängigkeit der Feuchtigkeit von der Temperatur im wichtigen Bereich von ca. 30 bis 80 °C ist bekannt und meist gering. Zur Belastung mit Sauerstoff wird dessen Partialdruck in der Umgebung des Prüflings erhöht, z. B. durch Umströmen mit verschiedenen Luft-Sauerstoff-Gemischen.

Werden im weiteren Verlauf der Entwicklung Darreichungsformen zum Einsatz bei der klinischen Prüfung hergestellt, so werden diese zusätzlich auch unter den für den vorgesehenen Klimabereich „normalen" Bedingungen gelagert.

Es ist besonders nützlich, bei der Herstellung dieser Darreichungsformen auf jeder Stufe der Verarbeitung vom einzelnen Rohstoff über Zwei- und Mehrstoffgemische bis zu den Zwischenprodukten nach jedem Schritt des Herstellungsverfahrens Proben einzulagern. Die Untersuchung der Stabilität kann so besonders ökonomisch gestaltet werden. Man prüft zunächst am Endprodukt und ist dieses ausreichend stabil, werden die auf den Vorstufen gezogenen Muster nicht weiter untersucht. Überschreitet dagegen der Befund die zulässigen Grenzwerte, so untersucht man die Proben der vorhergehenden Stufe des Verfahrens. Auf diese Weise geht man schrittweise rückwärts, bis die Stufe gefunden ist, auf der die nachteilige Veränderung entstanden ist. Dieses Verfahren wird auch „Stepping Up" genannt.

Alle Ergebnisse der laufenden Prüfung werden vergleichend bewertet. Im positiven Falle bestätigen die Ergebnisse aus der Lagerung unter normalen Bedingungen die aus der beschleunigten Prüfung vorhergesagten Befunde.

In derselben Weise wird mit Mustern aus den ersten Produktionschargen verfahren, die für die Einführung in den Handel bestimmt sind.

5.3 Folgestabilität

Ist ein Arzneimittel in den Handel eingeführt, so werden während der gesamten Geltungsdauer seiner Zulassung aus der laufenden Produktion Muster gezogen. Diese werden wie vorher erläutert unter kontrollierten Bedingungen gelagert, die dem vorgesehenen Klimabereich entsprechen. Nach vorgegebenem Prüfplan werden sie unter Einsatz der Statistik untersucht. Dieser hohe Folgeaufwand an Stabilitätsprüfung dient dem Zweck, die Laufzeit aller Chargen abzusichern. Eine formalisierte Dokumentation ist hier besonders wichtig und der Einsatz der elektronischen Datenverarbeitung besonders nützlich. Sie erlauben, jedes neue Ergebnis mit allen bisher bekannten Daten aus der beschleunigten und Langzeit-Stabilitätsprüfung der Laborchargen, der Chargen für die Klinikmuster, aus der Maßstabsvergrößerung sowie aller früheren Produktionschargen zu vergleichen. Damit wird die Arzneimittelsicherheit wesentlich verbessert.

6   Gegenmaßnahmen

6.1 Vermeiden von Inkompatibilitäten

Prinzipielle Möglichkeiten zum Vermeiden und Verhindern von Inkompatibilitäten ergeben sich in verschiedener Weise aus den Ursachen (s. Abschn. 2) unter Berücksichtigung der zu entwickelnden Arzneiform (Präformulierungsphase) und der Herstellungsverfahren. Möglichkeiten zum Vermeiden sind zum Beispiel:

- **Wechsel der Hilfsstoffe,** wenn Ionen miteinander reagieren, unerwünschte Wasserstoff-Brücken ausgebildet werden, Konkurrenz um Solvathüllen auftritt, Komplexbildung oder Verteilung zwischen Phasen die Konzentration an verfügbarem Stoff erniedrigt, Eutektika gebildet werden oder wenn chemische Reaktionen mit Hilfsstoffen ablaufen,
- **Wechsel der Rohstoffquelle,** wenn Verunreinigungen bei Rohstoffen aus bestimmten Quellen auftreten.

Wenn an sich inkompatible Komponenten nicht ausgetauscht werden können, muss versucht werden, das Auftreten der Inkompatibilität zu vermindern. Eine Möglichkeit hierzu kann z. B. sein:

■ Trennen von Komponenten durch Mikroverkapseln, durch eine getrennte Verarbeitung von Vorstufen wie beim Herstellen einer Mantel- oder Schichttablette, durch Dispergieren in Nicht-Lösungsmitteln und im Falle öliger Flüssigkeiten Dosieren in Weichgelatinekapseln.

6.2 Stabilisierung

Prinzipiell können die chemische Zersetzung und die physikalische sowie mikrobiologische Veränderung nur verlangsamt werden. Dazu muss das Arzneimittel gemäß Abschn. 1 (s. Abb. **22.2**) vor dem Einfluss energetischer und vor dem Zutritt stofflicher Umweltfaktoren weitgehend geschützt werden. Dennoch eindringende stoffliche Faktoren müssen durch chemische oder physikalische Wechselwirkungen abgefangen werden.

Stabilisierende Maßnahmen können auf jeder Stufe des Herstellungsverfahrens eingesetzt werden vom einzelnen Wirkstoffpartikel über Zwischenprodukte bis zum verkehrsfähigen Arzneimittel.

Die Konservierung bzw. die Stabilisierung gegenüber mikrobiellen Kontaminationen wird im Kap. 5 (s. Abschn. 7 und 7.2) behandelt.

6.2.1 Hydrolysen

Aus dem log k/pH-Profil (s. Kap. 3, Abschn. 2) kann das Optimum der Stabilität hinsichtlich des pH-Wertes entnommen werden. Das Optimum der Stabilität entspricht dem niedrigsten Wert für log k. Für die meisten hydrolytisch empfindlichen Wirkstoffe liegt das Stabilitätsoptimum im Bereich von pH 3 bis 4, einem physiologisch oft unverträglichen Bereich, z. B. bei Augentropfen oder einer Lösung zur intramuskulären Injektion. Deshalb muss ein Kompromiss zwischen einem niedrigen pH-Wert zugunsten erhöhter Stabilität und einem höheren pH-Wert zugunsten erhöhter physiologischer Verträglichkeit gesucht werden. Dazu wird unter Annahme einer Reaktion 1. Ordnung die gewünschte Laufzeit $t_{90\%}$ in Gl. (6) (s. Kap. 3, Abschn. 1.1.2) eingesetzt und so die größte tolerierbare Geschwindigkeitskonstante errechnet. Mit dem Logarithmus dieses Wertes geht man in das log k/pH-Profil und sucht den Schnittpunkt auf dem ansteigenden

Ast. Der zugehörige pH-Wert gibt den des gesuchten Kompromiss an.

Weitere Gesichtspunkte bei der Auswahl eines optimalen pH-Wertes sind die Löslichkeit und der Verteilungskoeffizient bei Salzen von organischen Säuren und Basen. Auch die Wirksamkeit von z. B. ionischen Konservierungsmitteln, bei denen nur der gelöste, undissoziierte Anteil wirksam ist, hängt vom pH-Wert ab.

Weiterhin kann die allgemeine Säure-Basen-Katalyse zurückgedrängt werden, indem die Art und Konzentration von Hilfsstoffionen in der Lösung optimiert werden.

Eine andere Möglichkeit bietet die Abschirmung des hydrolytisch empfindlichen Stoffes vor den Ionen des Wassers. So können Wirkstoffmoleküle in Mizellen von Tensiden (s. Kap. 4, Abschn. 2.3.9) oder in Hohlräumen von Makromolekülen als Clathrate eingeschlossen oder durch Komplexbildner gebunden werden (s. Kap. 6, Abschn. 3.2). Damit wird der Zutritt von Wasser und von katalysierenden Stoffen erschwert und die Hydrolyse verlangsamt. Nachteilig kann jedoch die Erniedrigung der Konzentration an molekular verteiltem Wirkstoff sein. Dies könnte die Resorptionsgeschwindigkeit und damit die Bioverfügbarkeit vermindern.

Den größten Schutz bietet natürlich die Abwesenheit von Wasser. Als Dispersionsmittel kann es gelegentlich durch eine hydrolytisch neutrale Flüssigkeit ersetzt werden. Eine wässrig-flüssige Arzneiform kann durch Gefrier- oder Sprühtrocknung in eine trockene Arzneiform überführt werden, die erst unmittelbar vor der Anwendung durch Zusatz von Wasser zur Darreichungsform rekonstituiert wird.

Besondere Bedeutung gewinnt in diesen Fällen die Wasserdampfdurchlässigkeit des Primärpackmittels (s. Kap. 21, Tab. **21.3**, Abschn. 2.2). Auch bei üblichen „trockenen" Arzneiformen wie Pulver, Kapsel und Tablette kann diese wichtig sein, da auch in diesen Formen Wasser aus dem Dampfraum adsorbiert und für eine Hydrolyse verfügbar gemacht werden kann. Der Wassergehalt von Tabletten darf aber zu Beginn der Laufzeit nicht beliebig niedrig sein. Ein bestimmter Mindest-Wassergehalt ist oft wichtig für die mechanische Festigkeit und optimale Freisetzungseigenschaft.

6.2.2 Oxidationen

Oxidationen als Reaktionen von Komponenten mit Sauerstoff (Autoxidation) lassen sich prinzipiell ähnlich verlangsamen wie Hydrolysen. Da Oxidation meist mit einem Übergang von Protonen verbunden ist, wirkt die Reduzierung des pH-Wertes stabilisierend.

Katalysierende Spuren von Schwermetall-Ionen, vor allem Cu^{2+}, Fe^{2+}, Fe^{3+}, Mn^{2+}, werden durch Komplexbildner wie EDTA-Dinatrium-Salz, Weinsäure, Citronensäure und Phosphate gebunden. Molekularer Sauerstoff kann durch Auskochen oder Verdrängen mit gereinigten Gasen, wie Stickstoff oder Kohlenstoffdioxid, aus Lösungsmitteln entfernt werden. Die weitere Verarbeitung einschließlich des Abfüllens muss dann unter Schutzbegasung erfolgen. Schließlich ist ein Packmittel geringer Permeabilität für Sauerstoff und für das häufig als Initiator wirkende Licht zu wählen. Dabei ist zu beachten, dass bei Packmitteln aus der Permeabilität für Wasserdampf nicht auf die für Sauerstoff geschlossen werden kann.

Darüber hinaus können **Antioxidantien** eingesetzt werden. Sie bilden eine Gruppe von Hilfsstoffen mit verschiedenartiger Wirkung. Sie sind Radikalfänger, selbst leicht oxidierbare Stoffe oder Synergisten.

Radikalfänger. Bei der Oxidation organischer Verbindungen mit Sauerstoff entstehen meist radikalische Zwischenprodukte. Hilfsstoffe mit sterisch behinderten phenolischen Gruppen übertragen leicht Wasserstoff-Radikale auf diese Zwischenprodukte, wobei sie selbst stabilere Radikale bilden. Damit wird die oxidative Kettenreaktion unterbrochen. Hierzu gehören natürliche Verbindungen wie einige Tocopherole, Nordihydroguajaretsäure (NDGA) und Coniferylbenzoat sowie einige synthetische Verbindungen, vor allem Butylhydroxyanisol (BHA), Butylhydroxytoluol (BHT) und Ester der Gallussäure. Sie werden in nicht wässrigen, lipophilen Systemen eingesetzt.

Leicht oxidierbare Stoffe. In wässrigen Systemen wird die Tatsache ausgenutzt, dass jeder zu schützende Stoff ein bestimmtes elektrochemisches Oxidationspotential besitzt. Das einzusetzende Antioxidans muss ein deutlich niedrigeres Oxidationspotential haben. Bei Zutritt von Sauerstoff wird es dann leichter oxidiert als der zu schützende Stoff. Gleichzeitig wirkt der Hilfsstoff als Protonendonator und auch dadurch stabilisierend. Pharmazeutisch nutzbare Stoffe dieser Art sind vor allem Ascorbinsäure mit einem Normal-

oxidationspotential von $-0{,}04$ V, in lipophilen Systemen als Fettsäureester der Ascorbinsäure eingesetzt, sowie Hydrogensulfite und Sulfite, die ein Normaloxidationspotential von $+0{,}12$ V haben. Hydrogensulfite und Sulfite dürfen jedoch nicht mehr in Parenteralia eingesetzt werden.

Synergisten. Diese Gruppe von Hilfsstoffen unterstützt die Wirkung von Antioxidantien entweder durch Regenerierung bereits oxidierter Hilfsstoffmoleküle, durch Komplexierung von Schwermetallspuren, durch Zersetzung entstandener Peroxide als Zwischenstufen der Oxidation oder durch Einstellen eines oxidationshemmenden pH-Wertes. Ihre Einsatzmöglichkeit ist in jedem Einzelfall zu untersuchen.

6.2.3 Physikalische Veränderungen

Disperse flüssige Arzneiformen. Die Homogenität der Verteilung (Verteilungsgrad) der dispersen Phase im flüssigen Dispersionsmittel von Suspensionen und Emulsionen kann durch Maßnahmen stabilisiert werden, die aus dem Stokes'schen Gesetz abgeleitet werden können. Danach hemmen die Verkleinerung der Partikelgröße der dispersen Phase (Zerteilungsgrad), eine Angleichung der Dichten von disperser und kohärenter Phase sowie eine Erhöhung der Viskosität der kohärenten Phase die Sedimentation bzw. Flotation und das Aufrahmen. Ebenso wirkt eine Erhöhung der Konzentration an disperser Phase hemmend, weil die Partikeln sich stärker gegenseitig behindern. Die Ausbildung eines Gels mit stark thixotropen Eigenschaften im Dispersionsmittel kann den Verteilungsgrad ebenfalls stabilisieren. Jedoch ist zu beachten, dass zugesetzte Hilfsstoffe immer auch negative Effekte besitzen. So kann z. B. ein Schleimstoff in einer wässrigen Suspension zwar die Sedimentationsgeschwindigkeit herabsetzen, jedoch ein einmal gebildetes Sediment so zäh machen (Zementation), dass es nicht wieder aufgeschüttelt werden kann.

Der Zerteilungsgrad kann stabilisiert werden, indem die Annäherung der Partikeln behindert wird. Diese führt bei Emulsionen leicht zur Koaleszenz, bei Suspensionen zur Aggregation und zum Kuchen. In Emulsionen und Suspensionen wird dies durch gleichsinnige elektrische Ladungen auf den Partikeln verhindert, z. B. durch Einsatz ionischer Emulgatoren oder von Peptisatoren. In Emulsionen, vor allem vom Typ O/W, können sperrige, von der kohärenten Phase stark solvatisierte Molekülteile der Emulgatoren die Annäherung behindern. Ein Beispiel ist Polysorbat, bei dem ein Sorbitanfettsäureester mit mehreren Macrogol-Ketten verethert ist.

In Suspensionen kann eine kontrollierte Flockung den Verteilungsgrad zwar erheblich, aber reversibel ändern, und dabei den Zerteilungsgrad stabilisieren. Hierzu wird die Oberfläche der Partikeln mit Tensiden, z. B. einem Polyoxyethylen-Sorbitanfettsäureester, belegt, die mit einem anschließend zugesetzten makromolekularen Stoff beabsichtigte Wechselwirkungen eingehen, z. B. Tannin mit Wasserstoff-Brücken zwischen seinen phenolischen Hydroxy-Gruppen und den Ether-Sauerstoffen des Tensids. Dadurch werden die suspendierten Partikeln weitmaschig vernetzt und im Abstand voneinander fixiert. Das absteigend gebildete Sediment ist leicht wieder zu dispergieren.

Bei dispersen Systemen vom Typ fest/flüssig, wie flüssige Suspensionen und Suspensionssalben, kann der Einsatz der stabilsten polymorphen Modifikation und einer möglichst engen Partikelgrößenverteilung stabilisierend wirken. Auflösungs- und Rekristallisationsvorgänge werden dadurch behindert. Solche können von Unterschieden in der freien Enthalpie verursacht werden, wie sie zwischen polymorphen Modifikationen und zwischen extrem kleinen (um bzw. unter $1\,\mu$m) und größeren Partikeln bestehen (s. Kap. 4, Löslichkeit, Abschn. 2.3.4). Das Wachsen von Kristallen der stabilen Form mit nicht kontrollierbarem Zerteilungsgrad kann so verzögert werden.

Halbfeste und feste Arzneiformen. Die für flüssige disperse Formen geschilderten Veränderungen laufen im Prinzip auch in halbfesten und festen Formen ab, allerdings erheblich langsamer. Zum Beispiel setzen Gerüstbildner in Gelen die Lösungs- und Diffusionsgeschwindigkeit von Wirkstoffen herab. Dennoch ist auch hier eine Änderung des Zerteilungsgrades möglich, was vor allem bei Augensalben gefürchtet ist. Zur verminderten Freigabegeschwindigkeit kommt die Gefahr mechanischer Verletzung der Cornea durch große Kristalle hinzu.

In Tabletten und dem Inhalt von Kapseln und überzogenen Tabletten kann Feuchtigkeit aus der Umgebung oder aus einzelnen Rohstoffen nach Umverteilung direkt oder indirekt physikalische Eigenschaften verändern. Tabletten können durch Kristallisation nachhärten. Sie können aber auch erweichen oder quellen. Stabilisierend wirken eine Reduzierung des Restwassergehaltes aus der Herstellung auf das erforderliche Minimum, die Verwendung nicht sorptionsaktiver Hilfsstoffe und das Aufbringen von weitgehend wasserdampfdichten Überzügen.

Weiterführende Literatur

Ebel, S., Fleischer, P., Ledermann, M., Wüstenhagen, U. (1989), Vorhersage der Stabilität von Arzneiformen aus der Kinetik der Abbaureaktion des Arzneistoffes, Teil 1: Auswerten kinetischer Daten, Acta Pharm. Technol. *35*, 210–217.

Ebel, S., Ledermann, M., Reyer, B. (1991), Vorhersage der Stabilität von Arzneiformen aus der Kinetik der Abbaureaktion des Arzneistoffes, Teil 2: Auswertung der Arrhenius-Funktion, Eur. J. Pharm. Biopharm. *37*, 80–87.

Feltkamp, H., Fuchs, P., Sucker, H. (Hrsg.) (1983), Pharmazeutische Qualitätskontrolle, Georg Thieme Verlag, Stuttgart, New York, S. 527.

Grimm, W., Harnischfeger, G., Tegtmeier, M. (2004), Stabilitätsprüfung in der Pharmazie, Theorie und Praxis, 2. Aufl., Editio Cantor, Aulendorf.

Grimm, W., Krummen, K. (Hrsg.) (1993), Stability Testing of Drug Products, Wissenschaftliche Verlagsgesellschaft mbH, Stuttgart.

Göber, B., Surmann, P. (Hrsg.) (2005), Arzneimittelkontrolle Drug Control, Wissenschaftliche Verlagsgesellschaft mbH, Stuttgart.

Haltbarkeit und Stabilitätsprüfung von Arzneimitteln, APV-Richtlinie mit Kommentar (1985), Pharm. Ind. *47*, 627–632.

Leuenberger, H. (Hrsg.) (2002), Martin, Physikalische Pharmazie, 4. Aufl., Wissenschaftliche Verlagsgesellschaft mbH, Stuttgart.

Müller, B. W. (1975), Antioxidantien, Acta Pharm. Technol. *21*, 13–25.

Sucker, H., Fuchs, P., Speiser, P. (Hrsg.) (1991), Pharmazeutische Technologie, Georg Thieme Verlag, Stuttgart, S. 214, 702.

The Rules Governing Medicinal Products in the European Community, Vol. III: Guidelines on the Quality, Safety and Efficacy of Medicinal Products for Human Use, (1989), office for official Publications of the European Community, Luxembourg.

Kapitel 23

Arzneiformen der Zukunft

1 Entwicklungstendenzen

Für die zukünftige Entwicklung auf dem Arzneiformengebiet lassen sich mehrere Richtungen erkennen:

> ■ Entwicklung von Systemen, die den Wirkstoff gezielt zur Rezeptorphase bzw. zum erkrankten Organ transportieren und ihn dort freigeben; dies wird als organspezifischer Wirkstofftransport, im Englischen Drug-Targeting, bezeichnet;
> ■ Entwicklung extravasaler Darreichungsformen für Peptide und Proteine;
> ■ Entwicklung von Darreichungsformen mit kontrollierter Wirkstoff-Freigabe; Berücksichtigung pharmakokinetischer Erfordernisse;
> ■ Optimierung vorhandener Darreichungs- bzw. Arzneiformen, neue Applikationswege.

2 Organspezifischer Wirkstofftransport – Drug-Targeting

Fast alle systemisch wirksamen Stoffe gelangen nicht nur in die für die Wirkung verantwortliche Biophase, sondern verteilen sich je nach Größe ihres Verteilungsvolumens über mehr oder weniger große Bereiche des Körpers. Dies hat unnötig hohe Dosen zur Folge und ist Ursache von Nebenwirkungen. Die Arzneimittelforschung ist daher bemüht, Systeme zu entwickeln, die den Wirkstoff gezielt an den Ort der Wirkung transportieren und dort freigeben. Eine solche Transportform müsste also im Idealfall imstande sein, ein Ziel – z. B. ein Organ, Zellen oder gar Zellorganellen, wie Zellkern, Mitochondrien – zu erkennen. Dieser Vorgang wird auch als **Drug-Targeting** bezeichnet. Besonders bedeutsam ist ein solcher zielgerichteter Wirkstofftransport für die mit einer besonders hohen Nebenwirkungsrate behafteten Zytostatika.

Vorbilder für die Entwicklung solcher Systeme kann die Natur liefern. Das Immunsystem z. B. erkennt entartete Zellen, indem Antikörper zusammen mit einem Proteinkomplex (Komple-

mentsystem) mit der Tumorzellmembran in Wechselwirkung treten und sie zerstören. So könnten auch Zytostatika enthaltende, mit einem Antikörper beladene Transportsysteme imstande sein, durch Reaktion mit einem spezifischen Antigen mit der Membran der Krebszelle zu reagieren und daher gezielt nur diese zu beeinflussen.

Drei Möglichkeiten werden bisher zur Erreichung dieses Ziels verfolgt:

> – der Wirkstoff liegt als inaktive Vorstufe vor (Prodrug-Prinzip),
> – der Wirkstoff ist chemisch an einen polymeren Träger gebunden (polymeres Prodrug-Prinzip),
> – der Wirkstoff ist in ein Trägersystem eingebettet (s. Abb. **23.1**).

Bei dem **Prodrug-Prinzip** soll eine inaktive Vorstufe des Wirkstoffs erst im Zielorgan in die wirksame Form überführt werden. Bisher ist es nicht gelungen, eine solche Biotransformation auf das Zielorgan zu lokalisieren. Eine Ausnahme bildet das Aciclovir, das erst in den mit Herpes-simplex-Viren befallenen Zellen in das wirksame Triphosphat umgewandelt wird. Neuerdings konnte durch Kopplung von Glucose an bestimmte Zytostatika eine selektive Aufnahme durch Tumorzellen beobachtet werden.

Bei dem **polymeren Prodrug-Prinzip** ist der Wirkstoff – häufig unter Zwischenschalten eines biologisch abbaubaren „Spacer" als Verbindungsstück – kovalent an ein häufig auch natürlich vorkommendes Makromolekül gebunden. Beispiele sind rekombinante Proteine, Glykoproteine, monoklonale Antikörper und einfache wasserlösliche synthetische und natürliche Polymere, z. B. Albumin. Die Vorstellung ist, dass die Wirkstoff-Polymer-Verbindung an die in bestimmten Zellen bzw. Organen lokalisierten Rezeptoren spezifisch gebunden und anschließend dort enzymatisch gespalten wird. Meist erfolgt jedoch ein mehr unspezifisches Targeting, denn die erstrebte Gewebeanreicherung ist allein durch die physika-

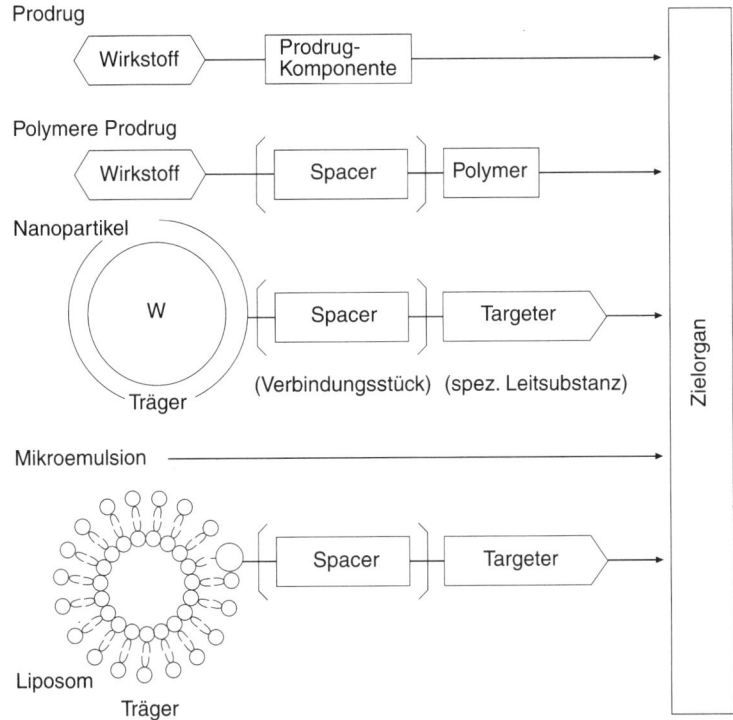

Abb. **23.1** Schematische Darstellung der organspezifischen Steuerung von Wirkstoffen (nach Speiser, 1982).

lisch-chemischen und chemischen Eigenschaften des polymeren Prodrug möglich. Im Idealfall müsste also das für die Spaltung verantwortliche Enzym bevorzugt im Zielorgan lokalisiert sein. Dies ist sehr unwahrscheinlich. Die Bindung an das Makromolekül verhindert andererseits eine rasche Ausscheidung des Wirkstoffs, so dass durch dieses Prinzip ein gewisser Depoteffekt erzielbar ist.

Das dritte Prinzip besteht in dem Einschluss bzw. der **Einbettung des Wirkstoffs in einem kolloidalen Trägersystem**, wie Liposomen, Lipidpartikeln, Mikrosphärulen, Nanopartikeln (s. Kap. 15), Mikroemulsionen (s. Kap. 4, Abschn. 4.5), Erythrozyten, Lymphozyten, Zellsystemen.

Diese Untersuchungen hatten ihren Ausgangspunkt in der Beobachtung, dass ultrafeine, lipophile Flüssigkristallsysteme (Kap. 4, Abschn. 4.3 und 4.4), wie Liposomen oder feste amorphe Träger, in Zellen über unterschiedliche Mechanismen aufgenommen werden. Sie können dann mit Zellbestandteilen in Reaktion treten; als deren Folge tritt Wirkstoff-Freisetzung ein. Besonders hoffnungsvoll sind Ergebnisse mit Liposomen (s. a. Kap. 15, Abschn. 4).

Häufig ist durch diese Prinzipien nur ein Depoteffekt erzielbar, da das Transportsystem noch keine Spezifität zum Zielorgan hat.

Intravenös applizierte kolloidale Partikeln werden weitestgehend vom RES, insbesondere von der Leber und der Milz, aufgenommen. Diese Kumulation kann andererseits für ein Drug-Targeting bei Lebererkrankungen ausgenutzt werden.

Das Ausmaß der Elimination von Partikeln durch das RES kann durch deren Oberflächenladung und -hydrophobizität beeinflusst werden. So wurde versucht, durch Veränderung der Oberflächeneigenschaften der Partikeln eine Umgehung der Anreicherung in den Zellen des RES zu erreichen. Gewisse Erfolge konnten bisher durch eine Hydrophilisierung der Oberflächen von Polystyrol-Partikeln durch Adsorption von Poloxameren erreicht werden. Nach i. v. Injektion derartiger Partikeln wurde eine Anreicherung im Knochenmark beobachtet. Außerdem können derartig vorbehandelte Partikeln über Stunden bis Tage im Blut zirkulieren.

Es muss aber auch die Stabilität des wirkstoffbeladenen Trägers vor Erreichen des Zielorgans sichergestellt sein. So wurde nach Kontakt mit Plasma oder Plasmaproteinen, wie z. B. High Density Lipoproteins, ein teilweiser Wirkstoffaustritt aus Liposomen beobachtet (s. Kap. 15, Abschn. 3.3). Diese Destabilisierung der Liposomen wird der Extraktion von Phospholipiden aus der Bilayer zugeschrieben.

Ein weiterer Schritt bestand in dem Versuch, eine spezifische Leitsubstanz, einen Targeter, in das Transportsystem einzubauen. Sie soll das Zielorgan erkennen und damit eine Anreicherung ermöglichen. Beispiele solcher Leitsubstanzen sind monoklonale Antikörper. Sie können über einen Spacer mit der Membranoberfläche verschiedener Träger verbunden werden. Das Transportsystem tritt dann mit der das korrespondierende Antigen enthaltenden Zelle in Reaktion. Durch Endozytose erfolgt Transport in das Zellinnere.

Abb. **23.2** zeigt ein mit Immunglobulin als Targeter versehenes und p-Phenylendiamin-Lost als Wirkstoff enthaltendes Transportsystem.

Weitere Möglichkeiten eines gezielten Wirkstofftransports sind untersucht worden. So wurden neben dem Wirkstoff kleine Magnetteilchen von etwa 10 nm Durchmesser in Zellen oder Kolloidpartikeln inkorporiert.

Anlegen eines äußeren gerichteten Magnetfeldes nach Verabreichung soll eine Anreicherung in bestimmten Zielorganen ermöglichen. Verwendung von Radionukliden kurzer Halbwertzeit in solchen magnetbeladenen Zellen könnte eine gezieltere Bestrahlung bösartigen Gewebes ermöglichen.

Das Targeting-Konzept erscheint faszinierend. Ob die bisher beschrittenen Wege allerdings zum gewünschten Ziel führen werden, ist zur Zeit noch offen. Viele Probleme sind noch zu lösen.

Die Überwindung anatomischer Barrieren, wie Schleimhäute als Resorptionsorgane, Blut-Hirn-Schranke, ist bisher noch nicht gelungen. Die physiologische Funktion des RES gegenüber körperfremden Stoffen konnte bisher nur in Ansätzen umgangen werden. So können die bisher entwickelten Systeme nur parenteral verabreicht werden. Immunologische Reaktionen sind nicht auszuschließen. Es kann nicht garantiert werden, dass das wirkstoffenthaltende System nach Erreichen des Zielorgans die Zellmembran permeieren kann.

Die Kombination von zwei oder mehreren der genannten Prinzipien in einer Drug-Targeting-Zubereitung ist eine zur Zeit aktuelle Forschungsrichtung.

Ein noch völlig ungeklärter Vorgang, bei dem auch noch keine erfolgversprechenden Lösungsansätze zu erkennen sind, ist das gezielte Drug-Targeting bei Erkrankungen der tieferen Hautschichten. Die Wirkstoff-Freisetzung aus topischen Zubereitungen sollte idealerweise so steuerbar sein, dass der Wirkstoff möglichst spezifisch zu dem erkrankten Hautbereich geleitet wird.

Trägersystem für Nukleinsäuren

Nukleinsäuren müssen zielorientiert transportiert werden. Auf dem Gebiet der somatischen Gentherapie wird versucht, vererbte oder erworbene Defekte im menschlichen Genom durch Ersetzen der betreffenden DNA-Bereiche durch therapeutische Gene zu beheben. Damit werden wieder normale Proteine als Genprodukte von den betroffenen Organen, ein Eingriff in die

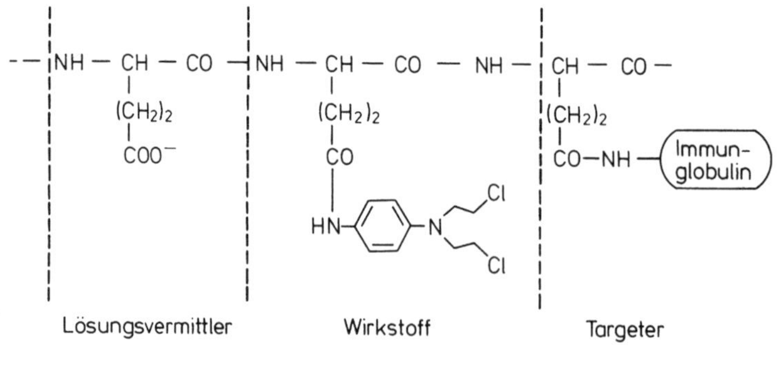

Abb. **23.2** Schema eines tumorzellspezifischen Transportsystems (nach Rowland et al., 1975).

Keimbahn ist hier untersagt, synthetisiert und der Stoffwechsel normalisiert. Da Nukleinsäuren wie die DNA große und geladene Moleküle sind, die die Zellmembranen nicht durchdringen können, müssen geeignete Trägersysteme eingesetzt werden. Hier dienen verschiedene Viren als Vorbild, die sich zunächst spezifisch an bestimmte Zielzellen anlagern und dann entweder durch Fusion mit der Plasmamembran der Zelle oder nach Aufnahme durch Endozytose in der Zelle die Nukleinsäure freisetzen. Da Trägersysteme aus modifizierten Viren zwar effizient sind, aber verschiedene Risiken bergen, werden künstliche Nukleinsäure-Carrier entwickelt. Zu diesen gehören Polymere, modifizierte Proteine oder unterschiedliche Lipidsysteme (Lipofektine). Diese Trägersysteme bestehen oft aus kationischen Komponenten, deren Toxizität genau geprüft werden muss.

3 Darreichungsformen für Peptide und Proteine

Aufgrund der schnellen Fortschritte der Molekularbiologie und Gentechnologie werden gentechnisch gewonnene Wirkstoffe in Zukunft immer größere Bedeutung erlangen. Hierzu gehören in erster Linie Peptide und Proteine, aber auch Polysaccharide oder Nukleinsäuren. Mit die ersten gentechnisch hergestellten Handelspräparate waren die Blutkomponenten Faktor VIII und Faktor XIII. Diese Zubereitungen können keine Virusinfektionen mehr übertragen.

Der derzeit übliche Verabreichungsweg für Peptide und Proteine ist die Injektion. Die starke Hydrophilie und geringe metabolische Stabilität verbieten noch eine nichtparenterale Applikation. Folgende Lösungen werden verfolgt:

- Hemmung des enzymatischen Abbaus, z.B. durch gleichzeitige Gabe von Protease-Inhibitoren.
- Erhöhung der Membranpermeabilität durch Resorptionsenhancer.
- Variation der Darreichungsform. Intensiv wird der Einbau in hydrophobe bioabbaubare Nanopartikeln untersucht.
  Mit bio- bzw. mukoadhäsiven Darreichungsformen wird neben einer verbesserten Resorption auch eine verlängerte Wirkstoff-Freisetzung, in manchen Fällen auch eine lokale Wirkung, angestrebt. Hier sind insbesondere noch Probleme der Adhäsion des Klebstoffs der Darreichungsform zu lösen. Die hohe Mucusproduktion der Schleimhäute vermindert schnell die erforderlichen Adhäsionskräfte.
- Strukturelle Änderung der Peptidstruktur, z.B. durch die Herstellung lipophiler Peptidanaloga (Peptidmimetika) oder Prodrugs. Ein Beispiel ist die Wirkstoffmodifizierung mit Macrogolderivaten, die so genannte Pegylierung.
- Wahl des geeigneten Applikationsortes. Die proteolytische Aktivität an den möglichen Applikationsorten ist unterschiedlich. So ist die Aktivität der für den Insulinabbau verantwortlichen Leucin-Aminopeptidase im Darm am höchsten, im Bukkalbereich am niedrigsten. Die Aktivitäten der Nasen- und Rektalschleimhaut sowie der Haut sind etwas höher als die der Bukkalschleimhaut. Die niedrigste Resorptionsbarriere ist wegen der hohen Permeabilität und der guten Durchblutung die Nasenschleimhaut. Seit längerer Zeit sind mehrere peptidhaltige Arzneimittel für die nasale Verabreichung auf dem Markt.

Alle vorstehend genannten Möglichkeiten werden seit Jahren auf dem **Insulin**gebiet untersucht, mit dem Ziel, die lästige parenterale Verabreichung zu umgehen. Ein Forschungsansatz zur Erhöhung der Membranpermeabilität besteht in der Öffnung der Tight junctions zwischen den Epithelzellen mit dem Zonula-occludens-Toxin (Zot). Man ist aber noch weit von der Entwicklung einer marktfähigen peroralen Insulinzubereitung entfernt.

Die Untersuchungen auf dem nasalen Verabreichungsweg konzentrieren sich insbesondere auf die Einbettung in bioadhäsive Mikropartikeln. Große Hoffnungen werden auf die inhalative Insulinapplikation gesetzt, wobei eine pulverförmige Zubereitung sich derzeit in der klinischen Prüfung Phase III befindet.

Steigendes Interesse nicht nur für die Resorption von Peptiden und Proteinen, sondern auch für die Resorption anderer Wirkstoffe und für die Behandlung dort lokalisierter Erkrankungen hat die **colonspezifische Wirkstoff-Freisetzung** (Dickdarm-Targeting). Bis vor einigen Jahren war das colon in dieser Hinsicht eine Blackbox. Verschiedene Forschungsrichtungen werden verfolgt. Im Mittelpunkt steht die Spaltung von neu entwickelten Filmüberzügen durch colonspezifische Mikroorganismen. Bisher gibt es jedoch noch keine Überzugsmaterialien, mit deren Hilfe die Darreichungsform unverändert und voll wirksam bis in den Dickdarm transportiert werden kann.

Neben der Darmwand stellt für neuroaktive Substanzen die **Blut-Hirn-Schranke** noch ein kaum zu überwindendes Hindernis dar.

Hier versucht man das Problem insbesondere durch Kopplung des Peptid-Wirkstoffes an einen Träger zu lösen.

4 Weiterentwicklung von Darreichungsformen mit kontrollierter Wirkstoff-Freisetzung

Die Kenntnis der molekularen Struktur eines Wirkstoffs reicht heute nicht mehr für eine optimale Arzneimitteltherapie aus. Die pharmakokinetische Charakterisierung liefert wichtige Informationen, die für die Wirkstoff-Formulierung nutzbar gemacht werden müssen. Vermehrte Kenntnisse quantitativer Beziehungen zwischen Wirkstoffkonzentrationen in Körperkompartimenten und den pharmakologischen bzw. toxikologischen Wirkungen sind erforderlich. Solche Informationen sind zur Weiterentwicklung von Systemen mit kontrollierter Wirkstoff-Freisetzung Voraussetzung.

Kontrollierte Freigabe wird nicht immer mit konstanter Freigabe gleichzusetzen sein. Manche Darreichungsform wird in dieser Hinsicht an das biorhythmische Verhalten des Körpers anzupassen sein, wenn die Pharmakokinetik zeitlichen Schwankungen unterworfen ist.

Darreichungsformen mit **pulsatiler Wirkstoff-Freisetzung** (s. Kap. 16, Abschn. 6.3) werden eine größere Rolle spielen. Für viele Krankheitsbilder ist bereits erwiesen, dass zirkadiane Rhythmen bestehen. Weitere Erkenntnisse über die Toleranzentwicklung könnten Auswirkungen auf die Arzneiformulierung haben.

Die Fortschritte der **Mikroelektronik** eröffnen weitere Möglichkeiten. Seit Jahren wird an der Entwicklung eines programmierbaren und sich selbst steuernden Applikationssystems für die Insulintherapie gearbeitet. Es wird ein implantierbarer Glucose-Sensor angestrebt, der wie ein Herzschrittmacher eingepflanzt werden kann und die aktuellen Blutzuckerwerte als „Signal" dem System mitteilt. Die hierdurch veranlasste Programmänderung korrigiert die Insulin-Abgabe. Eine befriedigende Lösung dieser elektronischen Bauchspeicheldrüse steht noch aus, da die bisherigen Sensoren noch nicht für eine Langzeitimplantation geeignet sind. Derartige Systeme werden eine mehr individualisierte Therapie ermöglichen.

An der Entwicklung ähnlicher Systeme wird auch für andere Applikationswege gearbeitet. Durch Einsatz der Iontophorese (s. Kap. 12, Abschn. 9) kann die **transdermale Resorption** einer Anzahl von Wirkstoffen verbessert werden. Mittels einer miniaturisierten elektronischen Steuerung lässt sich der elektrische Strom programmiert zu bestimmten Zeiten ein- bzw. ausschalten, so dass z. B. während einer 24-h-Periode Zeiten einer größeren Wirkstoffpermeation mit Zeiten einer geringeren Permeation abwechseln. Ein weiteres Ziel für ein solches elektrotransdermales System ist die Kopplung mit einem an geeigneter Stelle im Körper deponierten Sensor. Mittels eines Feedbackmechanismus gibt der Sensor bei einer bestimmten Wirkstoffkonzentration ein Signal an das wirkstoffabgebende System.

Fortschritte sollten auf dem Gebiet der **Implantate** für eine langfristige Depotwirkung, insbesondere von Hormonen, erwartet werden. Die Entwicklung geeigneter biologisch abbaubarer Polymere wird vorangetrieben werden.

Es sind Implantate entwickelt worden, bei denen durch Einschluss kleinster Magnete die Freigabe reguliert werden kann. Bei Wirkstoffbedarf wird ein oszillierendes Magnetfeld eingeschaltet, wodurch die Magnete in Schwingung gesetzt werden. Dies fördert die Wirkstoff-Freisetzung aus dem Polymer oder ermöglicht sie überhaupt erst. Die Bedienung der das Magnetfeld erzeugenden Einheit kann vom Patienten selbst erfolgen oder von einem Minicomputer gesteuert werden.

5 Optimierung vorhandener Darreichungs- bzw. Arzneiformen – Neue Applikationswege

Selbstverständlich wird die Optimierung bekannter, herkömmlicher Darreichungsformen, eventuell in Verbindung mit neuen Applikationswegen, verfolgt. Vielfach ist auch hierbei eine verlängerte Wirkung das Ziel. Verstärkte Anstrengungen werden unternommen, die Wirkung von **Darreichungsformen zur Anwendung am Auge** zu verlängern. Ein Weg besteht in der Sol-Gel-Umwandlung von Augentropfen bestimmter Zusammensetzung nach der Applikation. Die Konsistenzänderung auf der Augenoberfläche kann durch die erfolgende Temperaturerhöhung, pH-Änderung oder Ionenaktivierung erreicht werden. Durch Entwicklung kolloidaler Darreichungsformen, z. B. von Nanopartikel-Dispersionen und Liposomen (s. Kap. 15), wird versucht, eine Verminderung der Sichtbehinderung nach

Anwendung höher viskoser Darreichungsformen zu erreichen.

Die Entwicklung auf dem Polymergebiet sollte neue Möglichkeiten für die Herstellung von mit Wirkstoffen beladenen Kontaktlinsen mit dem Ziel einer retardierten Wirkstoff-Freisetzung schaffen. Bisher haben derartige in der Entwicklung begriffene Systeme noch eine unregelmäßige Wirkstoff-Freisetzung und sind sehr teuer.

Die Zahl der Wirkstoffe, die in der für die Dosierung erforderlichen Menge die Haut **transdermal** mit dem Ziel einer systemischen Wirkung permeieren, ist begrenzt (s. Kap. 17, Abschn. 3). Anstrengungen werden unternommen, die Haut auch für stärker hydrophile und für größere Moleküle, z. B. Insulin, permeabel zu machen. Im Mittelpunkt stehen Herz-Kreislauf-Mittel, Hormone, ZNS-Therapeutika und Peptide/Proteine. Die Erhöhung der Lebensdauer einzelner Transdermalsysteme wird angestrebt, was sich günstig auf die Kostenseite auswirkt.

Neben der bereits beschriebenen Iontophorese (s. Kap. 12, Abschn. 9) wird der Einsatz von Ultraschall – **Phonophorese** – untersucht. Die beobachteten Effekte werden insbesondere einer günstigen Beeinflussung der transfollikulären Resorption bei gleichzeitiger Temperaturerhöhung der Hautoberfläche zugeschrieben.

Anstrengungen laufen, die Haut verstärkt als Applikationsort für **nadelfreie Injektionen** einzusetzen (s. a. Insulin-Pen Kap. 9, Abschn. 3). So wurde ein zylindrischer, mit Helium gefüllter Injektor entwickelt, der Wirkstoff-Partikeln mit hohem Druck durch die Haut permeieren lässt.

Die **nasale Verabreichung** wird weiterhin im Mittelpunkt des Interesses für eine nichtparenterale Gabe von Peptiden und Proteinen stehen. Inwieweit der **bukkale Applikatonsweg** sich durchsetzt, bleibt abzuwarten. Neu ist z. B. ein Fentanyl-Stick, d. h. eine Lutschtablette gegen Durchbruchschmerzen.

Trotz der großen Resorptionsfläche der Lunge stehen der **pulmonalen Resorption** vor allem noch anatomische und physiologische Gründe entgegen. So ist bisher eine kontrollierte Wirkstoff-Freisetzung mit der erforderlichen Lokalisation einer größeren Menge im gewünschten Lungenbereich, insbesondere auch bei lokalen Erkrankungen, schwierig. Druckgasaerosole gelangen zum größten Teil gar nicht bis an die Resorptionsfläche der Lunge, sondern werden vom Patienten wenigstens teilweise geschluckt.

Große Hoffnungen werden auf einen Durch-bruch bei inhalativen Insulinformulierungen gesetzt.

Vielfältige Versuche zur Erzielung einer Retardwirkung, z. B. unter Einsatz von Trägerstoffen, wie Liposomen, biodegradablen Mikrosphärulen, Prodrugs, Bindung an Polymere, haben bisher nicht den erhofften Erfolg gebracht.

Auch die **vaginale Verabreichung** von systemisch wirkenden Wirkstoffen dürfte kaum größere Verbreitung finden.

Es gibt noch **Hilfsstoffdefizite**. So fehlt noch immer der ideale parenterale Lösungsvermittler, der frei von Gewebereizungen und ohne die Gefahr von Allergien ist. Ein wasserlösliches Gleit- und Schmiermittel mit den günstigen Eigenschaften des wasserunlöslichen Magnesiumstearats wird gesucht. Neue biologisch abbaubare Verbindungen sollten neue Möglichkeiten für eine kontrollierte Wirkstoff-Freisetzung bieten.

Eine weltweite **Harmonisierung** der Eigenschaften der wichtigsten Hilfsstoffe ist dringend erforderlich. Dies erfordert nicht nur eine Festlegung der Prüfungen auf Identität und Reinheit, sondern auch die Festlegung von allgemein anerkannten physikalischen Standards.

Auf dem Gebiet der **Pharmakokinetik und Biopharmazie** werden weiterhin Anstrengungen unternommen werden, die Bioäquivalenz von Nachahmerpräparaten mit dem Ursprungspräparat mit In-vitro-Verfahren zu untersuchen. Ein Schwerpunkt wird hier auf der Aufstellung von In-vitro/In-vivo-Korrelationen für Arzneimittel mit modifizierter Wirkstoff-Freisetzung liegen.

Die galenische Verfahrenstechnik hat sich auch den Forderungen des **Umweltschutzes** zu stellen. Beispielhaft sind der Ersatz organischer Lösungsmittel für die Herstellung überzogener Darreichungsformen oder zur Herstellung von Mikro- und Nanopartikeln durch wässrige Systeme bzw. der Ersatz der Fluorchlorkohlenwasserstoffe in Aerosolen anzuführen.

Die steigenden Kosten im Gesundheitswesen werden einen immer stärker werdenden Zwang zur computergestützten **Automatisierung** und Prozesssteuerung ausüben. Hierbei wird in vielen Fällen nicht nur die automatische Steuerung des Einzelprozesses, z. B. das Tablettieren in der Tablettenmaschine oder die Dosierungskontrolle bei Hochleistungs-Tablettenmaschinen, sondern die vernetzte Steuerung des gesamten Herstellungsprozesses – Granulierung, Tablettierung, Überziehen, Verpackung, Qualitätskontrolle –

angestrebt. Vermehrt wird hierbei die Verfahrenstechnik an die Eigenschaften der Formulierung angepasst werden müssen.

Weiterführende Literatur

Borchard, G. (1998), Arzneistofftransport an der Bluthirnschranke, in: Müller, R. H., Hildebrand, G. E. (Hrsg.), Pharmazeutische Technologie: Moderne Arzneiformen, 2. Aufl., Wissenschaftliche Verlagsgesellschaft mbH, Stuttgart.

Celik, M. (1996), The past, present and future of tableting technology, Drug Dev. Ind. Pharm. *22,* 1.

Elbert, K., Brück, A., Lehr, C.-M. (1998), Die Lunge als Applikationsort für Peptide, Proteine und Gentherapeutika, in: Müller, R. H., Hildebrand, G. E. (Hrsg.), Pharmazeutische Technologie: Moderne Arzneiformen, 2. Aufl., Wissenschaftliche Verlagsgesellschaft mbH, Stuttgart.

Frömming, K.-H. (1990), Neue Applikationssysteme – Ausblick für die Arzneimittelherstellung bis zur Jahrhundertwende, Pharm. Ind. *52,* 99.

Gröning, R. (1998), Arzneiformen mit elektronisch gesteuerter Freisetzung, in: Müller, R. H., Hildebrand, G. E. (Hrsg.), Pharmazeutische Technologie: Moderne Arzneiformen, 2. Aufl., Wissenschaftliche Verlagsgesellschaft mbH, Stuttgart.

Gutmann, R. L., Peacock, G., Lu, D. R. (2000), Targeted drug delivery for brain cancer treatment, J. Control. Rel. *65,* 31.

Hnatyszyn, H. J., Koosovsky, N., Gelman, A., Sponsler, E. (1994), Drug delivery systems for the future, J. Pharm. Sci. Technol. *48,* 247.

Keipert, S. (1994), Etablierte und neue Konzepte zur Optimierung von Ophthalmika, Pharm. Ztg. *139,* 567.

Lawrence, M. J., Rees, G. D. (2000), Microemulsion-based Media as Novel Drug Delivery Systems, Advanced Drug Delivery Reviews *45,* 89.

Lehr, C.-M. (1998), Bioadhäsion und bioadhäsive Arzneiformen, in: Müller, R. H., Hildebrand, G. E. (Hrsg.), Pharmazeutische Technologie: Moderne Arzneiformen, 2. Aufl., Wissenschaftliche Verlagsgesellschaft mbH, Stuttgart.

Lill, N. (2001), Insulinformulierungen, Pharmuz. *30,* 56.

Simon, M., Kissel, Th. (2001), Nicht-invasive Applikationsrouten für Insulin, Mehr Lebensqualität für Diabetiker? Pharmuz. *30,* 56.

Vyas, S. P., Venugopalan, P., Sood, A., Mysore, N. (1997), Some approaches to improve bioavailability of peptides and proteins through oral and other mucosal routes, Pharmazie *52,* 5.

Abbildungsnachweise

Rowland, G. F., O'Neill, G. J., Davies, D. A. L. (1975), Nature *255,* 487.

Speiser, P. (1982), Neue Entwicklungen auf dem Gebiet der Arzneiformen, in: Schriftenreihe der Bundesapothekerkammer zur wissenschaftlichen Fortbildung, Werbe- und Vertriebsgesellschaft Deutscher Apotheker, Frankfurt/M., Bd. X, Gelbe Reihe, S. 77.

Sachregister

Die halbfett gedruckten Seitenangaben verweisen auf Hauptfundstellen.